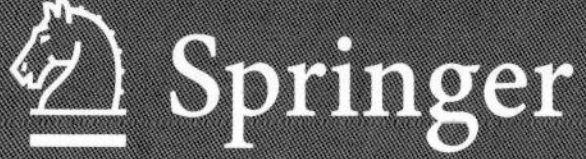

骨水泥膝关节置换术精要

Essentials of Cemented Knee Arthroplasty

[美] 埃里克·汉森(Erik Hansen)
[奥] 克劳斯·迪特尔·库恩(Klaus-Dieter Kühn) 主编
许鹏 主译

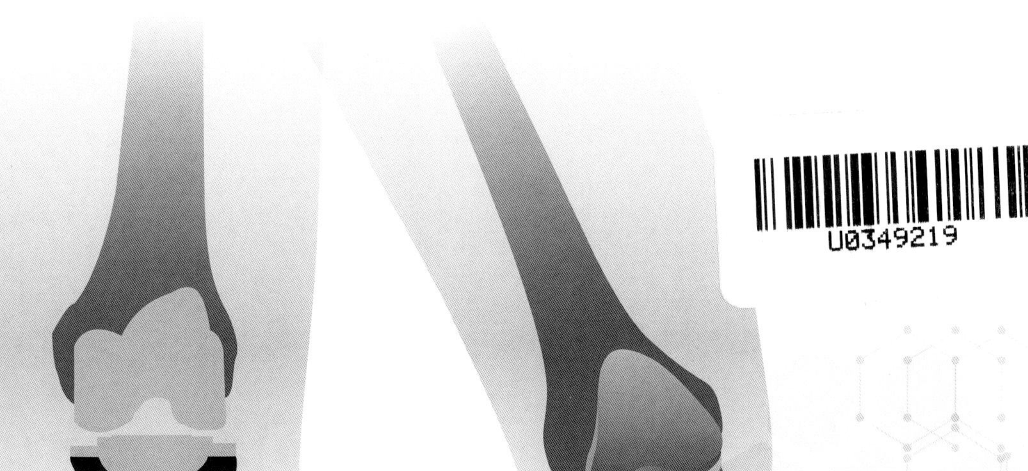

科学技术文献出版社
SCIENTIFIC AND TECHNICAL DOCUMENTATION PRESS
·北京·

图书在版编目（CIP）数据

骨水泥膝关节置换术精要 /（美）埃里克·汉森（Erik Hansen），（奥）克劳斯·迪特尔·库恩（Klaus-Dieter Kühn）主编；许鹏主译. —北京：科学技术文献出版社，2022.11

书名原文：Essentials of Cemented Knee Arthroplasty

ISBN 978-7-5189-9612-4

Ⅰ.①骨… Ⅱ.①埃… ②克… ③许… Ⅲ.①聚甲基丙烯酸甲酯—应用—人工关节—膝关节—移植术（医学） Ⅳ.① R687.4

中国版本图书馆 CIP 数据核字（2022）第 177259 号

骨水泥膝关节置换术精要

策划编辑：张　蓉　　责任编辑：张　蓉　危文慧　段思帆　　责任校对：王瑞瑞　　责任出版：张志平

出 版 者　科学技术文献出版社
地　　址　北京市复兴路15号　邮编 100038
编 务 部　(010) 58882938，58882087（传真）
发 行 部　(010) 58882868，58882870（传真）
邮 购 部　(010) 58882873
官方网址　www.stdp.com.cn
发 行 者　科学技术文献出版社发行　全国各地新华书店经销
印 刷 者　北京地大彩印有限公司
版　　次　2022 年 11 月第 1 版　2022 年 11 月第 1 次印刷
开　　本　889 × 1194　1/16
字　　数　1432千
印　　张　47.75
书　　号　ISBN 978-7-5189-9612-4
定　　价　498.00元

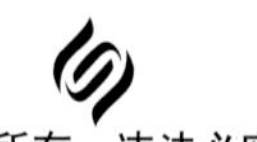

主译简介

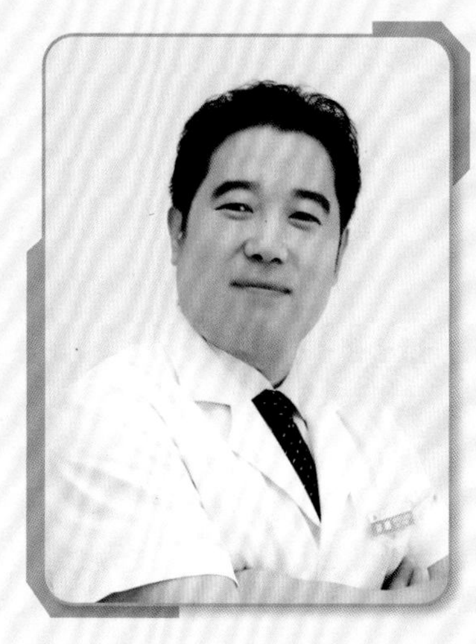

许　鹏

一级主任医师，博士，西安市红会医院副院长，西安市红会医院关节病医院院长，西安交通大学博士研究生导师。中国首届“白求恩式好医生”荣誉称号获得者，陕西省“高层次人才特殊支持计划”科技创新领军人才，陕西省“新世纪三五人才工程”入选者。现任中华医学会骨科学分会关节外科学组委员，中国医师协会骨科医师分会髋关节学组副组长，中国医师协会骨科医师分会关节学组委员，中国中医药研究促进会骨伤科分会副主任委员，国际骨循环研究会中国区常务委员等。

主要从事骨关节炎、股骨头坏死及膝髋部相关疾病的发病机制及临床诊疗研究，膝髋人工关节置换术的临床应用。擅长股骨头坏死、骨关节炎、发育性髋关节发育不良、类风湿性关节炎、强直性脊柱炎及大骨节病的手术、非手术治疗，对髋膝人工关节置换术有扎实的理论基础及丰富的操作经验。曾先后赴德国埃尔朗根－纽伦堡大学、英国伦敦大学学院、英国曼彻斯特大学及其附属医院、加拿大西安大略大学附属医院关节中心、中国台湾花莲慈济医学中心等进行科研工作及交流学习。

近年来主要承担及负责国家级、省部级科研项目 10 余项，科研成果先后获省级、市级科学技术奖 6 项。发表论文 150 余篇，SCI 收录 50 余篇；出版学术专著 1 部，作为副主编出版西安交通大学研究生教材 1 部，参编参译著作 5 部。先后获国家级、省部级、市级授予的荣誉 10 余项。

译者名单

主　译

许　鹏

副主译

李　辉　许　珂　张斌飞

译　者

（按姓氏拼音排序）

冯　磊	郭建斌	侯卫坤	胡守业
金晟宇	井文森	李　辉	李　政
梁　虎	刘　林	鲁　超	梅玉峰
彭　侃	王　波	文鹏飞	许　珂
许　鹏	许嘉文	杨　治	张斌飞

原著序言1

晚期膝关节骨关节炎的最终治疗方法是全膝关节置换术（total knee arthroplasty，TKA）。全世界每年的 TKA 手术量超过 100 万例，其中奥地利超过 15 000 例，而格拉茨医科大学骨科与创伤中心的膝关节外科病区年手术量超过 350 例。

1890 年，Themistocles Gluck 进行了首次膝关节假体植入，手术对象为一位 17 岁女性膝关节结核患者。自此以后的 130 年间，TKA 的发展日新月异。Gluck 当时所用的假体是铰链式象牙假体，同时，他也是第一位尝试配制固定假体骨水泥的外科医师。他所使用的由铜汞合金、熟石膏和浮石粉混制而成的骨水泥凝固较快。虽然 Gluck 所用假体在植入后大多最终因感染而失败，但我们不得不承认，130 年后的我们仍然面对同样的问题，即耐磨材料的选择、理想的力线和生物力学、骨水泥技术（Gluck 偏好骨整合，但他的假体仅用骨水泥就能可靠固定），以及早期、晚期感染的治疗。

130 年后，我们仍面对同样的挑战，如 TKA 失败后的翻修（Gluck 象牙假体需要取出）、术后并发症的处理（他的部分病例有窦道形成）、患者适应证的确定（Gluck 当时已经认识到既往感染影响手术结局）和术后康复的改进，甚至是快速康复。这仍然是在世界范围内的研究热点，其中各类研究正在我们中心进行。

此外，过去数十年间各种新技术层出不穷，如机器人技术、个性化手术器械、术前计划和计算机辅助手术，这些都大大提高了膝关节外科医师植入假体的准确性和可重复性。但是，在我们中心实施的各类Ⅱ期研究发现，这些新技术并不能显著改善患者的临床结果，尤其对于经验丰富的医师而言。正因如此，很多新技术并未成为我们的临床常规。

2020 年，我们在格拉茨开展的研究项目（包括 100% 评估的Ⅳ期研究和大约 75% 评估的Ⅱ期研究）涵盖了系统的术前和术后评估，包括钴铬钼合金的全骨水泥（用或不用氮化钛涂层）、固定衬垫的 TKA 假体、外科“太空服”、传统机械对线或运动对线原则下的伸直间隙优先法、髓腔异常时使用的个性化截骨导板等。

我们对 TKA 的未来满怀期待，因为这是一个日新月异的科学领域，我也希望这本书能让您受益匪浅。

Patrick Sadoghi

Medical University of Graz

Graz，Austria

原著序言2

能够为 Erik Hansen 和 Klaus-Dieter Kühn 主编的 *Essentials of Cemented Knee Arthroplasty* 撰写序言，我感到非常高兴。这两位主编分别来自美国和奥地利，他们组织业内各国专家出色及时地完成了撰写任务，对过去 50 年间不断改进和发展的全膝关节置换术的“金标准”进行了准确、及时的跟进。

骨水泥型全膝关节置换术仍然是临床上对膝关节退行性病变或炎性膝关节病最成功、最具经济学效益的治疗方式。预计未来 10 年手术量将迅速增长。但是，由于患者基数巨大，即使仅有一小部分患者未达预期目标，也意味着这个手术仍有很大的提升空间。

Essentials of Cemented Knee Arthroplasty 是一本完整的“一站式”专著，涵盖了手术适应证、手术技术、临床结局、部分和全膝关节置换术、假体设计和聚甲基丙烯酸甲酯（PMMA）技术的方方面面。此外，还讨论了全膝关节置换术后的并发症和失败后的处理措施。其他的专题如卫生经济学、可能影响未来的新技术也包括在内。简而言之，如此完整、拥有国际化背景的专著并不多见。

本书中，作者对 PMMA 技术和技巧同样做了重点阐述，也有许多章节专门讨论相关主题，如抗生素骨水泥的争议，假体周围关节感染的抗生素骨水泥间隔器和人工全膝关节翻修术中骨水泥的使用。

虽然有很多膝关节置换术专著，但本书作者的国际化和学术观点的多样化让本书卓尔不群。仅看目录便可知道本书涵盖了各个国家的作者。这种集百家之长的学术观点可以让读者对问题的理解更加深入，让其获得的信息更加全面。

Michael D. Ries
University of California，San Francisco
San Francisco，CA，USA

原著前言

在一年前我们策划本书的时候，谁能够想到世界会变成现在这个样子呢？回头看，有几件事不得不提。首先就是COVID的大流行促使我们“地球村”彼此之间联系更加紧密，这不仅与病毒传播有关，更多与研发包括疫苗在内的有效治疗手段的国际协同和努力有关。本书的编著亦是如此。我们着手组织全世界范围内膝关节置换领域的专家，不仅是因为我们重视各大洲各位专家的观点，也是因为我们确实希望本书能够反映全球的医疗实践情况。

此外，过去几个月让我们更加认识到“依靠科学”“依靠循证”而不是“依靠个人意见”的重要性。本书每一个章节都引用了最相关、最新的文献以确保为读者提供及时准确的信息。与研发预防或治疗COVID的新方法一样，无疑会有各种各样的途径和策略。在膝关节置换领域，在手术技术和假体设计方面也有很多不同的思路。我们希望兼顾这些重要的不同观点。我们意识到医疗资源的可及性和地区差异正在以越来越大的权重影响甚至限制着医疗实践，因此，在本书中专设一章以讨论卫生经济学。也有一个章节侧重登记系统的数据库，依据不同国家与国际膝关节置换的趋势，用宏观大数据补充其他常用的研究方法。同时，专辟一章讲述关节置换领域的新技术也至关重要，这些新技术可能会因为解决当前难题而得到进一步应用。

最后，我想对另一位主编——Kühn教授、本书的核心和灵魂人物——Barbara Krampitz及各位编者致以最诚挚的谢意。尽管COVID严重干扰了家庭生活、临床工作和社会秩序，编者们都展现出了出众的适应能力和在被严重干扰的同时坚定不移地促进关节置换领域知识发展的决心。我深受这种国际合作精神的鼓舞，也希望这种精神能让我们共渡难关，战胜疫情。

Erik Hansen，MD
University of California，San Francisco
San Francisco，CA，USA

译者序言

膝关节疾病苦人类久矣！大约300万年前，东非的古猿进化出了直立行走的能力，从此人猿相揖别，但同样是直立行走这一能力，让人类从此与内脏下垂、腰椎间盘突出、膝关节磨损等“直立病”结下了不解之缘。从砭石、草药到组织工程、基因编辑，人类从未停止探索膝关节疾病诊治的脚步。

当软骨损耗殆尽，外科手术便成为了唯一有效的治疗方法。100多年前各位先贤试图用肌肉、皮肤、玻璃纸、尼龙片甚至猪膀胱来替代关节面，在今天看来，这些尝试显得幼稚甚至可笑，但正是这些“试错”引出了合金-聚乙烯这一“正确”的关节界面组合，结合骨水泥固定骨-假体界面，现代全膝关节置换术已成为20世纪最成功的手术之一，而骨水泥固定也成为了TKA的“金标准”。

如同所有先进的事物一样，这一“金标准”始终保持着自我更新、持续进化的能力。从徒手截骨到计算机辅助手术、从“骨科大手术”到日间手术，从一家之言到国家甚至国际关节登记系统，全世界的学者们一起推动着骨水泥膝关节置换术渐趋完美。

Erik Hansen 和 Klaus-Dieter Kühn 分别来自美国和奥地利，领衔世界各国专家编纂了 *Essentials of Cemented Knee Arthroplasty* 一书，其囊括颇全、佐证尤新，是一本难得的具有国际化视野的佳作。许鹏教授组织西安市红会医院众多工作在临床一线的专家，第一时间将其翻译为中文版。该书的引进，将有助于国内骨科医师了解膝关节置换术的国际前沿知识，对提高关节外科医师骨水泥膝关节置换方面的理论水平具有一定的指导作用。我很荣幸能为如此优秀的译著写序，并诚挚推荐大家阅读此书！

王坤正

中华医学会骨科学分会候任主任委员
西安交通大学医学部关节外科中心主任

译者前言

骨水泥型 TKA 是目前治疗终末期膝关节疾病最成功的方式，而与之伴随的争议及发展方向的探讨不仅没有停止，反而愈演愈烈。如何从纷繁复杂的观点中获得正知正见，困扰着身处信息爆炸时代的我们。了解过去才能正确认识现在，正确认识现在才能科学把握未来。因此，需要系统的梳理 TKA 的知识和技术，了解其前世今生，才能找准核心、把握关键，而 *Essentials of Cemented Knee Arthroplasty* 刚好满足这一需求。

Essentials of Cemented Knee Arthroplasty 由国际著名关节外科专家 Erik Hansen 教授和 Klaus-Dieter Kühn 教授主编，汇集了全世界关节领域专家的智慧结晶，是不可多得的学术巨著。本书内容丰富，不仅阐述了 TKA 的手术适应证及技术、假体固定（尤其是骨水泥固定）方式的要点、TKA 术后并发症的处理原则，以及近年新兴的机器人技术、计算机辅助技术、3D 打印技术在 TKA 中的应用等，还从经济角度探讨了 TKA 的现状及未来，给关节外科医师提供了全新的视角，有助于激活思维，启迪创新。

然而，本书不仅是一本全面介绍 TKA 知识的学术专著，更可贵之处在于其介绍知识的方式颇具启发性，如在关节假体的设计及固定方式方面，本书首先提出在发展与改进过程中前辈遇到的问题，以及针对该问题所提出的解决方案，并对此种解决方案的效果进行评估，继而讨论新解决方法所面临的新问题。这种“问题产生 – 解决方案 – 新问题产生”的探讨模式及多种观点碰撞的介绍方式，更让人醍醐灌顶，豁然开朗。

如此经典之作，不敢独擅其美，故公诸同好。为促成本书的尽快出版并保证翻译的准确性，我们组织了工作在临床一线的资深关节外科专家承担翻译任务。他们为此花费了大量的时间和精力，才使得《骨水泥膝关节置换术精要》中文版得以顺利出版。衷心希望本书能启发同道，促进我国关节外科事业发展，惠及广大患者。

尽管本书进行了多次核验校准，以期准确完善，但我们水平有限，加之时间紧迫，卷帙浩繁，谬误在所难免，欢迎各位同道批评指正！

许鹏

目　录

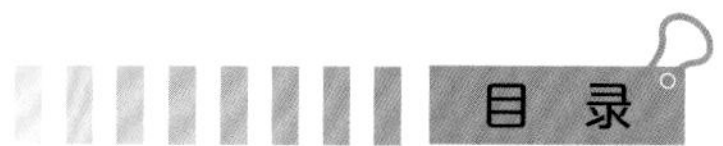

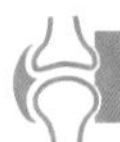
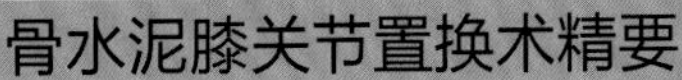

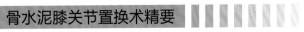

第一部分

历　史

第1章

全膝关节置换术的历史

Ioannis Gkiatas，Thomas P. Sculco，and Peter K. Sculco

1.1 引言

全膝关节置换术（total knee arthroplasty，TKA）是最常见的外科手术之一，研究显示 13 年内其数量增加了 3 倍（Kurtz，2005）。预计在 2020 年，美国将开展 1 065 000 例以上 TKA（Singh et al.，2019）。极佳的假体生存率、关节疼痛的缓解和功能的改善是 TKA 取得成功的关键所在。

目前所应用的生物力学原理和假体材料研发起步于 20 世纪 70 年代早期。现在实施 TKA 时可依靠传统的手术器械，也可选择机器人辅助，可切除或保留前后交叉韧带，还可使用各种不同设计特点如对称的、不对称的、内轴设计的和高形合度的聚乙烯衬垫，并遵从机械对线（mechanical alignment，MA）原则或运动对线（kinematic alignment，KA）原则。这些现代 TKA 常用的各种方法和手术技术均离不开 20 世纪 70 年代、80 年代的工程师和骨科医师的努力探索。本章将简明扼要地讲述 TKA 设计的历史沿革，以便读者可理解其最新发展。

> 熟悉早期设计的成败可能会更有助于理解现代 TKA 最新设计的优缺点，正如谚语所说："忘记历史必将重蹈覆辙。"

得益于世界各国众多外科医师和工程师的努力探索，如今绝大多数医疗机构和医师对 TKA 假体设计已经达成共识。

1.2 最初尝试

在 19 世纪，用可替代材料治疗膝关节骨关节炎（osteoarthritis，OA）的想法开始萌芽。最初是在关节面之间插入各种软组织充当间隔物，同时切除或不切除股骨远端和胫骨近端关节面（Amendola et al.，2012）。1860 年 Verneuil（1860）首次提倡使用软组织间隔物重建关节面。1 年后，Ferguson（1861）尝试切除整个膝关节以根除关节炎症。1880 年衍生出植入假体材料治疗关节炎的理念。Thermestocles Gluck 用象牙制备假体，并用松香、浮石粉和熟石膏混成水泥固定假体（Amendola et al.，2012）。尽管其想法非常具有创新性，但最初的结果却很不理想，导致各种想法和理念不断涌现，其他各种组织也不断被用作间隔物植入膝关节（Heaton et al.，2003）。

1886 年，Ollier 描述了一个与 Verneuil 曾提出的手术方案类似的方案，只是该方案选择使用肌肉而不是关节囊充当间隔物（Murray，1991）。1894 年，Helferich 通过切除僵硬膝关节的关节面，然后将肌肉植入关节，成功地恢复了关节功能（Helferich，1894）。Murphy 于 1913 年（1913）、Putti 于 1920 年（1921）、Albee 于 1928 年（1928）分别将皮下脂肪、阔筋膜和脂肪垫用做间隔物，但疗效均不理想。1921 年 Campbell 倡导的髌前滑囊同样不理想（Campbell，1921）。其他替代品如处理后的猪膀胱、玻璃纸、尼龙片和皮肤也都没有取得良好效果（Baer，1918；Samson，1949；Kuhns，1964；Brown et al.，1958）。

1.3 用金属假体治疗膝关节炎的早期尝试

1937 年，首个用于膝关节置换的金属植入物诞生。2 年后，股骨侧钴铬钼合金铸模被植入患者体内（Campbell，1940）。几年后，随着髋关节成形术的成功开展，Smith-Petersen 设计了钴铬钼合金股骨远端假体（Riley，1976）。Lacheretz 在 1952 年（1953）、Kraft 和 Levinthal 在 1954 年（1954）分别植入丙烯酸股骨远端假体。在麻省总医院（Massachusetts General Hospital），骨科医师随访了 78 例改良的 Smith-Petersen 假体的疗效，发现其效果不佳（Jones et al.，1967）。该假体是一种带髓内延长杆的股骨远端假体，易侵蚀关节软骨造成胫骨平台缺损（Murray，1991）。

MacIntosh & McKeever 胫骨平台设计

20 世纪 60 年代末，MacIntosh 介绍了丙烯酸胫骨平台假体行半关节成形术的想法（1958）。这一想法最初由 Jansen 提出并用于治疗胫骨近端畸形（Murray，1991）。另一个类似于 MacIntosh 的植入物是由 McKeever 设计的假体（1960）。这两种植入物的早期效果良好。这些"半关节成形术"假体由钴铬合金（CoCr）制成，呈半圆形，具有多种型号，分别植入胫骨内侧和外侧平台，经常用于治疗类风湿关节炎（rheumatoid arthritis，RA）患者（图 1.1）。

铰链式全膝关节植入物

铰链膝关节假体起先在欧洲流行。Judet 等最早设计了一种实验性的铰链式全膝关节植入物（1947），

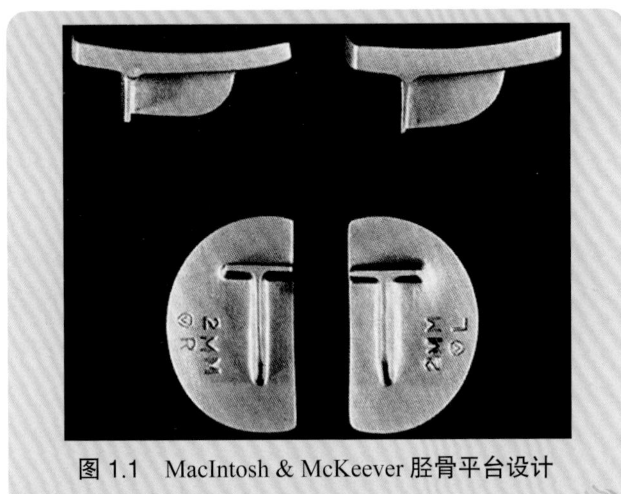

图 1.1　MacIntosh & McKeever 胫骨平台设计
（来源：www.orthobullets.com）

1949 年 Magnoni 和 d’Intignano（1949）报道了使用这种假体 2 年的随访结果。Walldius 将铰链式丙烯酸假体改良并加工成金属植入物（1953）。这种植入物是单轴铰链设计，有多个型号，虽稍显臃肿但被欧洲广泛接受，尤其流行于斯堪的纳维亚半岛（Shiers，1954；Yong，1963）。

■ Guepar 铰链式假体

基于 Walldius 假体的经验，另一个固定轴铰链膝关节假体——Guepar 铰链假体在 20 世纪 70 年代主要由来自法国的设计师联合开发（Ranawat et al.，1985）。在美国，这种假体被用于治疗严重畸形和严重韧带功能不全的病例。Guepar 铰链假体的早期效果很好，但长期效果欠佳，失败的主要原因在于植入物的固定轴特性和在髓内骨水泥界面严重的扭转应力导致的假体松动（Hoikka et al.，1989）（图 1.2）。

■ Freeman-Swanson 假体设计

20 世纪 60 年代末，生物工程师和骨科医师首次在伦敦合作成功。帝国理工学院（Imperial College London）的杰出工程师 Alfred Swanson 和髋膝关节外科医师 Michael Freeman 合作设计了一种独特的膝关节植入物，被称为 ICLH 膝关节（图 1.3）。这种膝关节采用“滚轴 – 凹槽”设计，使交叉韧带可以切除。假体的接触面积增大，从而减少应力集中和磨损。软组织平衡的理念也源于这次合作，松解畸形凹侧紧张的韧带，使其与畸形凸侧松弛的韧带相平衡的原则得以确立。

该理念是随后膝关节设计和成功的关键所在，至今仍在使用。

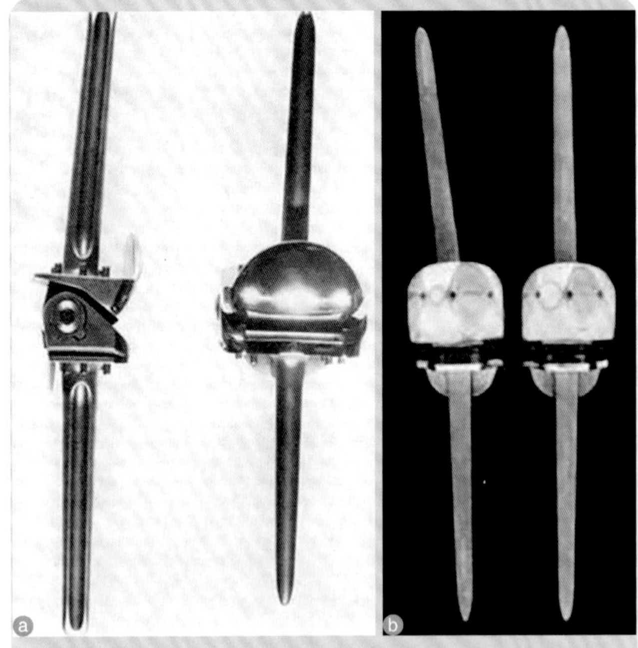

a.Walldius 假体（www.orthobullets.com）；b.Guepar 假体

图 1.2　Walldius 假体和 Guepar 假体

(From leNobel and Patterson 1981. © The British Editorial Society of Bone and Joint Surgery, with permission)

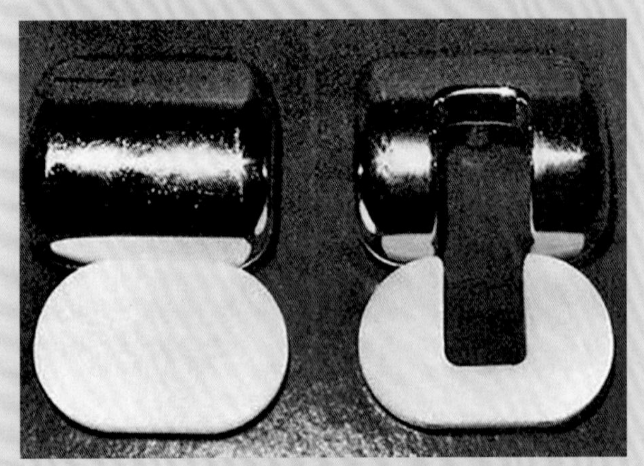

图 1.3　Freeman–Swanson 膝关节的设计

[Reprinted from (Insall and Scott 2018), © 2018, with permission from Elsevier]

Todd、Freeman 和 Sculco 首次公布这种技术，并于 1974 年在美国骨科医师学会（American Academy of Orthopaedic Surgeons，AAOS）会议上报道（Freeman et al.，1973；Freeman et al.，1977）。随着膝关节假体设计的发展，此时所有的假体界面都由胫骨侧的聚乙烯假体与股骨侧的金属假体构成。假体采用 John Charnley 在髋关节置换术中推行的聚甲基丙烯酸甲酯（polymethylmethacrylate，PMMA）水泥进行固定。通过聚乙烯衬垫下面的翼、凹槽、插槽或其他浅层不规则构型来强化其与胫骨侧固定。

1.4 现代全膝关节置换术理念

在 TKA 设计的初期阶段，人们对于股骨和胫骨假体到底应该是一体设计还是单髁设计（用植入物分别修复股骨髁和胫骨平台内外侧表面）争论不休。

多轴膝关节假体

作为 Charnley 的学生，Gunston 坚持膝关节假体应该是单髁设计，这种观点后来发展成为多轴膝关节（2006）（图 1.4）。多轴膝关节由 4 个独立的假体构成。一方面植入技术很难；另一方面该假体几乎没有内在稳定性，从而导致假体下沉和脱位，最终导致失败。

双髁型假体

在 1971 年，双髁型假体由纽约特种外科医院（Hospital for Special Surgery）研制而成（图 1.5）。该设计的股骨假体由两个单髁股骨假体在前方桥接成一体。高密度聚乙烯胫骨平台仍是分体设计，外形扁平。髌股关节（patellofemoral joint，PFJ）依然没有置换（Ranawat et al., 1985）。尽管这种设计稍显原始，但其是第一个引入专门手术器械用以改善力线的假体（Heaton et al., 2003）。该假体必须保留两个交叉韧带，但这恰恰会导致失败率增加，尤其在严重畸形和伴随韧带功能不全的炎症性关节炎中失败率更加显著。该假体的设计后来被进行了优化，增加了聚乙烯髌骨假体，也被称为双髌型假体（Ranawat et al.，2012）。

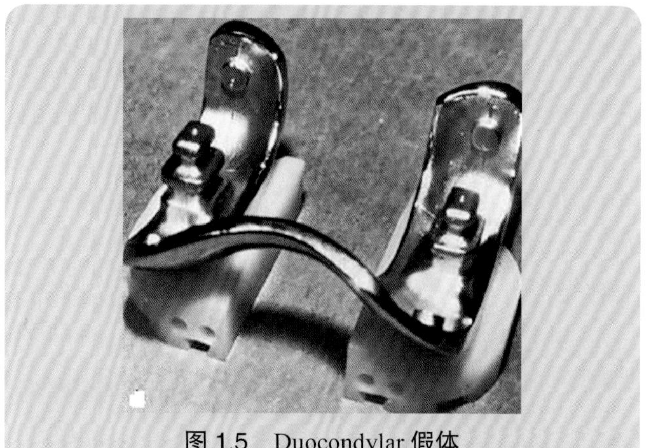

图 1.5　Duocondylar 假体
(Reprinted from Insall and Scott 2018, © 2018, with permission from Elsevier)

全髁型假体

1974 年，全髁型假体的出现是假体设计的重大突破，并迅速推行至全世界，成为未来膝关节假体设计和发展的蓝本（图 1.6）。这也是生物力学工程师 Peter Walker 与纽约特种外科医院的 John Insall 医师、Chitranjan Ranawat 医师的合作成果。其基本理念是使用一体设计的胫骨全聚乙烯并行三间室全部置换。前后交叉韧带均被切除，通过聚乙烯胫骨假体的深盘状设计和对应的胫骨股骨假体高形合度达到膝关节的稳定。一个穹顶形的单柱聚乙烯髌骨假体通常与该假体一起使用。

Insall-Burstein 假体

1978 年，纽约特种外科医院 John Insall 医师与生物工程师 Albert Burstein 合作，设计了后稳定型（posterior stabilized，PS）膝关节假体，该假体被称为 Insall-Burstein 膝关节。该膝关节设计包括一个凸轮柱和一个全聚乙烯胫骨（all-polyethylene tibial，APT），随后增加了一个能够更均匀地分散胫骨负荷

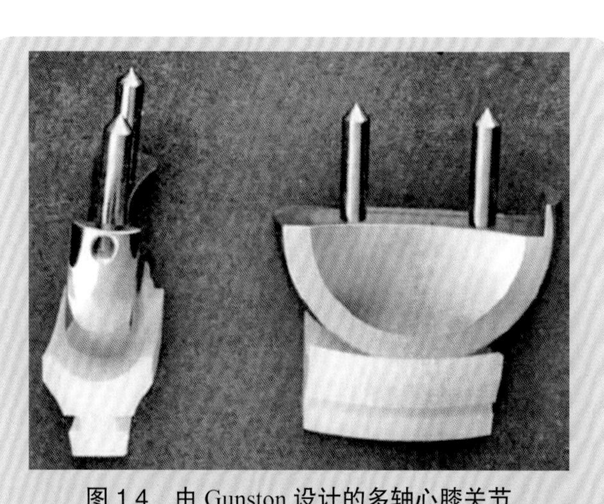

图 1.4　由 Gunston 设计的多轴心膝关节
（来源：Gunston，2006，由 Wolters Kluwer Health，Inc. 提供）

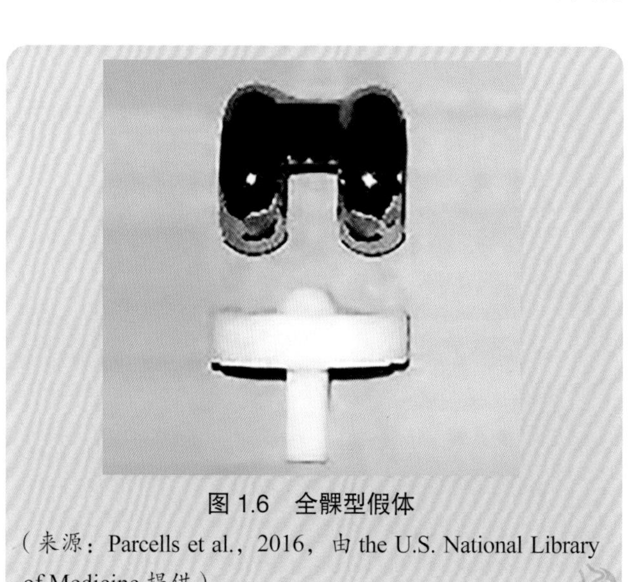

图 1.6　全髁型假体
（来源：Parcells et al.，2016，由 the U.S. National Library of Medicine 提供）

的金属胫骨平台。几年后开发的 Insall-Burstein Ⅱ型膝关节，增加了模块化的聚乙烯假体和金属托及二者之间的锁扣设计。术中需要调整时可以方便地更换聚乙烯衬垫，而无须再去除整个胫骨假体。该假体应用效果很好，也成了后来所有的后稳定假体设计的基础模型（图 1.7）。在 Insall-Burstein 膝关节系统中，通常使用髌骨聚乙烯假体。

■ **压配型髁假体和多孔涂层解剖型假体**

以 Richard Scott 和 Thomas Thornhill 博士为代表的波士顿外科医师坚持同样的理念，但认为要保留后交叉韧带（posterior cruciate ligament，PCL）。这种理念促进了压配型髁假体（press-fit condylar，PFC）设计的发展（Depuy Synthes，Warsaw，Indiana）。在 20 世纪 80 年代早期，David Hungerford 和 Kenneth Krackow 研发了保留交叉韧带的膝关节假体的多孔涂层解剖型假体（porous-coated anatomic，PCA），这也是一种全髁设计假体。其推广了约 3° 内翻位胫骨假体解剖安放的理念。这一理念的提出再次引起了外科医师对膝关节置换术运动学的关注。在增加假体安放的可重复性，以及对现代手术工具的开发和发展方面，这些医师功不可没（图 1.8）。

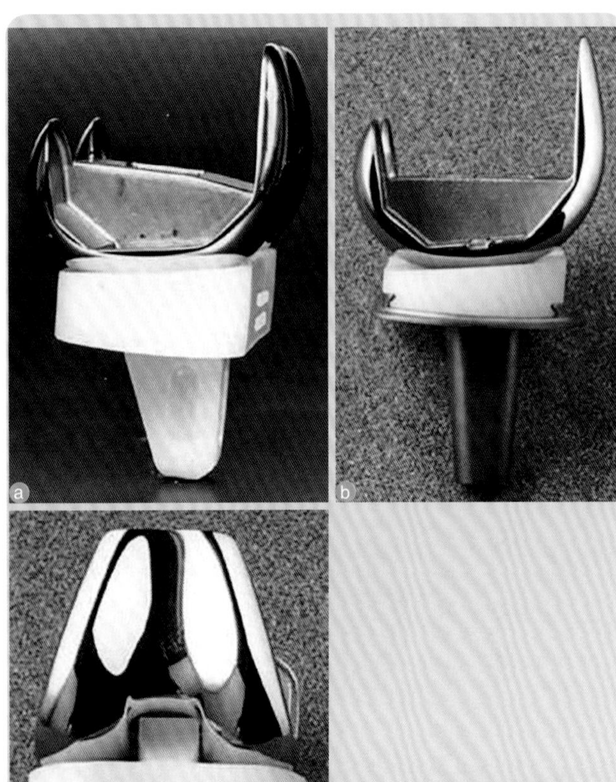

图1.7 a.Insall-Burstein TKA 假体；b、c.Insall-Burstein Ⅱ型 TKA 假体 (Reprinted from Insall and Scott 2018, © 2018, with permission from Elsevie)

1976 年第一款髁限制性全膝关节，全髁假体Ⅲ（TC3）问世。该假体将聚乙烯衬垫的立柱增高、增宽，以增加严重畸形和伴有明显韧带松弛的膝关节的稳定性，并应对不断增多的全膝关节翻修术（Ranawat et al.，2012）。

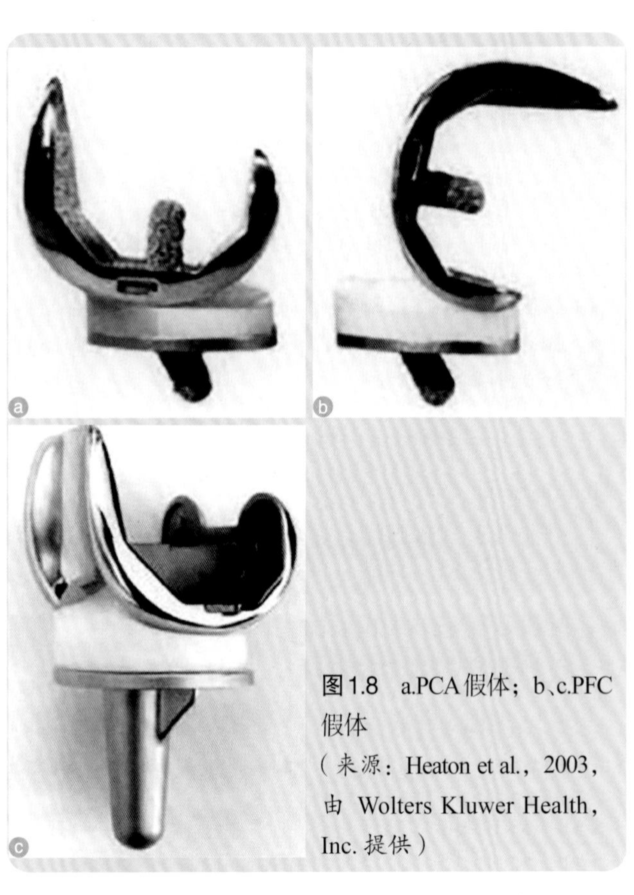

图1.8 a.PCA假体；b、c.PFC假体
（来源：Heaton et al.，2003，由 Wolters Kluwer Health，Inc. 提供）

1.5 髌骨

髌骨切除曾是治疗严重髌股关节炎（patellofemoral osteoarthritis，PFOA）的常用方法（Murray，1991）。1955 年，McKeever 设计了一种金属髌骨假体植入物，通过螺钉将其固定在髌骨上（McKeever，1955）（图 1.9）。1989 年，Insall 设计了一种金属假体，切除髌骨炎性病变后将其固定在修整过的髌骨骨床上（Insall et al.，1980）。这种植入物主要用于单发的 PFOA，但由于许多患者的临床效果不佳而被放弃（Insall et al.，1980）。随后，金属托髌骨植入物被用于 TKA，但由于聚乙烯厚度减少，容易发生磨损、

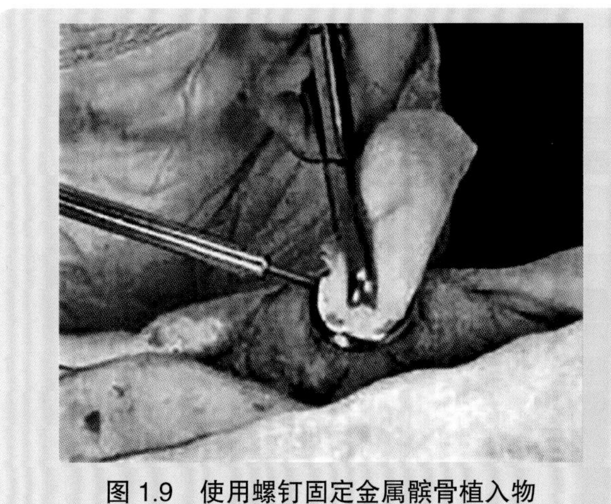

图 1.9　使用螺钉固定金属髌骨植入物

（McKeever，1955）

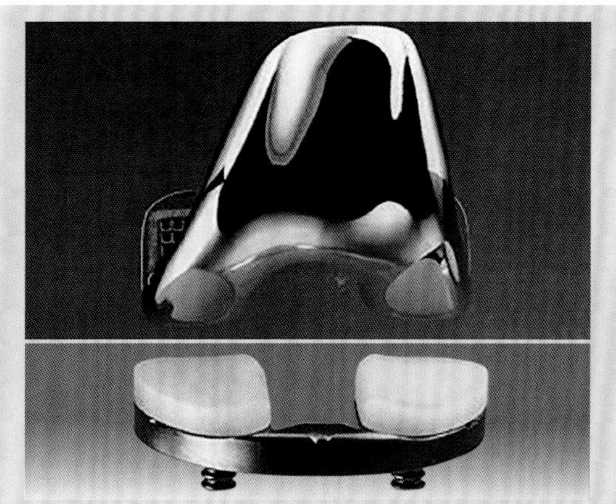

图 1.10　允许保留 ACL 和 PCL 的假体

（来源：Cloutier et al.，1999，由 courtesy of Wolters Kluwer Health，Inc. 提供）

断裂，导致聚乙烯与金属底托分离，因此其应用效果较差（Andersen et al.，1991）。鉴于这些失败，目前大多数髌骨植入物都是全聚乙烯设计，但近期观察发现，使用金属托配合高交联聚乙烯的非骨水泥髌骨假体的早期效果良好。

后交叉韧带保留的理念

> 在 20 世纪 70 年代早期，Yamamoto 和 Kodoma 首先报道了使用非骨水泥髁型交叉韧带保留假体（Kodama-Yamamoto 假体）（Yamamoto，1979）。

其他的外科医师如 Scott、Thornhill、Hungerford 和 Krackow 也支持保留 PCL 的理念（Waugh et al.，1973；Townley et al.，1974）。由于要为后交叉韧带留出空间，胫骨假体通常设计为“马蹄形”。

来自加拿大的 Cloutier 主张同时保留前交叉韧带（anterior cruciate ligament，ACL 和 PCL），聚乙烯假体是组配型的，必须有一个更大的中央开口用于保留韧带（Amendola et al.，2012）（图 1.10）。

保留 PCL（在 ACL 也保留的前提下）的难度在于保持该韧带的平衡，以防过紧的 PCL 因牵扯作用增加聚乙烯的磨损、减少膝关节屈曲活动度。此外，如果交叉韧带过紧，膝关节的运动学会发生改变，与凸轮立柱替代 PCL 的假体设计相比，保留交叉韧带的设计会让股骨后滚更不可预测。

尽管全髁设计、PCL 牺牲型假体取得了巨大成功，但对于 PCL 缺失后膝关节屈曲时股骨假体反向前移的担忧一直是 PCL 保留派的根本逻辑依据（Amendola et al.，2012）。此外，220 例 PCL 牺牲型假体患者术后膝关节活动度（range of motion，ROM）显著降低，平均屈曲角度仅 90°（Insall et al.，1979）。但多年来随着凸轮立柱和后稳定设计的改进，后稳定假体能够模拟 PCL 的功能，增加了股骨回滚，使术后 ROM 增大，磨损和接触压力也得以降低（Dall’Oca et al.，2017）。

1.6 活动平台

聚乙烯磨损是大多数早期全膝关节假体的主要问题之一，会影响假体的使用寿命和关节功能。

牛津膝和低接触应力膝关节置换系统

1976 年 Goodfellow 和 O’Connor 提出了活动平台理念以减少聚乙烯磨损。其设计了一种被称为 Oxford 膝关节的双髁膝关节假体，其中聚乙烯界面可在金属胫骨平台上自由移动（Goodfellow et al.，1978）。这种活动的聚乙烯间隔物被称为“半月板衬垫”设计，间隔物与股骨组件的高形合度仿生于自然膝关节内侧间室和半月板形合度（Heaton et al.，2003）。Oxford 膝关节主要在欧洲使用；而在美国，主要使用由 Buechel 和 Pappas 在 1977 年新研发的低接触应力（low contact stress，LCS）膝关节置换系统（Depuy Synthes）。该植入物的设计可通过减少股骨后髁屈曲半径和控制衬垫在胫骨平台轨道上来减少半月板衬垫脱位（Buechel et al.，1986）。

> 由于聚乙烯磨损在较新的设计中已经不是一个问题，而且活动平台往往不太稳定，更难平衡，导致活动平台不如固定平台受欢迎。

1.7 对线技术的演变：解剖对线、运动对线及限制性运动对线

随着膝关节假体设计的进展，为了进一步改善术后功能，人们提出多种对线技术（Rivière et al.，2017）。据报道，尽管应用MA时假体长期生存率不错，但患者的不满意度高达20%（Baker et al.，2007；Bourne et al.，2010）。通过调整对线来提高满意度的主要技术如下。

◆ 解剖对线。

◆ KA。

◆ 限制性KA。

解剖对线由Hungerford和Krackow（1985）提出，目的是为了更好地模拟膝关节运动，并降低TKA后患者的不满意度。此外，维持股骨和胫骨之间的解剖学成角及二者之间平行的关节线在理论上可以更好地分散胫骨组件的应力。此外，由于可减少膝关节屈曲时外侧韧带的拉伸，髌骨生物力学环境也得以优化（Klatt et al.，2008；Ghosh et al.，2009）。这种对线方式一经提出就大受欢迎。但错误对线，尤其是胫骨组件的过度内翻会增加聚乙烯的磨损，并导致植入物手术失败。最终，解剖对线不再流行（Oussedik et al.，2020）。

KA可以理解为解剖对线的进一步演变，因为二者的原理都是通过调整胫骨和股骨假体位置来恢复患者自然对线，以匹配病前状态（Howell et al.，2013）。对于KA是否会对膝关节的生物力学和长期假体生存率产生负面影响一直存在争议。因此，一些外科医师提倡"限制性"KA，即限定胫骨和股骨的对线范围（如胫骨3°内翻或股骨3°外翻）。应用KA（如Insall所提倡的）和限制性KA的长期生存率和功能结果也存在争议（Oussedik et al.，2020；Howell et al.，2013）。

1.8 股骨假体设计的演变

TKA设计的发展源于两种不同的理念。一种是不保留PCL，通过假体设计引导膝关节运动，另一种是保留PCL，通过保留的韧带引导膝关节运动。任何事情有利有弊。早期的假体设计是将PCL切除，但没有充分替代PCL的功能，因此导致股骨假体在胫骨表面后滚不可靠和屈曲膝关节时反向前移（Dall' Oca et al.，2017）。由此造成的聚乙烯磨损增加促进了早期全髁置换设计的出现（Robinson，2005）。此外，股骨后滚缺失将导致在膝关节屈曲大约95°时，股骨后方会撞击胫骨关节面。这与其他设计问题（如有限的尺寸）一起限制了早期股骨髁假体设计的活动范围。

为了克服这些问题，1978年，人们设计出PCL替代型假体。主要的改变是在全髁假体的关节面上增加了一个中央凸轮结构。

在膝关节屈曲约70°时，股骨假体上的凸轮与胫骨关节面上的立柱开始接触，引起关节接触点向后移位，引导股骨后滚，增大屈曲角度（Causero et al.，2014）。

1.9 胫骨假体设计的演变

初始的胫骨假体有一个干骺端延长杆，可抵抗假体在不对称载荷时出现的内外翻应力。起初是全聚乙烯设计，后来增加了金属托，这种改变使得应力能够更均匀地分散到干骺端松质骨，并对聚乙烯产生额外保护（Causero et al.，2014）。在膝关节置换术发展的早期，人们放弃了独立的单髁设计胫骨平台转而采用一体化胫骨假体（Causero et al.，2014）。然而，金属托虽然改善了胫骨干骺端的应力分布，但模块化的设计引入了另一个界面，即背衬磨损。在某些病例中，PFC假体（DePuy Synthes，Warsaw IN）和其他类似的锁定结构设计导致背衬磨损增加，同时磨损的聚乙烯颗粒引发大量的骨溶解。尽管力学特性欠佳，但多项研究表明APT衬垫仍具有良好的长期生存率，并沿用至今。

关于胫骨假体的形状，不管是对称设计还是非对称设计目前都在使用，而且均具有良好的长期效果。

1.10 聚乙烯衬垫的演变

多年来，为了提高关节的稳定性和更好地模仿膝关节运动，聚乙烯衬垫的设计不断被调整和优化。针对早期全髁设计在屈曲时出现的松弛问题，后稳定设计进行了相应地改进。

后稳定假体的衬垫有一个立柱结构。在屈曲 40° ~ 90° 时，该立柱会接触股骨凸轮。与后稳定衬垫相比，保留 PCL 假体的聚乙烯衬垫没有立柱，而且衬垫通常是扁平的。

假体不仅需要在活动时能够引导膝关节的运动，还要在所有平面上提供稳定性。新型高形合度设计旨在防止在某些PCL保留设计中发生的反向股骨前移。当然，PCL 可以保留也可以切除，但一般来说都是切除的。

在 20 世纪 90 年代，人们设计并开发了用于模拟膝关节运动学的内侧轴衬垫。内侧间室较深，作为轴可使内侧股骨髁相对稳定；外侧间室较平，允许通过锁扣机制进行自然平移（Macheras et al.，2017）。

聚乙烯衬垫的发展经历了几次更迭。初始全髁膝关节有一个深盘聚乙烯衬垫，在切除 ACL 和 PCL 后，可通过提高形合度为膝关节提供稳定性。PCL 保留的膝关节衬垫表面趋于平坦，以便股骨进行后滚。但这种设计会导致后方不对称受力；因此，如今更青睐深盘式设计。值得注意的是，后稳定设计不能使冠状面或矢状面保持稳定。髁限制性聚乙烯设计具有更高和更宽的聚乙烯立柱，尽管不能替代缺失的副韧带，但却可以提供前后侧、内外侧和旋转的稳定性。

新型的中限制性衬垫（mid-level consitraint，MLC）可以在一定程度上限制旋转和内翻或外翻，但比髁限制型膝关节（constrained condylar knee，CCK）限制性低。

新型的衬垫增加了聚乙烯立柱的高度和宽度，使得与股骨髁间的连接度和形合度更高。该衬垫常用于矫正外翻畸形合并股骨外侧骨缺损和内侧软组织松弛。这种情况下，凸轮立柱与股骨间的连接还可以限制膝关节过伸（Peters et al.，2001；Dubin et al.，2020）。

1.11 全膝关节置换术固定方式的演变

目前，骨水泥固定仍然是 TKA 固定方式的"金标准"。在几项大规模登记系统研究和随机临床试验中，骨水泥固定假体的长期结果良好（Papas et al.，2019；Nivbrant et al.，2020）。

尽管非骨水泥设计（如 PCA）在早期出现了失败，但近年来，其使用逐渐增多，在最近的一些研究中，非骨水泥型假体显示出了极佳的中期生存率（Fricka et al.，2019）。随着多孔三维打印钛涂层的改进和龙骨及固定钉的强化，非骨水泥固定假体已经进一步增多。虽然近年材料学迅猛发展，但非骨水泥型 TKA 的理念和应用可追溯到 40 多年前。

1977 年，非骨水泥髁型膝关节假体设计被引入，这些假体如下。

- The Kodama-Yamamoto。
- ICLH（Freeman et al.，1983）。
- The "Ring" prosthesis（Ring，1980）。
- LCS（Buechel et al.，1989）（Depuy，Warsaw，IN）。

同样在 1978 年，David Hungerford、Robert Kenna 和 Kenneth Krackow 医师设计了第一个多孔涂层非骨水泥全膝关节（Hungerford et al.，1982）。该设计在很多方面都是开创性的。该设计通过压配技术植入假体。同时，这也是首个在股骨和胫骨植入物背面采用烧结多孔涂层的假体设计。多孔涂层解剖型全膝关节，是一种后稳定的膝关节，由 Howmedica（Rutherford，NJ）制造。紧随其后的是 1982 年的 Ortholoc I（Whiteside，1989）、1983 年的 Tricon-M（Smith and Nephew，TN）（Laskin，1988）、1984 年的 Miller Galante（MG-1）（Landon et al.，1986）、1984 年的解剖测量假体（Ritter et al.，1992）（Biomet，Warsaw，IN）、1985 年的 PFC（Scott et al.，1994）（Depuy，Warsaw，IN）、1985 年的 Natural-Knee（Hofmann et al.，1991）（Zimmer，Warsaw IN）和 1988 年的 Genesis I（Smith and Nephew，Memphis，TN）。

约 19% 的 TKA 翻修原因是不稳定（Siddiqi et al.，2020）。软组织平衡对于 TKA 的成功非常关键。传统的平衡技术是主观决策的，主要依赖于外科医师的经验。在 TKA 中，有两种经典的技术用于实现软组织平衡：测量截骨技术和间隙平衡（balanced gap，BG）技术（D Lima et al.，2007）。第一种方法主要依靠固定的骨性标志来截骨，然后进行软组织松解，进而实现对称的屈曲和伸直间隙（Hungerford et al.，1982）；而第二种方法则通过侧副韧带的张力和软组织的松解来平衡屈伸间隙和设置假体旋转（Freeman et al.，1986）。

1.12 结论

在过去两个世纪，膝关节假体设计和TKA手术技术获得了极大的发展。骨科医师早就认识到，对于渐进性、症状性关节炎的最终治疗方法是依靠生物相容性和运动学友好的假体替代关节面。虽然最初的注意力主要集中在优化关节假体的设计，但随后也意识到软组织平衡同等重要。由于膝关节运动学的复杂性，现在认为良好的手术效果离不开术前精准的截骨计划和韧带平衡。在过去的几十年里，技术发展、器械改进和生物材料的革新已经改善了TKA的设计。此外，技术已经融入TKA的方方面面，成为术前计划和术中实施的重要辅助手段。在此，由衷感谢勇于创新的外科医师和工程师，正因其致力于不断改进膝关节假体的设计和技术，才能让医师们可靠地改善膝关节炎患者的疼痛和功能。

要点

- 关节置换术的最初尝试始于19世纪。
- 第一个金属植入物的设计是基于半关节成形术的概念。
- 现代TKA的理念源于20世纪70年代初的双髁假体。
- 全髁假体引入了三间室全部置换的理念。
- 20世纪70年代末Insall-Burstein假体问世。
- 改善膝关节运动学的相关假体设计和关节对线的研究仍在进行中。
- 骨水泥固定仍然是TKA固定方式的“金标准”。

参考文献

（遵从原版图书著录格式）

Albee F (1928) Original features in arthroplasty of the knee with improved prognosis. Surg Gynecol Obstet 47:312

Amendola L, Tigani D, Fosco M, Dallari D (2012) History of condylar total knee arthroplasty. In: Recent advances in hip and knee arthroplasty. InTech Rijeka, Croatia, p 189

Andersen HN, Ernst C, Frandsen PA (1991) Polyethylene failure of metal—backed patellar components: 111 AGC total knees followedfor 7-22 months. Acta Orthop Scand 62(1):1–3

Baer WS (1918) Arthroplasty with the aid of animal membrane. JBJS s2–16(3):171

Baker PN, van der Meulen JH, Lewsey J, Gregg PJ, National Joint Registry for England and Wales (2007) The role of pain and function in determining patient satisfaction after total knee replacement. Data from the National Joint Registry for England and Wales. J Bone Joint Surg Br 89(7):893–900

Bourne RB, Chesworth BM, Davis AM, Mahomed NN, Charron KDJ (2010) Patient satisfaction after total knee arthroplasty: who is satisfied and who is not? Clin Orthop Relat Res 468(1):57–63

Brown JE, Mcgaw WH, Shaw DT (1958) Use of cutis as an interposing membrane in arthroplasty of the knee. JBJS 40(5):1003

Buechel FF, Pappas MJ (1986) The New Jersey low-contact-stress knee replacement system: biomechanical rationale and review of the first 123 cemented cases. Arch Orth Traumatol Surg 105(4):197–204

Buechel FF, Pappas MJ (1989) New Jersey low contact stress knee replacement system. Ten-year evaluation of meniscal bearings. Orthop Clin North Am 20(2):147–177

Campbell WC (1921) Arthroplasty of the knee—report of cases. JBJS 3(9):430

Campbell WC (1940) Interposition of vit allium plates in arthroplasties of the knee: preliminary report. Am J Surg 47(3):639–641

Causero A, Di Benedetto P, Beltrame A, Gisonni R, Cainero V, Pagano M (2014) Design evolution in total knee replacement: which is the future? Acta Biomed 85 Suppl 2:5–19

Cloutier JM, Sabouret P, Deghrar A (1999) Total knee arthroplasty with retention of both cruciate ligaments. A nine to eleven-year follow-up study. J Bone Joint Surg Am 81(5):697–702. https://www.jbjs.org/

D'Lima DD, Patil S, Steklov N, Colwell CW (2007) An ABJS best paper: dynamic intraoperative ligament balancing for total knee arthroplasty. Clin Orthop Relat Res 463:208–212

Dall'Oca C, Ricci M, Vecchini E, Giannini N, Lamberti D, Tromponi C et al (2017) Evolution of TKA design. Acta Bio-medica: Atenei Parmensis 88(Suppl 2):17

Dubin JA, Westrich GH (2020) Mid-level constraint may correct coronal plane imbalance without compromising patient function in patients with severe osteoarthritis. J Orthop 21:84–87

Ferguson W (1861) Excision of the knee joint: recovery with a false joint and a useful limb. Med Times Gaz 1:601

Freeman MAR, Swanson SAV, Todd RC (1973) Total replacement of the knee using the Freeman-Swanson knee prosthesis. Clin Orthop Relat Res 94:153–170

Freeman MA, Sculco T, Todd RC (1977) Replacement of the severely damaged arthritic knee by the ICLH (Freeman-Swanson) arthroplasty. J Bone Joint Surg Br 59(1):64–71

Freeman MA, McLeod HC, Levai JP (1983) Cementless fixation of prosthetic components in total arthroplasty of the knee and hip. Clin Orthop Relat Res 176:88–94

Freeman MA, Samuelson KM, Levack B, de Alencar PG (1986) Knee arthroplasty at the London Hospital. 1975–1984. Clin Orthop Relat Res 205:12–20

Fricka KB, McAsey CJ, Sritulanondha S (2019) To cement or not? Five-year results of a prospective, randomized study comparing cemented vs cementless Total knee arthroplasty. J Arthroplast 34(7S):S183–S187

Ghosh KM, Merican AM, Iranpour-Boroujeni F, Deehan DJ, Amis AA (2009) Length change patterns of the extensor retinaculum and the effect of total knee replacement. J Orthop Res 27(7):865–870

Goodfellow J, O'Connor J (1978) The mechanics of the knee and prosthesis design. J Bone Joint Surg 60(3):358–369

Gunston FH (2006) Polycentric knee arthroplasty: prosthetic simulation of normal knee movement. 1971. Clin Orthop Relat Res 446:11–12. https://journals.lww.com/clinorthop/pages/default.aspx

Heaton KT, Dorr LD (2003) History of total knee arthroplasty. In: Callaghan JJ, Rosenberg AG, Rubash HE, Simonian PT, Wickiewicz TL (eds) The adult knee. Lippincott Williams and Wilkins, Philadelphia, Baltimore, New York, London, Buenos Aires, Hong Kong, Sydney, Tokyo, pp 15–24

Helferich H (1894) Ein neues Operationsverfahren zur Heilung der knöchernen Kiefergelenksankylose. Arch Klin Chir 48:864–870

Hofmann AA, Wyatt RW, Beck SW, Alpert J (1991) Cementless total knee arthroplasty in patients over 65 years old. Clin Orthop Relat Res 271:28–34

Hoikka V, Vankka E, Eskola A, Lindholm TS (1989) Results and complications after arthroplasty with a totally constrained total knee prosthesis (GUEPAR). Ann Chir Gynaecol 78(2):94–96

Howell SM, Howell SJ, Kuznik KT, Cohen J, Hull ML (2013) Does a kinematically aligned total knee arthroplasty restore function

without failure regardless of alignment category? Clin Orthop Relat Res 471(3):1000–1007
Hungerford DS, Krackow KA (1985) Total joint arthroplasty of the knee. Clin Orthop Relat Res 192:23–33
Hungerford DS, Kenna RV, Krackow KA (1982) The porous-coated anatomic total knee. Orthop Clin North Am 13(1):103–122
Insall J (1982) Current concepts review. Patellar pain. J Bone Joint Surg Am 64(4):633
Insall J, Scott WN (2018) Historic development, classification, and characteristics of knee prostheses. In: Insall, Clarke (eds) Surgery of the knee, 6th edn. Elsevier, Amsterdam, pp 1375–1404
Insall J, Scott WN, Ranawat CS (1979) The total condylar knee prosthesis. A report of two hundred and twenty cases. J Bone Joint Surg Am 61(2):173–180
Insall J, Tria AJ, Aglietti P (1980) Resurfacing of the patella. J Bone Joint Surg Am 62(6):933–936
Jones WN, Aufranc OE, Kermond WL (1967) Mold arthroplasty of knee. In: Journal Of Bone And Joint Surgery-American Volume. Journal Bone Joint Surgery Inc 20 Pickering St, Needham, MA, p 1022
Judet J, Judet R, Crepin G, Rigault A (1947) Essais de prothèse ostéo-articulaire. Vol. 55. MASSON EDITEUR 21 STREET CAMILLE DESMOULINS, ISSY, 92789 MOULINEAUX CEDEX 9 …; 302–302 p
Klatt BA, Goyal N, Austin MS, Hozack WJ (2008) Custom-fit total knee arthroplasty (OtisKnee) results in malalignment. J Arthroplast 23(1):26–29
Kraft GL, Levinthal DH (1954) Acrylic prosthesis replacing lower end of the femur for benign giant-cell tumor. JBJS 36(2):368–374
Kuhns JG (1964) Nylon membrane arthroplasty of the knee in chronic arthritis. JBJS 46(2):448
Kurtz S (2005) Prevalence of primary and revision Total hip and knee arthroplasty in the United States from 1990 through 2002. J Bone Joint Surg Am 87(7):1487
Lacheretz M (1953) Traitement des ankyloses. Rev Chir Orthop Par 39:495
Landon GC, Galante JO, Maley MM (1986) Noncemented total knee arthroplasty. Clin Orthop Relat Res 205:49–57
Laskin RS (1988) Tricon-M uncemented total knee arthroplasty. J Arthroplast 3(1):27–38
Macheras GA, Galanakos SP, Lepetsos P, Anastasopoulos PP, Papadakis SA (2017) A long term clinical outcome of the medial pivot knee arthroplasty system. Knee 24(2):447–453
MacIntosh DL (1958) Hemiarthroplasty of the knee using space occupying prosthesis for painful varus and valgus deformities. J Bone Joint Surg 40:1431
Magnoni V, d'Intignano JM (1949) Genou en resine acrylique. Rev Orthop 35:556
McKeever DC (1955) Patellar prosthesis. JBJS 37(5):1074–1084
McKeever DC (1960) Tibial plateau prosthesis. Clin Orthop Relat Res 18:86–95
Murphy JB (1913) I. Arthroplasty. Ann Surg 57(5):593
Murray DG (1991) History of total knee replacement. In: Total knee replacement. Springer, pp 3–15
Nivbrant NO, Khan RJK, Fick DP, Haebich S, Smith E (2020) Cementless versus cemented tibial fixation in posterior stabilized total knee replacement: a randomized trial. J Bone Joint Surg [Internet]. [cited 2020 Jul 1];Publish Ahead of Print. Available from: https://journals.lww.com/10.2106/JBJS.19.01010
Oussedik S, Abdel MP, Victor J, Pagnano MW, Haddad FS (2020) Alignment in total knee arthroplasty. Bone Joint J 102-B(3):276–279
Papas PV, Congiusta D, Cushner FD (2019) Cementless versus cemented fixation in total knee arthroplasty. J Knee Surg 32(07):596–599
Parcells BW, Tria AJ (2016) The cruciate ligaments in total knee arthroplasty. Am J Orthop 45(4):E153–E160
Peters CL, Mohr RA, Bachus KN (2001) Primary total knee arthroplasty in the valgus knee. J Arthroplast 16(6):721–729
Putti V (1921) Arthroplasty. JBJS 3(9):421–430
Ranawat AS, Ranawat CS (2012) The history of total knee arthroplasty. In: The knee joint. Springer, pp 699–707
Ranawat CS, Sculco TP (1985) History of the development of total knee prosthesis at the Hospital for Special Surgery. In: Total-condylar knee arthroplasty. Springer, pp 3–6
Riley JL (1976) The evolution of total knee arthroplasty. Clin Orthop Relat Res 120:7–10
Ring PA (1980) Uncemented surface replacement of the knee joint. Clin Orthop Relat Res 148:106–111
Ritter MA, Keating EM, Faris PM (1992) Design features and clinical results of the anatomic graduated components (AGC) total knee replacement. Contemp Orthop 19:641–641
Rivière C, Iranpour F, Auvinet E, Howell S, Vendittoli P-A, Cobb J et al (2017) Alignment options for total knee arthroplasty: a systematic review. Orthop Traumatol Surg Res 103(7):1047–1056
Robinson RP (2005) The early innovators of today's resurfacing condylar knees. J Arthroplast 20:2–26
Samson JE (1949) Arthroplasty of the knee joint; late results. J Bone Joint Surg Br 31B(1):50–52
Scott RD, Thornhill TS (1994) Posterior cruciate supplementing total knee replacement using conforming inserts and cruciate recession. Effect on range of motion and radiolucent lines. Clin Orthop Relat Res 309:146–149
Shiers LGP (1954) Arthroplasty of the knee: preliminary report of a new method. J Bone Joint Surg 36(4):553–560
Siddiqi A, Smith T, McPhilemy JJ, Ranawat AS, Sculco PK, Chen AF (2020) Soft-tissue balancing technology for total knee arthroplasty. JBJS Rev 8(1):e0050
Singh JA, Yu S, Chen L, Cleveland JD (2019) Rates of Total joint replacement in the United States: future projections to 2020–2040 using the National Inpatient Sample. J Rheumatol 46(9):1134–1140
Townley C, Hill L (1974) Total knee replacement. LWW
Verneuil A (1860) De la création d'une fausse articulation par section ou résection partielle de l'os maxillaire inférieur, comme moyen de rémedier a l'ankylose vraie ou fausse de la machoire inférieure, Rignoux
Walldius B (1953) Arthroplasty of the knee joint employing an acrylic prosthesis. Acta Orthop Scand 23(2):121–131
Waugh TR, Smith RC, Orofino CF, Anzel SM (1973) Total knee replacement: operative technic and preliminary results. Clin Orthop Relat Res (1976–2007) 94:196–201
Whiteside LA (1989) Clinical results of Whiteside Ortholoc total knee replacement. Orthop Clin North Am 20(1):113–124
Yamamoto S (1979) Total knee replacement with the Kodama-Yamamoto knee prosthesis. Clin Orthop Relat Res 145:60–67
YOUNG HH (1963) Use of a hinged vitallium prosthesis for arthroplasty of the knee: a preliminary report. JBJS 45(8):1627–1642

（李　政　许　鹏）

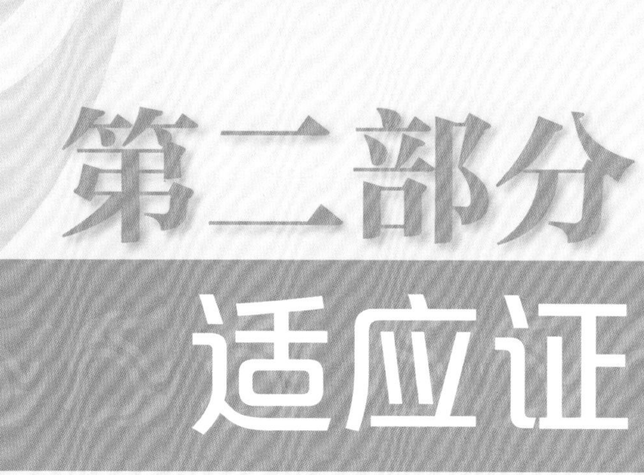

第二部分 适应证

第 2 章

骨关节炎

Benjamin J. Levens，Eli Kamara，and Erik Hansen

2.1 引言

根据世界卫生组织（World Health Organization，WHO）的统计，肌骨疾病是全球致残的主要原因（Musculoskeletal Conditions，2019）。其中，OA 最为常见，累及 25% 的成年人（Chen et al.，2017），并且，随着人口的老龄化和肥胖率的升高，这一数字会继续增加。截至 2012 年，美国 OA 患者数量高达 2700 万。到 2030 年，预计将达到 6700 万（Van Manen et al.，2012）。随着 OA 发病率的增加，深入理解 OA 的发病机制、诊断特点和治疗显得极为重要。

> OA 是指关节软骨和软骨下骨的退化，其最常累及的部位是膝关节。

OA 是造成就医人数增长和医保负担增加的一个主要原因。50 岁以上的人群中超过半数曾诉及 1 年内有膝关节疼痛（Blagojevic et al.，2010），其中 1/4 的人疼痛严重，甚至影响生活，这类人群还将继续增加。通过对国家健康与营养调查（National Health and Nutrition Examination Survey） 和 Framingham OA 研究的相关数据分析，Nguyen 等发现在校正年龄和体重指数（body mass index，BMI）后，20 年间女性膝关节疼痛和症状性 OA 的患病率约增加了 1 倍，男性增加了 2 倍（Blagojevic et al.，2010；Nguyen et al.，2011）。

2.2 危险因素

膝关节 OA 常导致疼痛、肿胀、关节僵硬和活动受限。OA 发病原因受多因素影响，主要包括以下几点。

- 家族史。
- BMI 增加。
- 既往膝关节损伤。
- 女性。
- 高龄。

高强度的活动如一些需长时间跪姿和下蹲的职业行为（Blagojevic et al.，2010）等，也是 OA 的危险因素。此外，遗传因素被发现与 OA 的发生有关。生长因子如 TGF-β、Wnt3a 和 Indian hedgehog，信号分子如 Smad3、β-catenin 和 HIF-2α，以及转录因子如 Runx2 等也参与了 OA 的发展（Chen et al.，2017）。尽管引起 OA 的危险因素不同，但其病理学过程相对一致。

2.3 发病机制

> OA 以软骨细胞退变损伤修复失败为特点。

软骨细胞是成年人透明软骨的唯一细胞成分，在正常条件下，其主要功能是维持软骨基质的代谢。软骨基质主要由Ⅱ型胶原蛋白组成，因其呈玻璃般半透明的外观而被命名为透明软骨。由于软骨缺乏血管，软骨细胞的氧和营养物质有限，导致细胞修复功能受限。在 OA 的早期，软骨细胞试图修复受损区域，表现为一过性的增殖及软骨基质、分解代谢细胞因子和基质降解酶的合成增加。

如前所述，Runx2 是调节关节软骨中编码基质降解酶基因转录的关键因子。Runx2 可增加基质金属蛋白酶等降解酶的转录。这些酶通过降解软骨的细胞外基质促进软骨细胞凋亡，导致软骨的受力能力降低，继而进一步损伤软骨。

由于软骨中缺乏痛觉感受器，早期临床上通常不出现疼痛症状，直到损伤后期才会出现。当软骨碎片和分解代谢介质从软骨上脱落并进入关节滑膜腔时，其可被滑膜液中的巨噬细胞吸收，并通过释放促炎介质进一步扩大炎症反应，临床就会产生疼痛的症状。研究表明，滑膜炎症是导致关节肿胀和疼痛的原因之一（Chen et al.，2017；Bijlsma et al.，2011；Goldring 2000；Sellam et al.，2010）。

随着 OA 的进展，关节间隙变窄、软骨下骨质硬化、骨质增生和囊性改变这些变化可在平片上看到，对 OA 的诊断很有帮助（图 2.1）。在 65 岁以上的患者中，超过 50% 的人有这些影像学的改变，然而，这些患者中的许多人仍无症状（Brown，2013）。因此，病史和体格检查对正确诊断和治疗 OA 至关重要。

2.4 诊断特点

> 在 OA 引起的症状中，最常见的是疼痛，其特点为疼痛呈间歇性，在负重活动期间和之后加重。除了疼痛外，还可能伴随关节僵硬。

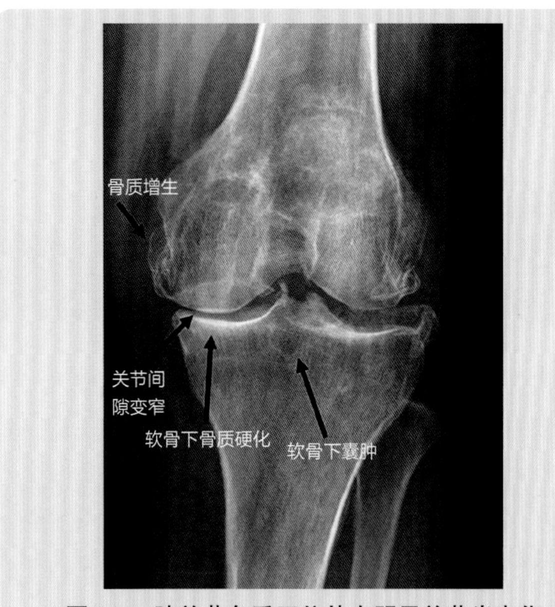

图 2.1 膝关节负重正位片有明显关节炎变化

关节僵硬常发生在晨起时，数分钟内消失。特点和持续时间可与 RA 相鉴别。RA 引起的晨僵常超过 30 分钟。其他常见症状包括活动和功能丧失，可导致爬楼梯、长时间步行和做家务等日常生活受限。活动受限会降低生活质量，进而导致情绪不稳、失眠和抑郁（Bijlsma et al.，2011）。

2.5 治疗选择

恰当的治疗是非常重要的。

> 国际 OA 研究学会（Osteoarthritis Research Society International，OARSI）建议至少进行 6 个月的非手术治疗。如果非手术治疗 6 个月仍不能改善症状，则可能需要进行手术治疗（Van Manen et al.，2012）。

2.5.1 非手术治疗

OA 有许多不同的非手术治疗策略。OARSI 和 AAOS 分别根据临床研究和专家意见提出了治疗建议。

> AAOS 和 OARSI 都强烈推荐减轻体重。

一般来说，对于有症状的膝关节 OA 和 BMI ≥ 25 kg/m^2 的患者，建议减轻体重（Brown，2013）。Framingham 研究显示，当 BMI 下降 2 个单位或以上时，与 OA 相关的症状会减少 50% 以上（Felson et al.，1987）。AAOS 和 OARSI 建议通过参加适度的肌肉训练和低强度的有氧运动，以及以强化肌肉力量和活动度为主的体育运动来减轻体重（Scuderi et al.，1992；Zhang et al.，2008）。

除了调整运动方式之外，症状性 OA 患者也需在理疗师评估和指导下进行合适的运动。这些运动应着重于减轻疼痛和改善功能。同时，评估患者是否需要拐杖或助行器等辅助设备，这些设备可以减轻疼痛。对于单侧有症状的 OA 患者，建议在对侧使用手杖或拐杖。对于双侧有症状的 OA，首选框架式或轮式助步器（Zhang et al.，2008）。

尽管 OARSI 推荐级别不高，与氯丁橡胶护膝相比，外翻膝关节支具确实可以改善加拿大西安大略大学和麦克马斯特大学 OA 指数（Western Ontario and McMaster Universities Arthritis Index，WOMAC）的得分。同样，治疗胫骨股骨内侧 OA 的外侧楔形鞋垫已被证明可以减轻疼痛和改善步态，但相关的研究结果存在争议。一些研究显示，使用侧向楔形鞋垫可缓解症状并延缓膝关节的内翻趋势。然而，在一些随机对照试验中，随访 6 个月或 2 年时，疼痛评分或功能结果没有改善（Maillefert et al.，2001；Pham et al.，2004）。对于其他的治疗方法如热疗、经皮神经电刺激疗法和针灸，OARSI 推荐级别较低，而且在现有的指南中也缺乏共识。与 OARSI 不同，AAOS 强烈反对针灸治疗（Scuderi et al.，1992；Zhang et al.，2008）。

OARSI 建议在治疗 OA 时采用多模式方法，包括药物治疗和非药物治疗。在药物治疗方面，OARSI 建议使用对乙酰氨基酚来治疗轻度至中度疼痛。以往推荐的剂量高达 4 g/d，而最近该剂量受到了质疑。因为长期使用 4 g/d 的对乙酰氨基酚对胃肠道和肾脏造成的风险尚不确定（Garcia Roderiguez et al.，2001）。因此，最好是短期服用。

> 同样，非甾体抗炎药（non-steroidal anti-inflammatory drugs，NSAIDs）也被 OARSI 和 AAOS 强烈推荐，但由于有消化道不适的风险，只能短期使用。阿片类药物仅用于特殊情况下严重疼痛的治疗（Scuderi et al.，1992；Zhang et al.，2008）。

口服补充剂是另一种可用于治疗 OA 的方式，但是效果不明确，因此也只有有限的建议。最常见的补充剂是氨基葡萄糖和软骨素，因为它们是软骨的组成成分。支持这些化合物作为补充剂的研究者认为它们可以刺激滑液的产生，改善并促进软骨的愈合（Lim et al.，2019）。2005 年一项 Cochrane 系统评价对多个随机对照实验合并分析，发现使用软骨补充剂后，关节疼痛和关节功能均得到了改善，然而，由于其纳入的研究间存在相当大的异质性，导致结果不可信。因此，OARSI 只推荐使用氨基葡萄糖和（或）软骨素对膝关节 OA 进行对症治疗。AAOS 强烈建议不要使用氨基葡萄糖，因为其缺乏有效性（Scuderi et al.，1992；Zhang et al.，2008）。

关节内注射皮质类固醇是常用的非侵入性治疗方式。从 1958 年 Miller 等（1958）首次在临床试验中尝试使用皮质类固醇治疗膝关节 OA 到现在，已有 50 多年的历史。皮质类固醇有很强的抗炎作用。如前所述，受损的软骨释放细胞因子（IL-1β、IL-6 和 TNF-α），这些细胞因子与激活细胞内信号通路的细胞受体如 MAPK、NF-κB 和 Janus 激酶、信号转导和转录激活因子（JAK STAT）结合，激活磷脂酶 A2 并产生花生四烯酸，花生四烯酸被环加氧酶进一步分解为信号分子前列腺素、白三烯和血栓素，从而诱发疼痛。皮质类固醇与细胞内的糖皮质激素受体结合，会抑制细胞内信号级联反应的激活。通过抑制 NF-κB、MAPK 和 JAK STAT，能防止炎症反应的进一步加重。皮质激素还能抑制磷脂酶 A2，导致信号分子前列腺素、白三烯和血栓素的产生减少。因此，通过抑制炎症级联反应，皮质类固醇理论上可以减轻疼痛（Lawrence，2009；Chen et al.，2018）。OARSI 推荐使用皮质类固醇注射的级别为中等强度，其结论不明确。2015 年 Cochrane 的一项系统评价认为，注射皮质类固醇对疼痛有一定的短期改善效果，对关节功能只有小幅改善。但由于研究之间存在很大程度的异质性（Jüni et al.，2015），AAOS 并不推荐，甚至反对。

黏弹性补充剂是另一种类型的关节内注射剂，其初衷是恢复 OA 膝关节黏弹性物质。最常见的黏弹性补充剂是透明质酸（hyaluronic acid，HA），其成分是糖胺聚糖。HA 是滑液的主要成分，作为润滑剂和缓冲剂，对软骨提供保护作用。关于黏弹性补充剂的研究结论差异很大。Jevsevar 等的一项荟萃分析中，经过对样本量超过 60 名患者的随机双盲对照试验进行分析发现，HA 和安慰剂之间没有临床意义上的差异；而对所有相关文献进行分析却发现，HA 治疗组的比例略高于安慰剂组（Jevsevar et al.，2015）。OARSI 发现，尽管与皮质类固醇相比，HA 的起效较晚，但持续时间可能会更长。然而，推荐强度很弱。与 OARSI 不同，AAOS 强烈不建议使用黏弹性补充剂（Scuderi et al.，1992；Zhang et al.，2008）。

2.5.2　手术治疗：骨水泥型全膝关节置换术

经过保守治疗，若患者仍有疼痛、僵硬、活动受限和（或）生活质量下降等情况，应考虑手术治疗。可用于治疗 OA 的手术方案很多，均有一定的效果。但在此只论述骨水泥型 TKA。

TKA 是最常见的骨科手术。在美国，每年有超过 60 万例 TKA。预计到 2030 年，美国的初次 TKA 将增加 637%（*OKU Hip and Knee 5*，2017）。TKA 的主要适应证是 OA，占总手术量的 94% 以上（Van Manen et al.，2012）。

> 在 TKA 技术方面，骨水泥固定仍然是“金标准”。

Scuderi 和 Insall 描述了将骨水泥（甲基丙烯酸甲酯）固定在骨表面的技术。固定可通过骨面的不规则结构与渗透到松质骨中的骨水泥绞索来实现。在进行骨水泥固定之前，脉冲枪冲洗有助于去除骨质中的碎屑，使骨水泥能够充分渗透到松质骨（Scuderi et al.，1992）。

最近，非骨水泥型 TKA 也被应用于临床，但还需要进一步的研究来评价长期生存率。与非骨水泥型 TKA 不同，骨水泥型 TKA 不需要假体与骨完全贴合和辅助固定，固定效果确切（Callaghan et al.，2010）。水泥固定的瞬时稳定性允许术后即刻进行无限制的负重，并能够更迅速地开始康复。尽管非骨水泥型 TKA 理论上有更高的假体生存率，但与 60 岁及以下行骨水泥型 TKA 的患者相比，二者之间的功能及生存率相似（Franceschetti et al.，2017；Behery et al.，2017）。在关于假体生存率的多个研究中骨水泥型 TKA 一直表现良好。Scuderi 和 Insall 在 1992 年发现 15 年假体生存率约为 91%。较近的研究也显示 10 年和 12 年的假体生存率为 97%（Falatyn et al.，1995；Ranawat et al.，1993）。这些长期的研究进一步证明了骨水泥型 TKA 是 OA 手术治疗的成功方案。

2.6 结论

OA是一种多因素的疾病，影响着数以百万计的患者。非手术治疗包括减轻体重、物理治疗、NSAIDs和关节内药物注射。当非手术治疗效果不佳时，采用骨水泥型TKA进行手术治疗是一种可行的治疗方案，其长期疗效已得到证实。

要点

- OA是膝关节疼痛的常见病因，可导致残疾。
- OA的发病机制是软骨退变损伤，与软骨细胞和滑膜巨噬细胞分泌的分解代谢酶有关。
- OA的影像学标志包括关节间隙狭窄、软骨下骨质硬化、骨质增生和囊性改变。虽然在许多老年患者中存在这些表现，但不一定有症状。
- OA的临床症状是膝关节负重活动时疼痛、晨僵持续时间少于30分钟、活动范围受限，以及异响。
- 建议在手术治疗OA前进行6个月的保守治疗。最好采取药物与非药物治疗相结合的方式。
- AAOS和（或）OARSI都强烈推荐减轻体重、低强度运动、物理治疗和助步器的使用。NSAIDs、对乙酰氨基酚和曲马多也是强烈推荐的药物。
- 虽然在实践中经常使用，但关节内注射（如皮质类固醇和HA）的研究结论模棱两可，因此只有低到中度的推荐强度。
- 当保守治疗效果不佳时，TKA是理想的手术治疗方法。
- 骨水泥型TKA仍然是治疗OA的"金标准"。

参考文献

（遵从原版图书著录格式）

Behery OA, Kearns SM, Rabinowitz JM, Levine BR (2017) Cementless vs cemented Tibial fixation in primary total knee arthroplasty. J Arthroplast 32(5):1510–1515

Bijlsma JW, Berenbaum F, Lafeber FP (2011) Osteoarthritis: an update with relevance for clinical practice. Lancet 377(9783):2115–2126

Blagojevic M, Jinks C, Jeffery A, Jordan KP (2010) Risk factors for onset of osteoarthritis of the knee in older adults: a systematic review and meta-analysis. Osteoarthr Cartil 18(1):24–33

Brown GA (2013) AAOS clinical practice guideline: treatment of osteoarthritis of the knee: evidence-based guideline, 2nd edition. J Am Acad Orthop Surg 21(9):577–579

Callaghan JJ, Liu SS (2010) Cementless tibial fixation in TKA: not a second coming. Orthopedics 33(9):655

Chen D, Shen J, Zhao W et al (2017) Osteoarthritis: toward a comprehensive understanding of pathological mechanism. Bone Res 5:16044

Chen L, Deng H, Cui H et al (2018) Inflammatory responses and inflammation-associated diseases in organs. Oncotarget 9(6):7204–7218

Falatyn S, Lachiewicz PF, Wilson FC (1995) Survivorship analysis of cemented total condylar knee arthroplasty. Clin Orthop Relat Res 317:178–184

Felson DT, Naimark A, Anderson J, Kazis L, Castelli W, Meenan RF (1987) The prevalence of knee osteoarthritis in the elderly: the Framingham Osteoarthritis Study. Arthritis Rheum 30(8):914–918

Franceschetti E, Torre G, Palumbo A et al (2017) No difference between cemented and cementless total knee arthroplasty in young patients: a review of the evidence. Knee Surg Sports Traumatol Arthrosc 25(6):1749–1756

Garcia Roderiguez LA, Hernandez-Diaz S (2001) Risk of upper gastrointestinal complications among users of acetaminophen and non-steroidalantiinflammatory drugs. Epidemiology 12:570e6

Goldring MB (2000) The role of the chondrocyte in osteoarthritis. Arthritis Rheum 43(9):1916–1926

Jevsevar D, Donnelly P, Brown GA, Cummins DS (2015) Viscosupplementation for osteoarthritis of the knee: a systematic review of the evidence. J Bone Joint Surg Am 97(24):2047–2060

Jüni P et al (2015) Intra-articular corticosteroid for knee osteoarthritis. Cochrane Database Syst Rev. https://doi.org/10.1002/14651858. cd005328.pub3

Lawrence T (2009) The nuclear factor NF-kappaB pathway in inflammation. Cold Spring Harb Perspect Biol 1(6):a001651

Lim YZ et al (2019) Nutrients and dietary supplements for osteoarthritis. In: Bioactive food as dietary interventions for arthritis and related inflammatory diseases, 2nd edn. Academic Press. https://www.sciencedirect.com/science/article/pii/B9780128138205000064

Maillefert JF, Hudry C, Baron G, Kieffert P, Bourgeois P, Lechevalier D et al (2001) Laterally elevated wedged insoles in the treatment of medial knee osteoarthritis: a prospective randomized controlled study. Osteoarthr Cartil 9:738e45

Miller JH, White J, Norton TH (1958) The value of intra-articular injections in osteoarthritis of the knee. J Bone Joint Surg Br Vol 40-B(4):636–643

Musculoskeletal Conditions (2019) World Health Organization, World Health Organization. https://www.who.int/news-room/factsheets/detail/musculoskeletal-conditions

Nguyen UA, Zhang Y, Zhu Y, Niu J, Zhang B, Felson DT (2011) Increasing prevalence of knee pain and symptomatic knee osteoarthritis: survey and cohort data. Ann Intern Med 155(11):725–732

Old AB, Long WJ, Scott WN (2017) Chapter 11: Special Considerations in Primary Total Knee Arthroplasty. OKU Hip & Knee 5

Pham T, Maillefert JF, Hudry C, Kieffert P, Bourgeois P, Lechevalier D et al (2004) Laterally elevated wedged insoles in the treatment of medial knee osteoarthritis. A two-year prospective randomized controlled study. Osteoarthr Cartil 12:46e55

Ranawat CS, Flynn WF, Saddler S, Hansraj KK, Maynard MJ (1993) Long-term results of the total condylar knee arthroplasty. A 15-year survivorship study. Clin Orthop Relat Res 286:94–102

Scuderi GR, Insall JN (1992) Total knee arthroplasty. Current clinical perspectives. Clin Orthop Relat Res 276:26–32

Sellam J, Berenbaum F (2010) The role of synovitis in osteoarthritis. Nat Rev Rheumatol 6:625–635

Van Manen MD, Nace J, Mont MA (2012) Management of primary knee osteoarthritis and indications for total knee arthroplasty for general practitioners. J Am Osteopath Assoc 112(11):709–715

Zhang W, Moskowitz RW, Nuki G et al (2008) OARSI recommendations for the management of hip and knee osteoarthritis, Part II: OARSI evidence-based, expert consensus guidelines. Osteoarthr Cartil 16(2):137–162

（许嘉文　张斌飞　许　鹏）

第3章

骨关节炎和全膝关节置换术的其他适应证：东非视角

Seid Mohammed Yasin

3.1 骨关节炎

3.1.1 引言

OA 是一种以关节内软骨及其软骨下骨退化为特征的疾病。根据病因，传统上将其细分为原发性（特发性）OA 或继发性 OA。

原发性 OA 是最常见的关节炎类型，也是全世界最常见的致残原因之一（Kim et al.，2011）。据估计，在 55 岁以上的人群中，约有 7.5% 的人患有膝关节疼痛和残疾，约有 2% 有重度疼痛。在大多数 65 岁以上人群和 80% 的 75 岁以上人群中，都有 OA 的影像学证据（Arden et al.，2006）。在 60 岁及以上的人群中，约 13% 女性和 10% 男性的膝关节 OA 出现症状（Zhang et al.，2010）。

与男性相比，特别是 55 岁以后，女性膝关节 OA 更普遍，也更严重。

在非洲，还没有大规模调查过 OA 的发病率。其中一项研究表明，在尼日利亚联邦共和国的农村，每 5 名年龄≥ 40 岁的成年人中就有 1 例有症状的膝关节 OA 患者（Akinpelu et al.，2011），这表明该地区的情况相当严重。

膝关节 OA 的重要性，不仅是因为它比其他类型的 OA 发病率高，还因为它的发病年龄较早，而且随着老龄化和肥胖的发展，其发病率还在不断增加。

TKA 是一种治疗晚期 OA 非常有效的方法，因为它通过改善功能和减轻疼痛来提高生活质量（Katchy et al.，2018）。

3.1.2 危险因素

OA 是多因素的，是通过体质因素和物理因素的复杂相互作用发展而来的。

膝关节 OA 不同程度的危险因素

- 遗传易感性。
- 老年。
- 女性。
- 超重和肥胖。
- 膝关节损伤。
- 对某一关节间室的持续性压力（如经常跪着和长期蹲着）。
- 骨密度降低。
- 膝关节畸形。
- 肌肉无力。
- 半月板损伤。
- 其他关节炎病症。
- 关节松弛。

遗传易感性已经被认为是原发性膝关节 OA 发生的原因。无论男女，父母、兄弟或姐妹患有膝关节 OA，都是影响症状性膝关节 OA 出现的重要因素（Klussmann et al.，2010）。

众所周知，高龄是 OA 公认的一个危险因素。年龄和 OA 之间的密切联系，比较认可的一种解释是：与年龄有关的基质成分的变化、软骨细胞功能的下降及对刺激的反应性增加。这些变化会干扰内部的持续重塑、组织的维护和软骨的丢失（Hinton et al.，2002）。

另一方面，通常认为肥胖是发生症状性膝关节 OA 一个主要危险因素。这种相关性已经得到了许多文献的支持。

- 研究表明，体重每增加 5 公斤，患膝关节 OA 的风险增加 36%。
- 另一项研究报告称，在 10 年内，体重减轻 5.1 公斤会使女性患膝关节 OA 的可能性降低 50%，这揭示了肥胖和膝关节 OA 之间存在着很强的相关性（Bliddal et al.，2014）。

肥胖在 OA 发病中的作用机制已被确认，肥胖不仅能够增加易感关节的机械负荷，而且过多的脂肪组织产生体液因子会改变关节软骨的代谢。瘦素系统也被认为在 OA 和肥胖之间起作用。这些因素可以解释在肥胖患者的手关节等非负重关节中观察到 OA 发生的原因（Heidari et al.，2011）。

Niu 等（2009）研究了肥胖对膝关节 OA 的影响，得出了结论：肥胖会增加 OA 的发病率，但它对已经出现的膝关节 OA 影响可能没有那么大。然而，到目前为止，这个结论在该领域中一直存有争议。

发现涉及膝关节劳损的工作职业，如经常跪姿、下蹲、举起和负重，与症状性膝关节炎有关（Klussmann et al.，2010）。

其他重要的危险因素包括不对称的机械负荷、感染性和非感染性的关节炎性疾病及半月板损伤的存在。

关于体育活动，不同的文献有不同的结论，有些认为运动是危险因素，有些认为运动对OA有保护作用，而其他则认为没有影响。总的来说，有证据表明，繁重和重复的运动可能会带来一些患OA的风险，而适度的运动则对软骨有保护作用。

无论性别、种族和教育水平如何，终身发生症状性膝关节OA（即在85岁前发病）的风险为44.7%。如果有外伤史和高BMI/肥胖症，风险则会增加（Murphy et al.，2008）。

3.1.3 病理学

OA的主要病理学特征是透明关节软骨的丢失和软骨下骨的改变。

其发病机制与关节软骨含水量增加和蛋白多糖含量减少直接相关。胶原酶水平增加，从而破坏了基质中的胶原蛋白。另一方面，蛋白分解酶和炎症细胞因子会增加，最终导致OA的疼痛（Martin et al.，2011）。

此外，还认为膝关节OA的病理生理学与自主神经系统的变化、血液和淋巴液流动、筋膜张力、活动度受限，以及膝关节周围肌肉的长度和张力的关系有关（Van Manen et al.，2012）。

3.1.4 临床特点

膝关节OA的常见症状和体征包括持续的疼痛、功能减退、关节异响和肿胀。肿胀可能是由渗出液引起的，也可能是继发于晚期的骨质增生。

根据Peat等（2007）的研究，结合预期的人口统计学特征，如年龄、性别、BMI、下肢疼痛程度、下楼梯困难程度、积液程度、固定屈曲畸形程度、屈膝活动受限和关节异响程度，都可以预测膝关节OA，其灵敏性为94%，特异性为93%。

3.1.5 实验室结果

OA患者的全血细胞计数（complete blood count，CBC）、红细胞沉降率（erythrocyte sedimentation rate，ESR）和C-反应蛋白（C-reactive protein，CRP）水平通常正常。

OA患者的滑液为非炎症性的。在疑似膝关节OA病例中，滑液中的抗环瓜氨酸肽（cyclic citrullinated peptide，CCP）抗体水平可用于区分OA和RA（Heidari et al.，2010）。

3.1.6 影像学特征

在影像学上，膝关节OA表现为关节软骨的渐进性破坏、关节间隙变窄，以及对应的继发性修复过程，如骨质增生和软骨下骨硬化形成。

虽然认为软骨下囊肿是OA的主要影像学特征之一，但在大多数确诊的OA患者中并不存在。Audrey等（2014）发现软骨下囊肿仅出现在30.6%的研究人群中，而关节间隙变窄、骨赘和软骨下骨硬化分别为99.5%、98.1%和88.3%。

影像学特征也用于OA的分类，可以判断关节炎进展和关节退变的严重程度。Kellgren和Lawrence在1957年提出了一个OA的影像学分类，后来被WHO认可，至今仍是被广泛接受的OA影像学分类之一（表3.1，图3.1～图3.3）。

表3.1 OA的影像学分级（改编自Kellgren et al.，1957）

等级	放射学检查结果
0级	无OA的影像学表现
Ⅰ级	可疑的关节间隙变窄和可能出现的骨赘
Ⅱ级	明确的骨赘和可能的关节间隙变窄
Ⅲ级	明确的关节间隙狭窄，有中等量骨赘，软骨下骨轻度硬化，可能出现膝关节骨性畸形
Ⅳ级	巨大的骨赘，明显的关节间隙狭窄，严重的硬化，以及膝关节明显畸形

3.1.7 管理

在患有原发性膝关节OA的肥胖患者中，减肥是缓解症状（包括疼痛）和结束恶性循环来遏制疾病进展的最重要的策略，因为活动减少（由于疼痛和体重），体重进一步增加，肌肉力量下降，将导致进一步的关节损伤。

一项对患有膝关节OA的超重和肥胖老年人的研究估计，在日常活动中，每减轻0.45 kg体重，施加在膝盖上的负荷就会减少4倍，这似乎是有临床意义的（Bliddal et al.，2014）。

AAOS建议膝关节OA患者进行自我管理、锻炼和建立综合保健计划。

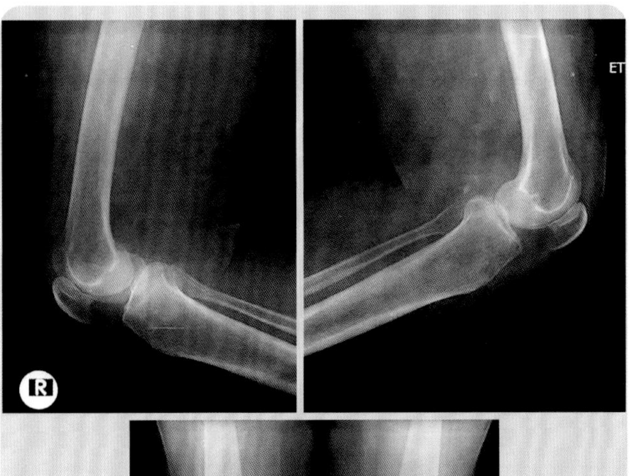
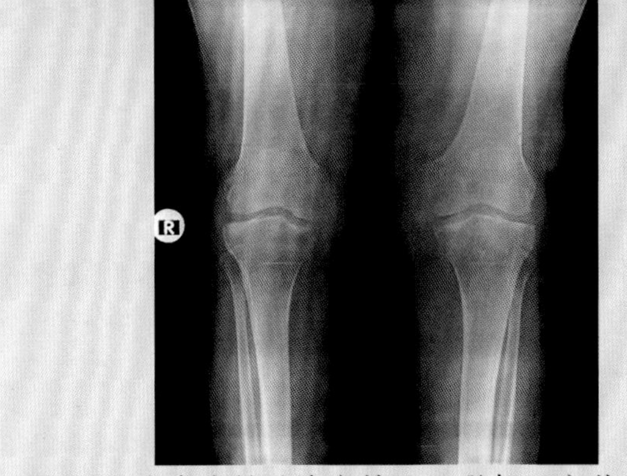

图 3.1　患者女性（埃塞俄比亚联邦民主共和国），62 岁，轻度 OA 患者（Kellgren Ⅰ级）

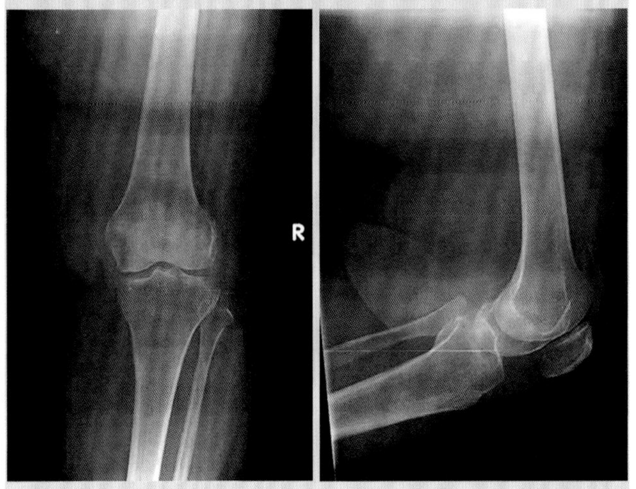

图 3.2　患者男性（埃塞俄比亚联邦民主共和国），67 岁，中度进展期 OA 患者（Kellgren Ⅱ级）

应结合专业指导的减肥计划，包括饮食调整和特定的运动方案，这些方案不会对膝盖及其覆盖的软骨造成进一步的压力。

Framingham 膝关节 OA 研究显示，随着 BMI 下降 2 个单位或以上，原发性膝关节 OA 的发病率就会降低 50% 以上（Felson et al.，1987）。

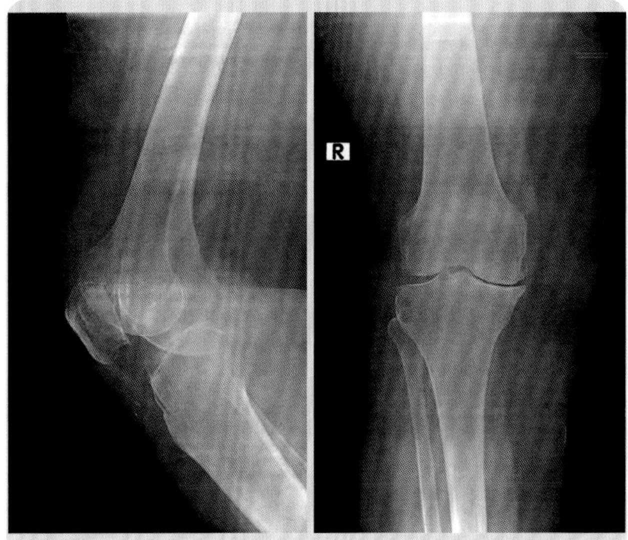

图 3.3　患者女性（埃塞俄比亚联邦民主共和国），72 岁，晚期 OA 患者（Kellgren Ⅲ级）

水上运动、步态辅助工具、包含运动成分的认知行为疗法和自我管理计划是推荐的非药物治疗选择。此外，近期有研究首次推荐身心锻炼（太极和瑜伽）可作为膝关节 OA 患者的核心治疗选择。

强烈推荐无并发症的膝关节 OA 患者局部使用 NSAIDs 治疗。纳入大量患者的高质量证据显示，在 12 周的治疗过程中，患者中等程度受益（Bannuru et al.，2019）。

作为最早的药物治疗计划，考虑到 NSAIDs 的总体成本及其不良反应，建议在添加 NSAIDs 前先试用对乙酰氨基酚和其他非药物治疗（Wegman et al.，2004）。然而，AAOS 不再推荐使用对乙酰氨基酚，称其与安慰剂相比没有任何益处。

另一方面，关节内皮质类固醇注射可减少膝关节疼痛至少 1 周。它们被认为是慢性 OA 的短期治疗方案（Hepper et al.，2009）。

与皮质类固醇相比，注射 HA 在止痛方面有更长久的效果（Bellamy et al.，2006）。

使用氨基葡萄糖和硫酸软骨素治疗症状性膝关节 OA 一直存在争议，大多数文献并不支持它们。所有的荟萃分析显示，与安慰剂相比，这些药物的总体效果在统计学上的意义并不显著。

3.1.8 全膝关节置换术的适应证

膝关节需要行关节置换术的常见疾病有OA、慢性RA和骨坏死，而膝关节置换术的禁忌证包括化脓性关节炎和关节结核（Tateishi，2001）。

OA作为手术的适应证，是全世界进行TKA的主要原因。在美国，一项基于人群的研究发现，OA占TKA手术的94%～97%（Singh et al.，2010）。在东非国家检索类似的研究，几乎没有可报道的数据。唯一确定的论文由来自肯尼亚共和国的Kigera和Kimpiatu撰写（2015），在其系列病例中发现，96%的TKA是OA患者。尼日利亚联邦共和国和马拉维共和国等其他非洲国家的研究报告称，OA分别占TKA适应证的100%和99%（Davies et al.，2019；Katchy et al.，2018）。

膝关节畸形既可以作为OA的易感条件，也可以作为OA的结局，它标志着病情的恶化，因此有必要进行TKA。对尼日利亚联邦共和国68例TKA的分析表明，26.47%的膝关节在手术前有外翻，平均角度为22.07°±5.73°，而17.65%的膝关节有内翻，平均角度为14.69°±2.84°，11.77%的膝关节有屈曲畸形，平均角度为10.2°±1.32°。其余44.11%的膝关节没有畸形（Katchy et al.，2018）。

在有影像学证据表明存在终末期退行性膝关节时，OARSI建议，在尝试6个月的非手术治疗后，仍有持续性疼痛时，可采用TKA治疗OA（Zhang et al.，2008）。此外，在决定是否采用TKA时，应该考虑到患者的年龄和体型，因为在不同的文献中，对年轻人群和肥胖人群进行TKA的结局不同。指南也适用于其他退行性关节疾病。

Hardorn和Holmes（1997）对TKA手术适应证的跟踪调查显示，不考虑对60岁以下的患者行TKA手术，而且大多数外科医师希望肥胖患者在手术前能减轻体重。

正如几项研究（由O’Connor和Hooten于2011年所做总结）所指出的那样，对于一个被认为是需手术治疗的决定性因素，与具有类似情况的女性相比，中度OA男性患者进行TKA的建议存在潜在偏倚。

有大量的研究和试验提出了晚期膝关节OA患者进行TKA的具体适应证，但对于在疾病进展中何时进行TKA，还没有达成共识。

然而，在Dieppe等（1999）的文献综述中得出的结论：尽管膝关节OA行TKA缺乏循证适应证，但在认为日常疼痛伴X线片上关节间隙狭窄的证据是TKA的关键适应证这一方面确实达成了共识。该结论也认为患者较强的手术意愿是决定进行手术的一个重要因素，而合并其他疾病和技术上的困难则是对手术采取消极态度的因素。

当特定患者的手术和非手术方案都可参考时，X线片上的特征可以帮助决策。但值得注意的是，患侧膝关节的影像学表现不一定与患者主诉的疼痛和残疾程度相关。虽然症状不对称，但X线片表现与双侧膝关节受累程度类似的患者并不少见。

McAlindon等（1993）研究表明，影像学评分不是预测残疾的明显独立因素。反而认为股四头肌无力是最重要的因素，这表明在得出TKA是否为最终解决方案的结论之前，需要对患者进行彻底的评估并尝试各种非手术治疗方案。

膝关节OA分级系统（knee osteoarthritis grading system，KOGS）是膝关节退行性关节炎的影像学分级系统。它使用起来更方便，并且能够评估膝关节的3个部位，以帮助外科医师决定膝关节置换术的类型和时机。Oosthuizen等（2018）认为KOGS是第一个有效的三室分级系统，可以帮助医师根据术前OA状态决定膝关节置换术的类型和时机。

Hardorn和Holmes（1997）使用Delphi共识技术，试图利用临床参数以确定膝关节和髋关节置换手术的优先次序，其也可以作为决策时的辅助指南（表3.2）。

表3.2 新西兰主要关节置换术的优先标准摘要 *

疼痛（40%）	疼痛严重程度评分为0～20
	疼痛发生率评分为0～20
功能性活动（20%）	步行困难0～10
	其他功能障碍0～10
运动和畸形（20%）	主动或被动运动时的疼痛0～10
	其他异常情况，包括运动能力丧失和影像学变化0～10
其他因素（20%）	其他受影响的关节0～10
	有能力工作、充当照顾者和独立生活0～10

*患者在描述4个方面不同严重程度的量表上得到0～100分：疼痛、功能、关节损伤和其他因素。

尽管这种被称为“新西兰优先标准”的技术已经在不同的机构使用了数年，但 Coleman 等（2005）在将其与其他肌肉骨骼疾病残疾评分系统如 WOMAC 和肌肉骨骼功能评估（musculoskeletal function assessment，MFA）进行比较后，对其准确判断患者哪些关节最需要进行置换的能力提出了质疑。因此，它的使用应该辅以其他影像学参数如 KOGS，以最大限度地减少决策中的主观性。

3.2 东非（撒哈拉沙漠以南）的全膝关节置换术

鉴于在世界各地普遍存在晚期 OA 需要 TKA 的患者，故认为 TKA 是一个未被充分利用的治疗方案。在大多数国家中，获得医保支持并不是一个大问题，但在东非等世界上发展程度较落后的地区，TKA 手术的需求和实际手术量之间也有相当大的不对应性，这一点也是合理的。

在大多数高收入国家，医疗保险提供给那些负担得起手术的患者，而国家的安全计划为无力支付的人支付治疗费用。

> 相比之下，大多数撒哈拉以南的非洲国家（东非属于该地区）或者根本没有医保体系，或者还在开发系统。

这使得像 TKA 这样昂贵的手术对大多数人来说仍然负担不起，社会文化的障碍更是进一步减少了需要 TKA 的人群数量。

因此，与加拿大这样的发达国家相比，是否愿意做全关节置换术（total joint arthroplasty，TJA）是预测此类手术时间的最强因素，而收入作为预测因素并不显著（Hawker et al.，2006）。

> 在埃塞俄比亚联邦民主共和国和东非其他国家，收入被认为是一个关键因素。

总的来说，在东非地区，由于一些原因，TKA 手术还处于初级阶段。大多数有 TKA 指征的患者不来医院或者是因为该患者群体从一开始就认为自身情况是衰老过程中的一个正常阶段并且人们应该习惯于此，或者是因为缺乏大量受过培训的膝关节置换医师和假体，这个问题已经被其他海外地区关注。

下面看看埃塞俄比亚联邦民主共和国的经验，例如，在 2008 年从该国最大的医院转到国外接受治疗的病例中，TKA 是第三大常见的手术，仅次于全髋关节置换术（total hip arthroplasty，THA）和 ACL 重建术（Bezabih et al.，2013）。

在过去的几年时间里，只有来自发达国家的访学外科医师在埃塞俄比亚联邦民主共和国偶尔进行膝关节置换术。其余的患者被转到国外地区，或因为经济上的限制而被迫选择带病生活。直到最近，极少数的私人医院才开始定期进行 TKA，而且费用是绝大多数人无法负担的。

到目前为止，埃塞俄比亚联邦民主共和国还没有公布关于膝关节置换术的实际需求或主要患病率的数据，但经验表明，有明确 TKA 适应证的人数在不断地增加。

在一些公立医院，有这样一种趋势，即把适合做 TKA 的患者的名字和联系地址放在等候名单上，依靠与某些机构或关节置换手术医师个人建立联系，使其不定期地来访并进行免费手术，以帮助那些无力出国或在私立医院支付费用的人。尽管这类活动主要是针对 THA，但也有少数是针对那些需要 TKA 的人进行的。

自 2019 年 2 月起，埃塞俄比亚联邦民主共和国南部地区的一家医院开始进行 TKA 手术，这可能是其历史上第一个定期进行 TKA 手术的中心。到目前为止，该医院的等候名单上有 300 名患者，平均每周增加 3 ~ 4 名。

另一个例子是，位于首都亚的斯亚贝巴的最大的医院已经开始登记有明确 TKA 适应证的贫困患者。截至 2019 年 12 月底，77 名患者被列入等候名单，登记过程并没有被公布，该医院以前也没有进行过这种手术，但是除了乐观的承诺外，未来什么时候可以做 TKA 也不清楚或没有确切的时间。

> 对 TKA 需求不断增加的最可能解释是该国的人口老龄化加重和生活方式的明显变化。

在过去的十年中，有几个指标表明，随着城市化和经济的增长，越来越多的人习惯于久坐不动的生活和快餐饮食。这些情况增加了肥胖症的发生，而肥胖症是 OA 和进行性膝关节疾病的主要危险因素之一。

Dagne 等（2019）试图解释最近在埃塞俄比亚联邦民主共和国社区观察到的肥胖症发病率上升的原因，其认为像吃零食、饮酒这样的新习惯，以及社会经济水平的不断提高是主要的促成因素。并且还表示，与以前的报告相比，超重和肥胖正在上升。

因此，生活方式的改变，加上对现代医学信任度的增加，以及人们对医学解决方法认识的提高（尤其是在农村地区），大多数人认为这些问题是一个自然的衰老过程，患者注定要与之共度余生。

关于东非其他国家的TKA趋势数据无法获得，可能是由于这些地区TKA的经验有限和实践时间短。

要点

- 膝关节OA是最常见的类型之一，随着老龄化和肥胖症的发生，其发病率也在不断增加。
- 家族病史、高龄、肥胖、职业或活动类型、外伤、其他关节炎情况和机械因素使个人易患OA。
- 在肥胖患者中，减肥是控制OA进展的重要策略。在预防和管理OA的策略中，应纳入运动和饮食调整，因为控制它们不会对膝关节及其覆盖的软骨造成进一步的压力。
- 对于患有OA或其他退行性关节疾病的患者，何时进行TKA并没有国际公认的指南。但总的来说，如果有影像学证据表明膝关节存在终末期退行性病变，并在尝试6个月的非手术治疗后仍有持续的疼痛时，建议采用TKA。
- 在东非进行的少量研究表明，到目前为止，绝大部分TKA手术都是由美国医师在该地区为OA患者完成的。
- 除临床决策外，医保体系的缺乏（即手术的可负担性）和社会文化的障碍是阻碍东非TKA发展的关键因素。
- 在东非，需要TKA的患者数量在不断增加，这可能是因为肥胖症的发病率在不断上升，社会对TKA作为一种治疗方案的可用性和有效性的认知率也在不断提高。

参考文献

（遵从原版图书著录格式）

Akinpelu AO, Maduagwu SM, Odole AC, Alonge TO (2011) Prevalence and pattern of knee osteoarthritis in a North Eastern Nigerian rural community. East African Orthop J 5:48–54

Arden N, Nevitt MC (2006) Osteoarthritis: epidemiology. Best Pract Res Clin Rheumatol 20(1):3–25

Audrey HX, Abd Razak HR, Andrew TH (2014) The truth behind subchondral cysts in osteoarthritis of the knee. Open Orthop J 8:7–10

Bannuru RR, Bierma-Zeinstra SMA, Blanco FJ et al (2019) OARSI guidelines for the non-surgical management of knee, hip, and polyarticular osteoarthritis. Osteoarthr Cartil 27:1578e1589

Bellamy N, Campbell J, Robinson V et al (2006) Viscosupplementation for the treatment of osteoarthritis of the knee. Cochrane Database Syst Rev 19(2):CD005321

Bezabih B, Wamisho BL (2013) Referrals of Ethiopian orthopedic patients for treatment abroad. COSECSA/ASEA Publication – East Central Afr J Surg 18(1)

Bliddal H, Leeds AR, Christensen R (2014) Osteoarthritis, obesity and weight loss: evidence, hypotheses and horizons – a scoping review. Obes Rev 15:578–586

Coleman B, McChesney S, Twaddle B (2005) Does the priority scoring system for joint replacement really identify those in most need? N Z Med J 118(1215):U1463

Dagne S, Gelaw YA, Abebe Z, Wassie MM (2019) Factors associated with overweight and obesity among adults in Northeast Ethiopia: a cross-sectional study. Diabetes Metab Syndr Obes 12:391–399

Davies PSE, Graham SM, Maqungo S, Harrison WJ (2019) Total joint replacement in sub-Saharan Africa: a systematic review. Trop Dr 49(2):120–128

Dieppe P, Basler HD, Chard J et al (1999) Knee replacement surgery for osteoarthritis: effectiveness, practice variations, indications and possible determinants of utilization. Rheumatology 38:73–83

Felson DT, Naimark A, Anderson J et al (1987) The prevalence of knee osteoarthritis in the elderly: the Framingham Osteoarthritis Study. Arthritis Rheum 30(8):914–918

Hardorn DC, Holmes AC (1997) The New Zealand priority criteria project. Part 1: overview. Br Med J 314:131–314

Hawker GA, Guan J, Croxford R et al (2006) A prospective population-based study of the predictors of undergoing total joint arthroplasty. Arthritis Rheum 54(10):3212–3220

Heidari B (2011) Knee osteoarthritis prevalence, risk factors, pathogenesis and features: part I. Caspian J Intern Med 2(2):205–212

Heidari B, Abedi H, Firouzjahi A, Heidari P (2010) Diagnostic value of synovial fluid anti-cyclic citrullinated peptide antibody for rheumatoid arthritis. Rheumatol Int 30:1465–1470

Hepper CT, Halvorson JJ, Duncan ST et al (2009) The efficacy and duration of intra-articular corticosteroid injection for knee osteoarthritis: a systematic review of level I studies. J Am Acad Orthop Surg 17(10):638–646

Hinton R, Moody RL, Alan W, Thomas SF (2002) Osteoarthritis: diagnosis and therapeutic considerations. Am Fam Physician 65(5):841–848

Katchy AU, Katchy SC, Ekwedigwe HC, Ezeobi I (2018) Total knee replacement in Nigeria: an assessment of early functional outcome of 68 consecutive knees. Niger J Clin Pract 21:1202–1208

Kellgren JH, Lawrence JS (1957) Radiological assessment of osteoarthrosis. Ann Rheum Dis 16:494e502

Kigera JWM, Kimpiatu P (2015) Incidence of early post operative infection after primary total knee arthroplasty at an East African centre. Ann Afr Surg 12:70–72

Kim RH, Springer BD, Douglas DA (2011) Knee reconstruction and replacement. In: Flynn F (ed) Orthopaedic knowledge update. American Academy of Orthopaedic Surgeons, Rosemont, IL, pp 469–475

Klussmann A, Gebhardt H, Nübling M et al (2010) Individual and occupational risk factors for knee osteoarthritis: results of a case-control study in Germany. Arthritis Res Ther 12:R88

Martin JA, Ramakrishnan PA, Lim T et al (2011) Articular cartilage and intervertebral disk. In: Flynn JM (ed) Orthopaedic knowledge update, 10th edn. American Academy of Orthopaedic Surgeons, Rosemont, IL, pp 23–26

McAlindon TE, Cooper C, Kirwan JR, Dieppe PA (1993) Determinants of disability in osteoarthritis of the knee. Ann Rheum Dis 52:258–262

Murphy L, Schwartz TA, Helmick CG et al (2008) Lifetime risk of symptomatic knee osteoarthritis. Arthritis Rheum 59(9):1207–1213

Niu J, Zhang YQ, Torner J et al (2009) Is obesity a risk factor for progressive radiographic knee osteoarthritis? Arthritis Rheum 61:329–335

O'Connor MI, Hooten EG (2011) Breakout session: gender disparities in knee osteoarthritis and TKA. Clin Orthop Relat Res 469:1883–1885

Oosthuizen CR, Takahashi T, Snyckers CH et al (2018) The knee osteoarthritis grading system for arthroplasty. J Arthroplast 34:450e455

Peat G, Thomas E, Duncan R et al (2007) Estimating the probability of radiographic osteoarthritis in the older patient with knee pain. Arthritis Rheum 57(5):794–802

Singh JA, Vessely MB, Harmsen WS et al (2010) A population-based study of trends in the use of total hip and total knee arthoplasty, 1969–2008. Mayo Clin Proc 85(10):898–904

Tateishi H (2001) Indications for total knee arthroplasty and choice of prosthesis. JMAJ 44:153–158

Van Manen MD, Nace J, Mont MA (2012) Management of primary knee osteoarthritis and indications for total knee arthroplasty for general practitioners. J Am Osteopath Assoc 112:709–715

Wegman A, van der Windt D, van Tulder M et al (2004) Nonsteroidal antiinflammatory drugs or acetaminophen for osteoarthritis of the hip or knee? A systematic review of the evidence and guidelines. J Rheumatol 31(2):344–354

Zhang Y, Jordan JM (2010) Epidemiology of osteoarthritis. Clin Geriatr Med 26:355–369

Zhang W, Moskowitz RW, Nuki G et al (2008) OARSI recommendations for the management of hip and knee osteoarthritis: part II. OARSI evidence-based, expert consensus guidelines. Osteoarthr Cartil 16(2):137–162

（许嘉文　张斌飞　许　鹏）

第 4 章

炎症性关节炎

Zachary K. Christopher，Jaymeson R. Arthur，and Mark J. Spangehl

4.1 引言

计划接受 TKA 的炎症性关节炎患者给骨科医师带来一些独特的挑战。在本章中，将简要回顾如何处理炎症性关节炎患者，并概述术前、术中和术后的关键因素，以帮助医师在这一患者群体中成功进行骨水泥型 TKA。

炎症性关节病包括许多疾病，这些疾病都会引起全身性炎症，通常伴有多个关节受累。这些疾病包括以下几种。

- RA。
- 银屑病关节炎。
- 强直性脊柱炎。
- 幼年型特发性关节炎（juvenile idiopathic arthritis，JIA）。
- 系统性红斑狼疮（systemic lupus erythematosus，SLE）。

> RA 是美国最常见的炎症性关节炎，大多数关于炎症性关节炎的 TKA 文献都集中在这一患者群体上（Schrama et al.，2010；Bongartz et al.，2008；Cancienne et al.，2016）。

虽然每个疾病可能都有几个特定的因素需要考虑，但一个关键的共同点在于所有炎性关节病是疾病产生的局部效应和系统效应的结合，因此，必须考虑局部因素和系统因素以优化结果。

> 炎症性关节炎的局部影响包括弥漫性骨质疏松、骨质侵蚀和畸形，以及软组织紊乱。

磁共振成像（magnetic resonance imaging，MRI）和超声成像（ultrasonography，US）对于了解关节特异性炎症的发病机制至关重要（Boutry et al.，2007；Sudoł-Szopi ń ska et al.，2017；Henchie et al.，2019）。常见的发现包括滑膜炎、腱鞘炎、滑囊炎、软骨下骨髓水肿和侵蚀。研究表明，受影响最严重的是软骨下骨（Lereim et al.，1975；Lereim et al.，1974；Yang et al.，1997）。这一发现对关节外科医师特别重要，因为这是实现假体固定的部位，也是骨水泥界面固定最牢固的地方。

> 因此，强烈反对在这种患者群体中采用非骨水泥型 TKA。

此外，患者往往表现出明显的囊性变和局灶性骨质流失。

因为通常需要植骨或垫块，所以外科医师应仔细检查术前 X 线片，以了解并为处理这些骨质缺陷做准备。

> 这些患者也可能存在骨性畸形及韧带功能不全。

如果有必要的话，外科医师应该准备高限制性假体。然而，如前所述，这些患者的软骨下骨通常伴有缺陷，限制性增加会对骨水泥界面产生更多的机械剪切力。因为在处理骨质缺损或使用限制性假体时，可能需要额外的固定，因此，在决定植入方案时，每个病例都应仔细做好术前计划。

> 炎症性关节炎的全身影响包括免疫抑制、呼吸和心脏不适、伤口愈合问题、颈椎病变、皮肤病表现和营养不良。

此外，长期使用皮质类固醇和免疫抑制药物往往使这些患者的免疫力下降。因此，除了手术方面的考虑外，重要的是在手术前确保处理方案合理。建议在术前或出现新的诊断时咨询患者的风湿科医师。风湿科医师的评估可以帮助优化患者的围手术期药物管理，这已成为治疗大多数此类疾病的主要手段。

4.2 典型病例

患者女性，33 岁，因双侧膝关节疼痛数年来诊治，该患者合并有 10 年 RA 病史。此前，其由风湿免疫科医师治疗，并接受了一些药物治疗，包括泼尼松 8 mg/d，羟氯喹 2 次 /d，每次 200 mg，以及磺胺嘧啶 2 次 /d，每次 1000 mg。此外，该患者每年使用 2 次利妥昔单抗，最近一次使用是在发病前 3 个月。其主要依赖助步器或轮椅，在没有搀扶的情况下，只能进行短距离的行走。该患者曾尝试过非处方药物治疗，包括对乙酰氨基酚和 NSAIDs，但没有明显缓解。检查时，该患者有明显的双侧膝关节内翻畸形。其内翻可以矫正到接近正常力线。活动范围良好，左侧为 3° ~ 125°，右侧为 0° ~ 130°。神经血管检查正常。平片显示双侧膝关节严重畸形，伴有明显的三间室关节炎，关节间隙变窄、硬化和膝关节内翻畸形（图 4.1）。

患者最终接受了相隔大约 6 周的双侧分期 TKA

手术。在手术前，泼尼松剂量被减至 6 mg/d。该药在围手术期与柳氮磺吡啶并用。术前颈椎 X 线片显示 C_1 向前滑脱 3 mm，C_2 向前滑脱 3 mm（图 4.2）。

在两次膝关节置换术中，将内翻 / 外翻稳定的骨水泥型假体延长约 50 mm。在左侧，由于严重的内侧骨缺损，使用了胫骨内侧垫块。在右侧，用骨水泥填充了一个较小的缺损。骨水泥中预防性使用了妥布霉素。在最近 3 年的术后随访中，患者恢复良好，没有疼痛，并恢复了如 6 英里（约 9.66 km）椭圆机运动等活动。其膝关节对外翻和内翻的压力稳定，无松弛，双膝关节的活动范围为 0° ~ 135°。X 线片显示，植入物固定牢固，假体位置良好，没有任何松动的迹象（图 4.3）。

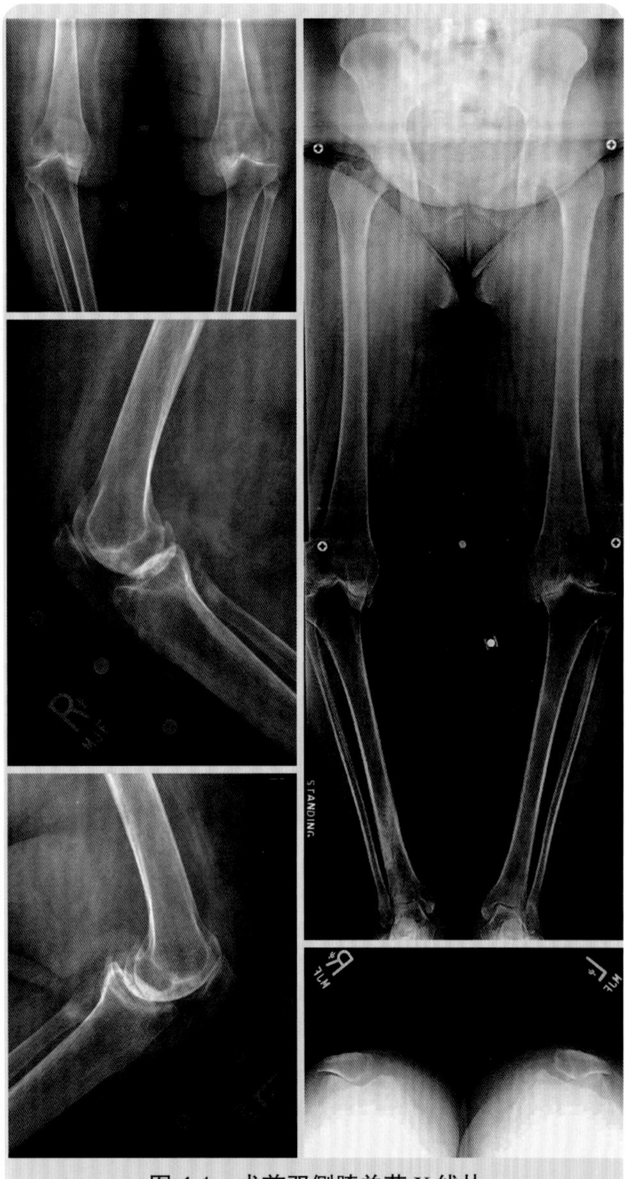

图 4.1　术前双侧膝关节 X 线片

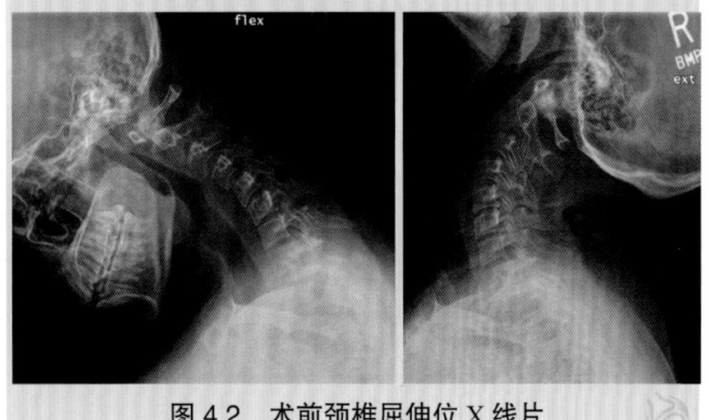

图 4.2　术前颈椎屈伸位 X 线片

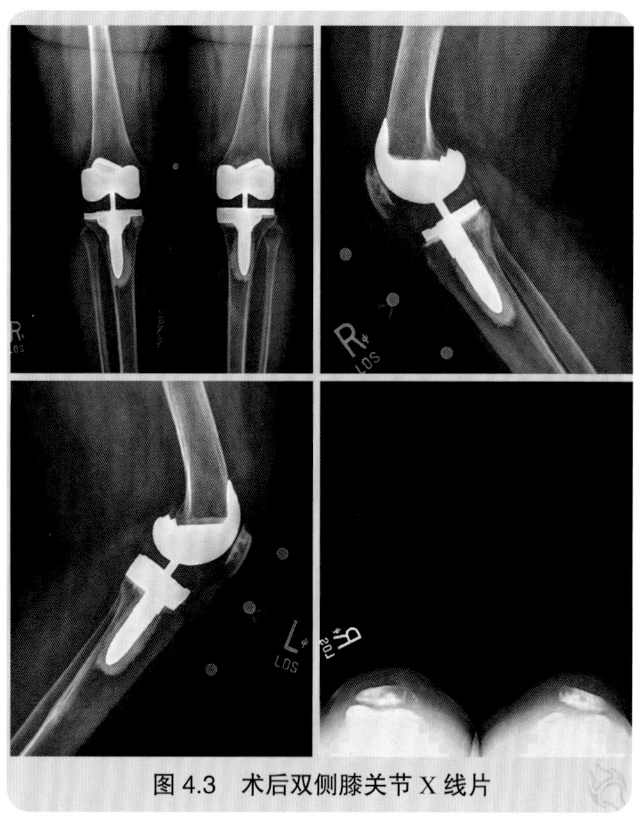

图 4.3　术后双侧膝关节 X 线片

4.3 术前注意事项

在择期手术之前，炎症性关节炎患者必须进行多学科术前评估。除了骨科评估外，应特别注意心血管系统和颈椎。此外，炎症性关节炎患者的术前和围手术期用药一直是争论和研究的对象。因此，本章将重点集中在这些不同药物的使用上。

4.3.1 一般医学评估

作为多学科检查的一部分，应进行彻底的心脏功能评估。

研究表明，与普通人群相比，患有炎症性关节炎（如 RA）的患者与心血管病相关的死亡风险更高（Meune et al.，2009；Ogdie et al.，2015；Avina-Zubieta et al.，2012）。Lindharden 等在队列研究中评估了 400 多万患者，发现 RA 患者的心肌梗死风险与糖尿病患者和 10 岁以上的非 RA 患者相似（Lindhardsen et al.，2011）。此外，Ogdie 等（2015）的研究表明，银屑病关节炎可能是围手术期主要心脏事件的独立危险因素，尤其是那些没有服用抗风湿药物（disease-modifying antirheumatic drugs，DMARDs）的患者。根据患者的心脏状况，初级保健或医疗团队可以确定除常规的心电图和体格检查以外是否还需要进一步的心脏评估。与这些团队应密切合作，确保正确地评估围手术期风险和医疗优化，这将有助于保障最佳的整体结果。

颈椎病变常见于炎症性关节炎患者，尤其是 RA 患者（Kwek et al.，1998；Lopez-Olivo et al.，2012；Krause et al.，2014）。

异常情况包括寰枢椎脱位、寰枢椎嵌顿和枢椎半脱位。虽然没有炎症性关节炎患者术前影像学临床实践指南，但麻醉医师团队应始终认识到这种情况的存在，因为术中定位和插管方法可能会因颈椎疾病的存在而受到影响。麻醉医师通常需要颈椎 X 线片，包括屈伸位（Lopez-Olivo et al.，2012）。此外，根据麻醉医师的评估，区域阻滞或纤维支气管软镜在这个患者群体中被越来越多地使用，以减轻与先前存在的颈椎病变有关的潜在不良事件（Kwek et al.，1998）。

4.3.2　药物

许多药物用于治疗炎症性疾病。了解每一类药物，以及如何在术前和术后管理这些药物是很重要的。一般来说，许多患有全身性炎症性关节炎的患者一般都是免疫力低下的。美国风湿病学会（American College of Rheumatology，ACR）和美国髋关节和膝关节外科医师协会（American Association of Hip and Knee Surgeons，AAHKS）发布了一系列关于围手术期药物管理的循证指南，可用于指导决策（表 4.1；https://www.rheumatology.org/Portals/0/Files/ACR-AAHKS-Perioperative-Management-Guideline.pdf）。

表 4.1　炎症性疾病患者的围手术期用药管理

DMARDs：围手术期持续使用这些药物	剂量间隔	继续 / 暂停
甲氨蝶呤	每周	继续
磺胺类药物	每日 1 次或 2 次	继续
羟氯喹	每日 1 次或 2 次	继续
来氟米特	每日	继续
多西环素	每日	继续
生物制剂：在手术前用药周期结束时停止使用这些药物。在没有伤口愈合问题、手术部位感染或全身感染的情况下，在术后至少 14 天后恢复用药	**剂量间隔**	**手术安排（相对于最后一次使用的生物制剂）**
阿达木单抗（Humira）	每周或每 2 周	2 或 3 周
依那西普（Enbrel）	每周或每周 2 次	2 周
戈利木单抗（Simponi）	每 4 周（SQ）或 每 8 周（IV）	5 周 9 周
英夫利西单抗（Remicade）	每 4 周、6 周或 8 周	5 周、7 周或 9 周
阿巴西普（Orenica）	每月（IV）或 每周（SQ）	5 周 2 周
赛妥珠单抗（Cimzia）	每 2 周或 4 周	3 周或 5 周
利妥昔单抗（Rituximab）	间隔 4 ~ 6 个月，2 周 2 剂	7 月

续表

表 4.1　炎症性疾病患者的围手术期用药管理

托珠单抗（Actemra）	每周（SQ）或 4 周（IV）	5 周 2 周
阿那白滞素（Kineret）	每日	2 天
苏金单抗（Cosentyx）	每 4 周	5 周
乌司替尼（Stelara）	每 12 周	13 周
贝利木单抗（Benlysta）	每 4 周	5 周
托法替尼（Xeljanz）：在手术前 7 天停止使用此药	每日或每日 2 次	最后一次用药后 7 天
严重的 SLE 特异性药物：在围手术期继续服用这些药物	**剂量间隔**	**继续 / 暂停**
霉酚酸酯（Mycophenolate Mofetil）	每日 2 次	继续
硫唑嘌呤	每日或每日 2 次	继续
环孢素	每日 2 次	继续
他克莫司	每日 2 次（静脉注射和 PO）	继续
不严重的 SLE 药物管理：在手术前 1 周停用这些药物	**剂量间隔**	**继续 / 暂停**
霉酚酸酯（Mycophenolate mofetil）	每日 2 次	继续
硫唑嘌呤	每日或每日 2 次	继续
环孢素	每日 2 次	继续
他克莫司	每日 2 次（静脉注射和 PO）	继续

注：2017 年 ACR-AAHKS《接受选择性全髋关节或 TKA 的风湿性疾病患者 DMARDs 的围手术期管理指南》（Goodman et al.，2017）。

4.3.2.1　糖皮质激素

糖皮质激素常被用于治疗以下疾病。

- RA。
- 强直性脊柱炎。
- SLE。
- 银屑病关节炎。

> ACR-AAHKS 目前的建议是：对于目前患有炎症性关节炎拟接受 TKA 或 THA 的成年人，继续使用目前每日剂量的糖皮质激素（Goodman et al.，2017）。在大多数患者中，不建议使用超疗程的“冲击剂量”。

Jain 等（2002）已公布的证据表明，继续使用类固醇并不影响术后感染率。事实上，停止使用类固醇会导致疾病复发，从而延误康复。然而，有报道称，超过 15 mg/d 的剂量会增加 RA 患者的术后感染率（Somayaji et al.，2013）。值得注意的是，目前的指南建议在可能的情况下继续使用剂量＜ 20 mg/d 的糖皮质激素。如果剂量较大，应考虑在手术前咨询患者的风湿科专科医师，因为这可能表明疾病控制不理想（ACR-AAHKS 指南）。

4.3.2.2　抗风湿药物

> 目前的共识是：DMARDs 在整个围手术期都是安全的。

Grennan 等（2001）最重要的研究之一，是评估甲氨蝶呤和接受选择性全关节置换的 RA 患者的术后早期并发症。其发现，与那些停药的患者相比，继续使用甲氨蝶呤并不增加感染的风险。事实上，继续使用甲氨蝶呤可能会减少发生红斑的风险。这些研究者进行了为期 10 年的随访研究，最终确定了其最初的结论：在没有肾衰竭或败血症的情况下，应该继续使用甲氨蝶呤治疗（Sreekumar et al.，2011）。类似的结果在手和腕关节手术中也得到了证实（Jain et al.，2002）。

4.3.2.3　生物制剂

生物制剂是指使用基因工程来向特定免疫细胞或其他细胞蛋白实施靶向治疗，最终改变下游免疫反应的药物。围手术期对生物制剂的管理往往要比其他药物类别更细微。当前建议的详细信息可在表 4.1 中找到。生物制剂应在手术前停止使用。

> 择期手术应安排在当前给药周期结束时，而不停药。

文献表明，使用生物制剂会增加感染和严重不良事件的风险，两个终点的 *OR* 值都在 1.5 左右（Goodman et al.，2013）。此外，Goodman 等（2016）对在 TJA 中使用 TNF-α 抑制剂进行了系统回顾和荟萃分析。其研究结果证实，使用 TNF-α 抑制剂会增加手术部位感染的风险，*OR* 值为 2.47[95% 置信区间（confidence interval，*CI*）为 1.66 ~ 3.68；$P < 0.000\ 1$]。

4.3.2.4　系统性红斑狼疮的注意事项

包括霉酚酸酯、硫唑嘌呤、环孢素和他克莫司在内的药物都有 SLE 的特定适应证。围手术期的具体用药时间间隔见表 4.1。关键的区别在于药物是用于治疗严重还是非严重的 SLE 患者。对于严重的 SLE 患者，建议继续使用这些药物，而对于非严重的 SLE 患者，可以在手术前 1 周停止使用。严重的 SLE 是指那些目前正在接受治疗的伴有严重器官受累的患者，包括狼疮性肾炎、心肌炎、溶血性贫血和中枢神经系统狼疮等。

4.3.3　骨科评估

骨科评估应从完整的病史开始，重点是疾病的过程如疾病的持续时间、使用药物和其他受累关节。应进行全面的体格检查，特别注意膝关节的畸形程度，包括冠状面和矢状面上固定与需要矫正的程度。此外，膝关节内侧或周围的韧带通常会有损伤。因此，确定韧带的稳定性是评估的关键，因为这影响到假体的选择。

> 建议术前进行膝关节 X 线片检查，包括站立位全长片。同样重要的是，还需要和炎症性关节炎患者讨论 TKA 后的患者期望值。

下文将进一步讨论结果。文献显示，接受 TKA 治疗的炎症性疾病患者比 OA 患者平均年龄小 10 岁（Lee et al.，2017）。在 45 岁以下接受 TKA 的患者中，大多数的主要诊断是 RA 或幼年型 RA（Dalury et al.，1995）。令人欣慰的是，年轻 OA 和炎症性关节炎患者的结局与老年患者相当（Gill et al.，1997）。然而，年轻患者因各种原因需要翻修手术的风险更高。2017 年发表的一项研究表明，50 ~ 54 岁接受 TKA 手术的患者，终身翻修的风险高达 35%，而 70 岁以上的患者只有 5%（Schreurs et al.，2017）。

4.4　术中注意事项

通过全面的准备，包括仔细的术前影像学检查和详细的体格检查，关节外科医师应了解骨质缺陷、软组织破坏程度和韧带的稳定性。此外，外科医师应准备好垫块、锥套填充块或袖套填充块的组合，并增加假体的限制性，以满足每个患者的具体需要。由于整体骨质疏松，特别是炎症过程会对软骨下骨质造成影响，而软骨下骨质是假体固定最关键的地方，所以在这个患者群体中只推荐使用骨水泥型假体。

PCL 主要防止胫骨过度后移，对膝关节屈曲时的股骨后移也至关重要。在接受 TKA 治疗的炎症性关节炎患者中，争论最多的话题之一可能是 PS 假体与后交叉韧带保留型（cruciate retaining，CR）假体的使用。已经发表的几项研究表明，两组都有良好的结果，比较结果见表 4.2。目前还没有对 PS 假体和 CR 假体 TKA 进行的荟萃分析。一些外科医师推荐使用 PS 假体，理由是 PCL 最终会发生功能不全，且出现并发症的风险和翻修率更高。Laskin 等（1997）比较了在进行 TKA 时使用 CR 假体和 PS 假体的 RA 患者，并进行了至少 6 年的随访。值得注意的是，保留 PCL 的组别（CR 假体）有更严重的膝关节反屈和后方不稳定。同样，在翻修过程中，患者 PCL 不能保留的发生率较高。

表 4.2　评估炎症性关节炎患者 PS 假体和 CR 假体的部分研究

出版年份（年）	作者	假体	研究结果	结论（PS 对 CR）
1995	Aglietti et al.，1995	PS	13 年的累积假体生存率为 96.2%	PS 假体对 RA 患者有很好的效果
1997	Laskin et al.，1997	PS *vs*. CR（在 RA 和 OA 中）	在 RA 中应用 CR 假体：增加了反屈和后方不稳定性，10 年的生存率为 81%	由于后方不稳定，建议使用 PS
1997	Hanyu et al.，1997	PS *vs*. CR	所有患者 10 年内的假体生存率为 93%，但 31/61 名患者在研究期间死亡	二者都有很好的效果
2001	Gill et al.，2001	CR	19 年假体生存率为 90.7%	植入 CR 的 RA 具有良好的长期效果
2001	Archibeck et al.，2001	CR	95% 的患者有良好的活动度，10 年内生存率为 93%，没有无菌性松动	当后交叉韧带在手术时完好并功能良好时，CR 的效果非常好
2011	Miller et al.，2011	CR	20 年时以翻修为结局的假体生存率为 69%，以后方不稳定为结局的假体生存率为 93%	患有 RA 的患者在 CR 假体 TKA 后失败的原因中，后交叉韧带功能不全且不稳定的因素很少
2012	Yamanaka et al.，2012	CR	无松动，12 年后假体生存率为 96.9%	CR 假体对 RA 患者在术后 5 ~ 12 年内非常有效
2015	Lee et al.，2015	CR	10 年所有原因的翻修率为 98.7%，17 年为 83.6%	CR 膝关节 10 年后松动率可能增加
2019	Luo et al.，2019	PS（多半径与单半径）	10 年单半径组假体生存率为 97.5%，多半径组为 98.3%	单半径和多半径 PS 假体在 10 年内效果满意

相反，当 PCL 尚存在且功能良好时，一些外科医师支持使用 CR 假体。Archibeck 等（2001）证明了使用 CR 假体的满意结果，即 10 年内的生存率为 93%。72 名患者中有 9 名需要翻修，但其中 6 名与髌骨有关。只有 1 名患者有后方不稳定的影像学或临床证据。同样地，Miller 等（2011）在 CR 假体患者中证明：若以后侧不稳定作为结局事件，则 20 年的生存率为 93%。Ashraf 等（2017）对文献进行了回顾，发现在长达 25 年的随访中，有极好的长期生存率和功能结果。值得注意的是，这个综述不是荟萃分析。在另一项研究中，Hanyu 等（1997）指出，在 RA 患者中选择性使用 PS 假体和 CR 假体的结果很好，在调整后，10 年的假体生存率为 93%。这些研究者在 57 例病例中使用 CR 假体，在其余的 31 个 PCL 功能不良的病例中使用 PS 假体。因此有必要对 CR 假体和 PS 假体进行系统综述和荟萃分析，来提高建议的级别。

> 然而，如果在术中发现 PCL 有缺陷或缺失，则需要植入 PS 假体。

目前已对炎症性关节炎患者，特别是有髌骨表面置换的 RA 患者进行了调查。1989 年，Shoji 等（1989）对 35 名双侧 TKA 患者进行了研究，其中一侧髌骨行表面置换，另一侧未置换，结果发现患者在疼痛、功能改善、肌肉力量或 ROM 方面没有区别。大约 10 年后，Kajino 等（1997）进行了一项同期双侧 TKA，但单侧髌骨置换的研究。其得到类似的结果，但发现那些没有髌骨置换的患者只有在上下楼梯时会出现疼痛。Bhan 等（2006）最近的一项研究认为：在 RA 患者中，没有做髌骨置换的 TKA 结果令人满意。

> 对于炎症性关节炎的髌骨表面置换，目前尚无共识，但外科医师应考虑到这些疾病会影响整个关节，而且通常受累的是髌股关节。

有理由认为，对于有足够骨量的患者，可以选择髌骨表面置换术。然而，对于髌骨本身偏薄（＜20 mm）、骨质疏松或因侵蚀或磨损而有明显的骨质流失的患者，则不建议做髌骨表面置换术。

关于炎症性关节炎患者在初次 TKA 中使用抗生

素骨水泥（antibioticloaded bone cement，ALBC）的研究很少。

在 2003 年中，Liu 在一项研究中回顾了 60 名 RA 患者，这些患者在接受初次 TKA 手术时，除了使用常规抗生素进行预防外，还使用了含有头孢呋辛的骨水泥，结果显示没有深层感染（Liu et al.，2003）。

评估高危患者的研究表明，使用低剂量 ALBC 可能有好处。Chiu 等（2002）随机选择了 340 名接受了初次 TKA 手术的患者，这些患者均使用了含有头孢呋辛的骨水泥，经过与对照组进行比较，结果显示 ALBC 组没有深部感染，而对照组有 5 例感染。值得注意的是，所有的 5 例感染都发生在患有糖尿病的高危人群中。

在 2006 年的一项回顾研究中，Jiranek 等（2006）建议在高危患者中使用低剂量的 ALBC（图 4.4）。两项大型的回顾性研究表明，翻修率（HR 为 0.85）（Jameson et al.，2019）和术后早期感染率（*OR* 为 0.89）（Chan et al.，2019）在统计学上明显下降。

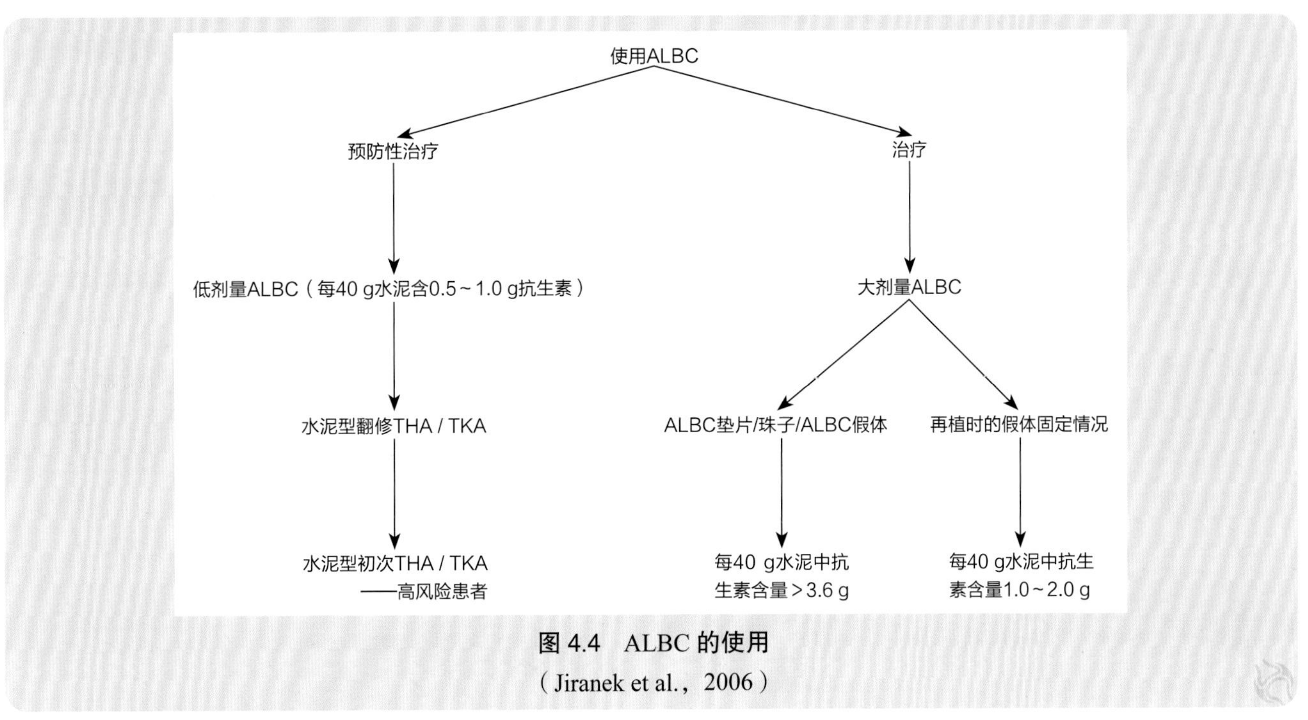

图 4.4　ALBC 的使用
（Jiranek et al.，2006）

根据这些数据，笔者建议在感染风险较高的炎症性关节炎患者中考虑使用人工混合或成品低剂量 ALBC。

4.5 术后注意事项

4.5.1 药物

如前所述，药物是治疗此类系统性疾病的主要措施。术后重新开始使用术前停用的药物，对于最大限度地减少症状、维持病情和防止复发是非常重要的。必须仔细平衡疾病控制与手术并发症之间的风险和益处，在决策过程中与患者的风湿免疫科医师密切合作也很重要。表 4.1 中 ACR-AAHKS 的建议可作为治疗的指南。

4.5.2 并发症

众所周知，与 OA 患者相比，炎症性关节炎患者的并发症发生率更高，尤其是感染。这可能是慢性炎症、免疫功能紊乱，以及长期使用免疫抑制剂的综合结果。当这些患者在接受关节置换手术医师评估时，往往已经长期服用免疫调节药物，包括 DMARDs、类固醇或生物制剂。尽管既往研究报告称，此类患者在关节置换术后的感染率高达 17%（Stern et al.，1989）。但最近的数据表明，炎症性关节炎患者在 TKA 术后的感染率约为 2%，这几乎是普通人群的两倍（Cancienne et al.，2016）。尽管有几项研究对围手术期的用药时间进行了评估，但该患者群体的感染风险仍然很高（Schrama et al.，2010；Bongartz et al.，2008；Ravi et al.，2012）。

Bongartz 等（2008）的研究表明，RA 患者 5 年

后的感染率是 OA 患者的 3 倍。其建议外科医师应特别考虑在这一患者群体中使用 ALBC。

同样，在这种情况下使用 ALBC 是合理的。但没有证据表明它可以预防潜伏期的感染或晚期的血源性感染。

尽管许多治疗炎症性关节炎的常用药物极大地改善了这些患者的生活质量，但这些药物也会在术后产生不利影响。这些药物的主要作用是减少炎症和局部免疫反应，因此对伤口愈合有直接影响。

在相关研究中，Busti 等详细阐述了伤口愈合的机制，以及治疗性药物如何影响伤口愈合的过程（Busti et al.，2005）。其认为在伤口愈合的急性期（通常被称为炎症期），生长因子［如血小板衍生生长因子（plateletderived growth factor，PDGF）］和二十烷烃基类生长因子（如前列腺素、白三烯和血栓素）会刺激参与伤口愈合的各种细胞（包括巨噬细胞、单核细胞和中性粒细胞）的趋化、渗透和增殖。此外，在伤口愈合的炎症期和增殖期，成纤维细胞和平滑肌细胞被吸附到创面上，继续促进伤口愈合。在伤口愈合的最后阶段（成熟或重塑阶段），纤维粘连蛋白、HA、蛋白多糖和胶原需要数周至数月的沉积，以提升伤口的最终强度和促进完整性的恢复。

用于治疗炎症性关节炎的每一种药物都能以某种方式影响这一途径。例如，NSAIDs 破坏了前列腺素和白三烯的合成，从而减弱了炎症阶段的发生并限制了细胞的通透性或趋化性（Karukonda et al.，2000）。皮质类固醇可以抑制成纤维细胞增生、血管增生和伤口收缩（Busti et al.，2005；Pollack，1982）。DMARDs 有许多作用机制，但总的来说，都有减轻炎症的功能（Busti et al.，2005）。理论上，尽管每种药物都对局部伤口愈合有不利的影响，但它们同时在减轻炎症反应对全身影响的过程中发挥了作用。因此，出现了一批临床研究，以确定哪些药物应该使用，以及使用的最佳时间。正如本章前面所概述的，在 2017 年，ACR-AAHKS 广泛汇总了现有的相关文献（Goodman et al.，2017）。

> 一般来说，其建议在围手术期继续使用当前剂量的糖皮质激素和 DMARDs，并停用生物制剂。让风湿免疫科医师参与进来十分必要，特别是对于使用多种药物和（或）更高剂量的患者。

请参阅表 4.1 以了解每种药物的更多细节。

围绕炎症性关节炎和关节置换的大多数研究都是针对 RA 进行的。然而，最近的研究阐明了其他情况。Cancienne 等（2016）回顾了 170 万例接受初次 TKA 的患者，包括 153 531 名 RA 患者、7918 名银屑病关节炎患者和 4575 名强直性脊柱炎患者。与 OA 患者相比，这些患者在所有时间点的感染率、翻修率和再入院率都明显升高。Schasner 等（2015）的研究表明，青少年 RA 患者也有较高的伤口裂开风险。在同一研究中，研究者证明了炎症性关节炎患者围手术期骨折的风险也增加。同时还证明，除了银屑病关节炎外，所有的炎症性疾病明显有更多的内科和骨科并发症（Schnaser et al.，2015）。

由于炎症性关节炎是伤口延迟愈合的危险因素（Doran et al.，2002；Bernatsky et al.，2007），在这一人群中，伤口引流时间过长或引流量过多的问题可能更常遇到。Saleh 等（2002）的研究表明，长时间的伤口引流是导致手术部位感染的一个重要危险因素。此外，Johnson 等（1991）证明了术后膝关节过度屈曲时，伤口边缘会立即出现缺氧。因此，在临床实践中，如果发现有明显过多的引流，或术前担心患者可能会出现伤口愈合时间过长和（或）引流增多，建议在手术后进行短暂的固定，直到确信伤口已经开始愈合且没有渗出。

4.5.3 假体生存率

> 炎症性疾病的患者行 TKA 后的结果是令人满意的，但比 OA 患者接受 TKA 后稍差。

Ravi 等（2012）进行了系统评价和荟萃分析，比较了 RA 和 OA 的关节置换术的并发症和结果。其报告 5 年内的翻修率略高（*OR* 的值为 1.24，95%*CI* 为 1.10 ~ 1.40）。在 6 ~ 10 年和＞10 年的组别之间，骨水泥型 TKA 的翻修率没有差异。同样，Hernigou 比较了匹配过的 RA 和 OA 患者接受 TKA 翻修的情况，在 10 年的随访中，发现翻修率没有差异。在该研究中，都采用了 PS 型假体，并用骨水泥固定假体（Hernigou et al.，2017）。与 OA 翻修组相比，RA 患者翻修前的功能评分较低，但术后评分相似，因此，功能评分的变化更大。

4.6 结论

炎症性关节炎是一种全身性疾病，常常对称性地影响膝关节，导致日常功能严重受损。因炎症性关节炎而接受骨水泥型 TKA 手术的患者有望获得良好的长期生存率，并在结果评分上有很好的改善。外科医师应该与患者的风湿科医师紧密合作，特别是在围手术期的药物管理方面。关于 PS 型与 CR 型假体的选择仍有争议，但当 PCL 缺失或缺陷时，应使用 PS 型假体。关节置换的外科医师应该向其患者讲解 TKA 术中和术后的风险，特别是感染问题。对患有终末期膝关节炎的炎症性疾病患者而言，骨水泥型 TKA 是一种适合的手术方式。为了给这些患者提供良好的治疗效果，关节置换术医师应该全面掌握该疾病的手术和非手术治疗。

要点

- 炎症性关节炎具有复杂的局部和全身疾病表现。关注二者的细节对结果至关重要。
- 这些患者需要一个多学科团队才能达到最佳效果。
- 对于质量较差的软骨下骨，高质量的骨水泥技术很重要。
- 在这一患者群体中，建议使用添加预防性抗生素的骨水泥。
- 可以使用人工混合抗生素（如头孢呋辛）骨水泥或商用成品抗生素（如庆大霉素或妥布霉素）骨水泥。
- 如果 PCL 完好无损，外科医师可以考虑使用 CR 假体，其结果良好。
- 髌骨表面置换术可减轻与活动相关的疼痛，但仅适用于骨量足够的患者。
- 并不是所有治疗风湿病的药物都需要在手术前停药。当前已经建立了相关指南，以帮助决策围手术期用药。

参考文献

（遵从原版图书著录格式）

Aglietti P, Buzzi R, Segoni F, Zaccherotti G (1995) Insall-Burstein posterior-stabilized knee prosthesis in rheumatoid arthritis. J Arthroplast 10(2):217–225. https://doi.org/10.1016/S0883-5403(05)80131-7

Archibeck M, Berger R, Barden R et al (2001) Posterior cruciate ligament-retaining total knee arthroplasty in patients with rheumatoid arthritis. J Bone Joint Surg Am Vol 83(8):1231–1236

Ashraf M, Sharma OP, Priyavadhana S, Sambandam SN, Mounasamy V (2017) Rationale of cruciate retaining design in rheumatoid arthritis: a review of clinical analysis and its role in rheumatoid arthritis. Open Orthop J 11:1023–1027. https://doi.org/10.2174/1874325001711011023

Avina-Zubieta JA, Thomas J, Sadatsafavi M, Lehman AJ, Lacaille D (2012) Risk of incident cardiovascular events in patients with rheumatoid arthritis: a meta-analysis of observational studies. Ann Rheum Dis 71(9):1524–1529. https://doi.org/10.1136/annrheumdis-2011-200726

Bernatsky S, Hudson M, Suissa S (2007) Anti-rheumatic drug use and risk of serious infections in rheumatoid arthritis. Rheumatology (Oxford) 46(7):1157–1160. https://doi.org/10.1093/rheumatology/kem076

Bhan S, Malhotra R, Eachempati KK (2006) Total knee arthroplasty without patellar resurfacing in patients with rheumatoid arthritis. Publ Assoc Bone Joint Surg® | CORR® 450:157–163. https://doi.org/10.1097/01.blo.0000229277.74194.bf

Bongartz T, Halligan CS, Osmon DR et al (2008) Incidence and risk factors of prosthetic joint infection after total hip or knee replacement in patients with rheumatoid arthritis. Arthritis Rheum 59(12):1713–1720. https://doi.org/10.1002/art.24060

Boutry N, Morel M, Flipo R-M, Demondion X, Cotten A (2007) Early rheumatoid arthritis: a review of MRI and sonographic findings. Am J Roentgenol 189(6):1502–1509. https://doi.org/10.2214/AJR.07.2548

Busti AJ, Hooper JS, Amaya CJ, Kazi S (2005) Effects of perioperative antiinflammatory and immunomodulating therapy on surgical wound healing. Pharmacotherapy 25(11):1566–1591. https://doi.org/10.1592/phco.2005.25.11.1566

Cancienne JM, Werner BC, Browne JA (2016) Complications of primary total knee arthroplasty among patients with rheumatoid arthritis, psoriatic arthritis, ankylosing spondylitis, and osteoarthritis. J Am Acad Orthop Surg 24(8):567–574. https://doi.org/10.5435/JAAOS-D-15-00501

Chan JJ, Robinson J, Poeran J, Huang H-H, Moucha CS, Chen DD (2019) Antibiotic-loaded bone cement in primary total knee arthroplasty: utilization patterns and impact on complications using a national database. J Arthroplasty 34(7S):S188–S194.e1. https://doi.org/10.1016/j.arth.2019.03.006

Chiu F-Y, Chen C-M, Lin C-FJ, Lo W-H (2002) Cefuroxime-impregnated cement in primary total knee arthroplasty: a prospective, randomized study of three hundred and forty knees. J Bone Joint Surg Am 84(5):759–762

Dalury DF, Ewald FC, Christie MJ, Scott RD (1995) Total knee arthroplasty in a group of patients less than 45 years of age. J Arthroplast 10(5):598–602. https://doi.org/10.1016/S0883-5403(05)80202-5

Doran MF, Crowson CS, Pond GR, O'Fallon WM, Gabriel SE (2002) Frequency of infection in patients with rheumatoid arthritis compared with controls: a population-based study. Arthritis Rheum 46(9):2287–2293. https://doi.org/10.1002/art.10524

Gill GS, Joshi AB (2001) Long-term results of Kinematic Condylar knee replacement. J Bone Joint Surg 83(3):4

Gill GS, Chan KC, Mills DM (1997) 5- to 18-year follow-up study of cemented total knee arthroplasty for patients 55 years old or younger. J Arthroplast 12(1):49–54. https://doi.org/10.1016/S0883-5403(97)90046-2

Goodman SM, Figgie M (2013) Lower extremity arthroplasty in patients with inflammatory arthritis: preoperative and perioperative management. J Am Acad Orthop Surg 21(6):355–363. https://doi.org/10.5435/JAAOS-21-06-355

Goodman SM, Menon I, Christos PJ, Smethurst R, Bykerk VP (2016) Management of perioperative tumour necrosis factor α inhibitors in rheumatoid arthritis patients undergoing arthroplasty: a systematic review and meta-analysis. Rheumatology (Oxford) 55(3):573–582. https://doi.org/10.1093/rheumatology/kev364

Goodman SM, Springer B, Guyatt G et al (2017) 2017 American College of Rheumatology/American Association of Hip and Knee Surgeons Guideline for the Perioperative Management of Antirheumatic Medication in Patients With Rheumatic Diseases Undergoing Elective Total Hip or Total Knee Arthroplasty. J

Arthroplast 32(9):2628–2638. https://doi.org/10.1016/j.arth.2017.05.001
Grennan DM, Gray J, Loudon J, Fear S (2001) Methotrexate and early postoperative complications in patients with rheumatoid arthritis undergoing elective orthopaedic surgery. Ann Rheum Dis 60(3):214–217. https://doi.org/10.1136/ard.60.3.214
Hanyu T, Murasawa A, Tojo T (1997) Survivorship analysis of total knee arthroplasty with the kinematic prosthesis in patients who have rheumatoid arthritis. J Arthroplast 12(8):913–919. https://doi.org/10.1016/S0883-5403(97)90161-3
Henchie TF, Gravallese EM, Bredbenner TL, Troy KL (2019) An image-based method to measure joint deformity in inflammatory arthritis: development and pilot study. Comput Methods Biomech Biomed Engin 22(10):942–952. https://doi.org/10.1080/10255842.2019.1607315
Hernigou P, Dubory A, Potage D, Roubineau F, Flouzat-Lachaniette CH (2017) Outcome of knee revisions for osteoarthritis and inflammatory arthritis with postero-stabilized arthroplasties: a mean ten-year follow-up with 90 knee revisions. Int Orthop 41(4):757–763. https://doi.org/10.1007/s00264-016-3319-8
Jain A, Witbreuk M, Ball C, Nanchahal J (2002) Influence of steroids and methotrexate on wound complications after elective rheumatoid hand and wrist surgery. J Hand Surg Am 27(3):449–455. https://doi.org/10.1053/jhsu.2002.32958
Jameson SS, Asaad A, Diament M et al (2019) Antibiotic-loaded bone cement is associated with a lower risk of revision following primary cemented total knee arthroplasty: an analysis of 731,214 cases using National Joint Registry data. Bone Joint J 101-B(11):1331–1347. https://doi.org/10.1302/0301-620X.101B11.BJJ-2019-0196.R1
Jiranek WA, Hanssen AD, Greenwald AS (2006) Antibiotic-loaded bone cement for infection prophylaxis in total joint replacement. JBJS 88(11):2487–2500. https://doi.org/10.2106/JBJS.E.01126
Johnson DP, Eastwood DM, Bader DL (1991) Biomechanical factors in wound healing following knee arthroplasty. J Med Eng Technol 15(1):8–14. https://doi.org/10.3109/03091909109015442
Kajino A, Yoshino S, Kameyama S, Kohda M, Nagashima S (1997) Comparison of the results of bilateral total knee arthroplasty with and without patellar replacement for rheumatoid arthritis. A follow-up note*. JBJS 79(4):570–574
Karukonda SR, Flynn TC, Boh EE, McBurney EI, Russo GG, Millikan LE (2000) The effects of drugs on wound healing–part II. Specific classes of drugs and their effect on healing wounds. Int J Dermatol 39(5):321–333. https://doi.org/10.1046/j.1365-4362.2000.00949.x
Krause ML, Matteson EL (2014) Perioperative management of the patient with rheumatoid arthritis. World J Orthop 5(3):283–291. https://doi.org/10.5312/wjo.v5.i3.283
Kwek TK, Lew TWK, Thoo FL (1998) The role of preoperative cervical spine X-rays in rheumatoid arthritis. Anaesth Intensive Care 26(6):636–641. https://doi.org/10.1177/0310057X9802600604
Laskin RS, O'Flynn HM (1997) The Insall Award. Total knee replacement with posterior cruciate ligament retention in rheumatoid arthritis Problems and complications. Clin Orthop Relat Res 345:24–28
Lee JK, Kee YM, Chung HK, Choi CH (2015) Long-term results of cruciate-retaining total knee replacement in patients with rheumatoid arthritis: a minimum 15-year review. Can J Surg 58(3):193–197. https://doi.org/10.1503/cjs.012014
Lee D-K, Kim H-J, Cho I-Y, Lee D-H (2017) Infection and revision rates following primary total knee arthroplasty in patients with rheumatoid arthritis versus osteoarthritis: a meta-analysis. Knee Surg Sports Traumatol Arthrosc 25(12):3800–3807. https://doi.org/10.1007/s00167-016-4306-8
Lereim P, Goldie IF (1975) Relationship between morphologic features and hardness of the subchondral bone of the medial tibial condyle in the normal state and in osteoarthritis and rheumatoid arthritis. Arch Orthop Unfallchir 81(1):1–11. https://doi.org/10.1007/BF00417022
Lereim P, Goldie I, Dahlberg E (1974) Hardness of the subchondral bone of the tibial condyles in the normal state and in osteoarthritis and rheumatoid arthritis. Acta Orthop Scand 45(1–4):614–627. https://doi.org/10.3109/17453677408989184
Lindhardsen J, Ahlehoff O, Gislason GH et al (2011) The risk of myocardial infarction in rheumatoid arthritis and diabetes mellitus: a Danish nationwide cohort study. Ann Rheum Dis 70(6):929–934. https://doi.org/10.1136/ard.2010.143396
Liu H-T, Chiu F-Y, Chen C-M, Chen T-H (2003) The combination of systemic antibiotics and antibiotics impregnated cement in primary total knee arthroplasty in patients of rheumatoid arthritis--evaluation of 60 knees. J Chin Med Assoc 66(9):533–536
Lopez-Olivo MA, Andrabi TR, Palla SL, Suarez-Almazor ME (2012) Cervical spine radiographs in patients with rheumatoid arthritis undergoing anesthesia. J Clin Rheumatol 18(2):61–66. https://doi.org/10.1097/RHU.0b013e318247bb0d
Luo Z, Zhou Z, Pei F (2019) Long-term results of total knee arthroplasty with single-radius versus multi- radius posterior-stabilized prosthesis in rheumatoid arthritis. Orthopaedic Proceedings 101-B(SUPP_4):47. https://doi.org/10.1302/1358-992X.2019.4.047
Meune C, Touze E, Trinquart L, Allanore Y (2009) Trends in cardiovascular mortality in patients with rheumatoid arthritis over 50 years: a systematic review and meta-analysis of cohort studies. Rheumatology 48(10):1309–1313. https://doi.org/10.1093/rheumatology/kep252
Miller MD, Brown NM, Della Valle CJ, Rosenberg AG, Galante JO (2011) Posterior cruciate ligament-retaining total knee arthroplasty in patients with rheumatoid arthritis: a concise follow-up of a previous report: *. JBJS 93(22):e130. https://doi.org/10.2106/JBJS.J.01695
Ogdie A, Yu Y, Haynes K et al (2015) Risk of major cardiovascular events in patients with psoriatic arthritis, psoriasis and rheumatoid arthritis: a population-based cohort study. Ann Rheum Dis 74(2):326–332. https://doi.org/10.1136/annrheumdis-2014-205675
Pollack SV (1982) Systemic medications and wound healing. Int J Dermatol 21(9):489–496. https://doi.org/10.1111/j.1365-4362.1982.tb01189.x
Ravi B, Escott B, Shah PS et al (2012) A systematic review and meta-analysis comparing complications following total joint arthroplasty for rheumatoid arthritis versus for osteoarthritis. Arthritis Rheum 64(12):3839–3849. https://doi.org/10.1002/art.37690
Saleh K, Olson M, Resig S et al (2002) Predictors of wound infection in hip and knee joint replacement: results from a 20 year surveillance program. J Orthop Res 20(3):506–515. https://doi.org/10.1016/S0736-0266(01)00153-X
Schnaser EA, Browne JA, Padgett DE, Figgie MP, D'Apuzzo MR (2015) Perioperative complications in patients with inflammatory arthropathy undergoing total knee arthroplasty. J Arthroplast 30(9 Suppl):76–80. https://doi.org/10.1016/j.arth.2014.12.040
Schrama JC, Espehaug B, Hallan G et al (2010) Risk of revision for infection in primary total hip and knee arthroplasty in patients with rheumatoid arthritis compared with osteoarthritis: a prospective, population-based study on 108,786 hip and knee joint arthroplasties from the Norwegian Arthroplasty Register. Arthritis Care Res 62(4):473–479. https://doi.org/10.1002/acr.20036
Schreurs BW, Hannink G (2017) Total joint arthroplasty in younger patients: heading for trouble? Lancet 389(10077):1374–1375. https://doi.org/10.1016/S0140-6736(17)30190-3
Shoji H, Yoshino S, Kajino A (1989) Patellar replacement in bilateral total knee arthroplasty. A study of patients who had rheumatoid arthritis and no gross deformity of the patella. J Bone Joint Surg Am 71(6):853–856
Somayaji R, Barnabe C, Martin L (2013) Risk factors for infection following total joint arthroplasty in rheumatoid arthritis. Open Rheumatol J 7:119–124. https://doi.org/10.2174/1874312920131210005
Sreekumar R, Gray J, Kay P, Grennan DM (2011) Methotrexate and post operative complications in patients with rheumatoid arthritis undergoing elective orthopaedic surgery–a ten year follow-up.

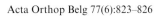

Acta Orthop Belg 77(6):823–826
Stern SH, Insall JN, Windsor RE, Inglis AE, Dines DM (1989) Total knee arthroplasty in patients with psoriasis. Clin Orthop Relat Res 248:108–110; discussion 111. https://doi.org/10.1097/00003086-198911000-00018
Sudoł-Szopińska I, Jans L, Teh J (2017) Rheumatoid arthritis: what do MRI and ultrasound show. J Ultrason 17(68):5–16. https://doi.org/10.15557/JoU.2017.0001
Yamanaka H, Goto K, Suzuki M (2012) Clinical results of Hi-tech Knee II total knee arthroplasty in patients with rheumatoid athritis: 5- to 12-year follow-up. J Orthop Surg Res 7(1):9. https://doi.org/10.1186/1749-799X-7-9
Yang J-P, Bogoch ER, Woodside TD, Hearn TC (1997) Stiffness of trabecular bone of the tibial plateau in patients with rheumatoid arthritis of the knee. J Arthroplast 12(7):798–803. https://doi.org/10.1016/S0883-5403(97)90011-5

（许嘉文 张斌飞 许 鹏）

第 5 章

骨坏死

Hytham S. Salem, Brandon H. Naylor, Kevin K. Mathew, and Michael A. Mont

5.1 引言

TKA 主要适用于晚期关节炎的老年人群。然而，有一部分接受 TKA 手术的患者被诊断为骨坏死。

膝关节是发生骨坏死的第二大常见部位。

其通常分为 3 种不同的类型。

- 继发性。
- 自发性。
- 关节镜术后（Jones et al.，2019）。

由于一些膝关节骨坏死比 OA 来得更早，因此最大限度地提高 TKA 假体的生存率变得越来越重要。

继发性膝关节骨坏死很有可能出现在早期，通常影响 45 岁以下的患者（Mont et al.，2000）。继发性骨坏死与多种因素有关，包括以下几个方面。

- 皮质类固醇的使用。
- 过量饮酒。
- 镰状细胞疾病。
- 戈谢病。
- 骨髓增生性疾病。

使用皮质类固醇和酗酒是最常见的两个危险因素（Mont et al.，2000）。

使用皮质类固醇和酗酒都会促使髓腔脂肪生成，导致骨内压力增加，从而导致骨质的低灌注（Wang et al.，2003；Yin et al.，2006）。在膝关节继发性骨坏死中，80% 以上的病例都会累及双侧股骨髁，并且可累及股骨远端骺线、干骺端和骨骺线区域，而胫骨近端受累的患者占 22% ~ 36%（Mears et al.，2009；Mont et al.，2000）。膝关节继发性骨坏死的患者通常表现为膝关节隐匿性疼痛，并且 90% 的患者会有多处关节受累的倾向，因此可能还会有其他的关节疼痛（Mears et al.，2009）。

相反，膝关节自发性骨坏死（spontaneous osteonecrosis of the knee，SPONK）在老年人群中更常见。据估计，50 岁以上患者的发病率为 3.4%，65 岁以上患者的发病率为 9.4%（Pape et al.，2002）。SPONK 最有可能发生在股骨内髁（Mears et al.，2009）。事实上，已有研究表明，94% 的 SPONK 病变位于内髁（al-Rowaih et al.，1993）。一些研究者认为，这是由于内髁与外髁的骨内血供相对有限（Reddy et al.，1998）。而其他研究者认为，与其他形式的骨坏死不同，导致 SPONK 的主要因素并不是缺血（Yamamoto et al.，2000）。相反，诱导其发病的机制可能是软骨下骨功能不全，出现了微骨折并有液体渗入到骨质内（Yamamoto et al.，2000）。

这一假设得到了以下证据的支持，即 SPONK 最常见于 60 岁以上的女性患者，而危险因素是骨密度降低（Akamatsu et al.，2012）。

患有 SPONK 的患者通常表现为膝关节内侧急性疼痛，并伴有股骨内髁压痛（Lotke et al.，1982）。

膝关节镜手术后会发生一种罕见的膝关节骨坏死。研究表明，在接受半月板切除术或软骨成形术后，有 0.2% ~ 4% 的患者在关节镜下发现膝关节骨坏死（Cetik et al.，2009；DiCaprio et al.，2017；Pruès-Latour et al.，1998）。虽然对关节镜术后骨坏死的病因已经提出了一些理论，但对其确切的发病机制仍不清楚。之前认为使用射频处理软骨是一个危险因素，然而，最近的研究反驳了这一理论（Cetik et al.，2009；Turker et al.，2015）。膝关节镜术后的骨坏死最常累及股骨内髁，并往往与先前存在的膝关节病变部位一致（Pape et al.，2007）。骨坏死症状通常出现在关节镜手术后 6 ~ 8 周（Karim et al.，2015）。与 SPONK 病变类似，与关节镜手术有关的骨坏死在受累部位会出现急性疼痛。

无论病因如何，对于患有膝关节塌陷后骨坏死，且保守治疗失败的患者，TKA 可能是唯一的治疗选择。在这几种情况中，类固醇引起的膝关节骨坏死经 TKA 治疗后往往是最容易出问题的，因为有两个主要的特殊因素。如前所述，骨坏死在年轻患者中更常见。其次，与其他病因相比，通常可以观察到弥漫性骨坏死（Seldes et al.，1999）。所以，因类固醇导致膝关节骨坏死而接受 TKA 治疗的患者可能会有骨量减少的情况，这是影响假体固定的潜在因素。例如，在截骨后，如果仍有大面积的坏死骨，可能就会对假体固定产生不良影响。

PMMA 即为骨水泥，经常用于固定关节假体。与非骨水泥通过和假体周围的骨质结合实现固定的方法不同，骨水泥型 TKA 利用 PMMA 来填充假体和松质骨孔隙间的空间。虽然非骨水泥型 TKA 越来越受欢迎，但一般考虑用于年轻患者，其通常有足够的骨量和较高的活动量（Matassi et al.，2013）。股骨远端骨坏死的特点是骨量下降。

因此，一直认为骨水泥型TKA是治疗股骨远端晚期骨坏死的“金标准”。然而，在最近的文献中，骨水泥型和非骨水泥型TKA的结果基本上都是成功的。

因此，对于膝关节骨坏死患者的TKA不需要特殊考虑。在某些情况下，广泛的坏死骨，特别是累及干骺端区域时，可能需要使用附带延长杆的股骨或胫骨假体组件。通常也发现，一般情况下其也可以采用非骨水泥型假体。如果选择非骨水泥型假体，最好由高年资医师来进行手术，因为这样即便翻修，手术也将会变得简单。

5.2 典型病例

5.2.1 病例报告1

患者女性，64岁，既往无外伤史、关节镜检查史、类固醇使用史或酗酒史，主诉左膝疼痛3个月。其自诉膝关节内侧疼痛，特点是间歇性的锐痛和钝痛交替，同时伴有关节肿胀、异响，以及活动范围受限。由于疼痛，患者在长距离行走时需拐杖的辅助。对乙酰氨基酚和布洛芬的缓解作用微乎其微。

查体显示左侧膝关节轻度积液，关节内侧、股骨内髁触诊压痛阳性。主动活动范围为5°～135°。所有韧带均稳定，韧带查体阴性。Steinman试验阴性，McMurray试验阳性，有咔嚓异响声。

站立位正位、侧位、髌骨轴位和45°前后位X线片显示关节内侧间隙轻度狭窄，OA分级为Kellgren Ⅱ级或Ⅲ级。同时发现股骨内髁轮廓不光滑，这可能是由于骨软骨缺损或骨坏死引起的（图5.1）。

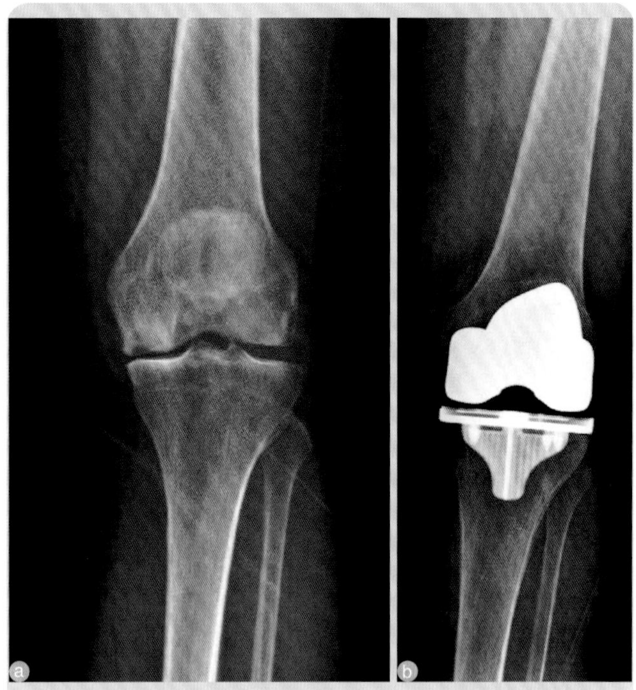

图5.1 a.左膝关节站立位正位片，显示股骨内髁有骨坏死病变；b.非骨水泥型TKA后左膝关节正位片

患者被告知症状可能是由退行性关节炎、内侧半月板的退行性撕裂和股骨内髁的骨软骨缺损共同引起的。建议先做MRI检查，然后进行物理治疗等保守治疗，期间使用萘普生，每天2次，每次500 mg。

MRI显示内侧半月板复杂性撕裂和突出，内侧半月板前角有一个1.2 cm×0.7 cm的多房性半月板旁囊肿。股骨内侧髁负重区有一处3.1 cm×1.3 cm的新月形软骨下低信号区，周围有中度骨髓水肿。与最初的X线片一致，该低信号很可能是SPONK。

在与患者讨论了检查结果后，由于物理治疗的轻微改善，患者对手术治疗犹豫不决，更倾向于保守治疗。患者2个月后复诊，疼痛加重，日常活动困难。左膝再次行X线片检查，显示股骨内髁软骨下骨塌陷，达到Ficat Ⅳ期骨坏死。由于疾病的进展，患者最终同意行TKA治疗。

术中观察到股骨内髁软骨退行性改变和塌陷，还观察到软骨下骨软化。在股骨侧假体准备期间完全切除了病变部位。在确定股骨骨量充足后，植入了非骨水泥型假体。在1年后的随访中，患者的膝关节疼痛有了明显的改善，并且能够在几乎没有辅助的情况下进行日常活动。

5.2.2 病例报告2

患者女性，63岁，既往合并SLE、肥胖、原发性甲状旁腺功能亢进、慢性阻塞性肺疾病，3年前因Ⅲ级软骨退变接受过右膝关节镜检查，并每日使用皮质类固醇，表现为右膝疼痛进行性加重。体格检查显示右膝关节轻度积液。被动运动时右膝疼痛并有异响。触诊时，膝关节前侧触痛阳性。右膝的影像学检查显示轻度的三室退行性改变，OA分级为Kellgren Ⅱ级或Ⅲ级。关节间隙轻微变窄，未发现骨折或功能不全的部位。患者的表现为OA。随后，其接受了可的松注射，在讨论后建议采取保守策略，包括减肥、康复理疗和非处方类非甾体类抗炎药治疗。

患者在初诊 6 个月后再次出现右膝疼痛并逐渐加重，如果没有帮助，则很难进行日常活动。影像学检查显示右侧股骨和胫骨有片状钙化的现象，认为其是由骨坏死引起（图 5.2）。MRI 显示广泛的骨坏死累及股骨远端骨髓，并延伸至股骨内髁的大部分骨髓。软骨下骨的轮廓也不规则，这可能表明软骨下有多个区域骨质塌陷。胫骨内侧平台也发现了骨坏死，但无软骨下骨功能不全的证据。结合大量的体格检查和影像学检查，对其进行了 TKA 手术。术中评估显示骨量减少，截骨后仍有大面积的坏死骨，基于此，选择使用骨水泥固定胫骨和股骨假体。

5.3 已发表的结果数据

Chalmers 等（2019）回顾了基于 156 名患有原发性（66%）和继发性（34%）膝关节骨坏死的 167 例 TKA。患者平均年龄为 61 岁（范围在 14 ～ 93 岁），在平均随访 6 年（范围在 2 ～ 12 年）之后，使用膝关节协会评分（knee society score，KSS）和 X 线片对结果进行评估。所有 TKA 均用 ALBC 固定。胫骨和股骨假体使用延长杆的比例分别为 9% 和 7%。在 10 年的随访中，假体没有出现无菌性松动，包括翻修手术在内的任何再手术的生存率为 97%。两例 TKA（1%）患者因胫骨假体无菌性松动而接受了翻修手术。未翻修的 TKA 没有显示出松动的迹象。KSS 评分的膝关节部分从术前的 57 分（范围在 32 ～ 87 分）提高到最终随访时的 91 分（范围在 49 ～ 100 分）。最后得出结论，选择性使用骨水泥型 TKA，可使患有膝关节骨坏死的患者获得持久的生存率，并能有效地改善患者预后。

在另一项骨水泥型 TKA 治疗骨坏死的研究中，对 30 名患者（32 TKAs）的膝关节进行了平均 108 个月（范围在 49 ～ 144 个月）的随访评估（Mont et al.，2002）。由于有较多的骨质丢失或骨坏死累及干骺端，6 个膝关节使用了延长杆股骨假体，2 个膝关节使用了带延长杆的胫骨假体。行关节置换术时的平均年龄为 54 岁（范围在 31 ～ 77 岁）。22 名患者有皮质类固醇相关的骨坏死，其余 8 名患者患有 SPONK。在最后的随访中，32 个膝关节中有 31 个膝关节（97%）显示出良好的临床结果，KSS 评分平均值为 95 分，较术前的 54 分发生大幅改善。在所有病例中，影像学上未见到进行性的放射状粘连的证据。在 9 年的随访中，只报道了一例不成功的临床结果，而该例患者因 SLE 正在接受皮质类固醇治疗。

本研究的研究者认为，对于有骨坏死的患者，TKA 应该使用骨水泥固定，必要时应该使用股骨和（或）胫骨延长杆。

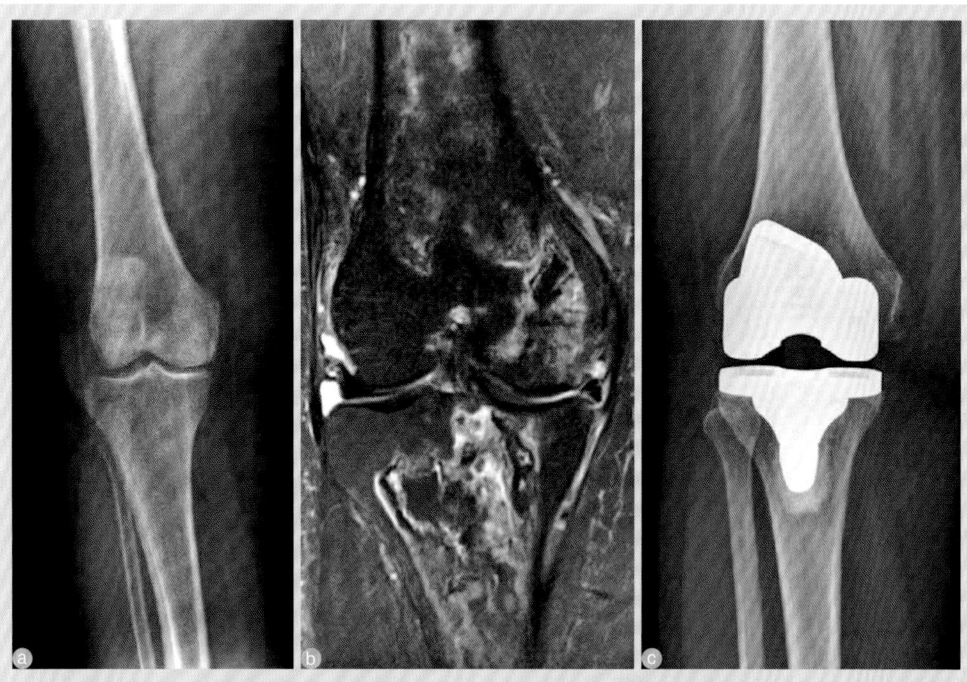

图 5.2 a. 右膝站立位正位片，显示股骨和胫骨的片状钙化；b. 右膝关节冠状面 MRI T_2WI 显示胫骨近端和股骨远端广泛坏死，延伸至股骨内髁的大部分骨髓；c. 骨水泥型 TKA 术后右膝正位片

Mont 等（1997）回顾了 21 例 50 岁以下的患者，其被诊断为皮质类固醇相关的膝关节骨坏死，其中共有 31 例非骨水泥型 TKA。在平均随访 8.2 年后，报告了临床和影像学结果（范围在 2 ~ 16 年）。无菌性松动所致的翻修率为 37%（11 例膝关节），另有 3 个膝关节因假体周围关节感染（periprosthetic joint infection，PJI）而翻修。值得注意的是，在没有 SLE 的患者中，6 个膝关节都有很好的临床效果，而在有 SLE 的患者中，25 个膝关节中只有 11 个（44%）临床预后良好。虽然这项研究的结果并不鼓励将非骨水泥型 TKA 用于膝关节骨坏死的患者，但重要的是，要考虑到自 1997 年这项研究发表以来，非骨水泥型关节假体的制造工艺已经有了相当大的改进。虽然证据有限，但其表明在发生骨坏死并接受新一代非骨水泥型假体的 TKA 患者中，治疗效果有所改善。

Sultan 等（2018）评估了 46 名（49 个膝关节）患有骨坏死并接受了初次非骨水泥型 TKA 的患者，其所关注的主要是假体生存率、临床结果、并发症和平均随访 44 个月（范围在 36 ~ 96 个月）后的影像学结果。以无菌性松动为结局事件的假体生存率为 97.9%，各种原因的假体生存率为 95.9%。有 1 个膝关节因无菌性松动被翻修，1 个膝关节因 PJI 被翻修。KSS 疼痛评分的平均值为 93 分（范围在 85 ~ 100 分），平均 KSS 评分为 84 分（范围在 70 ~ 90 分）。对没有接受翻修手术的病例进行了最后的影像学检查，均没有发现进行性放射状粘连、假体下沉或术后假体位置改变的证据。

> 本研究结果表明，新一代非骨水泥型 TKA 治疗骨坏死患者可获得良好的生存率和临床疗效。

Seldes 等（1999）回顾了 24 例因类固醇引起的膝关节骨坏死患者中的 31 例 TKA。在平均 64 个月（范围在 24 ~ 145 个月）的随访后，采用 KSS 评定临床结果，并对 X 线片对位和下沉或松动的证据进行评估。患者的平均年龄为 46 岁（范围在 27 ~ 79 岁）。在 31 例膝关节中，有 22 例使用了骨水泥型假体（71%），8 例（26%）采用非骨水泥固定，1 例（3%）采用混合固定。在 6 例膝关节（19%）中进行了自体骨移植以缩小坏死骨区域。此外，4 例膝关节使用了带延长杆胫骨假体，1 例膝关节需要使用带延长杆股骨假体。KSS 功能评分从术前的 37 分（范围在 0 ~ 80 分）提高到末次随访时的 64 分（范围在 20 ~ 100 分）。KSS 膝关节评分从术前的 47 分（范围在 19 ~ 70 分）提高到末次随访时的 87 分（范围在 51 ~ 99 分）。总共有 5 例膝关节（16%）需要进行翻修手术，其中 3 例为骨水泥（13.6%），2 例非骨水泥（25%）。这 5 个失败病例中有 3 个是由于 113 个月、61 个月和 144 个月后的无菌性松动导致的。其中 2 例无菌性松动的翻修采用骨水泥型 TKA（9.1%），1 例是非骨水泥型（12.5%）。根据本研究提供的数据，无法评估最佳的手术技术。然而，骨水泥型和非骨水泥型技术的疗效可能相当。

5.4 结论

对于合并股骨髁塌陷和保守治疗失败的膝关节骨坏死患者，TKA 是首选的治疗方法。虽然早期的研究建议在骨坏死的情况下不要使用非骨水泥型 TKA（Mont et al.，1997），但是，需注意新一代的非骨水泥型假体的进步及技术的更新可能会带来更好的结果（Sultan et al.，2018）。骨坏死患者选择最佳的 TKA 时，应考虑几个因素：术中应评估股骨远端和胫骨近端整体的骨量；应对骨质进行大体检查，确保非骨水泥型假体固定的稳定性。如果这些因素不能保证，则应使用骨水泥型假体。对于大面积坏死可能影响固定的患者，应慎重考虑以使用带延长杆的假体或进行植骨。总体而言，目前的文献表明，在选择合适的患者中，使用骨水泥和非骨水泥型假体的效果都可以接受。

要点

- 接受 TKA 治疗骨坏死的患者，其年龄可能比 OA 患者小，因此要保证假体的长期稳定性。
- 术中应评估股骨远端和胫骨近端的整体骨量，以帮助选择骨水泥固定或非骨水泥固定假体。
- 皮质类固醇相关的膝关节骨坏死通常见于较年轻的患者，与自发性病变相比，其本质上影响范围更广，可能会降低骨密度。在选择固定方法时，术者需要考虑所有这些因素。
- 早期的研究主张骨坏死患者在接受 TKA 时使用骨水泥固定。然而，与既往设计的假体相比，新一代非骨水泥型假体可以更好地实现生物固定。
- 对于大面积坏死可能影响固定效果的患者，应选择使用带延长杆的假体或植骨。

参考文献

（遵从原版图书著录格式）

Akamatsu Y, Mitsugi N, Hayashi T, Kobayashi H, Saito T (2012) Low bone mineral density is associated with the onset of spontaneous osteonecrosis of the knee. Acta Orthop 83(3):249–255. PMID: 22537352

al-Rowaih A, Bjorkengren A, Egund N, Lindstrand A, Wingstrand H, Thorngren KG (1993) Size of osteonecrosis of the knee. Clin Orthop Relat Res (287):68–75. PMID: 8448962

Cetik O, Cift H, Comert B, Cirpar M (2009) Risk of osteonecrosis of the femoral condyle after arthroscopic chondroplasty using radiofrequency: a prospective clinical series. Knee Surg Sports Traumatol Arthrosc 17(1):24–29. PMID: 18758748

Chalmers BP, Mehrotra KG, Sierra RJ, Pagnano MW, Taunton MJ, Abdel MP (2019) Reliable outcomes and survivorship of primary total knee arthroplasty for osteonecrosis of the knee. Bone Joint J 101-b(11):1356–1361. PMID: 31674235

Di Caprio F, Meringolo R, Navarra MA, Mosca M, Ponziani L (2017) Postarthroscopy osteonecrosis of the knee: current concepts. Joints 5(4):229–236. PMID: 29270561

Jones LC, Mont MA (2019) UpToDate. Wolters Kluwer. Available at: https://www.uptodate.com/contents/osteonecrosis-avascular-necrosis-of-bone#H13728325. Accessed 9 Jan 2020

Karim AR, Cherian JJ, Jauregui JJ, Pierce T, Mont MA (2015) Osteonecrosis of the knee: review. Ann Transl Med 3(1):6. PMID: 25705638

Lotke PA, Abend JA, Ecker ML (1982) The treatment of osteonecrosis of the medial femoral condyle. Clin Orthop Relat Res 171:109–116. PMID: 7140057

Matassi F, Carulli C, Civinini R, Innocenti M (2013) Cemented versus cementless fixation in total knee arthroplasty. Joints 1(3):121–125. PMID: 25606521

Mears SC, McCarthy EF, Jones LC, Hungerford DS, Mont MA (2009) Characterization and pathological characteristics of spontaneous osteonecrosis of the knee. Iowa Orthop J 29:38–42. PMID: 19742083

Mont MA, Myers TH, Krackow KA, Hungerford DS (1997) Total knee arthroplasty for corticosteroid associated avascular necrosis of the knee. Clin Orthop Relat Res 338:124–130. PMID: 9170373

Mont MA, Baumgarten KM, Rifai A, Bluemke DA, Jones LC, Hungerford DS (2000) Atraumatic osteonecrosis of the knee. J Bone Joint Surg Am 82(9):1279–1290. PMID: 11005519

Mont MA, Rifai A, Baumgarten KM, Sheldon M, Hungerford DS (2002) Total knee arthroplasty for osteonecrosis. J Bone Joint Surg Am 84(4):599–603. PMID: 11940621

Pape D, Seil R, Fritsch E, Rupp S, Kohn D (2002) Prevalence of spontaneous osteonecrosis of the medial femoral condyle in elderly patients. Knee Surg Sports Traumatol Arthrosc 10(4):233–240. PMID: 12172718

Pape D, Seil R, Anagnostakos K, Kohn D (2007) Postarthroscopic osteonecrosis of the knee. Arthroscopy 23(4):428–438. PMID: 17418337

Pruès-Latour V, Bonvin JC, Fritschy D (1998) Nine cases of osteonecrosis in elderly patients following arthroscopic meniscectomy. Knee Surg Sports Traumatol Arthrosc 6(3):142–147. PMID: 9704320

Reddy AS, Frederick RW (1998) Evaluation of the intraosseous and extraosseous blood supply to the distal femoral condyles. Am J Sports Med 26(3):415–419. PMID: 9617405

Seldes RM, Tan V, Duffy G, Rand JA, Lotke PA (1999) Total knee arthroplasty for steroid-induced osteonecrosis. J Arthroplast 14(5):533–537. PMID: 10475550

Sultan AA, Khlopas A, Sodhi N et al (2018) Cementless total knee arthroplasty in knee osteonecrosis demonstrated excellent survivorship and outcomes at three-year minimum follow-up. J Arthroplast 33(3):761–765. PMID: 29128233

Turker M, Cetik O, Cirpar M, Durusoy S, Comert B (2015) Postarthroscopy osteonecrosis of the knee. Knee Surg Sports Traumatol Arthrosc 23(1):246–250. PMID: 23443330

Wang Y, Li Y, Mao K, Li J, Cui Q, Wang GJ (2003) Alcohol-induced adipogenesis in bone and marrow: a possible mechanism for osteonecrosis. Clin Orthop Relat Res 410:213–224. PMID: 12771833

Yamamoto T, Bullough PG (2000) Spontaneous osteonecrosis of the knee: the result of subchondral insufficiency fracture. J Bone Joint Surg Am 82(6):858–866. PMID: 10859106

Yin L, Li YB, Wang YS (2006) Dexamethasone-induced adipogenesis in primary marrow stromal cell cultures: mechanism of steroid-induced osteonecrosis. Chin Med J 119(7):581–588. PMID: 16620700

（许嘉文 张斌飞 许 鹏）

第 6 章

创伤后关节炎

Colin T. Penrose and Michael P. Bolognesi

6.1 引言

任何形式可导致胫骨、股骨或髌骨骨折的损伤，以及累及肌腱、肌肉、软骨和韧带的关节周围软组织损伤，最终都会导致关节的疼痛，即创伤后关节炎（post-traumatic arthritis，PTA）。当所有的保守治疗都失败后，TKA 是应考虑的治疗方案。

多种原因可能使 PTA 后的 TKA 比常规的初次 TKA 更有难度，包括以下因素。

- 畸形。
- 内植物。
- 骨缺损。
- 先前的切口留下的瘢痕。
- 韧带稳定性。

因此，制定一个包括以下技术的手术计划尤为重要。

- 取出内植物（可能是分阶段的）。
- 采用计算机辅助技术。
- 增加关节稳定性。
- 使用锥套、袖套组件或垫块。
- 延长切口以暴露术区。
- 必要时截骨。

与 OA 患者相比，PTA 患者 TKA 后并发症发生率更高，包括感染、深静脉血栓形成（deep venous thrombosis，DVT）和翻修，也会产生更高的费用或发生功能不良。

> 然而，当患者有适当的手术指征，并且采用良好的外科技术进行手术时，TKA 仍然是一项十分有效的手术。

6.2 典型病例

6.2.1 病例报告 1：股骨髓内钉

患者女性，61 岁，在台阶上摔倒后出现双膝关节疼痛（左侧比右侧严重），患者有左侧股骨远端骨折病史，行逆行股骨髓内钉治疗（图 6.1）。除了逆行股骨髓内钉外，其病史还包括肺纤维化和糖尿病，既往手术史包括左踝关节骨折切开复位内固定、腰椎融合术和子宫切除术。其不能上下楼梯，只能在室内使用助步器或拐杖，长距离行走需要轮椅。膝 ROM

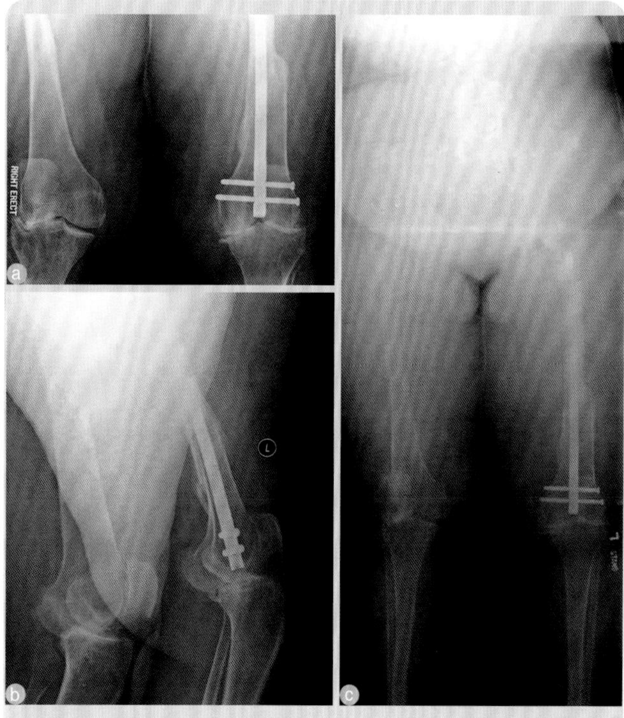

图 6.1　a ~ c. 患者女性，61 岁，既往左股骨远端骨折经逆行髓内钉治疗后出现 PTA，正位、侧位和长期 X 线片

为 15° ~ 90°，无伸肌迟滞现象。韧带检查显示无明显的冠状面或矢状面不稳定。该患者最初接受了膝关节皮质类固醇注射治疗，症状短期内缓解。在全面评估手术风险和利弊，并与呼吸科和内分泌科团队多学科诊疗改善其并发症后，患者决定继续进行左侧 TKA 治疗。术中将其先前愈合良好的正中切口向近端和远端延伸，不使用髓内定位器，而采用计算机导航来设计优化截骨器的位置。由于患者膝关节屈曲挛缩，股骨远端多截了 2 mm 的骨质，这样就可以使膝关节完全伸直，而无须取出股骨髓内钉。术中使用 13 mm 厚的聚乙烯衬垫，在适当的内侧和外侧软组织张力下可以实现 0° ~ 110° 的活动范围（图 6.2）。在早期随访时，患者恢复良好，但不幸的是，在长期随访之前，其因与肺部疾病有关的并发症而死亡。

6.2.2 病例报告 2：胫骨平台钢板固定

患者女性，63 岁，有左侧胫骨平台双髁骨折病史，患者最初因骨筋膜室综合征接受了筋膜切开术及跨膝关节外固定架治疗，随后行双钢板切开复位内固定，最后左膝关节出现疼痛（图 6.3）。膝 ROM 为 5° ~ 115°，无伸肌迟滞。韧带检查未见明显的韧带松弛。神经血管检查未见异常。筋膜切开术内

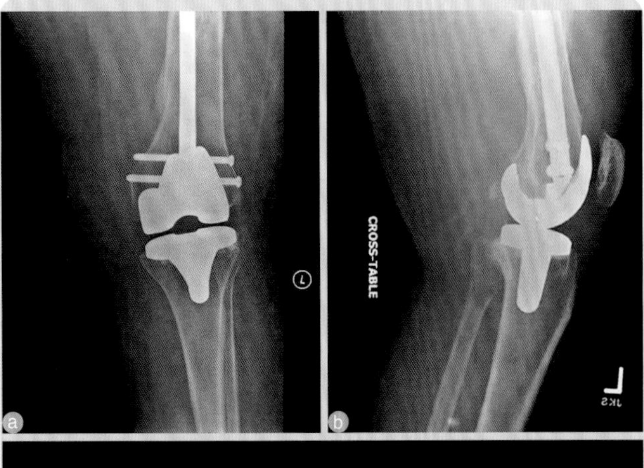

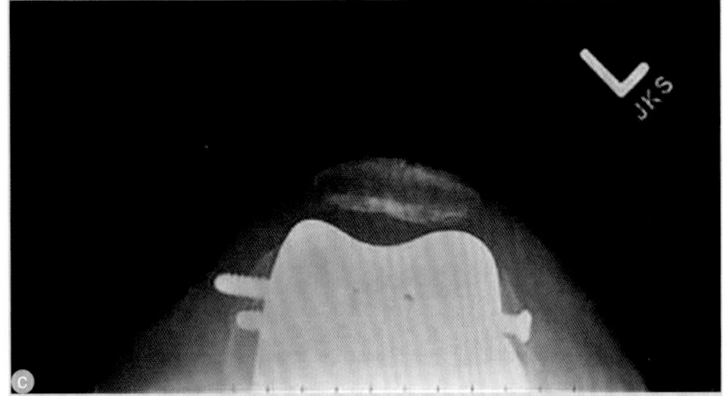

图 6.2　a ~ c. 保留内植物的 TKA 后 X 线片（正位、侧位和髌骨轴位片）

侧和外侧切口愈合良好，还有一个胫骨平台外侧切口。ESR、CRP 等炎症指标未见升高。在权衡了手术风险和益处及可供选择的方案后，患者要求继续行 TKA。先采用前外侧切口，然后向近端内侧延长，采用内侧髌旁手术入路。术中发现，患者有进展期的三间室关节炎改变，并伴有轻微的胫骨外侧平台退变。无肉眼可见的感染征象，冰冻切片病理学分析显示未见急性炎症表现。取出近端软骨下的螺钉，采用切割钻去除钢板的近端部分，并采用超声凝胶清除金属碎屑。利用计算机导航来精确定位截骨器。最终将胫骨、股骨和髌骨假体固定在位，膝 ROM 和稳定性都非常好（图 6.4）。在 14 年的随访中，患者的情况非常好，无左膝疼痛，ROM 为 0° ~ 120°，显示优良。该患者对侧膝关节也有疼痛，正在考虑对其进行手术治疗。

6.3 术前评估

对创伤后膝关节疼痛的评估应全面了解患者的病史，并要注意到先前的损伤形式、对应的治疗和膝关节症状出现的时间。既往手术过的年纪较轻的患者更容易需要 TKA 治疗。一些研究显示，与其他 TKA 患者相比，PTA 人群并发症的特点不同，药物

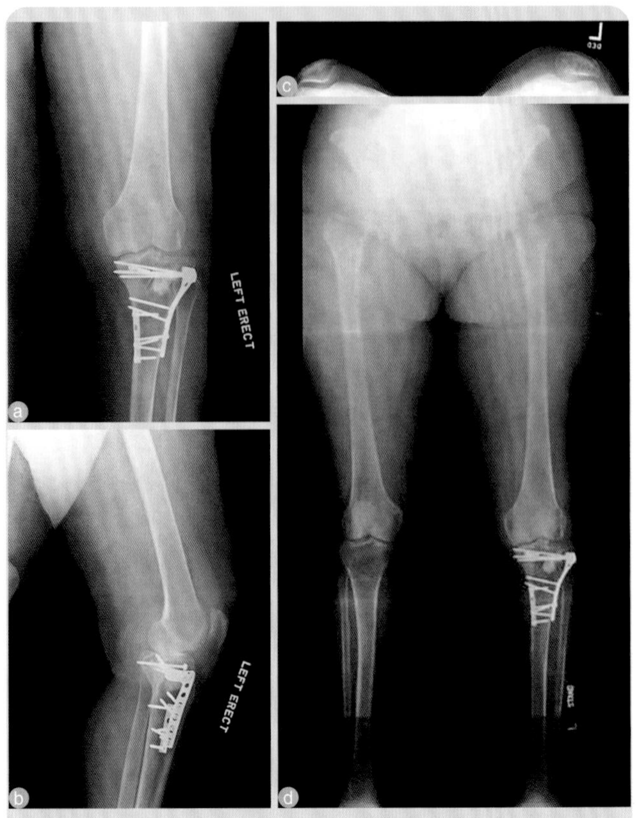

图 6.3　a ~ d. 患者女性，63 岁，左侧胫骨平台双髁骨折后 PTA 的正位、侧位、髌骨轴位和站立位 X 线片，最初用跨膝关节外固定架治疗，然后行切开复位内固定术

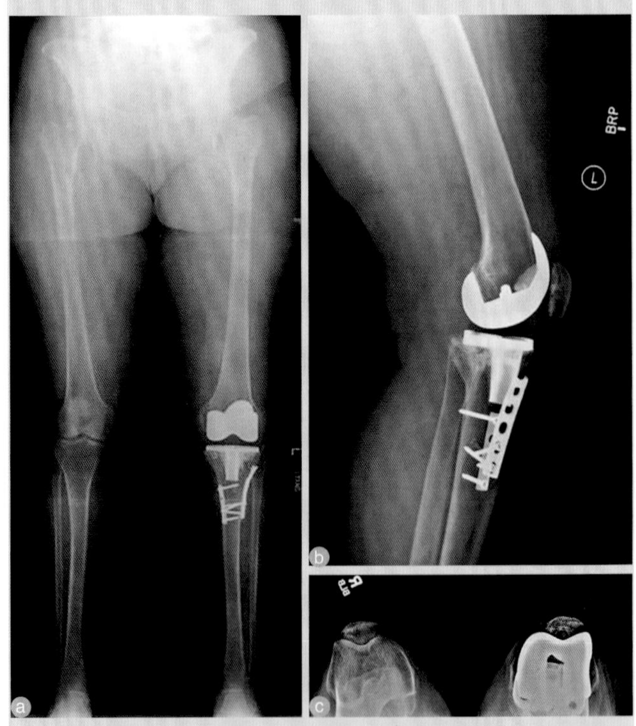

图 6.4　a ~ c. 部分内植物取出并使用计算机导航进行 TKA 后的 X 线片

滥用和肝脏疾病的发病率更高，但总体上可能更健康（Brophy et al.，2014；Brockman et al.，2020；Bala et al.，2015；Dexel et al.，2016；Kester et al.，2016）。体检时应注意韧带稳定性、ROM、神经血管功能和皮肤的完整性。

> 影像学评估应包括上、下关节，理想情况下，应在下肢站立位全长片上评估对位和畸形。关键要区分存在的畸形是关节内的还是关节外的，或者二者都有（Benazzo et al.，2016）。

在出现韧带松弛、韧带连接缺陷或骨质过度流失之前，一般可进行矫形联合关节置换（Sculco et al.，2019）。指南一般建议，股骨＜ 20°、胫骨＜ 30°、矢状面＜ 20° 的关节外畸形可用关节内技术进行矫正（Sculco et al.，2019）。对于严重畸形病例和下肢长度差异较大且必须处理的病例，建议先截骨，再分期进行膝关节置换术。当进行一期延长术、屈曲挛缩矫正和（或）处理外翻畸形，特别是当畸形程度较大时，腓总神经损伤是一个潜在并发症。这可以通过逐步矫正来缓解，例如在截骨术后采用外固定架或磁力生长棒，在完成所有平面的矫正后去除固定物，以分期治疗的方式进行膝关节置换术，中间可能需要间隔一段时间以促使针道愈合。截骨术的固定还可以采用髓内钉、外固定架及股骨、胫骨或膝关节两侧的钢板螺钉系统（Sculco et al.，2019）。

术前模板、术中导航、患者专用器械和（或）机器人平台可提供更好的手术场景，以确定哪些畸形可以通过手术矫正，哪些关节需要截骨（Catani et al.，2012；Denjean et al.，2017）。重要的是，当胫骨和股骨都存在畸形时，要分别考虑二者。一些术者已经描述了一种较为成功的矫形方法，此方法将截骨术与关节置换术分期或同期进行（Catonné et al.，2019a；Catonné et al.，2019b；Demir et al.，2018）。

> 在同期进行畸形矫正和关节置换术，只需一次手术就有明显的手术效果。但这是一个在技术难度较高的术式，其出血量会增加，并且骨水泥有可能渗入截骨面而影响骨愈合（Sculco et al.，2019）。

X 线片上内植物的位置和完整性应包括螺钉和钢板的数量及方向、内植物是否缺损及是否有其他骨质缺陷。调阅既往的影像学资料及手术记录可能对判断这些有帮助。

> 了解还残存哪些内植物是很有必要的，可通过其判断是部分取出还是全部取出原内植物。同时，了解原来的手术入路也有用，特别是关注有无髌旁外侧切口，以防进一步损伤髌骨血管。

将髌旁关节囊切开并延伸至内侧实施内侧入路，会损伤到更多的膝关节周围动脉，并可能导致髌骨坏死。软组织的情况需要仔细评估，包括之前的瘢痕位置。

> 一般建议使用最外侧的切口，如果现有切口达不到较好的术区暴露，则建议以 90° 或更大的角度延长切口。

当皮肤条件较差或不完整时，可以考虑术前咨询整形外科医师。可能需要包括腓肠肌内侧肌头，甚至游离皮瓣在内的局部组织瓣来覆盖缺损。伸膝装置的状况应根据患者直腿抬高的情况进行评估。应注意高位、低位髌骨及伸肌迟滞。PTA 患者可能会伴随慢性髌骨半脱位、髌骨脱位、髌骨骨折的情况，因此需要考虑采用股内侧肌下入路和外侧支持带松解（Hudson et al.，2003；In et al.，2009；Houdek et al.，2015）。对于 PTA 患者来说，髌旁内侧入路的方法并不一定是最好的选择，外科医师应该熟悉其他方法，包括股内侧肌下入路、股四头肌腱斜切、胫骨结节截骨术、髌腱骨膜下剥离技术（banana peel of the patellar tendon）和髌骨外侧关节切开术等，在某些情况下，每种手术技术都可以促进术野的充分暴露（In et al.，2009；Lahav et al.，2007；Lizaur-Utrilla et al.，2015；Lonner et al.，1999；Lahav et al.，2007）。活动范围也应该被仔细评估和记录，因为患者的期望和手术目标应该根据患者的术前活动范围来个体化定制。

6.4 术中注意事项

提前计划并准备好所需器械，包括骨锉、配有螺丝刀的内植物取出器械，术中可以减少延误并缩短手术时间。实际上，PTA 的诊断意味着较长的手术时间、较高的感染率和花费（Dexel et al.，2016；Kester et al.，2016；Ge et al.，2018）。

术前检查隐匿性感染是很重要的，在以下情况中更应该注意：既往感染、开放性骨折或创伤性关节切除术、术后创面愈合出现问题及有骨髓炎的影像学表现等。

对于任何可能存在感染的创伤后患者，都应该在术前了解 ESR 和 CRP 的基础数值，如果二者均较高，则可抽吸关节液以获得更多的信息。某些情况下，在进行 TKA 手术之前，谨慎的做法是分期去除内植物，并进行术中细菌培养以排除感染的可能（Lizaur-Utrilla et al.，2015；Pinter et al.，2020）。当去除大量的内植物时，隆起的内植物可能会导致有症状的感染或疑似感染，对于已经确认的感染，这种方法更是可取的方案。PTA 患者的 TKA 对技术的要求很高，可能需要其他的配套资源，包括技术、设备和植入物，而许多关节外科医师可能不常规使用这些器械进行简单的初次膝关节置换（Dexel et al.，2016；Weiss et al.，2003a）。通常膝关节翻修时用到的耗材，包括锥套、袖套、垫块、假体和限制性组件，应该在必要时使用。较小的骨缺损可以用骨水泥技术填充，有时也可以采用螺钉作为支撑。

一般来说，为了使患者获得良好的长期功能，应根据具体情况使用稳定的假体和对关节影响最小的内植物（Weiss et al.，2003a；Martin-Hernandez et al.，2018；Pancio et al.，2017）。

与其他膝关节置换术适应证类似，PTA 患者也可以考虑采用非骨水泥型假体。这对年轻患者来说可能是一个有吸引力的选择，但必须谨慎使用，且仅用于骨质较好的患者，并需仔细注意截骨的精准性（Buechel，2002）。

骨水泥型关节置换术通常是实现早期固定的首选技术。在此类患者中，无菌性松动是相对较少的失败原因（Brockman et al.，2020；Bala et al.，2015）。

在膝关节创伤后的患者中，当只有部分膝关节受到影响时，可以采用单髁膝关节置换术（unicompartmental knee arthroplasty，UKA），包括内侧、外侧或髌股关节。但是为了减少随后转为 TKA 的风险，在进行手术前，有必要评估其他间室的韧带和关节面情况（Buechel，2002；Konan et al.，2016；Lustig et al.，2012）。

特别是在存在内植物或畸形而无法进行髓内定位的情况下，包括基于 GPS 的计算机导航、患者专用器械或机器人在内的辅助技术手段可能提供帮助（Kuo et al.，2011；Manzotti et al.，2012；Manzotti et al.，2014）。

虽然术前影像学资料可能会因金属伪影而不好判断，但这些辅助设备可以避免大范围去除内植物。外科医师应该熟悉这些技术，但也应避免在有难度的病例中初次尝试这些技术。

6.5 效果

在感染、DVT、假体生存率（翻修）、患者功能（包括僵硬程度）和生活质量方面，PTA 患者的 TKA 效果不如原发性 OA（Brockman et al.，2020；Bala et al.，2015；Lunebourg et al.，2015；Houdek et al.，2016）。

有人提出，这应该会影响到医保捆绑支付模式下的报销问题（Kester et al.，2016）。PTA 患者在膝关节置换术后，疼痛、活动范围和功能结果都有明显改善。因此，尽管风险较高，但它仍是这些患者终末期退行性改变的最佳治疗方法（Bedi et al.，2009；Saleh et al.，2016；Weiss et al.，2003b）。在该类患者中，膝关节僵硬更常见，在术后因关节僵硬而需要在麻醉下进行手法松解（Lunebourg et al.，2015；Weiss et al.，2003b；Saini et al.，2016）。在一个大型机构的系列研究中，经过 15 年随访，PTA 患者的翻修率为 25%（Houdek et al.，2016）。在特定情况下，某些患者的一些骨折也可以在伤后进行一期 TKA（Benazzo et al.，2014；Parratte et al.，2011）；然而，本章的重点是 PTA 患者的 TKA，其通常在受伤后数年发展为退行性疾病，并常在受伤后不久接受手术治疗。

6.6 结论

虽然许多膝关节周围软组织损伤，股骨远端、胫骨近端或髌骨骨折的患者，经过很长时间后，最终会发展成 PTA，但并不是所有患者都需要行 TKA 治疗（Scott et al.，2015；Wasserstein et al.，2014）。PTA 的发生率无疑受到许多因素的影响，包括损伤的类型、严重程度、年龄、遗传和治疗有关的因素。对于因 PTA 终末期退行性改变而出现明显疼痛，并对生活质量产生负面影响的患者，TKA 是减轻疼痛和恢复功能的最佳治疗方法。完善的术前检查对于评估关节置换术的可行性，以及将 PTA 与其他病因（如感染、骨折不愈合、髋关节或脊柱的病理学改变）进行鉴别尤为重要。对于那些可能从 TKA 中获益的患者，应该制定一个手术计划和备用计划，其应该包括常规的初次全膝关节或部分膝关节置换术，以及复杂的分期重建（包括使用翻修组件和其他不常用的技术）。与原发性 OA 患者相比，PTA 患者行 TKA 后的预后较差；然而，这些患者在膝关节置换术后确实有明显的改善，因此，虽然风险较高，但它仍然是许多 PTA 患者的最佳治疗方法。外科医师和患者都应该注意到 PTA 患者群体中关节置换术的风险和益处，并进行权衡，尽可能地根据患者的个人情况和目标进行个体化治疗。

要点

- PTA 的评估包括完整的病史、体格检查和 X 线片，以及排除隐匿性感染的可能。
- 必须考虑引起疼痛的其他病因（脊柱、髋关节、感染和骨折不愈合）。
- 技术上的考虑可能包括避开或去除原内植物，利用诸如导航之类的技术设备，以及使用翻修型假体来解决骨和（或）韧带的缺陷（如干骺端固定、半限制性衬垫）。
- 包括感染、关节僵硬和翻修在内的并发症可能会更高，但益处常常大于风险，有必要与患者共同决定是否进行手术。

参考文献

（遵从原版图书著录格式）

Bala A, Penrose CT, Seyler TM, Mather RC 3rd, Wellman SS, Bolognesi MP (2015) Outcomes after total knee arthroplasty for post-traumatic arthritis. Knee 22(6):630–639

Bedi A, Haidukewych GJ (2009) Management of the posttraumatic arthritic knee. J Am Acad Orthop Surg 17(2):88–101

Benazzo F, Rossi SM, Ghiara M, Zanardi A, Perticarini L, Combi A (2014) Total knee replacement in acute and chronic traumatic events. Injury 45(Suppl 6):S98–s104

Benazzo F, Rossi SMP, Combi A, Meena S, Ghiara M (2016) Knee replacement in chronic post-traumatic cases. EFORT Open Rev 1(5):211–218

Brockman BS, Maupin JJ, Thompson SF, Hollabaugh KM, Thakral R (2020) Complication rates in total knee arthroplasty performed for osteoarthritis and post-traumatic arthritis: a comparison study. J Arthroplast 35(2):371–374

Brophy RH, Gray BL, Nunley RM, Barrack RL, Clohisy JC (2014) Total knee arthroplasty after previous knee surgery: expected interval and the effect on patient age. J Bone Joint Surg Am 96(10):801–805

Buechel FF (2002) Knee arthroplasty in post-traumatic arthritis. J Arthroplast 17(4 Suppl 1):63–68

Catani F, Digennaro V, Ensini A, Leardini A, Giannini S (2012) Navigation-assisted total knee arthroplasty in knees with osteoarthritis due to extra-articular deformity. Knee Surg Sports Traumatol Arthrosc 20(3):546–551

Catonné Y, Khiami F, Sariali E, Ettori MA, Delattre O, Tillie B (2019a) Same-stage total knee arthroplasty and osteotomy for osteoarthritis with extra-articular deformity. Part II: femoral osteotomy, prospective study of 6 cases. Orthop Traumatol Surg Res 105(6):1055–1060

Catonné Y, Sariali E, Khiami F, Rouvillain JL, Wajsfisz A, Pascal-Moussellard H (2019b) Same-stage total knee arthroplasty and osteotomy for osteoarthritis with extra-articular deformity. Part I: Tibial osteotomy, prospective study of 26 cases. Orthop Traumatol Surg Res 105(6):1047–1054

Demir B, Özkul B, Saygılı MS, Çetinkaya E, Akbulut D (2018) Deformity correction with total knee arthroplasty for severe knee osteoarthritis accompanying extra-articular femoral deformity: the results are promising. Knee Surg Sports Traumatol Arthrosc 26(11):3444–3451

Denjean S, Chatain F, Tayot O (2017) One-stage computer-assisted total knee arthroplasty and tibial osteotomy. Orthop Traumatol Surg Res 103(3):381–386

Dexel J, Beyer F, Lutzner C, Kleber C, Lutzner J (2016) TKA for posttraumatic osteoarthritis is more complex and needs more surgical resources. Orthopedics 39(3 Suppl):S36–S40

Ge DH, Anoushiravani AA, Kester BS, Vigdorchik JM, Schwarzkopf R (2018) Preoperative diagnosis can predict conversion total knee arthroplasty outcomes. J Arthroplast 33(1):124–129.e121

Houdek MT, Shannon SF, Watts CD, Wagner ER, Sems SA, Sierra RJ (2015) Patella fractures prior to total knee arthroplasty: worse outcomes but equivalent survivorship. J Arthroplast 30(12):2167–2169

Houdek MT, Watts CD, Shannon SF, Wagner ER, Sems SA, Sierra RJ (2016) Posttraumatic total knee arthroplasty continues to have worse outcome than total knee arthroplasty for osteoarthritis. J Arthroplast 31(1):118–123

Hudson J, Reddy VR, Krikler SJ (2003) Total knee arthroplasty for neglected permanent post-traumatic patellar dislocation–case report. Knee 10(2):207–212

In Y, Kong CG, Sur YJ, Choi SS (2009) TKA using the subvastus approach and lateral retinacular release in patients with permanent post-traumatic patellar dislocation: a report of two cases. Knee Surg Sports Traumatol Arthrosc 17(3):254–259

Kester BS, Minhas SV, Vigdorchik JM, Schwarzkopf R (2016) Total knee arthroplasty for posttraumatic osteoarthritis: is it time for a new classification? J Arthroplasty 31(8):1649–1653.e1641

Konan S, Haddad FS (2016) Midterm outcome of avon patellofemoral arthroplasty for posttraumatic unicompartmental osteoarthritis. J Arthroplast 31(12):2657–2659

Kuo CC, Bosque J, Meehan JP, Jamali AA (2011) Computer-assisted navigation of total knee arthroplasty for osteoarthritis in a patient with severe posttraumatic femoral deformity. J Arthroplast 26(6):976.e917–976.e920

Lahav A, DiMaio FR (2007) Concurrent opening wedge osteotomy and total knee replacement in a patient with posttraumatic arthritis and a varus tibial malunion. Am J Orthop (Belle Mead, NJ) 36(8):E121–E123

Lahav A, Hofmann AA (2007) The "banana peel" exposure method in revision total knee arthroplasty. Am J Orthop (Belle Mead, NJ) 36(10):526–529; discussion 529

Lizaur-Utrilla A, Collados-Maestre I, Miralles-Munoz FA, Lopez-Prats FA (2015) Total knee arthroplasty for osteoarthritis secondary to fracture of the tibial plateau. A prospective matched cohort study. J Arthroplast 30(8):1328–1332

Lonner JH, Pedlow FX, Siliski JM (1999) Total knee arthroplasty for post-traumatic arthrosis. J Arthroplast 14(8):969–975

Lunebourg A, Parratte S, Gay A, Ollivier M, Garcia-Parra K, Argenson JN (2015) Lower function, quality of life, and survival rate after total knee arthroplasty for posttraumatic arthritis than for primary arthritis. Acta Orthop 86(2):189–194

Lustig S, Parratte S, Magnussen RA, Argenson JN, Neyret P (2012) Lateral unicompartmental knee arthroplasty relieves pain and improves function in posttraumatic osteoarthritis. Clin Orthop Relat Res 470(1):69–76

Manzotti A, Chemello C, Pullen C, Cerveri P, Confalonieri N (2012) Computer-assisted total knee arthroplasty after prior femoral fracture without hardware removal. Orthopedics 35(10 Suppl):34–39

Manzotti A, Pullen C, Cerveri P, Chemello C, Confalonieri N (2014) Post traumatic knee arthritis: navigated total knee replacement without hardware removal. Knee 21(1):290–294

Martin-Hernandez C, Floria-Arnal LJ, Gomez-Blasco A et al (2018) Metaphyseal sleeves as the primary implant for the management of bone defects in total knee arthroplasty after post-traumatic knee arthritis. Knee 25(4):669–675

Pancio SI, Sousa PL, Krych AJ et al (2017) Increased risk of revision, reoperation, and implant constraint in TKA after multiligament knee surgery. Clin Orthop Relat Res 475(6):1618–1626

Parratte S, Bonnevialle P, Pietu G, Saragaglia D, Cherrier B, Lafosse JM (2011) Primary total knee arthroplasty in the management of epiphyseal fracture around the knee. Orthop Traumatol Surg Res 97(6 Suppl):S87–S94

Pinter Z, Jha AJ, McGee A et al (2020) Outcomes of knee replacement in patients with posttraumatic arthritis due to previous tibial plateau fracture. Eur J Orthop Surg Traumatol 30(2):323–328

Saini P, Trikha V (2016) Manipulation under anesthesia for post traumatic stiff knee-pearls, pitfalls and risk factors for failure. Injury 47(10):2315–2319

Saleh H, Yu S, Vigdorchik J, Schwarzkopf R (2016) Total knee arthroplasty for treatment of post-traumatic arthritis: systematic review. World J Orthop 7(9):584–591

Scott CE, Davidson E, MacDonald DJ, White TO, Keating JF (2015) Total knee arthroplasty following tibial plateau fracture: a matched cohort study. Bone Joint J 97-b(4):532–538

Sculco PK, Kahlenberg CA, Fragomen AT, Rozbruch SR (2019) Management of extra-articular deformity in the setting of Total knee arthroplasty. J Am Acad Orthop Surg 27(18):e819–e830

Wasserstein D, Henry P, Paterson JM, Kreder HJ, Jenkinson R (2014) Risk of total knee arthroplasty after operatively treated tibial plateau fracture: a matched-population-based cohort study. J Bone Joint Surg Am 96(2):144–150

Weiss NG, Parvizi J, Hanssen AD, Trousdale RT, Lewallen DG (2003a) Total knee arthroplasty in post-traumatic arthrosis of the knee. J Arthroplast 18(3 Suppl 1):23–26

Weiss NG, Parvizi J, Trousdale RT, Bryce RD, Lewallen DG (2003b) Total knee arthroplasty in patients with a prior fracture of the tibial plateau. J Bone Joint Surg Am 85(2):218–221

（许嘉文　张斌飞　许　鹏）

第 7 章

化脓性关节炎

Matan Ozery，Isaac Schultz，Tejbir S. Pannu，Jesus M. Villa，and Carlos A. Higuera

7.1 引言

化脓性关节炎是成年人致残和致死的主要原因。据估计，细菌性化脓性关节炎的发病率约占所有住院患者的 0.7%（Donatto，1998），其中 40% ~ 50% 是膝关节感染（Kelly，1975）。发生化脓性关节炎患者的死亡率为 5% ~ 25%（Ferrand et al.，2016；Kaandorp et al.，1997），而且化脓性关节炎与临床功能不良有很强的相关性（Kaandorp et al.，1997）。最近的报道发现，患有感染性心内膜炎的化脓性关节炎患者的死亡率明显升高（Anis et al.，2020）。患有潜在关节病变或接受过关节置换术的患者发生感染的可能性是其他患者的 5 ~ 10 倍（Favero et al.，2008；Smith et al.，2006）。血源性传播或直接感染是膝关节感染最常见的两种方式。

血源性传播（败血症或菌血症）是较为常见的原因，对于没有明显潜在关节病变的患者来说，可能很难识别（Kaandorp et al.，1997）。此外，关节感染的其他危险因素还包括。

- 高龄或者非常年轻的患者。
- 皮肤感染。
- 心内膜炎。
- RA（Kaandorp et al.，1995）。

感染引发的炎性反应常常导致膝关节广泛的关节组织损伤，这种损伤必须通过早期控制感染来解决。

化脓性膝关节炎应采取抗生素治疗，抗生素应针对关节内培养出的细菌来选择，或根据该部位最可能的病原体而经验性地选择（Mathews et al.，2010）。最常见的病原体是金黄色葡萄球菌，其可能对青霉素耐药（Kaandorp et al.，1997）。根据感染的类型（急性或慢性），无论是通过抽吸、冲洗和清创引流，还是关节镜检查（Mathews et al.，2010），抗生素治疗的方法大多要结合清除关节内病原体的技术。清创可以通过两种方式来完成，一种是关节镜，另一种是切开关节给予开放处理。

如果膝关节的感染长期得不到解决，就会导致关节退变。TKA 已经成为这些化脓性关节炎终末期退行性关节病患者的首选治疗方法。与传统的关节融合相比，TKA 可能有以下好处。

- 增加活动范围。
- 缓解疼痛。
- 改善生活质量和功能。

> 在临床上，化脓性膝关节炎可以表现为急性期、静止期或进展期感染。

根据每个病例的特点进行治疗十分重要，并且，要根据这些不同的情况确定有针对性的治疗目标，从而选择适当的治疗方案。本章的目的是回顾不同表现形式的化脓性膝关节的处理方法及其相关的临床结果，以及 TKA 在原发性化脓性关节炎患者中的作用、疗效和安全性。同时，还简要讨论了原发性化脓性关节炎 TKA 治疗后 PJI 的进展。

7.2 化脓性关节炎的定义和诊断

化脓性关节炎是指在一过性或持续性菌血症期间，继发于血源性传播的关节炎（Goldenberg，1998）。当细菌进入关节间隙时，就会引发急性炎症性滑膜炎，滑膜会出现内膜细胞增殖（Goldenberg，1998）。由于滑膜组织缺乏基底膜，微生物可以迅速扩散到整个关节（Margaretten et al.，2007）。急性和慢性炎症细胞的涌入导致炎症因子释放，使关节软骨退化，如果不加以治疗，在几天内就会发生不可逆转的软骨下骨质流失（Goldenberg，1998）。

> 任何微生物病原体都可以引起化脓性关节炎，而葡萄球菌和链球菌是最常见的感染微生物（Klippel et al.，2001）。

大多数化脓性关节炎累及单个关节，且通常为较大的外周关节，如膝关节，占病例的 50%（Goldenberg，1998；Klippel et al.，2001）。化脓性关节炎可通过滑膜液革兰染色或培养阳性来诊断，也可以通过脓性滑液白细胞计数分析来诊断（Klippel et al.，2001；Miller et al.，2018）。

> 一般认为滑膜液中白细胞计数＞50 000 个细胞 /mL 便可诊断为化脓性关节炎，然而，即使白细胞计数较低也并不能排除诊断（Miller et al.，2018）。

血清炎症标志物如 CRP 和 ESR 也可用于检测感染。诊断化脓性膝关节炎应依靠患者的临床表现和体格检查，并得到滑膜液检测结果的支持。鉴别诊断包括发作期间的痛风或假性痛风，可通过分别分析滑膜液中的尿酸或焦磷酸钙晶体来加以鉴别。此外，包括

RA 在内的一些炎性关节病也可以有化脓性关节炎的表现，但是，在这种情况下抽吸出的滑膜液中一般查不到细菌。

7.3 根据关节疾病的所处阶段，对化脓性关节炎应采取的方法

一般来说，化脓性关节炎可以出现3种临床情况，如下文所述。

7.3.1 原发性急性化脓性关节炎不伴膝关节退行性改变

这种情况指的是关节的急性感染，且先前不存在其他病变。最初的治疗通常包括关节冲洗和清创及术后抗生素治疗。然而，对于大多数的淋球菌性关节炎，适当的抗生素治疗便足够。建议该类患者初步住院治疗，一直到症状缓解后 1 ~ 2 天。随访时需注意抽吸滑膜液以确认感染被彻底清除，这是处理淋球菌性关节炎的关键（Shirtliff et al.，2002）。如果最初的治疗没有效果，则需要进一步行手术治疗。

> 对于这些原发性膝关节急性感染的患者，清创引流是一种相对有效的早期外科治疗方法（Abram et al.，2020）。清创引流可以在关节镜下进行，也可以通过关节切开进行。

就短期结果（如出血、不良事件）而言，相对于关节开放手术，关节镜下的清创引流显示出更具优势的结果。不同的文献在感染、复发和功能恢复上存在一些分歧。虽然一些研究者发现这两种技术之间没有明显的区别，但另一些研究者则认为在一些方面，关节镜下的清创引流比关节开放手术更有利（Aïm et al.，2015；Faour et al.，2019；Johns et al.，2017）。对于原发性化脓性关节炎，清创引流是一种理想的、对功能影响较小的治疗方法，但如果它不能成功地清除感染灶或控制关节损伤的进展，那么最坏的情况可能是导致关节面切除或截肢（Abram et al.，2020）。从历史上看，与其他治疗方法相比，化脓性关节炎的清创引流治疗具有良好的效果，其对软组织损伤和侵害较小（Abram et al.，2020；Faour et al.，2019；Shukla et al.，2014），然而，最近有学者提出，清创引流的失败率比之前要高一些。

7.3.2 静止 / 治愈的化脓性关节炎

这种类型的化脓性关节炎通常存在既往的膝关节化脓性感染，在长期无症状后仍不能痊愈（Bauer et al.，2010）。化脓性膝关节炎的病史通常会产生长期的影响，会导致关节功能受限，需要进一步的治疗。

> 50% 的化脓性关节炎患者会发生永久性关节损伤，其中大多数发生在膝关节（Goldenberg 1998；Kelly，1975）。

因此，膝关节的活动范围和功能可能每况愈下。另外，在这些情况下，感染的微生物可能仍处于静止期（Bauer et al.，2010；Sultan et al.，2019）。在这两种情况下，可以选择 TKA。

如文献所建议的那样，在感染静止期，最常见的是进行一期 TKA，并进行广泛的滑膜切除（Bauer et al.，2010）。术前必须进行关节活检，它可以筛查任何处于静止期的感染，但是，这种检查的假阴性率很高（Bauer et al.，2010）。为了确认感染的存在，建议在术中收集滑液、组织和骨质标本（Bauer et al.，2010）进行培养，并根据这些培养结果调整抗生素的使用（Bauer et al.，2010）。当感染的病例感染情况不明时，这些步骤是防止 TKA 治疗失败的关键。

一期 TKA 首先要清理所有感染组织，并对剩余的组织进行大量的盐水灌洗，而且常常需要切除部分骨质。然后用无菌敷料对伤口进行简单包扎，并松开止血带。之后，需重新消毒铺单，并采用一套新的手术器械，开始之后的手术。止血带重新充气，做好 TKA 准备，然后植入膝关节假体，完成手术（Bauer et al.，2010）。

> 在一期 TKA 中，重要的是在手术前通过抽吸滑液来鉴定病原菌，在围手术期使用针对病原菌的抗生素，并将其预混至固定假体的骨水泥中（Parkinson 2011）。

混合到骨水泥中的抗生素量不应影响到骨水泥的性能（Hinarejos et al.，2015）。

7.3.3 进展期化脓性关节炎伴终末退行性疾病

这种类型的关节炎会严重损害软骨和骨质成分，最终导致膝关节功能障碍（Bauer et al.，2010）。最

近的一项研究将这种关节炎定义为以下标准。

- 伴临床症状的感染（局部红肿、压痛、关节积液、活动范围受限或存在窦道）。
- X 线片检查发现关节间隙狭窄。
- 骨质或关节软骨受损。
- 炎症标志物（CRP > 10 mg/dL，ESR > 30 mm/h）。
- 术中发现脓液。
- 在第一阶段放置 ALBC 间置器骨水泥间置器时，留取的滑液或组织培养呈阳性（Xu et al.，2019）。

> 在进展期化脓性膝关节炎的情况下，二期 TKA 已成为首选治疗（Bauer et al.，2010；Xu et al.，2019）。

一期治疗包括全滑膜切除和膝关节切除。对感染和坏死的组织进行清创处理。取滑膜液、深层组织和骨质样本进行培养。用 5 ~ 9 L 的消毒液进行关节冲洗。在这之后，将 ALBC 用做关节占位。根据标本培养结果及药敏结果调整抗生素，并在一期治疗后至少使用 6 周的敏感抗生素。对于培养结果为阴性的患者，应经验性地考虑使用广谱抗生素治疗。

根据感染清除的情况确定合适的假体植入时间。当检查发现没有感染的临床症状，以及炎症标志物如 ESR 和 CRP 值逐渐下降时，可以考虑进行下一步治疗。在二期治疗之前，有学者建议至少要使用 2 周的抗生素。第二阶段包括再次进行滑膜切除并取出先前用于占位的 ALBC（Bauer et al.，2010）。术中再次确认是否发生感染。获取组织标本后将其送冰冻切片，以观测急性炎症存在与否。如果在 5 个高倍镜视野下，每个视野下都有 5 个以上中性粒细胞则考虑存在感染（Kwiecien et al.，2017）。下一步，植入新的假体并再次清创灌洗。

虽然 TKA（一期或二期）适用于静止期和进展期的化脓性关节炎，但在化脓性关节炎后进行 TKA 的安全时限一直是个问题。

> 最近的数据表明，虽然在化脓性关节炎治疗后没有理想的最佳时间来进行 TKA，但已经证明，间隔至少 1 年相对安全（Sultan et al.，2019；Tan et al.，2019）。

7.4 抗生素骨水泥在化脓性关节炎全膝关节置换术中的重要性

在化脓性关节炎后进行的一期和二期 TKA 手术中，植入假体时通常要使用 ALBC。在 ALBC 中，抗生素通过骨水泥中的孔隙进行释放，以清除关节内的微生物，防止假体感染（Hinarejos et al.，2015）。通常，氨基糖苷类和万古霉素分别用于治疗革兰阴性和革兰阳性菌（Hinarejos et al.，2015）。大剂量抗生素的 ALBC 用于预防感染已有很长时间，但仍有许多缺点，特别是在骨水泥型 TKA 中 .

- 第一，在骨水泥中加入抗生素的量与骨水泥的抗压及抗拉强度成反比 （Hinarejos et al.，2015）。抗生素从骨水泥中释放需要一定的孔隙率，而孔隙率的增加会削弱骨水泥的机械强度，最终降低关节的使用年限（Hinarejos et al.，2015）。
- 第二，抗生素可以离开关节局部至其他部位，导致特异性的抗生素不良反应、过敏反应和抗生素耐药性的形成。因为这种释放使感染局部的抗生素浓度相对不足（Hinarejos et al.，2015）。

> 总的来说，考虑到化脓性关节炎后的高风险性，建议在所有病例的 TKA 中使用 ALBC。

有多种商用预混的 ALBC 可供选择（Jiranek et al.，2006）。其中大多数是由氨基糖苷类药物与妥布霉素或庆大霉素联合组成的。这些成品 ALBCs 的主要局限性是不能为特定的微生物定制抗生素。因此，外科医师仍然选择在骨水泥中人工混合抗生素，以便针对特定感染的微生物。在化脓性关节炎的研究中，没有证据将商业预混制和人工混制的骨水泥进行比较。但是，在 PJI 的处理中有一些关于这个问题的证据。Chang 等（2013）测试了以下两种商业预混制的 ALBCs 和人工混制的 ALBCs。

- 假体 R+G：1 g 庆大霉素加入 40 g PMMA。
- 单纯 P：1 g 妥布霉素加入 40 g PMMA。

虽然预混有庆大霉素的 ALBC 对不同的细菌的抑菌效果相同或抑制时间更长，但含有妥布霉素的预混 ABLC 与人工混制的 ABLC 相比没有显示出任何优势（Chang et al.，2013）。

7.5 全膝关节置换术在化脓性关节炎中的应用

7.5.1 临床结果：一期和二期

7.5.1.1 一期全膝关节置换术

以前的多个研究显示，一期 TKA 对有化脓性关节炎病史并已治愈的患者有好处（Bauer et al.，2010；Lee et al.，2002）。Bauer 等证明，在接受一期 TKA 的静止期化脓性关节炎患者中，有 95% 的患者关节感染已被治愈。患者术后国际膝关节评分（International Knee Score，IKS）的平均值为 91/100，术后 IKS 功能评分为 80/100（Bauer et al.，2010），呈现出良好的结果。在对 20 例膝关节周围化脓性关节炎患者中的 18 例进行一期 TKA 治疗后，Lee 等证明 KSS 平均疼痛评分从术前的 39 分提高到术后的 91 分（Lee et al.，2002）。

> 虽然这些研究显示出对静止期化脓性关节炎行一期治疗的方法具有良好效果，但在最近对 62 例静止期感染的膝关节调查中，发现关节置换术后 PJI 的发生率很高（Seo et al.，2014）。

在平均 6.1 年的随访中，这些病例中有多达 9.7%（6/62）的人发生了感染。有趣的是，当再次感染时，新培养的微生物与之前的微生物相同或为同一种属（Seo et al.，2014）。因此，最近的研究认为，在这些患者中，进行二期关节置换术是较好的选择（Anagnostakos et al.，2016；Fleck et al.，2011；Xu et al.，2019）。

7.5.1.2 二期全膝关节置换术

> 在过去的研究中，二期关节置换术一直是进展期化脓性关节炎的首选手术（Bauer et al.，2010）。然而，正如前面所提到的，现在也认为这种方法是静止期化脓性关节炎的替代方法。

在临床结果方面，文献中使用 KSS 评分（Jenny et al.，2011）作为临床功能评价指标。Nazarian 等（2003）研究了 14 个膝关节，这些膝关节存在复发性化脓性关节炎或慢性关节周围骨髓炎，对其均采用了二期治疗方案（Nazarian et al.，2003）。采用这种方案，KSS 平均得分从术前的 46 分明显提高到术后的 89 分。在同一队列中，术后平均膝关节功能评分为 78 分（Nazarian et al.，2003）。Bauer 等（2010）报道了使用二期 TKA 治疗化脓性关节炎的类似结果（膝关节疼痛评分和膝关节功能评分均为 80 分）（Bauer et al.，2010）。

根据病原菌生长周期的不同阶段，与进展期感染相比，静止期感染的治疗效果更好（Bauer et al.，2010）。二期治疗方法为使用术中成型的骨水泥占位治疗感染的膝关节，具有良好的术后临床效果。在最近的随访中，KSS 疼痛评分和 KSS 功能评分分别从术前的 41 分和 43 分提高到术后的 85 分和 83 分（Shaikh et al.，2014）。在化脓性关节炎中使用 ALBC 占位进行 TKA 的临床结果显示，在活动范围、膝关节评分、患者满意度和功能评分方面，均与无菌的 TKA 相当（Lee et al.，2017）。

值得注意的是，最近的证据显示，化脓性关节炎后 TKA 与 PJI 的风险增加有关（Sultan et al.，2019）。吸烟和血糖控制不佳（未控制的糖尿病）等因素与原发性化脓性关节炎 TKA 后 PJI 的高风险有关。这可能是由于糖尿病、吸烟或免疫抑制等内科疾病的控制不佳导致了最初的化脓性关节炎。尽管如此，如果对基础疾病控制良好，进行积极的物理治疗和患者教育，便可取得良好的临床结果（Bauer et al.，2010）。此外，在进行 TKA 之前，至少要等待 1 年，最好是在感染治愈后 2 年，才能获得更好的临床结果（Kim et al.，2003；Sultan et al.，2019；Tan et al.，2019）。

7.5.2 全膝关节置换术的并发症及翻修率

使用 TKA 治疗化脓性关节炎所产生的并发症与其他病因的关节置换所产生的并发症基本相同。并发症大致可分为下列 2 类。

- 无菌性并发症。
- 感染性并发症。

感染性并发症最常见的病原体仍是金黄色葡萄球菌，可以根据经验或细菌培养结果来治疗。无菌性并发症包括假体周围骨折、无菌性松动和聚乙烯衬垫磨损等（Lee et al.，2017）。

事实证明，化脓性关节炎患者 TKA 后的翻修率远高于一般的 TKA 患者。

> 事实上，化脓性关节炎患者翻修的最常见原因仍然是关节感染（Yu et al.，2018）。

值得注意的是，在一般人群中，患者 TKA 后 PJI 的翻修率为 0.8% ~ 1.9%（Ratto et al.，2017），而接受 TKA 治疗的化脓性关节炎患者，其 PJI 的翻修率要高很多（12%）（Jenny et al.，2011）。

最近的一项调查显示，在既往治疗的原发性化脓性关节炎的患者中，PJI 感染率高达 8%（62 例患者中有 5 例）（Sultan et al.，2019）。

7.6 化脓性关节炎患者行全膝关节置换术的注意事项

虽然 TKA 是治疗化脓性关节炎后退行性改变相对安全的选择，但也有一些需要注意的禁忌证。膝关节持续感染的患者，或因为其他情况无法进行早期手术（如心血管事件或全身免疫抑制）的患者不应行 TKA 治疗（Schmitt et al.，2017）。其他 TKA 的禁忌证是下肢神经系统疾病（如伸膝装置功能丧失）和下肢缺血性或血栓性疾病 [Promish et al.，2018；Thornhill and Lee（n.d.），参见 https://jomi.com/article/13/7total-kne-arthroplasty]。

同时还应考虑到患者的医疗状况和生活方式。如果患者不太愿意继续进行物理康复或不能减肥，那么 TKA 就显得意义不大。在这些情况下，应讨论其他治疗方案。最后，在关节严重破坏、骨量丢失或韧带功能不全的情况下，应考虑使用限制性假体（Moussa et al.，2017），或在某些情况下使用铰链膝假体（Rodríguez-Merchán，2019）。

结论

化脓性关节炎的感染可以分为急性期、静止期或进展期。在持续感染的患者中，它可以导致退行性关节病。根据疾病所处阶段，患者应通过滑液抽吸、清创冲洗或 TKA 来治疗。如果已知病原菌，应根据病原菌性质采取针对性的抗生素治疗。关节镜冲洗和清创在急性期似乎能产生更好的临床效果。在化脓性关节炎确保感染充分控制和关节功能改善后至少 1 年实施 TKA 才安全。在此类病例中，术前告知患者 PJI 的高风险十分必要。目前仍然缺乏关于化脓性关节炎手术方式选择（一期与二期）的强有力证据。总的来说，针对 TKA 治疗化脓性关节炎的研究很少。有必要进一步研究这一问题。

要点

- 为选择正确的治疗，必须将化脓性关节炎分为急性期、静止期和进展期。
- 一期和二期 TKA 均可获得良好的临床效果，但可能与术后较高的 PJI 发生率有关。
- 以往的研究表明，一期 TKA 适用于静止期，二期 TKA 适用于进展期化脓性关节炎。
- 即使在今天，仍然缺乏关于选择一期 TKA 还是二期 TKA 的有力证据。
- 有必要进行更多关于使用 TKA 治疗化脓性关节炎的研究。

参考文献

（遵从原版图书著录格式）

Abram SGF, Alvand A, Judge A et al (2020) Mortality and adverse joint outcomes following septic arthritis of the native knee: a longitudinal cohort study of patients receiving arthroscopic washout. Lancet Infect Dis 20(3):341–349. https://doi.org/10.1016/S1473-3099(19)30419-0

Aïm F, Delambre J, Bauer T, Hardy P (2015) Efficacy of arthroscopic treatment for resolving infection in septic arthritis of native joints. Orthop Traumatol Surg Res 101(1):61–64. https://doi.org/10.1016/j.otsr.2014.11.010

Anagnostakos K, Duchow L, Koch K (2016) Two-stage protocol and spacer implantation in the treatment of destructive septic arthritis of the hip joint. Arch Orthop Trauma Surg 136(7):899–906. https://doi.org/10.1007/s00402-016-2455-3

Anis HK, Miller EM, George J et al (2020) Incidence and characteristics of osteoarticular infections in patients with infective endocarditis. Orthopedics 43(1):24–29. https://doi.org/10.3928/01477447-20191031-02

Bauer T, Lacoste S, Lhotellier L et al (2010) Arthroplasty following a septic arthritis history: a 53 cases series. Orthop Traumatol Surg Res 96(8):840–843. https://doi.org/10.1016/j.otsr.2010.06.009

Chang Y, Tai CL, Hsieh PH, Ueng SW (2013) Gentamicin in bone cement: a potentially more effective prophylactic measure of infection in joint arthroplasty. Bone Joint Res 2(10):220–226. https://doi.org/10.1302/2046-3758.210.2000188

Donatto KC (1998) Orthopedic management of septic arthritis. Rheum Dis Clin N Am 24(2):275–286. https://doi.org/10.1016/s0889-857x(05)70009-0

Faour M, Sultan AA, George J et al (2019) Arthroscopic irrigation and debridement is associated with favourable short-term outcomes vs. open management: an ACS-NSQIP database analysis. Knee Surg Sports Traumatol Arthrosc 27(10):3304–3310. https://doi.org/10.1007/s00167-018-5328-1

Favero M, Schiavon F, Riato L et al (2008) Rheumatoid arthritis is the major risk factor for septic arthritis in rheumatological settings. Autoimmun Rev 8(1):59–61. https://doi.org/10.1016/j.autrev.2008.07.018

Ferrand J, El Samad Y, Brunschweiler B et al (2016) Morbimortality in adult patients with septic arthritis: a three-year hospital-based study. BMC Infect Dis 16:239. https://doi.org/10.1186/s12879-016-1540-0

Fleck EE, Spangehl MJ, Rapuri VR, Beauchamp CP (2011) An articulating antibiotic spacer controls infection and improves pain and function in a degenerative septic hip. Clin Orthop Relat Res 469(11):3055–3064. https://doi.org/10.1007/s11999-011-1903-1

Goldenberg DL (1998) Septic arthritis. Lancet 351(9097):197–202. https://doi.org/10.1016/S0140-6736(97)09522-6

Hinarejos P, Guirro P, Puig-Verdie L et al (2015) Use of antibiotic-loaded cement in total knee arthroplasty. World J Orthop 6(11):877–885. https://doi.org/10.5312/wjo.v6.i11.877

Jenny JY, Diesinger Y (2011) Validation of a French version of the Oxford knee questionnaire. Orthop Traumatol Surg Res

97(3):267–271. https://doi.org/10.1016/j.otsr.2010.07.009

Jiranek WA, Hanssen AD, Greenwald AS (2006) Antibiotic-loaded bone cement for infection prophylaxis in total joint replacement. J Bone Joint Surg Am 88(11):2487–2500. https://doi.org/10.2106/JBJS.E.01126

Johns BP, Loewenthal MR, Dewar DC (2017) Open compared with arthroscopic treatment of acute septic arthritis of the native knee. J Bone Joint Surg Am 99(6):499–505. https://doi.org/10.2106/JBJS.16.00110

Kaandorp CJ, Van Schaardenburg D, Krijnen P et al (1995) Risk factors for septic arthritis in patients with joint disease. A prospective study. Arthritis Rheum 38(12):1819–1825. https://doi.org/10.1002/art.1780381215

Kaandorp CJ, Dinant HJ, van de Laar MA et al (1997) Incidence and sources of native and prosthetic joint infection: a community based prospective survey. Ann Rheum Dis 56(8):470–475. https://doi.org/10.1136/ard.56.8.470

Kelly PJ (1975) Bacterial arthritis in the adult. Orthop Clin North Am 6(4):973–981

Kim YH, Oh SH, Kim JS (2003) Total hip arthroplasty in adult patients who had childhood infection of the hip. J Bone Joint Surg Am 85(2):198–204. https://doi.org/10.2106/00004623-200302000-00003

Klippel JH, Weyand CM, Crofford LJ, Stone JH (2001) Arthritis foundation: primer on the rheumatic diseases, 12th edn. Arthritis Foundation, Atlanta

Kwiecien G, George J, Klika A et al (2017) Intraoperative frozen section histology: matched for Musculoskeletal Infection Society Criteria. J Arthroplast 32(1):223–227. https://doi.org/10.1016/j.arth.2016.06.019

Lee GC, Pagnano MW, Hanssen AD (2002) Total knee arthroplasty after prior bone or joint sepsis about the knee. Clin Orthop Relat Res 404:226–231. https://doi.org/10.1097/00003086-200211000-00036

Lee DH, Lee SH, Song EK et al (2017) Causes and clinical outcomes of revision total knee arthroplasty. Knee Surg Relat Res 29(2):104–109. https://doi.org/10.5792/ksrr.16.035

Margaretten ME, Kohlwes J, Moore D, Bent S (2007) Does this adult patient have septic arthritis? JAMA 297(13):1478–1488. https://doi.org/10.1001/jama.297.13.1478

Mathews CJ, Weston VC, Jones A et al (2010) Bacterial septic arthritis in adults. Lancet 375(9717):846–855. https://doi.org/10.1016/S0140-6736(09)61595-6

Miller JM, Binnicker MJ, Campbell S et al (2018) A guide to utilization of the microbiology laboratory for diagnosis of infectious diseases: 2018 update by the Infectious Diseases Society of America and the American Society for Microbiology. Clin Infect Dis 67(6):e1–e94. https://doi.org/10.1093/cid/ciy381

Moussa ME, Lee YY, Patel AR, Westrich GH (2017) Clinical outcomes following the use of constrained condylar knees in primary total knee arthroplasty. J Arthroplast 32(6):1869–1873. https://doi.org/10.1016/j.arth.2017.01.001

Nazarian DG, de Jesus D, McGuigan F, Booth RE Jr (2003) A two-stage approach to primary knee arthroplasty in the infected arthritic knee. J Arthroplast 18(7, Suppl 1):16–21. https://doi.org/10.1016/s0883-5403(03)00343-7

Parkinson RW, Kay PR, Rawal A (2011) A case for one-stage revision in infected total knee arthroplasty? Knee 18(1):1–4. https://doi.org/10.1016/j.knee.2010.04.008

Promish M, Wang C, Guo YD (2018) Impact of coronal alignment in total knee arthroplasty and functional outcome. Open J Orthop 8:11–23. https://doi.org/10.4236/ojo.2018.81002

Ratto N, Arrigoni C, Rosso F et al (2017) Total knee arthroplasty and infection: how surgeons can reduce the risks. EFORT Open Rev 1(9):339–344. https://doi.org/10.1302/2058-5241.1.000032

Rodríguez-Merchán EC (2019) Total knee arthroplasty using hinge joints: indications and results. EFORT Open Rev 4(4):121–132. https://doi.org/10.1302/2058-5241.4.180056

Schmitt J, Lange T, Günther KP et al (2017) Indication criteria for total knee arthroplasty in patients with osteoarthritis – a multi-perspective consensus study (Indikationskriterien für den endoprothetischen Gelenkersatz bei Gonarthrose – eine multiperspektivische Konsensstudie). Z Orthop Unfall 155(5):539–548. https://doi.org/10.1055/s-0043-115120

Seo JG, Moon YW, Park SH et al (2014) Primary total knee arthroplasty in infection sequelae about the native knee. J Arthroplast 29(12):2271–2275. https://doi.org/10.1016/j.arth.2014.01.013

Shaikh AA, Ha CW, Park YG, Park YB (2014) Two-stage approach to primary TKA in infected arthritic knees using intraoperatively molded articulating cement spacers. Clin Orthop Relat Res 472(7):2201–2207. https://doi.org/10.1007/s11999-014-3545-6

Shirtliff ME, Mader JT (2002) Acute septic arthritis. Clin Microbiol Rev 15(4):527–544. https://doi.org/10.1128/cmr.15.4.527-544.2002

Shukla A, Beniwal SK, Sinha S (2014) Outcome of arthroscopic drainage and debridement with continuous suction irrigation technique in acute septic arthritis. J Clin Orthop Trauma 5(1):1–5. https://doi.org/10.1016/j.jcot.2014.01.004

Smith JW, Chalupa P, Shabaz Hasan M (2006) Infectious arthritis: clinical features, laboratory findings and treatment. Clin Microbiol Infect 12(4):309–314. https://doi.org/10.1111/j.1469--0691.2006.01366.x

Sultan AA, Mahmood B, Samuel LT et al (2019) Patients with a history of treated septic arthritis are at high risk of periprosthetic joint infection after total joint arthroplasty. Clin Orthop Relat Res 477(7):1605–1612. https://doi.org/10.1097/CORR.0000000000000688

Tan TL et al (2019) Total joint arthroplasty after septic arthritis: when can this be safely performed? Presented at: Musculoskeletal Infection Society Annual Open Scientific Meeting, Aug. 2–3, 2019, New York

Thornhill T, Lee D (n.d.) Total knee arthroplasty, JOMI. https://jomi.com/article/13/total-knee-arthroplasty I https://doi.org/10.24296/jomi/13

Xu C, Kuo FC, Kheir M et al (2019) Outcomes and predictors of treatment failure following two-stage total joint arthroplasty with articulating spacers for evolutive septic arthritis. BMC Musculoskelet Disord 20(1):272. https://doi.org/10.1186/s12891-019-2652-7

Yu S, Bolz N, Buza J et al (2018) Orthopaedic Proceedings Vol 99-B, No SUPP 6 Re-revision total knee arthroplasty: Epidemiology and factors associated with outcomes. Published Online: 21 Feb 2018 (boneandjoint.org.uk)

（许嘉文　张斌飞　许　鹏）

第8章

生活方式和危险因素对膝关节炎发展的影响及全膝关节置换术后的效果：美国视角

Jonathan Dattilo and William Hamilton

8.1 引言

OA 是最常见的关节炎疾病，在美国累计超过 2700 万人，全世界超过 2.5 亿人受到影响（O' Neill et al.，2018；Vos et al.，2012）。在 63 ~ 94 岁的患者中，33% 的患者都有 OA 的影像学表现（Felson et al.，1987）。此外，据估计，45% 的成年人在 45 ~ 85 岁会出现膝关节 OA 的症状（Murphy et al.，2008）。当前对 OA 的病因及危险因素尚未完全了解。同时，膝关节 OA 给社会带来了沉重负担。在发达国家，治疗 OA 的费用占国内生产总值（gross domestic product，GDP）的 1% ~ 2.5%（Hiligsmann et al.，2013；March et al.，1997）。TKA 对晚期膝关节 OA 来说，是一种非常成功且经济有效的治疗方法，但并非没有并发症（Price et al.，2018）。虽然关节炎有很多其他病因，包括 PTA、骨坏死、感染性关节炎和炎症性关节炎，但本章将集中讨论原发性 OA。在第一部分中，将研究可能导致膝关节 OA 发展的患者因素和生活方式因素；在第二部分中，将纵览骨水泥型 TKA 失败的常见原因，以及与患者相关的因素。

8.2 与膝关节骨关节炎相关的患者和生活方式危险因素

8.2.1 患者因素

8.2.1.1 遗传学

遗传学的研究解释了膝关节 OA 发展的一部分病因。为了研究膝关节 OA 的分子机制，研究者进行了多基因组学的研究。已经确定 30 多个基因位点与 OA 相关（Gonzalez et al.，2018；Kerkhof et al.，2010；Panoutsopoulou et al.，2013；Zengini et al.，2018），但研究者发现这些基因位点只能解释大约 25% 的病因（Gonzalez et al.，2018），这通常是由不同的基因表达造成的（Zengini et al.，2018）。其他遗传学方面的研究集中在同卵双胞胎上，以量化遗传因素的作用。在控制环境混杂因素后，一项研究估计膝关节 OA 有 65% 归因于遗传因素（Spector et al.，1996）。然而，另一项双胞胎研究发现，患有膝关节 OA 的双胞胎比没有患病的双胞胎重 5 kg，这表明体重比基因的影响更大（Cicuttini et al.，1996）。因此，虽然膝关节 OA 的发展可能伴有遗传成分，但在临床应用前仍有许多因素有待研究。

8.2.1.2 性别差异

> 在膝关节 OA 的负担方面，男性和女性可能存在明显的性别差异。

Framingham 研究发现，X 线片显示女性（34%）膝关节 OA 的比例略高于男性（31%）（Felson et al.，1987）。此外，在这项研究中，女性症状性膝关节 OA 的发生率高于男性（11.4% *vs*. 6.8%）。性别之间的表现形式也存在差异。与男性相比（O' Connor，1846），女性在接受 TKA 治疗前的功能评分较低，包括股四头肌肌力下降、6 分钟步行测试和爬楼试验（Petterson et al.，2007）。此外，女性术前的 WOMAC 得分也较低（Lingard et al.，2004；MacDonald et al.，2008）。

由于膝关节 OA 的性别差异，许多人员开始研究性激素在 OA 发展中的作用。年轻时的初潮（Leung et al.，2019）和分娩（Leung et al.，2019；Wise et al.，2013）都与膝关节 OA 的风险增加有关。事实上，在一个包含百万妇女的研究人群中，每多生一胎，膝关节置换术的相对风险就会增加 8%（Liu et al.，2009）。有趣的是，绝经年龄似乎并不会改变膝关节置换术的风险（Hussain et al.，2018；Liu et al.，2009），这表明年轻时雌激素暴露对女性发生 OA 的风险有短暂影响。如果以上结论属实，那么可以预测外源性性激素的补充也会影响膝关节 OA。据报道，虽然含有雌激素的口服避孕药（oral contraceptive，OCP）可以减少 ACL 损伤的风险（Herzberg et al.，2017），但与不使用 OCP 的人相比，使用 OCP 和 TKA 风险的研究结果相互矛盾（Hussain et al.，2018；Leung et al.，2019；Liu et al.，2009）。同样，关于绝经后妇女的激素替代疗法（hormone replacement therapy，HRT）也有类似的矛盾结果。在百万妇女人群研究中，接受 HRT 治疗的患者膝关节置换的发生率明显增加（Liu et al.，2009），但其他研究报告显示，HRT 治疗后膝关节 OA 的风险降低（Spector et al.，1997）。因此，目前的证据并不支持 HRT 预防 OA 的作用。

在男性群体中，缺乏睾酮激素水平和 OA 发展有关的证据。睾酮激素与其他已知的 OA 风险因素疾病相关，包括肌肉乏力和 BMI，而且已知睾酮激素水平会随着年龄的增长而降低（Harman et al.，2001），但目前睾酮激素在 OA 病因学中的作用需要在临床应用前进一步研究。

8.2.1.3 力线不良

膝关节 OA 的发展与下肢力线不良密切相关。事实上，患者在年轻时发生的膝关节外翻或内翻与膝关节 OA 的发展有关（McWilliams et al.，2010）。多中心 OA 研究（Sharma et al.，2010）报道，膝关节内翻的患者发生内侧膝关节 OA 的风险比为 3.59，外翻的患者发生外侧 OA 的风险比为 4.85。随后的研究再次强调了力线不良的潜在影响，特别是内翻畸形对内侧膝关节 OA 发展的影响（Felson et al.，2005）。

8.2.1.4 肥胖

> 肥胖是膝关节 OA 发展最具影响的危险因素之一。

WHO 将肥胖定义为 BMI > 30 kg/m²（James et al.，2001）（表 8.1）。

表 8.1 WHO 的肥胖症分类

分类	BMI（kg/m²）
体重不足	< 18.5
正常范围	18.5 ~ 24.9
超重	≥ 25
1 级肥胖	30 ~ 34.9
2 级肥胖	35 ~ 39.9
3 级肥胖	≥ 40

在 WHO 的定义中，肥胖被进一步划分为 1 ~ 3 级，有时被称为“中度”“严重”或“非常严重”。更常见的是，用“肥胖”来描述 BMI 介于 30 ~ 39.9 kg/m² 的患者，用“病态肥胖”来描述 BMI 为 40 ~ 49.9 kg/m² 的患者，以及用“超级肥胖”这个新术语来描述 BMI > 50 kg/m² 的患者（Sturm，2003）（表 8.2）。

表 8.2 肥胖症的描述性分类

描述	BMI（kg/m²）
肥胖	30 ~ 39.9
病态肥胖	40 ~ 49.9
超级肥胖	≥ 50

本章将利用后两组术语来与引用的研究保持一致。

在 2014 年调查的美国成年人中，35% 的男性和 40% 的女性属于肥胖（Flegal et al.，2016），预计到 2030 年，美国将增加 6500 万肥胖的成年人（Wang et al.，2011）。2010 年的一份报告估计，肥胖每年给美国经济带来的总花费超过 2150 亿美元，这一数据可能是健康体重成年人花费的 2 倍（Hammond et al.，2010）。事实上，对肥胖患者的护理可能占美国所有医疗费用的 21%（Cawley et al.，2012）。

已经有多个研究证实了肥胖人群发生膝关节 OA 的风险（Grotle et al.，2008；Mork et al.，2012；Sturmer et al.，2000）。这种风险在肥胖女性中增加了 3.87 倍，在肥胖男性中增加了 4.78 倍（Anderson et al.，1988）。此外，肥胖程度的不断增加可能带来其他风险。BMI ≥ 35 kg/m² 的患者与 BMI ≤ 25 kg/m² 的患者相比，进行关节置换术的时间早了 7 年（Gandhi et al.，2010）。

肥胖患者 OA 的发病机制是多因素的。从力学方面讲，在日常活动中，膝关节传递了体重的 2 ~ 5 倍的力量（Maquet et al.，1977）。在上下楼梯时，髌股关节上的反作用力是体重的 4 倍，下蹲时是体重的 8 倍（Reilly et al.，1972）。因此，这些压力在肥胖患者身上是叠加的，可以加速软骨的早期磨损和膝关节 OA 的发展。在分子水平上，脂肪组织可能会导致某些激素和生长因子的水平异常，从而影响软骨和软骨下骨并导致其退化。脂肪组织会释放脂肪因子，这种蛋白质和软骨的炎症反应与降解有关（Pottie et al.，2006）。此外，有研究在膝关节 OA 患者中观察到膝关节胰岛素样生长因子-1（IGF-1）水平升高（Lloyd et al.，1996），但是其他研究没有证实这种关联（Denko et al.，1990）。大量增多的促炎细胞因子也是研究的重点（Courties et al.，2019）。虽然本章并不讨论这些内容，但这些研究对于阐明脂肪的分子病理生理学及其对 OA 发展的影响是非常有价值的。

如果肥胖与膝关节 OA 的风险增加有关，那么减肥可以降低 OA 的风险，或至少减轻 OA 的症状。事实上，Framingham 研究报告指出，BMI 降低 2 个单位或更多，就会明显降低患 OA 的概率（Felson et al.，1992）。Messier 进行了一个前瞻性随机试验，结论是通过适当地控制饮食和运动来减肥，可明显改善患者报告的膝关节疼痛、功能和活动能力（Messier et al.，2004）。这项研究显示，在 18 个月的时间里，体重减轻 5% 可使功能改善 18%，而当饮食与运动相结合时，可使功能改善达到 24%。然而，尽管体重有所减轻，但是关节间隙在 X 线片上没有改变。手术辅助减肥为患有膝关节疼痛的肥胖症患者提供了希望。在一项实施垂直带状胃成形术的减肥前瞻性试验中，患者在术后 1 年平均减轻 44 kg，87% 的患者报告一个或多个关节的疼痛完全缓解（McGoey et al.，1990）。在这项研究中，57% 的患者在胃成形术前诉及膝关节疼痛，该数值在 1 年的随访中下降到 14%。有趣的是，研究者发现适度减肥（< 27.21 kg）的患者与减肥较多（> 44.9 kg）的患者相比没有区别，这表明减重可能存在阈值效应。第二个减肥手术研究发现，对那些自述膝关节疼痛但未被诊断为 OA 的患者而言，减肥是一种快速、可靠的方法，可以逆转 OA 的早期影像学改变（Abu-Abeid et al.，2005）。

8.2.2　生活方式因素

8.2.2.1　营养和饮食模式

在患有肌骨疾病的患者中，营养补充很常见，但其疗效存在争议。

一项研究报道，近 18% 的患者使用各种形式的膳食补充剂（Ficke et al.，2018）。研究人员对天然维生素补充剂进行了广泛的研究，但没有显示出令人满意的结果。其中，补充维生素 D 的证据是相互矛盾的。Felson 及其同事发现，维生素 D 状态与膝关节 OA 的关节间隙或软骨损伤的风险无关（Felson et al.，2007a），而 McAlindon 证明，低摄入量和低血清水平的维生素 D 都与膝关节 OA 进展风险增加有关（McAlindon et al.，1996）。同一研究还发现了一些其他证据，即维生素 C 可以减少软骨损失，并降低疾病进展的风险，但对是否发生 OA 没有影响。维生素 K 缺乏与影像学膝关节 OA 的风险增加有关（Misra et al.，2013），并且其他研究者认为维生素 K 依赖性蛋白的缺乏和膝关节 OA 的进展之间有一定的联系（Shea et al.，2015）。虽然已经进行了多项替代试验，但是没有任何研究证明膝关节 OA 患者明显受益。具体来说，对维生素 A（Canter et al.，2007）、维生素 C（Canter et al.，2007）、维生素 D（Diao et al.，2017）、维生素 E（Wluka et al.，2002）和硒（Canter et al.，2007）的替代试验，都报告了阴性的结果。因此，目前可用的证据并不支持用饮食补充来预防或治疗膝关节 OA。姜黄是最畅销的草药补充剂（Ficke et al.，2018），其主要成分是姜黄素（curcumalonga）。姜黄历来被用于治疗炎症，其作用机制是限制环氧化酶和脂氧化酶家族中的促炎酶及炎症转录因子核因子 κB（Aggarwal et al.，2009；Jurenka，2009）。一项对膝关节 OA 患者服用草药的前瞻性试验表明：炎症生化标志物减少，患者报告的关节功能改善，因此支持其作为一种有效的抗炎中草药（Belcaro et al.，2010）。

个别低质量的证据表明，任何特定的饮食都会影响膝关节 OA 的发生率。动物研究表明，橄榄油可能会减缓关节软骨的退化（Musumeci et al.，2013）。一项随访研究表明，遵循地中海饮食（橄榄油通常是主要成分）与膝关节 OA 发病率较低有关（Veronese et al.，2017）。较高的总脂肪和饱和脂肪酸摄入与膝关节 OA 进展相关，而单不饱和脂肪酸和多不饱和脂肪酸可以延缓其进展（Lu et al.，2017）。然而，目前饮食模式产生的影响很小，证据也非常有限。

8.2.2.2　吸烟和饮酒

吸烟可能与降低膝关节 OA 的风险有关，但必须对这一发现谨慎解释。一项荟萃分析报告显示，吸烟者患膝关节 OA 的相对风险为 0.80，对男性的影响比女性更明显（Kong et al.，2017）。Hui 和其同事也报告称吸烟者在任何关节处患 OA 的概率都较低，并提出了一个潜在的机制：可能是吸烟者往往比不吸烟者的 BMI 更低（Hui et al.，2011）。Leung 同样证明了烟龄和吸烟总量的增加与 TKA 风险的降低之间存在强烈的剂量依赖关系（Leung et al.，2014）。研究者认为，尼古丁可促进软骨细胞的增殖和胶原蛋白的合成。然而，对这些结果的解释应该非常谨慎，因为主要的结局衡量标准是患者对 TKA 的选择，例如，如果医师由于担心肺部并发症或伤口愈合问题而不想对吸烟者进行手术，那么有可能造成偏倚。

关于酒精对膝关节 OA 的影响，目前证据有限。一项研究报告称，饮用啤酒似乎会增加患髋关节和膝关节发生 OA 的风险，但饮用葡萄酒则会降低风险（Muthuri et al.，2015）。

8.2.2.3　运动和肌肉力量

运动对膝关节 OA 风险的影响是一个复杂的问

题。许多患者和医师推测长期、高强度的运动可能会有发展成 OA 的风险。虽然这看起来合理，但证据并不完全令人信服。事实上，对普通人群和休闲跑步者的多项研究发现，那些报告经常进行"适度"活动的人，患膝关节 OA 的风险并没有增加（Felson et al.，2007b；Hannan et al.，1993；Lane et al.，1993；McAlindon et al.，1999；Panush et al.，1995）。然而，其他比较剧烈的活动，特别是那些涉及大幅屈膝的活动，表现出与膝关节 OA 显著的相关性。在 Framingham 研究中发现，每天＞4 小时的"重度"活动会增加膝关节 OA 的概率（McAlindon et al.，1999）。也有研究发现，骑自行车和长期下蹲的人群患膝关节 OA 的风险更高（Dahaghin et al.，2009）。

> 因此，有关膝关节 OA 活动水平的假设可能并不准确，值得进一步研究，最好是能确定一个客观的阈值衡量标准，使医师能够指导患者的活动。

肌肉力量也可能在膝关节 OA 的发展过程中起作用。症状性膝关节 OA 患者表现为肌力下降，特别是股四头肌（Leyland et al.，2012；Murphy et al.，2008）。从既往研究看，这被认为是继发于 OA 的症状，进而导致活动水平降低和肌肉萎缩。然而，最近的研究表明，肌肉乏力症状早于膝关节 OA 的发病（Oiestad et al.，2010；Segal et al.，2010；Slemenda et al.，1998）。具体来说，膝关节伸膝装置无力会显著增加出现症状性 OA 的概率（Oiestad et al.，2015）。

> 因此，肌肉乏力可能是一个重要的可改变的危险因素，有助于减缓膝关节 OA 病情的发展。

一项文献系统综述阐述了关于膝关节 OA 患者活动水平的国际共识（Vignon et al.，2006）（表 8.3）。研究者认为，日常生活活动能力（activities of daily living，ADL）是膝关节 OA 的一个危险因素，并且风险随着这些活动的强度和持续时间的增加而增加。然而，支持的强度被列为中等，而且由于不能明确活动水平的阈值，限制了临床上对患者教育的作用。

8.2.2.4 职业

> 职业可能对膝关节 OA 的风险也有很大的影响。

Kwon 及其同事对 50 岁以上的男性按职业类型进行了分层研究（Kwon et al.，2019），职业分类如下。

- 白领（white collar，WC），包括经理、专业人士和上班族。
- 粉领（pink collar，PC），包括服务和销售人员。
- 蓝领（blue collar，BC），包括技术人员和设备或机器操作员。
- 农业综合企业和低层（agribusiness and low-level，AL），包括农业和渔业的熟练工人和低层的劳工。

其观察到：与 WC 相比，AL 和 BC 的工人患膝关节 OA 的风险最高。在 AL 职业中，影像学上严重的膝关节 OA 的风险最高，其次是 BC 职业。WC 职业似乎受膝关节 OA 和慢性膝关节疼痛的影响最小。这些结论支持膝关节 OA 的风险与职业相关的体力劳动程度有关。另一项职业研究发现，需要重复跪姿和下蹲的工作，包括采矿和木工，发生膝关节 OA 的概

表 8.3 关于膝关节 OA 患者活动水平的国际共识

参数（证据级别）	共识声明	建议
ADL（中等）	ADL 是膝关节 OA 的危险因素，随着强度和持续时间的延长而增加，但没有确定阈值	健康的受试者可以进行高水平的体力活动，前提是活动时无疼痛、不易受伤
结构性锻炼（高）	强化运动对久坐不动的膝关节 OA 患者的疼痛和功能改善有良好的效果，但还不能确定哪一种特定运动方式对疼痛和功能会产生更好的效果	建议对久坐不动的膝关节 OA 患者进行结构性锻炼
体育及娱乐活动（高）	运动是膝关节 OA 的危险因素，而且这种危险与暴露水平的强度和持续时间有关。然而，与运动相关的 OA 风险低于与创伤或肥胖相关的风险	OA 患者可以继续定期参加娱乐性体育活动，只要活动不会引起疼痛。

ADL：日常生活活动能力；OA：骨关节炎。

率更高（Maetzel et al.，1997）。职业运动员患膝关节 OA 的风险也增加，特别是足球运动员和举重运动员（Kujala et al.，1995）。然而，可能存在混淆因素，因为足球运动员的膝关节可能更容易受伤，这可能使其更容易患 PTA，而举重运动员可能更容易患膝关节 OA，因为其 BMI 较高，这在该人群中可能更常见。

此外，在 Vignon 及其同事对膝关节 OA 患者活动水平的系统性国际综述中还可得出 OA 与职业活动之间存在联系的结论（Vignon et al.，2006）。这项研究中有较高级别的证据证明，体力要求较高的工作与膝关节 OA 有关联。然而，研究者并没有清楚地描述导致 OA 的生物机械压力，这限制了研究结果对特定工作及相关活动的适用性。相反，其只是简单地得出应该避免产生与持续疼痛相关的工作活动的结论。

8.3 骨水泥型全膝关节置换术后不良预后的患者危险因素

骨水泥型 TKA 是治疗膝关节终末期关节炎的解决方案。据报道，在一系列假体设计中，25 年生存率为 82%（Evans et al.，2019）。

在一项具有里程碑意义的 TKA 术后效果研究中，Sharkey 及其同事通过 10 年随访确定了现代 TKA 假体失败的主要原因（Sharkey et al.，2014）。

在最初的 2 年中，感染是早期翻修的最常见原因。

2 年后，无菌性或非感染性松动是失败的主要方式，占翻修的 39.9%。晚期失败的其他原因包括感染（27.4%）、假体周围骨折（4.7%）和关节僵直（4.5%）。其他研究者也报道了类似的结果（Schroer et al.，2013）。虽然感染无疑是造成 TKA 失败的一个重要原因，但它超出了本章的范围，将在其他章节进行讨论。此处将着重研究那些导致骨水泥型 TKA 假体失败的非感染性因素，并简要讨论可能有助于改善功能结果和患者满意度的因素。

8.3.1 无菌性松动

通常认为无菌性松动是由于过多的磨损颗粒诱发炎症反应，进而引起破骨细胞的分化和巨噬细胞的产生，导致局部骨溶解，最终导致假体松动（Jiang et al.，2013）。无菌性松动是最终结果，其病因往往可能是多因素的。原因可能包括术前因素，如肥胖、术中力线不良或术后活动较多。

8.3.1.1 肥胖

大量研究试图证明肥胖对无菌性松动的影响，但结果却相互矛盾。多项研究支持肥胖与无菌性松动之间存在正相关（Foran et al.，2004a；Ritter et al.，2011；Schiffner et al.，2019）。与此同时，其他几项研究的结论恰恰相反（Chaudhry et al.，2019；Si et al.，2015）。

造成这种结论矛盾的根本原因是松动可能是受多因素影响的，至少在假体安装时会受到外科医师手术技术的影响。

直觉上讲，从肥胖患者身上可能很难确定其所接受的外科医师的手术技术。然而，即使在设计良好的研究中，这一混杂变量也很难被客观地测量。同样地，虽然已经证实无菌性松动是 10 年后翻修的主要原因（Sharkey et al.，2014），但这一原因在其他随访时间较短的研究中可能没有被充分反映。一些研究者主张在肥胖人群中进行骨水泥型 TKA 时，预防性地延长胫骨柄，以降低无菌性松动的风险，但在平均近 3 年的随访中，这并没有显示出对早期失败的显著改善（Steere et al.，2018）。

前面已经讲过减肥在减少膝关节 OA 发病率和相关症状方面的作用，这里值得讨论的是关节置换术前后减肥的作用。许多肥胖的患者认为膝关节疼痛是运动的障碍，也是减肥的障碍，这对外科医师来说是一个挑战。医学界普遍认为，患者在接受膝关节置换术后体重会下降，但一项为期 1 年随访的荟萃分析提供了有力的证明，期间这种情况实际上不会发生（Inacio et al.，2013）。此外，一项研究表明，在 12 个月的随访中，虽然 12.5% 的肥胖患者在关节置换术后达到了 5% 的临床显著体重减轻，但 21% 的患者实际上体重增加了。然而，一项随访超过 2 年的长期研究确实支持 TKA 术后体重在统计学意义上的显著下降，这表明 TKA 可能有助于减肥，但这些效果可能需要延长前一个研究的随访期才看得到（Duchman et al.，2014）。

此外，许多外科医师建议肥胖患者在择期关节置换术之前进行减肥手术。Springer 报道了这些患者的特点，指出有23%的转诊患者真正预约了减肥手术，但只有7%的患者在关节置换术前接受了减肥手术。这项研究的研究者提出了一个有趣的观点：一些外科医师认为，肥胖患者由于肌肉、骨骼的限制而无法减肥，因此，无论BMI如何，都应该对他们进行手术。然而，研究者指出其不赞同对其他无法控制的疾病进行手术，如糖尿病或开放伤，其可能会对肥胖采取类似的态度。Parvizi等报告了TKA前接受减肥手术患者的结果（Parvizi et al.，2000）。平均BMI从49 kg/m^{2}降至29 kg/m^2，从减肥手术到关节置换术的平均时间为23个月。在这项研究中，KSS评分在术后得到了显著改善，在平均3.7年的随访中，没有患者需要翻修。

> 研究者的结论是，病态肥胖伴严重OA的患者，如果因为肥胖而认为不适合做关节置换术，应考虑进行减肥手术。

8.3.1.2 力线不良

已经证明TKA后力线不良是翻修术的一个重要原因（Evans et al.，2019）。严重的力线不良可能由于关节的生物力学异常而导致早期失败，而轻微的力线不良可能由于假体-骨水泥或骨水泥-骨界面的异常应力而导致假体松动。术前内翻超过8°或外翻超过11°可以预测术后失败的风险增加（Ritter et al.，2013）。在使用传统器械的TKA患者中，术前肢体力线和BMI是术后肢体力线的重要预测因素（Estes et al.，2013）。一些研究表明，肥胖是术后力线不良的一个危险因素，也包括假体放置位置不佳等技术风险（Gaillard et al.，2017；Jarvenpaa et al.，2010），随着BMI的增加，内翻肢体力线不良的风险更高（Gaillard et al.，2017）。一项研究与这些结果相反，其发现TKA术后力线没有差别（Ojard et al.，2018）。一项在TKA中使用计算机导航的研究显示，与非肥胖者相比，肥胖患者的术后肢体力线没有差异，这表明计算机导航有潜在好处，可以帮助降低这一人群中力线不良的风险（Shetty et al.，2014）。

8.3.1.3 活动程度

由于活动量通常与膝关节OA的增加有关（也许是错误的观点），可假设活动量的增加会导致骨水泥型TKA的早期失败。在一项关于THA和TKA术后无菌性松动的荟萃分析中，Chierian及其同事发现活动量较大是THA术后松动的一个危险因素，但这在TKA术后并没有得到证实（Cherian et al.，2015）。Crawford等（2020）利用加州大学洛杉矶分校的活动量表报告：在控制了混杂因素后，与活动量较小的患者相比，活动量较大的患者在5年的小规模随访中实际上表现出更高的生存率。虽然这些发现试图反驳以往的结论，但为了确定这种趋势是否在随访中长时间存在，有必要进一步去研究。

8.3.2 功能和患者满意度

8.3.2.1 功能结果

虽然患者的功能结果不是TKA失败的客观原因，也可能不构成翻修手术发生的独立因素，但这些参数对评估TKA的结果仍然至关重要。

> TKA后的功能可能受术前和术后多种因素的影响。

有关性别的研究表明，女性在TKA时的术前功能评分一直低于男性，包括股四头肌肌力、6分钟步行测试、爬楼试验和WOMAC评分（Lingard et al.，2004；Mac-Donald et al.，2008；O'Connor 1846；Petterson et al.，2007）。女性患者在关节置换前后报告的疼痛程度也比男性严重（Lingard et al.，2004；Mac-Donald et al.，2008；Ritter et al.，2008），而且最终没有达到与男性相同的功能水平（Dalury et al.，2009；MacDonald et al.，2008；Ritter et al.，2008）。

与其他肥胖相关的因素和结果类似，TKA在肥胖人群中的功能结果也矛盾。Boyce等报告：在病态肥胖患者中，膝关节协会客观评分（knee society objective score，KSOS）和膝关节协会功能评分（knee society functional score，KSFS）在手术前后均较差（Boyce et al.，2019）。然而，在本研究中，肥胖患者与非肥胖患者相比，KSOS的平均改善程度是相同的。肥胖患者的WOMAC评分、SF-36简表（SF-36）和纽约特种外科医院问卷（Hospital for Special Surgery，HSS）评分也较低（Smith et al.，1992；Stickles et al.，2001）。KSS评分也许是使用最广泛的结果指标，但实际上有大量的争议。Foran和其同事表明，在80个月的随访中，与99%的非肥胖患者相比，只有80%的肥胖患者在术后的KSS评分超过80分（Foran et al.，2004a）。这些发现已在其他多项研究中得到确认（Collins et al.，2012；Foran et al.，2004a，b；Griffin et al.，1998；Jarvenpaa et al.，2012）。然而，几乎同等数量的研究报告称，肥胖和非肥胖患者的评分没有明显差异（Amin et al.，2006；Benjamin et al.，2001；BinAbd Razak et al.，2013；Deshmukh et al.，2002；Dewan et al.，2009；Hamoui et al.，2006；Issa et al.，2013）。因此无法得出明确的结论。

8.3.2.2　患者满意度

> 在假体设计、手术技术和围手术期疼痛管理等方面发生了多次更新，但是在一些研究中，TKA 后患者的不满意率高达 20%（Husain et al.，2015），而且在过去的几十年里，保持相对稳定。

结果显示患者满意度受并发症、心理健康状况、社会经济状况和种族的影响（Husain et al.，2015）。关于社会经济状况，与收入较高的患者相比，年收入低于 25 000 美元的患者对 TKA 结果的满意度较低，而且在 TKA 后更有可能出现功能受限（Barrack et al.，2014）。虽然以前讨论过女性患者容易出现影像学上的 OA 和症状性膝关节 OA，但男性患者和女性患者在 TKA 后的满意度上似乎没有明显的差异（O' Connor，1846）。最有趣的是，虽然已多次证明肥胖患者有多种并发症的风险、较差的功能结果及在 TKA 术后需要进行翻修手术风险，但多项研究表明，肥胖者和非肥胖者的满意度相当（Deshmukh et al.，2002；Ersozlu et al.，2008；Yeung et al.，2011）。

结论

膝关节 OA 是一种极其常见的疾病，每年影响着数百万患者。然而，正如本章所述，有多种患者自身因素和生活方式因素可以影响 OA 的发展。虽然有些因素，特别是肥胖，可能比其他因素起着更重要的作用，但个别患者的真正发病机制可能是多因素的，目前还不完全了解。同样地，TKA 是治疗终末期 OA 非常有效的手段，但假体的寿命、功能结果和满意度都可能受到众多患者因素的影响。笔者希望通过对这些混杂因素的概述，为医师提供一个为患者讲解的信息资源，并确定目前所掌握的信息间的差异，为未来的研究提供方向。

要点

- 女性比男性更容易受到膝关节 OA 的影响，也更容易受到不利的影响，这可能是激素暴露的问题。然而激素治疗的意义仍不清楚。
- 肥胖是膝关节 OA 明确的危险因素，肥胖患者在围手术期存在多种风险，即并发症、无菌性松动和较差的术后功能结果。减肥手术为患有症状性膝关节 OA 的肥胖患者提供了希望。
- 在预防或治疗膝关节 OA 方面，饮食和营养膳食补充的证据有限且质量较差。
- 运动和体育锻炼在对膝关节 OA 发展的影响方面显示出相互矛盾的结果。最大的风险与导致关节细微的反复创伤活动有关。
- 职业可能与膝关节 OA 相关，劳动强度大的职业风险更大。
- 尚未明确 TKA 后的活动量水平是否是无菌性松动的危险因素。
- TKA 后的满意度似乎与社会经济状况有关，但这些并未证明与其他危险因素有明确的关联。具体而言，尽管术前风险较高且功能评分较低，但性别和肥胖都没有术后满意度较差的表现。
- 骨水泥型 TKA 是治疗膝关节终末期关节炎的有效手段。在前 2 年，感染是早期翻修的最常见原因。

参考文献

（遵从原版图书著录格式）

Abu-Abeid S, Wishnitzer N, Szold A, Liebergall M, Manor O (2005) The influence of surgically-induced weight loss on the knee joint. Obes Surg 15(10):1437

Aggarwal BB, Sung B (2009) Pharmacological basis for the role of curcumin in chronic diseases: an age-old spice with modern targets. Trends Pharmacol Sci 30(2):85

Amin AK, Patton JT, Cook RE, Brenkel IJ (2006) Does obesity influence the clinical outcome at five years following total knee replacement for osteoarthritis? J Bone Joint Surg 88(3):335

Anderson JJ, Felson DT (1988) Factors associated with osteoarthritis of the knee in the first national Health and Nutrition Examination Survey (HANES I). Evidence for an association with overweight, race, and physical demands of work. Am J Epidemiol 128(1):179

Barrack RL, Ruh EL, Chen J, Lombardi AV Jr, Berend KR, Parvizi J, Della Valle CJ, Hamilton WG, Nunley RM (2014) Impact of socioeconomic factors on outcome of total knee arthroplasty. Clin Orthop Relat Res 472(1):86

Belcaro G, Cesarone MR, Dugall M, Pellegrini L, Ledda A, Grossi MG, Togni S, Appendino G (2010) Efficacy and safety of Meriva(R), a curcumin-phosphatidylcholine complex, during extended administration in osteoarthritis patients. Altern Med Rev 15(4):337

Benjamin J, Tucker T, Ballesteros P (2001) Is obesity a contraindication to bilateral total knee arthroplasties under one anesthetic? Clin Orthop Relat Res (392):190

Bin Abd Razak HR, Chong HC, Tan AH (2013) Obesity does not imply poor outcomes in Asians after total knee arthroplasty. Clin Orthop Relat Res 471(6):1957

Boyce L, Prasad A, Barrett M, Dawson-Bowling S, Millington S, Hanna SA, Achan P (2019) The outcomes of total knee arthroplasty in morbidly obese patients: a systematic review of the literature. Arch Orthop Trauma Surg 139(4):553

Canter PH, Wider B, Ernst E (2007) The antioxidant vitamins A, C, E and selenium in the treatment of arthritis: a systematic review of randomized clinical trials. Rheumatology (Oxford) 46(8):1223

Cawley J, Meyerhoefer C (2012) The medical care costs of obesity: an instrumental variables approach. J Health Econ 31(1):219

Chaudhry H, Ponnusamy K, Somerville L, McCalden RW, Marsh J, Vasarhelyi EM (2019) Revision rates and functional outcomes among severely, morbidly, and super-obese patients following primary total knee arthroplasty: a systematic review and meta-analysis. JBJS Rev 7(7):e9

Cherian JJ, Jauregui JJ, Banerjee S, Pierce T, Mont MA (2015) What host factors affect aseptic loosening after THA and TKA? Clin Orthop Relat Res 473(8):2700

Cicuttini FM, Baker JR, Spector TD (1996) The association of obesity with osteoarthritis of the hand and knee in women: a twin study. J Rheumatol 23(7):1221

Collins RA, Walmsley PJ, Amin AK, Brenkel IJ, Clayton RA (2012) Does obesity influence clinical outcome at nine years following total knee replacement? J Bone Joint Surg 94(10):1351

Courties A, Berenbaum F, Sellam J (2019) The phenotypic approach to osteoarthritis: a look at metabolic syndrome-associated osteoarthritis. Joint Bone Spine 86(6):725

Crawford DA, Adams JB, Hobbs GR, Berend KR, Lombardi AV Jr (2020) Higher activity level following total knee arthroplasty is not deleterious to mid-term implant survivorship. J Arthroplast 35(1):116

Dahaghin S, Tehrani-Banihashemi SA, Faezi ST, Jamshidi AR, Davatchi F (2009) Squatting, sitting on the floor, or cycling: are life-long daily activities risk factors for clinical knee osteoarthritis? Stage III results of a community-based study. Arthritis Rheum 61(10):1337

Dalury DF, Mason JB, Murphy JA, Adams MJ (2009) Analysis of the outcome in male and female patients using a unisex total knee replacement system. J Bone Joint Surg 91(3):357

Denko CW, Boja B, Moskowitz RW (1990) Growth promoting peptides in osteoarthritis: insulin, insulin-like growth factor-1, growth hormone. J Rheumatol 17(9):1217

Deshmukh RG, Hayes JH, Pinder IM (2002) Does body weight influence outcome after total knee arthroplasty? A 1-year analysis. J Arthroplast 17(3):315

Dewan A, Bertolusso R, Karastinos A, Conditt M, Noble PC, Parsley BS (2009) Implant durability and knee function after total knee arthroplasty in the morbidly obese patient. J Arthroplast 24(6 Suppl):89

Diao N, Yang B, Yu F (2017) Effect of vitamin D supplementation on knee osteoarthritis: a systematic review and meta-analysis of randomized clinical trials. Clin Biochem 50(18):1312

Duchman KR, Gao Y, Phisitkul P (2014) Effects of total knee and hip arthroplasty on body weight. Orthopedics 37(3):e278

Ersozlu S, Akkaya T, Ozgur AF, Sahin O, Senturk I, Tandogan R (2008) Bilateral staged total knee arthroplasty in obese patients. Arch Orthop Trauma Surg 128(2):143

Estes CS, Schmidt KJ, McLemore R, Spangehl MJ, Clarke HD (2013) Effect of body mass index on limb alignment after total knee arthroplasty. J Arthroplast 28(8 Suppl):101

Evans JT, Walker RW, Evans JP, Blom AW, Sayers A, Whitehouse MR (2019) How long does a knee replacement last? A systematic review and meta-analysis of case series and national registry reports with more than 15 years of follow-up. Lancet 393(10172):655

Felson DT, Naimark A, Anderson J, Kazis L, Castelli W, Meenan RF (1987) The prevalence of knee osteoarthritis in the elderly. The Framingham Osteoarthritis Study. Arthritis Rheum 30(8):914

Felson DT, Zhang Y, Anthony JM, Naimark A, Anderson JJ (1992) Weight loss reduces the risk for symptomatic knee osteoarthritis in women. The Framingham Study. Ann Intern Med 116(7):535

Felson DT, Gale DR, Elon Gale M, Niu J, Hunter DJ, Goggins J, Lavalley MP (2005) Osteophytes and progression of knee osteoarthritis. Rheumatology (Oxford) 44(1):100

Felson DT, Niu J, Clancy M, Aliabadi P, Sack B, Guermazi A, Hunter DJ, Amin S, Rogers G, Booth SL (2007a) Low levels of vitamin D and worsening of knee osteoarthritis: results of two longitudinal studies. Arthritis Rheum 56(1):129

Felson DT, Niu J, Clancy M, Sack B, Aliabadi P, Zhang Y (2007b) Effect of recreational physical activities on the development of knee osteoarthritis in older adults of different weights: the Framingham Study. Arthritis Rheum 57(1):6

Ficke JR, Moroski NM, Ross SD, Gupta R (2018) Integrative medicine as an adjunct to orthopaedic surgery. J Am Acad Orthop Surg 26(2):58

Flegal KM, Kruszon-Moran D, Carroll MD, Fryar CD, Ogden CL (2016) Trends in obesity among adults in the United States, 2005 to 2014. JAMA 315(21):2284

Foran JR, Mont MA, Etienne G, Jones LC, Hungerford DS (2004a) The outcome of total knee arthroplasty in obese patients. J Bone Joint Surg Am 86(8):1609

Foran JR, Mont MA, Rajadhyaksha AD, Jones LC, Etienne G, Hungerford DS (2004b) Total knee arthroplasty in obese patients: a comparison with a matched control group. J Arthroplast 19(7):817

Gaillard R, Cerciello S, Lustig S, Servien E, Neyret P (2017) Risk factors for tibial implant malpositioning in total knee arthrosplasty-consecutive series of one thousand, four hundred and seventeen cases. Int Orthop 41(4):749

Gandhi R, Wasserstein D, Razak F, Davey JR, Mahomed NN (2010) BMI independently predicts younger age at hip and knee replacement. Obesity 18(12):2362

Gonzalez A, Valdes AM (2018) Big data boost for osteoarthritis genetics. Nat Rev Rheumatol 14(7):387

Griffin FM, Scuderi GR, Insall JN, Colizza W (1998) Total knee arthroplasty in patients who were obese with 10 years followup. Clin Orthop Relat Res (356):28

Grotle M, Hagen KB, Natvig B, Dahl FA, Kvien TK (2008) Obesity and osteoarthritis in knee, hip and/or hand: an epidemiological study in the general population with 10 years follow-up. BMC Musculoskelet Disord 9:132

Hammond RA, Levine R (2010) The economic impact of obesity in the United States. Diabetes Metab Syndr Obes 3:285

Hamoui N, Kantor S, Vince K, Crookes PF (2006) Long-term outcome of total knee replacement: does obesity matter? Obes Surg 16(1):35

Hannan MT, Felson DT, Anderson JJ, Naimark A (1993) Habitual physical activity is not associated with knee osteoarthritis: the Framingham Study. J Rheumatol 20(4):704

Harman SM, Metter EJ, Tobin JD, Pearson J, Blackman MR (2001) Longitudinal effects of aging on serum total and free testosterone levels in healthy men. Baltimore Longitudinal Study of Aging. J Clin Endocrinol Metab 86(2):724

Herzberg SD, Motu'apuaka ML, Lambert W, Fu R, Brady J, Guise JM (2017) The effect of menstrual cycle and contraceptives on ACL injuries and laxity: a systematic review and meta-analysis. Orthop J Sports Med 5(7). https://doi.org/10.1177/2325967117718781

Hiligsmann M, Cooper C, Arden N, Boers M, Branco JC, Luisa Brandi M, Bruyere O, Guillemin F, Hochberg MC, Hunter DJ, Kanis JA, Kvien TK, Laslop A, Pelletier JP, Pinto D, Reiter-Niesert S, Rizzoli R, Rovati LC, Severens JL, Silverman S, Tsouderos Y, Tugwell P, Reginster JY (2013) Health economics in the field of osteoarthritis: an expert's consensus paper from the European Society for Clinical and Economic Aspects of Osteoporosis and Osteoarthritis (ESCEO). Semin Arthritis Rheum 43(3):303

Hui M, Doherty M, Zhang W (2011) Does smoking protect against osteoarthritis? Meta-analysis of observational studies. Ann Rheum Dis 70(7):1231

Husain A, Lee GC (2015) Establishing realistic patient expectations following total knee arthroplasty. J Am Acad Orthop Surg 23(12):707

Hussain SM, Wang Y, Giles GG, Graves S, Wluka AE, Cicuttini FM (2018) Female reproductive and hormonal factors and incidence of primary total knee arthroplasty due to osteoarthritis. Arthritis Rheumatol 70(7):1022

Inacio MC, Kritz-Silverstein D, Paxton EW, Fithian DC (2013) Do patients lose weight after joint arthroplasty surgery? A systematic review. Clin Orthop Relat Res 471(1):291

Issa K, Pivec R, Kapadia BH, Shah T, Harwin SF, Delanois RE, Mont MA (2013) Does obesity affect the outcomes of primary total knee arthroplasty? J Knee Surg 26(2):89

James PT, Leach R, Kalamara E, Shayeghi M (2001) The worldwide obesity epidemic. Obes Res 9(Suppl 4):228s

Jarvenpaa J, Kettunen J, Kroger H, Miettinen H (2010) Obesity may impair the early outcome of total knee arthroplasty. Scand J Surg 99(1):45

Jarvenpaa J, Kettunen J, Soininvaara T, Miettinen H, Kroger H (2012) Obesity has a negative impact on clinical outcome after total knee arthroplasty. Scand J Surg 101(3):198

Jiang Y, Jia T, Wooley PH, Yang SY (2013) Current research in the pathogenesis of aseptic implant loosening associated with particulate wear debris. Acta Orthop Belg 79(1):1

Jurenka JS (2009) Anti-inflammatory properties of curcumin, a major constituent of Curcuma longa: a review of preclinical and clinical research. Altern Med Rev 14(2):141

Kerkhof HJ, Lories RJ, Meulenbelt I, Jonsdottir I, Valdes AM, Arp P, Ingvarsson T, Jhamai M, Jonsson H, Stolk L, Thorleifsson G, Zhai G, Zhang F, Zhu Y, van der Breggen R, Carr A, Doherty M, Doherty S, Felson DT, Gonzalez A, Halldorsson BV, Hart DJ, Hauksson VB, Hofman A, Ioannidis JP, Kloppenburg M, Lane NE, Loughlin J, Luyten FP, Nevitt MC, Parimi N, Pols HA, Rivadeneira F, Slagboom EP, Styrkarsdottir U, Tsezou A, van de Putte T, Zmuda J, Spector TD, Stefansson K, Uitterlinden AG, van Meurs JB (2010) A genome-wide association study identifies an osteoarthritis susceptibility locus on chromosome 7q22. Arthritis Rheum 62(2):499

Kong L, Wang L, Meng F, Cao J, Shen Y (2017) Association between smoking and risk of knee osteoarthritis: a systematic review and meta-analysis. Osteoarthr Cartil 25(6):809

Kujala UM, Kettunen J, Paananen H, Aalto T, Battie MC, Impivaara O, Videman T, Sarna S (1995) Knee osteoarthritis in former runners, soccer players, weight lifters, and shooters. Arthritis Rheum 38(4):539

Kwon S, Kim W, Yang S, Choi KH (2019) Influence of the type of occupation on osteoarthritis of the knee in men: the Korean National Health and Nutrition Examination Survey 2010–2012. J Occup Health 61(1):54

Lane NE, Michel B, Bjorkengren A, Oehlert J, Shi H, Bloch DA, Fries JF (1993) The risk of osteoarthritis with running and aging: a 5-year longitudinal study. J Rheumatol 20(3):461

Leung YY, Ang LW, Thumboo J, Wang R, Yuan JM, Koh WP (2014) Cigarette smoking and risk of total knee replacement for severe osteoarthritis among Chinese in Singapore--the Singapore Chinese health study. Osteoarthr Cartil 22(6):764

Leung YY, Talaei M, Ang LW, Yuan JM, Koh WP (2019) Reproductive factors and risk of total knee replacement due to severe knee osteoarthritis in women, the Singapore Chinese Health Study. Osteoarthr Cartil 27(8):1129

Leyland KM, Hart DJ, Javaid MK, Judge A, Kiran A, Soni A, Goulston LM, Cooper C, Spector TD, Arden NK (2012) The natural history of radiographic knee osteoarthritis: a fourteen-year population-based cohort study. Arthritis Rheum 64(7):2243

Lingard EA, Katz JN, Wright EA, Sledge CB (2004) Predicting the outcome of total knee arthroplasty. J Bone Joint Surg Am 86(10):2179

Liu B, Balkwill A, Cooper C, Roddam A, Brown A, Beral V (2009) Reproductive history, hormonal factors and the incidence of hip and knee replacement for osteoarthritis in middle-aged women. Ann Rheum Dis 68(7):1165

Lloyd ME, Hart DJ, Nandra D, McAlindon TE, Wheeler M, Doyle DV, Spector TD (1996) Relation between insulin-like growth factor-I concentrations, osteoarthritis, bone density, and fractures in the general population: the Chingford study. Ann Rheum Dis 55(12):870

Lu B, Driban JB, Xu C, Lapane KL, McAlindon TE, Eaton CB (2017) Dietary fat intake and radiographic progression of knee osteoarthritis: data from the osteoarthritis initiative. Arthritis Care Res 69(3):368

MacDonald SJ, Charron KD, Bourne RB, Naudie DD, McCalden RW, Rorabeck CH (2008) The John Insall Award: gender-specific total knee replacement: prospectively collected clinical outcomes. Clin Orthop Relat Res 466(11):2612

Maetzel A, Makela M, Hawker G, Bombardier C (1997) Osteoarthritis of the hip and knee and mechanical occupational exposure–a systematic overview of the evidence. J Rheumatol 24(8):1599

Maquet PG, Pelzer GA (1977) Evolution of the maximum stress in osteo-arthritis of the knee. J Biomech 10(2):107

March LM, Bachmeier CJ (1997) Economics of osteoarthritis: a global perspective. Baillieres Clin Rheumatol 11(4):817

McAlindon TE, Felson DT, Zhang Y, Hannan MT, Aliabadi P, Weissman B, Rush D, Wilson PW, Jacques P (1996) Relation of dietary intake and serum levels of vitamin D to progression of osteoarthritis of the knee among participants in the Framingham Study. Ann Intern Med 125(5):353

McAlindon TE, Wilson PW, Aliabadi P, Weissman B, Felson DT (1999) Level of physical activity and the risk of radiographic and symptomatic knee osteoarthritis in the elderly: the Framingham study. Am J Med 106(2):151

McGoey BV, Deitel M, Saplys RJ, Kliman ME (1990) Effect of weight loss on musculoskeletal pain in the morbidly obese. J Bone Joint Surg 72(2):322

McWilliams DF, Doherty S, Maciewicz RA, Muir KR, Zhang W, Doherty M (2010) Self-reported knee and foot alignments in early adult life and risk of osteoarthritis. Arthritis Care Res 62(4):489

Messier SP, Loeser RF, Miller GD, Morgan TM, Rejeski WJ, Sevick MA, Ettinger WH Jr, Pahor M, Williamson JD (2004) Exercise and dietary weight loss in overweight and obese older adults with knee osteoarthritis: the Arthritis, Diet, and Activity Promotion Trial. Arthritis Rheum 50(5):1501

Misra D, Booth SL, Tolstykh I, Felson DT, Nevitt MC, Lewis CE, Torner J, Neogi T (2013) Vitamin K deficiency is associated with incident knee osteoarthritis. Am J Med 126(3):243

Mork PJ, Holtermann A, Nilsen TI (2012) Effect of body mass index and physical exercise on risk of knee and hip osteoarthritis: longitudinal data from the Norwegian HUNT Study. J Epidemiol Community Health 66(8):678

Murphy L, Schwartz TA, Helmick CG, Renner JB, Tudor G, Koch G, Dragomir A, Kalsbeek WD, Luta G, Jordan JM (2008) Lifetime risk of symptomatic knee osteoarthritis. Arthritis Rheum 59(9):1207

Musumeci G, Trovato FM, Pichler K, Weinberg AM, Loreto C, Castrogiovanni P (2013) Extra-virgin olive oil diet and mild physical activity prevent cartilage degeneration in an osteoarthritis model: an in vivo and in vitro study on lubricin expression. J Nutr Biochem 24(12):2064

Muthuri SG, Zhang W, Maciewicz RA, Muir K, Doherty M (2015) Beer and wine consumption and risk of knee or hip osteoarthritis: a case control study. Arthritis Res Ther 17:23

O'Connor MI (2011) Implant survival, knee function, and pain relief after TKA: are there differences between men and women? Clin Orthop Relat Res 469(7):1846

O'Neill TW, McCabe PS, McBeth J (2018) Update on the epidemiology, risk factors and disease outcomes of osteoarthritis. Best Pract Res Clin Rheumatol 32(2):312

Oiestad BE, Holm I, Gunderson R, Myklebust G, Risberg MA

(2010) Quadriceps muscle weakness after anterior cruciate ligament reconstruction: a risk factor for knee osteoarthritis? Arthritis Care Res 62(12):1706

Oiestad BE, Juhl CB, Eitzen I, Thorlund JB (2015) Knee extensor muscle weakness is a risk factor for development of knee osteoarthritis. A systematic review and meta-analysis. Osteoarthr Cartil 23(2):171

Ojard C, Habashy A, Meyer M, Chimento G, Ochsner JL (2018) Effect of obesity on component alignment in total knee arthroplasty. Ochsner J 18(3):226

Panoutsopoulou K, Zeggini E (2013) Advances in osteoarthritis genetics. J Med Genet 50(11):715

Panush RS, Hanson CS, Caldwell JR, Longley S, Stork J, Thoburn R (1995) Is running associated with osteoarthritis? An eight-year follow-up study. J Clin Rheumatol 1(1):35

Parvizi J, Trousdale RT, Sarr MG (2000) Total joint arthroplasty in patients surgically treated for morbid obesity. J Arthroplast 15(8):1003

Petterson SC, Raisis L, Bodenstab A, Snyder-Mackler L (2007) Disease-specific gender differences among total knee arthroplasty candidates. J Bone Joint Surg Am 89(11):2327

Pottie P, Presle N, Terlain B, Netter P, Mainard D, Berenbaum F (2006) Obesity and osteoarthritis: more complex than predicted! Ann Rheum Dis 65(11):1403

Price AJ, Alvand A, Troelsen A, Katz JN, Hooper G, Gray A, Carr A, Beard D (2018) Knee replacement. Lancet 392(10158):1672

Reilly DT, Martens M (1972) Experimental analysis of the quadriceps muscle force and patello-femoral joint reaction force for various activities. Acta Orthop Scand 43(2):126

Ritter MA, Wing JT, Berend ME, Davis KE, Meding JB (2008) The clinical effect of gender on outcome of total knee arthroplasty. J Arthroplast 23(3):331

Ritter MA, Davis KE, Meding JB, Pierson JL, Berend ME, Malinzak RA (2011) The effect of alignment and BMI on failure of total knee replacement. J Bone Joint Surg Am 93(17):1588

Ritter MA, Davis KE, Davis P, Farris A, Malinzak RA, Berend ME, Meding JB (2013) Preoperative malalignment increases risk of failure after total knee arthroplasty. J Bone Joint Surg Am 95(2):126

Schiffner E, Latz D, Thelen S, Grassmann JP, Karbowski A, Windolf J, Jungbluth P, Schneppendahl J (2019) Aseptic loosening after THA and TKA – do gender, tobacco use and BMI have an impact on implant survival time? J Orthop 16(3):269

Schroer WC, Berend KR, Lombardi AV, Barnes CL, Bolognesi MP, Berend ME, Ritter MA, Nunley RM (2013) Why are total knees failing today? Etiology of total knee revision in 2010 and 2011. J Arthroplast 28(8 Suppl):116

Segal NA, Glass NA, Felson DT, Hurley M, Yang M, Nevitt M, Lewis CE, Torner JC (2010) Effect of quadriceps strength and proprioception on risk for knee osteoarthritis. Med Sci Sports Exerc 42(11):2081

Sharkey PF, Lichstein PM, Shen C, Tokarski AT, Parvizi J (2014) Why are total knee arthroplasties failing today--has anything changed after 10 years? J Arthroplast 29(9):1774

Sharma L, Song J, Dunlop D, Felson D, Lewis CE, Segal N, Torner J, Cooke TD, Hietpas J, Lynch J, Nevitt M (2010) Varus and valgus alignment and incident and progressive knee osteoarthritis. Ann Rheum Dis 69(11):1940

Shea MK, Kritchevsky SB, Hsu FC, Nevitt M, Booth SL, Kwoh CK, McAlindon TE, Vermeer C, Drummen N, Harris TB, Womack C, Loeser RF (2015) The association between vitamin K status and knee osteoarthritis features in older adults: the health. Aging and Body Composition Study. Osteoarthr Cartil 23(3):370

Shetty GM, Mullaji AB, Bhayde S, Lingaraju AP (2014) No effect of obesity on limb and component alignment after computer-assisted total knee arthroplasty. Knee 21(4):862

Si HB, Zeng Y, Shen B, Yang J, Zhou ZK, Kang PD, Pei FX (2015) The influence of body mass index on the outcomes of primary total knee arthroplasty. Knee Surg Sports Traumatol Arthrosc 23(6):1824

Slemenda C, Heilman DK, Brandt KD, Katz BP, Mazzuca SA, Braunstein EM, Byrd D (1998) Reduced quadriceps strength relative to body weight: a risk factor for knee osteoarthritis in women? Arthritis Rheum 41(11):1951

Smith BE, Askew MJ, Gradisar IA Jr, Gradisar JS, Lew MM (1992) The effect of patient weight on the functional outcome of total knee arthroplasty. Clin Orthop Relat Res (276):237–244

Spector TD, Cicuttini F, Baker J, Loughlin J, Hart D (1996) Genetic influences on osteoarthritis in women: a twin study. BMJ 312(7036):940

Spector TD, Nandra D, Hart DJ, Doyle DV (1997) Is hormone replacement therapy protective for hand and knee osteoarthritis in women? The Chingford Study. Ann Rheum Dis 56(7):432

Steere JT, Sobieraj MC, DeFrancesco CJ, Israelite CL, Nelson CL, Kamath AF (2018) Prophylactic tibial stem fixation in the obese: comparative early results in primary total knee arthroplasty. Knee Surg Relat Res 30(3):227

Stickles B, Phillips L, Brox WT, Owens B, Lanzer WL (2001) Defining the relationship between obesity and total joint arthroplasty. Obes Res 9(3):219

Sturm R (2003) Increases in clinically severe obesity in the United States, 1986–2000. Arch Intern Med 163(18):2146

Sturmer T, Gunther KP, Brenner H (2000) Obesity, overweight and patterns of osteoarthritis: the Ulm Osteoarthritis Study. J Clin Epidemiol 53(3):307

Veronese N, Stubbs B, Noale M, Solmi M, Luchini C, Smith TO, Cooper C, Guglielmi G, Reginster JY, Rizzoli R, Maggi S (2017) Adherence to a Mediterranean diet is associated with lower prevalence of osteoarthritis: data from the osteoarthritis initiative. Clin Nutr 36(6):1609

Vignon E, Valat JP, Rossignol M, Avouac B, Rozenberg S, Thoumie P, Avouac J, Nordin M, Hilliquin P (2006) Osteoarthritis of the knee and hip and activity: a systematic international review and synthesis (OASIS). Joint Bone Spine 73(4):442

Vos T, Flaxman AD, Naghavi M, Lozano R, Michaud C, Ezzati M, Shibuya K, Salomon JA, Abdalla S, Aboyans V, Abraham J, Ackerman I, Aggarwal R, Ahn SY, Ali MK, Alvarado M, Anderson HR, Anderson LM, Andrews KG, Atkinson C, Baddour LM, Bahalim AN, Barker-Collo S, Barrero LH, Bartels DH, Basanez MG, Baxter A, Bell ML, Benjamin EJ, Bennett D, Bernabe E, Bhalla K, Bhandari B, Bikbov B, Bin Abdulhak A, Birbeck G, Black JA, Blencowe H, Blore JD, Blyth F, Bolliger I, Bonaventure A, Boufous S, Bourne R, Boussinesq M, Braithwaite T, Brayne C, Bridgett L, Brooker S, Brooks P, Brugha TS, Bryan-Hancock C, Bucello C, Buchbinder R, Buckle G, Budke CM, Burch M, Burney P, Burstein R, Calabria B, Campbell B, Canter CE, Carabin H, Carapetis J, Carmona L, Cella C, Charlson F, Chen H, Cheng AT, Chou D, Chugh SS, Coffeng LE, Colan SD, Colquhoun S, Colson KE, Condon J, Connor MD, Cooper LT, Corriere M, Cortinovis M, de Vaccaro KC, Couser W, Cowie BC, Criqui MH, Cross M, Dabhadkar KC, Dahiya M, Dahodwala N, Damsere-Derry J, Danaei G, Davis A, De Leo D, Degenhardt L, Dellavalle R, Delossantos A, Denenberg J, Derrett S, Des Jarlais DC, Dharmaratne SD, Dherani M, Diaz-Torne C, Dolk H, Dorsey ER, Driscoll T, Duber H, Ebel B, Edmond K, Elbaz A, Ali SE, Erskine H, Erwin PJ, Espindola P, Ewoigbokhan SE, Farzadfar F, Feigin V, Felson DT, Ferrari A, Ferri CP, Fevre EM, Finucane MM, Flaxman S, Flood L, Foreman K, Forouzanfar MH, Fowkes FG, Franklin R, Fransen M, Freeman MK, Gabbe BJ, Gabriel SE, Gakidou E, Ganatra HA, Garcia B, Gaspari F, Gillum RF, Gmel G, Gosselin R, Grainger R, Groeger J, Guillemin F, Gunnell D, Gupta R, Haagsma J, Hagan H, Halasa YA, Hall W, Haring D, Haro JM, Harrison JE, Havmoeller R, Hay RJ, Higashi H, Hill C, Hoen B, Hoffman H, Hotez PJ, Hoy D, Huang JJ, Ibeanusi SE, Jacobsen KH, James SL, Jarvis D, Jasrasaria R, Jayaraman S, Johns N, Jonas JB, Karthikeyan G, Kassebaum N, Kawakami N, Keren A, Khoo JP, King CH, Knowlton LM, Kobusingye O, Koranteng A, Krishnamurthi R, Lalloo R, Laslett LL, Lathlean T, Leasher JL, Lee YY, Leigh J, Lim SS, Limb E, Lin JK, Lipnick M, Lipshultz SE, Liu W, Loane M, Ohno SL, Lyons R, Ma J, Mabweijano J, MacIntyre

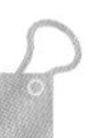

MF, Malekzadeh R, Mallinger L, Manivannan S, Marcenes W, March L, Margolis DJ, Marks GB, Marks R, Matsumori A, Matzopoulos R, Mayosi BM, McAnulty JH, McDermott MM, McGill N, McGrath J, Medina-Mora ME, Meltzer M, Mensah GA, Merriman TR, Meyer AC, Miglioli V, Miller M, Miller TR, Mitchell PB, Mocumbi AO, Moffitt TE, Mokdad AA, Monasta L, Montico M, Moradi-Lakeh M, Moran A, Morawska L, Mori R, Murdoch ME, Mwaniki MK, Naidoo K, Nair MN, Naldi L, Narayan KM, Nelson PK, Nelson RG, Nevitt MC, Newton CR, Nolte S, Norman P, Norman R, O'Donnell M, O'Hanlon S, Olives C, Omer SB, Ortblad K, Osborne R, Ozgediz D, Page A, Pahari B, Pandian JD, Rivero AP, Patten SB, Pearce N, Padilla RP, Perez-Ruiz F, Perico N, Pesudovs K, Phillips D, Phillips MR, Pierce K, Pion S, Polanczyk GV, Polinder S, Pope CA, Popova S, Porrini E, Pourmalek F, Prince M, Pullan RL, Ramaiah KD, Ranganathan D, Razavi H, Regan M, Rehm JT, Rein DB, Remuzzi G, Richardson K, Rivara FP, Roberts T, Robinson C, De Leon FR, Ronfani L, Room R, Rosenfeld LC, Rushton L, Sacco RL, Saha S, Sampson U, Sanchez-Riera L, Sanman E, Schwebel DC, Scott JG, Segui-Gomez M, Shahraz S, Shepard DS, Shin H, Shivakoti R, Singh D, Singh GM, Singh JA, Singleton J, Sleet DA, Sliwa K, Smith E, Smith JL, Stapelberg NJ, Steer A, Steiner T, Stolk WA, Stovner LJ, Sudfeld C, Syed S, Tamburlini G, Tavakkoli M, Taylor HR, Taylor JA, Taylor WJ, Thomas B, Thomson WM, Thurston GD, Tleyjeh IM, Tonelli M, Towbin JA, Truelsen T, Tsilimbaris MK, Ubeda C, Undurraga EA, van der Werf MJ, van Os J, Vavilala MS, Venketasubramanian N, Wang M, Wang W, Watt K, Weatherall DJ, Weinstock MA, Weintraub R, Weisskopf MG, Weissman MM, White RA, Whiteford H, Wiersma ST, Wilkinson JD, Williams HC, Williams SR, Witt E, Wolfe F, Woolf AD, Wulf S, Yeh PH, Zaidi AK, Zheng ZJ, Zonies D, Lopez AD, Murray CJ, AlMazroa MA, Memish ZA (2012) Years lived with disability (YLDs) for 1160 sequelae of 289 diseases and injuries 1990-2010: a systematic analysis for the Global Burden of Disease Study 2010. Lancet 380(9859):2163

Wang YC, McPherson K, Marsh T, Gortmaker SL, Brown M (2011) Health and economic burden of the projected obesity trends in the USA and the UK. Lancet 378(9793):815

Wise BL, Niu J, Zhang Y, Felson DT, Bradley LA, Segal N, Keysor J, Nevitt M, Lane NE (2013) The association of parity with osteoarthritis and knee replacement in the multicenter osteoarthritis study. Osteoarthr Cartil 21(12):1849

Wluka AE, Stuckey S, Brand C, Cicuttini FM (2002) Supplementary vitamin E does not affect the loss of cartilage volume in knee osteoarthritis: a 2 year double blind randomized placebo controlled study. J Rheumatol 29(12):2585

Yeung E, Jackson M, Sexton S, Walter W, Zicat B, Walter W (2011) The effect of obesity on the outcome of hip and knee arthroplasty. Int Orthop 35(6):929

Zengini E, Hatzikotoulas K, Tachmazidou I, Steinberg J, Hartwig FP, Southam L, Hackinger S, Boer CG, Styrkarsdottir U, Gilly A, Suveges D, Killian B, Ingvarsson T, Jonsson H, Babis GC, McCaskie A, Uitterlinden AG, van Meurs JBJ, Thorsteinsdottir U, Stefansson K, Davey Smith G, Wilkinson JM, Zeggini E (2018) Genome-wide analyses using UK Biobank data provide insights into the genetic architecture of osteoarthritis. Nat Genet 50(4):549

（许嘉文　张斌飞　许　鹏）

第9章

生活方式和全膝关节置换术的危险因素：南非视角

Zia Maharaj and Jurek Rafal Tomasz Pietrzak

9.1 引言

TKA 是世界上最常见的关节置换手术。仅在 2018 年，英国就进行了约 10 万例 TKA 手术，而美国进行了 15.5 万例 TKA 手术（National Joint Registry 16th Annual Report，2019；AAOS et al.，2018）。TKA 的需求量还在上升，预计到 2030 年，仅美国每年就将达到 126 万例，增幅达 85%（Sloan et al.，2018）。

> 在 60 岁以下的人群中，对 TKA 的需求不成比例地增加，这说明年轻人群的人口结构正在发生变化（Jain et al.，2005）。

2008 年英国和美国分别进行了 7733 例和 17921 例 TKA 翻修。全球范围内，早期 TKA 翻修最常见的原因是 PJI。事实上，对于美国 63.2% 的患者来说，PJI 是在初次置换后 3 个月内行翻修手术的原因（National Joint Registry 16th Annual Report，2019；AAOS et al.，2018）。

有些与生活方式有关的危险因素会对结果产生不利影响，包括以下几种。

- 初次置换年龄。
- 吸烟。
- 营养状况。

> 年轻患者人群的早期翻修发生率最高（National Joint Registry 16th Annual Report，2019；AAOS et al.，2018）。

在美国，与老年患者群体相比，50 岁以下的患者在 TKA 术后早期翻修的发生率最高（$P < 0.000\,1$）（AAOS et al.，2018）。英国也有类似的发现，年轻男性患者在初次 TKA 手术后 1 年内翻修的风险最高（National Joint Registry 16th Annual Report，2019）。此外，初次 TKA 的年龄与早期翻修风险之间存在负相关（图 9.1）。与从不吸烟的患者相比，吸烟患者翻修 TKA 的风险为前者的 1.3 倍（AAOS et al.，2018）。与营养状况正常的患者相比，营养不良患者再住院和翻修的风险要高 2 ~ 4.5 倍（Carli et al.，2019；Kamath et al.，2016）。

由于术后并发症，TKA 后翻修给患者和医疗系统都造成了巨大的负担。

> 营养不良患者所消耗的医院资源是普通患者的 3 倍。这导致仅在美国，每年的费用就高达 110 亿美元（Carli et al.，2019；Tappenden et al.，2013）。

与健康对照组患者相比，由营养不足导致的术后并发症使每个患者多花费 3875 美元（Bala et al.，2020）。

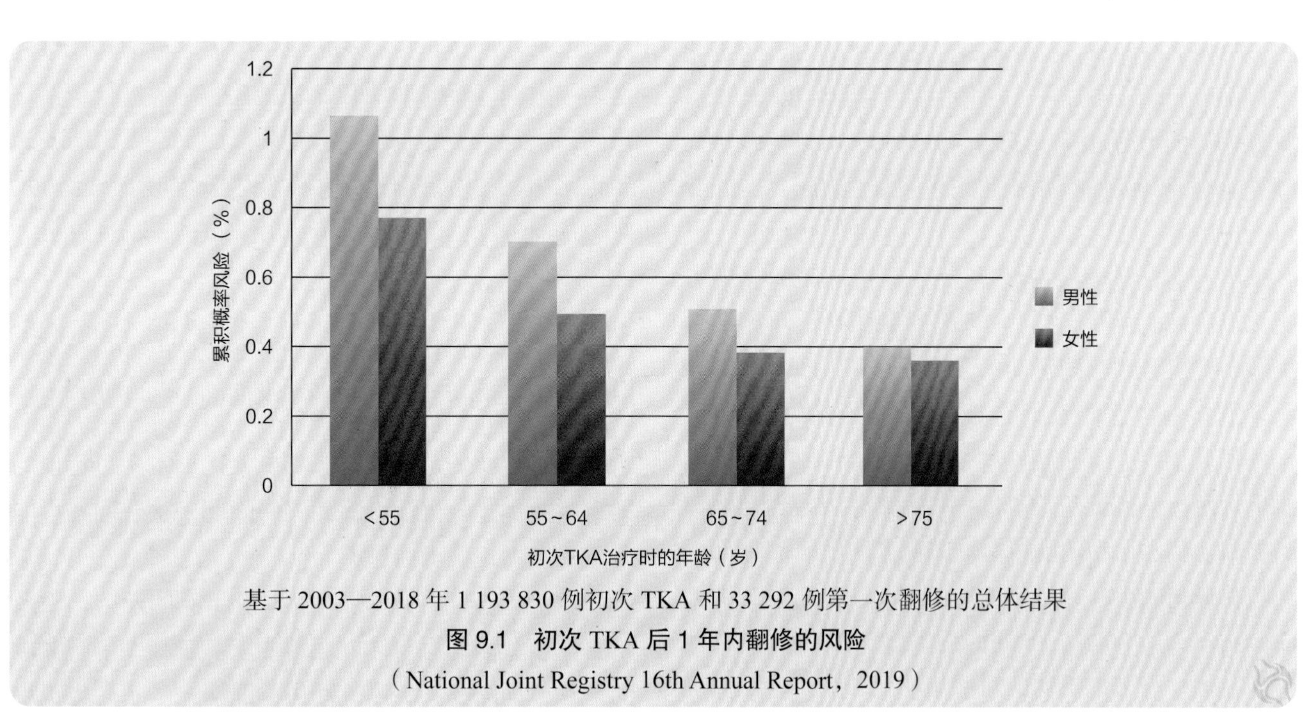

基于 2003—2018 年 1 193 830 例初次 TKA 和 33 292 例第一次翻修的总体结果

图 9.1　初次 TKA 后 1 年内翻修的风险

（National Joint Registry 16th Annual Report，2019）

对于接受 TKA 的 BMI 超过 30 kg/m² 的肥胖患者，BMI 每增加 5 个单位，就会增加 250 ~ 300 美元的费用（Martin et al.，2017；Werner et al.，2015a）。在接受 TKA 后翻修的肥胖患者中，这些费用的增加更为夸张，BMI 每增加 5 个单位，相应的费用就会额外增加 600 ~ 650 美元。费用的增加是由于相关并发症增加、镇痛需求增加、住院率更高和总医疗支出（John-ston et al.，2020）。

因此，有必要在择期手术前确定并优化生活方式和可改变的危险因素，以减少不良事件的风险并确保优良的结果。

9.2 重返工作岗位和恢复活动

年轻患者群体对改善术后功能有更大的潜在需求，需要重返工作岗位（RTW）。此外，终身参加娱乐性体育活动的患者容易患 OA，并在较年轻时就进行 TKA。

曾经是运动员和经常运动的个人对 TKA 术后恢复活动有很高的期望值，这与患者的满意度密切相关。

RTW 是接受 TKA 手术患者的一个共同目标。据报道，术后成功率在 68% ~ 85%（van Zaanen et al.，2019）。RTW 的时间在 TKA 术后 8 ~ 12 周（Tilbury et al.，2014）。研究报告显示，TKA 术后恢复运动的差异很大（34% ~ 100%），包括各种人口统计学和各种活动水平的运动（Barber-Westin et al.，2016）。

年轻、活动量大的患者旨在保持健康的生活方式，对临床医师来说，达到这一目标是很重要的。美国心脏协会和美国运动医学会发布了关于体力活动水平的指南，这些水平与心血管健康和降低过早死亡的风险有关。该指南包括有氧活动和带有阻力的肌肉训练。一些研究将 TKA 术后活动量增加与假体磨损和无菌性松动的高风险联系起来（Garber et al.，2011；Gerhard et al.，2013；Golant et al.，2010；Granan et al.，2009；Harding et al.，2014）。而其他研究显示，与久坐不动的对照组相比，结果并不明确（Haskell et al.，2007；Healy et al.，2008；Hopper et al.，2008）。TKA 后推荐的活动强度仍有争议，特别是对于中度和高度对抗性的运动形式。

虽然对于 TKA 术后推荐的活动水平没有达成共识，但有两种主要方法可以考虑，即对术后患者的个体活动，以及对允许和不允许的活动项目进行建议。

- 一种比较通用的方法是考虑发病前的活动水平，并根据基线功能提出个性化的术后锻炼建议。
- 另一种方法是不鼓励所有患者在术后都参加中高强度的活动。

后者所依靠的理论基础是活动强度的增加可能使患者倾向于要求 TKA，而且会导致术后并发症，如假体磨损。Vielgut 等（2016）报告了一项长期随访研究，评估了接受 TKA 的患者术前和术后活动水平（Vielgut et al.，2016）。经过平均 14.9 年的随访，观察到疼痛和功能明显改善，一些患者能够安全地继续进行高强度活动（Viel-gut et al.，2016）。1999 年膝关节协会的调查提出了一种主流观点，即在 TKA 后，应该推荐影响最小的活动，如游泳、骑自行车和适量的行走（Barber-Westin et al.，2016；Healy et al.，2008）。运动对整体健康的好处是不言而喻的，目前的观点是，外科医师应该以满足患者的期望为主要目的，对每个病例进行个体化建议。

术前优化

术前预期值对结果有很大程度的影响，必须为每个患者详细考虑。必须完整询问患者目前的活动水平，并对术前功能进行检查和记录。医护人员的建议可能是不一致的，而且也没有针对患者的需要进行个性化建议，从而导致了不确定或欠佳的术后结果（Bardgett et al.，2016）。心理因素，包括自我激励和乐观的态度，对改善患者的预后有积极作用（McGonagle et al.，2019）。

个性化建议是必要的，能够确保患者的积极性和现实的期望值（van Zaanen et al.，2019）。

比较重要的是要确定影响患者达到术后目标值的因素，并优化与生活方式相关的问题，这些问题可能会阻碍患者达到术后目标。

术前检查还必须包括患者对 RTW 的期望，以及与工作相关活动对身体方面的要求。对膝关节有要求的工作，如跪姿、下蹲等动作，即使在手术后也很难进行（Kievit et al.，2014）。然而在 TKA 后，踩脚踏板、站立和其他对膝关节不那么剧烈的体力活动可以得到改善（Kievit et al.，2014）。为了确保 RTW，可能需要患者与工作的雇主协商。

> 在工作雇主的协助下开展灵活的工作，比如更好的工作区域要求、更轻的工作强度和较大弹性的工作时间，这些都对 RTW 有积极影响（McGonagle et al.，2019）。

此外，在没有改变工作条件的情况下，对体力要求高的工作性质与 RTW 后的负面体验有关，并影响了患者的预后恢复（Bardgett et al.，2016）。

恢复既往活动中有几个不可改变的因素，包括以下内容。

- 年龄。
- 教育状况。
- 收入和居住地复杂因素。

年龄超过 65 岁是术前和术后活动受限的因素。尽管可以使疼痛减轻，但对于老年患者，在 TKA 后增加活动量不太现实（Vielgut et al.，2016）。其他可改变的因素包括个人期望值和动机、社会支持系统和自我效能。手术对身体的影响，如疼痛和疲劳，已被认为是阻碍 RTW 的主要障碍（Kievit et al.，2014）。如果目前的功能水平较差或不理想，那么术前康复可能会有作用。在 TKA 之前接受康复治疗的患者，住院时间明显减少（Sharma et al.，2019）。医师只有在全面评估后才能提出建议，以制定有针对性的、基于目标的康复计划，并确保患者满意。

9.3 营养不良

营养状况较差的 TKA 患者在术后有可能出现并发症增加的情况，发病率高，死亡率也高（Sayeed et al.，2019）。优化择期 TKA 患者的营养状况可能会减少这些并发症的发生（Jones et al.，2013；Sayeed et al.，2019）。

> WHO 描述全球营养的现状是营养不良与超重 / 肥胖并存的双重负担（WHO，2018）。

根据 WHO 的最新估计，大约 4.62 亿成年人体重不足，19 亿成年人超重，其中超过 6 亿的人被归类为肥胖（BMI ＞ 30 kg/m²）（WHO，2018）。营养不良影响所有的地区和社会人口群体（WHO，2018）。营养不良包括营养不足和营养过剩，可以根据生化指标和机体的测量值来定义（表 9.1）。

表 9.1　定义营养不良的参数指标
（WHO，2018；Springer et al.，2017）

营养不足		营养过剩	
血清标志物	测量结果	分类	BMI（kg/m²）
白蛋白（g/dL）	＜ 3.5	体重超标	25 ~ 29.9
淋巴细胞总数（细胞 /mm³）	＜ 1500	肥胖	30 ~ 39.9
转铁蛋白（μg/dL）	＜ 200	病态肥胖	40 ~ 49.9
人体测量指标	衡量标准	超级肥胖	＞ 50
BMI（kg/m²）	＜ 18.5		

BMI：体重指数。

9.4 营养不足

一项纳入美国 20 项 TJA 研究的系统评价指出，营养不足的发生率为 40% ~ 60%。然而，在一项 105 家美国学术机构的综述中强调了识别营养不足的困难，报告称，多达 80% 的营养不足可能会漏诊。

营养不足与男性和翻修手术有关，但与年龄无关。尽管营养不足的发生和结果很常见，但对于接受 TKA 的患者来说，在标准化的筛查、风险分层或管理方面还没有指南。在确定营养不足方面，人体测量不如生化标志物准确。然而，已经发现肱三头肌皮褶和上臂围与血清白蛋白相关。

> 使用低血清白蛋白或低血清转铁蛋白可以提高营养不良诊断的灵敏性和特异度，尤其是这两种物质都证明可以直接预测并发症的发生（Carli et al.，2019；Huang et al.，2013；Tobert et al.，2018）。

营养状况的标志物包括以下血液指标检测。

- 锌。
- 维生素 D。
- 转铁蛋白。
- 白蛋白。
- 淋巴细胞总数。

术前低血清白蛋白是预测术后感染性并发症最准确的指标。

> Greene 等（2020）报告：血清白蛋白＜3.5 g/dL 或淋巴细胞总数＜1500 个 /mm³，预测 TJA 后主要伤口并发症的风险增加 7 倍和 5 倍（Greene et al.，1991）。

营养不足的感染性并发症产生的原因主要是免疫系统受损，淋巴细胞数量减少。由于胶原蛋白的合成和成纤维细胞增殖受抑制，伤口愈合受到影响。此外，组织水肿和氧分压不足降低了组织的抗牵拉强度，导致术后伤口愈合不良，出现潜在的伤口裂开情况（Blevins et al.，2018；Carli et al.，2019；Greene et al.，1991；Ryan et al.，2018；Tsantes et al.，2019）。

营养不足患者行 TKA 时，PJI 是最常见的翻修原因。

> 营养不足患者发生浅表皮肤感染的风险高出 2～3 倍，而发生深层 PJI 的可能性上升 2.3～3.6 倍。

营养不足的患者在初次 TKA 后 30 天内因手术部位感染而进行早期翻修的可能性要高 10 倍（Carli et al.，2019；Huang et al.，2013；Schroer et al.，2018）。Schroer 等报告，与其他可改变的危险因素（包括贫血、未控制的糖尿病、麻醉药品和烟草使用）相比，营养不足与较高的 90 天再入院率有关（Schroer et al.，2018）。除了 PJI 之外，营养不足是肾脏和神经血管不良事件及血肿或皮下积液形成的独立危险因素。Bala 等（2020）报道，与接受 TJA 的对照组相比，低白蛋白血症患者的主要并发症明显增多（Bala et al.，2020）。术后增加的并发症包括肺栓塞（pulmonary embolism，PE）、急性心肌梗死、缺血性脑卒中，以及呼吸衰竭和心力衰竭（Courtney et al.，2016）。

■ 术前优化

术前优化营养状况的好处仍有争议，文献也很少。在一项随机前瞻性研究中，Alito 和 de Aguilar-Nascimento（2016）研究术前多模式营养补充方法的效果，证明术后第 2 天住院时间明显缩短，血液中的 CRP 水平下降（Alito et al.，2016）。Nishizaki 等（2015）证明，在 23 名随机接受 TKA 的患者中，术前补充 β- 羟基 -β- 甲基丁酸、L- 精氨酸和 L- 谷氨酰胺（HMB/Arg/Gln）对术后 2 周的股四头肌肌力有改善作用（Nishizaki et al.，2015）。Cao 等（2017）报告术前接受碳水化合物和蛋白质营养补充的患者住院时间缩短，伤口渗出率降低（Cao et al.，2017）。虽然对营养补充剂已经进行了各种研究，但是标准化的管理方案和有效治疗的体系都尚未建立。

9.5 营养过剩

2017 年，全世界约有 58% 的成年人受到肥胖的影响，估计美国、智利和墨西哥区域均超过 70%[Organisation for Economic Co-operation and Development（OECD），2019]。许多非洲国家正表现出类似的发展趋势。肥胖症根据 BMI 进行分类，最近又增加了严重肥胖症的分类，包括病态肥胖症和超级肥胖症（表 9.1）。在 2000—2010 年，病态肥胖患者的发病率上升了 70%，目前约占美国人口的 7%（Springer et al.，2017；Sturm，2007；Sturm et al.，2013）。肥胖和膝关节 OA 的发生存在直接的关联。肥胖患者患膝关节 OA 的可能性是正常或超重患者的 3 ～ 5 倍（Odum et al.，2013；Werner et al.，2015a）。研究表明，调整年龄后 BMI 每增加 1 个单位，OA 的发病率就会增加 4%（Bagsby et al.，2016；Sahyoun et al.，1999）。

> 约 80% ～ 95% 的 TKA 患者超重或肥胖（Changulani et al.，2008；Pellegrini et al.，2017）。

此外，肥胖患者对侧肢体需要行 TKA 的可能性也很大。肥胖患者在一侧行 TKA 后 10 年内对侧需要行 TKA 的比例为 37%（McMahon et al.，2003；Zeni et al.，2010）。在 2018 年对 85 616 名患者的研究中，肥胖和初次 TKA 是 23.6% 的患者在 5 ～ 8 年后需要进行对侧关节置换的最强预测因素（Lamplot et al.，2018）。

9.5.1 相关的风险

肥胖会增加围手术期并发症的风险，包括以下方面。

- 术中失血量增加。
- 内侧副韧带（medial collateral ligament，MCL）撕脱的发生率增加。
- PJI 的风险较高。
- 血栓事件。
- 跌倒。
- 早期的失败。
- 随后的 TKA 翻修手术（Alvi et al.，2015；

Gillespie et al.，2007；Mantilla et al.，2003；Memtsoudis et al.，2009；Winiarsky et al.，1998）。

Järvenpää 等（2012）对接受 TKA 的肥胖（BMI > 30 kg/m²）和非肥胖（BMI < 30 kg/m²）患者进行了比较，发现肥胖组的术后并发症明显增多。D' Apuzzo 等（2015）在一篇涉及 170 万例 TKA 的综述中证实，病态肥胖是围手术期并发症的独立危险因素。此外，在控制了年龄、性别和其他 28 种并发症后，病态肥胖导致了以下情况。

- 手术时间延长。
- 假体位置不良的概率增加。
- 术后恢复受限。
- 伤口裂开的可能性增加。
- 较高的住院费用。
- 住院时间较长（D' Apuzzo et al.，2015）。

此外，肥胖与 TKA 后并发症发生率之间存在剂量依赖关系。

> BMI 每增加 1 个单位，手术相关并发症的风险就会增加 8%（Dowsey et al.，2010）。

这既是肥胖本身的结果，也是与肥胖有关并发症发生的结果。TKA 后不良事件发生率最高的是超级肥胖的患者（BMI > 50 kg/m²）。超级肥胖患者的并发症是病态肥胖患者的 2 倍，是非肥胖患者的 4 倍，甚至高于那些接受 TKA 翻修的患者（Werner et al.，2015a）。

> 肥胖患者的假体寿命可能会因为骨质和植入假体的压力过大而受到影响（Ayyar et al.，2012；Bagsby et al.，2016）。

在 BMI 较高的患者中，植入的假体会受到更大的机械应力，导致磨损增加，生存率降低，对发生无菌性松动的 TKA 后续翻修的要求也更高。肥胖患者初次 TKA 和 TKA 翻修的假体生存率都受到影响（Martin et al.，2017）。Abdel 等报告肥胖患者（BMI > 35 kg/m²）在初次 TKA 后，胫骨假体松动的风险被夸大了，这种风险可以通过使用其他的组件（如带延长杆假体）来降低（Abdel et al.，2015）。

9.5.2　功能结果

肥胖患者 TKA 后功能改善的程度是有争议的。Spicer 等（2001）对 326 例肥胖患者和 425 例非肥胖患者 TKA 的临床和影像学结果进行了比较，发现两组患者的 10 年生存率和功能结果均无差异。Foran 等（2004）的研究表明，在平均 80 个月的随访中，68 名肥胖患者的功能结果得分低于一组与之匹配的非肥胖患者。在一项系统评价中，Kerkhoffs 等（2012）报道肥胖患者的 KSS 比非肥胖患者平均低 3.23 分。Naziri 等（2013）的研究表明，在 5 年的随访中，超级肥胖患者的 KSS 评分和膝关节屈曲程度都比非肥胖患者差。相反，Agarwala 等（2020）对 402 例使用相同假体的 TKA 患者的功能结果和并发症进行了回顾，显示肥胖和非肥胖患者在至少 1 年的随访中没有差异。Collins 等（2017）同样证明，无论术前 BMI 如何，TKA 后 2 年的疼痛和术后满意度相当。

> 肥胖患者 TKA 的绝对功能结果可能低于非肥胖患者，但从术前到术后的相对改善程度、结果评分和满意率是相当的（Bookman et al.，2018）。

然而，当 BMI > 40 kg/m² 时，功能上的改善程度要小得多，而且术后并发症风险更大（Workgroup of the American Association of Hip and Knee Surgeons Evidence Based Committee，2013）。

> 在病态肥胖的患者中，术后 X 线片上显示出局灶性骨溶解的风险要高 5 倍，并且翻修风险增加。

肥胖不仅与初次 TKA 较低的生存率有关，而且还与早期翻修手术进展较快有关（Bookman et al.，2018；Mulhall et al.，2010）。Wagner 等（2016）分析了 16 136 名择期接受初次 TKA 患者的前瞻性数据，报告称再手术、假体取出及翻修的发生率显著增加。BMI 每增加 1 个单位，再手术的风险增加 3%，假体取出和翻修率增加 5%。在 BMI > 35 kg/m² 的患者中，发现因无菌性松动而进行翻修的比例增加（Wagner et al.，2016）。在 TKA 翻修后，肥胖患者的功能结果比非肥胖患者差，关节僵硬更常见（Bookman et al.，2018；Mulhall et al.，2010）。

9.5.3　术前优化

建议在 TKA 前减轻体重，并可通过改善临床相关症状来降低对 TKA 的需求（Martin et al.，2017；Pellegrini et al.，2017）。当体重减轻 10% 时，膝关节的疼痛和功能障碍即可减轻（Christensen et al.，2007；Flego et al.，2016）。

然而，9 名患者中只有 1 名能够在术前将体重减少 5% 以上（Inacio et al.，2014）。

Pellegrini 等（2017）探讨了患者减肥的动机，结果显示，改善体型是第一位的，其次是缓解膝关节症状及对 TKA 的需求。

减肥的阻力主要来自活动能力的减退和与终末期膝关节病变引起的疼痛（Pellegrini et al.，2017）。

有人担心严格的术前减肥可能会导致肌无力和骨质密度受损（Flego et al.，2016；Waters et al.，2013）。关于术前减肥对 TKA 结果的影响，目前的研究有限。

减肥手术已被建议用来作为饮食和运动疗法的补充，以降低肥胖患者 TKA 的风险。

减肥手术适用于病态肥胖患者和 BMI ＞ 35 kg/m^2 且非手术减肥策略失败、至少有一种临床相关并发症的患者（Liu et al.，2020；Zainul-abidin et al.，2019）。

减肥手术后有可能使 BMI 下降 10 ~ 15 个单位，并减少 50% ~ 70% 的体重（Springer et al.，2017）。如今，减肥手术的安全性与死亡率为 1% 的选择性 TJA 相当（Springer et al.，2017）。减肥手术可以减轻糖尿病、高脂血症和阻塞性睡眠呼吸暂停等与肥胖相关的并发症的影响（Buchwald et al.，2004；Liu et al.，2020；Zainul- abidin et al.，2019）。目前，TKA 术前减肥手术的益处仍然存在争议（Springer et al.，2017）。

减肥手术与术后严重的营养缺乏有关，包括维生素 D、铁和白蛋白（Martin et al.，2017）。

关于手术时机，减肥手术是在 TKA 之前还是之后实施仍有争议。Kulkarni 等的研究表明，与 TJA 后接受减肥手术的患者相比，TJA 前接受减肥手术的患者伤口感染的可能性降低 3.5 倍，再次住院率降低 7 倍（Kulkarni et al.，2011）。Werner 等报道，与肥胖患者相比，在 TKA 前 2 年接受过减肥手术的肥胖患者，轻微并发症的发生率下降了 40%，主要并发症的发生率降低了一半（Werner et al.，2015b）。与接受 TKA 的非肥胖患者相比，不良事件的发生率仍然较高（Werner et al.，2015b）。但是在 2018 年国际骨科感染共识会议上，由于证据不足，不推荐常规术前行减肥手术（Zainul-abidin et al.，2019）。

9.6 全膝关节置换术康复治疗

各个机构和世界各地的临床医师所使用的康复模式存在很大差异。康复计划的制定应注重每个患者的个人期望、整体健康和术前基础功能。随着外科手术不断取得进步，在 2012—2018 年，美国的平均住院时间从 2.3 天减少到 1.1 天（AAOS et al.，2018）。不可否认的是，在 TKA 之后，身体功能和疼痛在短期内都有积极的改善。

然而，患者中长期预后仍然是一个公认的问题。

THA 和 TKA 的临床实践、手术技术的改进及外科医师的经验类似，但全球整体趋势是 TKA 术后患者的满意度比 THA 术后低一些 [Organisation for Economic Co-operation and Development（OECD），2019]。

尽管大多数患者在 TKA 后早期于监督下接受物理治疗，但缺乏确保最佳效果的运动类型、持续时间或频率的证据（Artz et al.，2015；Sattler et al.，2019）。

Sattler 等（2019）对 TKA 后早期物理治疗的方案进行了系统评价和荟萃分析。在随访 6 周后，不同治疗方案的功能结果没有显著差异（Dujin et al.，2012；Hewitt et al.，2001；Kim et al.，2009；Pongkunakorn et al.，2014）。物理治疗有几种辅助手段，包括电刺激、针灸、冷冻疗法和各种电疗。患者应接受专业的指导，作为个人运动基础的辅助。然而，物理治疗的辅助手段不能单独使用，应该与日常锻炼相结合（Artz et al.，2015）。与传统的物理治疗相比，各种类型的运动，如水疗、骑自行车或其他的平衡运动，都显示出相同的结果。而且，门诊物理治疗与基于家庭的锻炼计划相比，结果没有显著差异（Artz et al.，2015；Dujin et al.，2012；Hewitt et al.，2001；Kim et al.，2009；Pongkunakorn et al.，2014；Sattler et al.，2019）。

出院后，与不接受物理治疗的对照组相比，即使是最低限度的物理治疗也能改善术后 6 个月的效果（Artz et al.，2015）。

没有证据表明哪种运动方式能产生最佳效果，临床医师在决定推荐最合适的运动方式时，应考虑患者的动机和偏好（Castrodad et al.，2019）。不同干预措施的短期不同结果表明，应进一步进行高质量的研究，以评估 TKA 术后早期康复的影响，并延长随访时间。在全球范围内，TKA 后的住院时间不断缩短；然而，术后最初几天的活动可能对长期疗效有重要影响（Artz et al.，2015；Castrodad et al.，2019；Jahic et al.，2018；Sattler et al.，2019）。

结论

与生活方式有关的风险因素已被证明对结果有负面影响，包括低龄、吸烟和营养状况差。随着对 RTW 和恢复活动的期望值增加，TKA 的年轻人群越来越多。对 TKA 后的活动没有绝对的限制，外科医师应该根据个人情况考虑每个病例的情况，提供多方位的咨询来指导患者。应该采用多学科的团队方法，以确保达到患者的期望。TKA 后患者的总体满意度比 THA 后低，因此必须认识到围手术期康复和优化可改变危险因素的重要作用。

要点

- 随着 TKA 期望值的提高，年轻人群（< 60 岁）对 TKA 的需求增加。
- 年轻患者 TKA 后早期翻修的发生率最高。
- 现在 RTW 和 RTS 是与患者满意度密切相关的主要期望。
- 与从未吸烟的患者相比，吸烟是一个可改变的患者危险因素，其 TKA 翻修风险增加。
- 营养不良，包括营养不足和肥胖，总体并发症、再住院和翻修的风险更高。
- 营养不足往往被忽视和低估，影响 40% ~ 60% 的 TJA 患者。
- 术前血清白蛋白< 3.5 g/dL 可能是术后感染的高危因素。
- 虽然肥胖患者的满意度与非肥胖患者相当，但肥胖患者 TKA 后的功能结果较差。
- 肥胖可能会影响假体的寿命，因为假体下骨质和假体的压力过大。
- 肥胖是患者 TKA 术后 5 ~ 8 年内对侧需要行关节置换的最强预测因素。
- 围手术期康复计划直接影响早期和中期的功能结果，需要多学科团队优化 TKA 后的康复，以提高患者满意度。

参考文献

（遵从原版图书著录格式）

Abdel MP, Bonadurer GF, Jennings MT, Hanssen AD (2015) Increased aseptic tibial failures in patients with a BMI ≥35 and well-aligned total knee arthroplasties. J Arthroplast 30(12):2181–2184. https://doi.org/10.1016/j.arth.2015.06.057

Agarwala S, Jadia C, Vijayvargiya M (2020) Is obesity a contra-indication for a successful total knee arthroplasty? J Clin Orthop Trauma 11(1):136–139. https://doi.org/10.1016/j.jcot.2018.11.016

Alito MA, de Aguilar-Nascimento JE (2016) Multimodal perioperative care plus immunonutrition versus traditional care in total hip arthroplasty: a randomized pilot study. Nutr J 15:34. https://doi.org/10.1186/s12937-016-0153-1

Alvi HM, Mednick RE, Krishnan V, Kwasny MJ, Beal MD, Manning DW (2015) The effect of BMI on 30 day outcomes following total joint arthroplasty. J Arthroplast 30(7):1113–1117. https://doi.org/10.1016/j.arth.2015.01.049

American Academy of Orthopaedic Surgeons, American Joint Replacement Registry (AJRR) (2018) Fifth AJRR annual report on hip and knee arthroplasty data. Downloaded from http://connect.ajrr.net/2019-ajrr-annual-report (7 Jan 2020)

Artz N, Elvers KT, Lowe CM, Sackley C, Jepson P, Beswick AD (2015) Effectiveness of physical therapy exercise following total knee replacement: systematic review and meta-analysis. BMC Musculoskelet Disord 16:15. https://doi.org/10.1186/s12891-015-0469-6

Ayyar V, Burnett R, Coutts FJ, van der Linden ML, Mercer TH (2012) The influence of obesity on patient reported outcomes following total knee replacement. Arthritis 2012:185208. https://doi.org/10.1155/2012/185208

Bagsby DT, Issa K, Smith LS, Elmallah RK, Mast LE, Harwin SF et al (2016) Cemented vs cementless total knee arthroplasty in morbidly obese patients. J Arthroplast 31(8):1727–1731. https://doi.org/10.1016/j.arth.2016.01.025

Bala A, Ivanov DV, Huddleston JI, Goodman SB, Maloney WJ, Amanatullah DF (2020) The cost of malnutrition in total joint arthroplasty. J Arthroplast 35(4):926–932, e1. https://doi.org/10.1016/j.arth.2019.11.018

Barber-Westin SD, Noyes FR (2016) Aerobic physical fitness and recreational sports participation after total knee arthroplasty: a systematic review. Sports Health 8(6):553–560. https://doi.org/10.1177/1941738116670090

Bardgett M, Lally J, Malviya A, Kleim B, Deehan D (2016) Patient-reported factors influencing return to work after joint replacement. Occup Med (Lond) 66(3):215–221

Blevins K, Aalirezaie A, Shohat N, Parvizi J (2018) Malnutrition and the development of periprosthetic joint infection in patients undergoing primary elective total joint arthroplasty. J Arthroplast 33(9):2971–2975. https://doi.org/10.1016/j.arth.2018.04.027

Bookman JS, Schwarzkopf R, Rathod P, Iorio R, Deshmukh AJ (2018) Obesity. Orthop Clin North Am 49(3):291–296. https://doi.org/10.1016/j.ocl.2018.02.002

Buchwald H, Avidor Y, Braunwald E, Jensen MD, Pories W,

Fahrbach K et al (2004) Bariatric surgery. JAMA 292(14):1724–1737

Cao G, Huang Q, Xu B, Huang Z, Xie J, Pei F (2017) Multimodal nutritional management in primary total knee arthroplasty: a randomized controlled trial. J Arthroplast 32(11):3390–3395. https://doi.org/10.1016/j.arth.2017.06.020

Carli AV, Polascik BA, Stelmaszczyk K, Haas SB (2019) What is the status? A systematic review of nutritional status research in total joint arthroplasty. Tech Orthop 34(3):155–162

Castrodad IMD, Recai TM, Abraham MM, Etcheson JI, Mohamed NS, Edalatpour A et al (2019) Rehabilitation protocols following total knee arthroplasty: a review of study designs and outcome measures. Ann Transl Med 7(Suppl 7):S255. https://doi.org/10.21037/atm.2019.08.15

Changulani M, Kalairajah Y, Peel T, Field RE (2008) The relationship between obesity and the age at which hip and knee replacement is undertaken. J Bone Joint Surg Br 90(3):360–363. https://doi.org/10.1302/0301-620X.90B3.19782

Christensen R, Bartels EM, Astrup A, Bliddal H (2007) Effect of weight reduction in obese patients diagnosed with knee osteoarthritis: a systematic review and meta-analysis. Ann Rheum Dis 66(4):433–439

Collins JE, Donnell-Fink LA, Yang HY, Usiskin IM, Lape EC, Wright J et al (2017) Effect of obesity on pain and functional recovery following total knee arthroplasty. J Bone Joint Surg Am 99(21):1812–1818. https://doi.org/10.2106/JBJS.17.00022

Courtney PM, Rozell JC, Melnic CM, Sheth NP, Nelson CL (2016) Effect of malnutrition and morbid obesity on complication rates following primary total joint arthroplasty. J Surg Orthop Adv 25(2):99–104

D'Apuzzo MR, Novicoff WM, Browne JA (2015) The John Insall award: morbid obesity independently impacts complications, mortality, and resource use after TKA. Clin Orthop Relat Res 473(1):57–63

Dowsey MM, Liew D, Stoney JD, Choong PF (2010) The impact of pre-operative obesity on weight change and outcome in total knee replacement. J Bone Joint Surg Br 92(4):513–520. https://doi.org/10.1302/0301-620X.92B4.23174

Dujin P, Jeonghee K, Hyunok L (2012) Effectiveness of modified quadriceps Femoris muscle setting exercise for the elderly in early rehabilitation after Total knee arthroplasty. J Phys Ther Sci 24(1):27–30

Flego A, Dowsey MM, Choong PFM, Moodie M (2016) Addressing obesity in the management of knee and hip osteoarthritis-weighing in from an economic perspective. BMC Musculoskelet Disord 17:233. https://doi.org/10.1186/s12891-016-1087-7

Foran JRH, Mont MA, Etienne G, Jones LC, Hungerford DS (2004) The outcome of total knee arthroplasty in obese patients. J Bone Joint Surg Am 86(8):1609–1615

Garber CE, Blissmer B, Deschenes MR et al (2011) American College of Sports Medicine position stand. Quantity and quality of exercise for developing and maintaining cardiorespiratory, musculoskeletal, and neuromotor fitness in apparently healthy adults: guidance for prescribing exercise. Med Sci Sports Exerc 43:1334–1359

Gerhard P, Bolt R, Duck K, Mayer R, Friederich NF, Hirschmann MT (2013) Long-term results of arthroscopically assisted anatomical single-bundle anterior cruciate ligament reconstruction using patellar tendon autograft: are there any predictors for the development of osteoarthritis? Knee Surg Sports Traumatol Arthrosc 21:957–964

Gillespie GN, Porteous AJ (2007) Obesity and knee arthroplasty. Knee 14(2):81–86

Golant A, Christoforou DC, Slover JD, Zuckerman JD (2010) Athletic participation after hip and knee arthroplasty. Bull NYU Hosp Jt Dis 68:76–83

Granan LP, Bahr R, Lie SA, Engebretsen L (2009) Timing of anterior cruciate ligament reconstructive surgery and risk of cartilage lesions and meniscal tears: a cohort study based on the Norwegian National Knee Ligament Registry. Am J Sports Med 37:955–961

Greene KA, Wilde AH, Stulberg BN (1991) Preoperative nutritional status of total joint patients. Relationship to postoperative wound complications. J Arthroplast 6(4):321–325

Harding P, Holland AE, Delany C, Hinman RS (2014) Do activity levels increase after total hip and knee arthroplasty? Clin Orthop Relat Res 472:1502–1511

Haskell WL, Lee IM, Pate RR et al (2007) Physical activity and public health: updated recommendation for adults from the American College of Sports Medicine and the American Heart Association. Circulation 116:1081–1093

Healy WL, Sharma S, Schwartz B, Iorio R (2008) Athletic activity after total joint arthroplasty. J Bone Joint Surg Am 90: 2245–2252

Hewitt B, Shakespeare D (2001) Flexion vs. extension: a comparison of post-operative total knee arthroplasty mobilisation regimes. Knee 8(4):305–309

Hopper GP, Leach WJ (2008) Participation in sporting activities following knee replacement: total versus unicompartmental. Knee Surg Sports Traumatol Arthrosc 16:973–979

Huang R, Greenky M, Kerr GJ, Austin MS, Parvizi J (2013) The effect of malnutrition on patients undergoing elective joint arthroplasty. J Arthroplast 28(8):21–24

Inacio MCS, Kritz-Silverstein D, Raman R, Macera CA, Nichols JF, Shaffer RA et al (2014) The risk of surgical site infection and re-admission in obese patients undergoing total joint replacement who lose weight before surgery and keep it off post-operatively. Bone Joint J 96-B(5):629–635. https://doi.org/10.1302/0301-620X.96B5.33136

Jahic D, Omerovic D, Tanovic AT, Dzankovic F, Campara MT (2018) The effect of prehabilitation on postoperative outcome in patients following primary total knee arthroplasty. Med Arch 72(6):439–443. https://doi.org/10.5455/medarh.2018.72.439-443

Jain NB, Higgins LD, Ozumba D et al (2005) Trends in epidemiology of knee arthroplasty in the United States, 1990–2000. Arthritis Rheum 52:3928–3933

Järvenpää J, Kettunen J, Soininvaara T, Miettinen H, Kröger H (2012) Obesity has a negative impact on clinical outcome after total knee arthroplasty. Scand J Surg 101(3):198–203

Johnston SS, Ammann E, Scamuffa R, Samuels J, Stokes A, Fegelman E et al (2020) Association of body mass index and osteoarthritis with healthcare expenditures and utilization. Obes Sci Pract 6(2):139–151. https://doi.org/10.1002/osp.398

Jones RE, Russell RD, Huo MH (2013) Wound healing in total joint replacement. Bone Joint J 95-B(11 Suppl A):144–147. https://doi.org/10.1302/0301-620X.95B11.32836

Kamath AF, McAuliffe CL, Kosseim LM, Hume E, Pio F (2016) Malnutrition in joint arthroplasty: prospective stud indicates risk of unplanned ICU admission. Arch Bone Jt Surg 4(2):128–131

Kerkhoffs GMMJ, Servien E, Dunn W, Dahm D, Bramer JAM, Haverkamp D (2012) The influence of obesity on the complication rate and outcome of total knee arthroplasty: a meta-analysis and systematic literature review. J Bone Joint Surg Am 94(20):1839–1844. https://doi.org/10.2106/JBJS.K.00820

Kievit AJ, van Geenen RC, Kuijer PP, Pahlplatz TM, Blankevoort L, Schafroth MU (2014) Total knee arthroplasty and the unforeseen impact on return to work: a cross-sectional multicenter survey. J Arthroplast 29(6):1163–1168

Kim T, Park K, Yoon S, Kim S, Chang C, Seong S (2009) Clinical value of regular passive ROM exercise by a physical therapist after total knee arthroplasty. Knee Surg Sports Traumatol Arthrosc 17(10):1152–1158

Kulkarni A, Jameson SS, James P, Woodcock S, Muller S, Reed MR (2011) Does bariatric surgery prior to lower limb joint replacement reduce complications? Surgeon 9(1):18–21. https://doi.org/10.1016/j.surge.2010.08.004

Lamplot JD, Bansal A, Nguyen JT, Brophy RH (2018) Risk of subsequent joint arthroplasty in contralateral or different joint after index shoulder, hip, or knee arthroplasty: association with index joint, demographics, and patient-specific factors. J Bone Joint Surg Am 100(20):1750–1756. https://doi.org/10.2106/JBJS.17.00948

Liu JX, Paoli AR, Mahure SA, Bosco J, Campbell KA (2020) Preoperative bariatric surgery utilization is associated with increased 90-day postoperative complication rates after total joint arthroplasty. J Am Acad Orthop Surg 28(5):e206–e212. https://doi.org/10.5435/JAAOS-D-18-00381

Mantilla CB, Horlocker TT, Schroeder DR, Berry DJ, Brown DL (2003) Risk factors for clinically relevant pulmonary embolism and deep venous thrombosis in patients undergoing primary hip or knee arthroplasty. Anesthesiology 99(3):552–560

Martin JR, Jennings JM, Dennis DA (2017) Morbid obesity and total knee arthroplasty. J Am Acad Orthop Surg 25(3):188–194. https://doi.org/10.5435/JAAOS-D-15-00684

McGonagle L, Convery-Chan L, DeCruz P et al (2019) Factors influencing return to work after hip and knee arthroplasty. J Orthop Traumatol 20:9. https://doi.org/10.1186/s10195-018-0515-x

McMahon M, Block JA (2003) The risk of contralateral total knee arthroplasty after knee replacement for osteoarthritis. J Rheumatol 30(8):1822–1824

Memtsoudis SG, Besculides MC, Gaber L, Liu S et al (2009) Risk factors for pulmonary embolism after hip and knee arthroplasty: a population-based study. Int Orthop 33(6):1739–1745. https://doi.org/10.1007/s00264-008-0659-z

Mulhall K, Ghomrawi H, Mihalko W, Cui Q, Saleh K (2010) Adverse effects of increased body mass index and weight on survivorship of total knee arthroplasty and subsequent outcomes of revision TKA. J Knee Surg 20(03):199–204

National Joint Registry 16th Annual Report (2019) Published 31 December 2019. NJR editorial board. Downloaded from https://reports.njrcentre.org.uk (7 Jan 2020)

Naziri Q, Issa K, Malkani AL, Bonutti PM, Harwin SF, Mont MA (2013) Bariatric orthopaedics: total knee arthroplasty in super-obese patients (BMI>kg/m^2). Survivorship and complications. Clin Orthop Relat Res 471(11):3523–3530. https://doi.org/10.1007/s11999-013-3154-9

Nishizaki K, Ikegami H, Tanaka Y, Imai R, Matsumura H (2015) Effects of supplementation with a combination of β-hydroxy-β-methyl butyrate, L-arginine, and L-glutamine on postoperative recovery of quadriceps muscle strength after total knee arthroplasty. Asia Pac J Clin Nutr 24(3):412–420. https://doi.org/10.6133/apjcn.2015.24.3.01

Odum SM, Springer BD, Dennos AC, Fehring TK (2013) National obesity trends in total knee arthroplasty. J Arthroplast 28(8 Suppl):148–151. https://doi.org/10.1016/j.arth.2013.02.036

Organisation for Economic Co-operation and Development (OECD) (2019) Health at a glance 2019: OECD indicators. OECD Publishing, Paris. https://doi.org/10.1787/4dd50c09-en

Pellegrini CA, Ledford G, Hoffman SA, Chang RW, Cameron KA (2017) Preferences and motivation for weight loss among knee replacement patients: implications for a patient-centered weight loss intervention. BMC Musculoskelet Disord 18(1):327. https://doi.org/10.1186/s12891-017-1687-x

Pongkunakorn A, Sawatphap D (2014) Use of drop and dangle rehabilitation protocol to increase knee flexion following total knee arthroplasty: a comparison with continuous passive motion machine. J Med Assoc Thail 97(Suppl 9):S16–S22

Ryan SP, Politzer C, Green C, Wellman S, Bolognesi M, Seyler T (2018) Albumin versus American society of anesthesiologists score: which is more predictive of complications following total joint arthroplasty? Orthopedics 41(6):354–362. https://doi.org/10.3928/01477447-20181010-05

Sahyoun NR, Hochberg MC, Helmick CG, Harris T, Pamuk ER (1999) Body mass index, weight change, and incidence of self-reported physician-diagnosed arthritis among women. Am J Public Health 89(3):391–394

Sattler LN, Hing WA, Vertullo CJ (2019) What is the evidence to support early supervised exercise therapy after primary total knee replacement? A systematic review and meta-analysis. BMC Musculoskelet Disord 20:42. https://doi.org/10.1186/s12891-019-2415-5

Sayeed Z, Anoushiravani AA, Simha S, Padela MT, Schafer P, Awad ME et al (2019) Markers for malnutrition and BMI status in total joint arthroplasty and pharmaconutrient therapy. JBJS Rev 7(5):1–9

Schroer WC, Diesfeld PJ, LeMarr AR, Morton DJ, Reedy ME (2018) Modifiable risk factors in primary joint arthroplasty increase 90-day cost of care. J Arthroplast 33(9):2740–2744

Sharma R, Ardebili MA, Abdulla IN (2019) Does rehabilitation before total knee arthroplasty benefit postoperative recovery? A systematic review. Indian J Orthop 53(1):138–147

Sloan M, Premkumar A, Sheth NP (2018) Projected volume of primary total joint arthroplasty in the U.S., 2014 to 2030. J Bone Joint Surg Am 100:1455–1460. https://doi.org/10.2106/JBJS.17.01617

Spicer DD, Pomeroy DL, Badenhausen WE, Schaper LA, Curry JI, Suthers KE et al (2001) Body mass index as a predictor of outcome in total knee replacement. Int Orthop 25(4):246–249

Springer BD, Carter JT, Mclawhorn AS, Scharf K, Roslin M, Kallies KJ et al (2017) Obesity and the role of bariatric surgery in the surgical management of osteoarthritis of the hip and knee: a review of the literature. Surg Obes Relat Dis 13(1):111–118. https://doi.org/10.1016/j.soard.2016.09.011

Sturm R (2007) Increases in morbid obesity in the USA: 2000–2005. Public Health 121(7):492–496

Sturm R, Hattori A (2013) Morbid obesity rates continue to rise rapidly in the United States. Int J Obes 37(6):889–891

Tappenden KA, Quatrara B, Parkhurst ML, Malone AM, Fanjiang G, Ziegler TR (2013) Critical role of nutrition in improving quality of care. JPEN J Parenter Enteral Nutr 37(4):482–497. https://doi.org/10.1177/0148607113484066

Tilbury C, Schaasberg W, Plevier JWM, Fiocco M, Nelissen RGHH, Vlieland V et al (2014) Return to work after total hip and knee arthroplasty: a systematic review. Rheumatology 53(3):512–525

Tobert CM, Mott SL, Nepple KG (2018) Malnutrition diagnosis during adult inpatient hospitalizations: analysis of a multi-institutional collaborative database of academic medical centers. J Acad Nutr Diet 118(1):125–131. https://doi.org/10.1016/j.jand.2016.12.019

Tsantes AG, Papadopoulos DV, Lytras T, Tsantes AE, Mavrogenis AF, Korompilias AV et al (2019) Association of malnutrition with periprosthetic joint and surgical site infections after total joint arthroplasty: a systematic review and meta-analysis. J Hosp Infect 103(1):69–77. https://doi.org/10.1016/j.jhin.2019.04.020

van Zaanen Y, van Geenen RCI, Pahlplatz TMJ (2019) Three out of ten working patients expect no clinical improvement of their ability to perform work-related knee-demanding activities after total knee arthroplasty: a multicenter study. J Occup Rehabil 29:585–594. https://doi.org/10.1007/s10926-018-9823-5

Vielgut I, Leitner L, Kastner N, Radl R, Leithner A, Sadoghi P (2016) Sports activity after low-contact stress total knee arthroplasty – a long term follow-up study. Sci Rep 6:24630. https://doi.org/10.1038/srep24630

Wagner ER, Kamath AF, Fruth K, Harmsen WS, Berry DJ (2016) Effect of body mass index on reoperation and complications after total knee arthroplasty. J Bone Joint Surg Am 98(24):2052–2060. https://doi.org/10.2106/JBJS.16.00093

Waters DL, Ward AL, Villareal DT (2013) Weight loss in obese adults 65years and older: a review of the controversy. Exp Gerontol 48(10):1054–1061. https://doi.org/10.1016/j.exger.2013.02.005

Werner BC, Evans CL, Carothers JT, Browne JA (2015a) Primary total knee arthroplasty in super-obese patients: dramatically higher postoperative complication rates even compared to revision surgery. J Arthroplast 30(5):849–853

Werner BC, Kurkis GM, Gwathmey FW, Browne JA (2015b) Bariatric surgery prior to total knee arthroplasty is associated with fewer postoperative complications. J Arthroplast 30(9 Suppl):81–85. https://doi.org/10.1016/j.arth.2014.11.039

Winiarsky R, Barth P, Lotke P (1998) Total knee arthroplasty in morbidly obese patients. J Bone Joint Surg Am 80(12):1770–1774

Workgroup of the American Association of Hip and Knee Surgeons Evidence Based Committee (2013) Obesity and total joint arthroplasty. J Arthroplast 28(5):714–721. https://doi.org/10.1016/j.

arth.2013.02.011
World Health Organisation (WHO) (2018) [Internet] https://www.who.int/news-room/fact-sheets/detail/malnutrition (Last updated 16 February 2018) (Last accessed 28 March 2020)
Zainul-abidin S, Amanatullah DF, Anderson MB, Barretto M, Battenberg A, Austin M et al (2019) General assembly, prevention, host related general: proceedings of international consensus on orthopedic infections. J Arthroplast 34(2S):S13–S35. https://doi.org/10.1016/j.arth.2018.09.050
Zeni JA, Snyder-Mackler L, Snyder-Mackler L (2010) Most patients gain weight in the 2 years after total knee arthroplasty: comparison to a healthy control group. Osteoarthr Cartil 18(4):510–514. https://doi.org/10.1016/j.joca.2009.12.005

（许嘉文　张斌飞　许　鹏）

第 10 章

关节的微生物组学

Samuel J. Clarkson，Karan Goswami，and Javad Parvizi

10.1 微生物组学概述

在过去的几十年里，人们已经清楚地认识到，居住在人体生态环境中的微生物在维护健康和疾病发展中发挥着重要作用（Byrd et al.，2018；Cho et al.，2012；Davenport et al.，2017；Young，2017）。这个微生物群落是已知的人类微生物组学的一部分，微生物组包括群落中所有微生物基因，以及宿主上皮细胞、免疫成分、宿主和微生物的代谢物（Byrd et al.，2018；Young，2017）。总的来说，人类微生物组约包含 10^{13} 个细胞，据估计，其数量是人体细胞的 10 倍（Sender et al.，2016）。细菌，特别是消化道中的细菌，一直是微生物组学中研究最多的部分。然而，包括真菌、病毒和原生生物在内的其他生物也都发挥着重要作用。此外，微生物的种属构成在身体的不同区域有很大的不同（Cho et al.，2012）。

微生物组学研究的兴起，很大程度上是由于新技术研究能力的提高使得微生物的多样化特征能够被检测。在 DNA 测序技术出现之前，识别众多物种的能力是有限的，因为标准的培养技术最多检测到人类微生物组学中 80% 的微生物（Clemente et al.，2018；Eckburg et al.，2005）。利用细菌基因组 16S rRNA 亚单位的相对保守性，研究人员可不依赖培养方法，就能对特定样品中包含的大量遗传数据快速进行测序（Clemente et al.，2018；Goswami et al.，2020；Hodkinson et al.，2015）。例如，基于聚合酶链反应（polymerase chain reaction，PCR）的技术在检测和鉴定人类基因组和微生物组学的组成，以及临床诊断感染方面具有突破性意义。然而，PCR 的灵敏性相对较低，且依赖预设的引物，因此限制了 PCR 的应用。近年来，非 Sanger DNA 测序方法，统称为下一代测序（next-generation sequencing，NGS），在不受 PCR 固有限制的情况下，能够快速准确地鉴定样本中的所有微生物 DNA（Goswami et al.，2018，2020）。

10.2 微生物组学的临床意义

上述进展已经帮助研究人员更全面地了解了人类微生物组学。近几十年来，这项工作已经表明，微生物组学中特定的成分与某些病理学现象有关。特别是消化道的微生物已得到了广泛的研究。在传染病领域，人们越来越认识到，肠道微生物的组成决定了对入侵物种定植的抵抗力。

> 因此，当发生菌群失调时，某些物种可以通过间接途径感染宿主。

一个常见的例子：艰难梭状芽孢杆菌能够在微生物组受到抗生素影响后在人体内定植并导致疾病发生（Libertucci et al.，2019）。还有大量证据表明，微生物在消化道肿瘤的发展中起作用，包括胃腺癌（Atherton et al.，2009）、食管腺瘤（Atherton et al.，2009）和结直肠癌（Castellarin et al.，2012；Kostic et al.，2012）。

肠道微生物的作用并不局限于局部器官。其通过对营养吸收的调节、肠道免疫系统的调节和微生物进入体循环，微生物的组成对疾病系统和特定的远隔器官产生影响（Hernandez，2017）。这些改变与多种疾病有关，包括心血管疾病（Wang et al.，2011）、肥胖（Ley et al.，2005；Turnbaugh et al.，2006）、精神疾病（Bravo et al.，2011；Dinan et al.，2013）、多发性硬化（Clemente et al.，2018）和 SLE（Clemente et al.，2018）。值得注意的是，也有证据支持肠道微生物对骨骼和关节疾病的影响，如炎症性关节炎、OA 和骨质疏松症（Clemente et al.，2018；Hernandez，2017；Hernandez et al.，2019；Scher et al.，2016）。

10.3 “无菌”组织中的微生物组学

> 消化道、皮肤和其他部位的微生物是共生的，符合正常生理功能。破坏微生物的组成不仅会影响生物体，.还会导致疾病发生。

与此相反，身体的许多部位如关节，传统上被认为是无菌的。认为在这些地方检测到的微生物通常是污染物，或者是由于免疫抑制或植入异物而形成的特定病理学的标志（Rohde et al.，n.d.）。

> 然而，在对待“无菌”的概念时，必须要持有一定的怀疑态度，因为从历史上看，这一概念在各个领域都受到了挑战。

膀胱中没有任何微生物是一种传统认知，这可以追溯到 19 世纪中期最初的细菌理论研究。直到 20 世纪 50 年代，这一观点才受到质疑，自那时起，人们开始接受膀胱含有类似于消化道内微生物的说法。正是这种微生物群的整体组成和平衡决定了病理学过程和疾病状态，而不仅仅简单是微生物数量的多少（Thomas-White et al.，2016）。

最新的研究也对其他器官无菌的固有认知提出了质疑。测序技术使研究人员能够深入了解皮肤表层（Nakatsuji et al.，2013）、脑脊液（Pellejewski et al.，2016）、乳腺组织（Hieken et al.，2016；McGuire et al.，2017；Urbaniak et al.，2016）和肺（Berger et al.，2013；Charlson et al.，2011；Segal et al.，2013）中的自然微生物。类似于对肠道微生物的研究，这些研究已经确定了每个微生物组的组成与恶性肿瘤和其他器官有关的病理学改变的关系。

10.4 自然关节的慢性细菌定植

这种无菌的固有认知在骨科界也受到了质疑。具体来说，最近的文献表明有理由质疑关节液和组织成分的无菌性质。

一个令人感兴趣的领域是肩关节的微生物构成，其源于对痤疮杆菌所引起的 PJI 的调查。痤疮杆菌是皮肤菌群中的共生物种，是肩关节置换术后感染的常见病原体。对翻修病例的数据进行估计，在 19% ~ 70% 的肩关节感染中发现痤疮杆菌（Hudek et al.，2014）。然而，有人认为，这些结果中有一部分是假阳性，这使得研究人员研究了未感染肩关节中的微生物（Frangiamore et al.，2015；Mook et al.，2015）。

多项研究已经在从未接受过肩部手术的研究对象的原生关节中发现了痤疮杆菌，这表明痤疮杆菌是该部位的共生菌，感染可能是该生物体机会性增殖的结果（Hudek et al.，2014；Levy et al.，2013；Mook et al.，2015；Rao et al.，2020）。Qiu 等的研究结果使这种情况更加复杂（Qiu et al.，2018），其在 23 名接受初次肩关节置换术的患者中发现，在严格清除污染后，肩部组织中没有发现痤疮杆菌。研究者得出结论，痤疮杆菌的感染来自于皮肤污染，而不是机会性的增殖。有趣的是，其还发现了来自痤疮杆菌种和牛肝菌科的 DNA，这表明可能存在除痤疮杆菌以外的微生物群。

总的来说，皮肤受到污染的可能性仍然存在质疑，但是通过对肩关节的研究已经发现了微生物的存在。更复杂的是，这些研究中的标本并非来自健康人群的肩关节，而是来自有初次关节置换术适应证的患者。OA 患者的肩关节有可能含有健康肩关节没有的微生物，有些人推测微生物的存在实际上参与了 OA 的发病（Hudek et al.，2014；Levy et al.，2013；Mook et al.，2015）。

除了这些对肩关节微生物的研究外，最近 TKA 和 THA 的研究也利用分子技术在这些自然关节中发现了微生物。在 2018 年的一项研究中，Tarabichi 等（Tarabichi et al.，2018a）研究了 NGS 在培养阴性而诊断 PJI 方面的潜力。其指出，在接受初次 TKA 或 THA 的 17 名对照患者中，有 35% 存在微生物。同样使用 NGS 技术，Torchia 等（Torchia et al.，2020）发现，在接受初次 TKA 的 40 名患者中，30% 的患者至少有一种阳性微生物被鉴定出来。还有 2 项研究，都使用了基于 PCR 的方法，发现了原生髋关节和膝关节存在微生物的证据。Jacovides 等（Jacovides et al.，2012）在接受 TKA 手术的 7 名患者中，发现 5 名患者的膝关节中有微生物，Témoin 等（Témoin et al.，2012）在接受关节液抽吸的 36 名 OA 和 RA 的自然膝髋关节患者中，有 13.9% 检测到微生物。

最近，一项涉及 14 家机构的多中心研究招募了接受初次关节置换术的患者。通过对 53 名 TKA 患者和 30 名 THA 患者的样本进行分析，该多中心工作组发现，在排除试剂污染后，存在丰富的微生物。髋关节样本中鉴定出的 3 个最多的菌属是埃希菌属、痤疮杆菌属和不动杆菌属。同样值得注意的是，这种微生物组成与样本的类型无关（滑液 *vs.* 组织 *vs.* 拭子；P=0.80）。此外，虽然髋关节与膝关节的微生物群在统计学上有差异（F=2.86；P=0.001），但二者整体组成不同之处低于 1%（Goswami，2019）。

髋关节和膝关节微生物的支持数据是令人信服的。

虽然皮肤污染是一种可能，就像在肩关节讨论中一样，但在髋关节和膝关节研究中发现的物种使这种解释变得不太可能。上面提到的所有研究都报告了对存在于肠道微生物组中生物体的鉴定。例如，上述 2 项研究（Goswami，2019；Torchia et al.，2020）确认最主要的生物是大肠杆菌——一种肠道共生生物，而不太可能源于污染。

与肩关节一样，髋关节和膝关节中的发现仍有可能不代表真正的微生物组。获得的标本总是取自接受初次关节置换术的患者，其身上有一定程度关节病变。该人群的研究结果可能并不能代表健康个体原生关节情况，因此还需要进一步研究。

10.5 无疾病证据的自然 / 假体植入的关节中细菌定植

上述存在的关节微生物群需要在认识慢性关节定植的背景下进行研究。在有假体植入的情况下，经常会发生慢性持续定植，大多数 PJI 的细菌是皮肤微生物群进入到关节内而形成的。金黄色葡萄球菌和表皮葡萄球菌在皮肤上繁殖，导致在许多假体的表面形成生物膜。生物膜的形成阻止了抗生素的渗入和宿主免疫介导的细菌清除，使微生物作为一种慢性、持续的感染一直存在（Scherr et al.，2014）。

尽管这种机制明确涉及皮肤微生物群的污染，但上述原生关节微生物群的结果表明，慢性定植可以在没有任何感染的情况下存在。

与多项研究一致，这些研究检测到，无菌性松动导致假体上有生物膜形成，但没有诊断出感染（Bereza et al.，2017；Cazanave et al.，2013；Dempsey et al.，2007；Holinka et al.，2011；Rak et al.，2016）。然而，目前仍不清楚这些假体上的定植是否为不引发症状的定植。虽然根据目前的诊断标准不能被诊断为 PJI，但有研究者推测，无菌性松动可能是一种尚未出现且未被识别的低毒感染（Hudek et al.，2014；Levy et al.，2013）。进一步的研究应该纳入完全无症状的患者（Rohde et al.，n.d.）。只有在这种情况下，原生关节和可能无菌的假体中存在的慢性定植现象才可以表明：微生物群确实存在，但不一定导致疾病。

10.6 对假体周围关节感染的影响

PJI 是 TKA 翻修失败的最常见原因，也是 THA 失败的第三大常见原因（Bozic et al.，2009；Bozic et al.，2010）。鉴于对发病率和死亡率及相关的医疗费用的影响，准确诊断和治疗 PJI 的方法是非常重要的（Goswami et al.，2018）。

分子生物技术的进步使得对微生物组学的研究成为可能，在诊断 PJI 方面也显示出了同样的效用。特别值得一提的是，NGS 灵敏性提高，可以更清楚地了解微生物在受感染关节上的定植情况（Tarabichi et al.，2018b）。目前诊断 PJI 的方法依赖于组织的培养，但在 7% ~ 50% 的 PJI 病例中，培养并不能成功地鉴别病原体（Goswami et al.，2020），这导致患者接受不必要的广谱抗生素的治疗，常使结果更糟糕（Mortazavi et al.，2011）。最近的研究表明，NGS 可以识别髋膝关节中培养阴性而关节感染的微生物（Street et al.，2017；Tarabichi et al.，2018a；Tarabichi et al.，2018b）。然而，由于本章所讨论的原生关节微生物有存在的可能，使得在解释这些结果时必须谨慎。NGS 灵敏性的提高似乎仅仅是由于检测出了存在于原生关节中的生物体，而不代表致病的病原菌。

关节微生物组学对预防 PJI 也有重要影响，特别是类固醇注射的时间。虽然髋膝关节注射类固醇是治疗症状性 OA 的有效方法（Jüni et al.，2015；Zhong et al.，2020），但有证据表明，如果在用药后不久进行手术会增加 PJI 风险（Richardson et al.，2019；Werner et al.，2016）。

因此，目前的建议是避免在注射类固醇后几个月内进行同侧初次关节置换术（Cizmic et al.，2019）。关节微生物的存在支持了这一建议。

有证据表明，类固醇改变了身体其他部位的微生物组成（Tetel et al.，2018），而最近的证据表明，关节微生物也有类似的改变。2015 年，Mook 等（2015）发现，在肩关节置换术前随着注射皮质类固醇次数的增加，肩关节细菌生长的可能性升高。最近的研究结果还表明，在注射类固醇后 6 个月内进行分析时，微生物的组成会发生改变（Goswami，2019）。这些发现更加支持了在这个窗口期避免初次关节置换术的建议，并提出了一个特定的致病途径。

结论

新的证据表明，微生物群可能存在于原生关节、OA 和植入假体的关节中。NGS 在描述微生物的特征和识别真正感染发生的生物体方面，已经显示出了巨大潜力。我们现在有了一种全面的手段来识别原生关节、培养阴性的关节感染及植入假体未感染的关节中的微生物的方法。当怀疑感染时，识别原生关节微生物的组成对于区分阳性菌和致病菌至关重要。

要点

- 人体微生物群由存在于人体生态环境中的所有微生物组成，其数量超过人体细胞，在健康维持和疾病发生中发挥着重要作用。
- DNA 测序技术的进步使研究人员能够迅速描述大量基因组数据的特征，并深入研究微生物的组成。
- 虽然认为消化道、皮肤和其他部位的微生物群是共生的，并与正常生理相一致，但身体的许多部位，如关节，传统上认为是无菌的。
- 关于原生关节无菌的假设受到了质疑，最近的文献显示，在肩、髋和膝关节都有共生微生物的证据。
- 最近的文献表明，原生微生物群的破坏可能在 OA 的发展和患者对 PJI 的易感性中起作用。

参考文献

（遵从原版图书著录格式）

Atherton JC, Blaser MJ (2009) Coadaptation of helicobacter pylori and humans: ancient history, modern implications. J Clin Invest 119:2475–2487

Bereza PL, Ekiel A, Auguściak-Duma A, Aptekorz M, Wilk I, Wojciechowski P et al (2017) Identification of asymptomatic prosthetic joint infection: microbiologic and operative treatment outcomes. Surg Infect 18:582–587

Berger G, Wunderink RG (2013) Lung microbiota: genuine or artifact? Isr Med Assoc J 15:3

Bozic KJ, Kurtz SM, Lau E, Ong K, Vail TP, Berry DJ (2009) The epidemiology of revision total hip arthroplasty in the United States. J Bone Joint Surg Am 91:128–133

Bozic KJ, Kurtz SM, Lau E, Ong K, Chiu V, Vail TP et al (2010) The epidemiology of revision total knee arthroplasty in the United States. Clin Orthop Relat Res 468:45–51

Bravo JA, Forsythe P, Chew MV, Escaravage E, Savignac HM, Dinan TG et al (2011) Ingestion of Lactobacillus strain regulates emotional behavior and central GABA receptor expression in a mouse via the vagus nerve. PNAS 108:16050–16055

Byrd AL, Belkaid Y, Segre JA (2018) The human skin microbiome. Nat Rev Microbiol 16:143–155

Castellarin M, Warren RL, Freeman JD, Dreolini L, Krzywinski M, Strauss J et al (2012) Fusobacterium nucleatum infection is prevalent in human colorectal carcinoma. Genome Res 22:299–306

Cazanave C, Greenwood-Quaintance KE, Hanssen AD, Karau MJ, Schmidt SM, Gomez Urena EO et al (2013) Rapid molecular microbiologic diagnosis of prosthetic joint infection. J Clin Microbiol 51:2280–2287

Charlson ES, Bittinger K, Haas AR, Fitzgerald AS, Frank I, Yadav A et al (2011) Topographical continuity of bacterial populations in the healthy human respiratory tract. Am J Respir Crit Care Med 184:957–963

Cho I, Blaser MJ (2012) The human microbiome: at the interface of health and disease. Nat Rev Genet 13:260–270

Cizmic Z, Feng JE, Huang R, Iorio R, Komnos G, Kunutsor SK et al (2019) Hip and knee section, prevention, host related: proceedings of international consensus on orthopedic infections. J Arthroplast 34:S255–S270

Clemente JC, Manasson J, Scher JU (2018) The role of the gut microbiome in systemic inflammatory disease. BMJ 360:j5145. Available from: https://www.bmj.com/content/360/bmj.j5145

Davenport ER, Sanders JG, Song SJ, Amato KR, Clark AG, Knight R (2017) The human microbiome in evolution. BMC Biol 15:127

Dempsey KE, Riggio MP, Lennon A, Hannah VE, Ramage G, Allan D et al (2007) Identification of bacteria on the surface of clinically infected and non-infected prosthetic hip joints removed during revision arthroplasties by 16S rRNA gene sequencing and by microbiological culture. Arthritis Res Ther 9:R46

Dinan TG, Cryan JF (2013) Melancholic microbes: a link between gut microbiota and depression? Neurogastroenterol Motil 25:713–719

Eckburg PB, Bik EM, Bernstein CN, Purdom E, Dethlefsen L, Sargent M et al (2005) Diversity of the human intestinal microbial flora. Science 308:1635–1638

Frangiamore SJ, Saleh A, Grosso MJ, Alolabi B, Bauer TW, Iannotti JP et al (2015) Early versus late culture growth of Propionibacterium acnes in revision shoulder arthroplasty. J Bone Joint Surg Am 97:1149–1158

Goswami K, Parvizi, Javad A (2019) Orthopedic genomic workgroup J. Microbiome of the osteoarthritic hip and knee joint: a prospective multicenter investigation. In: American Association of Hip and Knee Surgeons Annual Meeting, Dallas, TX

Goswami K, Parvizi J (2020) Culture-negative periprosthetic joint infection: is there a diagnostic role for next-generation sequencing? Expert Rev Mol Diagn 20:269–272

Goswami K, Parvizi J, Maxwell CP (2018) Current recommendations for the diagnosis of acute and chronic PJI for hip and knee—cell counts, alpha-defensin, leukocyte esterase, next-generation sequencing. Curr Rev Musculoskelet Med 11: 428–438

Hernandez CJ (2017) The microbiome and bone and joint disease. Curr Rheumatol Rep 19:77

Hernandez CJ, Yang X, Ji G, Niu Y, Sethuraman AS, Koressel J et al (2019) Disruption of the gut microbiome increases the risk of periprosthetic joint infection in mice. Clin Orthop Relat Res 477:2588–2598

Hieken TJ, Chen J, Hoskin TL, Walther-Antonio M, Johnson S, Ramaker S et al (2016) The microbiome of aseptically collected human breast tissue in benign and malignant disease. Sci Rep 6:1–10

Hodkinson BP, Grice EA (2015) Next-generation sequencing: a review of technologies and tools for wound microbiome research. Adv Wound Care (New Rochelle) 4(1):50–58. Available from: https://www.liebertpub.com/doi/abs/10.1089/wound.2014.0542

Holinka J, Bauer L, Hirschl AM, Graninger W, Windhager R, Presterl E (2011) Sonication cultures of explanted components as an add-on test to routinely conducted microbiological diagnostics improve pathogen detection. J Orthop Res 29:617–622

Hudek R, Sommer F, Kerwat M, Abdelkawi AF, Loos F, Gohlke F (2014) Propionibacterium acnes in shoulder surgery: true infection, contamination, or commensal of the deep tissue? J Shoulder Elb Surg 23:1763–1771

Jacovides CL, Kreft R, Adeli B, Hozack B, Ehrlich GD, Parvizi J (2012) Successful identification of pathogens by polymerase chain reaction (PCR)-based electron spray ionization time-of-flight mass spectrometry (ESI-TOF-MS) in culture-negative periprosthetic joint infection. J Bone Joint Surg Am 94: 2247–2254

Jüni P, Hari R, Rutjes AW, Fischer R, Silletta MG, Reichenbach S et al (2015) Intra-articular corticosteroid for knee osteoarthritis. Cochrane Database Syst Rev (10):CD005328. Available from: https://www.cochranelibrary.com/cdsr/doi/10.1002/14651858.CD005328.pub3/abstract

Kostic AD, Gevers D, Pedamallu CS, Michaud M, Duke F, Earl AM et al (2012) Genomic analysis identifies association of Fusobacterium with colorectal carcinoma. Genome Res 22:292–298

Levy O, Iyer S, Atoun E, Peter N, Hous N, Cash D et al (2013) Propionibacterium acnes: an underestimated etiology in the pathogenesis of osteoarthritis? J Shoulder Elb Surg 22:505–511

Ley RE, Bäckhed F, Turnbaugh P, Lozupone CA, Knight RD, Gordon JI (2005) Obesity alters gut microbial ecology. Proc Natl Acad Sci U S A 102:11070–11075

Libertucci J, Young VB (2019) The role of the microbiota in infectious diseases. Nat Microbiol 4:35–45

McGuire MK, McGuire MA (2017) Got bacteria? The astounding, yet not-so-surprising, microbiome of human milk. Curr Opin Biotechnol 44:63–68

Mook WR, Klement MR, Green CL, Hazen KC, Garrigues GE (2015) The incidence of Propionibacterium acnes in open shoulder surgery: a controlled diagnostic study. J Bone Joint Surg Am 97:957–963

Mortazavi SMJ, Vegari D, Ho A, Zmistowski B, Parvizi J (2011) Two-stage exchange arthroplasty for infected total knee arthroplasty: predictors of failure. Clin Orthop Relat Res 469:3049–3054

Nakatsuji T, Chiang H-I, Jiang SB, Nagarajan H, Zengler K, Gallo RL (2013) The microbiome extends to subepidermal compartments of normal skin. Nat Commun 4:1431

Perlejewski K, Bukowska-Ośko I, Nakamura S, Motooka D, Stokowy T, Płoski R et al (2016) Metagenomic analysis of cerebrospinal fluid from patients with multiple sclerosis. Adv Exp Med Biol 935:89–98

Qiu B, Al K, Pena-Diaz AM, Athwal GS, Drosdowech D, Faber KJ et al (2018) Cutibacterium acnes and the shoulder microbiome. J Shoulder Elb Surg 27:1734–1739

Rak M, KavčIč M, Trebše R, CőR A (2016) Detection of bacteria with molecular methods in prosthetic joint infection: sonication fluid better than periprosthetic tissue. Acta Orthop 87:339–345

Rao AJ, MacLean IS, Naylor AJ, Garrigues GE, Verma NN, Nicholson GP (2020) Next-generation sequencing for diagnosis of infection: is more sensitive really better? J Shoulder Elb Surg 29:20–26

Richardson SS, Schairer WW, Sculco TP, Sculco PK (2019) Comparison of infection risk with corticosteroid or hyaluronic acid injection prior to total knee arthroplasty. J Bone Joint Surg Am 101:112–118

Rohde H, Goswami K (n.d.) QUESTION 18: is there a distinct microbiome in the joints? 2

Scher JU, Littman DR, Abramson SB (2016) Review: microbiome in inflammatory arthritis and human rheumatic diseases. Arthritis Rheumatol 68:35–45

Scherr TD, Heim CE, Morrison JM, Kielian T (2014) Hiding in plain sight: interplay between staphylococcal biofilms and host immunity. Front Immunol 5:37. Available from: https://www.ncbi.nlm.nih.gov/pmc/articles/PMC3913997/

Segal LN, Alekseyenko AV, Clemente JC, Kulkarni R, Wu B, Chen H et al (2013) Enrichment of lung microbiome with supraglottic taxa is associated with increased pulmonary inflammation. Microbiome 1:19

Sender R, Fuchs S, Milo R (2016) Revised estimates for the number of human and bacteria cells in the body. PLoS Biol 14:e1002533

Street TL, Sanderson ND, Atkins BL, Brent AJ, Cole K, Foster D et al (2017) Molecular diagnosis of orthopedic-device-related infection directly from sonication fluid by metagenomic sequencing. J Clin Microbiol 55:2334–2347

Tarabichi M, Shohat N, Goswami K, Alvand A, Silibovsky R, Belden K et al (2018a) Diagnosis of Periprosthetic joint infection: the potential of next-generation sequencing. J Bone Joint Surg Am 100:147–154

Tarabichi M, Shohat N, Goswami K, Parvizi J (2018b) Can next generation sequencing play a role in detecting pathogens in synovial fluid? Bone Joint J 100-B:127–133

Témoin S, Chakaki A, Askari A, El-Halaby A, Fitzgerald S, Marcus RE et al (2012) Identification of oral bacterial DNA in synovial fluid of patients with arthritis with native and failed prosthetic joints. J Clin Rheumatol 18:117–121

Tetel MJ, de Vries GJ, Melcangi RC, Panzica G, O'Mahony SM (2018) Steroids, stress and the gut microbiome-brain axis. J Neuroendocrinol 30:e12548

Thomas-White K, Brady M, Wolfe AJ, Mueller ER (2016) The bladder is not sterile: history and current discoveries on the urinary microbiome. Curr Bladder Dysfunct Rep 11:18–24

Torchia MT, Amakiri I, Werth P, Moschetti W (2020) Characterization of native knee microorganisms using next-generation sequencing in patients undergoing primary total knee arthroplasty. Knee 27(3):1113–1119

Turnbaugh PJ, Ley RE, Mahowald MA, Magrini V, Mardis ER, Gordon JI (2006) An obesity-associated gut microbiome with increased capacity for energy harvest. Nature 444:1027–1031

Urbaniak C, Gloor GB, Brackstone M, Scott L, Tangney M, Reid G (2016) The microbiota of breast tissue and its association with breast cancer. Appl Environ Microbiol 82:5039–5048

Wang Z, Klipfell E, Bennett BJ, Koeth R, Levison BS, Dugar B et al (2011) Gut flora metabolism of phosphatidylcholine promotes cardiovascular disease. Nature 472:57–63

Werner BC, Cancienne JM, Browne JA (2016) The timing of total hip arthroplasty after intraarticular hip injection affects postoperative infection risk. J Arthroplast 31:820–823

Young VB (2017) The role of the microbiome in human health and disease: an introduction for clinicians. BMJ 356:j831. Available from: https://www.bmj.com/content/356/bmj.j831

Zhong H-M, Zhao G-F, Lin T, Zhang X-X, Li X-Y, Lin J-F et al (2020) Intra-articular steroid injection for patients with hip osteoarthritis: a systematic review and meta-analysis. Biomed Res Int 2020:e6320154. Available from: https://www.hindawi.com/journals/bmri/2020/6320154/

（许嘉文 张斌飞 许 鹏）

第三部分
影像学及效果

第 11 章 膝关节炎的影像学分析

Musa B. Zaid and Jeffrey Barry

11.1 引言

正如本章节所强调的一样，OA（尤其是膝关节 OA）已逐渐成为全世界要面对的医疗问题。膝关节发生 OA 的原因很多，包括原发性和继发性两个方面。

- PTA。
- 发育不良。
- 感染（细菌性炎症）。
- 骨坏死。
- 炎症（无菌性炎症）。

因为 OA 的致病机制很复杂，所以很难准确定义。目前被广泛接受的定义为：与关节软骨完整性受损相关的一系列症状和体征，同时伴有软骨下骨和关节边缘骨质的改变（Altman et al.，1986）。明确诊断膝关节 OA 对于选择适当的治疗方法至关重要。一般在临床上，膝关节 OA 的诊断需要综合患者的病史、体格检查、及对应的影像学结果。

影像学检查在膝关节 OA 的整个治疗过程中起重要作用。

> 影像学资料可以辅助医师明确诊断，确定受累膝关节的间室及损伤的严重程度，也可指导制定术前计划、预测术后效果及进行内植物的随访观察。

诊断膝关节 OA 所使用的影像学检查主要包括以下几种。

- 平片（XR）。
- MRI。
- 计算机断层扫描（computed tomography，CT）。

本章节重点介绍上述影像学检查在膝关节炎的诊断、治疗和随访中的应用，以及术前影像结果与 TKA 术后效果的相关性。

11.2 平片

平片是诊断膝关节 OA 最主要的影像学检查。对于大多数病例，平片可能是整个治疗过程中唯一需要进行的影像学检查。

> 平片是无创、价廉、低辐射、操作简便的检查方法，已被证实为软骨磨损和 OA 严重程度的诊断手段（Buckland-Wright et al.，1995）。

未发生硬化的关节软骨在常规平片上不显影。在平片上，主要通过测量两个软骨下骨之间的透光间隙，以间接测量关节软骨的厚度和关节软骨磨损程度。

技术

膝关节平片至少需要包括以下 4 个标准拍摄角度。

- 负重后前位。
- 屈曲 45° 负重后前位（Rosenberg 位）。
- 侧位。
- 髌骨轴位（图 11.1）。

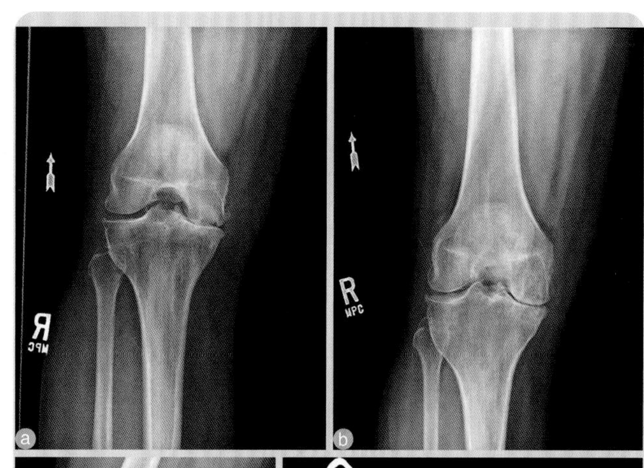

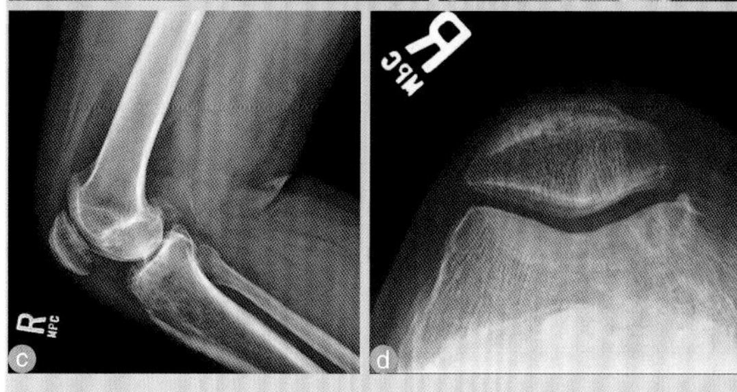

图 11.1　a. 标准的术前 X 线片检查包括负重后前位平片；b.Rosenberg 位平片；c. 侧位平片；d. 髌骨轴位平片。关节间隙狭窄、骨赘形成、囊性变是 OA 的特征性改变

每一种拍摄角度都可以为医师提供不同的信息，这些信息可以指导治疗方案的选择和手术决策。

其他可以应用于临床实践的平片拍摄角度包括以下几种。

- 完全伸直正位。
- 内翻或外翻应力位。
- 下肢全长力线片。

获取膝关节平片时需要使用统一的拍摄技术，这样可以保证阅片的可重复性。

屈曲 45° 负重后前位平片（Rosenberg 位）（图 11.1b）

是在患者膝关节屈曲45°的直立位拍摄的（Rosenberg et al.，1988）。X线束以膝关节线为中心，向尾端倾斜10°～20°，稍偏离髌骨上极。在此拍摄角度中，胫骨平台清晰可见，不存在任何骨性结构的重叠，髁间切迹也清晰可见，股骨髁不存在重叠。膝关节负重后前位片可以明确关节间隙狭窄程度及胫股力线。负重后前位片可以改善股骨前髁的显影。这对单一的内侧间室OA患者很有应用价值，因为其磨损主要位于股骨前内侧髁（Weidow et al.，2002）。

膝关节屈曲位成像可以更好地显影股骨髁间及后髁。与股骨前内侧髁相比，后髁更容易发生严重的OA（Bae et al.，2010），常见于典型的单一内侧间室OA（Weidow et al.，2002）。这样的屈曲位可以使胫骨平台与股骨髁中后部接触，有利于准确评价最常见损伤部位的软骨磨损程度（Buckland-Wright，1995）。大量研究表明，如果在膝关节完全伸直时拍摄平片，其关节间隙变窄的程度被显著低估，因为伸直位股骨髁位于胫骨前侧软骨边缘时，股骨髁可能会出现人为抬高的情况（Messieh et al.，1990；Rueckl et al.，2018）。正因为如此，同膝关节伸直正位平片相比，Rosenberg位平片可以更敏感地发现胫股关节OA（Ritchie et al.，2004；Fontboté et al.，2008）。

膝关节侧位平片可在非负重下仰卧位拍摄，X线光束由内侧向外侧穿过膝关节。另外，也可以在负重情况下拍摄。在较好的膝关节侧位片中，股骨内、外侧髁应完全重叠，髌股关节面应无重叠。膝关节侧位片通常用于评价髌股关节间隙、髌骨高度和PFOA（Carrillon，2008）。

> 此外，膝关节侧位片可用于确定术前计划，因为它可以明确胫骨的生理性后倾角度。

侧位片可以帮助诊断膝关节前内侧OA，膝关节前内侧OA是一种常见的关节炎类型，其后内侧关节软骨保持完整，但胫骨前内侧软骨被侵蚀和磨损（White et al.，1991）。

> 在此模式中，ACL仍然完整，当股骨髁旋转到完整的胫骨平台后方软骨时，屈曲侧位可以显示伸展内翻畸形的纠正情况。

这种单纯内侧间室的膝关节OA可以应用膝关节单髁置换进行治疗。

髌骨轴位平片或髌股关节切线位平片可采用几种方法进行拍摄。最典型的是Merchant拍摄角度：患者仰卧位时膝关节屈曲45°拍摄。X线束与胫骨成45°角，从下向上沿髌股关节的轴向进行拍摄。拍摄较好的髌骨轴位平片可以清晰地显示髌股关节间隙，而不是髌骨重叠在滑车之上。这一拍摄角度对于评估髌骨轨迹和可能存在的PFOA非常有用。与侧位X线片相比，髌骨轴位片对判断PFOA的严重程度更为敏感，但二者对早期PFOA的诊断效能均较差（McDonnell et al.，2009）。此外，该拍摄角度还可以提供髌骨轨迹和是否存在半脱位的影像学证据。除了Merchant拍摄角度外，Sunrise角度也可以拍摄髌股关节的切线位。在Merchant拍摄角度中，膝关节通常是屈曲45°拍摄，这样可以更好地显示髌骨轨迹，而Sunrise拍摄角度中膝关节屈曲常超过90°，这不利于发现髌骨轨迹方面的问题。

除了拍摄膝关节正位、侧位及髌骨轴位片之外，一些外科医师为了评估下肢力线情况，还常规拍摄站立位下肢负重全长片（图11.2）。然而，常规使用下肢全长片存在争议。站立位下肢全长片拍摄时患者需直立于X线接收器前，髋部中立，双足向前，下肢轻度内旋以使髌骨朝向正前方，双膝分开。X线束由前向后投射。高质量的站立位下肢全长片应清楚显示股骨头，髌骨居中，踝关节清晰可见。该图像可以用于下肢机械轴和解剖轴的测量并辅助制定术前计划。虽然有一些研究发现，在站立位下肢负重全长片与标准膝关节正位片上发现的畸形程度存在显著差异（Petersen et al.，1988；Patel et al.，1991；Odenbring et al.，1993），但是也有研究发现这种差异不显著（McGrory et al.，2002）。

> 膝关节外翻应力位平片是一种诊断选择，用于评价纠正内侧间室OA患者内翻畸形的能力，这些患者可能需要进行内侧UKA（Argenson et al.，2002）。

与站立位全长片相似，应力位平片并不是所有患者都需要拍摄的。为了获得这一拍摄角度，当X线束从前向后投射时，会给膝关节施加一个外翻力（Waldstein et al.，2013）。外翻应力位平片的用途尚不清楚，因为这些平片与外侧间室软骨量或内翻畸形的可矫正性没有显著相关性（Waldstein et al.，2013）。然而，理论上，如果外翻应力X线片显示外侧室塌陷，那么该患者可能不是进行内侧UKA的理想人选。

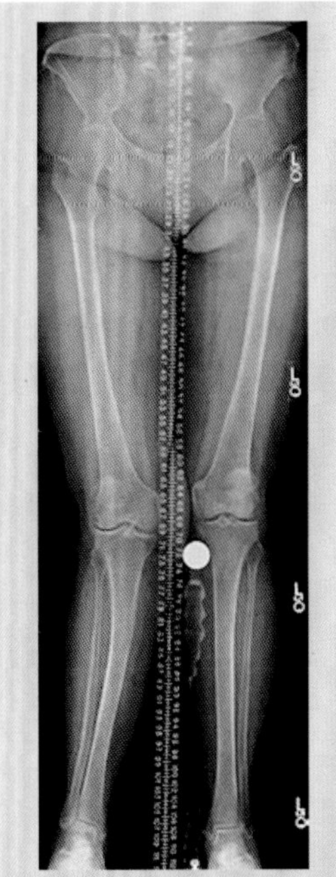

图 11.2　站立位下肢负重全长片在存在上图所见畸形时非常有用。明确畸形的位置及严重程度对于完成术后功能良好的 TKA 是非常关键的

11.3 影像学分级

虽然有很多根据平片对膝关节 OA 的严重程度进行分级的系统，但 Kellgren-Lawrence （KL）分级系统是最常用的（Braun et al.，2011；Kellgren et al.，1957）。KL 分级系统于 1957 年被首次提出，并且是以膝关节正位 X 线片为基础的。

结合 OA 患者的影像学特征，KL 分级系统包括以下要素：关节边缘或胫骨棘上的骨赘，关节间隙变窄伴有软骨下骨硬化，以及位于软骨下骨硬化壁的小囊性变（Kellgren et al.，1957）。

该系统广泛应用于 OA 的研究，也有助于指导临床决策和预测预后。即使是保险公司，在给予 TKA 和关节腔润滑剂注射许可之前，也经常需要参考 KL 分级结果。

KL 分级系统见表 11.1。尽管 KL 分级系统被广泛应用，但研究表明，KL 分级系统的观察者间可靠性介于 0.51 ~ 0.89（Wright，2014）。此外，最近一项研究发现，KL 分级系统的组内相关系数（interclass correlation coefficient，ICC）在不同投照体位的平片上存在显著差异，如屈曲位膝关节正位平片的 ICC 值显著高于完全伸直位时的数值（Wright et al.，2014）。

表 11.1　膝关节 OA 的 Kellgren-Lawrence 分级系统

分级	特征
0 级	没有 OA 的影像学特征
1 级	可疑关节间隙狭窄，可能存在骨赘形成
2 级	清晰可见的骨赘形成，可能存在关节间隙狭窄
3 级	多发骨赘形成，明确的关节间隙狭窄、硬化，可能存在畸形
4 级	较大的骨赘形成，明确的关节间隙狭窄、严重硬化，明确畸形

除了 KL 分级系统外，其他的影像学分级系统见表 11.2。每个分级系统都对关节间隙狭窄的程度，以及其他可识别的特征性变化如骨赘形成，进行了评估。在最近的一项研究中，国际膝关节文献委员会（international knee documentation committee，IKDC）分级是将 OA 严重程度的可靠性和相关性有力结合的分级系统，这些证据来自于膝关节镜检查所见（Wright et al.，2014）。

11.4 非骨关节炎的影像学评价

尽管需行关节置换术的患者绝大多数为原发性 OA，但是通过影像学资料有效识别关节炎的发生原因是非常重要的，如无菌性炎症、创伤、感染。

骨质侵蚀性破坏是炎性关节病的影像学特征，临床医师可以很容易地区分炎症性和原发性 OA（Jacobson et al.，2008）。

炎性关节病的骨质侵蚀通常发生在炎症关节边缘没有透明软骨的区域。除了骨质侵蚀，炎性关节病的特征还包括关节间隙均匀变窄，因为整个关节软骨被均匀破坏。

RA 是炎性关节病最常见的例子。RA 的影像学特征包括关节间隙均匀狭窄、骨质侵蚀性破坏、软组织肿胀及骨质疏松（图 11.3）（Jacobson et al.，2008）。此外，RA 患者很少出现骨质增生（骨赘形成），这也可以进一步鉴别 RA 与原发性 OA（Jacobson et al.，2008）。

同 RA 相似，感染性关节炎作为化脓性关节炎的后遗症，影像学特征为关节间隙狭窄、软组织肿胀和骨侵蚀性破坏。RA 与感染性关节炎的区别在于 RA 常为多关节受累，感染性关节炎常为单关节病变，细菌感染病史有助于二者的鉴别。

表 11.2 膝关节 OA 的其他分级系统

分级系统	各级的特征				
IKDC	A：无关节间隙狭窄	B：骨赘小，轻微囊性变，关节间隙＞ 4 mm	C：关节间隙 2 ～ 4 mm	D：关节间隙＜ 2 mm	
Fairbank	0：正常	1：胫骨扁平	2：股骨髁扁平	3：骨质增生改变，关节间隙狭窄，或二者皆有	4：前面列出的所有情况均加重
Brandt	0：关节间隙狭窄＜ 25%	1：关节间隙狭窄＜ 25% 伴有囊肿及骨赘，或关节间隙狭窄 25% ～ 50%	2：关节间隙狭窄 25% ～ 50% 伴有其他特征，关节间隙狭窄 50% ～ 75% 不伴其他特征	3：关节间隙狭窄 50% ～ 75% 伴有其他特征，或关节间隙狭窄＞ 75% 不伴其他特征	4：关节间隙狭窄＞ 75% 不伴其他特征
Ahlback	0：正常	1：关节间隙狭窄不伴其他特征	2：关节间隙闭塞	3：骨丢失＜ 5 mm	4：骨丢失 5 ～ 10 mm
Jager-Wirth	0：正常	1：关节炎初期，关节间隙轻度狭窄，骨赘小	2：普通关节炎，关节间隙狭窄 50%	3：中度关节病	4：重度关节病

IKDC：国际膝关节文献委员会。

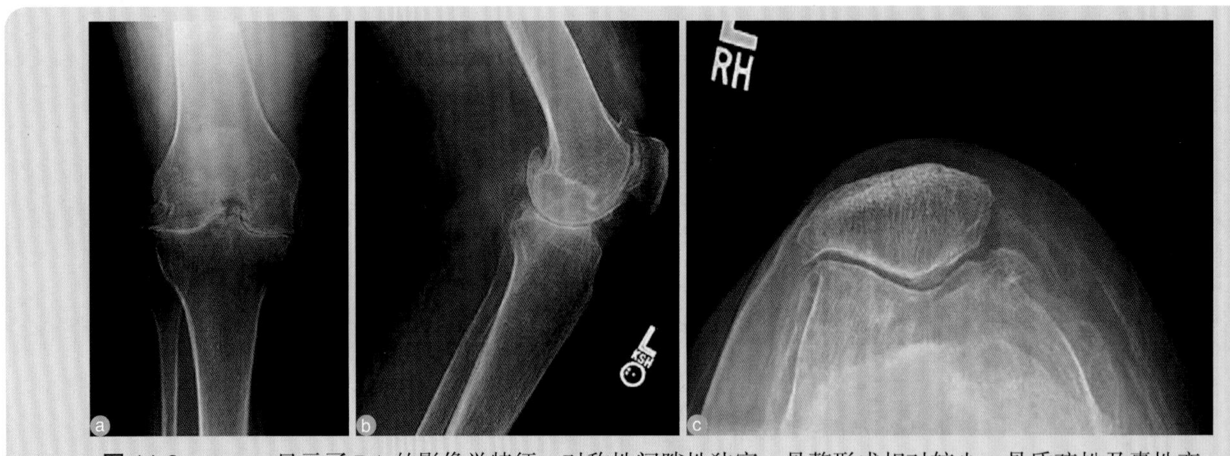

图 11.3 a ～ c. 显示了 RA 的影像学特征：对称性间隙性狭窄、骨赘形成相对较少、骨质疏松及囊性变

除了常规的膝关节磨损模式外，平片还可以提供其他诊断信息。临床医师也应该能够在平片上鉴别膝关节创伤后 OA 与 ACL 损伤的模式（Johnson et al.，2017）。平片还能发现其他的诊断信息，如结晶沉积疾病 [焦磷酸钙病（calcium pyrophosphate disease，CPPD）或假性痛风]、内植物残留、骨和软组织肿瘤、缺血性坏死、骨软骨缺损、血管疾病或钙化和先天性畸形等。

11.5 骨关节炎严重程度与全膝关节置换术效果的相关性

尽管 TKA 可以有效改善膝关节疼痛及功能，但是 TKA 术后仍有相当数量（可达 20%）的患者对术后效果不满意（Nilsdotter et al.，2009；Woolhead et al.，2005；Beswick et al.，2012）。这些不满意的患者群体仍然是关节学界内的一个研究重点，希望通过努力可使患者受益最大化。影响 TKA 患者术后满意度的因素主要有患者相关因素（社会心理因素和内科并发症）、外科医师或医药相关因素（健康评估、康复、期望值管理和术中技术如软组织平衡和力线），以及疾病自身因素（关节炎的类型、术前严重程度和畸形）。

尽管膝关节 OA 的临床症状和影像学严重程度的相关性较差（Bedson et al.，2008），但最近的文献表明，膝关节 OA 的影像学严重程度与 TKA 术后的效果是显著相关的。

最近的一项荟萃分析认为影像学上有严重膝关节 OA 的患者在最终随访时对手术效果的满意度更高（Youlden et al.，2019）。尽管如此，KL 分级 4 级的患者与低于 4 级的患者相比较，在术后疼痛及功能评分方面没有显著差异（Youlden et al.，2019）。掌握这种可能的关系可以在 TKA 术后的咨询和患者期望管理中发挥作用。此外，在接受 TKA 之前，应对其他可能引起疼痛的因素进行彻底的评估，必要时采用保守方案进行尝试性治疗。

11.6 全膝关节置换术的影像学评价

TKA 随访过程中常规进行影像学检查以评价假体位置、磨损程度及稳定性。尽管在实践中存在差异，但术后需要拍摄平片的体位通常与术前一致。在工作中，通常获得站立位正位片、最大屈曲侧位片和髌骨轴位片。为了精确评估，整个内植物组件必须在平片中显影，包括任何垫块或延长杆。

> 对图像进行独立评价，并与之前的影像学检查结果进行比较，以确定假体力线和位置、假体 – 骨水泥和骨水泥 – 骨界面、聚乙烯厚度、骨质量及任何的进展性病变（如溶骨性骨缺损）（图 11.4）。

无菌性松动的评价内容可参阅第 52 章。然而，最重要的评价依靠动态的平片拍摄，以寻找假体位置的变化或放射性透光线的出现（图 11.5）。

不幸的是，TKA 后假体的影像学评估缺乏可供参考的标准（Elmallah et al.，2015）。虽然分类系统是在 1989 年提出的，如膝关节成形术 X 线影像评价和评分系统（Ewald，1989），但许多翻修文章通常只报道了冠状面、矢状面和轴向力线，以及翻修时出

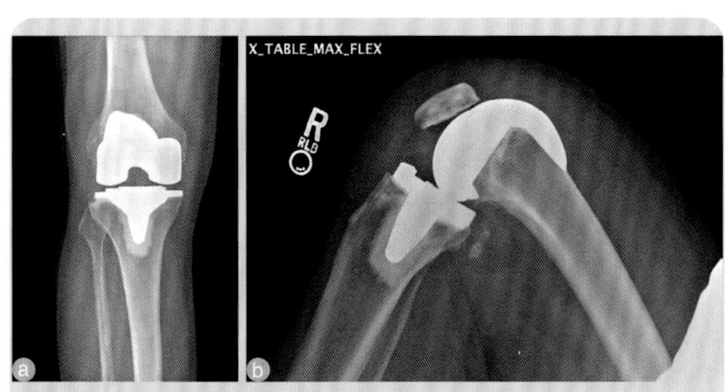

图 11.4 a、b. 站立位正位及侧位平片显示 TKA 术后假体位置良好、骨水泥固定良好（良好的骨水泥鞘）

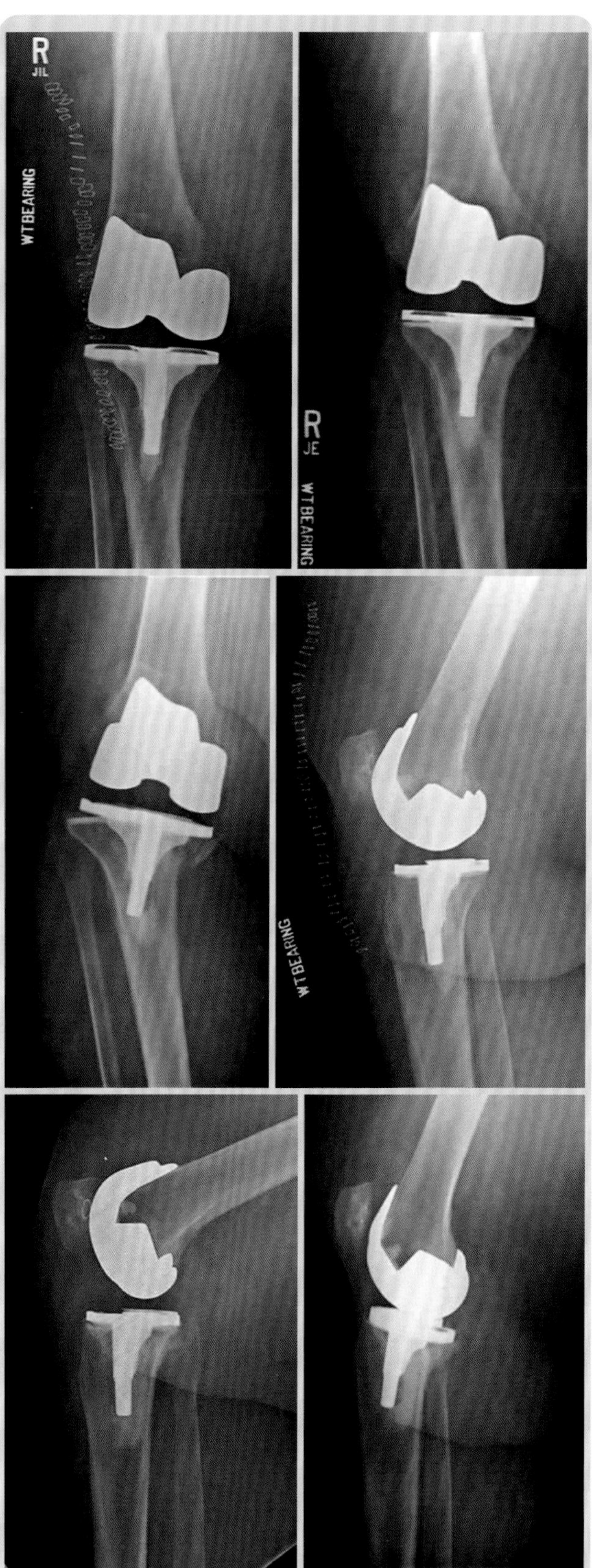

图 11.5 膝关节骨水泥型 TKA 术后系列站立位侧位及正位平片显示进展性假体松动及固定失效。术后立即拍摄的平片（最左侧）显示关节假体固定良好；后续的动态平片显示骨 – 假体界面出现放射性透亮线，这种透亮线即证明假体松动，随后出现内翻塌陷

现的骨缺损。最近一个更新的 KSS 系统已经建立，鼓励使用标准化的评分系统。

> 现代 KSS 系统（Meneghini et al.，2015）提供了一个结构化的框架来评估 TKA 后的假体固定。

TKA 术后拍摄负重时正位、侧位及髌骨轴位平片可以发现骨 – 骨水泥界面、骨水泥 – 假体界面的放射性透亮线。此外，要看这些出现的透亮线在动态拍片中是稳定的还是逐渐进展的，也要看透亮线是出现在部分界面还是全部界面。现代 KSS 系统通过将胫骨和股骨分成 5 个不同的区域，并寻找假体界面的累积辐射透光度来评估骨水泥型假体的松动程度（表 11.3）（Meneghini et al.，2015）。此外，每个拍摄体位的平片均可以评价假体的位置及力线。在负重后前位片上，股骨假体冠状面力线可以通过股骨解剖轴进行评价，胫骨假体的冠状面力线可以通过胫骨假体基托与胫骨机械轴线进行评价。侧位平片可以评价假体的矢状面力线。胫骨假体的矢状面力线可以通过测量胫骨干与假体基托的夹角判断，而股骨假体的矢状面力线可以通过测量股骨干与股骨远端截骨面的夹角判断。最后，髌骨轴位平片（Merchan 拍摄角度）可以检查有无半脱位及倾斜，从而评估髌骨假体的位置。

尽管骨水泥固定仍然是 TKA 固定的“金标准”，但是非骨水泥型假体的应用正呈增加趋势。

> 总之，非骨水泥型假体术后评价与骨水泥型假体相似；医师应评估一系列的 X 线片，以发现植入物松动的迹象，如进行性迁移或放射透亮线。

功能良好的骨水泥全膝关节假体的影像学表现与功能良好的非骨水泥型假体显著不同。随着非骨水泥型假体越来越普遍，医师认识到这些差异非常重要。一系列近期非骨水泥全膝关节假体应用结果显示所有患者在术后 6 周随访时均出现假体周围的放射性透亮线，其中大多数在胫骨侧。这些放射性透亮线可持续 1 年之久（本研究的末次随访时间），且通常较小（＜2 mm），无进行性发展（Costales et al.，2020）。

11.7 断层成像和其他医学成像技术

11.7.1 CT

常规使用的断层成像技术，如 CT 和 MRI 并不常用于膝关节 OA 的诊断，因 X 线片检查可以诊断大多数膝关节 OA，并且操作简单、费用低、放射性损害小，而由于关节软骨在 CT 上亦不显影，传统的 CT 检查并不能比 X 线片提供更多的有用信息（Blackburn et al.，1996）。为了克服这一问题，可以进行关节内碘剂注射造影，以改善关节内结构（包括软骨）的显影（Carrillon，2008）。利用这项技术，可以很容易地确定哪个间室发生了局灶性软骨缺损和变薄。目前的文献中几乎没有证据证明 CT 扫描在膝关节 OA 诊断中的有效性。

> TKA 术后，CT 扫描最常用于评估假体旋转或假体周围骨折。

11.7.2 磁共振成像

与 CT 相似，MRI 在膝关节 OA 的常规诊断中并没有发挥重要作用。虽然与 CT 扫描和 X 线平片不同，

表 11.3　现代 KSS 系统影像学分级

分区	胫骨假体		股骨假体	髌股假体
	正位平片	侧位平片	侧位及正位平片	髌骨周围
1	胫骨基托内侧	胫骨基托前部	股骨假体前部	内侧
2	胫骨基托外侧	胫骨基托后部	股骨假体后部	外侧
3	基托 / 柄中部 [a]	基托 / 柄中部 [b]	中部 / 钉 / 远端固定区域 [c]	中部 [a]
4	TKA 翻修延长杆 [a]	TKA 翻修延长杆 [b]	TKA 翻修延长杆 [b]	–
5	柄的下部	柄的下部	TKA 翻修延长杆的上部	–

[a] 可以标注为 M（内侧）和 L（外侧）。
[b] 可以标注为 A（前部）和 P（后部）。
[c] 可以标注为 A（直角前部）和 P（直角后部）。

MRI 能够显示软骨，但它的检查过程复杂费时，价格相对昂贵，而且对常规诊断没有显著价值。通常，软骨在 T_2WI 上抑制脂肪后颜色为灰色，很容易与软骨下骨和滑膜液区分开来，软骨下骨是黑色的，滑膜液是明亮的。

MRI 可能在 UKA 的术前计划中发挥作用，临床医师需要确定患者是否真的患有单间室的关节炎，以及是否有完整的 ACL。

膝关节 OA 的影像学评估通常通过 X 线片进行。对于大多数病例，标准的 OA 系列 X 线片就足以做出诊断并帮助制定术前计划。先进的横断面成像技术，如 CT 和 MRI，应谨慎使用，或在特殊病例中使用。

11.7.3　核医学检查

核医学检查包括锝 -99m 三相骨扫描和标记白细胞（white blood cell，WBC）扫描，是假体松动和感染的其他诊断工具，通常与病史、体格检查和血清学检查相结合，在诊断困难的病例中应用。

锝 -99m 是骨代谢的敏感标志物，然而，由于骨代谢增加可发生在假体松动、肿瘤、感染和代谢性骨病等病例中，该检测的特异性相对较低（Hofmann et al.，1990；Rosenthall et al.，1987；Hill et al.，2019）。最近的一项回顾性研究发现，锝 -99m 骨扫描阳性预测值为 2.5%，阴性预测值为 100%，特异性为 33%，敏感性为 100%，表明其独立检测性较差。此外，TKA 术后放射性核素摄取增加可持续 1 年甚至更长时间，这些患者可以无任何不适症状（Rosenthall et al.，1987）。在非骨水泥型 TKA 中尤其如此。

研究表明，在无症状患者中，非骨水泥全膝关节骨 - 假体界面中锝 -99m 的摄入量增加，甚至长达 4 年；然而，随着时间的推移，吸收速率通常会下降（Rubello et al.，1996）。

放射性骨扫描具有极好的阴性预测价值，即如果结果为阴性，可以排除感染或假体松动。

要点

- 膝关节 OA 是一种临床诊断，通过系列 X 线片来明确诊断，这些平片包括屈曲负重后前位片、侧位片和髌骨轴位片。
- 站立位下肢全长片对下肢严重畸形患者制定术前计划非常有帮助。
- 影像学上 OA 的严重程度与疼痛相关性差；然而，术前影像学上 OA 的严重程度与 TKA 术后效果呈负相关。
- 动态 X 线片检查可监测假体位置、骨 - 骨水泥或骨水泥 - 假体界面的放射性透亮线的变化，有助于诊断假体松动。在非骨水泥型 TKA 中，假体周围的放射性透亮线很常见；这些放射性透亮线持续时间长且患者常无不适症状。
- 锝 -99m 骨扫描在诊断假体松动和感染方面特异性差，但敏感性高。

参考文献

（遵从原版图书著录格式）

Altman R, Asch E, Bloch D et al (1986) Development of criteria for the classification and reporting of osteoarthritis: classification of osteoarthritis of the knee. Arthritis Rheum 29(8):1039–1049. https://onlinelibrary.wiley.com/doi/abs/10.1002/art.1780290816. https://doi.org/10.1002/art.1780290816

Argenson J, Chevrol-Benkeddache Y, Aubaniac J (2002) Modern unicompartmental knee arthroplasty with cement: a three to ten-year follow-up study. J Bone Joint Surg 84(12):2235–2239. http://ovidsp.ovid.com/ovidweb.cgi?T=JS&NEWS=n&CSC=Y&PAGE=fulltext&D=ovft&AN=00004623-200212000-00017. https://doi.org/10.2106/00004623-200212000-00017

Bae W, Payanal M, Chen A et al (2010) Topographic patterns of cartilage lesions in knee osteoarthritis. Cartilage 1(1):10–19. https://journals.sagepub.com/doi/full/10.1177/1947603509354991. https://doi.org/10.1177/1947603509354991

Bedson J, Croft PR (2008) The discordance between clinical and radiographic knee osteoarthritis: a systematic search and summary of the literature. BMC Musculoskelet Disord 9(1):116. https://www.ncbi.nlm.nih.gov/pubmed/18764949. https://doi.org/10.1186/1471-2474-9-116

Beswick AD, Wylde V, Gooberman-Hill R, Blom A, Dieppe P (2012) What proportion of patients report long-term pain after total hip or knee replacement for osteoarthritis? A systematic review of prospective studies in unselected patients. BMJ Open 2(1):e000435. https://doi.org/10.1136/bmjopen-2011-000435

Blackburn W, Chivers S, Bernreuter W (1996) Cartilage imaging in osteoarthritis. Semin Arthritis Rheum 25(4):273–281. https://www.sciencedirect.com/science/article/pii/S0049017296800370. https://doi.org/10.1016/S0049-0172(96)80037-0

Braun HJ, Gold GE (2011) Diagnosis of osteoarthritis: imaging. Bone 51(2):278–288. https://www.clinicalkey.es/playcontent/1-s2.0-S8756328211013585. https://doi.org/10.1016/j.bone.2011.11.019

Buckland-Wright C (1995) Protocols for precise radio-anatomical positioning of the tibiofemoral and patellofemoral compartments of the knee. Osteoarthr Cartil 3(Suppl A):71. https://www.ncbi.nlm.nih.gov/pubmed/8581753

Buckland-Wright JC, Macfarlane DG, Lynch JA, Jasani MK, Bradshaw CR (1995) Joint space width measures cartilage thickness in osteoarthritis of the knee: high resolution plain film and double contrast macroradiographic investigation. Ann Rheum Dis 54(4):263–268. https://doi.org/10.1136/ard.54.4.263

Carrillon Y (2008) Imaging knee osteoarthritis. In: Bonnin M and Chambat P (eds) Osteoarthritis of the knee. Springer-Verlag

France, Paris, pp 3–14. https://doi.org/10.1007/978-2-287-74175-3

Costales TG, Chapman DM, Dalury DF (2020) The natural history of radiolucencies following uncemented total knee arthroplastyat 9 years. J Arthroplast 35(1):127–131. https://www.sciencedirect.com/science/article/pii/S0883540319307636. https://doi.org/10.1016/j.arth.2019.08.032

Elmallah RK, Scuderi GR, Jauregui JJ et al (2015) Radiographic evaluations of revision total knee arthroplasty: a plea for uniform assessments. J Arthroplasty 30(11):1981–1984. https://www.clinicalkey.es/playcontent/1-s2.0-S0883540315007342. https://doi.org/10.1016/j.arth.2015.08.013

Ewald FC (1989) The knee society total knee arthroplastyroentgenographic evaluation and scoring system. Clin Orthop Relat Res 248:9–12. https://www.ncbi.nlm.nih.gov/pubmed/2805502. https://doi.org/10.1097/00003086-198911000-00003

Fontboté RC, Nemtala UF, Contreras OO, Guerrero R (2008) Rosenberg projection for the radiological diagnosis of knee osteoarthritis. Revistamedica de Chile 136(7):880. https://www.ncbi.nlm.nih.gov/pubmed/18949164

Hill D, Kinsella D, Toms A (2019) Three-phase technetium-99m bone scanning in patients with pain in the knee region after cemented total knee arthroplasty. Eur J Orthop Surg Traumatol 29(5):1105–1113. https://www.ncbi.nlm.nih.gov/pubmed/30888518. https://doi.org/10.1007/s00590-019-02407-5

Hofmann AA, Wyatt RW, Daniels AU, Armstrong L, Alazraki N, Taylor J (1990) Bone scans after total knee arthroplasty in asymptomatic patients. Cemented versus cementless. Clin Orthop Relat Res 251(251):183–188. https://www.ncbi.nlm.nih.gov/pubmed/2295172. https://doi.org/10.1097/00003086-199002000-00031

Jacobson JA, Girish G, Jiang Y, Resnick D (2008) Radiographic evaluation of arthritis: inflammatory conditions. Radiology 248(2):378–389. https://www.ncbi.nlm.nih.gov/pubmed/18641245. https://doi.org/10.1148/radiol.2482062110

Johnson VL, Guermazi A, Roemer FW, Hunter DJ (2017) Comparison in knee osteoarthritis joint damage patterns among individuals with an intact, complete and partial anterior cruciate ligament rupture. Int J Rheum Dis 20(10):1361–1371. https://onlinelibrary.wiley.com/doi/abs/10.1111/1756-185X.13003. https://doi.org/10.1111/1756-185X.13003

Kellgren JH, Lawrence JS (1957) Radiological assessment of osteoarthrosis. Ann Rheum Dis 16(4):494–502. https://doi.org/10.1136/ard.16.4.494

McDonnell SM, Bottomley NJ, Hollinghurst D et al (2009) Skyline patellofemoral radiographs can only exclude late stage degenerative changes. Knee 18(1):21–23. https://www.clinicalkey.es/playcontent/1-s2.0-S0968016009002099. https://doi.org/10.1016/j.knee.2009.10.008

McGrory J, Trousdale R, Pagnano M, Nigbur M (2002) Preoperative hip to ankle radiographs in total knee arthroplasty. Clin Orthop Relat Res 404(404):196–202. https://www.ncbi.nlm.nih.gov/pubmed/12439260. https://doi.org/10.1097/00003086-200211000-00032

Meneghini RM, Mont MA, Backstein DB, Bourne RB, Dennis DA, Scuderi GR (2015) Development of a modern knee society radiographic evaluation system and methodology for total knee arthroplasty. J Arthroplasty 30(12):2311–2314. https://www.clinicalkey.es/playcontent/1-s2.0-S0883540315004507. https://doi.org/10.1016/j.arth.2015.05.049

Messieh S, Fowler P, Munro T (1990) Anteroposterior radiographs of the osteoarthritic knee. J Bone Joint Surg 72(4):639–640. https://www.ncbi.nlm.nih.gov/pubmed/2380220. https://doi.org/10.1302/0301-620X.72B4.2380220

Nilsdotter AK, Toksvig-Larsen S, Roos EM (2009) Knee arthroplasty: are patients' expectations fulfilled? Acta Orthop 80(1):55–61. http://www.tandfonline.com/doi/abs/10.1080/17453670902805007. https://doi.org/10.1080/17453670902805007

Odenbring S, Berggren AM, Peil L (1993) Roentgenographic assessment of the hip-knee-ankle axis in medial gonarthrosis. A study of reproducibility. Clin Orthop Relat Res 289:195–196. https://www.ncbi.nlm.nih.gov/pubmed/8472414. https://doi.org/10.1097/00003086-199304000-00027

Patel D, Ferris B, Aichroth P (1991) Radiological study of alignment after total knee replacement. short radiographs or long radiographs? Int Orthop 15(3):209. https://www.ncbi.nlm.nih.gov/pubmed/1743835. https://doi.org/10.1007/BF00192296

Petersen T, Engh G (1988) Radiographic assessment of knee alignment after total knee arthroplasty. J Arthroplast 3(1):67–72. https://www.sciencedirect.com/science/article/pii/S0883540388800548. https://doi.org/10.1016/S0883-5403(88)80054-8

Ritchie JFS, Al-Sarawan M, Worth R, Conry B, Gibb PA (2004) A parallel approach: the impact of schuss radiography of the degenerate knee on clinical management. Knee 11(4):283–287. https://www.sciencedirect.com/science/article/pii/S0968016003001182. https://doi.org/10.1016/j.knee.2003.09.001

Rosenberg T, Paulos L, Parker R, Coward D, Scott S (1988) The forty-five-degree posteroanterior flexion weight-bearing radiograph of the knee. J Bone Joint Surg 70(10):1479–1483. http://ovidsp.ovid.com/ovidweb.cgi?T=JS&NEWS=n&CSC=Y&PAGE=fulltext&D=ovft&AN=00004623-198870100-00006. https://doi.org/10.2106/00004623-198870100-00006

Rosenthall L, Lepanto L, Raymond F (1987) Radiophosphate uptake in asymptomatic knee arthroplasty. J Nucl Med 28(10):1546. http://jnm.snmjournals.org/cgi/content/abstract/28/10/1546

Rubello D, Caricasulo D, Borsato N, Chierichetti F, Zanco P, Ferlin G (1996) Three-phase bone scan pattern in asymptomatic uncemented total knee arthroplasty. Eur J Nucl Med 23(10):1400–1403. https://www.ncbi.nlm.nih.gov/pubmed/8781147. https://doi.org/10.1007/BF01367598

Rueckl K, Boettner F, Maza N, Runer A, Bechler U, Sculco P (2018) The posterior–anterior flexed view is better than the anterior–posterior view for assessing osteoarthritis of the knee. Skelet Radiol 47(4):511–517. https://www.ncbi.nlm.nih.gov/pubmed/29159676. https://doi.org/10.1007/s00256-017-2815-2

Waldstein W, Monsef J, Buckup J, Boettner F (2013) The value of valgus stress radiographs in the workup for medial unicompartmental arthritis. Clin Orthop Relat Res 471(12):3998–4003. https://www.ncbi.nlm.nih.gov/pubmed/23917994. https://doi.org/10.1007/s11999-013-3212-3

Weidow J, Pak J, Kärrholm J (2002) Different patterns of cartilage wear in medial and lateral gonarthrosis. Acta Orthop Scand 73(3):326–329. http://www.tandfonline.com/doi/abs/10.1080/000164702320155347. https://doi.org/10.1080/000164702320155347

White SH, Ludkowski PF, Goodfellow JW (1991) Anteromedial osteoarthritis of the knee. J Bone Joint Surg Br 73:582–586

Woolhead GM, Donovan JL, Dieppe PA (2005) Outcomes of total knee replacement: a qualitative study. Rheumatology (Oxford) 44(8):1032–1037. https://www.ncbi.nlm.nih.gov/pubmed/15870149. https://doi.org/10.1093/rheumatology/keh674

Wright RW (2014) Osteoarthritis classification scales: Interobserver reliability and arthroscopic correlation. J Bone Joint Surg 96(14):1145–1151. http://ovidsp.ovid.com/ovidweb.cgi?T=JS&NEWS=n&CSC=Y&PAGE=fulltext&D=ovft&AN=00004623-201407160-00001. https://doi.org/10.2106/JBJS.M.00929

Wright R, Wright R, Ross J et al (2014) Osteoarthritis classification scales: Interobserver reliability and arthroscopic correlation. J Bone Joint Surg 96(14):1145–1151. https://doi.org/10.2106/JBJS.M.00929

Youlden DJ, Dannaway J, Enke O (2019) Radiographic severity of knee osteoarthritis and its relationship to outcome post total knee arthroplasty: a systematic review. ANZ J Surg. https://www.ncbi.nlm.nih.gov/pubmed/31338950. https://doi.org/10.1111/ans.15343

（王 波 许 鹏）

第 12 章

全膝关节置换术后的患者报告的结局

Anas Saleh and Denis Nam

12.1 引言

近年来，TKA 强调治疗效果和“医疗价值”，随之衍生出多种关于 TKA 的效果评价及评分系统。这些效果评价及评分系统有的基于客观测量进行，有的基于患者主观报告进行，或者二者兼有。相比于医师对治疗效果的满意度，更应该尊重患者本人的满意度，因此目前骨科学界较多采用患者报告的结局评价系统（Wright，2009）。这些患者报告的结局指标可以是一般的生活质量指标，也可以是关节特异性的指标。整体健康措施评估包括一系列的生理和心理参数。关节特异性指标主要关注与特殊关节及损伤相关的问题。

大多数流行病学专家认为，除了关节特异性指标外，研究应该包括整体的健康结果。

一般而言，一个实用的评价指标应该易于操作、可靠、有效，并能如实反映临床变化。

- 可靠性是指在多次的试验条件下，能够给出一致的和可重复的结果。
- 有效性是一个评价指标，它被用来评估测量事物的能力。
- 响应度是指当情况发生变化时检测工具能够检测到变化的能力。
- 一种评价系统的最小临床重要差异值（minimal clinically important difference，MCID）是患者状况产生显著差异的最小测量变化值（Beaton et al.，2002；Smith et al.，2012）。

本章的目的是研究 TKA 中常见的患者报告的结局，包括整体健康指标和膝关节特异性指标，并为制定新的评价系统提供最新参考。对于参与临床研究设计的人员和评估 TKA 效果文献的临床医师来说，掌握这些不同的患者报告的评价系统非常重要。

12.2 整体健康结果评价工具

整体健康指标的优点是它可以用来比较整个医学领域的疾病健康状况。这使得研究人员可以比较治疗对完全不同诊断的患者的相对影响。患者和临床医师可能认为，整体健康指标与疾病状况的相关性较小，任何此类指标都应与针对特定疾病的指标相结合，因为特定疾病的指标对特定的疾病会有更多的有效性。

12.2.1 整体健康状况调查问卷简表

整体健康状况调查问卷简表 -36（SF-36）是最常用的整体健康指标（Ware et al.，1992）。可以用于辅助医疗政策的制定、临床实践、科研和人口健康普查。SF-36 在许多出版物中被广泛用于测量 130 多种疾病和状况（Ware，2000）。

该问卷由 8 个维度（4 个身体健康维度和 4 个心理健康维度）共 35 个问题和 1 个通用总体健康状况问题组成（表 12.1）。每个维度得分相加、加权，并转换为 0（最坏的健康状况和严重残疾）至 100（最好的健康状况，没有残疾）之间的值。这是为了让普通美国公民在一个维度上得到 50 分而设计的。SF-36 适用于各种年龄和语种，包括 75 岁及以上的患者（Weinberger et al.，1991；Jenkinson et al.，1994；Lyons et al.，1994；Perneger et al.，1995；Sullivan et al.，1995）。

虽然 SF-36 已被证明对各种疾病都有用，但它的篇幅太长，无法应用于大规模的健康调查。后来 SF-12 应运而生（表 12.1）（Ware et al.，1996）。SF-12 是 SF-36 的“瘦身版”，包括 12 项内容，这 12 项内容可以重现 SF-36 在身体健康和心理健康两个维度的 90% 的变异，也可以精确重现测量结果的平均分值。该问卷将原本的 36 个问题减少到 12 个，足以在 2 分钟或更短的时间内独立完成。在两种量表的应用选择上，Ware 等（1996）推荐将 SF-36 应用于较小的研究，因 SF-36 是在更多健康水平进行测量的，其结果更可靠，而 SF-12 倾向于在大样本量研究中使用，因较大的样本量对量表长度有限制，SF-12 也倾向被应用于对患者身体、心理健康进行评价的研究。

Webster 等比较了 407 例 TKA 患者应用 SF-12 和 SF-36 的评价结果，发现术前和术后 1 年两种版本的测量值之间存在显著相关性（Webster et al.，2016）。从术前到术后的评分变化也是高度相关的。

Clement 等（2019）研究了 TKA 中 SF-12 评分的 MCID。他们研究了 10 年内进行 TKA 的 2589 例患者，并收集了术前和术后 1 年的 SF-12 评分。他们发现身体健康评分（physical component summary，PCS）的 MCID 为 1.8，心理健康评分（mental component summary，MCS）为 1.5。这表明为了使一项随机对

表 12.1 SF-36 和 SF-12 的分量表

指标概述	分量表	项目[a]
身体健康评分（PCS）	身体功能（PF）	剧烈的活动 **中等程度的活动** 抬举、搬运杂物 **爬几层楼** 爬一层楼 弯腰，跪下 走 16.09 km 走几个街区 走一个街区 洗澡，穿衣服
	身体角色（RP）	减少休息时间 **完成更少** **工作种类受限** 困难
	身体疼痛（BP）	疼痛程度 **疼痛干预**
	整体健康（GH）	**整体健康分级** 易生病 健康 健康每况愈下 健康极佳
心理健康评分（MCS）	活力（VT）	活力 / 生活 **精力** 疲惫 疲劳
	社交能力（SF）	社交范围 **社交时间**
	情感职能（RE）	减少休息时间 **完成更少** **不细心**
	精神健康（MH）	紧张不安 情绪低落 **平静** **抑郁 / 悲伤** 快乐

[a] SF-12 项目用粗体突出显示。

照试验的效能达到 80%，α 值为 0.05，每一组需要随机分配 394 名患者。

12.2.2 欧洲生存质量五维评量表

EQ-5D 是 EuroQol 集团开发的最常用的健康状况评价方法之一（EuroQol Group，1990；Brooks，1996）。EQ-5D 广泛适用于健康状况和治疗的调查，是受访者能自我完成的，非常适合在信访调查、门诊和面对面访谈中使用。只需几分钟就可以完成。这个调查表包括 EQ-5D 描述系统部分和 EQ 视觉模拟量表（EQ VAS）两部分（EQ-5D instruments-EQ-5D，2021）。描述系统部分包括以下 5 个健康结果领域或维度。

- 行动能力。
- 生活自理能力。
- 日常活动。
- 疼痛或不适。
- 焦虑或抑郁。

在原来的 EQ-5D 3 层级版本（EQ-5D-3L）中，每个维度根据严重程度分为 3 个层级：无问题、有问题、有极端问题。

2005 年，EuroQol 集团成立了一个特别工作组，以提高 EQ-5D 的灵敏性和减少天花板效应。该小组决定，新版本的 EQ-5D 应该在现有的 5 个领域中分别分为 5 个层级，并将其改名为 EQ-5D-5L（图 12.1）（Herdmanetal，2011）。每个维度分为如下 5 个层级。

- 没有问题。
- 轻微的问题。
- 中等的问题。
- 严重的问题。
- 特别严重的问题。

描述性系统部分总共在 3125 个健康状态中定义了健康，每个状态用一个五位数的代码来表示。例如，状态 11 111 表示 5 个维度中的任何一个都没有问题。然后，这些状态通过 CrossWalk 连接函数转换为单个索引值（van Reenen et al.，2019）。

EQ VAS 在视觉模拟量表上记录患者自我评估的健康状况，其中端点被标记为“你能想象到的最佳健康状况”和“你能想象到的最差健康状况”（图 12.1b）。

Shim 等（2019）研究了 EQ-5D 问卷在 TKA 患者中的响应度其使用了一项来自英国的前瞻性多中心队列研究数据，其中包括 721 名患者。在内部响应度方面，EQ-5D 在术前和术后评分之间有显著变化，并且大多数改善发生在术后前 3 个月。在术后 3 个月与 6 个月之间有一个小的显著变化，术后 6 个月与术后 12 个月之间没有统计学差异。

外部响应度应用 EQ-5D 的变化评分与牛津膝关节评分（oxford knee score，OKS）的 MCID 相关性进行评估。研究表明 EQ-5D 能够区分 OKS 评分 MCID ＞ 5 和没有达到该值的患者。

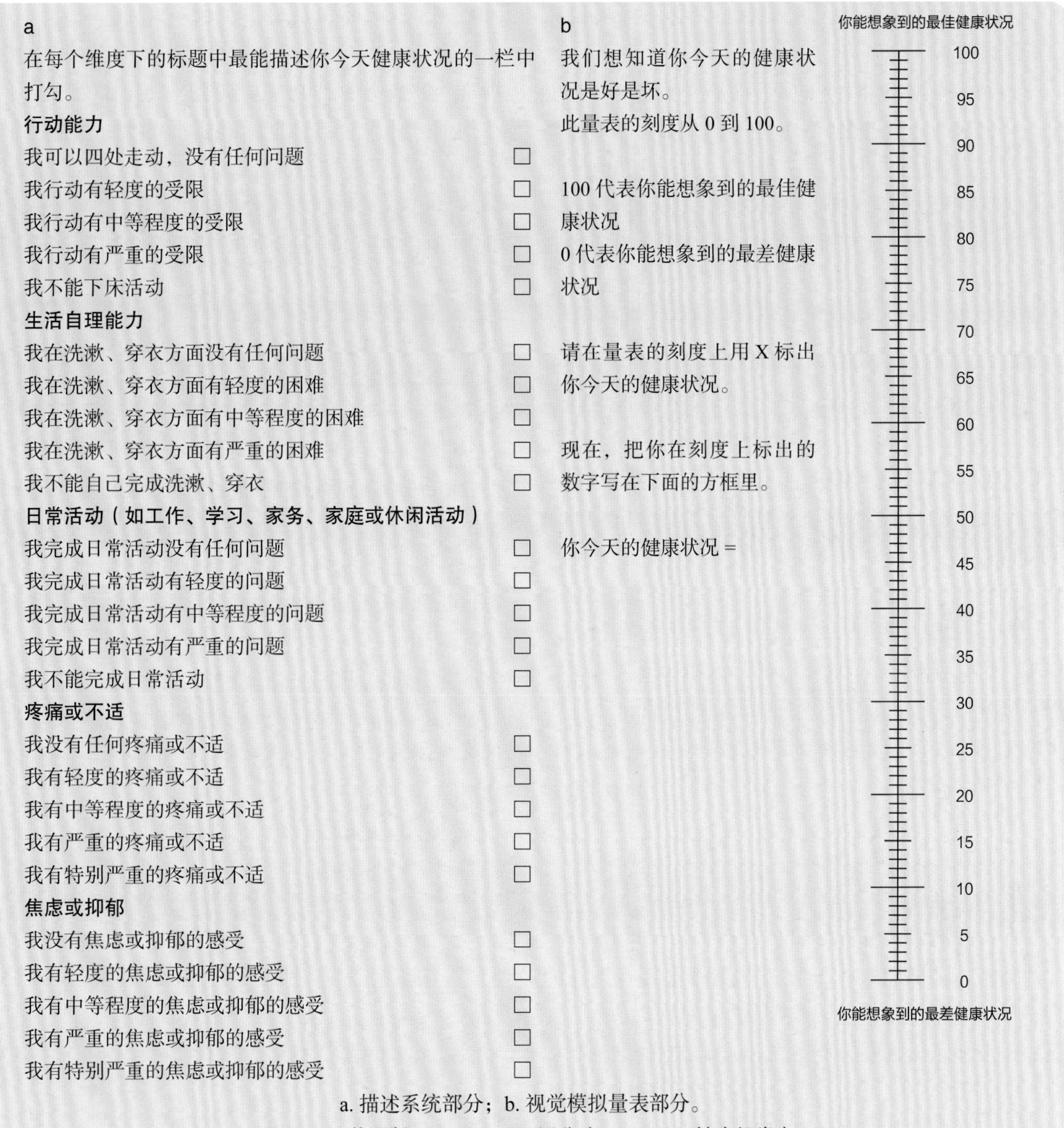

a

在每个维度下的标题中最能描述你今天健康状况的一栏中打勾。

行动能力

我可以四处走动，没有任何问题 ☐

我行动有轻度的受限 ☐

我行动有中等程度的受限 ☐

我行动有严重的受限 ☐

我不能下床活动 ☐

生活自理能力

我在洗漱、穿衣方面没有任何问题 ☐

我在洗漱、穿衣方面有轻度的困难 ☐

我在洗漱、穿衣方面有中等程度的困难 ☐

我在洗漱、穿衣方面有严重的困难 ☐

我不能自己完成洗漱、穿衣 ☐

日常活动（如工作、学习、家务、家庭或休闲活动）

我完成日常活动没有任何问题 ☐

我完成日常活动有轻度的问题 ☐

我完成日常活动有中等程度的问题 ☐

我完成日常活动有严重的问题 ☐

我不能完成日常活动 ☐

疼痛或不适

我没有任何疼痛或不适 ☐

我有轻度的疼痛或不适 ☐

我有中等程度的疼痛或不适 ☐

我有严重的疼痛或不适 ☐

我有特别严重的疼痛或不适 ☐

焦虑或抑郁

我没有焦虑或抑郁的感受 ☐

我有轻度的焦虑或抑郁的感受 ☐

我有中等程度的焦虑或抑郁的感受 ☐

我有严重的焦虑或抑郁的感受 ☐

我有特别严重的焦虑或抑郁的感受 ☐

b

我们想知道你今天的健康状况是好是坏。

此量表的刻度从 0 到 100。

100 代表你能想象到的最佳健康状况

0 代表你能想象到的最差健康状况

请在量表的刻度上用 X 标出你今天的健康状况。

现在，把你在刻度上标出的数字写在下面的方框里。

你今天的健康状况 =

a. 描述系统部分；b. 视觉模拟量表部分。

图 12.1　英国版 EuroQOL-5D 评分（EQ-5D-5L 健康问卷）

> SF-12 和 EQ-5D-5L 工具都是 TJA 研究中常用的工具，二者之间没有明显的区别。

因此，国际关节置换术注册学会（International Society of Arthroplasty Registries，ISAR）并没有对最佳的整体健康患者报告结局评估（patient-reported putcome measures，PROMs）工具提出具体的建议（Rolfson et al.，2016）。

12.2.3　患者报告的结局测量信息系统

2004 年，由美国科学家、统计学家和心理测量学家组成的小组接受了美国国立卫生研究院（National Institute of Health，NIH）的资助，发起了一个多中心合作项目，称为患者报告的结局测量信息系统（patient-reported outcomes measurement information system，PROMIS）（Cellaetal.，2007）。这个项目的目的是建立和验证通用的、易访问的数据库，用于评价各种情况下的关键症状和健康状况，从而为临床试验结果提供有力解释。

该结构根据健康维度的不同进行分类组织，如根据身体健康和心理健康两方面进行组织。PROMIS 测量可以进行静态“小量表”操作，如完成其他测量一样，也可以在计算机上进行动态的测量（Fries et al.，2014）。PROMIS 通过高精度的计算机自适应测试（computerized adaptive testing，CAT）技术进行，在这样的测试中，计算机会给参与测量者定制题库，定制题库的方法是根据参与测量者前一题的答案确定下一题。通过这种方式，CAT 软件可以用较少的问题获得更准确的结果。CAT 成为 PROMIS 与许多传统的患者报告的结局的评价工具区分开来的关键优势。一项研究认为 PROMIS CAT 的身体功能（physical function，PF）部分的 MCID 值约为 7.9（Hung et al.，2018）。

在 TJA 中，最相关的测量部分是身体功能、疼痛强度和疼痛干预（pain interference，PI）。PROMIS 在 TKA 中表现出不同的结果。Shim 等在以下 5 个维度评估了 PROMIS 的响应度。

- 身体功能。
- 疲劳。
- 疼痛。
- 情感抑郁。
- 社会健康（Shim et al.，2019）。

研究者发现 PROMIS 在身体健康维度有最好的内部和外部响应度（与 OKS 呈正相关），但在心理健康维度显示出较差的辨别能力。其得出的结论是，在 TKA 的评价中，PROMIS-10 的身体健康评价工具对变化的反应能力优于 EQ-5D。Padilla 等（2019）试图将 PROMIS CAT 与关节特有预后评价指标 [如膝关节损伤和 OA 结局评分（KOOS-JR）] 关联起来。研究者发现二者间存在中等到强的相关性（范围在 0.56 ~ 0.71），这表明在 TKA 后应用 PROMIS 捕捉关节特异性变化的能力有限。Kagan 等（2018）应用 PROMIS CAT 的身体功能和疼痛干预部分来描述 TKA 患者的恢复曲线。在参与研究的 91 名患者中，他们发现身体功能和疼痛干预的最大改善发生在前 3 个月。6 个月以后，患者改善的程度降低（图 12.2）。Stiegel 等（2019）报告了其使用 PROMIS 来预测患者发生 MCID 的早期经验。通过使用 PROMIS 打印简短量表，在术后 6 周的随访中，他们发现 68% 的 TKA 患者在疼痛干预方面符合 MCID 标准，28% 在身体功能方面符合 MCID 标准，14% 在抑郁方面符合 MCID 标准。研究者虽然得出术前 PROMIS 能可靠地预测 TKA 后 MCID 的结论，但预测的身体功能和疼痛干预的曲线下面积（area under the curve，AUC）分别为 0.7 和 0.68，表明准确性并不理想。

> PROMIS 在 TKA 中的可靠性、有效性和响应度还需要进一步研究。

12.2.4 普莱斯基尼患者满意度评价

Press Ganey 是美国最大的患者满意度测量和分析工具供应商。这项调查被简单地称为 Press Ganey 调查，且已经成为美国门诊患者最常用的满意度调查（Graham et al.，2015）。该调查被卫生保健管理部门用作评估卫生保健工作各个方面的工具，如门诊等待时间和医患交流沟通。医疗满意度调查，如 Press Ganey 调查，越来越多地被医院和保健提供者作为基于业绩的薪酬衡量标准（Holzer et al.，2011）。

Press Ganey 门诊医疗实践调查包括 20 多个问题，分为如下几个亚项。

- 访问。
- 通过访问。
- 护理或助理。
- 医疗服务人员。
- 个人问题。
- 对实践的全面评价。

每个问题的回答都用 Likert 评分法来衡量，量表范围从 1（表示非常差）到 5（表示非常好）。答案被转换成 0 ~ 100 分的数值，并且使用单个亚项内所有问题的平均总得分来计算该亚项的得分。然后用 6 个亚项分数的非加权均值计算整体护理满意度分数的均值。

> 重要的是要理解满意度之间的对比，因为它关系到医疗效果和对医疗过程的满意度（Graham et al.，2015）。

出现了这样的新情况：患者和外科医师都认为 TKA 的结果是成功的，但由于完成该治疗所需的成本及产生的不便或困难，该医疗过程不令人满意。

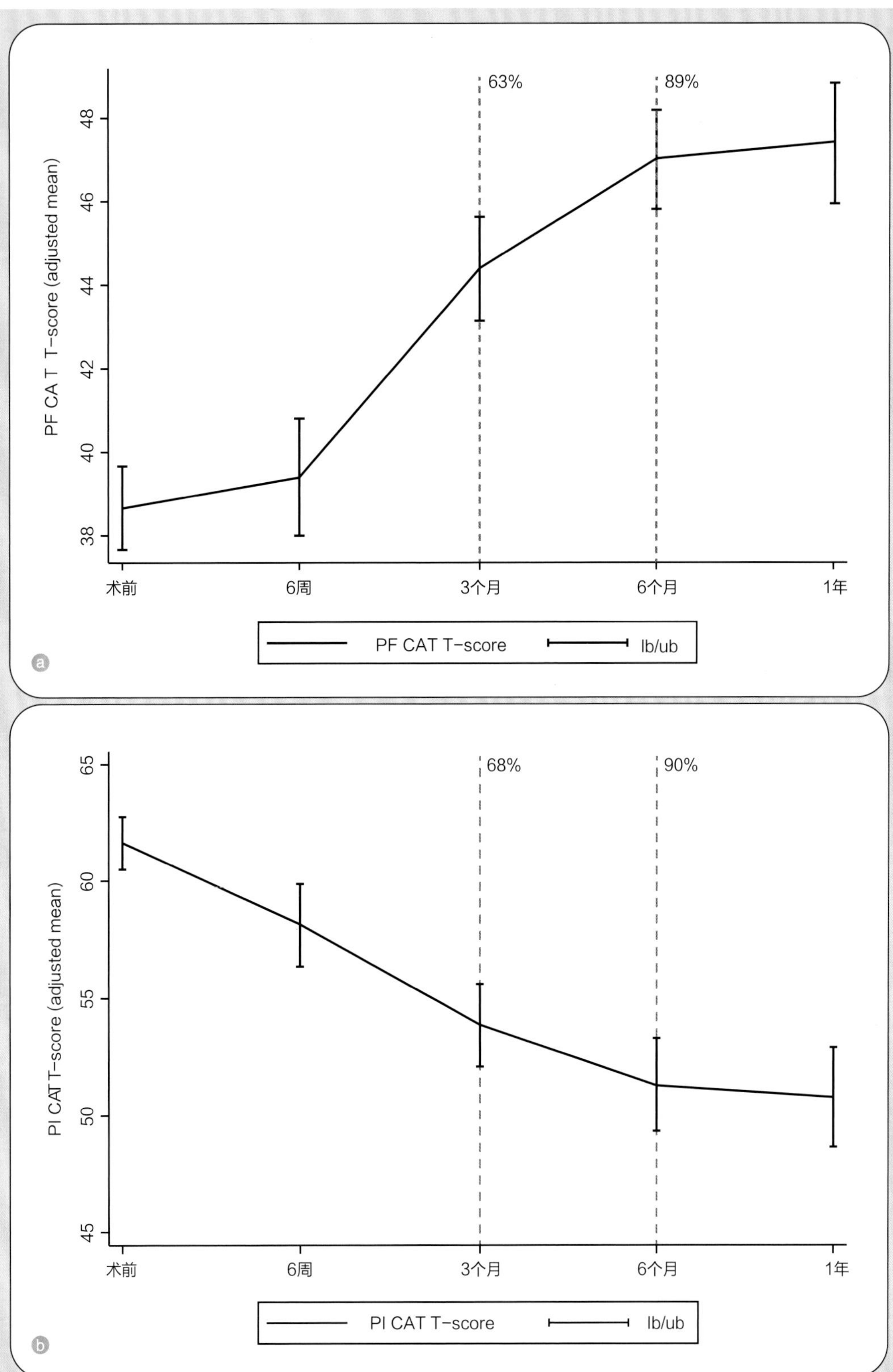

图 12.2　a.TKA 术后第一年 PROMIS 身体功能的 CAT 变化情况；b.TKA 术后第一年 PROMIS 疼痛干预的 CAT 变化情况。PF CAT T-score（adjusted mean）：PF CAT T 值（调整均数）

[Reproduced from Kagan et al. (2018), with permission from Elsevier]

> 医疗满意度评分，如 Press Ganey，还没有被证实可以作为衡量医疗质量的真正标准，这里提及的医疗质量是指与患者真实结果相关的医疗质量。

Kohring 等（2018）评估了 Press Ganey 门诊医疗实践调查和 PROMIS CAT 之间的相关性，前者是从门诊工作中收集资料，后者是在术前和术后收集资料。结果发现在所有观测时间点上二者都没有相关性（斯皮尔曼相关系数 0.13 ~ 0.18）。因此研究者质疑将这些数值作为评价医疗质量的指标，特别是当医疗报销与这些指标关联时。Chughtai 等（2017）也发现 Press Ganey 调查的结果与一些经过验证的 TKA 患者报告的结果之间也没有相关性，如 SF-12、KSS 或 WOMAC。

12.2.5 患者满意度预测模型

Van Onsem 等（2016）最近开发了一种患者满意度预测模型（prediction model for patient satisfaction，PMPS），其目标是预测患者术后满意度，该预测模型具有很高的灵敏性和阳性预测值。其分析了 5 个常用的患者报告的结果量表（KOOS，EQ-5D，OKS，PCS 和 KSS），并确定了 10 个问题，术前回答这些问题就可以预测患者的术后满意度，与 2011 年 KSS 类似。该预测模型的灵敏性为 97%，阳性预测值为 93%。由于其数据来自单一中心的 113 名患者，Calkins 等（2019）试图在一个新的外部患者样本中验证预测模型。而在外部验证队列研究中，PMPS 未能预测 12 名不满意患者中的任何一人，并错误地将 4 名术后最优 KSS 患者预测为不满意。

> 需要进一步的研究来完善和验证这个预测模型。

12.3 关节特异性的结果评价工具

12.3.1 加拿大西安大略大学和麦克马斯特大学骨关节炎指数

可以说 WOMAC 是被使用最广泛的关节特异性的结果评价工具。它已经被广泛地验证并翻译成 60 多种语言（Angst et al.，2001；Wolfe et al.，1999；Bae et al.，2001）。WOMAC 的有效性、可靠性和响应度最初是由 Bellamy 等（1988）在髋关节和膝关节 OA 患者中进行随机对照临床试验来证实的。

WOMAC 由以下 3 个子量表组成。

- 疼痛。
- 僵硬。
- 身体功能。

WOMAC 评分表示疼痛的程度，数值越低表示疼痛越少，功能越好。WOMAC 评分经标准化处理后，0 表示严重症状，100 表示无症状。WOMAC 的最小临床显著性差异是基线分值的 12%，或是最大分值的 6%，这一结果是在研究 OA 康复干预中报道的（Angst et al.，2001）。也有研究报道 WOMAC 的最小临床显著性差异为 9 ~ 12 分（0 ~ 100 的标准）（Ehrich et al.，2000）。

> 所有评估 TKA 结果的临床研究都推荐使用 WOMAC。

12.3.2 膝关节损伤和骨关节炎结局评分

由于 WOMAC 的关注焦点在老年患者身上，它在年轻患者中的效用受到质疑，因为年轻患者群体有天花板效应。为了解决这个质疑，WOMAC 创建了膝关节损伤和 OA 结局评分（knee injury and osteoarthritis outcome score，KOOS）（Roos et al.，1998，1999；Roos et al.，2003）。KOOS 的创建是为了评估运动损伤及损伤的短期和长期后遗症，包括这些损伤后发生 OA 的风险。KOOS 是唯一一个应用在医疗保险和医疗补助服务中心（Centers for Medicare and Medicaid Services，CMS）的评价标准，该标准是关节特异性的患者报告的评价标准，KOOS 应用于 CMS 的目的是将其作为绩效薪酬的衡量标准（CMS，2019）。

KOOS 由分布在以下 5 个亚项的 42 个自我管理项目组成。

- 疼痛。
- 症状。
- 日常活动。
- 运动及活动能力。
- 与膝关节相关的生活质量。

对每个亚项求和并转换成从 0（最差）到 100（最

好）的分值。WOMAC 的所有问题都以原始的形式包含在 KOOS 中，KOOS 用于评估老年患者的 OA 时，计算出的结果即 WOMAC 评分。

> KOOS 在接受 UKA 或髌股关节置换术（patellofemoral arthroplasty，PFA）的活动能力强的年轻患者中具有实用价值。

Lyman 等（2016）从完整的 KOOS 问卷中提取了一份简短的调查问卷，以提高报告 TKA 结果的效率，减少问卷填写负担。这项 KOOS 关节置换（KOOS-JR）调查试图代表膝关节健康的单一领域，将疼痛、症状和功能 3 方面合并为一个评分。其研究从医院膝关节置换术注册系统中纳入 2291 例，使用 Rasch 分析将 KOOS 减少到 7 项。在 TJA 中，与完整 KOOS 量表相比，KOOS-JR 表现出较高的内部有效性，同时在 TJA 后功能和疗效比较研究（function and outcomes research for comparative effectiveness in total joint replacement，FORCE-TJR）中也表现出良好的外部有效性（Lyman et al.，2016）。

12.3.3　牛津膝关节评分

OKS 是应用于 TKA 术后效果评价的评分系统，该评分标准来源于患者的访谈过程（Murray et al.，2007；Dawson et al.，1998）。OKS 包含 12 个项目，采用 Likert 评分法进行评估，评分范围为 0 ~ 4；然后计算总成绩，其中 48 分是可能的最佳分数。在 Shim 等的研究中，与 EQ-5D 和 PROMIS-10 等整体健康指标相比，OKS 对 TKA 后的改变响应度最大（Shim et al.，2019）。Clement 等报道的 OKS 的 MCID 为 5（Clement et al.，2014）。

12.3.4　膝关节协会评分

1989 年，KSS 评分被开发出来作为评估患者的功能的客观工具（Insalletal，1989）。在一个以患者满意度为核心的时代，最初的 KSS 被批评为一种外科医师评估问卷，它的实用性在有高期望值和需求值的现代患者中受到了挑战。2012 年，膝关节协会（Knee Society）发布了一套新的评分系统，它基于医师和患者双方完成（Scuderietal，2012；Nobleetal，2012）。客观评分由外科医师完成，包括力线、不稳定和活动度。患者报告的分量表包括症状、满意度、期望和功能活动项目。所有分量表的得分越高，表示其结果越好。

> 患者报告的分量表的独特之处在于，它既包括高级活动，也包括对患者个体最重要的 3 个自我选择的活动。

Giesinger 等（2014）评估了 KSS 的响应度。其回顾了来自 98 名患者的前瞻性数据，发现 KSS 在术前到术后 2 个月和术后 1 年的随访期间具有最大的效应，因此与整体健康结果评价工具相比更具响应度。Scuderi 等（2016）在 2012 年开发了新的简版 KSS，使用了与长版 KSS 相同的患者样本。其提出的简表将满意度项目从 5 个减少到 1 个，将功能性活动项目从 17 个减少到 6 个。这个简版 KSS 与原来的长版 KSS 有很好的相关性，并且能够以几乎相同的估计效应量区分 TKA 前后的不同患者组的临床差异。

要点

- 患者报告的结局在评价择期手术（如 TKA）的效果时尤为重要，因为患者报告的结局考虑了更主观的预期和偏好问题。
- 患者报告的结局通常被描述为一般的生活质量指标（如 SF-12 和 EQ-5D）或关节特异性的指标（如 KOOS、OKS 或 KSS）。
- SF-36、SF-12、EQ-5D、WOMAC、KOOS、KSS 和 OKS 是被发表和验证最多的结局评价方法。
- PROMIS 在 TKA 中的应用价值需要进一步的研究来验证。
- 关节外科医师应该熟悉不同的评价工具，以帮助改进未来的研究设计，并将有意义的发现纳入临床实践。

参考文献

（遵从原版图书著录格式）

Angst F, Aeschlimann A, Stucki G (2001) Smallest detectable and minimal clinically important differences of rehabilitation intervention with their implications for required sample sizes using WOMAC and SF-36 quality of life measurement instruments in patients with osteoarthritis of the lower ex. Arthritis Rheum 45:384–391. https://doi.org/10.1002/1529-0131(200108)45:4<384::AID-ART352>3.0.CO;2-0

Bae SC, Lee HS, Yun HR et al (2001) Cross-cultural adaptation and validation of Korean Western Ontario and McMaster Universities (WOMAC) and Lequesne osteoarthritis indices for clinical research. Osteoarthr Cartil 9:746–750. https://doi.org/10.1053/joca.2001.0471

Beaton DE, Boers M, Wells GA (2002) Many faces of the minimal clinically important difference (MCID): a literature review and directions for future research. Curr Opin Rheumatol 14:109–114

Bellamy N, Buchanan WW, Goldsmith CH et al (1988) Validation study of WOMAC: a health status instrument for measuring clinically important patient relevant outcomes to antirheumatic drug therapy in patients with osteoarthritis of the hip or knee. J Rheumatol 15:1833–1840

Brooks R (1996) EuroQol: the current state of play. Health Policy 37:53–72

Calkins TE, Culvern C, Nahhas CR et al (2019) External validity of a new prediction model for patient satisfaction after total knee arthroplasty. United States

Cella D, Yount S, Rothrock N et al (2007) The Patient-Reported Outcomes Measurement Information System (PROMIS): progress of an NIH roadmap cooperative group during its first two years. Med Care 45:S3–S11. https://doi.org/10.1097/01.mlr.0000258615.42478.55

Chughtai M, Patel NK, Gwam CU et al (2017) Do press Ganey scores correlate with total knee arthroplasty-specific outcome questionnaires in postsurgical patients? J Arthroplast 32:S109–S112. https://doi.org/10.1016/j.arth.2017.01.007

Clement ND, MacDonald D, Simpson AHRW (2014) The minimal clinically important difference in the Oxford knee score and Short Form 12 score after total knee arthroplasty. Knee Surg Sports Traumatol Arthrosc 22:1933–1939. https://doi.org/10.1007/s00167-013-2776-5

Clement ND, Weir D, Holland J et al (2019) Meaningful changes in the Short Form 12 physical and mental summary scores after total knee arthroplasty. Knee 26:861–868. https://doi.org/10.1016/j.knee.2019.04.018

CMS (2019) Measure methodology. https://www.cms.gov/Medicare/Quality-Initiatives-Patient-Assessment-Instruments/HospitalQualityInits/Measure-Methodology.html. Accessed 26 Sep 2019

Dawson J, Fitzpatrick R, Murray D, Carr A (1998) Questionnaire on the perceptions of patients about total knee replacement. J Bone Joint Surg Br 80:63–69

Ehrich EW, Davies GM, Watson DJ et al (2000) Minimal perceptible clinical improvement with the Western Ontario and McMaster Universities osteoarthritis index questionnaire and global assessments in patients with osteoarthritis. J Rheumatol 27:2635–2641

EQ-5D instruments – EQ-5D. https://euroqol.org/eq-5d-instruments/. Accessed 12 May 2021

EuroQol Group (1990) EuroQol–a new facility for the measurement of health-related quality of life. Health Policy 16:199–208

Fries JF, Witter J, Rose M et al (2014) Item response theory, computerized adaptive testing, and PROMIS: assessment of physical function. J Rheumatol 41:153–158. https://doi.org/10.3899/jrheum.130813

Giesinger K, Hamilton DF, Jost B et al (2014) Comparative responsiveness of outcome measures for total knee arthroplasty. Osteoarthr Cartil 22:184–189. https://doi.org/10.1016/j.joca.2013.11.001

Graham B, Green A, James M et al (2015) Measuring patient satisfaction in orthopaedic surgery. J Bone Joint Surg Am 97:80–84. https://doi.org/10.2106/JBJS.N.00811

Herdman M, Gudex C, Lloyd A et al (2011) Development and preliminary testing of the new five-level version of EQ-5D (EQ-5D-5L). Qual Life Res 20:1727–1736. https://doi.org/10.1007/s11136-011-9903-x

Holzer BM, Minder CE (2011) A simple approach to fairer hospital benchmarking using patient experience data. Int J Qual Heal Care J Int Soc Qual Heal Care 23:524–530. https://doi.org/10.1093/intqhc/mzr047

Hung M, Bounsanga J, Voss MW, Saltzman CL (2018) Establishing minimum clinically important difference values for the patient-reported outcomes measurement information system physical function, hip disability and osteoarthritis outcome score for joint reconstruction, and knee injury and osteoarthritis ou. World J Orthop 9:41–49. https://doi.org/10.5312/wjo.v9.i3.41

Insall JN, Dorr LD, Scott RD, Scott WN (1989) Rationale of the Knee Society clinical rating system. Clin Orthop Relat Res:13–14

Jenkinson C, Wright L, Coulter A (1994) Criterion validity and reliability of the SF-36 in a population sample. Qual Life Res 3:7–12

Kagan R, Anderson MB, Christensen JC et al (2018) The recovery curve for the patient-reported outcomes measurement information system patient-reported physical function and pain interference computerized adaptive tests after primary total knee arthroplasty. J Arthroplast 33:2471–2474. https://doi.org/10.1016/j.arth.2018.03.020

Kohring JM, Pelt CE, Anderson MB et al (2018) Press Ganey outpatient medical practice survey scores do not correlate with patient-reported outcomes after primary joint arthroplasty. United States

Lyman S, Lee Y-Y, Franklin PD et al (2016) Validation of the KOOS, JR: a short-form knee arthroplasty outcomes survey. Clin Orthop Relat Res 474:1461–1471. https://doi.org/10.1007/s11999-016-4719-1

Lyons RA, Perry HM, Littlepage BN (1994) Evidence for the validity of the Short-form 36 Questionnaire (SF-36) in an elderly population. Age Ageing 23:182–184. https://doi.org/10.1093/ageing/23.3.182

Murray DW, Fitzpatrick R, Rogers K et al (2007) The use of the Oxford hip and knee scores. J Bone Joint Surg Br 89:1010–1014. https://doi.org/10.1302/0301-620X.89B8.19424

Noble PC, Scuderi GR, Brekke AC et al (2012) Development of a new Knee Society scoring system. Clin Orthop Relat Res 470:20–32. https://doi.org/10.1007/s11999-011-2152-z

Padilla JA, Rudy HL, Gabor JA et al (2019) Relationship between the patient-reported outcome measurement information system and traditional patient-reported outcomes for osteoarthritis. United States

Paxton EW, Fithian DC (2005) Outcome instruments for patellofemoral arthroplasty. Clin Orthop Relat Res:66–70. https://doi.org/10.1097/01.blo.0000171544.38095.77

Perneger TV, Leplege A, Etter JF, Rougemont A (1995) Validation of a French-language version of the MOS 36-Item Short Form Health Survey (SF-36) in young healthy adults. J Clin Epidemiol 48:1051–1060. https://doi.org/10.1016/0895-4356(94)00227-h

Rolfson O, Bohm E, Franklin P et al (2016) Patient-reported outcome measures in arthroplasty registries report of the Patient-Reported Outcome Measures Working Group of the International Society of Arthroplasty Registries Part II. Recommendations for selection, administration, and analysis. Acta Orthop 87(Suppl 1):9–23. https://doi.org/10.1080/17453674.2016.1181816

Roos EM, Lohmander LS (2003) The Knee injury and Osteoarthritis Outcome Score (KOOS): from joint injury to osteoarthritis. Health Qual Life Outcomes 1:64. https://doi.org/10.1186/1477-7525-1-64

Roos EM, Roos HP, Lohmander LS et al (1998) Knee Injury and Osteoarthritis Outcome Score (KOOS)–development of a self-administered outcome measure. J Orthop Sports Phys Ther 28:88–96. https://doi.org/10.2519/jospt.1998.28.2.88

Roos EM, Roos HP, Lohmander LS (1999) WOMAC Osteoarthritis Index–additional dimensions for use in subjects with post-traumatic osteoarthritis of the knee. Western Ontario and MacMaster Universities. Osteoarthr Cartil 7:216–221. https://doi.org/10.1053/joca.1998.0153

Scuderi GR, Bourne RB, Noble PC et al (2012) The new Knee Society Knee Scoring System. Clin Orthop Relat Res 470:3–19. https://doi.org/10.1007/s11999-011-2135-0

Scuderi GR, Sikorskii A, Bourne RB et al (2016) The knee society short form reduces respondent burden in the assessment of patient-reported outcomes. Clin Orthop Relat Res 474:134–142. https://doi.org/10.1007/s11999-015-4370-2

Shim J, Hamilton DF (2019) Comparative responsiveness of the PROMIS-10 Global Health and EQ-5D questionnaires in patients undergoing total knee arthroplasty. England

Smith MV, Klein SE, Clohisy JC et al (2012) Lower extremity-specific measures of disability and outcomes in orthopaedic surgery. J Bone Joint Surg Am 94:468–477. https://doi.org/10.2106/JBJS.J.01822

Stiegel KR, Lash JG, Peace AJ et al (2019) Early experience and results using patient-reported outcomes measurement information system scores in primary Total hip and knee arthroplasty. J Arthroplast. https://doi.org/10.1016/j.arth.2019.05.044

Sullivan M, Karlsson J, Ware JEJ (1995) The Swedish SF-36 Health Survey–I. Evaluation of data quality, scaling assumptions, reliability and construct validity across general populations in Sweden. Soc Sci Med 41:1349–1358. https://doi.org/10.1016/0277-9536(95)00125-q

Van Onsem S, Van Der Straeten C, Arnout N et al (2016) A new prediction model for patient satisfaction after total knee arthroplasty. J Arthroplasty 31:2660–2667.e1. https://doi.org/10.1016/j.arth.2016.06.004

van Reenen M, Janssen B (2019) EQ-5D-5L User Guide. https://euroqol.org/wp-content/uploads/2016/09/EQ-5D5L_UserGuide_2015.pdf. Accessed 8 Sep 2019

Vangsness CTJ, Mac P, Requa R, Garrick J (1995) Review of outcome instruments for evaluation of anterior cruciate ligament reconstruction. Bull Hosp Jt Dis 54:25–29

Ware JEJ (2000) Using generic measures of functional health and well-being to increase understanding of disease burden. Spine (Phila Pa 1976) 25:1467

Ware JEJ, Sherbourne CD (1992) The MOS 36-item short-form health survey (SF-36). I. Conceptual framework and item selection. Med Care 30:473–483

Ware JJ, Kosinski M, Keller SD (1996) A 12-Item Short-Form Health Survey: construction of scales and preliminary tests of reliability and validity. Med Care 34:220–233. https://doi.org/10.1097/00005650-199603000-00003

Webster KE, Feller JA (2016) Comparison of the short form-12 (SF-12) health status questionnaire with the SF-36 in patients with knee osteoarthritis who have replacement surgery. Knee Surg Sports Traumatol Arthrosc 24:2620–2626. https://doi.org/10.1007/s00167-015-3904-1

Weinberger M, Samsa GP, Hanlon JT et al (1991) An evaluation of a brief health status measure in elderly veterans. J Am Geriatr Soc 39:691–694. https://doi.org/10.1111/j.1532-5415.1991.tb03623.x

Wolfe F, Kong SX (1999) Rasch analysis of the Western Ontario MacMaster questionnaire (WOMAC) in 2205 patients with osteoarthritis, rheumatoid arthritis, and fibromyalgia. Ann Rheum Dis 58:563–568. https://doi.org/10.1136/ard.58.9.563

Wright RW (2009) Knee injury outcomes measures. J Am Acad Orthop Surg 17:31–39

（王 波 许 鹏）

第四部分

治　疗

第 13 章

关节置换术中的假体固定

Michael Morlock，Sarah Fischer，and Elke Lieb

13.1 历史

在早期的人工关节置换术中，关节假体的固定并不使用骨水泥。骨科的先驱们更关注假体本身是否具有类似人体关节的机械功能，而不太考虑假体与骨床的固定方法。直到 20 世纪中叶，在人工 THA 领域，假体的固定方法才有了一系列里程碑式的发展，如 Judet 提出的人工股骨头置换术（Judet et al., 1950）、Matchett Brown 提出的半髋关节置换术（Emery et al., 1996）和 Phillip Wiles 设计的金属对金属全髋关节假体（Gomez et al., 2005）等。这些假体中有一些具有良好的长期生存率。例如，Judet 设计的一款 PMMA 的半髋关节假体在体内使用了 51 年之久（图 13.1），这使得它成为在体使用超过 50 年的内植物，而且在组织学分析中也没有发现侵蚀性骨溶解的迹象，这些结果表明 PMMA 具有良好的组织耐受性（Kovac et al., 2004）。

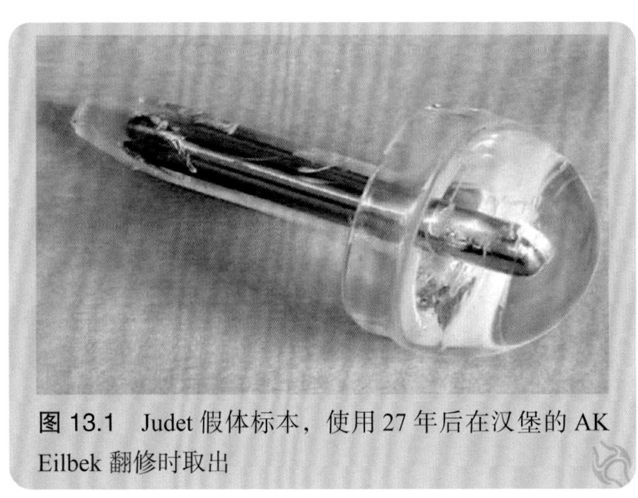

图 13.1　Judet 假体标本，使用 27 年后在汉堡的 AK Eilbek 翻修时取出

Themistocles Gluck 早在 1890 年就在膝关节假体的机械原理方面做了大量杰出的工作，这些工作对后来 TKA 膝关节假体的设计思路提供了重要的指导意义，但膝关节假体真正在临床中广泛应用要比髋关节晚得多（Eynon-Lewis et al., 1992）。

基于关节外科在早期生物力学方面的研究进展，John Charnley 提出了“低摩擦”的关节假体设计理念。应用该理念可以有效预防假体的机械性松动，同时缩小股骨头直径（22.225 mm），减少摩擦产生的碎屑（图 13.2）（Charnley, 2012）。“低摩擦”理念的提出在关节外科中具有里程碑式的意义，同时开辟了一个新的研究领域——人工关节摩擦学。此外，John Charnley 首次将用于颅骨修补的骨水泥用于关节的固定。这种骨水泥的成分为丙烯酸，John Charnley 对其成分和工作时长做了改进，并阐明了固定原理。其提出骨水泥的固定原理类似于灌浆而非黏合，即骨水泥类似于一种填充物，通过挤压渗入多孔松质骨固化并交联后，将骨与假体固定。这种固定方式解决了假体初始稳定性的问题。

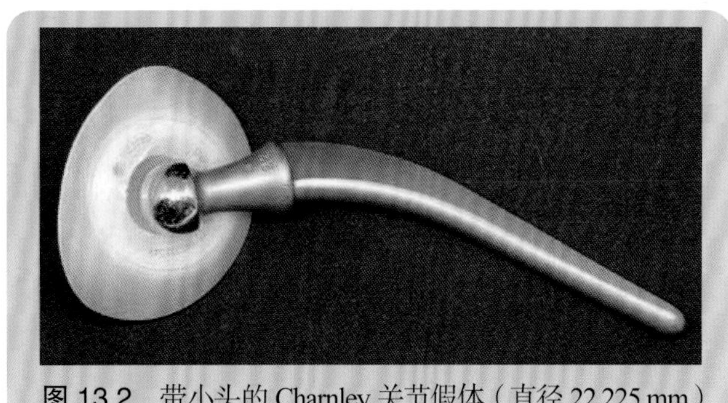

图 13.2　带小头的 Charnley 关节假体（直径 22.225 mm）和 Charnley Ogee 聚乙烯臼杯

用于关节置换中假体固定的 PMMA 骨水泥刚开始被推出时并不含抗生素，Buchholz 和 Engelbrecht 率先在 THA 中将庆大霉素粉末按照比例混入 Palacos® 骨水泥（Buchholz et al., 1970），ALBC 的概念由此诞生。然而，早期学者对混入骨水泥中抗生素的剂量比例及释放特性不了解，因此难以达到最佳抗菌效果。尽管如此，从 Buchholz 等对感染的全髋关节进行一期翻修的 10 年随访结果来看，583 例患者仅使用 ALBC 的感染控制率达到 77%，随后配合全身抗生素感染控制率高达 90%（Buchholz et al., 1981）。随着理论和技术的成熟，以及工业化和市场化的推动，ALBC 作为成品用于临床，感染控制成功率得到了进一步提高。

> 如今，越来越多的证据表明 ALBC 显著降低人工关节翻修术的感染率。

如今，TJA 的固定理念不仅在国家之间（在欧洲：越往南，行 THA 水泥固定的患者越少）存在很大差异，而且在髋关节、膝关节、肩关节和踝关节等不同关节之间也存在很大差异。2019 年，德国关节置换术注册中心（endoprothesenregister deutschland, EPRD）报告了初次 THA 不同固定方法的比例：非骨水泥固定占 78.6%，骨水泥固定占 5%，混合固定占 14.8%，反向混合固定占 1.3%。初次 TKA 的固定方式与 THA 正好相反。骨水泥固定占主导地位，占 93.2%，非骨水泥固定仅占 1.2%。混合固定和反向混合固定仅占 5%（EPRD，2019）。瑞典膝关节置换术登记系统的数据与德国相似，只有 7.3% 的 TKA 采用非骨水泥固定。1985 年—1995 年，瑞典外科医师在 TKA 中尝试了非骨水泥固定和混合固定，但不久后又重新以骨水泥固定为主流（EPRD，2019）。

13.2 临床效果

现有的国家登记数据显示 THA 和 TKA 中翻修最常见的原因是无菌性松动，分别在翻修中占 34% 和 32%。第二个原因是 PJI，分别在翻修中占 19% 和 22%。

EPRD 报告在 THA 翻修病例中，有 34% 是因为假体松动，19% 是因为 PJI；而在 TKA 翻修病例中，有 32% 是因为假体松动，22% 是因为 PJI。值得注意的是，自 20 世纪 70 年代斯堪的纳维亚半岛国家登记系统（全球最成熟的数据库）就认为的 TJA 真实感染率可能被低估了约 40%（Gundtoft et al.，2015；Jämsen et al.，2009；Espehaug et al.，2006；Witso，2015）。

TJA 的临床结局受多种因素影响。

在所有影响 TJA 临床结局的因素中，术者的手术过程是最难以被直接评估的重要影响因素。其他因素可以通过病例对照研究来评估，但手术本身产生的偏倚却很难完全被排除。

■ 固定方式和患者的年龄

各大登记系统建立之初就考虑到了年龄因素和固定方式对假体生存率的影响。大多数研究，尤其是长期随访的研究数据显示，年龄< 75 岁需行 THA 的患者选择非骨水泥固定的临床结果更好。而对于年龄> 75 岁的患者，选择骨水泥固定可以获得更好临床结果和更长假体生存率（EPRD，2019）。TKA 股骨侧假体骨水泥固定或非骨水泥固定的选择，对年轻患者的术后关节功能及假体翻修率影响不大（Franceschetti et al.，2017）。

■ 患者体重

另一个影响关节假体的长期生存率的重要因素是患者的 BMI。例如，当患者 BMI 超过 35 kg/m^2 时，TKA 术后因胫骨假体无菌性松动而导致的翻修累积危险率增加一倍以上（Abdel et al.，2015）。一些较新的研究表明与骨水泥固定相比，采取非骨水泥固定的方式可能会使接受 TKA 的肥胖和病态肥胖患者获益（Sinicrope et al.，2019）。当然，这些结果受术者的影响很大。在 THA 中，体重也是影响临床效果的重要因素，但存在争议。例如，一些研究认为随着体重的增加，并发症的发生率显著增加；而另外的研究却认为体重与 THA 并发症的发生率无关（Haynes et al.，2017）。

■ 假体设计

自从 40 年前瑞典髋关节置换术登记系统推出以来，不同假体的设计对临床效果的影响已经变得越来越不重要。这并不意味着假体的设计不重要，而是因为经过登记系统和机构（如骨科数据评估小组）的评估，识别了不良设计或材料，进而将它们从市场上剔除。

13.3 固定方法

大多数登记系统的数据显示，非骨水泥和骨水泥固定的临床效果类似，但不同国家选择不同（Deere et al.，2019a；Deere et al.，2019b）。

近些年的国家关节登记系统（national joint registry，NJR）的数据分析结果显示在 TKA 治疗 OA 的案例中，尽管非骨水泥固定的假体生存率在一些研究中略高于骨水泥固定，但目前骨水泥固定仍然是 TKA 假体固定的“金标准”（Nugent et al.，2019）。这些结论的不同可能受到术者因素的影响。例如，一项研究对 200 例活动平台 TKA 患者随访 11 年后发现，非骨水泥固定假体的生存率与骨水泥固定的结果相似（Prudhon et al.，2017）。而另一项关于 TKA 尸检的研究表明，固定的类型和假体设计会影响假体远期生存率。研究发现，骨水泥的固定强度会随着时间的延长而降低（Gebert de Uhlenbrock et al.，2012）。此外，患者的年龄依然是影响远期效果的重要因素，而且负重会增加骨 - 骨水泥界面的负荷从而降低固定强度。

13.3.1 骨水泥类型

市面上常用的骨水泥多来自于几家公司（图 13.3）。

根据黏度的不同，分为低黏（low viscosity，LV）、中黏（medium viscosity，MV）、正常及高黏（high viscosity，HV）。不同类型的骨水泥工作时间不同，在骨质中的渗透和交联特点也不相同（Kelly et al.，2018；Silverman et al.，2014）。当然，这也给术者造成了一定的困难，因为他们必须熟悉不同类型骨水泥的特点和相应的操作技术。NJR 的一份研究报告认为，Heraeus Medical 公司的 Palacos® 骨水泥 12 年后的累积翻修率明显低于所有其他品牌的骨水泥（NJR，2020）。其他一些登记系统显示新研发的骨水泥应用于临床后对假体生存率的影响与经典的骨水泥效果一致（Birkeland et al.，2016），但也并非所有骨水泥的表现都一样（Trela-Larsen et al.，2017）。

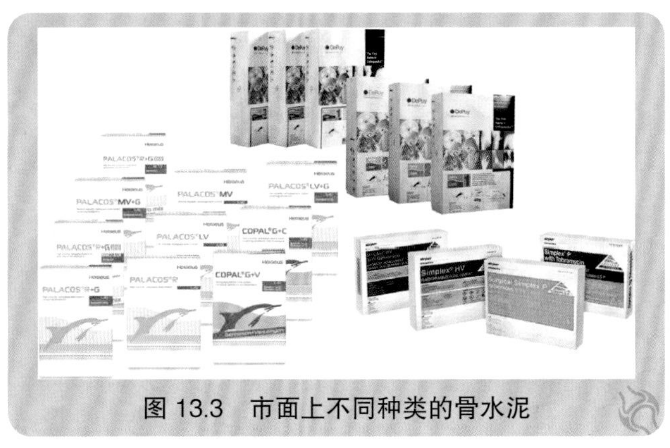

图 13.3　市面上不同种类的骨水泥

13.3.2 骨水泥技术

2016 年，微创外科（minimally invasive surgery，MIS）理念的提出对如何正确应用骨水泥技术是一个挑战，因为用于黏合骨水泥的骨床的暴露非常有限。例如，早期 UKA 就经历了由于骨床的显露有限，导致骨水泥渗透不良或不均匀而失败的教训（Hauptmann et al.，2008）。此外，另一个导致 UKA 早期失败的原因可能是由于显露有限，植入假体时将骨水泥推出骨床而导致的骨水泥外漏（Karataglis et al.，2012）。基于 MIS 理念和早期失败的经验教训引发了一系列如假体设计（移动平台还是固定平台，限制性假体还是非限制性假体）、现代手术技术（微创还是计算机辅助），以及固定方式（骨水泥固定、非骨水泥固定或其他特殊涂层）等关于患者个体化治疗方案的讨论。汉堡工业大学（Hamburg University of Technology）进行大量研究后认为骨床的准备是影响骨水泥型 TKA 假体固定强度的最关键的因素之一（Nagel et al.，2017；Schlegel et al.，2015；Schlegel et al.，2014a；Schlegel et al.，2014；Schlegel et al.，2011）。

> 使用冲洗枪冲洗骨面是一种简单而有效的方法，可以加强骨水泥与宿主骨之间的交联及固定强度，提高初始稳定性（图 13.4）。

对骨水泥施加压力也可以提高固定强度。

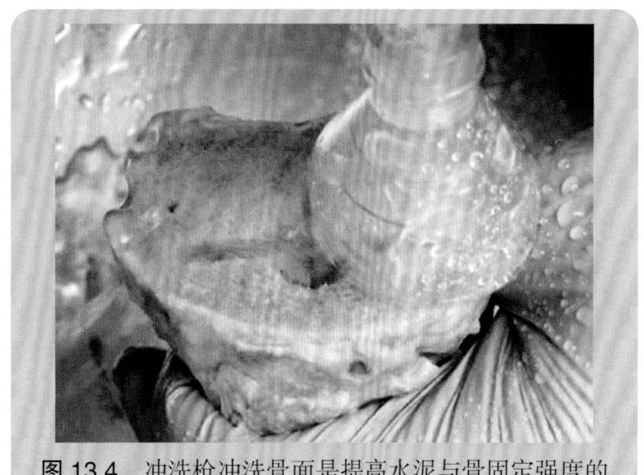

图 13.4　冲洗枪冲洗骨面是提高水泥与骨固定强度的有效方法

13.4 经验教训

目前 TJA 已发展得相当成熟，尤其是 THA，被认为是 21 世纪最成功的手术（Learmonth et al.，2007）。过去，手术效果的提高主要依靠假体设计和材料的改进。然而，目前器械和材料已发展到一定的高度，如同其他高度专业化的领域一样，未来仅仅通过“硬件”的改进来提高手术效果是极其困难的。

> 从登记系统中获得的“大数据”越来越强调手术技术和术者的重要性。21 世纪将重点关注这些因素。

特别是在 TKA 中，尽管手术顺利，且假体安放位置满意，仍有一部分患者对手术效果不满意（Kahlenberg et al.，2018a；Klem et al.，2020）。文献报道称约有 1/4 的患者对 TKA 的结果不满意。而 THA 术后，90% 以上的患者达到了“忘记做过人工关节”的效果（Puliero et al.，2019）。矛盾的是，尽管 TKA 患者不满意率更高，但 10 年后的 TKA 的翻修率却低于 THA（Puliero et al.，2019；Deere et al.，2019b）。未来的研究应该集中在建立标准化患者满意度报告体系、明确 TKA 术后优化患者满意度的方法（Kahlenber et al.，2018b），并将 PROMs 纳入国家，甚至国际通用登记体系上。

最后一个需要思考的问题是伦敦帝国理工学院（Imperial College London）的 Justin Cobb 所说的"认识论——患者感觉与功能和假体生存时间之间的权衡"。如果每次手术都能达到预期的结果，那么翻修或增加额外的手术可能是合理的，而不能称为"失败"。UKA 就是一个很好的例子：该手术的临床效果非常好，优于 TKA，但翻修率较 TKA 高，而不能认为 UKA 比 TKA 失败（EPRD，2019；Deere et al.，2019a；Mohamma et al.，2018；Casper et al.，2019）。

进一步提高水泥型 TJA 的固定技术和非骨水泥型 TJA 的初始稳定性将是今后研究的重点。

要点

- 在过去的 50 年里，由于设计和材料的改进，TJA 的固定效果已经有了很大的改善。
- 患者和手术因素在关节假体的长期生存中起着重要作用。
- TJA 临床效果受多因素的影响，如材料、设计、术者和患者等。
- 非骨水泥固定和骨水泥固定的总体效果相当，但要具体情况具体分析。
- 在骨水泥固定中，骨床的准备是至关重要的。尤其是在 TKA 中，强烈建议使用冲洗枪冲洗。

参考文献

（遵从原版图书著录格式）

Abdel MP, Bonadurer GF 3rd, Jennings MT, Hanssen AD (2015) Increased aseptic Tibial failures in patients with a BMI ≥35 and well-aligned total knee arthroplasties. J Arthroplast 30(12):2181–2184

Birkeland Ø, Espehaug B, Havelin LI, Furnes O (2016) Bone cement product and failure in total kneearthroplasty. Acta Orthop 88(1):75–81

Buchholz HW, Engelbrecht H (1970) Depot effects of various antibiotics mixed with Palacos resins. Chirurg 41(11):511–515

Buchholz HW, Elson RA, Engelbrecht E, Lodenkämper H, Röttger J, Siegel A (1981) Management of deep infection of total hip replacement. J Bone Joint Surg 63-B(3):342–353

Casper DS, Fleischman AN, Papas PV, Grossman J, Scuderi GR, Lonner JH (2019) Unicompartmental knee arthroplasty provides significantly greater improvement in function than total knee arthroplasty despite equivalent satisfaction for isolated medial compartment osteoarthritis. J Arthroplast 34(8): 1611–1616

Charnley J (2012) Low friction arthroplasty of the hip. Springer Publishing, New York

Deere KC, Whitehouse MR, Porter M, Blom AW, Sayers A (2019a) Assessing the non-inferiority of prosthesis constructs used in total and unicondylar knee replacements using data from the National Joint Registry of England, Wales, Northern Ireland and the Isle of Man: a benchmarking study. BMJ Open 9(4):e026736

Deere KC, Whitehouse MR, Porter M, Blom AW, Sayers A (2019b) Assessing the non-inferiority of prosthesis constructs used in hip replacement using data from the National Joint Registry of England, Wales, Northern Ireland and the Isle of Man: a benchmarking study. BMJ Open 9(4):e026685

Emery DP, Gray DH (1996) Matchett Brown hemiarthroplasty for displaced subcapital fractures of the hip. ANZ J Surg 66(3): 159–161

Endoprothesenregister Deutschland (EPRD) (2019) Annual report

Espehaug B, Furnes O, Havelin LI, Engesaeter LB, Vollset SE, Kindseth O (2006) Registration completeness in the Norwegian ArthroplastyRegister. Acta Orthop 77(1):49–56

Eynon-Lewis NJ, Ferry D, Pearse MF (1992) Themistocles Gluck: an unrecognised genius. The BMJ 305(6868):1534–1536

Franceschetti E, Torre G, Palumbo A, Papalia R, Karlsson J, Ayeni OR, Samuelsson K, Franceschi F (2017) No difference between cemented and cementless total knee arthroplasty in young patients: a review of the evidence. Knee Surg Sports Traumatol Arthrosc 25(6):1749–1756

Gebert de Uhlenbrock A, Püschel V, Püschel K, Morlock MM, Bishop NE (2012) Influence of time in-situ and implant type on fixation strength of cemented tibial trays – a post mortem retrieval analysis. Clin Biomech 27(9):929–935

Gomez PF, Morcuende JA (2005) Early attempts at hip arthroplasty-1700s to 1950s. Iowa Orthop J 25:25–29

Gundtoft PH, Overgaard S, Schønheyder HC, Møller JK, Kjærsgaard-Andersen P, Pedersen AB (2015) The "true" incidence of surgically treated deep prosthetic joint infection after 32,896 primary total hip arthroplasties. Acta Orthop 86(3):326–334

Hauptmann SM, Weber P, Glaser C, Birkenmaier C, Jansson V, Müller PE (2008) Free bone cement fragments after minimally invasive unicompartmental knee arthroplasty: an underappreciated problem. Knee Surg Sports Traumatol Arthrosc 16(8):770–775

Haynes J, Nam D, Barrack RL (2017) Obesity in total hip arthroplasty: does it make a difference? Bone Joint J 99-B(1 Supple A):31–36

Jämsen E, Huotari K, Huhtala H, Nevalainen J, Konttinen YT (2009) Low rate of infected knee replacements in a nationwide series—is it an underestimate? Acta Orthop 80(2):205–212

Judet J, Judet R (1950) The use of an artificial femoral head for arthroplasty of the hip joint. J Bone Joint Surg 32-B(2):166–173

Kahlenberg CA, Nwachukwu BU, McLawhorn AS, Cross MB, Cornell CN, Padgett DE (2018a) Patient satisfaction after total knee replacement: a systematic review. HSS J 14(2):192–201

Kahlenberg CA, Nwachukwu BU, McLawhorn AS, Cross MB, Cornell CN, Padgett DE (2018b) Patient satisfaction after total knee replacement: a systematic review. HSS J 14(2):192–201

Karataglis D, Agathangelidis F, Papadopoulos P, Petsatodis G, Christodoulou A (2012) Arthroscopic removal of impinging cement after unicompartmental knee arthroplasty. Hippokratia 16(1):76–79

Kelly MP, Illgen RL, Chen AF, Nam D (2018) Trends in the use of high-viscosity cement in patients undergoing primary total knee arthroplasty in the United States. J Arthroplast 33(11):3460–3464

Klem NR, Kent P, Smith A, Dowsey M, Fary R, Schütze R, O'Sullivan P, Choong P, Bunzli S (2020) Satisfaction after total knee replacement for osteoarthritis is usually high, but what are we measuring? A systematic review. Osteoarthritis Cartilage Open 2(1):100032

Kleppel D, Stirton J, Liu J, Ebraheim NA (2017) Antibiotic bone cement's effect on infection rates in primary and revision total knee arthroplasties. World J Orthop 8(12):946–955

Kovač S, Pišot V, Trebše R, Rotter A (2004) Fifty-one-year survival of a Judetpolymethylmethacrylate hip prosthesis. J Arthroplast 19(5):664–667

Learmonth ID, Young C, Rorabeck C (2007) The operation of the century: total hip replacement. Lancet 370(9597):1508–1519

Leong JW, Cook MJ, O'Neill TW, Board TN (2020) Is the use of antibiotic-loaded bone cement associated with a lower risk of revision after primary total hip arthroplasty? Bone Joint J 102-B(8):997–1002

Mohammad HR, Strickland L, Hamilton TW, Murray DW (2018) Long-term outcomes of over 8,000 medial Oxford phase 3 unicompartmental knees-a systematic review. Acta Orthop 89(1):101–107

Nagel K et al (2017) The influence of cement morphology parameters on the strength of the cement-bone Interface in Tibial tray fixation. J Arthroplast 32:563–569

National Joint Registry (2020) Implant Summary Report for: Heraeus Medical Hips using Palacos Antibiotic Cement. https://www.heraeus.com/media/media/hme/doc_hme/aboutheraeus/njr/Summary_Report_HP_Cement_Palacos_Antibiotic_17-02-20.pdf

Nugent M, Wyatt MC, Frampton CM, Hooper GJ (2019) Despite improved survivorship of uncemented fixation in total knee arthroplasty for osteoarthritis, cemented fixation remains the gold standard: an analysis of a National Joint Registry. J Arthroplast 34(8):1626–1633

Pérez-Mañanes R, Vaquero Martín J, Villanueva Martínez M (2011) Influence of the fixing technique on the quality of the cement mantle in knee arthroplasty. Experimental study on a synthetic model. Revista Espanola de CirugiaOrtopedica y Traumatologia 55(1):39–49

Prudhon JL, Verdier R (2017) Cemented or cementless total knee arthroplasty? – comparative results of 200 cases at a minimum follow-up of 11 years. SICOT-J 3:70

Puliero B, Blakeney WG, Beaulieu Y, Vendittoli PA (2019) Joint perception after total hip arthroplasty and the forgotten joint. J Arthroplast 34(1):65–70

Schlegel U et al (2011) Pulsed lavage improves fixation strength of cemented tibial components. Int Orthop 35:1165–1169

Schlegel U et al (2014) Effect of tibial tray design on cement morphology in total knee arthroplasty. J Orthop Surg Res 9:123

Schlegel U et al (2014a) An in vitro comparison of tibial tray cementation using gun pressurization or pulsed lavage. Int Orthop 38:967–971

Schlegel U et al (2015) Comparison of different cement application techniques for tibial component fixation in TKA. Int Orthop 39:47–54

Silverman EJ, Landy DC, Massel DH, Kaimrajh DN, Latta LL, Robinson RP (2014) The effect of viscosity on cement penetration in total knee arthroplasty, an application of the squeeze film effect. J Arthroplast 29(10):2039–2042

Sinicrope BJ, Feher AW, Bhimani SJ, Smith LS, Harwin SF, Yakkanti MR, Malkani AL (2019) Increased survivorship of Cementless versus cemented TKA in the morbidly obese. A minimum 5-year follow-up. J Arthroplast 34(2):309–314

Swedish Knee Arthroplasty Register (2019) Annual Report 2019

Trela-Larsen L, Sayers A, Blom AW, Webb JCJ, Whitehouse MR (2017) The association between cement type and the subsequent risk of revision surgery in primary total hip replacement. Acta Orthop 89(1):40–46

Witso E (2015) The rate of prosthetic joint infection is underestimated in the arthroplasty registers. Acta Orthop 86(3):277–278

（刘　林　许　珂　许　鹏）

第 14 章

内侧间室膝关节置换术

Asim Khan and Fares Haddad

14.1 引言

膝关节置换术是治疗膝关节炎的可靠方法，可以有效重建关节功能，缓解疼痛。膝关节 OA 是只影响某一个关节间室，还是整个膝关节均受累，目前学术界仍存在争议。传统观点认为，关节炎是一种累及整个膝关节的疾病，这导致人们更偏重于改进 TKA 的设计，而忽略了 UKA（内侧、外侧或髌股间隙）的创新。21 世纪初，随着 MIS 概念的兴起（Repicci et al.，1999），人们开始倡导 UKA 并广泛在临床使用，数量逐渐超过 TKA，部分机构 UKA 数量甚至是 TKA 的 3 倍多（Foran et al.，2013）。是否进行 UKA 或 TKA 可能部分取决于术者的教育背景、临床经验及对文献的解读，但 UKA 和 TKA 都是治疗膝关节 OA 的可行选择。当然，最终的选择还是有赖于技术的发展（Kayani et al.，2018a；Kayani et al.，2018b）。

对近来的随机试验、登记系统和队列研究的证据进行综合分析，结果表明 UKA 术后住院时间更短，早期并发症更少，功能效果更好。与 TKA 相比，UKA 术后患者 ROM 更大，满意度更高，死亡率可能更低，手术操作也更简单。

然而，与 TKA 相比，UKA 术后翻修率更高（NJR Online，2019）。较高的翻修率导致一些中心和国家在选择关节置换时，不愿采用 UKA。虽然翻修不是评估内植物是否成功的唯一标准，但减少翻修率可以促进手术技术的提高，继而进一步减少与 UKA 相关的手术并发症。

> 简单地说，从灵敏性和软组织平衡来说，需要更先进的技术和设备才能实现微创化和精准化的目标，而这些技术和设备目前已经用于临床（Kayani et al.，2018a）。

UKA 的术后效果与术者的熟练程度密切相关。来自大中心的基于大量膝关节部分置换经验的研究报告称，UKA 占比超过术者手术量的 20%，术后效果更好，且翻修率明显减少（Murray et al.，2018）。UKA 的临床结果争议较大，部分原因是 UKA 往往被认为是小手术，所以在患者选择方面，部分术者可能更倾向于选择 OA 不太严重的患者，这可能也是手术失败率增高的原因（Murray et al.，2018）。还有一种潜在的可能性，与 TKA 术后翻修相比，膝关节部分置换术后翻修的技术难度相对容易，因此术者面临膝关节部分置换术后疼痛时，更倾向于选择翻修这种更激进的方法来解决；而对于 TKA 术后疼痛，则更倾向于选择相对保守的治疗方法缓解。此外，还有一些患者在膝关节部分置换术后进行翻修是因为置换间室以外部位的病变（退变和骨赘），而非部分置换本身，而且这些患者翻修术后效果可能不佳。这类似于对非髌骨置换的 TKA 进行二次髌骨置换，当然，术后效果很难预期。因此，将翻修率作为评估结果的唯一方式有待商榷，必须对队列研究、前瞻性研究及其他研究数据深入分析，才能相对客观地评估 UKA 与 TKA 的优缺点（Murray et al.，2018；Murray et al.，2017；Good-fellow et al.，2010）。

命名规范、统一是学术交流的前提。因此，单间室、单髁、双髁及双间室等这些术语需要标准化，以便读者理解。相比于学术论文，国际通用的登记系统更应该将手术名称规范，这样才能准确理解和比较长期的随访结果。Garner 等（2019）提出了一个简明的分类系统试图解决膝关节部分置换术的命名问题。当然，一些学者对此分类系统持有不同观点，但其简明性应该会促进其未来推广，或者至少在经过修订后有望被大家接受。

14.2 患者选择

在文献中，UKA 患者的筛选仍然是一个有很大争议的话题。

> UKA 的理想对象是有症状的单间室的 OA 患者，ACL 完整，活动范围尚可，畸形可复，非炎性关节病及 MCL 完整。

在此引用了 Kozinn 和 Scott 提出的标准，该标准不推荐对以下类型的患者行 UKA。

- 年龄＜ 60 岁。
- 体重＞ 82 kg。
- 极度活跃或繁重的劳动。
- 髌股关节软骨钙化症或软骨下骨外露（Kozinn et al.，1989；Kozinn et al.，1989）。

Pandit 等（2011）研究表明，在 Kozinn 和 Scott 提出的存在潜在禁忌证的患者中使用活动平台 UKA 后的临床效果并不差，甚至更好。此外，Scott 和 Goodfellow 等的研究结果对 Kozinn 和 Scott 提出的标准提出了质疑，并指出体重、年龄、活动量、髌股关节情况、软骨钙化等不应是UKA的禁忌证（Deshmukh et al.，2001；Scott，2003；Goodfellow，2006）。

术前应力位X线片对评估UKA的适应证非常有用。伸直应力位和屈曲（Rosenberg位）的冠状面片可用于明确单间室病变的严重程度（图14.1）。应力矢状面X线片会显示磨损的情况；胫骨后方磨损提示ACL断裂或无功能（图14.2）。ACL损伤时，胫骨前移会导致胫骨后方负荷增加而过度磨损。Merchant或Skyline位片可显示PFOA，这是UKA的相对禁忌证。

术中可进一步评估是否可行UKA，若发现存在明显的外侧或髌股间室磨损，则改行TKA。外侧间室软骨轻度软化或开裂是可以接受的。Konan等认为髌股关节内侧软骨病变似乎不会影响UKA的术后结果；但髌股关节中部或外侧的严重病变（改良Outerbridge分级在3级或以上）是TKA的适应证（Konan et al.，2016）。ACL功能缺失被认为是UKA的主要禁忌证，但不是绝对禁忌证。如果胫骨平台磨损部位在中部或前方，可选用固定平台的UKA，不推荐选择活动平台的UKA，且术中截骨时应避免过度后倾。术者还应注意，如果胫骨存在向外侧半脱位，可继发对侧间室的关节炎。因为随着OA内翻加重，会出现对吻损伤或砧形骨赘形成。前者是由外侧胫骨棘与外侧股骨髁内侧撞击导致的软骨损伤，如果损伤广泛，则需行全膝或双间室置换术。砧形骨赘是指胫骨前方（ACL前止点）一个异常突出的骨赘，形状类似铁匠的砧，在膝关节伸直时与股骨滑车出现撞击而导致屈曲挛缩，术中须去除。存在明显的滑膜炎及关节软骨钙盐沉积等病理学改变的炎症性关节炎是UKA的禁忌证。

虽然膝关节单间室OA是UKA最常见的适应证，但伴有关节表面塌陷的SPONK也是UKA的手术适应证。因为股骨内侧髁和胫骨内侧平台的骨坏死与膝关节内侧间室OA的病理学改变类似，因此UKA同

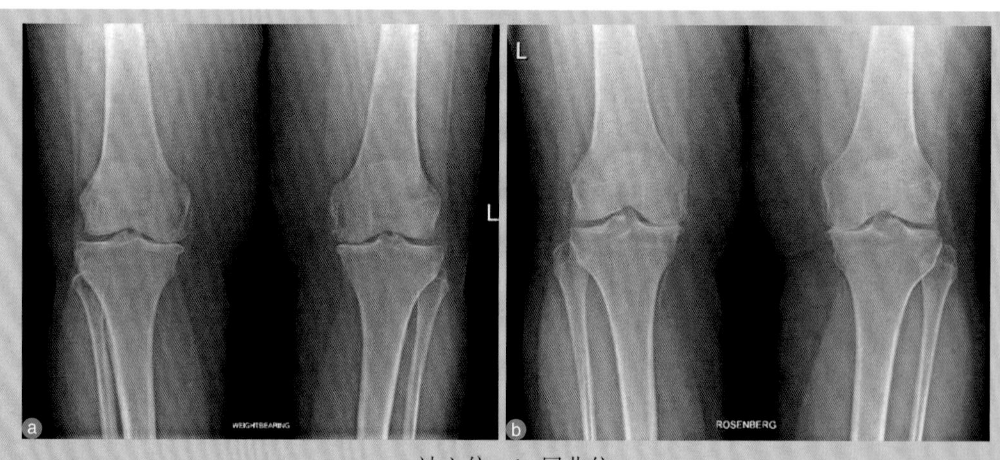

a. 站立位；b. 屈曲位

图14.1　负重冠状面X线片

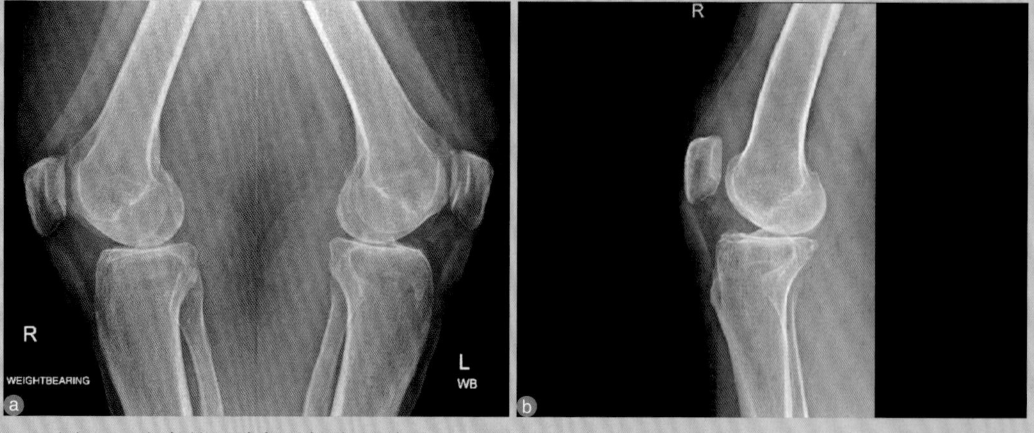

图14.2　a. 图14.1患者的双膝负重侧位X线片显示双膝关节的中部磨损；b. 相比之下，一位胫骨后方磨损患者的负重侧位X线片提示ACL缺损

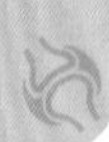

样适用（Radke et al.，2005）。

> 继发于 SPONK 的股骨深层缺损必须小心处理以避免骨量丢失。此外，应尽可能使用骨水泥型 UKA（Radke et al.，2005）。

一项对接受 UKA 治疗的 273 名 SPONK 患者的荟萃分析显示，并发症发生率较 OA 更低，关节功能显著改善，平均随访 6 年假体存活率达 95%（Jauregui et al.，2018）。

14.3 假体的发展

UKA 在设计上具有解剖学优势，它保留了交叉韧带和恢复侧副韧带的原始张力，使膝关节的运动学接近正常。多轴型膝关节假体，作为最早的 UKA 设计之一，是由加拿大外科医师 Frank Guston 于 1968 年在英国 Wrightington 医院进修时研发的。这种设计可用于治疗膝关节内侧和外侧间室的病变，但同时保留 ACL 和 PCL（Gunston，1971）。随着 UKA 的兴起，更多类型的单髁关节假体在短时间内被研发出来，如 St. Georg Sled 膝关节（1969）、Mancheste 膝关节（1971）、Marmor 膝关节（1972）、Liverpool 膝关节（1972）和 Insall 单髁关节（1976）。随着时间的推移，这些植入物所使用的材料也逐渐被改进。早期 UKA 的临床效果不尽如人意，可能与早期假体设计及技术不成熟有关。

Oxford 单髁关节是 UKA 发展中最重要的设计，较其他类型的单髁关节假体有明显的优势，由 Goodfellow 和 O’Connor 设计并于 1982 年首次应用于临床（第一代，图 14.3）。早期的设计是根据自然股骨髁的多中心解剖特点，采用多轴、凸形的金属股骨假体，与非平坦的或略微凹陷的聚乙烯衬垫相衔接。如果设计成圆形的股骨假体和平坦的胫骨衬垫，则可导致假体之间接触面积减少而压强增加。特别是在高度屈曲时，股骨假体后部的面积会变得很小而压强明显增加。Oxford UKA 的设计理念是希望最大限度地增加假体之间的接触面积，同时能产生类似膝关节在屈伸过程中的平移和轴向旋转运动。因此，Oxford 单髁由一个单轴的股骨假体和一个平坦的胫骨托，以及高交联聚乙烯“人工半月板”衬垫组成。Oxford 单髁关节假体存在两个可活动的界面。球形的股骨假体与聚乙烯衬垫的凹形表面相吻合（球对窝），从而减少了第一活动界面的接触应力和磨损。衬垫平坦的下表面在平坦的金属胫骨底板上移动（平对平），减少了第二活动界面的接触应力和磨损。两个界面都允许发生一定程度的轴向旋转。聚乙烯衬垫的稳定仅靠其形状和软组织张力来保持（Murray et al.，1998）。

Oxford 单髁关节使用单轴或球形股骨假体替代股骨内侧后髁，但股骨髁的最前方易发生撞击。1987 年，除其他调整外，人工半月板的前唇被设计成斜坡（第二代，图 14.3），以防止伸直时与股骨前髁碰撞（Weale et al.，1999）。1998 年推出了第三代 Oxford 单髁关节，同时设计出新的相应手术器械以配合微创手术的需要（Price et al.，2001）。

UKA 设计发展的关键事件时间表见表 14.1。英格兰和威尔士 NJR 的最新年度报告显示，Oxford 单髁关节在 UKA 假体中占比高达 55%。Physica ZUK

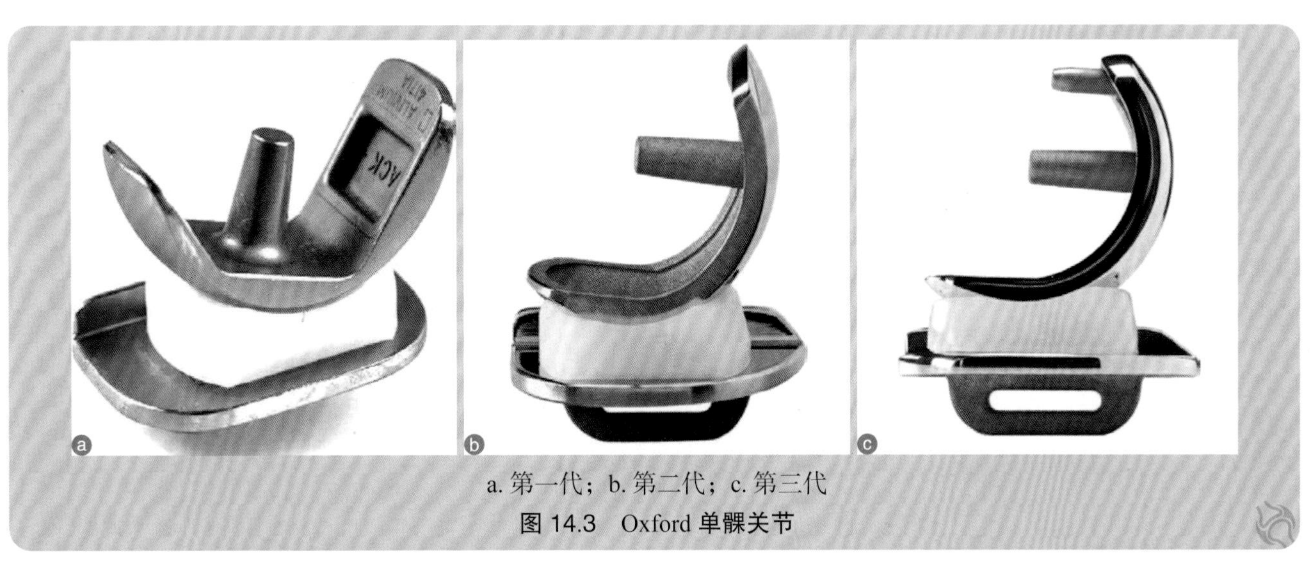

a. 第一代；b. 第二代；c. 第三代

图 14.3　Oxford 单髁关节

表 14.1　UKA 设计发展的关键事件时间表

材料	年份（年）	发明者	名称
丙烯酸	1954	MacIntosh	–
	20 世纪 60 年代	McKeever	–
钴铬钼合金	1964	MacIntosh	–
钴铬钼合金	1968	Gunston	多轴膝
	1969		St. Georg sled
不锈钢	1971	Shaw 和 Chatterjee	Manchester
高密度聚乙烯	1972	Cavendish 和 white	Liverpool
聚乙烯	1972	Marmor	Marmor modular
	1974	Cavendish 和 white	Mark II Liverpool
钴铬钼合金	1976	Insall、Walker 和 Ranawat	Insall
钴铬合金	1982	Goodfellow 和 O' Connor	Oxford 第一代
	1987		Oxford 第二代
	1998		Oxford 第三代

来源：Johal et al.，2018。

（Lima Corporate，Udine，Italy）和 Sigma HP（二者都是固定平台）的比例近几年也在逐年增加。与 Oxford 单髁关节不同，ZUK 假体采用了固定平台，胫骨假体的金属托骨面采用三点设计来对抗旋转和剪切力，以达到持久固定的效果。股骨侧假体仍采用双柱设计加强固定（图 14.4）。ZUK 单髁假体和器械既可用于内侧 UKA，也可用于外侧 UKA。英国登记系统的数据显示，ZUK 是目前生存率最高的假体，10 年生存率高达 93.3%。内侧 UKA 约占全球 UKA 手术总数的 90%。因此，将把本章的内容集中在内侧 UKA 的设计和手术技术上。

14.4　假体的设计

单髁关节假体设计主要根据衬垫分为活动平台和固定平台两种类型。股骨假体和胫骨托在二者间的设计基本类似。

单髁关节固定平台设计是将聚乙烯衬垫固定在胫骨托上，这与大多数 TKA 假体类似，因此固定平台更为大家所熟知。但不同的是，TKA 聚乙烯内衬更符合股骨假体的几何形状，可以更好地配合膝关节假体的运动。而固定平台单髁关节假体的衬垫是相对平坦的，难以引导股骨髁的运动。另外，由于球形股骨

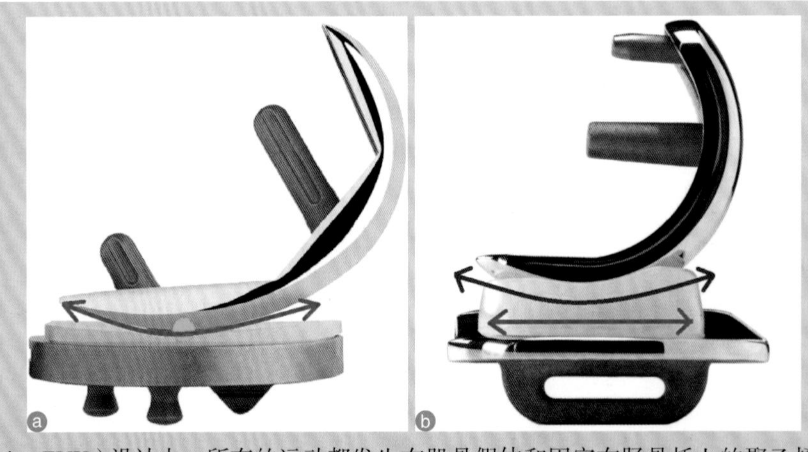

a. 在固定平台（Physica ZUK）设计中，所有的运动都发生在股骨假体和固定在胫骨托上的聚乙烯内衬之间（蓝箭头），接触应力集中在内衬的一个小区域（绿圈）；b. 在活动平台（Oxford UKA）设计中，运动发生在股骨假体和衬垫接触处（红箭头），而衬垫可在胫骨托上自由滑动（蓝箭头），衬垫的弧度与股骨假体相匹配，从而增加了接触面积

图 14.4　固定平台与活动平台

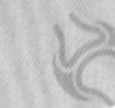

假体与平坦聚乙烯衬垫的接触面积较小，故磨损率较高。

活动平台的聚乙烯衬垫上表面为弧形，与股骨假体的形状高度吻合，下表面为平面，可在胫骨基底上自由滑动。理论上，这种设计的优点是减少了股骨界面的接触应力，也减少了整个运动过程中胫骨托的压力，另外，这种设计可以旋转和平移，所以同时恢复了正常的膝关节运动学。活动平台设计的缺点包括在胫骨托和内衬下表面增加了一个摩擦界面，可能会出现背衬磨损；衬垫可移动会有脱位的风险；内衬过度移动会刺激软组织而引起疼痛。总之，活动平台的设计是很有吸引力的，因为它最大限度地扩大了接触面积，减少了接触应力，同时增加了活动范围（Dennis et al.，2005）。

术者应对不同平台设计特点及预后了然于胸。Ko 等对固定平台单髁和活动平台单髁进行了系统评价研究，结果发现两种平台的翻修率和并发症发生率相似，其中活动平台翻修主要原因是关节炎的进展和衬垫脱位（Ko et al.，2015）。

这两个失败的原因似乎是相互关联的，即预防其中一个又会导致另一个失败发生。

在活动平台 UKA 中，为了避免内侧间室松弛而导致的衬垫脱位，术者可能会选择更厚的衬垫，而这又会引起外侧应力增大继发外侧间室 OA。因此，活动平台 UKA 需要同时兼顾韧带张力和下肢力线的矫正，以降低并发症的发生率。Ko 等还指出，固定平台的 UKA 很容易因聚乙烯内衬的过度磨损而再次手术，但可以不用担心平台脱位而增加衬垫厚度，进而减少了外侧室关节炎的发生率。

随着技术的进步，单髁假体也不断被改良。经过多年的研究和实践，我们吸取了很多教训。早期的股骨髁假体由于冠状面太窄而不能提供足够的覆盖导致较高的假体下沉率，而且由于固定钉过大导致翻修时骨量过度丢失（Padgett et al.，1991；Barrett et al.，1987）。而如今股骨髁假体固定柱可以做到很小，且有良好的抗旋转功能。另外，根据患者股骨髁解剖的特征，已开发出多种尺寸及覆盖良好的股骨髁假体，可以更好地分配应力而减少假体下沉率。

股骨后髁覆盖不足会导致深屈时接触应力增加，而太突出的前缘会导致髌骨撞击。

最新的股骨髁假体有一个较长的后表面，可最大限度地覆盖股骨髁后部，以降低极度屈曲时的边缘应力。假体的前部边缘更平缓，弧度略低于软骨下的骨质，以减少髌骨的撞击。在前部增加一个 15° 金属部分可以增加一个固定柱，以改善股骨固定，同时允许假体屈曲放置，以减少高屈曲时的峰值压力（第三代，图 14.3）。

后髁表面与固定柱呈发散状，优化了骨水泥的渗透和加压作用。

假体的厚度决定了需要切除骨质的厚度，因此首选较薄的假体。切除胫骨骨质的厚度由胫骨平台假体和衬垫的厚度共同决定。目前最薄的胫骨平台假体和衬垫组合是 6 mm（Oxford UKA）。聚乙烯技术的进步可以使平台做得更薄，以更多地保留胫骨骨量。

对胫骨内衬不同部位的磨损分析也影响了 UKA 假体中对聚乙烯内衬的设计理念。Psychoyios 等回收了 16 个失败的第二代 Oxford 单髁衬垫，发现在膝关节伸直的情况下，衬垫的前部易与股骨发生撞击（Psychoyios et al.，1998）。衬垫的前部与没有撞击的衬垫中部相比，磨损率明显增加（分别为 0.05 mm/ 年和 0.01 mm/ 年）。与关节炎软骨磨损部位相同，衬垫的磨损主要发生在内侧的前部和外围。

在冠状面，假体组件之间的位置不匹配可导致边缘负荷、软组织的撞击和反复脱位。在固定平台 UKA 中，股骨假体在冠状面中靠近中间放置可以改变这种磨损模式，同时减少衬垫内侧的边缘负荷。而在活动平台 UKA 中，由于衬垫跟随股骨髁假体的轨迹活动，股骨髁假体轻微向中间放置可使衬垫更接近胫骨假体的侧壁，可以减少内侧软组织刺激和衬垫的旋出。

过度的截骨，尤其是胫骨侧，会增加剩余部分骨皮质的应力，这可能会继发术后疼痛和骨折（Pegg et al.，2013）。还应避免胫骨假体的过度悬挂，以避免与软组织撞击而疼痛。在刻槽时还要注意不能损伤胫骨后皮质。胫骨假体应尽可能多地覆盖胫骨截骨面，以增加负荷面积，特别是应该覆盖内侧和后侧截骨面骨皮质。覆盖不足会造成载荷传递不均匀导致疼痛、下沉、松动或骨折（Chau et al.，2009）。因此，在选择和安放胫骨假体时，宁可多出 2 mm 也不应覆盖不足。

Fitzpatrick 等（2007）通过对 34 例膝关节 CT 分

析发现，要实现胫骨截骨面的完全覆盖并不容易。即使应用目前理论上最优的假体，也只达到了 76% 的完全覆盖。而应用市场上常见的假体（Preservation 和 LCS Uni Systems），只可达到 67% 的完全覆盖。基于此，个性化的假体设计可能会成为未来发展的趋势。

14.5 手术技术

由于单髁关节假体种类繁多、操作系统各异，术者应参考公司提供的操作方法。之前一直使用的是活动平台 Oxford 单髁关节假体，而现在主要采用的是机器人辅助关节置换系统和 RESTORIS MCK 单髁膝关节假体（Stryker）。虽然 Oxford 单髁关节假体在目前进行的前瞻性随机试验（▶ Clinicaltrials.gov Identifier NCR04095637）中仍被使用，但已不太常用了。Stryker Restoris UKA 的胫骨衬垫有 2 种设计：一种是全聚乙烯衬垫，另一种是底部为金属的衬垫。后者在生物力学和假体生存率方面均优于前者（van der List et al.，2017；Small et al.，2011；Walker et al.，2011；Hutt et al.，2015；Zambianchi et al.，2015）。下面介绍的外科技术是基于笔者经验的一般性的手术原则。

■ 患者体位

患者取仰卧位，应用止血带，但仅在应用骨水泥时充气。使用侧面支撑架和沙袋以防治膝关节侧倾并维持弯曲。另外，也可以使用大腿固定器或专门的固定器，如 De Mayo 或 Robb 膝关节固定器，允许膝关节完全伸直和屈曲。

■ 切口和入路

与传统的 TKA 相比，微创器械的出现使得切口更小。切开内侧或外侧关节囊来暴露膝关节。

■ 检查

利用撑开器，在不损伤髌骨的情况下，对 ACL、外侧和髌股关节面进行检查。

> 软组织和骨赘的处理不应进行韧带松解，应避免过度矫正畸形。UKA 应该被认为是只恢复关节面的手术；机械轴存在 2° ~ 3° 的矫正不足是可以接受的。

在活动平台 UKA 中，倾向于过度填充内侧间室，以减少衬垫脱位的风险。但这会加速外侧间室关节炎的发展。仅切除周围骨赘，而不进行任何的软组织松解，一般的畸形可以得到矫正。畸形严重需要松解深层 MCL 时，则不应行 UKA。

> 尽量少截骨。应注意避免损伤软骨表面、ACL 和外侧半月板的前角。

■ 假体的位置和截骨

股骨假体在冠状面的位置应位于股骨髁的中间。也可略微偏中间放置，但过度偏中间会导致与胫骨髁间棘撞击。

> 股骨假体的大小以重建股骨髁的矢状面的大小为标准。如果介于两种型号之间，则选择较大的股骨髁假体以保留更多的骨量。

在整个屈伸运动中，股骨和胫骨假体应很好地匹配，以避免边缘负荷和撞击。股骨假体的前缘应与软骨表面平齐或低于软骨表面，以防止在屈曲时与髌骨发生撞击。

胫骨水平面截骨应垂直于胫骨的解剖轴。矢状面截骨过深或偏内、水平面截骨过低，以及对胫骨后方骨皮质的损伤都会显著增加胫骨平台骨折和术后疼痛的风险（Simpson et al.，2009；Pegg et al.，2013）。胫骨托的后倾在 3° ~ 7°，具体取决于厂家的设计。过度后倾会增加 ACL 的压力，应该避免。插入衬垫时，应选择能恢复至磨损前的胫骨高度的聚乙烯厚度，以重建关节线到病前水平。

■ 骨水泥技术

一旦截骨及试模合适，就可以选择使用骨水泥型或非骨水泥型假体。对于活动平台，笔者倾向于使用非骨水泥型假体，但对于固定平台，仍然采用骨水泥型假体。止血带只在使用骨水泥期间充气。用脉冲灌洗法仔细清洗表面并拭干。如果有硬化的骨面，则使用电钻钻孔。待骨面干燥，则可开始和水泥。先固定胫骨拖并加压。

> UKA 的问题之一是胫骨托后方的骨水泥很难清除，尤其是当假体部件较多和机器人辅助手术暴露有限时。

因此，笔者先植入胫骨托，然后安装股骨试模和试垫来加压。水泥凝固后，去除股骨试模和试垫，再去除胫骨托后方多余水泥。然后安装股骨髁假体，并清除所有溢出的骨水泥。再进行一次试验，最后插入衬垫。

14.6 新技术在单髁膝关节置换术中的应用

三维成像技术和计算机辅助设计促进了 UKA 患者个性化假体的发展，使得假体定制成为可能。尽管个性化假体定制成本较高，但经研究证实，个性化假体的优势包括以下几点。

- 较低的接触应力。
- 均匀的应力分布。
- 准确的恢复机械轴。
- 实现胫骨皮质骨的完全覆盖。

避免了假体的位置不良（van den Heever et al., 2011；Steklov et al., 2010；Koeck et al., 2011）。

这些改进能否延长假体的生存率，还有待观察。机器人辅助手术（robotic-arm-assisted surgery, RAS）或“Makoplasty”是由 Mako 外科公司（Fort Lauderdale, Florida, USA）于 2006 年开发的，其利用患者膝关节的 CT 扫描来生成患者独特解剖结构的三维虚拟模型。这个虚拟模型被加载到 Mako 系统的软件中，用于创建患者的个性化术前计划。在术中绘制骨质解剖图后，使用触觉引导的 6 mm 钻头装置进行截骨（图 14.5）。机器人手臂有触觉反馈，协助外科医师的动作，这样就可以只切除术前计划中定义的边界内的骨头。该系统实时输出屈伸间隙的数据，并允许术中调整，以获得最佳的假体安放位置。

研究表明，使用机器人辅助的 UKA 的手术操作的学习曲线很短，只需 6 例即可掌握，且手术团队的信心显著增加。另外，假体的正确安放基本不存在学习曲线（Kayani et al., 2018a）。

机器人辅助的 UKA 术后疼痛显著减少。与传统的 UKA 相比，术后疼痛评分、阿片类镇痛要求、直腿抬高时间、物理治疗次数和出院时间都有明显减少（Kayani et al., 2019）。

一项系统评价显示，使用 RAS 的 UKA 患者 6 年

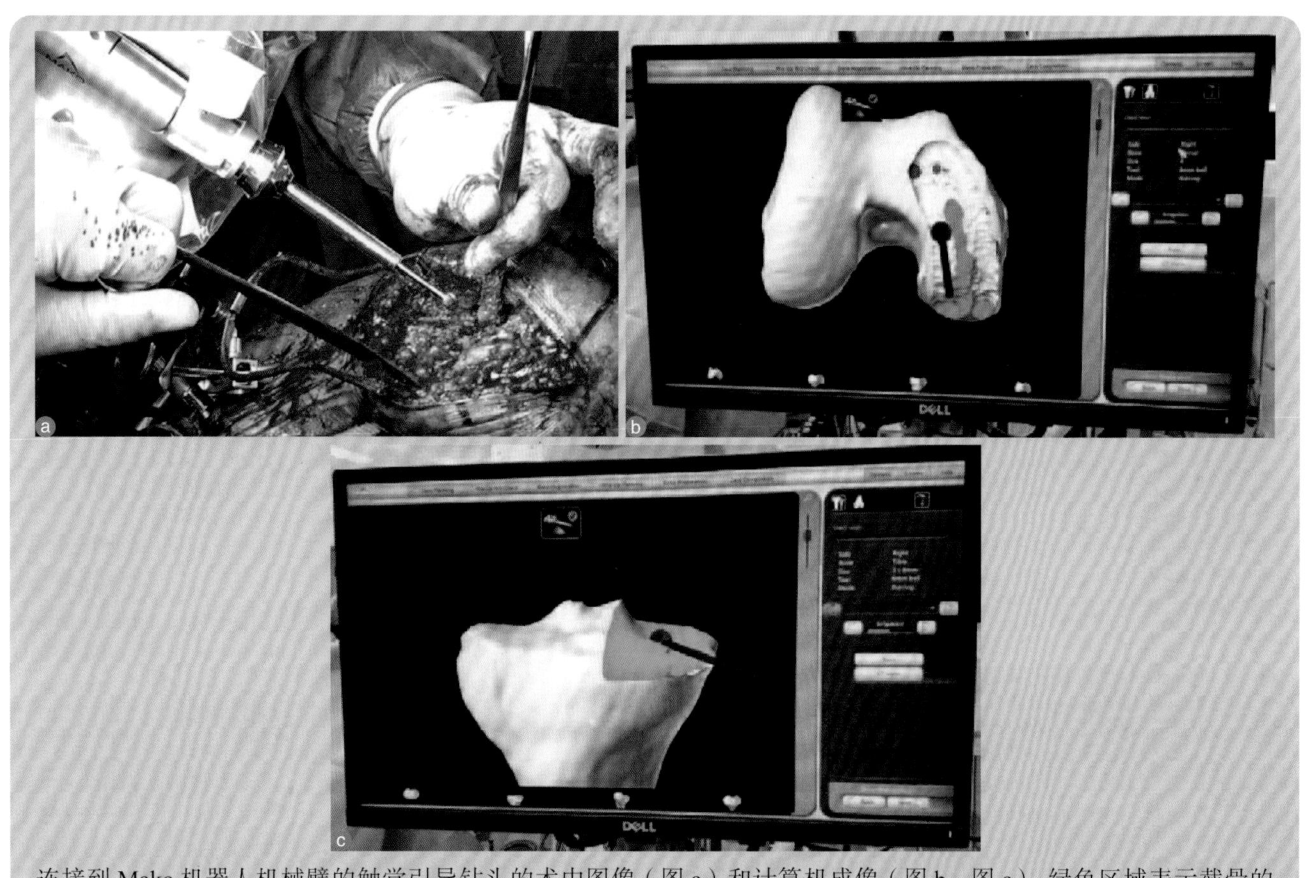

连接到 Mako 机器人机械臂的触觉引导钻头的术中图像（图 a）和计算机成像（图 b、图 c），绿色区域表示截骨的范围

图 14.5　机器人辅助手术

内的假体生存率为 96%（Robinson et al.，2019）。

14.7 术后康复

术后镇痛尤其关键。推荐采用多模式镇痛方法，包括术中的局部麻药浸润和术后避免使用阿片类药物，有助于快速康复和及时出院。局部和静脉使用氨甲环酸（tranexamic acid，TXA）有助于控制失血及避免放置引流管。在局部麻药仍在发挥作用时，应鼓励术后立即进行直腿抬高锻炼和屈伸锻炼。对负重没有限制。病房应对 UKA 患者和 TKA 患者实行差异化管理和健康指导。在可能的情况下，对那些身体健康、住在当地、家庭支持充分的患者，应遵循加速方案并鼓励尽早出院，甚至当天出院。

要点

- UKA是有症状的膝关节单间室病变患者的首选。
- 不同于截骨术或 TJA，UKA 在保留宿主骨的同时恢复了膝关节的自然运动学。
- 随着对膝关节生物力学的研究深入，假体的设计也有很大的进步，目前 UKA 的长期临床结局不亚于 TKA。
- 骨水泥技术应遵循预先确定的方案，清除所有溢出的骨水泥，特别是胫骨托后面的骨水泥，这对预防撞击及第三体磨损很重要。
- 机器人技术的使用可提高假体安放的准确性。临床结局是否更好还有待观察。

参考文献

（遵从原版图书著录格式）

Barrett WP, Scott RD (1987) Revision of failed unicondylar unicompartmental knee arthroplasty. J Bone Joint Surg Am 69:1328–1335

Chau R, Gulati A, Pandit H et al (2009) Tibial component overhang following unicompartmental knee replacement – does it matter? Knee 16:310–313

Collier MB, Engh CA Jr, McAuley JP, Engh GA (2007) Factors associated with the loss of thickness of polyethylene tibial bearings after knee arthroplasty. J Bone Joint Surg Am 89:1306–1314

Dennis DA, Komistek RD (2005) Kinematics of mobile-bearing total knee arthroplasty. Instr Course Lect 54:207–220

Deshmukh RV, Scott RD (2001) Unicompartmental knee arthroplasty: long-term results. Clin Orthop Relat Res 392:272–278

Fitzpatrick C, Fitzpatrick D, Lee J, Auger D (2007) Statistical design of unicompartmental tibial implants and comparison with current devices. Knee 14:138–144

Foran JR, Brown NM, Della Valle CJ et al (2013) Long-term survivorship and failure modes of unicompartmental knee arthroplasty. Clin Orthop Relat Res 471:102–108

Garner A, Van Arkel RJ, Cobb J (2019) Classification of combined partial knee arthroplasty. Bone Joint J 101-B:922–928

Goodfellow J (2006) Unicompartmental arthroplasty with the Oxford knee. Oxford University Press, Oxford, New York

Goodfellow J, O'Connor J (1978) The mechanics of the knee and prosthesis design. J Bone Joint Surg Br 60-B:358–369

Goodfellow JW, O'Connor JJ, Murray DW (2010) A critique of revision rate as an outcome measure: re-interpretation of knee joint registry data. J Bone Joint Surg Br 92:1628–1631

Gunston FH (1971) Polycentric knee arthroplasty. Prosthetic simulation of normal knee movement. J Bone Joint Surg Br 53:272–277

Hutt JR, Farhadnia P, Masse V et al (2015) A randomised trial of all-polyethylene and metal-backed tibial components in unicompartmental arthroplasty of the knee. Bone Joint J 97-B:786–792

Jauregui JJ, Blum CL, Sardesai N et al (2018) Unicompartmental knee arthroplasty for spontaneous osteonecrosis of the knee: a meta-analysis. J Orthop Surg (Hong Kong) 26:2309499018770925

Johal S, Nakano N, Baxter M et al (2018) Unicompartmental knee arthroplasty: the past, current controversies, and future perspectives. J Knee Surg 31:992–998

Kayani B, Konan S, Pietrzak JRT et al (2018a) The learning curve associated with robotic-arm assisted unicompartmental knee arthroplasty: a prospective cohort study. Bone Joint J 100-B:1033–1042

Kayani B, Konan S, Tahmassebi J et al (2018b) Robotic-arm assisted total knee arthroplasty is associated with improved early functional recovery and reduced time to hospital discharge compared with conventional jig-based total knee arthroplasty: a prospective cohort study. Bone Joint J 100-B:930–937

Kayani B, Konan S, Tahmassebi J et al (2019) An assessment of early functional rehabilitation and hospital discharge in conventional versus robotic-arm assisted unicompartmental knee arthroplasty: a prospective cohort study. Bone Joint J 101-B:24–33

Ko YB, Gujarathi MR, Oh KJ (2015) Outcome of unicompartmental knee arthroplasty: a systematic review of comparative studies between fixed and mobile bearings focusing on complications. Knee Surg Relat Res 27:141–148

Koeck FX, Beckmann J, Luring C et al (2011) Evaluation of implant position and knee alignment after patient-specific unicompartmental knee arthroplasty. Knee 18:294–299

Konan S, Haddad FS (2016) Does location of patellofemoral chondral lesion influence outcome after Oxford medial compartmental knee arthroplasty? Bone Joint J 98-B:11–15

Kozinn SC, Scott R (1989) Unicondylar knee arthroplasty. J Bone Joint Surg Am 71:145–150

Kozinn SC, Marx C, Scott RD (1989) Unicompartmental knee arthroplasty. A 4.5–6-year follow-up study with a metal-backed tibial component. J Arthroplast 4(Suppl):S1–S10

Murray DW, Parkinson RW (2018) Usage of unicompartmental knee arthroplasty. Bone Joint J 100-B:432–435

Murray DW, Goodfellow JW, O'Connor JJ (1998) The Oxford medial unicompartmental arthroplasty: a ten-year survival study. J Bone Joint Surg Br 80:983–989

Murray DW, Liddle AD, Judge A, Pandit H (2017) Bias and unicompartmental knee arthroplasty. Bone Joint J 99-B:12–15

NJR Online (2019) 16th Annual Report 2019. https://reports.njrcentre.org.uk/portals/0/pdfdownloads/njr16th annual report 2019.pdf

Padgett DE, Stern SH, Insall JN (1991) Revision total knee arthroplasty for failed unicompartmental replacement. J Bone Joint Surg Am 73:186–190

Pandit H, Jenkins C, Gill HS et al (2011) Unnecessary contraindications for mobile-bearing unicompartmental knee replacement. J Bone Joint Surg Br 93:622–628

Patil S, Colwell CW Jr, Ezzet KA, D'Lima DD (2005) Can normal knee kinematics be restored with unicompartmental knee replacement? J Bone Joint Surg Am 87:332–338

Pegg EC, Walter J, Mellon SJ et al (2013) Evaluation of factors affecting tibial bone strain after unicompartmental knee replacement. J Orthop Res 31:821–828

Price AJ, Webb J, Topf H et al (2001) Rapid recovery after oxford unicompartmental arthroplasty through a short incision. J Arthroplast 16:970–976

Psychoyios V, Crawford RW, O'Connor JJ, Murray DW (1998) Wear of congruent meniscal bearings in unicompartmental knee arthroplasty: a retrieval study of 16 specimens. J Bone Joint Surg Br 80:976–982

Radke S, Wollmerstedt N, Bischoff A, Eulert J (2005) Knee arthroplasty for spontaneous osteonecrosis of the knee: unicompartimental vs bicompartimental knee arthroplasty. Knee Surg Sports Traumatol Arthrosc 13:158–162

Repicci JA, Eberle RW (1999) Minimally invasive surgical technique for unicondylar knee arthroplasty. J South Orthop Assoc 8:20–27. discussion 27

Robinson PG, Clement ND, Hamilton D et al (2019) A systematic review of robotic-assisted unicompartmental knee arthroplasty: prosthesis design and type should be reported. Bone Joint J 101-B:838–847

Scott RD (2003) Unicondylar arthroplasty: redefining itself. Orthopedics 26:951–952

Simpson DJ, Price AJ, Gulati A et al (2009) Elevated proximal tibial strains following unicompartmental knee replacement – a possible cause of pain. Med Eng Phys 31:752–757

Small SR, Berend ME, Ritter MA et al (2011) Metal backing significantly decreases tibial strains in a medial unicompartmental knee arthroplasty model. J Arthroplast 26:777–782

Steklov N, Slamin J, Srivastav S, D'Lima D (2010) Unicompartmental knee resurfacing: enlarged tibio-femoral contact area and reduced contact stress using novel patient-derived geometries. Open Biomed Eng J 4:85–92

Van Den Heever DJ, Scheffer C, Erasmus P, Dillon E (2011) Contact stresses in a patient-specific unicompartmental knee replacement. Clin Biomech (Bristol, Avon) 26:159–166

van der List JP, Kleeblad LJ, Zuiderbaan HA, Pearle AD (2017) Mid-term outcomes of metal-backed unicompartmental knee arthroplasty show superiority to all-polyethylene unicompartmental and total knee erthroplasty. HSS J 13:232–240

Walker PS, Parakh DS, Chaudhary ME, Wei CS (2011) Comparison of interface stresses and strains for onlay and inlay unicompartmental tibial components. J Knee Surg 24:109–115

Weale AE, Murray DW, Crawford R et al (1999) Does arthritis progress in the retained compartments after 'Oxford' medial unicompartmental arthroplasty? A clinical and radiological study with a minimum ten-year follow-up. J Bone Joint Surg Br 81:783–789

Zambianchi F, Digennaro V, Giorgini A et al (2015) Surgeon's experience influences UKA survivorship: a comparative study between all-poly and metal back designs. Knee Surg Sports Traumatol Arthrosc 23:2074–2080

（刘　林　许　珂　许　鹏）

第 15 章

外侧单髁膝关节置换术

Neel R. Patel， Keith R. Berend， and Adolph V. Lombardi Jr.

15.1 引言

单间室膝关节 OA 占膝关节 OA 的 40%。

> 前内侧间室病变占膝关节 OA 的 25%，外侧间室病变约占 10%（Sah et al., 2007；Scott, 2005）。

治疗外侧间室 OA 面临的独特挑战包括诊断不清、假体选择和手术技术。诊断外侧间室 OA 始于准确的病史和详细的查体。内翻应力位和标准负重位 X 线片对确定单纯外侧间室 OA 患者至关重要。

> 外侧 UKA 也被认为是比内侧 UKA 或 TKA 技术要求更高的手术，因其运动学特征更为复杂。

最后，假体设计的演变对外侧 UKA 的生存率起着关键作用（详见本章 15.5）。因此，明确手术的适应证、了解假体的设计和掌握手术的技术可以提高手术成功率和假体生存率，术后疗效可与 TKA 和内侧 UKA 相媲美。本章介绍的病例和手术技术可阐明各个关键概念，并提供成功开展外侧 UKA 的指导。

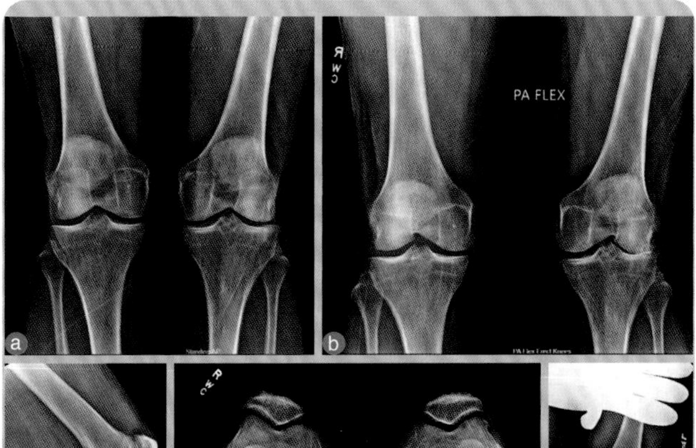

a. 负重正位片；b. 屈曲正位片；c. 侧位片；d. 髌骨轴位片（Merchant 位）；e. 内翻应力位 X 线片显示外翻畸形可矫正和内侧间室可维持，这与单纯外侧间室病变相关

图 15.1　术前 X 线片检查

(Printed with permission of Joint Implant Surgeons, Inc., New Albany, Ohio)

15.2 典型病例

患者男性，66 岁，1 年前出现间歇性膝关节疼痛于医院就诊。主诉膝关节疼痛位于左膝外侧和髌骨周围区域，此外，行走时左膝有明显的摩擦感、弹响和失稳的情况。患者目前已经退休，由于膝关节疼痛，主要以坐卧状态为主，活动量减少，并且行走最多不能超过 10 个街区。既往病史有高血压、高脂血症和左腿远端静脉血栓栓塞症（venous thromboembolism, VTE）。既往的治疗包括家庭锻炼、物理治疗、NSAIDs 和外用药物。

体格检查：左膝关节无积液、无压痛，活动时可不使用任何辅助器械；然而，上下楼梯时需要借助扶手。左下肢力线为外翻 7°。左膝关节无明显屈曲挛缩畸形，无内外或前后的不稳定。

术前影像学评估包括膝关节负重正位片，屈曲正侧位片和髌骨轴位片（图 15.1a ~ 图 15.1d）。患者内翻应力位 X 线片显示，在维持内侧关节间隙的情况下，外翻畸形可以矫正（图 15.1e），该患者的 X 线片显示为单纯外侧间室的病变。因此，考虑进行外侧 UKA 的患者应在影像学和体格检查中明确为单纯外侧间室病变。

15.3 评估、适应证和禁忌证

单纯外侧间室 OA 占所有膝关节 OA 的 10%（Sah et al., 2007；Pandit et al., 2010）。然而，其发病率可能更高，因为外侧间室 OA 常为屈曲位的病变，往往会被漏诊（Sah et al., 2007；Pandit et al., 2010）。

> 因此，屈曲正位 X 线片在评估和治疗外侧间室膝关节疾病方面提供了关键信息（图 15.1b）。

外侧 UKA 在所有膝关节置换术中所占比例也不到 1%，部分原因是手术技术难度较高和可重复性较差。

> 膝关节外侧间室运动学复杂，包含一个称为“锁扣机制”的生物力学机制（Scott, 2005；Fitz, 2009；Ashraf et al., 2002）。

外侧 UKA 的手术适应证。

- 外侧间室关节软骨缺失。
- 内翻应力位X线片显示内侧间室关节间隙良好。
- 无明显的影像学或关节镜下髌股关节的病变。

然而，髌股关节病变可以忽略，除非存在严重的外侧髌骨面和股骨外侧滑车的磨损（Berend et al., 2012）。

外侧 UKA 的手术禁忌证。

- 多个间室的严重病变。
- 外翻畸形 > 10°。
- 韧带功能不全。
- 膝关节屈曲度 < 90°。
- 感染性关节炎。

在任何情况下，年龄、体重、活动和畸形的程度均不作为手术禁忌证（Berend et al.，2015）。

15.4 手术技术

15.4.1 体位和外侧切口的显露

与笔者所在医院内侧 UKA 的体位不同，外侧 UKA 的患者体位和铺单方式与 TKA 完全相同。患者取仰卧位于标准手术床上，使用大腿近端止血带，以标准方式对患者进行消毒和铺单（图 15.2a）。用自黏性贴膜（Coban，3M，St. Paul，MN）将 Alvarado 靴固定在术侧脚上（图 15.2b）。目前用于外侧 UKA 的假体和器械是外侧固定平台的牛津单髁膝关节（Zimmer Biomet），以下所描述的大部分技术将适用于其他假体系统。

膝关节屈曲至 90°，从髌骨上极近端 1 cm 处至胫骨结节近端外侧缘做外侧髌旁切口（图 15.3），切开皮肤和皮下脂肪后，由近端至远端切开外侧关节囊至髌韧带的外侧（图 15.4a）。在远端，用手术刀片在髌韧带和髌下脂肪垫之间向内侧进行分离，这保留一部分髌下脂肪垫，使其附着在外侧支持带上，该组织可增强外侧菲薄的支持带组织，并可确保关节囊缝合后的密闭性（图 15.4b）。

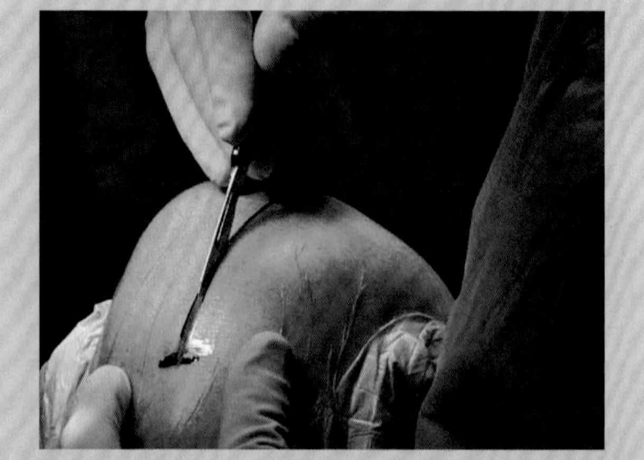

图 15.3 外侧切口从髌骨上极近端 1 cm 处至胫骨结节近端外侧缘

(Printed with permission of Joint Implant Surgeons, Inc., New Albany, Ohio)

清除股骨髁间窝及胫骨平台外侧缘的所有骨赘，切除可见的部分外侧半月板，充分显露术区（图 15.5），应保留股骨外髁的骨赘，因其有助于在股骨准备时进行股骨假体的定位。接下来，将胫骨前侧从胫骨结节沿平台边缘显露至 Gerdy 结节。充分显露后，将 Hohmann 拉钩置于股骨内上髁处，以评估髌股关节和内侧间室退变情况。在胫骨准备之前，应确定为单纯外侧间室病变，且 ACL 功能完好。

15.4.2 胫骨准备

在膝关节处于内翻或外翻的中立状态下，使用胫骨髓外定位导向器，当截骨导板与胫骨嵴平行时，胫骨后倾角为 7°。

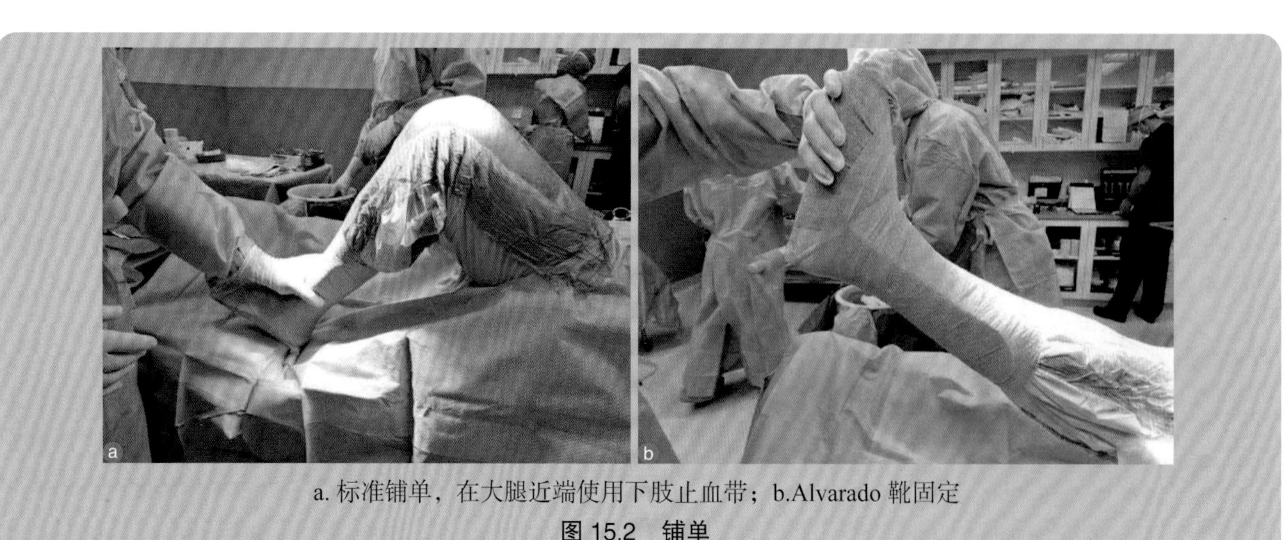

a. 标准铺单，在大腿近端使用下肢止血带；b.Alvarado 靴固定

图 15.2 铺单

(Printed with permission of Joint Implant Surgeons, Inc., New Albany, Ohio)

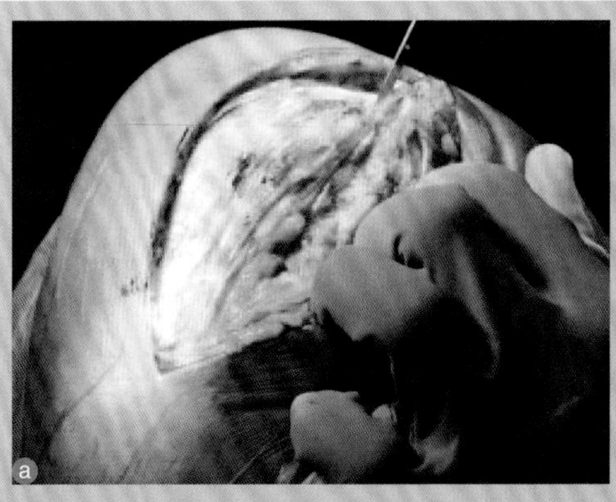
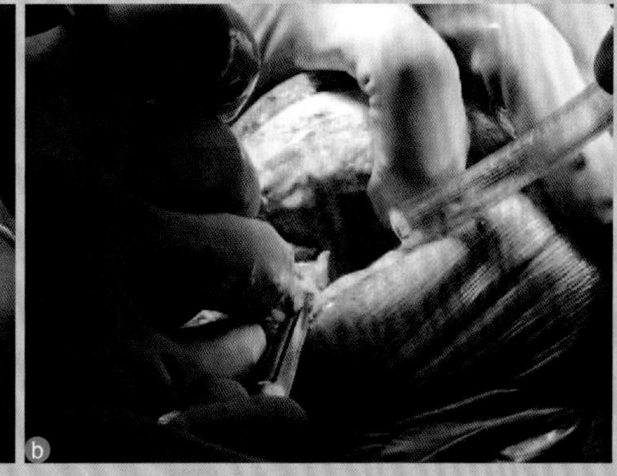

图 15.4　a. 切开关节囊：沿外侧切开关节囊，由近端到远端至髌韧带外侧缘；b. 保留部分髌下脂肪垫，使其附着在外侧支持带上，以确保关节囊缝合后的密闭性

(Printed with permission of Joint Implant Surgeons, Inc., New Albany, Ohio)

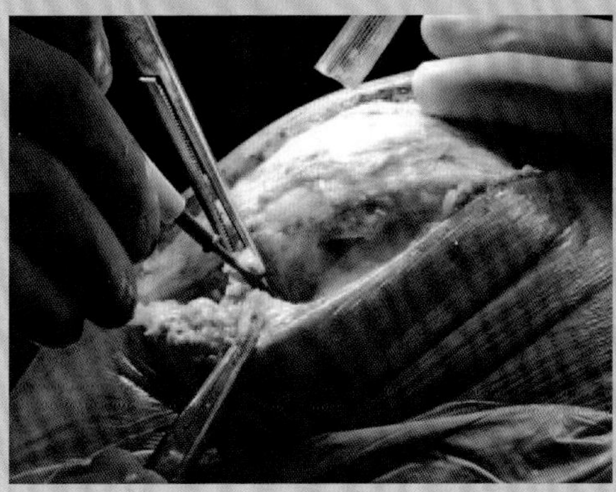
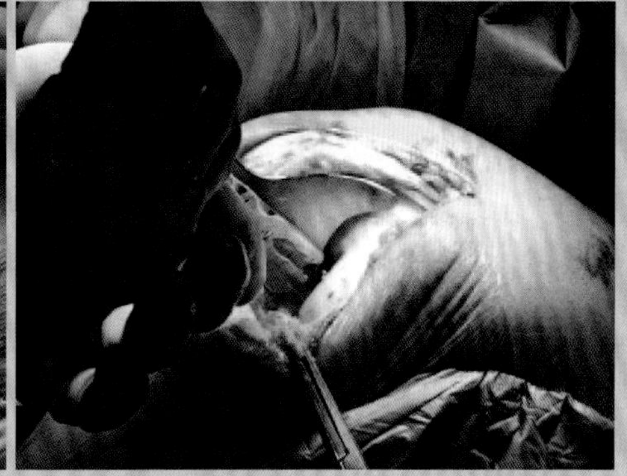

清除股骨髁间窝及胫骨平台外侧缘的所有骨赘，切除外侧半月板可见部分，充分显露术区

图 15.5　显露

(Printed with permission of Joint Implant Surgeons, Inc., New Albany, Ohio)

然而，胫骨后倾角应与患者的自然角度相匹配，由于外侧间室病变对股骨髁的影响大于胫骨平台，因此胫骨截骨应为最小截骨量。

截骨导板通常被设置在胫骨缺损下 1 ~ 2 mm 处，使用 1 枚固定钉将其固定于胫骨上，以减少骨折的风险（图 15.6a）。但每名患者的胫骨截骨量各不相同，截骨后伸直间隙应有足够的空间容纳胫骨假体试模和 3 mm 垫片。如果截骨过少，应继续截骨。

首先进行矢状面垂直截骨，使用硬而窄的往复式锯片完成。必须注意锯片应平行于截骨导板，手臂抬高可能会损伤后方骨皮质，而增加骨折的风险。进行该截骨时已确定了胫骨假体的旋转。

胫骨假体应与股骨外髁的内侧边缘对齐，并在胫骨矢状面上向内旋转 10° ~ 15°。

这样内旋截骨将使髌韧带位于往复锯片的截骨路径中。因此，在进行胫骨垂直截骨时，应小心保护髌韧带（图 15.6b）。

这是一个关键步骤，因为胫骨假体准确的内旋，不仅可以确保股骨假体在整个锁扣结构中与胫骨聚乙烯衬垫均匀匹配，而且还可以增大假体与骨床的接触面积，有助于减少假体下沉。

一个常见的错误是胫骨假体外旋。此外，往复锯应沿胫骨的屈曲轴进行操作，因为过度抬高手臂会导致胫骨后侧皮质损伤，增加骨折的风险。

胫骨平台截骨时，向内侧保护髌韧带，向外侧保护髂胫束（iliotibial，IT）和外侧副韧带（lateral collateral ligament，LCL），使用 12 mm 宽的摆锯进行截骨（图 15.6c），胫骨最小截除骨量应在伸直时能容纳胫骨假体模板和 3 mm 垫片。接下来，使用骨刀撬起切除的胫骨，然后用 Kocher 钳固定，切除其周围附着的软组织，取出截除的胫骨平台（图 15.7）。将截除的胫骨平台与外侧胫骨假体试模进行比较，以确定合适的胫骨平台尺寸。一旦确定了合适的尺寸，在外侧胫骨平台上使用试模评估假体的旋转和尺寸（图 15.8）。

15.4.3 股骨准备

股骨准备始于向股骨髓腔置入髓内（intramedullary，IM）定位杆。膝关节屈曲 45°，在股骨远端从髁间窝外侧角前侧 1 cm 处钻孔进入股骨髓腔（图 15.9）。插入髓内定位杆并指向髂前下棘（anterior inferior iliac spine，AIIS），膝关节屈曲至 90°，将股骨钻孔导向器紧贴股骨远端，尤其紧贴股骨后髁，使用连接器将髓内定位杆与股骨钻孔导向器进行连接（图 15.10），使股骨假体屈曲 5°，这可改善屈曲时假体间的接触面积。将上述二者连接后，将股骨钻孔导向器置于股骨髁的中部，最终确定股骨假体的位置。

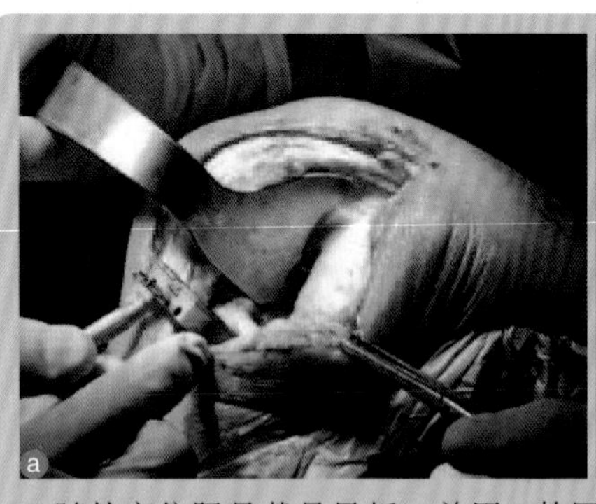
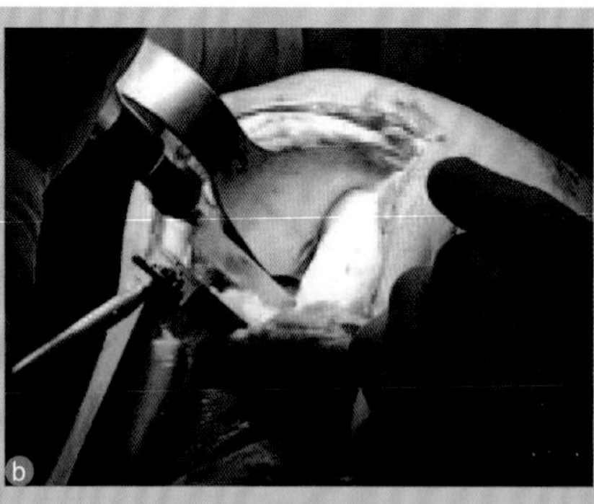
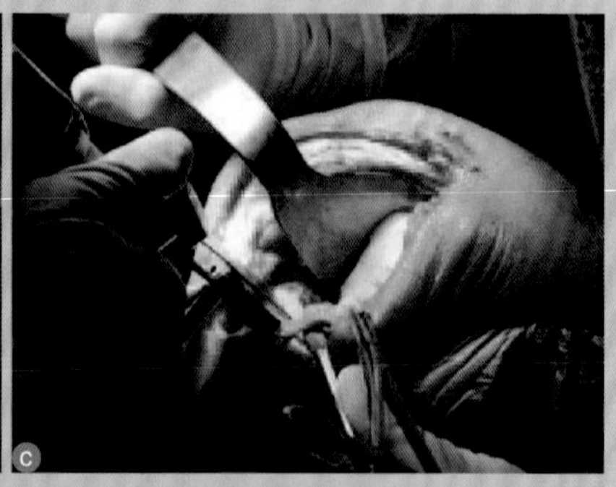

a. 髓外定位胫骨截骨导板，并用 1 枚固定针固定；b. 向内侧保护髌韧带，用硬而窄的往复式锯片紧贴胫骨棘垂直截骨；c. 向内侧保护髌韧带，向外侧保护 IT 和 LCL，使用 12 mm 宽的摆锯进行胫骨平台截骨

图 15.6 胫骨准备

(Printed with permission of Joint Implant Surgeons, Inc., New Albany, Ohio)

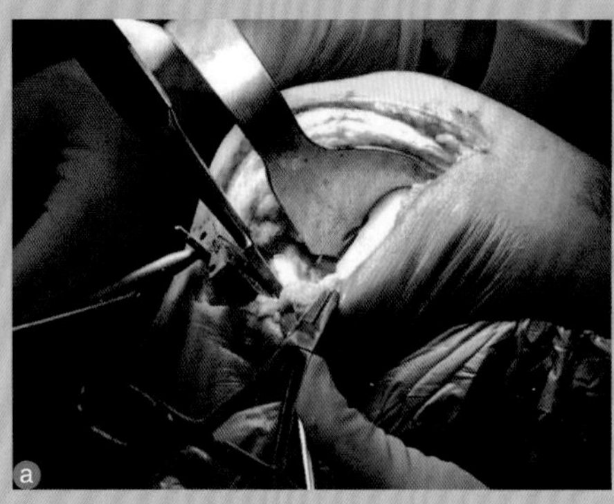
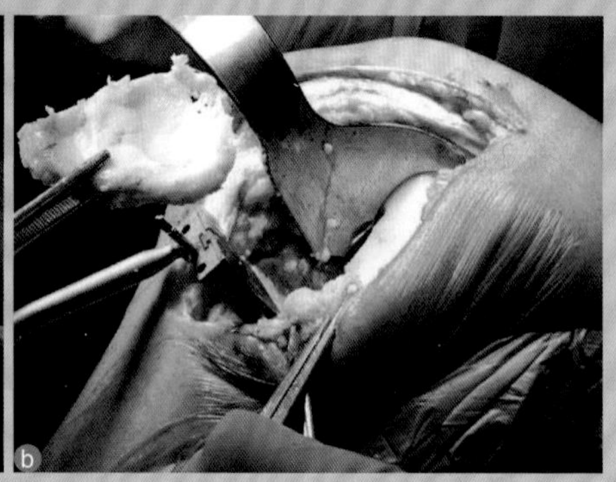

图 15.7 a. 切除其周围附着的软组织；b. 取出截除的胫骨平台，与外侧胫骨假体试模进行比较，确定合适的胫骨尺寸

(Printed with permission of Joint Implant Surgeons, Inc., New Albany, Ohio)

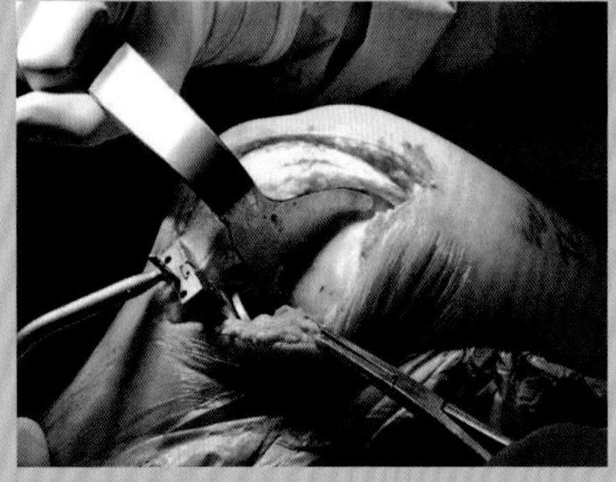

在外侧胫骨平台上使用试模评估假体的旋转和尺寸

图 15.8 确定合适尺寸

(Printed with permission of Joint Implant Surgeons, Inc., New Albany, Ohio)

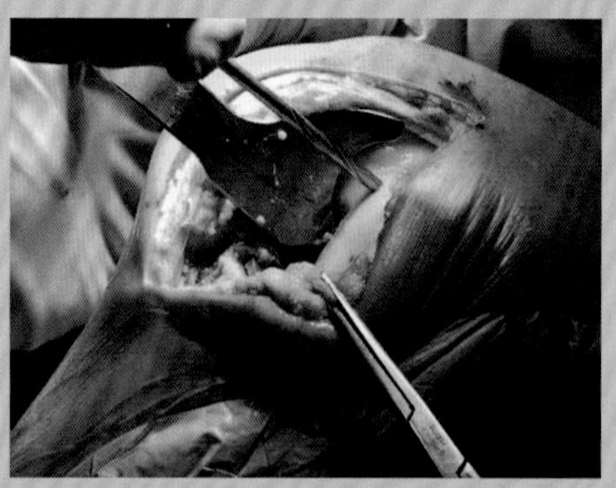

膝关节屈曲 45°，入口处位于髁间窝外侧角前侧 1 cm 处，髓内定位杆指向髂前下棘

图 15.9 股骨准备

(Printed with permission of Joint Implant Surgeons, Inc., New Albany, Ohio)

与内侧 UKA 一样，股骨导向器有向内侧位移的趋势，必须注意将导向器置于股骨外髁的中心。

膝关节的“锁扣机制”描述了伸膝过程中胫骨相对于股骨发生的外旋。

在膝关节屈曲位时，股骨假体放置的位置偏内，可能看起来位置合适；然而，随着膝关节伸直，股骨假体会撞击胫骨髁间嵴或聚乙烯边缘，而导致聚乙烯磨损加快。

这是一个关键步骤，将钻孔导向器放置在股骨外髁的中间或者稍偏向外侧，可减少撞击的发生。

将钻孔导向器放置在适当的位置后，分别用一个 4 mm 的钻头穿过上方钻孔，一个 6 mm 的钻头穿过下方钻孔，取下股骨钻孔导向器和连接器（图 15.11）。将股骨后髁截骨导板放入 6 mm 钻孔中，在外侧放置牵引器保护 IT 和 LCL，使用宽而薄的摆锯进行股骨后髁截骨（图 15.12）。在此步骤中，稍微弯曲锯片将切割截骨平面。股骨后髁截骨后，将截骨导板连同截骨块一起取出，此时可彻底切除外侧半月板及软组织。

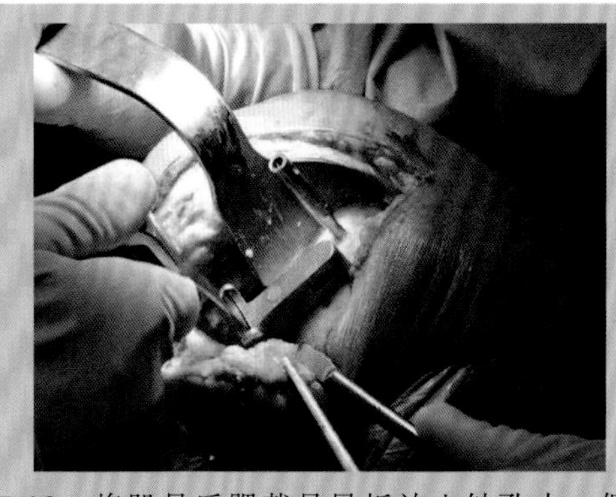

图 15.12 将股骨后髁截骨导板放入钻孔中，保护 IT 和 LCL，使用宽而薄的摆锯进行股骨后髁截骨
(Printed with permission of Joint Implant Surgeons, Inc., New Albany, Ohio)

接下来，进行股骨远端处理，将股骨外髁碾磨成圆形，并进行试模安装。通过将 0 号碾磨器限位杆插入 6 mm 钻孔中进行碾磨。一般来说，0 号碾磨限位器不会磨除股骨远端增生骨赘，碾磨直到无法再推进为止，移除碾磨限位杆，以咬骨钳去除边缘残留部分（图 15.13）。

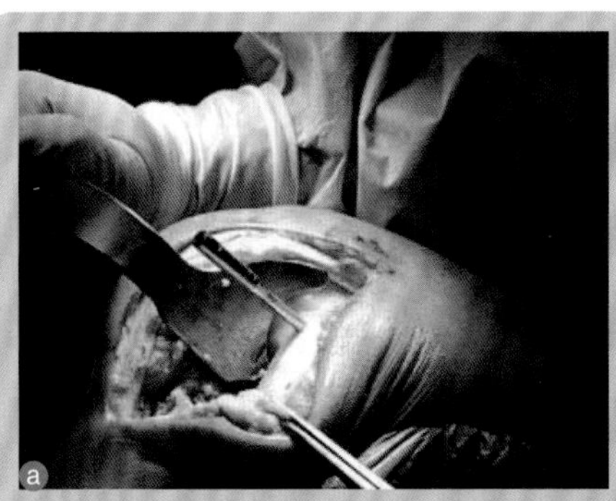

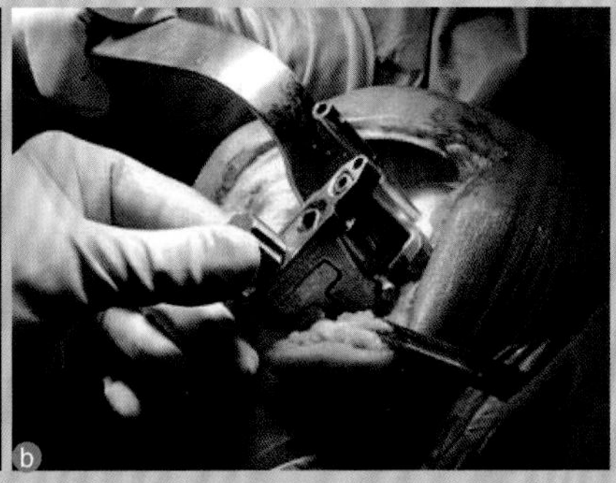

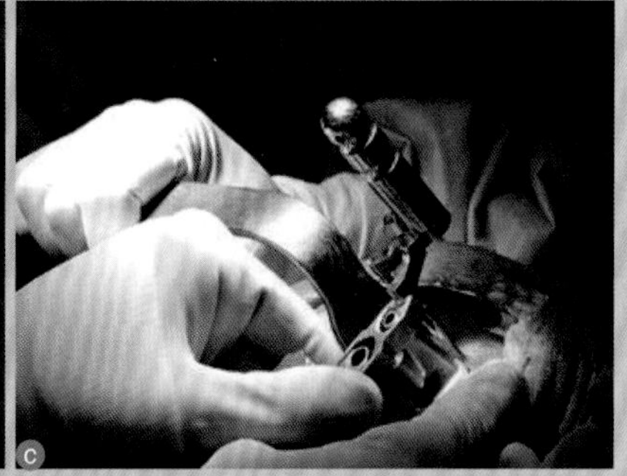

图 15.10 a. 放置髓内定位杆；b. 膝关节屈曲 90°，股骨钻孔导向器紧贴股骨远端，尤其紧贴股骨后髁；c. 使用连接器将髓内定位杆与股骨钻孔导向器进行连接
(Printed with permission of Joint Implant Surgeons, Inc., New Albany, Ohio)

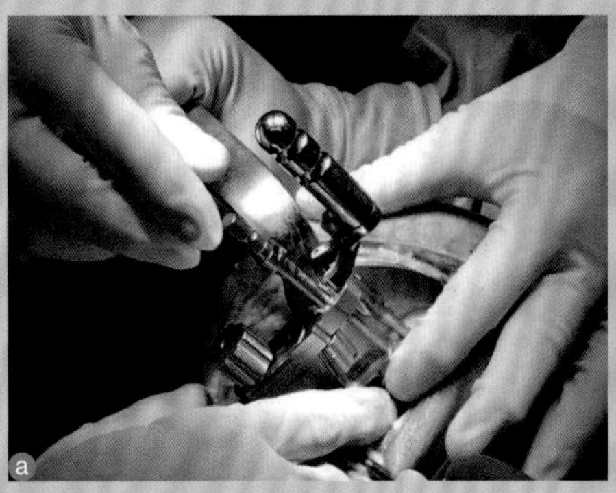

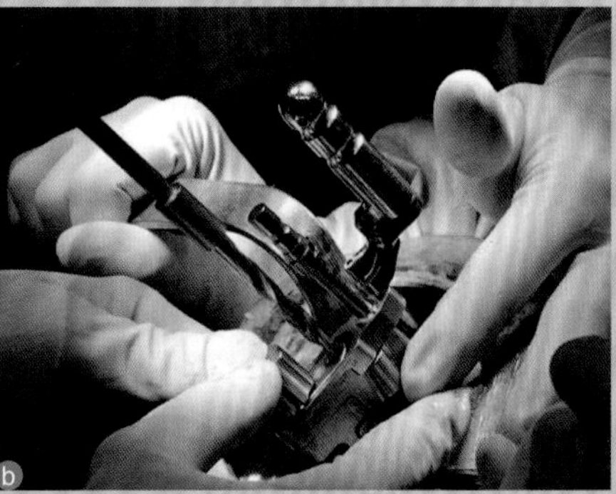

图 15.11 a. 将钻孔导向器放置在适当位置，一个 4 mm 钻头穿过上方钻孔；b. 一个 6 mm 钻头穿过下方钻孔
(Printed with permission of Joint Implant Surgeons, Inc., New Albany, Ohio)

15.4.4 评估屈曲和伸直间隙

放置股骨和胫骨试模以评估屈伸间隙。屈曲间隙在膝关节屈曲 95° 时使用间隙测量器进行评估（图 15.14），伸直间隙在膝关节完全伸直时使用一个比屈曲间隙至少小 2 mm 的测量器进行评估。初步评估后，以 mm 为单位再次对股骨远端进行碾磨，直到间隙在屈曲和伸展中达到平衡。股骨远端碾磨器限位杆型号每增加一号，股骨远端就会多碾磨 1 mm，从而使伸直间隙增加 1 mm。每次碾磨后再次去除边缘残留骨赘，放置试模，重新评估屈伸间隙（图 15.15）。尺寸是根据 6 mm 钻头产生的深度确定的，因此不要在套管上锤击，这一点至关重要。

> 平衡外侧隔间室的间隙不同于内侧 UKA 或 TKA。正常膝关节的外侧间室屈曲间隙比伸直间隙松弛。

在不过度矫正外翻的情况下，这种生理性的差异应进行重建。

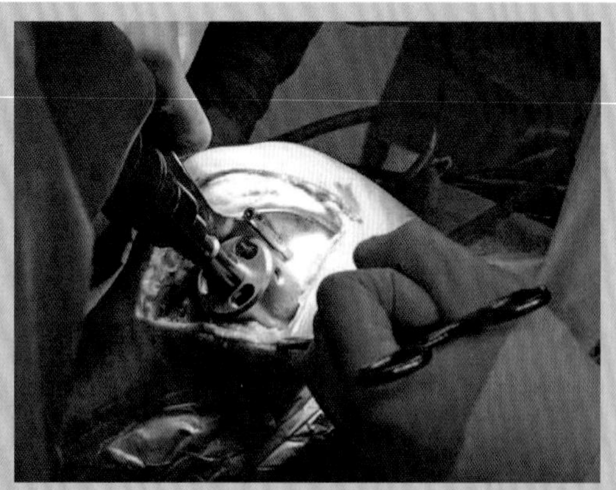

图 15.13 使用 0 号碾磨限位器进行碾磨

(Printed with permission of Joint Implant Surgeons, Inc., New Albany, Ohio)

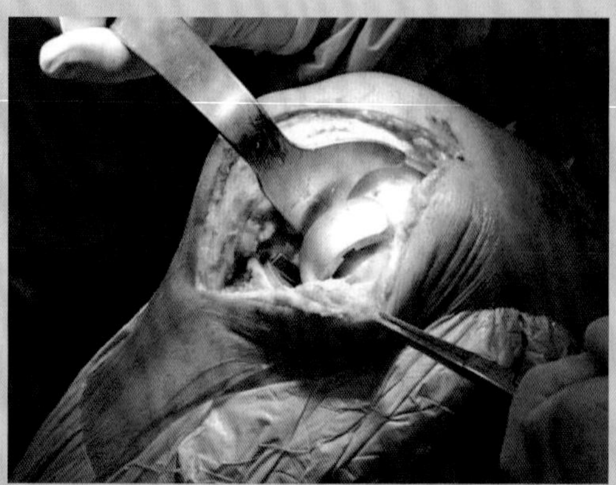

图 15.14 放置股骨和胫骨试模以评估屈伸间隙

(Printed with permission of Joint Implant Surgeons, Inc., New Albany, Ohio)

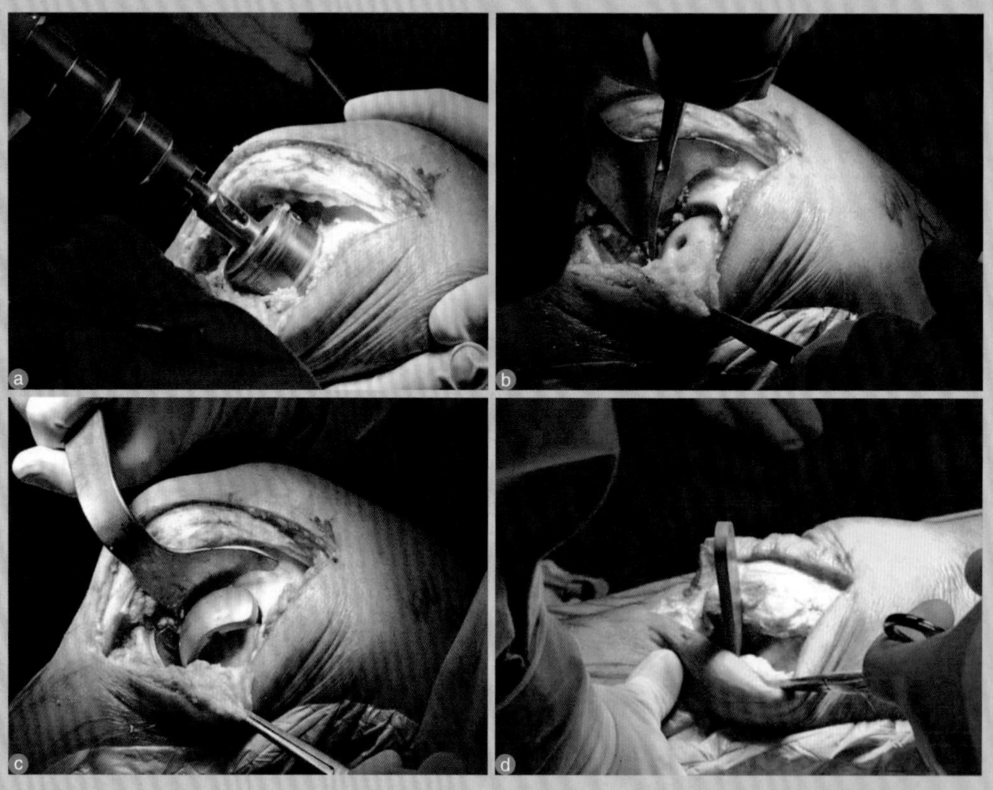

a. 每次铣削后；b. 去除股骨远端骨赘；c. 放置假体试膜；d. 重新评估屈伸间隙

图 15.15 平衡间隙

(Printed with permission of Joint Implant Surgeons, Inc., New Albany, Ohio)

笔者的偏好是在膝关节屈曲 90° 时，保持外侧间隙存在 2 ~ 3 mm 松弛；在完全伸展时保持“紧绷”，即 0 mm 松弛。这将使胫股间室的“锁扣机制”得以恢复。

确定间隙充分平衡后，移除试模，并在胫骨上放置胫骨导板试模，胫骨龙骨槽用龙骨切割锯进行切割（图 15.16）。将试模向内侧压在胫骨棘垂直边缘上，并用胫骨试模钉固定。龙骨切割锯进入试模槽中，从前向后推进。锯切完成后，用胫骨槽切割器再次进行挖槽，以使龙骨完全吻合。随后使用试模进行测试及评估（图 15.17）。

15.4.5　骨水泥固定假体

将试模取出，用脉冲枪冲洗截骨面，以便为骨水泥的交联提供一个干燥、清洁的骨表面。用钻在股骨和胫骨表面上钻孔（图 15.18）。

注意不要在胫骨上钻孔过深。

使用 Biomet LV 骨水泥（Zimmer-Biomet，Warsaw，IN），加入 1 g 万古霉素，以标准方式制备骨水泥，随后将骨水泥涂抹在胫骨和股骨假体的下表面（图 15.19）。

在胫骨准备过程中，使用弧型骨刀在制备好的胫骨上均匀涂抹一薄层骨水泥，以确保加压后骨水泥不会向后侧溢出（图 15.20）。首先插入胫骨假体，按照从后向前的顺序挤压锤击，这样可防止骨水泥向后侧关节囊挤出（图 15.21a），接下来使用刮匙从后向前清理挤出的多余骨水泥（图 15.21b），随后缓慢伸膝以收紧后侧关节囊，可将后部多余的骨水泥挤压在假体表面，再次使用刮匙清除多余的骨水泥。

胫骨假体安装完毕后，进行股骨假体的安装。将吸引器头放置在之前的 4 mm 钻孔中，使股骨髓腔内形成负压，用手将足量的骨水泥挤压入制备好的股骨远端（图 15.22a），接下来用打击器将股骨假体打击压紧（图 15.22b，图 15.22c）。用刮匙清除边缘多余的骨水泥，在膝关节屈曲 45° 时用 2 mm 间隙测量器挤压胫骨和股骨假体，将挤压出的多余骨水泥去除（图 15.22d）。用温热生理盐水冲洗伤口，准备缝合。

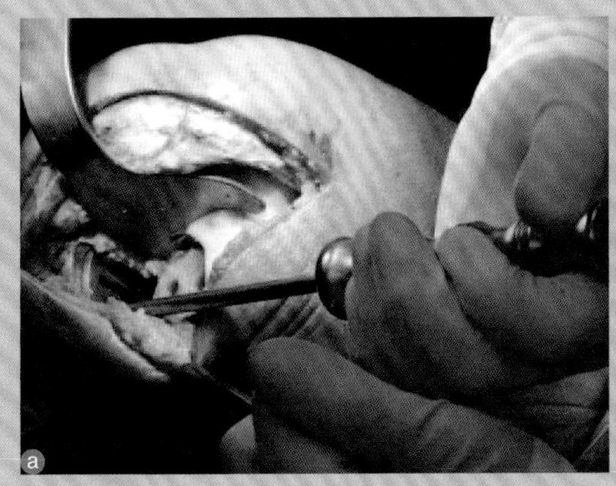

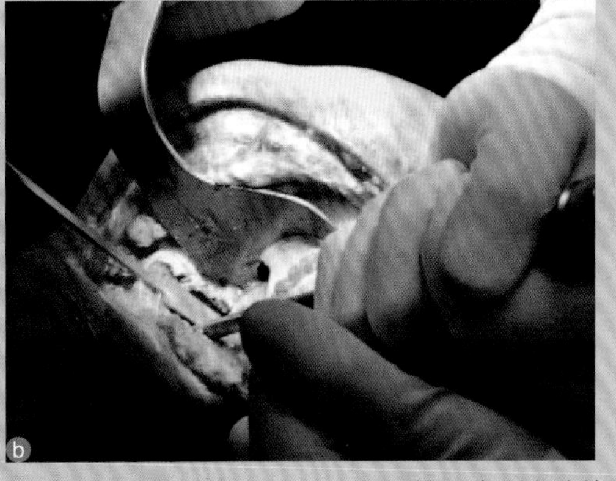

图 15.16　a. 确定间隙充分平衡后，移除试模，在胫骨上放置胫骨导板试模；b. 胫骨龙骨槽用龙骨切割锯进行切割
(Printed with permission of Joint Implant Surgeons, Inc., New Albany, Ohio)

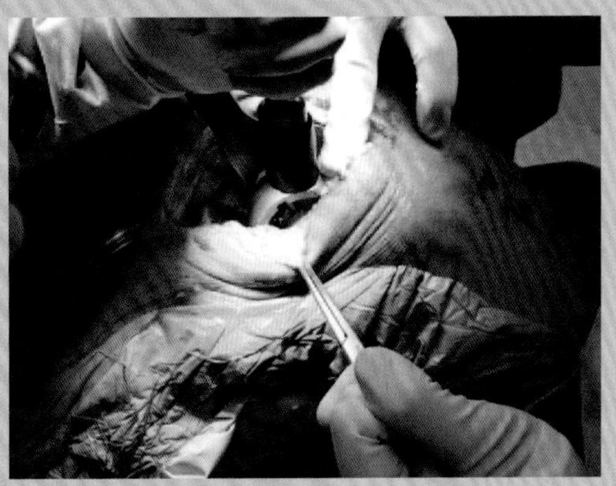

图 15.17　放置股骨和胫骨试模以评估屈伸间隙
(Printed with permission of Joint Implant Surgeons, Inc., New Albany, Ohio)

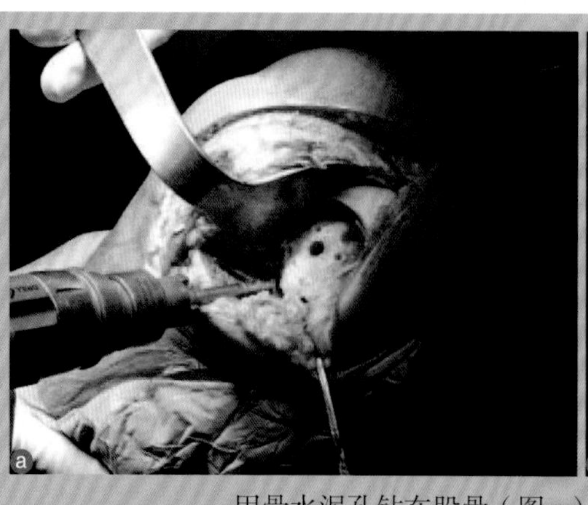
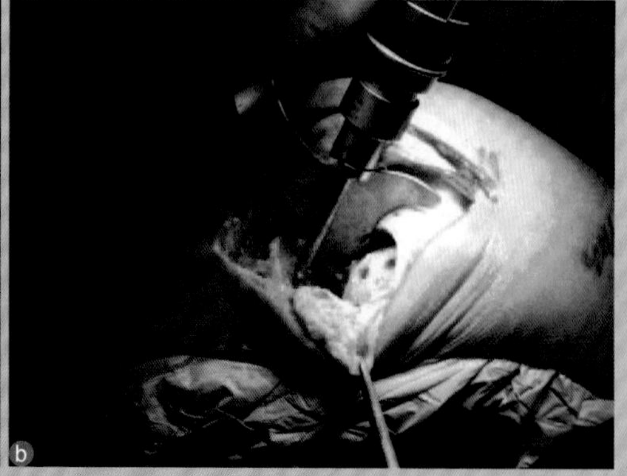

用骨水泥孔钻在股骨（图 a）和胫骨（图 b）表面上钻孔

图 15.18　骨水泥固定假体

(Printed with permission of Joint Implant Surgeons, Inc., New Albany, Ohio)

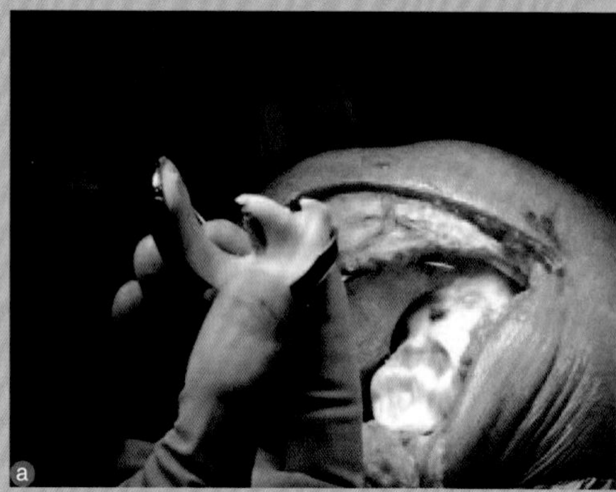
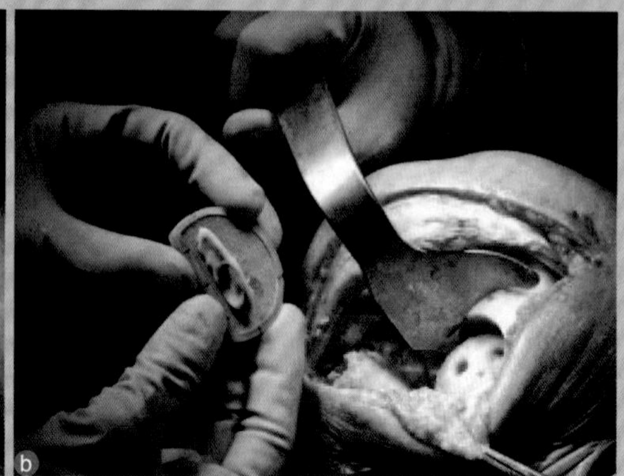

骨水泥涂抹在股骨（图 a）和胫骨（图 b）植入物的下表面

图 15.19　骨水泥固定假体

(Printed with permission of Joint Implant Surgeons, Inc., New Albany, Ohio)

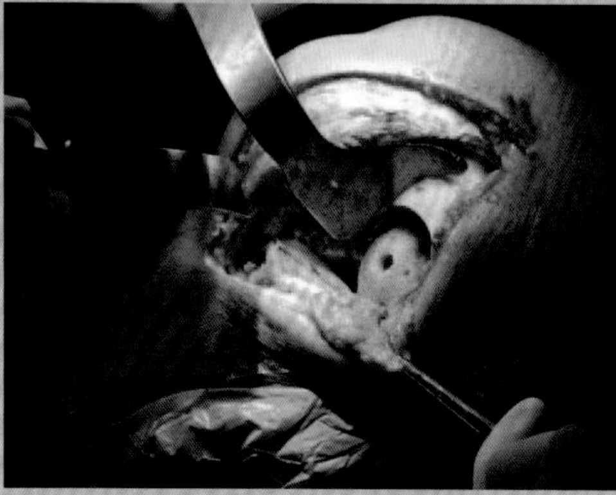
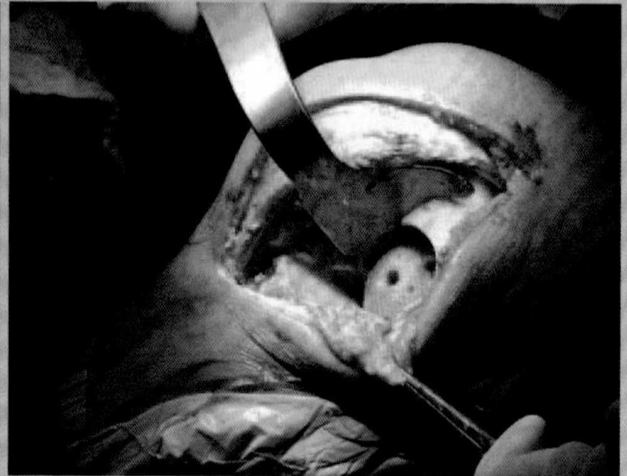

使用弧型骨刀在制备好的胫骨上均匀涂抹一薄层骨水泥，以确保在加压后骨水泥不会向后侧溢出

图 15.20　胫骨骨水泥准备

(Printed with permission of Joint Implant Surgeons, Inc., New Albany, Ohio)

15.4.6　缝合

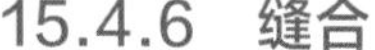

缝合关节囊使用 2 号可吸收缝线（RX-2066Q，Angiotech Pharmaceuticals，Vancouver，BC，Canada）进行缝合（图 15.23），缝合皮下组织使用 0 号可吸收倒刺缝线（YA-1029Q，Angiotech Pharmaceuticals，Vancouver，BC，Canada）进行缝合，皮肤使用 2-0 可吸收倒刺缝线（YA-2024Q，Angiotech Pharmaceuticals，Vancouver，BC，Canada）进行缝合，最后使用 Dermabond® 皮肤黏合剂（DNX12，Ethicon Inc，Somerville，NJ）封闭伤口。

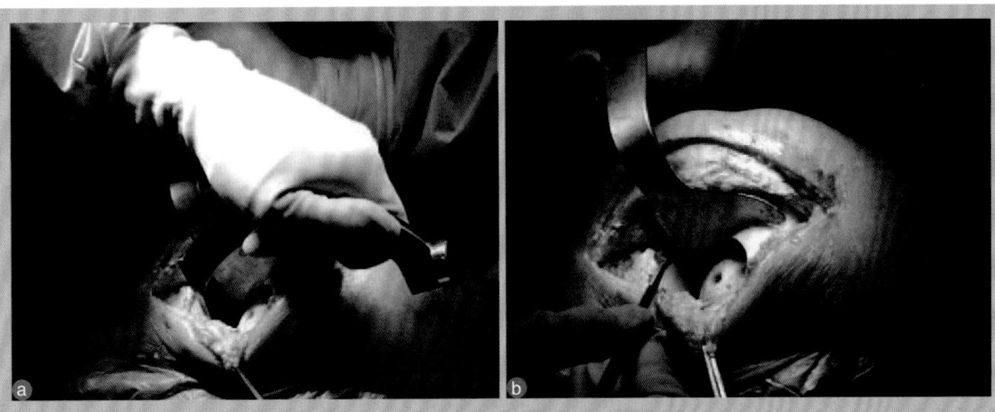

a. 使用少量骨水泥，插入胫骨假体后，从后向前挤压锤击；b. 使用刮匙从后向前清理挤出的多余骨水泥

图 15.21　胫骨假体安装

(Printed with permission of Joint Implant Surgeons, Inc., New Albany, Ohio)

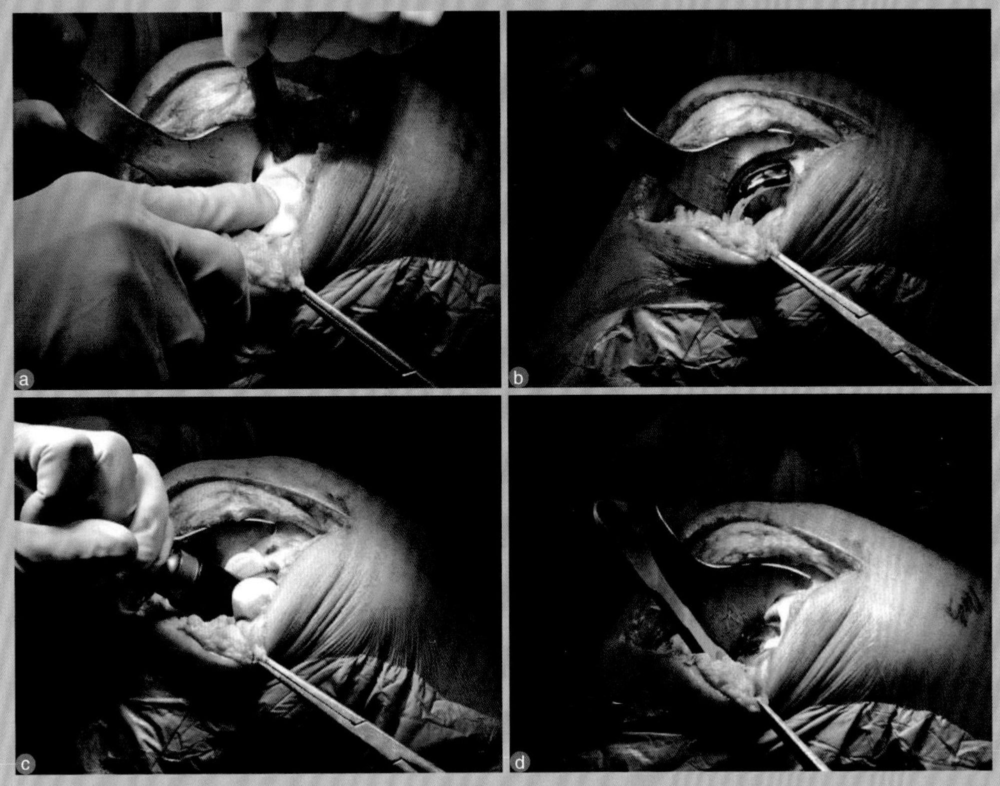

图 15.22　a. 将吸引器头放置在之前的 4 mm 钻孔中，使股骨髓腔内形成负压，用手将足量骨水泥挤压入股骨远端；b、c. 用打击器将股骨假体打击压紧，用刮匙清除边缘多余的骨水泥；d. 膝关节屈曲 45°，用 2 mm 间隙测量器挤压胫骨和股骨假体

(Printed with permission of Joint Implant Surgeons, Inc., New Albany, Ohio)

15.5 现有文献讨论

在过去，各种手术技术和材料被用于治疗外侧间室 OA，假体生存率各有不同（表 15.1）。

近年来，多项研究表明，随着材料和手术技术的不断改进，假体的生存率明显提高。

在一项大型系列研究中，Berend 等（2012）报告了 100 例进行外侧 UKA 患者 3 年随访结果，假体生存率为 99%。Smith 等（2014）报告了 101 例外侧 UKA 患者的 5 年假体生存率为 95.5%。Berend 等（2015）报告采用髌旁外侧入路，非标准化、金属固定支撑的胫骨假体在 2 ～ 3 年的随访中有着类似的生存率。最近，Greco 等报告利用外侧专用固定平台假

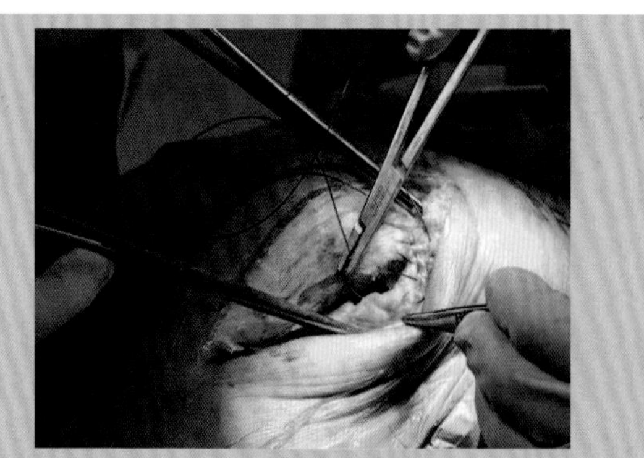

图 15.23　使用 2 号可吸收缝线缝合关节囊
(Printed with permission of Joint Implant Surgeons, Inc., New Albany, Ohio)

体在 2 ~ 7 年的随访中有着类似的假体生存率和临床疗效（Greco et al.，2019）。

Van der List 等（2015）对 96 项符合条件的研究进行了大规模的系统回顾，并报告了内侧和外侧 UKA 的生存率。关于外侧 UKA 的生存率，分析了 15 个队列研究和一个关节登记系统的数据。该研究报告称，5 年假体生存率为 93.2%，10 年假体生存率为 91.4%，15 年假体生存率为 89.4%。

虽然与内侧间室 OA 相比，单纯外侧间室 OA 的发病率较低，但其发病率仍相对较高，且需要接受相应的治疗。多项研究已经证明，通过明确疾病诊断和提高手术技术可以获得良好的假体生存率。

要点

- 5% ~ 10% 的膝关节 OA 患者为单纯外侧间室 OA。
- 内翻应力位和屈曲后前位负重 X 线片检查对于单纯外侧间室 OA 患者至关重要。
- 髌旁外侧入路限制了切口大小，但必须注意在较菲薄的外侧支持带组织下保留脂肪垫，以保证充分缝合。
- 在垂直胫骨截骨过程中必须小心，以确保正确位置，防止损伤胫骨平台后侧皮质，降低骨折的风险。
- 进行屈伸间隙平衡时，应考虑正常膝关节的运动学和屈伸状态下韧带的情况。外侧间室在屈曲时比伸直时松弛，在进行外侧 UKA 时应特别注意。
- 骨水泥技术包括钻孔以增加截骨面的表面积，防止骨水泥向后挤出，以及使用刮匙去除所有的多余骨水泥。
- 通过正确的患者选择、假体选择和手术技术，外侧 UKA 具有良好的效果和早期生存率。

表 15.1　外侧单髁膝关节置换术的已发表结果

作者	年份	数量	假体类型（制造商）	随访时间（年）	生存率（翻修数）
Scott and Santore（1981）	1981	12	Brigham I & II（DePuy）；cemented，all-poly tibia	3.5（2 ~ 6）	83.3%　3.5 年（2）
Mallory and Danyi（1983）	1983	4	Polycentric 17%（Stryker）；Marmor 83%（Smith & Nephew）；both cemented，all-poly tibia	5.6（5.1 ~ 8.1）	50%　5.6 年（2）
Marmor（1984）	1984	14	Marmor（Smith & Nephew），cemented，all-poly tibia	7.4（2.5 ~ 9.83）	85.7%　7.4 年（2）
Kozinn et al.（1989）	1989	11	Brigham Mod（DePuy），cemented，metal- backed	5.5（4.5 ~ 6）	100%　5.5 年（0）
Magnussen and Bartlett（1990）	1990	9	PCA（Stryker），cementless，metal-backed	（2 ~ 3.3）	100%　2 年（0）
Christensen（1991）	1991	54	St. Georg Sled（Link），cemented，all-poly tibia	3.9（1 ~ 9）	98.4%　3.9 年（na）
Rougraff et al.（1991）	1991	14	Compartmental I & II（Zimmer），cemented，all-poly	6.5（0.7 ~ 13.5）	92.9%　6.5 年（1）
Scott et al.（1991）	1991	12	Brigham I & II（Stryker）；cemented，all-poly tibia	（8 ~ 12）	83.3%　9 年（2）
Capra Jr. and Fehring（1992）	1992	4	Marmor（Richards）	11.1（8 ~ 14）	100%　11.1 年（0）
		8	Compartmental II（Zimmer）	6.3（4 ~ 11）	100%　6.3 年（0）
Heck et al.（1993）	1993	39	Marmor（Smith & Nephew）；compartmental I & II（Zimmer）	6（最长 14.8）	97.4% 6 年（1）

续表

表 15.1　外侧单髁膝关节置换术的已发表结果					
作者	年份	数量	假体类型（制造商）	随访时间（年）	生存率（翻修数）
Swank et al.（1993）	1993	7	5 Fibermesh（Zimmer）；2 Microloc（DePuy）；cementless & cemented	5.5（4 ~ 8）	87.8%　5.5 年（na）
Lewold et al.（1995）	1995	36	Oxford（Biomet），cemented，mobile bearing	6（1 ~ 10）	86.1%　6 年（5）
Tabor Jr. and Tabor（1998）	1998	6	Marmor-style，cemented，all-poly tibia	9.7（5 ~ 20）	66.7%　9.7 年（2）
Ohdera et al.（2001）	2001	18	Four different designs	8.25（5 ~ 15.75）	NA（2）
Ashraf et al.（2002）	2002	83	St. Georg Sled（Link），cemented all-poly tibia	9（2 ~ 21）	74%　15 年（15）
Keblish and Briard（2004）	2004	19	LCS（DePuy），cemented，mobile bearing	11（5 ~ 19）	84.2%　11 年（3）
Saxler et al.（2004）	2004	46	AMC Uniglide（Corin），72% cemented，25% cementless，3% hybrid，mobile bearing	5.5（2.3 ~ 12.5）	89%　5.5 年（5）
O’Rourke et al.（2005）	2005	14	Marmor（Smith & Nephew），cemented all-poly tibia	24（17 ~ 28）	72%　25 年（2）
Carlsson et al.（2006）	2006	29	Miller-Galante（Zimmer），cemented，metal-backed（75%）；all-poly tibia（25%）	12.4（3.1 ~ 15.6）	100%　12.4 年（0）
Cartier et al.（2007）	2007	30	< age 60，Genesis（Smith & Nephew）；20% cementless；43% all-poly	（5 ~ 14）	94%　10 年； 92%　11 年； 88%　12 年
Forster et al.（2007）	2007	30	Preservation（DePuy），cemented，13 mobile bearing；17 all-poly fixed	2	移动平台 77% 2 年（3）； 固定平台 100% 2 年（0）
Sah and Scott（2007）	2007	49	Four different designs	5.2（2 ~ 14）	100%　5.4 年（0）
Argenson et al.（2008）	2008	38	Four different designs	12.6（3 ~ 23）	84%　16 年（5）
Bertani et al.（2008）	2008	35	Four different designs	9（2 ~ 22）	85.7%　9 年（5）
Lustig et al.（2009）	2009	60	HLS Evolution（Tornier），cemented，all-poly tibia	5.2（2.1 ~ 13.3）	98.3%　5 年； 98.3% 10 年（11/144）
John et al.（2011）	2010	9	Miller-Galante（Zimmer），cemented，metal-backed，fixed bearing	10.8（2 ~ 16）	97%　5 年； 41%　8 年
		53	Oxford I&II（Biomet）	5.2	82%　4 年（11）
Pandit et al.（2010）	2010	65	Oxford III flat tibia	4.7（3 ~ 9）	91%　4 年（9）
		101	Oxford III domed tibia	2.3（1 ~ 4）	98%　4 年（1）
Lustig et al.（2011）	2011	54	HLS Evolution，all-poly tibia	8.4（5 ~ 16）	98.1%（1）
Berend et al.（2012）	2012	132	Vanguard M（Biomet），cemented，metal-backed	2.4（1 ~ 5.8）	100%　2 年（0）
Heyse et al.（2012）	2012	50	Genesis（now Accuris；Smith & Nephew），20 uncemented，23 all-poly	10.8（5 ~ 16）	94.0%（3）
Lustig et al.（2012）	2012	13	All post-traumatic；6 HLS Evolution all-poly；2 Marmor II（Richards）metal-backed；5 Miller-Galante metal-backed	10.2（3 ~ 22）	92.3%（1）
Panni et al.（2012）	2012	9	Zimmer High Flex（Zimmer）	4.5（3 ~ 6）	100%（0）
Schelfaut et al.（2013）	2013	25	Oxford III domed mobile bearing	最少 1	96%（1）

续表

表 15.1 外侧单髁膝关节置换术的已发表结果

作者	年份	数量	假体类型（制造商）	随访时间（年）	生存率（翻修数）
Streit et al.（2012）	2012	50	Oxford III domed mobile bearing	3（2 ~ 4）	94%（3）
Xing et al.（2012）	2012	31	Preservation（DePuy）	4.5（2 ~ 6）	100%（0）
Altuntas et al.（2013）	2013	64	Oxford III domed mobile bearing	3.2（2 ~ 5）	96.9%（2）
Sebilo et al.（2013）	2013	82	Implants from 30 companies	5.2（<1 ~ 23）	84% 10 年
Thompson et al.（2013）	2013	30	Miller-Galante，Zimmer ZUK，Smith & Nephew Journey，Mako	2	96.4%
Marson et al.（2014）	2014	15	Oxford domed mobile bearing	2.9（1 ~ 4）	93.3%（1）
		12	Zimmer High-flex fixed bearing	2.7（1 ~ 6）	100%（0）
Smith et al.（2014）	2014	101	AMC Uniglide fixed bearing（Corin）	3.9	98.7% 2 年 95.5% 5 年
Walker et al.（2014）	2014	22	Oxford III domed mobile bearing	1.8	96% 2 年（1）
Weston-Simons et al.（2014）	2014	265	Oxford III domed mobile bearing	4（0.5 ~ 8.3）	92.1% 8 年（4）
Berend et al.（2015）	2015	104	Vanguard M fixed bearing	2.3（<1 ~ 6.2）	98.1%（2）
Demange et al.（2015）	2015	33	iUni G1（ConforMIS）	2 ~ 4.4	97% 3.1 年（2）
		19	Miller-Galante	6.3（2 ~ 9）	85% 2.8 年（3）
Newman et al.（2017）	2017	61	Oxford III domed mobile bearing	7	87% 7 年 13% 再手术
Fornell et al.（2018）	2018	41	Oxford III domed mobile bearing	最少 2 年	97.6% 2 年（1）
Edmiston et al.（2018）	2018	67	Zimmer Unicompartmental knee system or the Zimmer Miller-Galante Unicompartmental knee before 2004	最少 2 年；平均 7 年	94% 最少 2 年
Walker et al.（2020）	2019	52	Oxford fixed lateral prosthesis	2	100% 2 年
Zambianchi et al.（2020）	2019	67	Robotic assisted Stryker Restoris MCK	最少 2 年	100% 2 年
Gill and Nicolai（2019）	2019	14	Physica Zuk	1.5	100% 1.5 年
Greco et al.（2019）	2019	56	Oxford fixed lateral prosthesis	2.7	96% 最少 2 年

参考文献

（遵从原版图书著录格式）

Altuntas AO, Alsop H, Cobb JP (2013) Early results of a domed tibia, mobile bearing lateral unicompartmental knee arthroplasty from an independent centre. Knee 20(6):466–470

Argenson JN et al (2008) Long-term results with a lateral unicondylar replacement. Clin Orthop Relat Res 466(11):2686–2693

Ashraf T et al (2002) Lateral unicompartmental knee replacement survivorship and clinical experience over 21 years. J Bone Joint Surg Br 84(8):1126–1130

Berend KR et al (2012) Lateral unicompartmental knee arthroplasty through a lateral parapatellar approach has high early survivorship. Clin Orthop Relat Res 470(1):77–83

Berend KR et al (2015) The current trends for lateral unicondylar knee arthroplasty. Orthop Clin North Am 46(2):177–184

Bertani A et al (2008) Unicompartmental-knee arthroplasty for treatment of lateral gonarthrosis: about 30 cases. Midterm results. Rev Chir Orthop Reparatrice Appar Mot 94(8):763–770

Capra SW Jr, Fehring TK (1992) Unicondylar arthroplasty. A survivorship analysis. J Arthroplast 7(3):247–251

Carlsson LV, Albrektsson BE, Regner LR (2006) Minimally invasive surgery vs conventional exposure using the Miller-Galante unicompartmental knee arthroplasty: a randomized radiostereometric study. J Arthroplast 21(2):151–156

Cartier P et al (2007) Unicondylar knee arthroplasty in middle-aged patients: a minimum 5-year follow-up. Orthopedics 30(8 Suppl):62–65

Christensen NO (1991) Unicompartmental prosthesis for gonarthrosis. A nine-year series of 575 knees from a Swedish hospital. Clin Orthop Relat Res 273:165–169

Demange MK et al (2015) Patient-specific implants for lateral unicompartmental knee arthroplasty. Int Orthop 39(8):1519–1526

Edmiston TA et al (2018) Clinical outcomes and survivorship of lateral unicompartmental knee arthroplasty: does surgical approach matter? J Arthroplast 33(2):362–365

Fitz W (2009) Unicompartmental knee arthroplasty with use of novel patient-specific resurfacing implants and personalized jigs. J Bone Joint Surg Am 91(Suppl 1):69–76

Fornell S et al (2018) Mid-term outcomes of mobile-bearing lateral unicompartmental knee arthroplasty. Knee 25(6):1206–1213
Forster MC, Bauze AJ, Keene GC (2007) Lateral unicompartmental knee replacement: fixed or mobile bearing? Knee Surg Sports Traumatol Arthrosc 15(9):1107–1111
Gill JR, Nicolai P (2019) Clinical results and 12-year survivorship of the Physica ZUK unicompartmental knee replacement. Knee 26(3):750–758
Greco NJ et al (2019) Lateral unicompartmental knee arthroplasty utilizing a modified surgical technique and specifically adapted fixed-bearing implant. Surg Technol Int 34:371–378
Heck DA et al (1993) Unicompartmental knee arthroplasty. A multicenter investigation with long-term follow-up evaluation. Clin Orthop Relat Res 286:154–159
Heyse TJ et al (2012) Survivorship of UKA in the middle-aged. Knee 19(5):585–591
John J, Mauffrey C, May P (2011) Unicompartmental knee replacements with Miller-Galante prosthesis: two to 16-year follow-up of a single surgeon series. Int Orthop 35(4):507–513
Keblish PA, Briard JL (2004) Mobile-bearing unicompartmental knee arthroplasty: a 2-center study with an 11-year (mean) follow-up. J Arthroplast 19(7 Suppl 2):87–94
Kozinn SC, Marx C, Scott RD (1989) Unicompartmental knee arthroplasty. A 4.5-6-year follow-up study with a metal-backed tibial component. J Arthroplast 4 Suppl:S1–S10
Lewold S et al (1995) Oxford meniscal bearing knee versus the Marmor knee in unicompartmental arthroplasty for arthrosis. A Swedish multicenter survival study. J Arthroplast 10(6):722–731
Lustig S et al (2009) Cemented all polyethylene tibial insert unicompartimental knee arthroplasty: a long term follow-up study. Orthop Traumatol Surg Res 95(1):12–21
Lustig S et al (2011) 5- to 16-year follow-up of 54 consecutive lateral unicondylar knee arthroplasties with a fixed-all polyethylene bearing. J Arthroplast 26(8):1318–1325
Lustig S et al (2012) Lateral unicompartmental knee arthroplasty relieves pain and improves function in posttraumatic osteoarthritis. Clin Orthop Relat Res 470(1):69–76
Magnussen PA, Bartlett RJ (1990) Cementless PCA unicompartmental joint arthroplasty for osteoarthritis of the knee. A prospective study of 51 cases. J Arthroplast 5(2):151–158
Mallory TH, Danyi J (1983) Unicompartmental total knee arthroplasty. A five- to nine-year follow-up study of 42 procedures. Clin Orthop Relat Res 175:135–138
Marmor L (1984) Lateral compartment arthroplasty of the knee. Clin Orthop Relat Res 186:115–121
Marson B et al (2014) Lateral unicompartmental knee replacements: early results from a District General Hospital. Eur J Orthop Surg Traumatol 24(6):987–991
Newman SDS et al (2017) Up to 10 year follow-up of the Oxford domed lateral partial knee replacement from an independent centre. Knee 24(6):1414–1421
Ohdera T, Tokunaga J, Kobayashi A (2001) Unicompartmental knee arthroplasty for lateral gonarthrosis: midterm results. J Arthroplast 16(2):196–200
O'Rourke MR et al (2005) The John Insall award: unicompartmental knee replacement: a minimum twenty-one-year followup, end-result study. Clin Orthop Relat Res 440:27–37
Pandit H et al (2010) Mobile bearing dislocation in lateral unicompartmental knee replacement. Knee 17(6):392–397
Panni AS et al (2012) Unicompartmental knee replacement provides early clinical and functional improvement stabilizing over time. Knee Surg Sports Traumatol Arthrosc 20(3):579–585
Rougraff BT, Heck DA, Gibson AE (1991) A comparison of tricompartmental and unicompartmental arthroplasty for the treatment of gonarthrosis. Clin Orthop Relat Res 273:157–164
Sah AP, Scott RD (2007) Lateral unicompartmental knee arthroplasty through a medial approach. Study with an average five-year follow-up. J Bone Joint Surg Am 89(9):1948–1954
Saxler G, Temmen D, Bontemps G (2004) Medium-term results of the AMC-unicompartmental knee arthroplasty. Knee 11(5):349–355
Schelfaut S et al (2013) The risk of bearing dislocation in lateral unicompartmental knee arthroplasty using a mobile biconcave design. Knee Surg Sports Traumatol Arthrosc 21(11):2487–2494
Scott RD (2005) Lateral unicompartmental replacement: a road less traveled. Orthopedics 28(9):983–984
Scott RD, Santore RF (1981) Unicondylar unicompartmental replacement for osteoarthritis of the knee. J Bone Joint Surg Am 63(4):536–544
Scott RD et al (1991) Unicompartmental knee arthroplasty. Eight- to 12-year follow-up evaluation with survivorship analysis. Clin Orthop Relat Res 271:96–100
Sebilo A et al (2013) Clinical and technical factors influencing outcomes of unicompartmental knee arthroplasty: retrospective multicentre study of 944 knees. Orthop Traumatol Surg Res 99(4 Suppl):S227–S234
Smith JR et al (2014) Fixed bearing lateral unicompartmental knee arthroplasty--short to midterm survivorship and knee scores for 101 prostheses. Knee 21(4):843–847
Streit MR et al (2012) Mobile-bearing lateral unicompartmental knee replacement with the Oxford domed tibial component: an independent series. J Bone Joint Surg Br 94(10):1356–1361
Swank M et al (1993) The natural history of unicompartmental arthroplasty. An eight-year follow-up study with survivorship analysis. Clin Orthop Relat Res 286:130–142
Tabor OB Jr, Tabor OB (1998) Unicompartmental arthroplasty: a long-term follow-up study. J Arthroplast 13(4):373–379
Thompson SA et al (2013) Factors associated with poor outcomes following unicompartmental knee arthroplasty: redefining the "classic" indications for surgery. J Arthroplast 28(9):1561–1564
van der List JP, McDonald LS, Pearle AD (2015) Systematic review of medial versus lateral survivorship in unicompartmental knee arthroplasty. Knee 22(6):454–460
Walker T et al (2014) Total versus unicompartmental knee replacement for isolated lateral osteoarthritis: a matched-pairs study. Int Orthop 38(11):2259–2264
Walker T et al (2020) Minimally invasive lateral unicompartmental knee replacement: early results from an independent center using the Oxford fixed lateral prosthesis. Knee 27(1):235–241.
Weston-Simons JS et al (2014) An analysis of dislocation of the domed Oxford lateral unicompartmental knee replacement. Knee 21(1):304–309
Xing Z, Katz J, Jiranek W (2012) Unicompartmental knee arthroplasty: factors influencing the outcome. J Knee Surg 25(5):369–373
Zambianchi F et al (2020) Clinical results and short-term survivorship of robotic-arm-assisted medial and lateral unicompartmental knee arthroplasty. Knee Surg Sports Traumatol Arthrosc 28(5):1551–1559

（冯　磊　许　珂　许　鹏）

第 16 章

外侧单髁膝关节置换术：法国视角

Axel Schmidt，Christophe Jacquet，Matthieu Ollivier，and Jean-Noël Argenson

16.1 引言

外侧 UKA 相对少见（Parratte et al.，2015；Berend et al.，2015），在治疗膝关节 OA 的所有病例中，UKA 仅占 10%（Scott，2005）。因其罕见［人群中膝外翻的发生率较低（Ranawat et al.，2005；Rossi et al.，2014），外侧间室 OA 症状较轻故病程相对较长］、适应证窄，以及膝关节外侧间室的特征（解剖学和运动学），外侧 UKA 比内侧 UKA 更具挑战性。

手术切口采取髌旁外侧入路，在机械轴上与胫骨垂直的矢状面截骨应尽可能保守。胫骨外侧平台的后倾比内侧小，但也应恢复。胫骨矢状面的截骨应紧贴胫骨棘的位置进行，并且由于锁扣机制中外侧胫骨平台外旋，胫骨假体需要在内旋位进行安装。股骨远端截骨应尽可能保留“远端化”股骨假体，以补偿股骨先天性的发育不良和磨损。在膝外翻中，OA 更易累及股骨后髁，这就是尽管股骨髁远端软骨通常完整，在定位股骨远端截骨导板之前必须将其去除的原因。由于股骨外髁远端与后髁的差异，在屈曲时避免过度的内旋是至关重要的，这将避免在伸膝时与胫骨棘产生撞击。

胫骨假体应靠近胫骨棘并内旋 15° ~ 20°，股骨假体放置在屈曲外旋的位置下，并尽可能向外侧放置，有时甚至可以放置在外髁的骨赘上。

外侧 UKA 的临床疗效和影像学结果与内侧 UKA 相似，中期生存率为 90%，长期生存率为 80%。外侧 UKA 失败的主要原因是 OA 进展（87.5%），特别是内侧间室，其次是无菌性松动（12.5%）。

16.2 经典病例

患者女性，64 岁，膝关节外侧疼痛 2 年。临床体格检查发现非负重下膝关节外翻畸形可完全恢复，无 MCL 和 LCL 松弛，无膝关节僵硬，无胫股关节内侧和髌后的疼痛。影像学检查（图 16.1）显示为单纯外侧胫股关节间隙的狭窄，外侧胫骨平台骨赘形成。Rosenberg 位 X 线片检查（图 16.2）显示关节间隙完全丧失（Ahlback 分级为 3 级），软骨磨损主要位于股骨后髁，证实了外侧间室 OA 的存在。完整的 X 线片检查还包括内外翻应力位和负重位膝关节全长片（图 16.3）。上述检查证实了膝关节外翻完全可复（内翻应力位片），没有 MCL 的松弛（外翻应力位片），并且量化了外翻畸形的程度和畸形的来源（双下肢全长片），即外翻畸形 10°（HKA 角 =190°），外翻畸形主要因外髁发育不良引起（股骨机械角 =98°）（Moreland et al.，1987）。

为该患者行外侧 UKA 手术治疗（图 16.4）。由于是晚期 OA，不建议对该患者行股骨远端截骨术，行 UKA 优于 TKA，因疼痛仅限于膝关节外侧间室，保留内侧和髌股关节结构。胫骨假体位置应尽可能靠近胫骨棘，并内旋，股骨假体应放置在标准位置，以

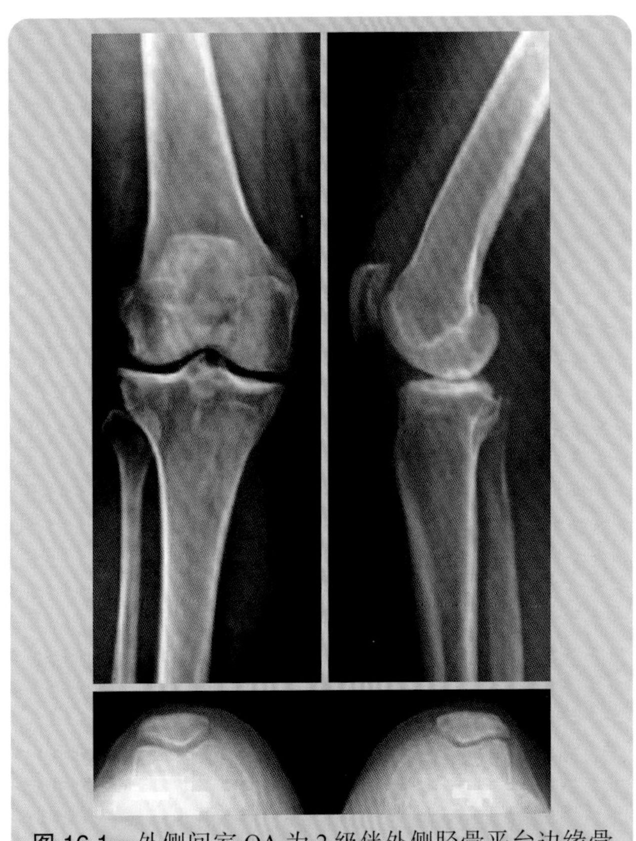

图 16.1　外侧间室 OA 为 2 级伴外侧胫骨平台边缘骨赘形成

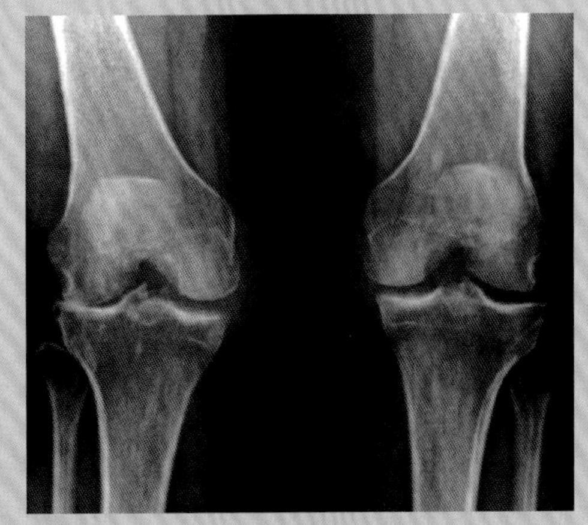

图 16.2　Rosenberg 位下外侧间室 OA 为 3 级，外侧间室间隙变窄

便在所有 ROM 内与胫骨假体进行良好接触，并避免与髌骨和胫骨棘发生撞击。应注意避免胫骨假体的悬出和胫骨后倾的改变。

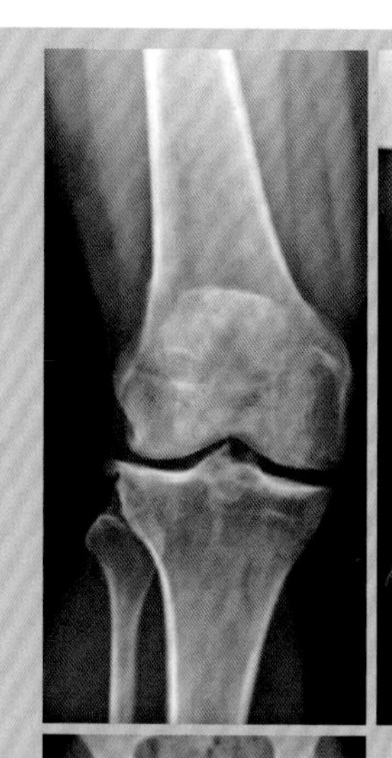
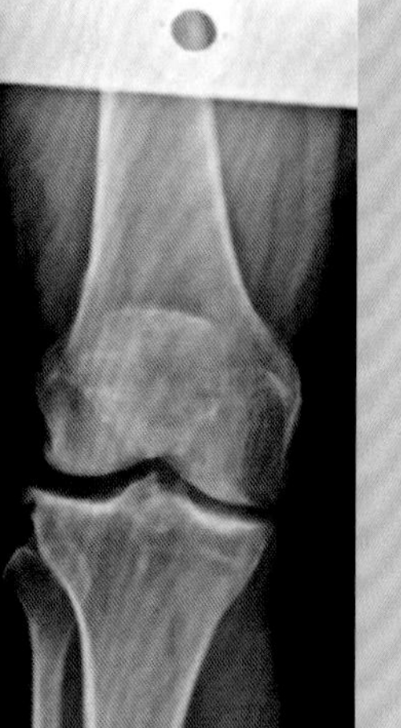
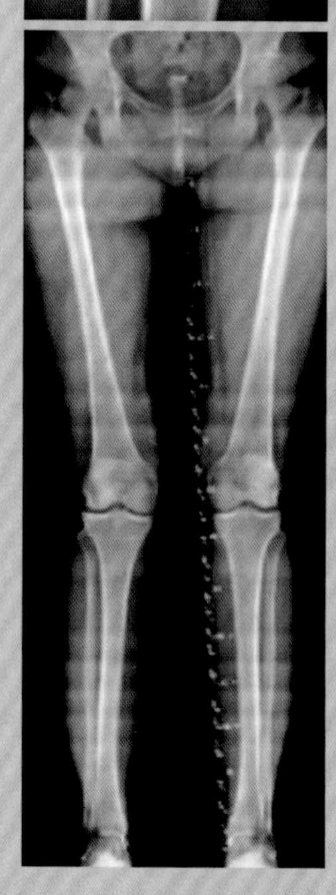

图 16.3 完整的 X 线片检查还包括内外翻应力位和负重位全长片，内翻应力位片可明确畸形是否可被矫正

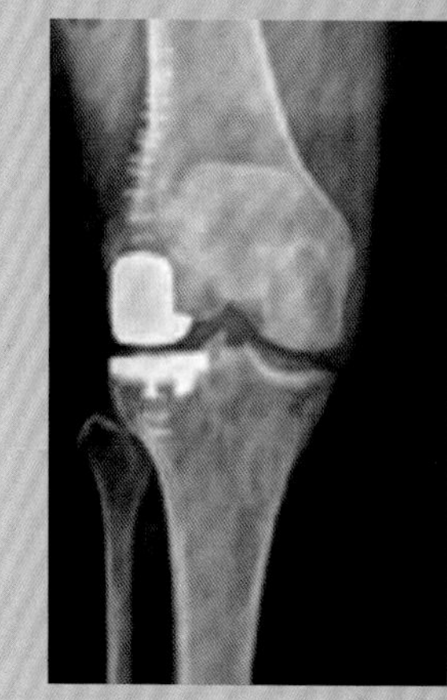
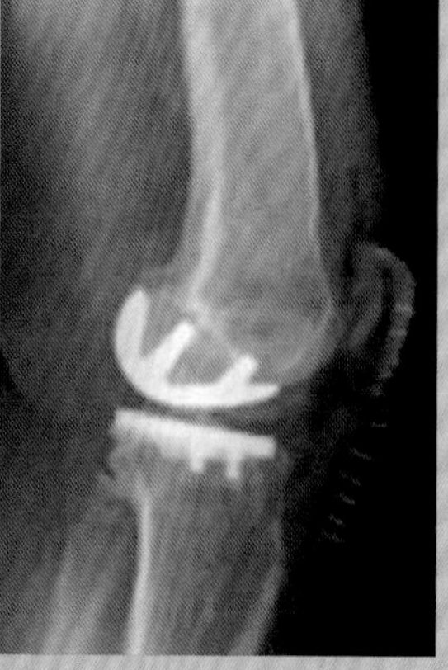

图 16.4 外侧骨水泥型 UKA 术后 X 线片

16.3 解剖学

胫股内侧和外侧间室差异可以通过其解剖特征来解释（Miyatake et al.，2016）。

胫骨外侧平台有 4 个特点（Weinberg et al.，2017）。

- 软骨表面是凸起的。
- 关节面小于内侧胫骨平台（前后轴和内外轴）。
- 前后轴内旋 10° ～ 15°。
- 与内侧相比，外侧胫骨后倾减小（4° *vs.* 7°）（Karimi et al.，2017）。

膝外翻的患者大多存在股骨外髁的发育不良，股骨外髁轴线从前内向后外偏移。

股骨髁与胫骨平台的形合度与外侧半月板的形状和活动度密切相关。外侧半月板切除手术后外侧间室的稳定性发生改变，导致关节软骨退行性划伤，这也解释了年轻患者半月板切除术后外侧 OA 的高发病率（Longo et al.，2019）。

胫股外侧间室的所有这些解剖学特征将影响手术技术、假体的选择和假体的放置（Demange et al.，2015；Greco et al.，2019）。

> 膝关节内侧间室的软骨磨损最常发生于关节前侧，而外侧间室的 OA 最先始于关节后侧（Gulati et al.，2009）。

这一点尤为重要，并将影响影像学检查，尤其需要通过 Rosenberg 后前位片来明确关节后方的磨损情况和 OA 的发展阶段。

16.4 手术适应证和术前准备

外侧 UKA 的适应证和禁忌证

适应证：

- 膝外翻继发的原发性外侧间室 OA。
- 股骨髁或胫骨平台缺血性骨坏死。
- 继发于胫骨平台骨折或股骨髁骨折的创伤性 OA。
- 半月板切除术后 OA。

禁忌证：

- 其他间室 OA。
- 内侧胫股关节 OA。
- PFOA（尤其是外侧关节面）。
- ACL 功能不全。
- 侧副韧带功能不全引起的内侧或外侧松弛。

- 外翻畸形＞15° 或不可复的外翻畸形（Kozinn et al.，1989）。
- 术前屈曲挛缩＞15°。
- 活动度＜100°。
- 既往股骨远端截骨术或胫骨高位截骨手术史。
- 炎症性疾病。

临床体格检查必须确认疼痛部位与影像学检查相符，疼痛部位必须仅限于外侧间室，并排除其他手术禁忌证。侧副韧带和 ACL 功能完整性的检查至关重要，通过影像学应力位的检查可确认内外翻和前后方向上的稳定性。由于疼痛和关节腔积液，很难对 ACL 的功能进行判断。

术前标准影像学检查将确认外侧间室的病变，无内侧胫股或髌股关节的退变，并可根据 Ahlback 分级进行关节退变的评估。内外翻的应力位 X 线片将评估畸形的可恢复性和内侧间室软骨的情况。双下肢全长 X 线片对于了解下肢的整体畸形和分析外翻畸形的来源是必要的。

膝外翻畸形的起源

- 股骨外髁发育不良（Feldman et al.，2016）。
- 继发于胫骨平台或股骨外髁骨折的创伤后外翻（Lustig et al.，2012）。
- 外侧半月板切除术后 OA（Pengas et al.，2017）。
- 股骨髁或胫骨外侧平台缺血性骨坏死。
- 髋关节疾病继发的膝外翻（Barrios et al.，2016）。
- 先天性胫骨畸形（van Lieshout et al.，2019）。

股骨外髁发育不良是外翻畸形最常见的原因（Rossi et al.，2014）。在这种情况下，股骨组件的位置必须根据发育不良的严重程度进行调整：向远向后放置假体以恢复矢状面和冠状面上的正常关节线。

创伤后 OA（Lustig et al.，2012）手术存在难度不是因为骨性发育不良，而是因为骨质差或畸形愈合，必须提前考虑到这一问题并制定术前计划，其中一种方法是植骨并使用螺钉固定。虽然这种适应证很少见，但外侧 UKA 是一种有效的手术治疗方法，对膝关节疼痛的改善有很好的效果，假体的长期生存率也很高（Lustig et al.，2012）。

16.5 正常膝关节和单髁膝关节置换术术后膝关节的运动学

正常膝关节的运动学包括屈膝过程中股骨相对于胫骨发生的外旋和股骨后滚。外髁与胫骨平台接触点的后移（10 mm）比内髁（2 mm）更显著。“内轴膝”的定义为内侧间室是膝关节稳定的间室，而外侧间室是活动的间室（Argenson et al.，2002）。股骨内髁在胫骨平台上的平移似乎与 ACL 的完整性相关（Du et al.，2018），而股骨外髁的移动似乎与 OA 和 ACL 的功能无关。股骨髁从完全伸直时的旋转 0° 中立位逐渐外旋到屈曲位的 7°。在伸直的最后阶段，即从屈曲 20° ~ 0°，ACL 和 PCL 对胫骨施加张力，使其处于外旋状态并锁定膝关节，胫骨与股骨处于最佳的稳定位置，这种机制被称为“锁扣机制”，是膝关节在伸直末期时稳定的关键（Kim et al.，2015）。

> 充分理解胫骨在伸直过程中的外旋运动，可以解释为什么股骨假体必须尽可能地靠外侧放置，而胫骨假体必须置于内旋状态，以避免在伸直过程中与胫骨棘发生撞击。

16.6 手术技术

通常情况下，髌旁外侧入路是该手术切口的首选，但是有些研究者认为通过内侧入路仍可进行手术（Berend et al.，2012；Sah et al.，2008）。

皮肤切口从髌骨上缘开始，远端至胫骨结节外侧缘 2 cm 处（图 16.5）。由外侧切开关节囊，检查确认 ACL 功能完整，并确认关节炎局限在外侧间室。有时，为了充分显露，需要截除髌骨外侧小面。

> 为了保持适当的韧带张力，需要充分保证胫骨外侧平台周围软组织（LCL 和 IT）的张力，同时确保冠状面畸形不要过度矫正（Ollivier et al.，2014）。

为了避免与 ACL 的撞击，应去除股骨髁间的骨赘，而保留股骨外髁的骨赘。这些骨赘可能有助于股骨假体安放（Argenson et al.，2008）。必须标记股骨和胫骨伸直时的前接触点，这将是假体定位（大小和方向）的标志。

16.6.1 胫骨截骨

使用髓外定位导向器，垂直于机械轴进行胫骨截骨，截骨应尽可能保守（Scott，2005）（图 16.6 ~ 图 16.8）。最佳的截骨是确保假体有更大的骨接触面积和更好的皮质骨支撑。

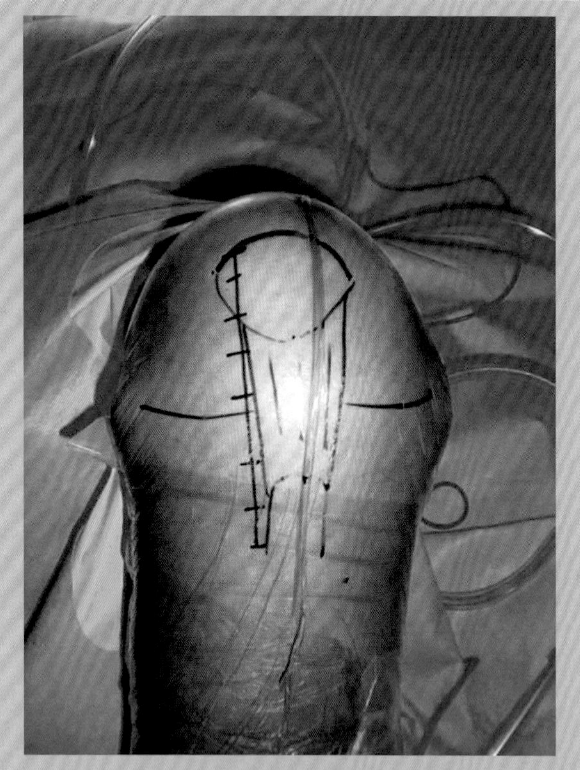

图 16.5　皮肤标志和切口位置

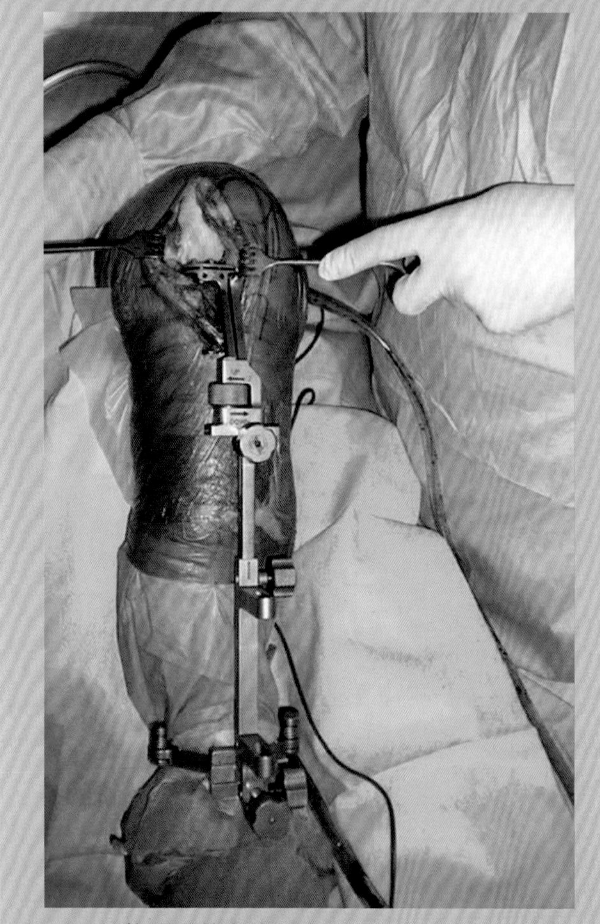

图 16.6　使用髓外定位导向器，胫骨垂直于机械轴进行截骨

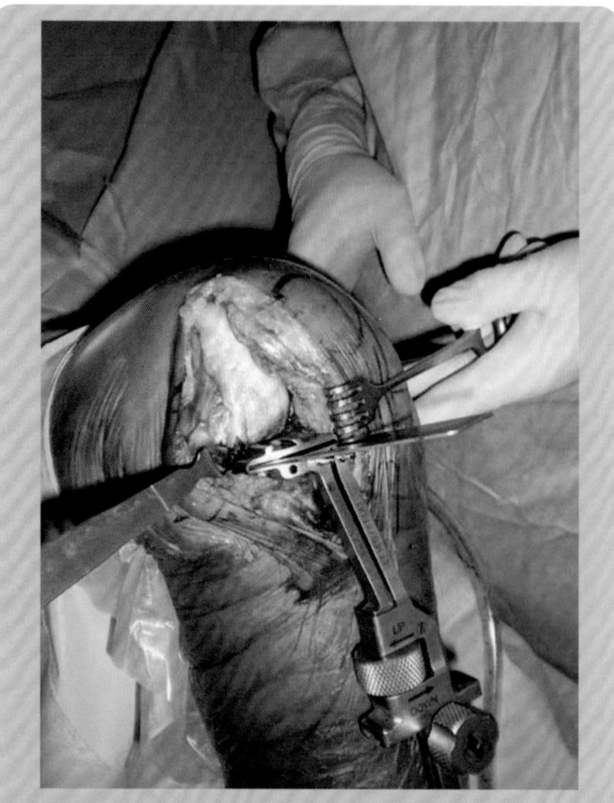

图 16.7　使用髓外定位导向器截骨，并用镰刀形测量板确定截骨量

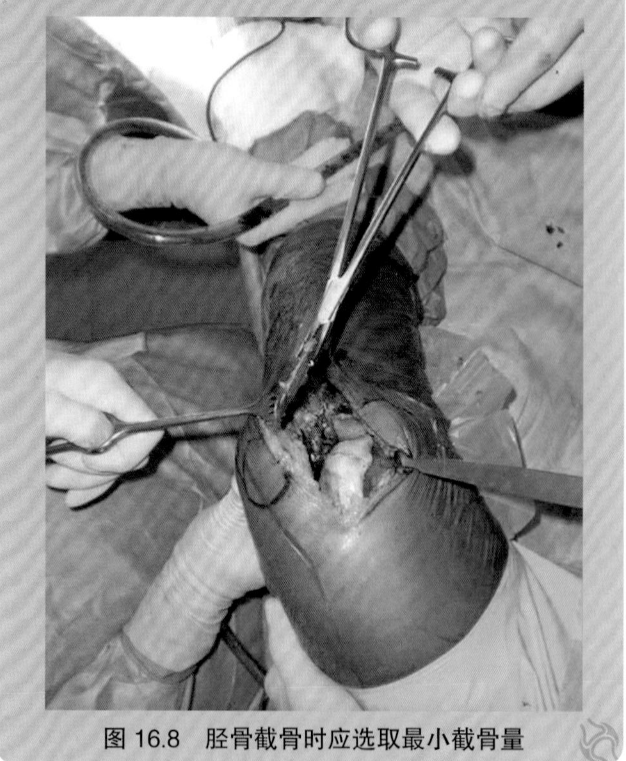

图 16.8　胫骨截骨时应选取最小截骨量

在外侧间室，胫骨后倾不如内侧间室大（Weinberg et al.，2017），需通过假体进行重建以避免屈曲不稳或关节僵硬（Lustig et al.，2014；Randall et al.，2019）。胫骨后倾过大会使胫骨前移而增加 LCL 张力（Dejour et al.，1994）。

胫骨矢状面截骨在胫骨棘的附近进行，这将决定胫骨假体的旋转。这个截骨部位前后 2 个标志点如下。

- 伸直：胫骨前外侧平台的内侧，ACL 起始的前侧。
- 屈曲：胫骨外侧平台的内侧，ACL 起始的后侧。

由于外侧胫骨平台的结构性旋转（“锁扣机制”）（Kim et al.，2015），髌韧带位于截骨路径中，在截骨时应注意保护（图 16.9）。

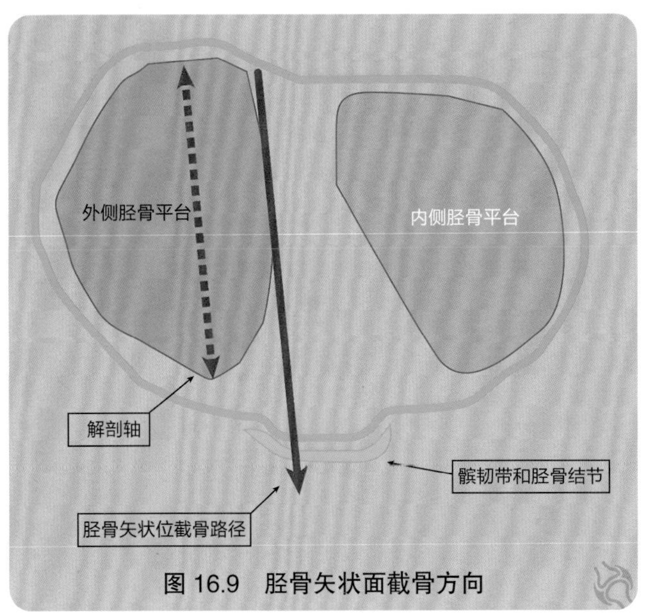

图 16.9　胫骨矢状面截骨方向

16.6.2　股骨截骨

股骨远端截骨也应尽可能保守，使股骨假体“远端化”，以补偿股骨先天性发育不良和磨损（图 16.10）。在膝外翻中，OA 最先影响股骨后髁（Ollivier et al.，2014），这解释了为什么在股骨髁远端通常有完整的软骨，在定位股骨远端截骨导板之前必须将其去除（Scott，2005）。

> 如果医师希望保留外翻畸形，可以在这一步根据截骨水平进行调整。在胫骨截骨之前，不应进行此操作。

根据假体的特点和器械的情况，有 2 种方法进行股骨远端截骨。

- 髓外定位：在膝关节伸直状态下，截骨导向器上的矩形垫片插入胫股关节间隙中，截骨量与胫骨假体厚度相对应，并取决于胫骨截骨水平。
- 髓内定位：由于髓内定位导向器的存在，股骨远端截骨根据 HKS 角度（4° ~ 6° 之间）进行。

其次，股骨后髁和前后斜面的截骨按操作系统完成，使屈曲与伸直状态下的关节间隙相同（图 16.11）。

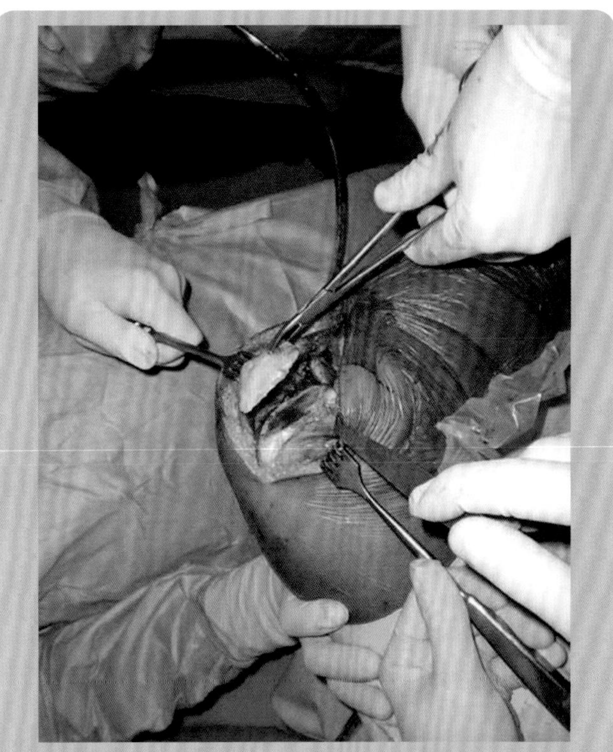

图 16.10　股骨远端截骨

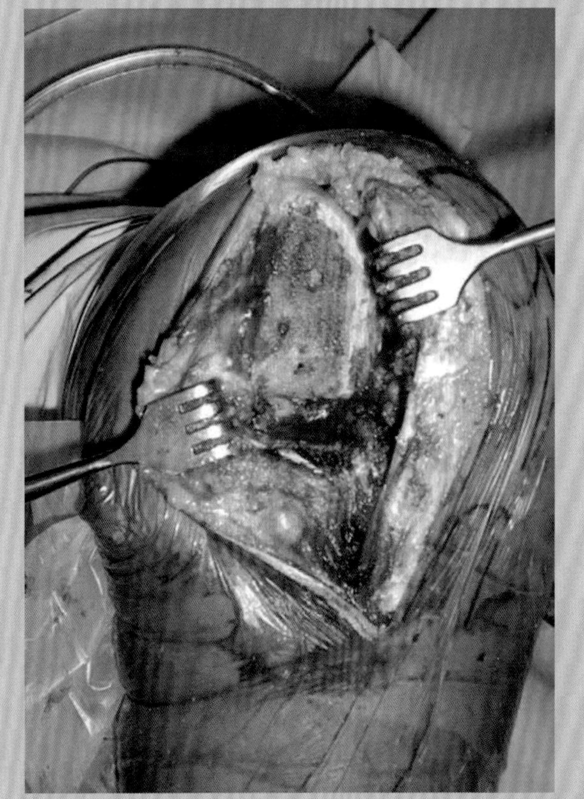

图 16.11　股骨后髁和前后斜面的截骨，使在屈曲与伸直状态下的关节间隙相同

截骨导板的旋转是至关重要的，会影响假体的旋转。由于股骨外髁远端与后髁之间的差异，避免屈曲位过度的内旋同样重要，因为过度内旋会在伸直位时与胫骨棘发生撞击。假体的大小参考股骨髁解剖中心与胫骨平台垂线确定。

> 重要的是不要选择过大的股骨假体，必要时最好选择小一号的假体。

假体的前缘与标记好的股骨和胫骨之间的接触点平齐，低于软骨和松质骨之间的边界 1 mm 或 2 mm（该边界由截骨产生）。为了避免聚乙烯在完全屈曲时发生撞击，必须去除所有后方增生的骨赘。

16.6.3 安装假体

完成所有截骨后，选择植入物的大小。在冠状面和矢状面上，这是一种最佳骨覆盖率与假体无任何悬出之间的折中。胫骨假体应靠近胫骨棘，内旋 15° ~ 20°。股骨假体的放置应在屈膝位进行，尽可能偏外并外旋，有时可能放置于股骨外髁骨赘上（Argenson et al.，2008）。这种定位可使 2 个假体处于最理想的匹配位置，防止在伸膝期间股骨髁与胫骨棘之间发生任何撞击。然后将膝关节处于完全屈曲和内旋状态，以充分显露胫骨平台，并完成假体的准备。

安装假体试模，测试膝关节的稳定性（图 16.12，图 16.13）。在屈曲或伸直运动期间，股骨假体的内侧缘应位于胫骨假体中心的前方。

> 在这一步中，检测股骨假体和胫骨棘之间的撞击，以及由于股骨假体外旋过小而导致的髌骨和股骨假体之间的撞击是很重要的。

屈伸间隙测试将评估冠状面的稳定性并明确聚乙烯衬垫的厚度，由于股骨存在发育不良，因此，此项测试对于外侧 UKA 比内侧 UKA 更为重要。

韧带的平衡是通过假体试模来评估的，目标是在术后膝关节外侧间隙保留轻度松弛（在屈膝 15° 时）。

> 在外侧 UKA 中，不要完全矫正外翻畸形，以避免长期内侧间室过高的压力导致内侧 OA（Lustig et al.，2014）。

外侧 UKA 是膝关节外侧间室重建手术，只会纠正由于磨损（关节内畸形）造成的畸形，并不会纠正关节外的畸形。

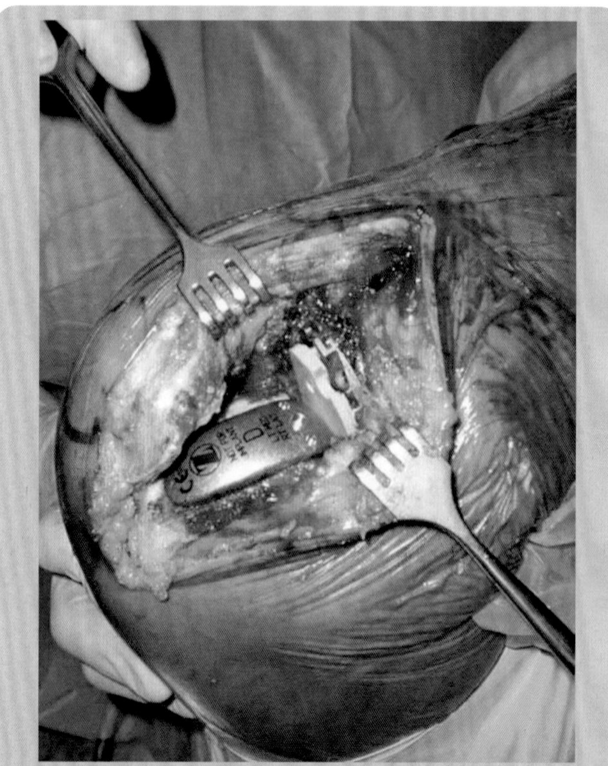

图 16.12　屈膝状态下，测试膝关节稳定性

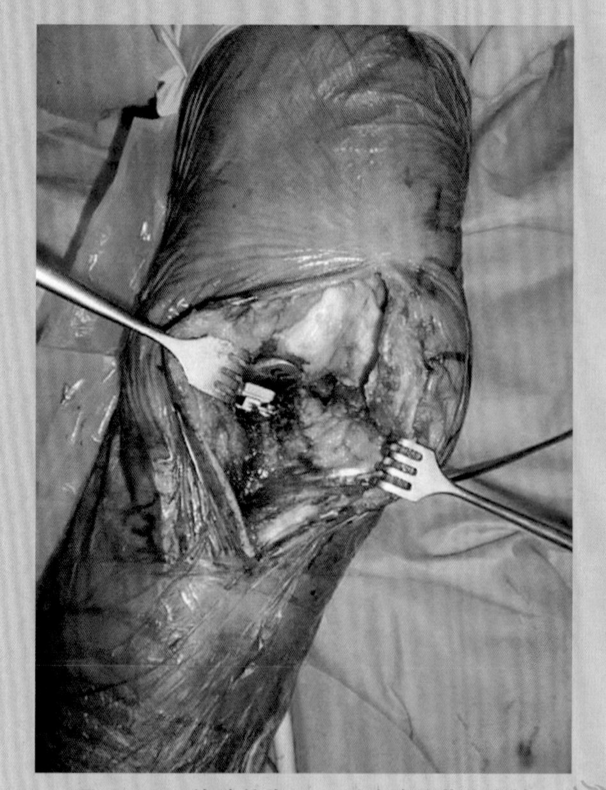

图 16.13　伸膝状态下，测试膝关节稳定性

最后，植入假体。胫骨假体在膝关节完全屈曲和内旋位下进行安装，以充分显露外侧间室（图 16.14，图 16.15）。其次，股骨假体的安装，使膝关节完全屈曲，使用打击器从后往前敲击。将膝关节缓慢伸直，清除假体周围多余的骨水泥，完全

清除假体后侧骨水泥后植入聚乙烯内衬（图 16.16，图 16.17），也可在骨水泥凝固前放置衬垫试模，以便最终检查是否有骨水泥的残留。在骨水泥凝固期间，将膝关节始终保持屈曲 45° 位是很重要的（图 16.18，图 16.19）。

良好的骨水泥固定必须遵照骨水泥技术以使假体固定可靠(Randall et al.,2019)。使用脉冲冲洗清洁骨面，清除所有异物并清理截骨面上的渗血（Schlegel et al., 2015）。虽然不强制要求术中使用下肢止血带并在假体及骨面均预涂骨水泥，但强烈推荐。多项研究显示，干燥清洁的松质骨骨小梁可使骨水泥更好地渗入，进而增加假体固定的可靠性（Scheele et al., 2017; Schlegel et al., 2014; Jaeger et al., 2013, 2014; Clarius et al., 2009, 2012; Seeger et al., 2013）。

> 良好骨水泥固定的目的是减少因假体 – 骨水泥 – 骨界面分离导致的胫骨假体无菌性松动的长期风险。

16.6.4 常见错误和操作难点

过度矫正术后会出现膝关节内翻畸形，导致内侧间室负荷增加，进而继发内侧间室 OA。术后内翻畸形是由于截骨量不足或聚乙烯衬垫过厚导致的。相反，术后外翻畸形若超过 7°，会产生较高的翻修率

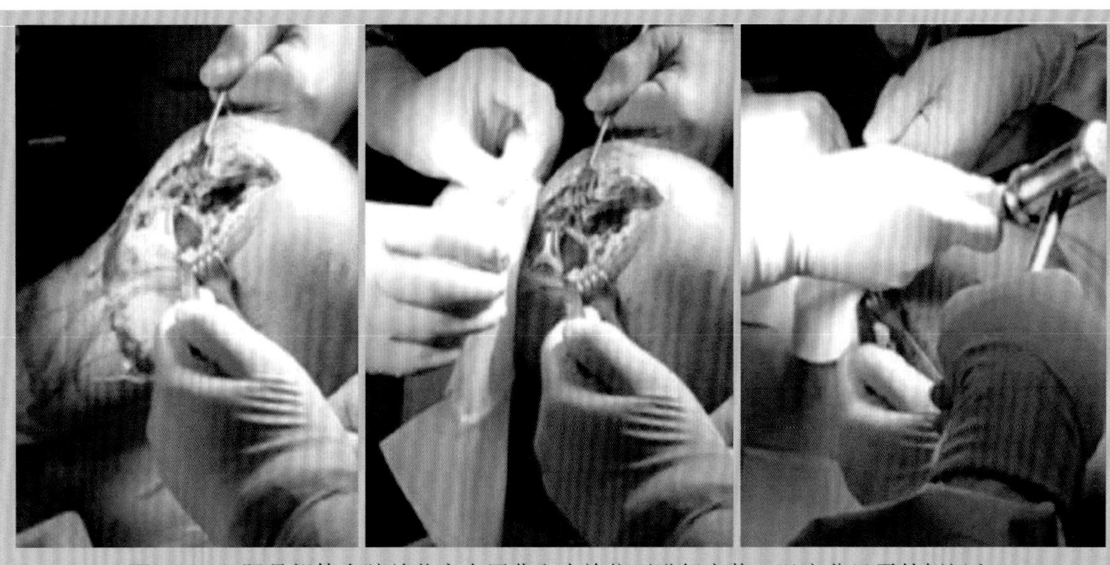

图 16.14 胫骨假体在膝关节完全屈曲和内旋位下进行安装，以充分显露外侧间室

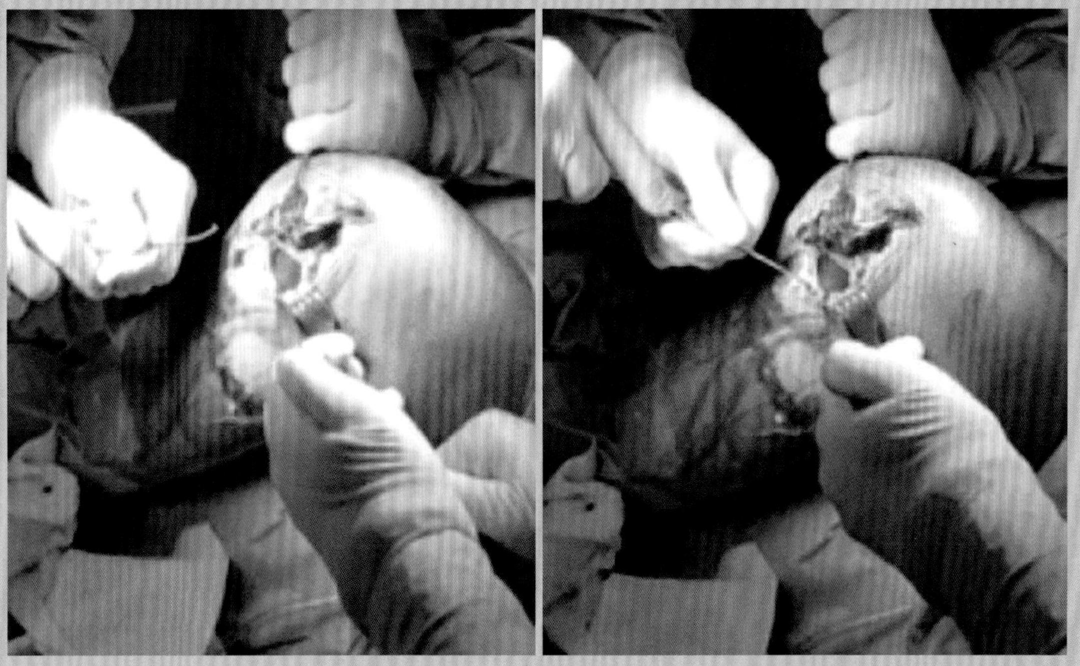

图 16.15 用刮匙清除假体周围多余骨水泥，特别是关节后侧残留的骨水泥

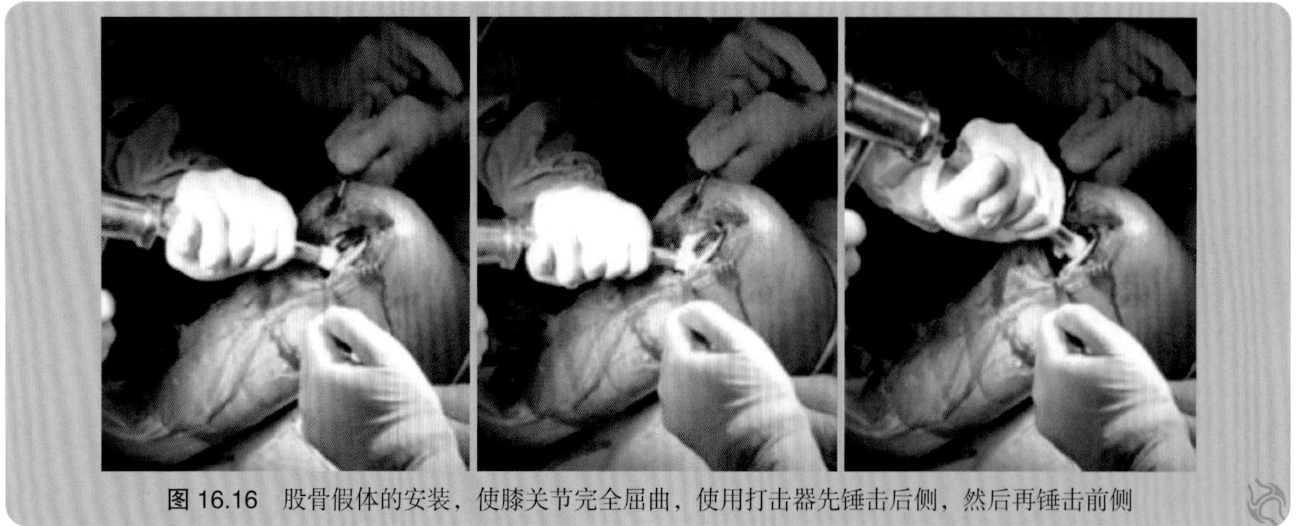

图 16.16　股骨假体的安装，使膝关节完全屈曲，使用打击器先锤击后侧，然后再锤击前侧

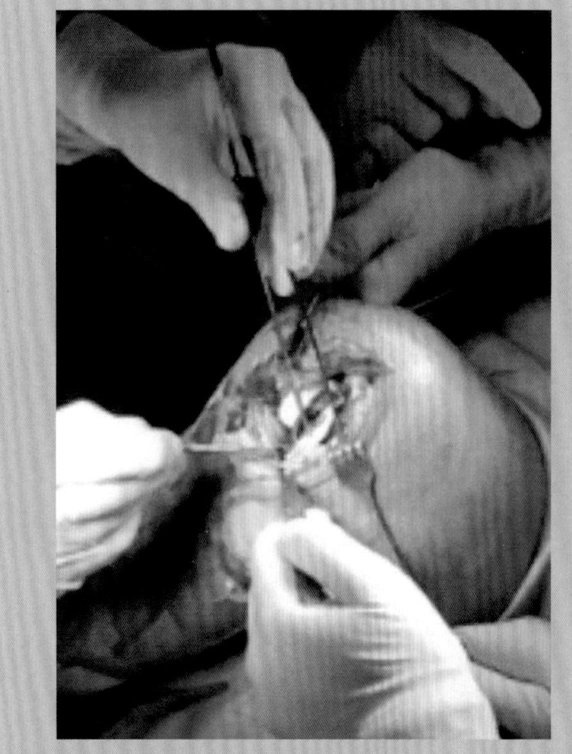

图 16.17　去除股骨假体周围多余骨水泥，以避免刺激软组织

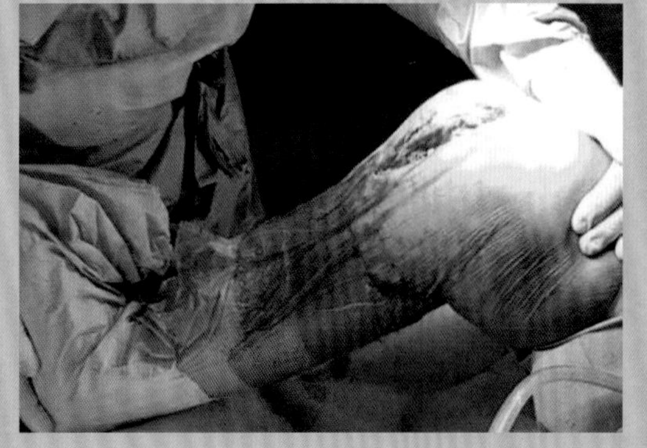

图 16.18　在骨水泥凝固期间，将膝关节始终保持屈曲 45° 位

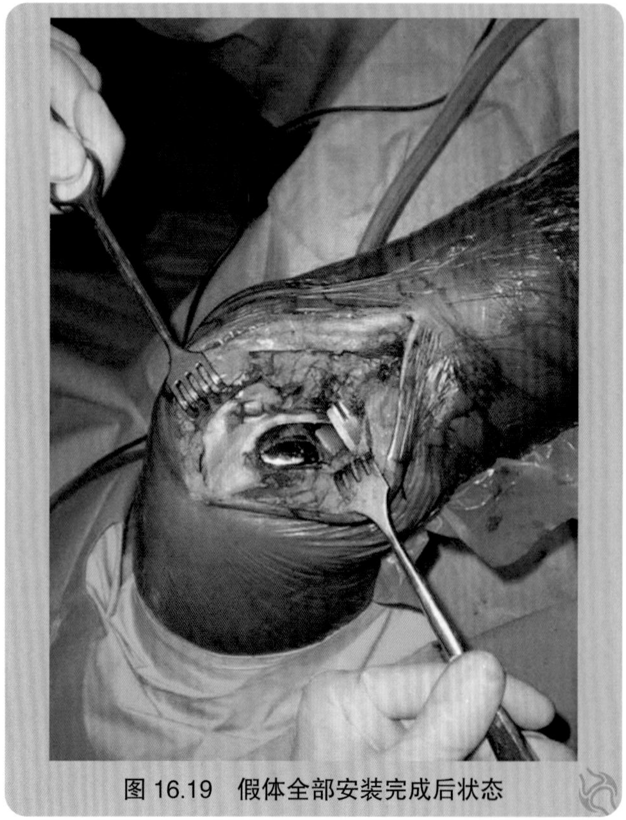

图 16.19　假体全部安装完成后状态

（Perkins et al.，2002）。

关于股骨假体的定位，在屈膝位时股骨髁的轴线不应与胫骨假体的轴线相重合，否则伸膝位时股骨髁会与胫骨棘发生撞击，或屈膝位时与髌骨发生撞击。

在胫骨截骨时，注意要防止胫骨后倾过大，增加 ACL 的张力，影响屈曲位的平衡。胫骨假体应内旋 15° ~ 20°，并与正常胫骨的后倾相对应。

16.7 结果和并发症

目前 UKA 术后疗效是非常好的，中长期生存率为 90%（Greco et al., 2019; Vasso et al., 2015; Pandit et al., 2011; Walker et al., 2017）。如果失败，通过 TKA 对 UKA 进行翻修比 TKA 术后失败进行翻修更加容易，术后效果也更好（Luneborg et al., 2015）。外侧 UKA 的临床与影像学结果与内侧 UKA 相似（Argenson et al., 2008）。

最近的研究报告显示，现代外侧 UKA 术后假体的翻修率低于之前，2002 年，Ashraf 等（Ashraf et al., 2002）研究发现 10 年随访的假体生存率为 83%，15 年为 74%。最近的研究报告称，外侧 UKA 的生存率更高，中期为 90%，长期为 80%（Deroche et al., 2019; Fornell et al., 2018）。更好地掌握手术适应证、手术技术和假体特征，有利于更好地提高外侧 UKA 术后疗效。Deroche 等（Deroche et al., 2019）或 Lustig 等（Lustig et al., 2014）的几项研究分析了骨水泥型 APT 假体，发现其长期效果良好，10 年生存率为 94.4%，15 年生存率为 91.4%，20 年随访率为 79.4%。

外侧 UKA 失败的主要原因是 OA 的进一步发展（87.5%），尤其是内侧间室（Deroche et al., 2019），其次是无菌性松动（12.5%）。Deroche 等（Deroche et al., 2019）研究报告，在 17.9 年的随访中，平均翻修率为 20.5%。不需要进行翻修手术的患者满意度较高，90.5% 的患者效果良好。关于骨水泥型金属托假体，也有短期（Kim et al., 2016）和长期（Argenson et al., 2008）生存率良好的报告。Argenson 等（2008）研究显示对于外侧 UKA 使用骨水泥型金属托假体具有良好的生存率，10 年为 92%，16 年为 84%。对于使用活动平台型假体进行外侧 UKA，Fornell 等（2018）研究报告显示，5 年的假体生存率为 97.5%，在 49 个月的随访中，翻修率为 2.4%。在外侧 UKA 中，失败的主要原因是聚乙烯的脱位（Pandit et al., 2010）。

关于恢复体育活动，Canetti 等（2018）在一项关于骨水泥型假体行外侧 UKA 的研究中发现，在术后 4.2 ~ 10.5 个月，恢复中、低强度运动的比例在 94% ~ 100%。Witjes 等（2017）在一项系统的文献综述中，报告了恢复高强度运动的比例为 8%，中等强度运动为 22%，低等强度运动为 70%。

■ 结论

只要充分掌握手术适应证和手术技术，外侧 UKA 是治疗单纯外侧间室 OA 的有效手术方式，长期随访的结果与内侧 UKA 相似（Ollivier et al., 2014; Argenson et al., 2008）。由于膝关节外侧和内侧间室解剖和生物力学的差异，在进行外侧 UKA 时，必须了解技术上的特殊性，不需要对外翻畸形进行完全甚至过度的矫正，以避免继发内侧间室 OA 而导致早期失败。假体的定位应遵循膝关节运动学特点，包括胫骨假体的内旋和股骨假体的外旋定位，以避免在伸膝过程中与胫骨棘发生撞击，或在屈膝过程中与髌骨发生撞击。由于正常膝关节外侧间室的运动学特性，更倾向于使用固定平台的胫骨假体。为了降低无菌性松动的风险，建议使用骨水泥型假体，并采用严格的骨水泥技术和脉冲冲洗。

要点

- 胫骨外侧平台的矢状面存在 10° ~ 15° 的内旋。
- 与内侧相比，外侧胫骨平台后倾减小（4° *vs.* 7°）。
- 由于外侧胫骨平台的结构性旋转（“锁扣机制”）（Kim et al., 2015），胫骨矢状面截骨将在内旋位进行，髌韧带位于截骨路径中，应注意保护。
- 股骨远端截骨应尽可能保守，以使股骨假体“远端化”，补偿股骨先天性发育不良和磨损。
- 由于股骨外髁与内髁之间的差异，避免在屈曲位过度的内旋是至关重要的，因为过度内旋会在伸直位时与胫骨棘发生撞击。
- 胫骨假体的安装应靠近胫骨棘，并内旋 15° ~ 20°。
- 股骨假体的放置在屈膝位进行，尽可能偏外和外旋，有时可能需要放置于外髁骨赘上。

参考文献

（遵从原版图书著录格式）

Argenson J-NA, Komistek RD, Aubaniac J-M et al (2002) In vivo determination of knee kinematics for subjects implanted with a unicompartmental arthroplasty. J Arthroplast 17(8):1049–1054

Argenson J-NA, Parratte S, Bertani A, Flecher X, Aubaniac J-M (2008) Long-term results with a lateral unicondylar replacement. Clin Orthop 466(11):2686–2693

Ashraf T, Newman JH, Evans RL, Ackroyd CE (2002) Lateral unicompartmental knee replacement survivorship and clinical experience over 21 years. J Bone Joint Surg Br 84(8):1126–1130

Barrios JA, Heitkamp CA, Smith BP, Sturgeon MM, Suckow DW, Sutton CR (2016) Three-dimensional hip and knee kinematics during walking, running, and single-limb drop landing in females with and without genu valgum. Clin Biomech Bristol Avon. 31:7–11

Berend KR, Kolczun MC, George JW, Lombardi AV (2012) Lateral unicompartmental knee arthroplasty through a lateral parapatellar approach has high early survivorship. Clin Orthop

470(1):77–83
Berend KR, Turnbull NJ, Howell RE, Lombardi AV (2015) The current trends for lateral unicondylar knee arthroplasty. Orthop Clin North Am 46(2):177–184
Canetti R, Batailler C, Bankhead C, Neyret P, Servien E, Lustig S (2018) Faster return to sport after robotic-assisted lateral unicompartmental knee arthroplasty: a comparative study. Arch Orthop Trauma Surg 138(12):1765–1771
Clarius M, Hauck C, Seeger JB, James A, Murray DW, Aldinger PR (2009) Pulsed lavage reduces the incidence of radiolucent lines under the tibial tray of Oxford unicompartmental knee arthroplasty: pulsed lavage versus syringe lavage. Int Orthop 33(6):1585–1590
Clarius M, Seeger JB, Jaeger S, Mohr G, Bitsch RG (2012) The importance of pulsed lavage on interface temperature and ligament tension force in cemented unicompartmental knee arthroplasty. Clin Biomech Bristol Avon 27(4):372–376
Dejour H, Bonnin M (1994) Tibial translation after anterior cruciate ligament rupture. Two radiological tests compared. J Bone Joint Surg Br 76(5):745–749
Demange MK, Von Keudell A, Probst C, Yoshioka H, Gomoll AH (2015) Patient-specific implants for lateral unicompartmental knee arthroplasty. Int Orthop 39(8):1519–1526
Deroche E, Batailler C, Lording T, Neyret P, Servien E, Lustig S (2019) High survival rate and very low wear of lateral unicompartmental arthroplasty at long term: a case series of 54 cases at a mean follow-up of 17 years. J Arthroplast 34(6):1097–1104
Du PZ, Markolf KL, Boguszewski DV, McAllister DR (2018) Femoral contact forces in the anterior cruciate ligament deficient knee: a robotic study. Arthrosc J Arthrosc Relat Surg 34(12):3226–3233
Feldman DS, Goldstein RY, Kurland AM, Sheikh Taha AM (2016) Intra-articular osteotomy for genu Valgum in the knee with a lateral compartment deficiency. J Bone Joint Surg Am 98(2):100–107
Fornell S, Prada E, Barrena P, García-Mendoza A, Borrego E, Domecq G (2018) Mid-term outcomes of mobile-bearing lateral unicompartmental knee arthroplasty. Knee 25(6):1206–1213
Greco NJ, Cook GJE, Lombardi AV, Adams JB, Berend KR (2019) Lateral unicompartmental knee arthroplasty utilizing a modified surgical technique and specifically adapted fixed-bearing implant. Surg Technol Int 34:371–378
Gulati A, Chau R, Beard DJ, Price AJ, Gill HS, Murray DW (2009) Localization of the full-thickness cartilage lesions in medial and lateral unicompartmental knee osteoarthritis. J Orthop Res 27(10):1339–1346
Jaeger S, Seeger JB, Schuld C, Bitsch RG, Clarius M (2013) Tibial cementing in UKA: a three-dimensional analysis of the bone cement implant interface and the effect of bone lavage. J Arthroplast 28(9 Suppl):191–194
Jaeger S, Rieger JS, Bruckner T, Kretzer JP, Clarius M, Bitsch RG (2014) The protective effect of pulsed lavage against implant subsidence and micromotion for cemented tibial unicompartmental knee components: an experimental cadaver study. J Arthroplast 29(4):727–732
Karimi E, Norouzian M, Birjandinejad A, Zandi R, Makhmalbaf H (2017) Measurement of posterior Tibial slope using magnetic resonance imaging. Arch Bone Jt Surg 5(6):435–439
Kim HY, Kim KJ, Yang DS, Jeung SW, Choi HG, Choy WS (2015) Screw-home movement of the Tibiofemoral joint during normal gait: three-dimensional analysis. Clin Orthop Surg 7(3):303–309
Kim KT, Lee S, Kim J, Kim JW, Kang MS (2016) Clinical results of lateral unicompartmental knee arthroplasty: minimum 2-year follow-up. Clin Orthop Surg 8(4):386–392
Kozinn SC, Scott R (1989) Unicondylar knee arthroplasty. J Bone Joint Surg Am 71(1):145–150
Longo UG, Ciuffreda M, Candela V et al (2019) Knee osteoarthritis after arthroscopic partial meniscectomy: prevalence and progression of radiographic changes after 5 to 12 years compared with contralateral knee. J Knee Surg 32(5):407–413
Lunebourg A, Parratte S, Ollivier M, Abdel MP, Argenson J-NA (2015) Are revisions of unicompartmental knee arthroplasties more like a primary or revision TKA? J Arthroplast 30(11):1985–1989
Lustig S, Parratte S, Magnussen RA, Argenson J-N, Neyret P (2012) Lateral Unicompartmental knee arthroplasty relieves pain and improves function in posttraumatic osteoarthritis. Clin Orthop 470(1):69–76
Lustig S, Lording T, Frank F, Debette C, Servien E, Neyret P (2014) Progression of medial osteoarthritis and long term results of lateral unicompartmental arthroplasty: 10 to 18 year follow-up of 54 consecutive implants. Knee 21(Suppl 1):S26–S32
Miyatake N, Sugita T, Aizawa T et al (2016) Comparison of intraoperative anthropometric measurements of the proximal tibia and tibial component in total knee arthroplasty. J Orthop Sci 21(5):635–639
Moreland JR, Bassett LW, Hanker GJ (1987) Radiographic analysis of the axial alignment of the lower extremity. J Bone Joint Surg Am 69(5):745–749
Ollivier M, Abdel MP, Parratte S, Argenson J-N (2014) Lateral unicondylar knee arthroplasty (UKA): contemporary indications, surgical technique, and results. Int Orthop 38(2):449–455
Pandit H, Jenkins C, Beard DJ et al (2010) Mobile bearing dislocation in lateral unicompartmental knee replacement. Knee 17(6):392–397
Pandit H, Jenkins C, Gill HS, Barker K, Dodd C (2011) a. F, Murray DW. Minimally invasive Oxford phase 3 unicompartmental knee replacement: results of 1000 cases. J Bone Joint Surg Br 93(2):198–204
Parratte S, Ollivier M, Lunebourg A, Abdel MP, Argenson J-N (2015) Long-term results of compartmental arthroplasties of the knee: long term results of partial knee arthroplasty. Bone Jt J 97-B(10 Suppl A):9–15
Pengas IP, Nash W, Khan W, Assiotis A, Banks J, McNicholas MJ (2017) Coronal knee alignment 40 years after total meniscectomy in adolescents: a prospective Cohort study. Open Orthop J 11:424–431
Perkins TR, Gunckle W (2002) Unicompartmental knee arthroplasty: 3- to 10-year results in a community hospital setting. J Arthroplast 17(3):293–297
Ranawat AS, Ranawat CS, Elkus M, Rasquinha VJ, Rossi R, Babhulkar S (2005) Total knee arthroplasty for severe valgus deformity. J Bone Joint Surg Am 87 Suppl 1(Pt 2):271–284
Randall DJ, Anderson MB, Gililland JM, Peters CL, Pelt CE (2019) A potential need for surgeon consensus: cementation techniques for total knee arthroplasty in orthopedic implant manufacturers' guidelines lack consistency. J Orthop Surg Hong Kong 27(3):2309499019878258
Refsum AM, Nguyen UV, Gjertsen J-E et al (2019) Cementing technique for primary knee arthroplasty: a scoping review. Acta Orthop 90(6):582–589
Rossi R, Rosso F, Cottino U, Dettoni F, Bonasia DE, Bruzzone M (2014) Total knee arthroplasty in the valgus knee. Int Orthop 38(2):273–283
Sah AP, Scott RD (2008) Lateral unicompartmental knee arthroplasty through a medial approach. Surgical technique. J Bone Joint Surg Am 90 Suppl 2 Pt 2:195–205
Scheele C, Pietschmann MF, Schröder C et al (2017) Effect of lavage and brush preparation on cement penetration and primary stability in tibial unicompartmental total knee arthroplasty: an experimental cadaver study. Knee 24(2):402–408
Schlegel UJ, Püschel K, Morlock MM, Nagel K (2014) An in vitro comparison of tibial tray cementation using gun pressurization or pulsed lavage. Int Orthop 38(5):967–971
Schlegel UJ, Bishop NE, Püschel K, Morlock MM, Nagel K (2015) Comparison of different cement application techniques for tibial component fixation in TKA. Int Orthop 39(1):47–54
Scott RD (2005) Lateral unicompartmental replacement: a road less traveled. Orthopedics 28(9):983–984
Seeger JB, Jaeger S, Bitsch RG, Mohr G, Röhner E, Clarius M (2013) The effect of bone lavage on femoral cement penetration and interface temperature during Oxford unicompartmental knee arthroplasty with cement. J Bone Joint Surg Am 95(1):48–53

van Lieshout WAM, van Ginneken BJT, Kerkhoffs GMMJ, van Heerwaarden RJ (2019) Medial closing wedge high tibial osteotomy for valgus tibial deformities: good clinical results and survival with a mean 4.5 years of follow-up in 113 patients. Knee Surg Sports Traumatol Arthrosc 28:2798

Vasso M, Del Regno C, Perisano C, D'Amelio A, Corona K, Schiavone PA (2015) Unicompartmental knee arthroplasty is effective: ten year results. Int Orthop 39:2341

Walker T, Aldinger PR, Streit MR, Gotterbarm T (2017) Lateral unicompartmental knee arthroplasty - a challenge. Oper Orthopadie Traumatol 29(1):17–30

Weinberg DS, Williamson DFK, Gebhart JJ, Knapik DM, Voos JE (2017) Differences in medial and lateral posterior Tibial slope: an osteological review of 1090 Tibiae comparing age, sex, and race. Am J Sports Med 45(1):106–113

Witjes S, Van Geenen RCI, Koenraadt KLM (2017) Expectations of younger patients concerning activities after knee arthroplasty: are we asking the right questions? Qual Life Res 26(2):403–417

（冯　磊　许　珂　许　鹏）

第 17 章

髌股关节置换术

Simon Garceau，William J. Long，and Ran Schwarzkopf

17.1 引言

PFOA 是一种常见的引起膝关节疼痛和导致功能障碍的疾病（Lonner，2007；Hofmann et al.，2013）。流行病学研究表明，40 岁以上的人群中，有近 10% 患有单纯 PFOA（Davies et al.，2002）。此外，McAlidon 等的一项研究表明，55 岁以上发病人群中，女性与男性患病比例＞ 2 ∶ 1（McAlidon et al.，1992），女性似乎面临更大的患病风险。

病变早期以非手术治疗为主，包括以下几个方面。

- 改变运动方式。
- 减轻体重。
- 有针对性的物理治疗。
- 口服抗感染药物。
- 关节腔内注射药物（Lonner，2018；Lonner et al.，2013）。

物理治疗方案应着重于通过低强度的股四头肌强化训练来优化髌骨轨迹（Witvrouw et al.，2003）。非手术治疗可以减轻髌前疼痛症状，推迟手术干预的时间。当非手术治疗失败时，可以考虑手术治疗方案。

对于 PFOA 的手术治疗，现有以下几种成功率不等的手术方案。

- 关节镜下灌注冲洗清理术。
- 胫骨结节减压截骨术。
- 异体软骨移植术。
- 髌骨切除术。
- 髌骨表面重建术。
- PFA。
- TKA（Federico et al.，1997；Heatley et al.，1986；Mont et al.，2002；Parvizi et al.，2001；Hangody et al.，2003；Minas et al.，2005；Pidoriano et al.，1997）。

在短期内，20% ~ 75% 的患者可获得一般到良好的术后疗效（Federico et al.，1997；Heatley et al.，1986；Mont et al.，2002；Parvizi et al.，2001；Hangody et al.，2003；Minas et al.，2005；Pidoriano et al.，1997；Paletta et al.，1995）。本章将对 PFA 这种治疗 PFOA 的方式进行重点讨论。为了优化手术效果，明确手术适应证、选择合适的假体，以及具备细致的手术技术至关重要。

17.2 临床评估

17.2.1 病史

仔细询问病史对于确诊和治疗 PFOA 引起的膝关节疼痛是必要的。临床医师应明确患者既往是否有髌骨脱位病史，因其可导致髌股关节匹配不佳。在这种情况下，应当进行重建髌骨轨迹的手术（Lonner，2004）。同样，复发性髌股关节脱位可能与严重的髌股关节发育不良有关，作为综合评估的一部分，应详细记录之前保守治疗和手术治疗的方式。疼痛部位、疼痛程度、疼痛特点，以及疼痛加重和减轻的原因对诊断和治疗都非常重要。通常情况下，与髌股关节退行性改变相关的疼痛主要位于髌前区域、髌后区域和（或）髌骨周围区域（Lonner，2007；Lonner，2018）。

此外，疼痛通常会因髌股关节过度受力而加剧，如下蹲、上下楼梯、跪姿和屈膝久坐（Lonner，2004，2007）。膝关节伸直下活动，如平地行走和伸膝坐位，会减轻髌股关节负荷，使疼痛明显减轻。

> 应详细询问是否存在内外侧胫股间室的疼痛病史，以判断膝关节是否存在更广泛的退行性改变，这对于治疗方案的选择是非常重要的。

17.2.2 体格检查

首先，让患者面对检查者站立，注意观察双下肢力线情况，尤其是 Q 角（髂前上棘和髌骨中点连线与髌骨中点和胫骨结节连线之间的夹角）。

> 男性的 Q 角＞ 15°，女性的 Q 角＞ 20°，应考虑在 PFA 前进行胫骨结节前内移截骨术，以确保良好的髌骨轨迹（Lonner，2007；Lonner et al.，2013）。

其次，应注意观察膝关节活动时的髌骨轨迹。患者坐于床边，膝关节从屈曲 90° 到完全伸直，同时自主收缩股四头肌。在伸膝至 20° 时，如出现髌骨外侧半脱位，称为“J 型征”，表明髌股关节匹配不佳和（或）肌肉力量不均衡。在这种情况下，需要加强物理治疗，且对髌股关节匹配不佳进行评估。

第三，膝关节活动时出现髌前疼痛和捻发感提示 PFOA，可以通过髌股研磨试验进一步验证。胫股关节线内外侧压痛提示广泛的软骨病变，而仅行髌股关节置换手术无法解决问题。

最后，进行神经血管检查，并排除髋关节和足踝部等疾病导致的膝关节疼痛。对足踝部疾病的评估特别重要，因为扁平足的患者常会导致髌股关节畸形，而扁平足可以通过使用内侧足弓支撑矫形器来矫正（Lonner，2007），但这并不是 PFOA 的针对性治疗方式。

17.2.3 影像学检查

在术前评估时，应行站立位双下肢全长正位 X 线片、髌股侧位和轴位 X 线片，以明确 PFOA 的诊断（图 17.1）。仔细阅读站立后正位片，可以评估是否存在胫股关节炎。行膝关节屈曲后前位（Rosenberg 位）X 线片检查，有助于明确后髁磨损的情况，这是单纯 PFA 手术的禁忌证。

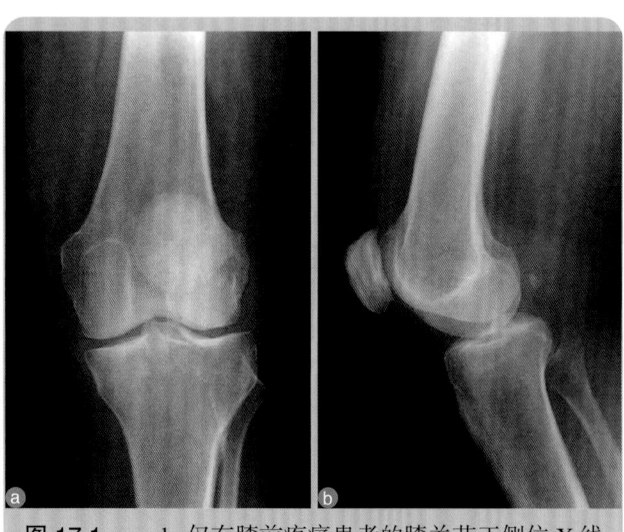

图 17.1 a、b. 仅有膝前疼痛患者的膝关节正侧位 X 线片，髌股关节出现中度 OA，胫股关节间隙良好

此外，最新研究显示，MRI 可评估 PFOA 软骨磨损情况。随着技术的进步，MRI 成为评估髌股关节有用的辅助手段（Novakofski et al.，2016）。更重要的是，MRI 有助于评估胫股关节内外侧软骨的磨损情况。髌骨侧位 X 线片有助于明确髌股关节退变的情况，以及明确是否存在低位或高位髌骨的情况。此外，髌骨轴位 X 线片检查可明确是否存在股骨滑车发育不良、髌骨倾斜、髌骨半脱位或脱位的情况。髌骨轴位 CT 可以对标准轴位 X 线片进行补充，以进一步明确髌股关节轨迹，但该项检查并非必需（Lonner，2007）。

最后，如果既往行关节镜检查治疗，获取关节镜术中相关图像资料，以进一步评估病变程度。

17.3 髌股关节置换术

> 为确保 PFA 术后获得最佳的手术效果，应采用严格的患者选择标准（第 7 节 17.3.1，PFA 禁忌证概述）。

17.3.1 手术禁忌证（Leadbetter et al.，2005）

PFA 的手术禁忌证：

- 未尝试进行非手术治疗或未排除疼痛的其他来源。
- 涉及胫股关节的 OA，Kellgren-Lawrence 分级 > 1 级。
- 全身炎症性关节病。
- 3 级或以下的 PFOA 或软骨软化。
- 胫股间室负重区软骨钙质沉着病。
- 低位髌骨。
- 未经矫正的髌股关节不稳或髌股关节匹配不佳。
- 未经矫正的胫股关节机械力线不佳（外翻 > 8° 或内翻 > 5°）。
- 活动性感染。
- 患有慢性区域疼痛综合征。
- 膝关节失去正常活动度（屈曲挛缩超过 10° 到屈曲度不足 110°）。
- 精神性疼痛。

该手术仅适用于单纯 PFOA、创伤后 PFOA、严重的髌股关节骨软骨疾病和因股骨滑车发育不良或髌股关节匹配不佳继发的髌股关节退行性病变的患者（Leadbetter et al.，2006）。涉及胫股关节的局灶性软骨病变也会影响 PFA 术后效果（Leadbetter et al.，2006；Lonner et al.，2007），在这种情况下，应该考虑行 TKA 手术治疗（Lonner，2007；Lonner，2018）。针对这种明确的胫股关节软骨局限性病变，可联合实施 PFA 与 UKA（图 17.2），或与自体软骨移植相结合的治疗方案（Lonner et al.，2007）。对于炎症性关节炎、缺血性骨坏死或涉及胫股关节负重区软骨钙质沉着病的患者，不应行 PFA 治疗（Leadbetter et al.，2006）。

此外，既往病史和体格检查应与 PFOA 的诊断相

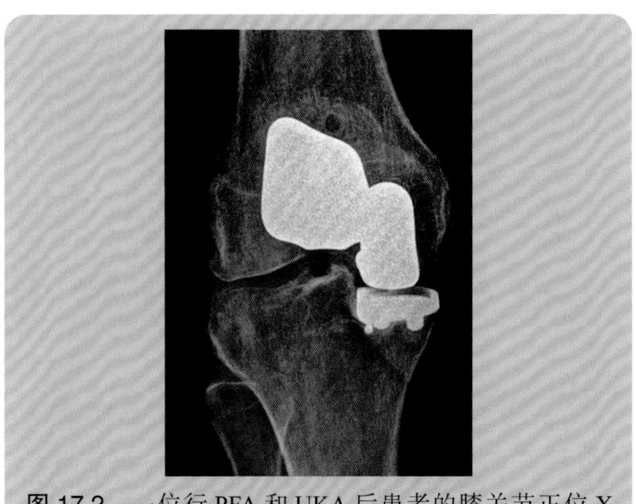

图 17.2　一位行 PFA 和 UKA 后患者的膝关节正位 X 线片，可观察到膝关节外侧间室 OA 的进展

符，且胫股关节线内外侧均无不适感，其他部位的疼痛被视为 PFA 的禁忌证。在无法明确诊断时，可将 MRI 作为 X 线片检查的补充辅助检查手段，其敏感性更高，可评估关节内软骨磨损的情况（Novakofski et al.，2016）。同时，也要排除其他可能导致膝关节疼痛的疾病，如肌腱炎、髋关节或腰背部疾病等。

相关研究显示，PFA 治疗股骨滑车发育不良有较好的效果，但对于明显髌骨轨迹不佳和髌股关节对线不良的患者，建议纠正后再行该手术治疗（Lonner 2007；Leadbetter et al.，2006）。对于轻度至中度的髌骨轨迹不佳和髌股关节对线不良，或在 X 线片上显示存在髌股倾斜的患者，通过采用嵌上式设计理念的新假体进行髌股关节置换，或者术中进行外侧松解都可解决上述问题（Lonner et al.，2013），以确保髌骨假体的轨迹在股骨滑车假体的中心。但对于 Q 角过大的患者，应采取分期手术的方式，先通过胫骨结节前内移的方法纠正 Q 角，以减小髌股关节外侧应力（Hofmann et al.，2013；Lonner，2018；Lonner et al.，2013）。

> 如果在 PFA 前没有纠正 Q 角，可能会导致髌骨持续性脱位，引起疼痛性的弹响和髌骨假体不对称性磨损（Dy et al.，2012；Lustig，2014；Oni et al.，2014）。

尽管有些人主张高龄患者应避免进行髌股关节置换，但如没有其他手术禁忌证，该手术并没有具体的年龄限制（Bohu et al.，2019）。

最后，目前缺乏关于肥胖和交叉韧带功能不全是否会对 PFA 术后效果产生负面影响的研究，但这一类患者群体的术后效果是令人担忧的（van Jonbergen et al.，2010；Burger et al.，2020）。

17.3.2　假体的设计特点

在过去的几十年中，PFA 有了显著的发展。在早期，最初的假体设计仅简单对髌骨表面进行置换，未对股骨滑车进行置换（McKeever，1955）。不出所料，髌前持续的疼痛和髌股关节不稳的问题仍然存在（Harrington，1992）。由于 PFA 的高失败率，关于该手术的争议仍在继续（Harrington，1992）。

> 然而，现代假体设计理念的进步已明显改善术后效果。可以分为 2 种设计理念的假体：嵌入式设计假体（inlay）和嵌上式设计假体（onlay）（Roussot et al.，2018；Bunyoz et al.，2019；Odgaard et al.，2018）。

这 2 种设计假体之间的主要区别可以归纳为以下几点。

- 定位。
- 旋转。
- 宽度。
- 滑车近端的延伸（表 17.1）（Lonner et al.，2013）。

表 17.1　嵌入式设计假体和嵌上式设计假体髌股假体的一般设计特点

设计特点	嵌入式设计假体	嵌上式设计假体
定位	嵌入后与滑车平齐	替换整个滑车，垂直于 AP 轴
旋转	由股骨滑车决定	由医师决定，垂直于 AP 轴
宽度	窄	宽
滑车近端延展	不超过原有滑车表面	延伸并超过原有滑车

■ 嵌入式设计假体

早期在 PFA 中使用的股骨滑车假体被直接嵌入股骨滑车上。这种设计的前提是定位滑车假体的位置，使其与周围关节软骨平齐，但在这步操作中经常会遇到困难（Hofmann et al.，2013；Lonner et al.，2013；Lonner，2004）。首先，将假体的轮廓与股骨滑车表面的形状精确匹配就是一项挑战，如操作不当，会使假体与关节面不平。尤其在股骨滑车发育不良的情况下，会导致假体的错位。此外，一些嵌入的滑车假体有较大的曲率半径，而这就需要将假体放置在屈曲位上，以避免股骨髁间窝受到撞击。然而，由于假体呈屈曲位放置，假体前缘相对于股骨前皮质的位置有所抬高，当膝关节从伸直位开始屈曲时，可能会导致髌骨假体出现卡顿和半脱位的情况。嵌入式设计的另一个问题在于假体安装后会出现旋转不良的情况，这是由于假体向内旋转的倾向是由股骨滑车形态决定的。当出现旋转不良时，髌骨假体会偏向滑车的内侧，这相当于Q角增加（Lonner et al.，2013）。当股骨滑车发育不良时，滑车的倾斜度减小，也容易出现这样的问题，导致髌骨轨迹不佳和半脱位。再者，嵌入式设计的滑车假体通常宽度较窄，但是更深，滑车的限制性更大（Hofmann et al.，2013；Lonner et al.，2013）。这样的假体特点使得髌骨轨迹的误差或调节空间很小，容易导致髌股关节不稳定。最后，因为嵌入式设计的滑车假体尝试复制原有滑车表面，所以滑车假体前缘不会延伸至关节近端边缘。在高位髌骨的情况下，这一设计可能会导致膝关节在接近完全伸直时，滑车假体与髌骨假体的铆合关系出现问题。

因此，PFA术中正确放置嵌入式设计假体具有较高难度，且术后可能出现髌股卡顿和半脱位的问题。

■ **嵌上式设计假体**

嵌上式设计的股骨滑车假体更为宽大，基本上可替代整个滑车表面（图17.3），这样的设计特点使得髌骨假体在膝ROM内有更大的活动区域，而基本适用所有情况（Lonner，2018；Lonner et al.，2013）。在膝关节解剖结构异常的情况下，如股骨滑车发育不良，这种嵌上式设计假体就特别适用。

其次，大多数采用这种设计的假体都会有解剖曲率半径（Lonner et al.，2013；Lonner，2004）。这使得滑车假体的近端与股骨前侧皮质平齐，同时防止远端偏至髁间窝。再者，嵌上式设计的一个显著优点是假体的旋转不受膝关节解剖结构的影响（Lonner，2018）。适当将假体旋转是在术中由医师参考局部标志点（垂直于Whiteside线和平行于通髁线）来设定的。因此，医师可以通过嵌上式设计假体纠正轻中度的局部解剖变异，而并不需要进行额外的矫正手术，如胫骨结节前内移截骨术。最后，与嵌入式设计假体不同，嵌上式设计假体滑车假体向近端延伸，超过原有关节软骨，并与股骨前侧皮质平齐。

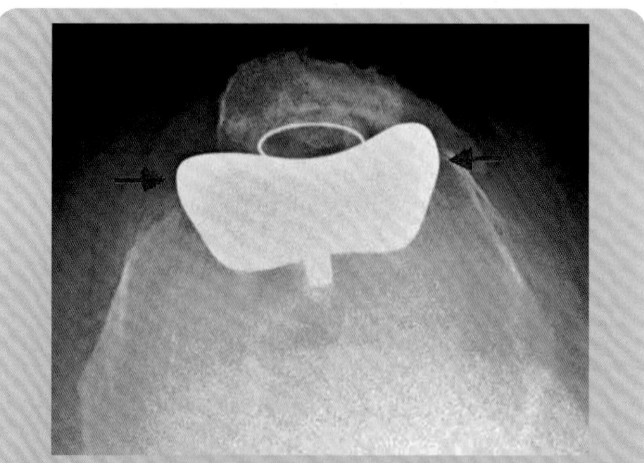

图17.3 髌骨轴位X线片显示嵌上式设计的滑车假体（施乐辉，英国，伦敦），注意该设计假体宽度（红箭头区域）和不受限制设计理念

这样可以确保在膝关节完全伸直时，髌骨假体仍在股骨滑车内，从而防止卡顿。

17.3.3 手术技术

术前，应与患者签署手术知情同意书。

应将术中所有可能出现的情况告知患者，因为在术中评估膝关节软骨退变情况后，可能会改变PFA的手术计划。因此，在术中仔细评估后，再决定是否行PFA或联合自体软骨移植治疗股骨髁的软骨病变。在保证延缓OA发展的前提下，应较为保守地采用TKA手术方式进行治疗，在术前相向患者明确告知并详细记录。

因术中有可能将手术方式更改为TKA，皮肤切口应适用于该手术，即采用正中切口或前内侧切口。然后按照医师最熟悉的TKA的标准方式切开关节囊（髌旁内侧入路）。在切开关节囊时，应特别注意保护正常的关节软骨、半月板、半月板间韧带和交叉韧带。在确保充分显露术区的前提下，尽可能减小对关节周围组织的损伤（Lonner，2003）。

尽管技术上的差异在一定程度上因手术器械和假体设计（嵌入式或嵌上式）而有所不同，但基本外科技术是相同的。

在手术开始前，应去除髁间窝周围的骨赘，以防止髌股假体撞击。然后确定假体旋转标志线的位置，为了确保髌骨轨迹良好，股骨滑车假体放置时应垂直于 Whiteside 线并平行于通髁线（图 17.4）（Lonner，2018）。这两条标志线可准确确定滑车假体的位置，但由于切口显露有限，经通髁线难以准确判断，因此 Whiteside 线是最常用的参考标记。

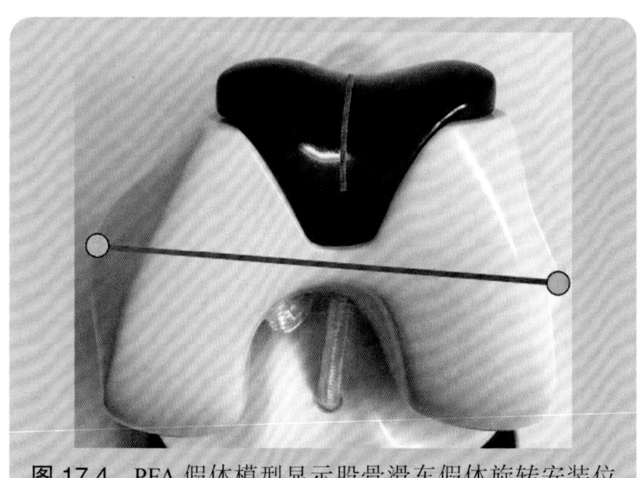

图 17.4　PFA 假体模型显示股骨滑车假体旋转安装位置垂直于 Whiteside 线（红线），平行于通髁线（蓝线）（Smith & Nephew，London，UK）

选择大小合适的滑车假体是至关重要的（Lonner，2004）。理想的假体型号是能最大限度地覆盖股骨髁前部，但又不会在内外侧悬出。此外，假体不能向远端延伸到髁间窝，也不能侵犯胫股关节或半月板，这一点非常重要。如果侵犯上述区域会导致撞击和疼痛。最后，滑车假体的位置应使其与周围股骨髁的关节软骨平齐或下陷 1 mm。

髌骨表面重建应遵循与 TKA 类似的手术技术（Roussot et al.，2018）。截骨的原则是，在安装髌骨假体后的髌骨厚度与原有厚度一致。与 TKA 类似，髌骨假体偏内侧放置可对髌骨轨迹进行优化。沿髌骨外侧边缘斜行切除多余的骨质，以防止滑车假体周围潜在疼痛（Valoroso et al.，2017）。

置入假体试膜后，需要仔细观察膝关节运动过程中的髌骨轨迹情况，以确保髌骨假体没有半脱位、倾斜和卡顿的情况，当发现有轻微半脱位或倾斜时，行髌骨外侧支持带松解即可改善上述情况（Lonner，2003）。如果发现髌骨轨迹不佳，应重新评估假体位置和旋转。再次强调术前评估的重要性，因为若术前 Q 角过大，术后会容易出现髌骨脱位。在这种情况下，建议在 PFA 前对胫骨结节前内移，或者行 TKA（Hofmann et al.，2013；Lonner et al.，2013）。

最终将合适的假体植入体内后，应将滑车假体周围多余的骨水泥去除。此外，应使用大量生理盐水冲洗，以防止因 PMMA 聚合过程中释放热量而对周围软骨造成热损伤。

17.3.4　临床疗效

最新研究显示，在中短期随访中，PFA 术后疗效良好。在 Odgaard 等最新的一项研究中，总共对 100 例 PFA 和 TKA 患者进行了随机对照研究，比较了术后早期的临床结果（Odgaard et al.，2018）。在术后的前 2 年里，接受 PFA 的患者功能评分和膝 ROM 动度都更高。同样，最近微创技术的进步和手术辅助机器人的出现，虽仍处于早期，但均有较好的前景（图 17.5）（Burger et al.，2020）。

此外，对于那些因单纯 PFOA 拟行 TKA 的年轻患者，行 PFA 是更为保守的治疗方式。Kamikovski 等最新的一项研究比较了 19 名年龄＜55 岁患者的术后各项临床评分，这些患者均因单纯 PFOA 而接受 PFA 或 TKA 治疗（Kamikovski et al.，2019）。在至少 2 年的随访中，WOMAC 评分、KOOS 评分、Tegner 和 UCLA 活动评分均无明显差异。此外，Chawla 等在年轻患者群体中，将 PFA 与 TKA 作为一种保留膝关节功能的手术对其成本效益进行了比较（Chawla et al.，2017）。然而，其他研究显示，虽然 PFA 术后患者功能评分有所改善，但患者的满意度较低。在 Kazarian 等的一项研究中，平均随访 4.9

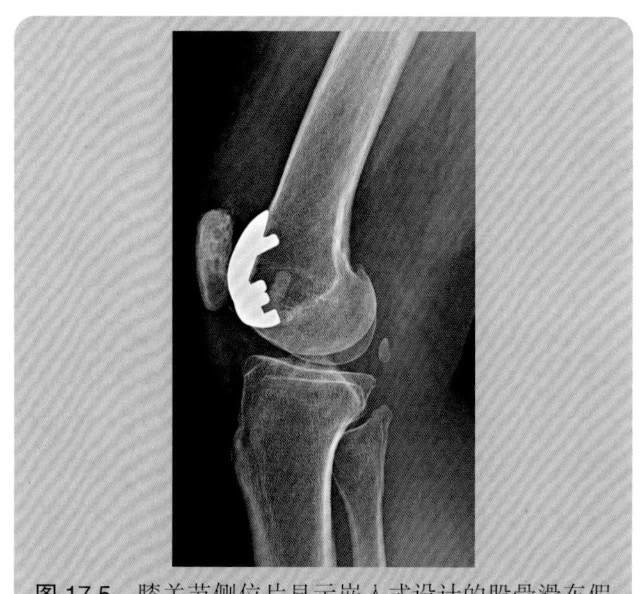

图 17.5　膝关节侧位片显示嵌入式设计的股骨滑车假体与股骨前侧皮质齐平

年（Kazarian et al.，2016），评估了使用嵌上式设计假体行 PFA 术后的临床效果，研究显示，尽管 KSS 评分显著升高，但只有不到三分之二的患者对术后疗效满意或认为达到了术前预期。此外，对那些不满意的患者使用 SF-36 量表进行评估，发现心理健康得分明显较低。

因此，术前充分了解患者的心理预期是至关重要的。

尽管相关研究显示术后疗效良好，但目前关节登记系统数据显示术后失败率较高。这些结果强调了严格掌握手术适应证、详细了解假体设计特点和精细的外科手术技术对提高术后疗效和降低术后翻修率的重要性。英格兰、威尔士、北爱尔兰和马恩岛 NJR 报告显示，5 年翻修率为 9.82%，10 年为 18.86%，15 年增加到 26.93%（National Joint Registry for England, 2019）。在澳大利亚关节登记系统（Australian Joint Registry，AJR），在相同时间点，OA 患者的翻修率更高，在 5 年和 16 年随访中，翻修率分别为 13.8% 和 46.1%（AOANJRR，2019）。然而，全面评估此类一般结果需要对可能影响术后结果的所有因素进行深入分析。

大量研究显示，PFA 术后翻修的主要原因是胫股关节 OA 持续进展（Dy et al.，2012；Dahm et al.，2014；Baker et al.，2012）。其次是机械性并发症（半脱位、脱位、卡顿等）（Dy et al.，2012；Lustig，2014；Oni et al.，2014）。Woon 等（2019）对 1738 例 PFA 进行了系统性回顾，平均随访 4.5 年，比较了因 OA 行初次 PFA 和 TKA 术后的翻修率。重要的是，研究仅纳入了使用现代嵌上式设计假体行 PFA 的患者，排除了使用嵌入式设计假体的病例。比较显示，与初次 TKA 相比，接受 PFA 的患者更有可能再次入院行 TKA 翻修和（或）行翻修手术治疗（6.34，95%*CI*：4.77 ~ 8.07 *vs*. 0.11，95%*CI*：0 ~ 1.38）。然而，值得注意的是，有相当一部分 PFA 患者因改行 TKA 而进行翻修（5.47，95%*CI*：3.94 ~ 7.19）。此外，与初次 TKA 术后的翻修率相比（0.11，95%*CI*：0 ~ 1.38），PFA 术后翻修的比例更低（0.05，95%*CI*：0 ~ 0.38）。然而，接受 PFA 和 TKA 的患者在基线特征上存在差异，这可能会影响研究结果。在这项研究中，研究者认为与行 TKA 的患者相比，PFA 的患者总体上更年轻（59.2 岁 *vs*. 67.3 岁，p=0.006）。这种年龄差异可能解释了由于胫股关节退行性改变而导致向 TKA 转化的概率增加的原因。事实上，AJR 的研究结果显示，65 岁以下接受 PFA 患者的翻修率增加，而男性患者的翻修率略高。这些翻修的风险因素似乎与 AJR 中观察到的 TKA 术后翻修风险因素相似。

在 Argenson 等的另一项研究中，对 66 例使用嵌上式设计的非骨水泥型假体行 PFA 的患者术后平均随访 16 年（Argenson et al.，2005），观察显示疼痛和功能明显改善，但仍有较高的失败率；在 PFA 术后平均 7.3 年，25% 的患者因胫股关节关节炎进展行 TKA；术后平均 4.5 年，14% 的患者因无菌性松动而进行翻修。研究者强调了严格遵循 PFA 手术适应证的重要性，对于因创伤后 PFOA 或髌骨半脱位行 PFA 的患者，可能有更好的结果。对于原发性 PFOA 的患者，仔细评估胫股关节是否有 OA 至关重要，如果无法明确诊断，可以通过行 MRI 检查明确诊断（Lonner，2018）。此外，由于存在无菌性松动的风险，可能需要谨慎使用非骨水泥型假体。

假体的设计特点，特别是嵌入式与嵌上式设计的假体，是评估目前有关 PFA 术后结果的相关文献时需要考虑的重要因素。

如前所述，应考虑假体的曲率半径、宽度、厚度和限制程度。在 Blazina 等的研究中，对 55 例行 PFA 的患者进行随访，平均随访时间不到 2 年，其使用的是早期的嵌入式假体，其特点是滑车假体狭窄、限制性设计（Blazina et al.，2005）。虽然短期随访结果良好，但由于髌骨轨迹不佳，之后进行了 30 例翻修手术。相反，Lonner 等比较了连续使用同一系列第一代嵌入式假体和 25 例第二代嵌上式假体的患者，发现前者的术后效果较差。事实上，使用嵌入式假体的患者中有 17% 出现了功能障碍、半脱位、卡顿和（或）疼痛，而使用适应性更强的嵌上式假体患者只有 4% 出现了上述情况。许多嵌入式假体设计所固有的限制性和膝关节固有的内旋机制都是需要考虑的重要因素，应尽可能避免（Ackroyd et al.，2007）。为了确保良好的髌骨轨迹，使股骨滑车假体充分外旋是有必要的（Cho et al.，2016）。

PFA 术后翻修已有较好的临床效果（图 17.6）。Parratte 等（2015）随访了 21 例 PFA 术后进行 TKA

翻修的患者，至少随访 5 年。研究显示，在手术特点和临床效果方面，行 TKA 翻修与初次 TKA 相当。此外，尽管与初次 TKA 相比，围手术期并发症更多，但大多数患者可以使用初次标准假体进行翻修治疗。然而，Lewis 等（2019）的另一项研究预测了风险。研究评估了 17 年内 482 例 PFA 术后行 TKA 手术进行翻修的病例。研究显示，与初次 TKA 患者行翻修手术的风险相比，TKA 翻修的患者再次行翻修手术的比率增加 [HR 为 2.39（1.77 ～ 3.24）；$P < 0.001$]。因此，在拟行 PFA 手术患者的术前谈话中，应着重强调进行翻修手术的可能风险。

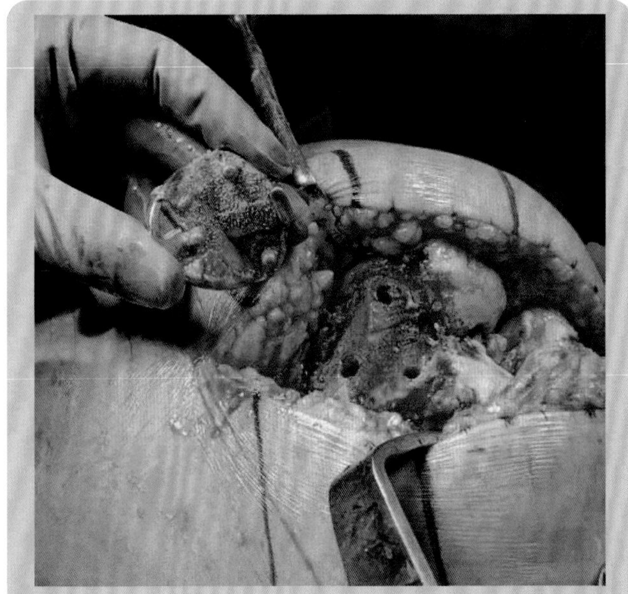

图 17.6　PFA 术后，胫股关节 OA 进一步发展，需行 TKA 翻修的术中情况，注意保护原有骨量和周围韧带结构的完整

17.4　并发症

PFA 手术的并发症大致可分为早期并发症和晚期并发症。大多数早期并发症与髌骨轨迹不佳和髌骨卡顿有关。Rezzadeh 等（2019）最近的一项研究评估了美国外科医师学会国家外科质量改进计划（American College of Surgeons National Surgical Quality Improvement Program，ACS-NSQIP）数据库中 1069 名患者的早期并发症（< 30 天），研究显示 PFA 术后的再入院和再手术率< 5%，高龄和 BMI 较高都被认为是围手术期不良事件的风险因素，如手术时间长、住院时间长和输血需求。然而，应该注意的是，总的来说，这种不良事件并不常见，大多数患者都能提前出院，很少有因术后贫血而需要输血的情况。相反，翻修手术的晚期并发症发生在初次术后功能良好的患者中，并且在肥胖患者中较为多见（van Wagenberg et al.，2009）。目前为止，晚期翻修手术最常见的原因是胫股骨关节发生退行性改变。Kooijman 等（2003）指出，25% 的患者在术后 15 年时因膝关节其他间室出现 OA 而需要进行翻修手术。同样，Nicol 等（2006）指出，在术后平均 55 个月时，因胫股关节 OA 的发展，有 12% 的患者需要进行翻修手术治疗。此外，值得注意的是，在后一项研究中，所有因其他间室出现 OA 而进行翻修的患者都是因 PFOA 行 PFA 治疗，所有行翻修手术治疗的患者其股骨滑车均发育良好。因此，这项研究及其他研究表明，与因原发性 OA 而接受 PFA 手术治疗的患者相比，因滑车发育不良而接受 PFA 手术治疗患者的假体长期生存率更高（可能是由于疾病向其他部位发展的减少）。虽然随访部门部分患者有无菌性松动发生，但相对来说并不常见（Konan et al.，2016；Clement et al.，2019）。在 Argenson 等（2005）的一个系列研究中，14% 接受髌股关节置换的患者平均在术后 16 年时因无菌性松动而接受翻修手术治疗。然而，在这个系列研究中，发生松动的患者大多数使用非骨水泥型假体。

因此，为了避免更高的无菌性松动率，更倾向于使用骨水泥型假体。

要点

- 为保证最佳手术效果，PFA 应仅限于单纯 PFOA、PTA、严重关节软骨疾病和继发于滑车发育不良或髌骨轨迹不佳的髌股关节退行性病变的患者。
- 对于同时存在髌骨轨迹不佳和 Q 角过大的患者，在行 PFA 前应考虑采用胫骨结节前内移的方法纠正 Q 角。
- 现代髌股关节假体设计可分为 2 种类型：嵌入式和嵌上式。2 种设计类型假体之间的差异主要在定位、旋转、宽度和滑车近端延伸这几个方面。
- PFA 的关键技术包括确保滑车假体的适当旋转（垂直于 Whiteside 线）、定位（与股骨髁周围关节软骨齐平，或下陷 1 mm），以及假尺寸的选择。

- PFA 术后翻修手术最常见的原因是膝关节其他间室 OA 进展。
- 由于非骨水泥髌股关节假体设计存在无菌性松动的风险，更倾向于使用骨水泥型假体。

参考文献

（遵从原版图书著录格式）

(AOANJRR) AOANJRR (2019) Hip, knee & shoulder arthroplasty: 2019 annual report. AOA, Adelaide

Ackroyd CE, Newman JH, Evans R, Eldridge JD, Joslin CC (2007) The Avon patellofemoral arthroplasty: five-year survivorship and functional results. J Bone Joint Surg Br 89(3):310–315. https://doi.org/10.1302/0301-620X.89B3.18062

Argenson JN, Flecher X, Parratte S, Aubaniac JM (2005) Patellofemoral arthroplasty: an update. Clin Orthop Relat Res 440:50–53. https://doi.org/10.1097/01.blo.0000187061.27573.70

Baker PN, Refaie R, Gregg P, Deehan D (2012) Revision following patello-femoral arthoplasty. Knee Surg Sports Traumatol Arthrosc 20(10):2047–2053. https://doi.org/10.1007/s00167-011-1842-0

Blazina ME, Fox JM, Del Pizzo W, Broukhim B, Ivey FM (2005) Patellofemoral replacement. 1979. Clin Orthop Relat Res 436:3–6

Bohu Y, Klouche S, Sezer HB, Gerometta A, Lefevre N, Herman S (2019) Hermes patellofemoral arthroplasty: annual revision rate and clinical results after two to 20 years of follow-up. Knee 26(2):484–491. https://doi.org/10.1016/j.knee.2019.01.014

Bunyoz KI, Lustig S, Troelsen A (2019) Similar postoperative patient-reported outcome in both second generation patellofemoral arthroplasty and total knee arthroplasty for treatment of isolated patellofemoral osteoarthritis: a systematic review. Knee Surg Sports Traumatol Arthrosc 27(7):2226–2237. https://doi.org/10.1007/s00167-018-5151-8

Burger JA, Kleeblad LJ, Laas N, Pearle AD (2020) Mid-term survivorship and patient-reported outcomes of robotic-arm assisted partial knee arthroplasty. Bone Joint J 102-B(1):108–116. https://doi.org/10.1302/0301-620X.102B1.BJJ-2019-0510.R1

Chawla H, Nwachukwu BU, van der List JP, Eggman AA, Pearle AD, Ghomrawi HM (2017) Cost effectiveness of patellofemoral. Bone Joint J 99-B(8):1028–1036. https://doi.org/10.1302/0301-620X.99B8.BJJ-2016-1032.R1

Cho KJ, Erasmus PJ, Müller JH (2016) The effect of axial rotation of the anterior resection plane in patellofemoral arthroplasty. Knee 23(5):895–899. https://doi.org/10.1016/j.knee.2016.04.006

Clement ND, Howard TA, Immelman RJ, MacDonald D, Patton JT, Lawson GM, Burnett R (2019) Patellofemoral arthroplasty versus total knee arthroplasty for patients with patellofemoral osteoarthritis: equal function and satisfaction but higher revision rate for partial arthroplasty at a minimum eight years' follow-up. Bone Joint J 101-B(1):41–46. https://doi.org/10.1302/0301-620X.101B1.BJJ-2018-0654.R2

Dahm DL, Kalisvaart MM, Stuart MJ, Slettedahl SW (2014) Patellofemoral arthroplasty: outcomes and factors associated with early progression of tibiofemoral arthritis. Knee Surg Sports Traumatol Arthrosc 22(10):2554–2559. https://doi.org/10.1007/s00167-014-3202-3

Davies AP, Vince AS, Shepstone L, Donell ST, Glasgow MM (2002) The radiologic prevalence of patellofemoral osteoarthritis. Clin Orthop Relat Res 402:206–212. https://doi.org/10.1097/00003086-200,209,000-00020

Dy CJ, Franco N, Ma Y, Mazumdar M, McCarthy MM, Gonzalez Della Valle A (2012) Complications after patello-femoral versus total knee replacement in the treatment of isolated patellofemoral osteoarthritis. A meta-analysis. Knee Surg Sports Traumatol Arthrosc 20(11):2174–2190. https://doi.org/10.1007/s00167-011-1677-8

Federico DJ, Reider B (1997) Results of isolated patellar debridement for patellofemoral pain in patients with normal patellar alignment. Am J Sports Med 25(5):663–669. https://doi.org/10.1177/036354659702500513

Hangody L, Füles P (2003) Autologous osteochondral mosaicplasty for the treatment of full-thickness defects of weight-bearing joints: ten years of experimental and clinical experience. J Bone Joint Surg Am 85-A(Suppl 2):25–32. https://doi.org/10.2106/00004623-200,300,002-00004

Harrington KD (1992) Long-term results for the McKeever patellar resurfacing prosthesis used as a salvage procedure for severe chondromalacia patellae. Clin Orthop Relat Res 279:201–213

Heatley FW, Allen PR, Patrick JH (1986) Tibial tubercle advancement for anterior knee pain. A temporary or permanent solution. Clin Orthop Relat Res 208:215–224

Hofmann AA, McCandless JB, Shaeffer JF, Magee TH (2013) Patellofemoral replacement: the third compartment. Bone Joint J 95-B(11 Suppl A):124–128. https://doi.org/10.1302/0301-620X.95B11.32985

Kamikovski I, Dobransky J, Dervin GF (2019) The clinical outcome of patellofemoral arthroplasty vs total knee arthroplasty in patients younger than 55 years. J Arthroplasty 34(12):2914–2917. https://doi.org/10.1016/j.arth.2019.07.016

Kazarian GS, Tarity TD, Hansen EN, Cai J, Lonner JH (2016) Significant functional improvement at 2 years after isolated patellofemoral arthroplasty with an Onlay Trochlear implant, but low mental health scores predispose to dissatisfaction. J Arthroplasty 31(2):389–394. https://doi.org/10.1016/j.arth.2015.08.033

Konan S, Haddad FS (2016) Midterm outcome of Avon patellofemoral arthroplasty for posttraumatic unicompartmental osteoarthritis. J Arthroplasty 31(12):2657–2659. https://doi.org/10.1016/j.arth.2016.06.005

Kooijman HJ, Driessen AP, van Horn JR (2003) Long-term results of patellofemoral arthroplasty. A report of 56 arthroplasties with 17 years of follow-up. J Bone Joint Surg Br 85(6):836–840

Leadbetter WB, Ragland PS, Mont MA (2005) The appropriate use of patellofemoral arthroplasty: an analysis of reported indications, contraindications, and failures. Clin Orthop Relat Res 436:91–99

Leadbetter WB, Seyler TM, Ragland PS, Mont MA (2006) Indications, contraindications, and pitfalls of patellofemoral arthroplasty. J Bone Joint Surg Am 88(Suppl 4):122–137. https://doi.org/10.2106/JBJS.F.00856

Lewis PL, Graves SE, Cuthbert A, Parker D, Myers P (2019) What is the risk of repeat revision when patellofemoral replacement is revised to TKA? An analysis of 482 cases from a large national arthroplasty registry. Clin Orthop Relat Res 477(6):1402–1410. https://doi.org/10.1097/CORR.0000000000000541

Lonner JH. Patellofemoral arthroplasty. Techniques in Knee Surgery. Lippincott, Williams & Wilkins. 2003;2:144–152.

Lonner JH (2004) Patellofemoral arthroplasty: pros, cons, and design considerations. Clin Orthop Relat Res 428:158–165

Lonner JH (2007) Patellofemoral arthroplasty. J Am Acad Orthop Surg 15(8):495–506. https://doi.org/10.5435/00124635-200,708,000-00006

Lonner JH (2018) Patellofemoral Arthroplasty. Insall & Scott Surgery of the Knee, vol vol 2, 6th edn. Elsevier, Philadelphia

Lonner JH, Bloomfield MR (2013) The clinical outcome of patellofemoral arthroplasty. Orthop Clin North Am 44(3):271–280., vii. https://doi.org/10.1016/j.ocl.2013.03.002

Lonner JH, Mehta S, Booth RE (2007) Ipsilateral patellofemoral arthroplasty and autogenous osteochondral femoral condylar transplantation. J Arthroplasty 22(8):1130–1136. https://doi.org/10.1016/j.arth.2005.08.012

Lustig S (2014) Patellofemoral arthroplasty. Orthop Traumatol Surg Res 100(1 Suppl):S35–S43. https://doi.org/10.1016/j.otsr.2013.06.013

McAlindon TE, Snow S, Cooper C, Dieppe PA (1992) Radiographic patterns of osteoarthritis of the knee joint in the community: the importance of the patellofemoral joint. Ann Rheum Dis 51(7):844–849. https://doi.org/10.1136/ard.51.7.844

McKeever DC (1955) Patellar prosthesis. J Bone Joint Surg Am 37-A(5):1074–1084

Minas T, Bryant T (2005) The role of autologous chondrocyte implantation in the patellofemoral joint. Clin Orthop Relat Res 436:30–39. https://doi.org/10.1097/01.blo.0000171916.40245.5d

Mont MA, Haas S, Mullick T, Hungerford DS (2002) Total knee arthroplasty for patellofemoral arthritis. J Bone Joint Surg Am 84(11):1977–1981. https://doi.org/10.2106/00004623-200,211,000-00011

National Joint Registry for England, Wales, Northern Ireland and the Isle of Man: 16th Annual Report (2019). https://reports.njrcentre.org.uk/Portals/0/PDFdownloads/NJR%2016th%20Annual%20Report%202019.pdf. Accessed January 19, 2019

Nicol SG, Loveridge JM, Weale AE, Ackroyd CE, Newman JH (2006) Arthritis progression after patellofemoral joint replacement. Knee 13(4):290–295. https://doi.org/10.1016/j.knee.2006.04.005

Novakofski KD, Pownder SL, Koff MF, Williams RM, Potter HG, Fortier LA (2016) High-resolution methods for diagnosing cartilage damage in vivo. Cartilage 7(1):39–51. https://doi.org/10.1177/1947603515602307

Odgaard A, Madsen F, Kristensen PW, Kappel A, Fabrin J (2018) The Mark Coventry award: patellofemoral arthroplasty results in better range of movement and early patient-reported outcomes than TKA. Clin Orthop Relat Res 476(1):87–100. https://doi.org/10.1007/s11999.0000000000000017

Oni JK, Hochfelder J, Dayan A (2014) Isolated patellofemoral arthroplasty. Bull Hosp Jt Dis 72(1):97–103

Paletta GA, Laskin RS (1995) Total knee arthroplasty after a previous patellectomy. J Bone Joint Surg Am 77(11):1708–1712. https://doi.org/10.2106/00004623-199,511,000-00010

Parratte S, Lunebourg A, Ollivier M, Abdel MP, Argenson JN (2015) Are revisions of patellofemoral arthroplasties more like primary or revision TKAs. Clin Orthop Relat Res 473(1):213–219. https://doi.org/10.1007/s11999-014-3756-x

Parvizi J, Stuart MJ, Pagnano MW, Hanssen AD (2001) Total knee arthroplasty in patients with isolated patellofemoral arthritis. Clin Orthop Relat Res 392:147–152. https://doi.org/10.1097/00003086-200,111,000-00018

Pidoriano AJ, Weinstein RN, Buuck DA, Fulkerson JP (1997) Correlation of patellar articular lesions with results from anteromedial tibial tubercle transfer. Am J Sports Med 25(4):533–537. https://doi.org/10.1177/036354659702500417

Rezzadeh K, Behery OA, Kester BS, Dogra T, Vigdorchik J, Schwarzkopf R (2019) Patellofemoral arthroplasty: short-term complications and risk factors. J Knee Surg. https://doi.org/10.1055/s-0039-1,688,960

Roussot MA, Haddad FS (2018) The evolution and role of patellofemoral joint arthroplasty: the road less travelled, but not forgotten. Bone Joint Res 7(12):636–638. https://doi.org/10.1302/2046-3758.712.BJR-2018-0303

Valoroso M, Saffarini M, La Barbera G, Toanen C, Hannink G, Nover L, Dejour DH (2017) Correction of patellofemoral malalignment with patellofemoral arthroplasty. J Arthroplasty 32(12):3598–3602. https://doi.org/10.1016/j.arth.2017.06.048

van Jonbergen HP, Werkman DM, Barnaart LF, van Kampen A (2010) Long-term outcomes of patellofemoral arthroplasty. J Arthroplasty 25(7):1066–1071. https://doi.org/10.1016/j.arth.2009.08.023

van Wagenberg JM, Speigner B, Gosens T, de Waal MJ (2009) Midterm clinical results of the Autocentric II patellofemoral prosthesis. Int Orthop 33(6):1603–1608. https://doi.org/10.1007/s00264-009-0719-z

Witvrouw E, Cambier D, Danneels L, Bellemans J, Werner S, Almqvist F, Verdonk R (2003) The effect of exercise regimens on reflex response time of the vasti muscles in patients with anterior knee pain: a prospective randomized intervention study. Scand J Med Sci Sports 13(4):251–258. https://doi.org/10.1034/j.1600-0838.2003.00311.x

Woon CYL, Christ AB, Goto R, Shanaghan K, Shubin Stein BE, Gonzalez Della Valle A (2019) Return to the operating room after patellofemoral arthroplasty versus total knee arthroplasty for isolated patellofemoral arthritis-a systematic review. Int Orthop 43(7):1611–1620. https://doi.org/10.1007/s00264-018-04280-z

（冯　磊　许　珂　许　鹏）

第 18 章

双间室膝关节置换术

Michael D. Ries

18.1 引言

双间室膝关节置换术（bicompartmental knee arthroplasty，BKA）或选择性髌股和内 / 外侧胫股关节置换是 TKA 的另一种选择，用于治疗涉及单一胫股关节和髌股关节的 OA。与 TKA 相比，BKA 保留了 ACL，并具有更好的膝关节功能和运动学。然而，BKA 早期失败的原因有很多，包括未置换侧胫股间室关节炎的进展、髌骨轨迹问题、机械松动和不明原因的疼痛。而且 BKA 的假体生存率不如 TKA。

18.2 典型病例

患者女性，61 岁，既往成功地接受了右膝关节内侧 UKA，现在出现左膝关节内侧和前侧疼痛，疼痛影响了其日常活动。之前曾接受过左膝关节 ACL 重建术。左膝关节体格检查提示内侧关节线上方有压痛，髌骨受压时有疼痛。膝关节前抽屉试验和内翻应力稳定。X 线片显示整体下肢力线良好，内侧间室关节间隙狭窄（图 18.1b，图 18.1c）。髌骨轴位也显示了关节炎的改变（18.1a）。推荐 TKA，因为关节炎累及包括内侧和髌股间室，且患者之前有 ACL 重建。然而，患者基于右膝内侧 UKA 和保留右膝 ACL 的良好关节体验，要求进行部分膝关节置换术。

选择使用一种整体铸造的股骨假体（Duece，Smith and Nephew，Memphis，TN）（图 18.2）进行了内侧 BKA。术后 2 年随访双膝关节的活动度为 0° ~ 135°，患者无膝关节疼痛，恢复了所有正常活动。其认为双膝关节的临床结果是相同的。

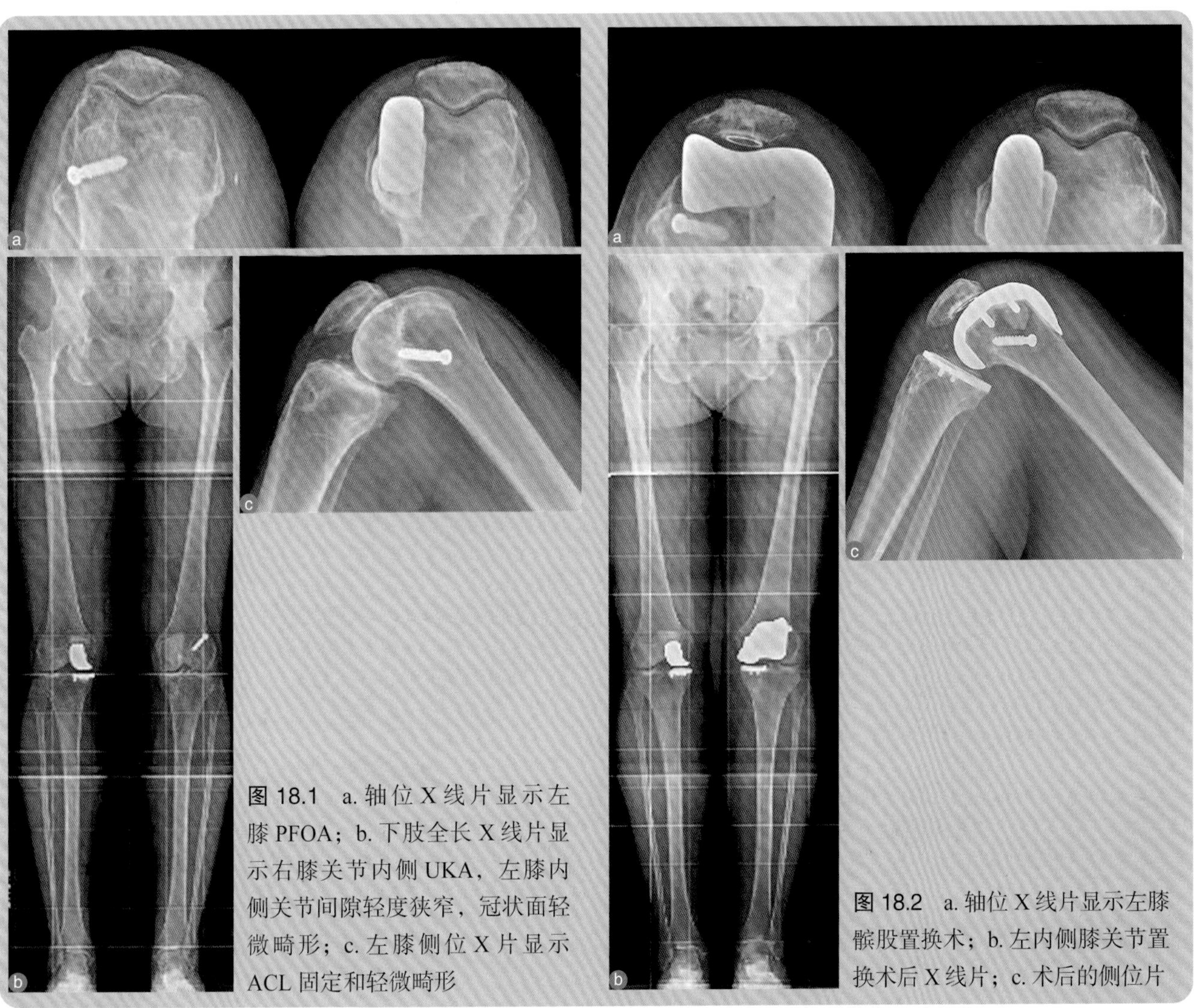

图 18.1　a. 轴位 X 线片显示左膝 PFOA；b. 下肢全长 X 线片显示右膝关节内侧 UKA，左膝内侧关节间隙轻度狭窄，冠状面轻微畸形；c. 左膝侧位 X 片显示 ACL 固定和轻微畸形

图 18.2　a. 轴位 X 线片显示左膝髌股置换术；b. 左内侧膝关节置换术后 X 线片；c. 术后的侧位片

18.3 分类

BKA 是一个术语，用来描述内侧胫股间室和髌股间室联合关节置换术（内侧双间室关节置换术）或外侧胫股间室和髌股间室联合关节置换术（外侧双间室关节成形术）（Garner et al.，2019）。

用两个独立的胫股 UKA 替代内侧和外侧胫股间室也可以被认为是“双间室关节置换术”，但现在已被称为双单髁关节置换术（Bi-UKA）（Garner et al.，2019）。

由于内侧和髌股联合 OA 比外侧和髌股联合 OA 更常见，大多数 BKA 置换内侧胫股和髌股间室，同时保留胫股外侧间室和 ACL。

18.4 适应证

BKA 是 TKA 的一种替代方案。对于内侧或外侧间室 OA 合并髌股关节炎，当髌股关节炎严重到无法采用内侧或外侧 UKA 的情况下，可以采用该方法进行治疗。

ACL 应保持完整，膝关节在屈曲、挛缩和冠状面对线方面不能有太大的变形。

未置换的胫股间室应完好，无关节炎改变。

18.5 假体的选择和手术技术

BKA 的股骨假体选择包括一体式通用股骨假体、一体式定制股骨假体和分体式股骨（独立的股骨单髁假体和髌股假体）（Rolston et al.，2007；Rolston，2009；Palumbo et al.，2011；Tria Jr.，2013；Arnholdt et al.，2018；Steinert et al.，2017；Tamam et al.，2015；Biazzo et al.，2019；Yeo et al.，2015；Kanna，2017；Kamath et al.，2014）。

胫骨假体由传统的单髁假体组成，髌骨或者不置换，或者用传统的 TKA 髌骨假体置换。

BKA 的手术技术取决于所使用的股骨假体的类型。

对于一体式通用性股骨假体，该技术首先是基于胫骨截骨，在进行股骨截骨前评估屈伸间隙（图 18.3）。股骨前后位置基于前参考技术（图 18.4）。股骨内侧远端髁截骨基于实际的测量截骨技术（图 18.5）。股骨截骨导板的前后位置决定后内侧髁截骨量（图 18.6）。

如果屈伸间隙不对称，则通过增大或缩小股骨假体来使间隙重新平衡。在完整的外侧软骨表面与股骨

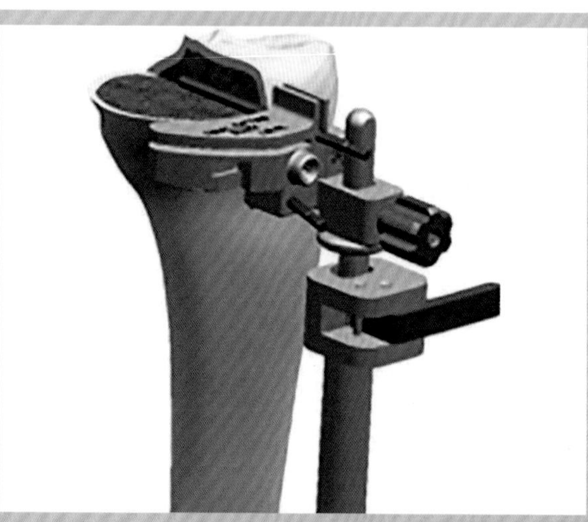

图 18.3 进行胫骨平台内侧切除术，在 UKA 中采用髓外定位，在屈曲 0° 和 90° 时使用间隙块检查屈伸间隙 (Reproduced with permission from Smith and Nephew, Memphis, TN)

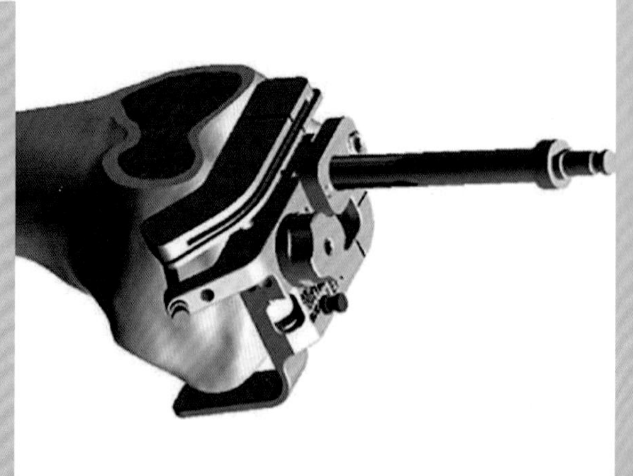

图 18.4 以滑车槽的前后轴为基础，利用髓内定位杆和旋转位置进行股骨前方截骨 (Reproduced with permission from Smith and Nephew, Memphis, TN)

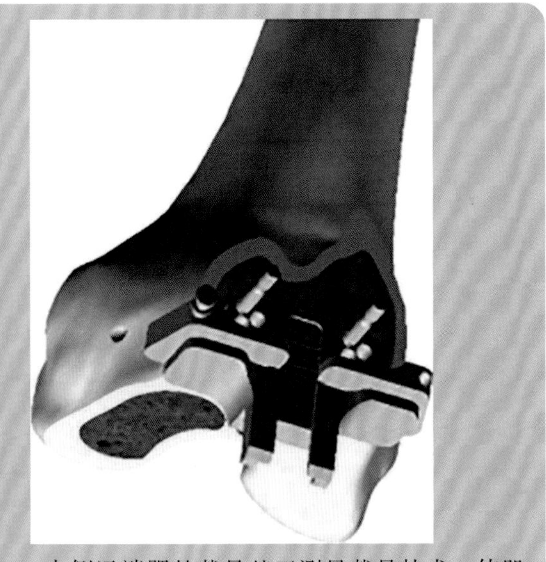

图 18.5　内侧远端髁的截骨基于测量截骨技术，使股骨假体的厚度与截除的股骨远端髁的厚度相匹配
(Reproduced with permission from Smith and Nephew, Memphis, TN)

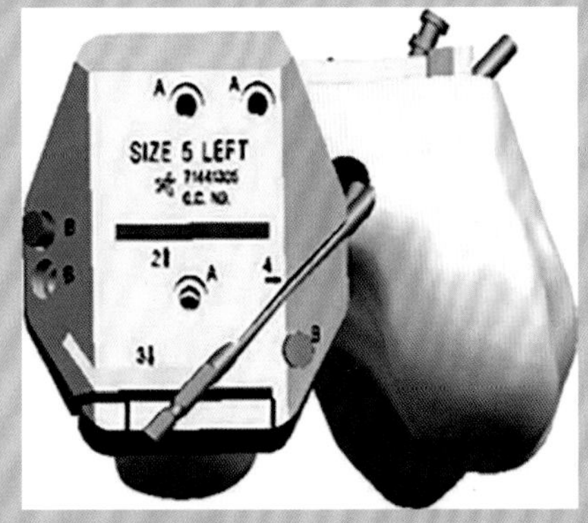

图 18.6　后内侧髁截骨由前后截骨块的型号决定
(Reproduced with permission from Smith and Nephew, Memphis, TN)

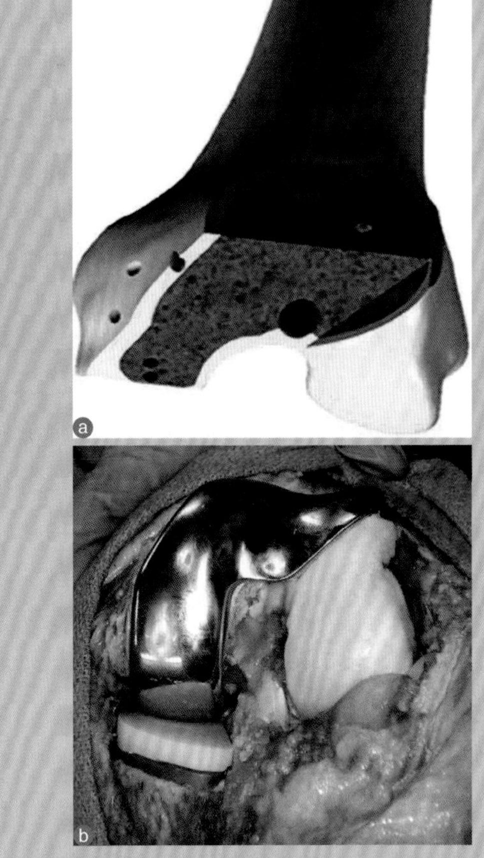

图 18.7　a. 在完整的外侧软骨交界处的斜面截骨和过渡截骨是通过前后导向器来完成的；b. 股骨远端的测量截骨技术旨在对股骨假体关节面和完整的外侧软骨之间进行平滑过渡
(Reproduced with permission from Smith and Nephew, Memphis, TN)

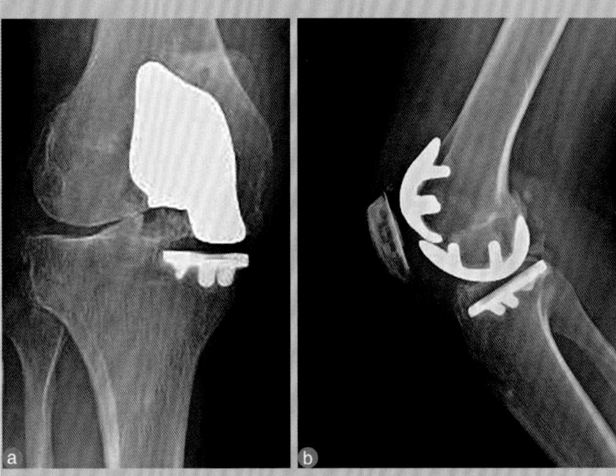

图 18.8　a. 患者男性，61 岁，在组合式 BKA 后 4 年出现疼痛并活动受限，前后位 X 线片显示关节炎进展到外侧胫股间室；b. 侧位 X 线片显示，两部分组合式假体有 4 个独立的骨水泥型假体（滑车式股骨假体、股骨内侧假体、胫骨内侧假体和髌骨假体）

假体交界处的倒角截骨和过渡截骨通过股骨前后阻断器进行，以完成股骨假体床的准备工作（图 18.7）。股骨滑车沟的位置取决于股骨假体的内外侧位置。对于一体式定制假体，基于术前 CT 扫描和测量截骨技术，使用针对患者的特定器械（Arnholdt et al.，2018；Steinert et al.，2017）。对于两件式非连接股骨单间室和髌股假体，每个间室都使用特定的胫股单间室和髌股假体的技术独立置换。这些包括 BG 技术、测量截骨技术、个性化器械、导航和机器人技术（Tamam et al.，2015；Biazzo et al.，2019；Yeo et al.，2015；Kanna，2017；Kamath et al.，2014）。

模块化 BKA 的两个独立股骨假体可以在侧位片上识别（图 18.8）。而翻修可能需要用到延长杆和垫块（图 18.9）。

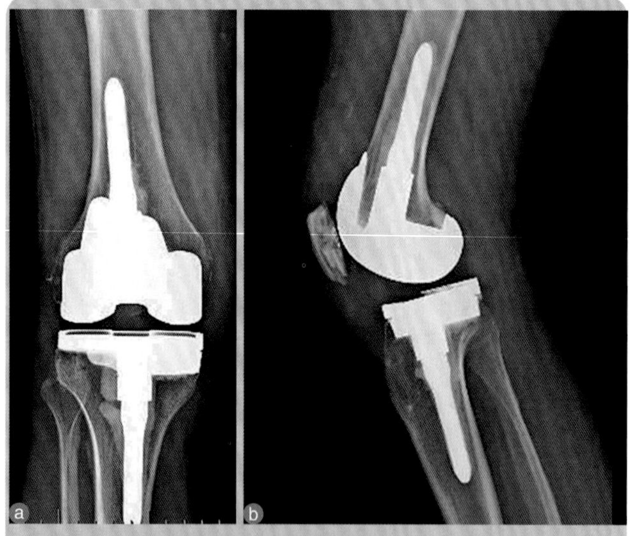

图 18.9 a. 患者接受 TKA 翻修治疗，正位 X 线片显示股骨和胫骨假体采用内侧金属垫块及髓内延长杆来应对骨缺损；b. 侧位 X 线片显示 BKA 翻修，保留原髌骨假体

18.6 结果

部分膝关节置换术和 TKA 的临床结果可以根据功能结果和长期效果进行评估。功能结果通常使用膝关节评分系统（例如 KSS 评分，KOOS Jr），而长期效果则用假体的生存率来评价。UKA 和 TKA 的比较表明，UKA 术后的功能相当或更好，但 TKA 后的长期效果更好（Wilson et al.，2019）。由于保留了 ACL，与 TKA 相比，部分膝关节置换术后有更好的功能。

对之前比较双间室和 TKA 的研究荟萃分析发现，与 TKA 相比，BKA 术后的膝关节功能评分和 ROM 更佳，但并发症更多，生存率更低（Amit et al.，2020；Ma et al.，2017）（表 18.1）。

与 TKA 相比，由于保留了 ACL，部分膝关节置换术后具有更好的膝关节功能。而在日常活动中，BKA 也比 TKA 有更好的舒适度（Parratte et al.，2015a）。

BKA 术后运动学比 TKA 更正常，这与完整 ACL 提供的本体感觉和稳定性相一致（Park et al.，2015；Leffler et al.，2012）。

表 18.1 已发表的双间室膝关节置换术的结果

发表	方法	患者数量	结果
Amit 等（2020）	系统综述	9 项研究，331 例患者（341 例膝关节）	BKA 的功能与 TKA 相当，但长期生存率较差
Ma 等（2017）	荟萃分析	5 项研究，261 例患者	BKA 具有较好的膝关节功能和生活质量，但并发症发生率高于 TKA
Parratte 等（2015a）	配对队列研究	34 例 BKA，34 例 TKA	BKA 比 TKA 有更高的遗忘膝关节评分和功能预后
Park 等（2015）	运动学荧光检查	10 例 BKA	BKA 的运动模式与保留的 ACL 功能相一致
Leffler 等（2012）	运动步态分析	10 例 BKA	BKA 运动学类似于对侧正常膝关节
Kooner 等（2017）	系统综述	6 项研究，274 例患者（277 例膝关节）	BKA 和 TKA 在膝关节功能、住院时间、并发症发生率和翻修率方面无显著差异
Dudhniwala 等（2016）	回顾性研究	15 例 BKA	随访 54 个月 BKA 的翻修率为 60%
Morrison 等（2011）	比较队列	21 例 BKA，33 例 TKA	BKA 的并发症发生率高于 TKA
Parratte 等（2010）	回顾性研究	71 例患者（77 例内侧 UKA/PFJ 膝）	BKA 的生存率在 17 年时为 54%
Parratte 等（2015b）	评论文章	5325 例内侧 UKA，408 例外侧 UKA，107 例 BKA	BKA 比 UKA 生存率低

TKA：全膝关节置换术；BKA：双间室膝关节置换术；UKA：单髁膝关节置换术；PFJ：髌股关节。

然而，采用一体式股骨设计的双间室膝关节置换术的翻修率高得令人难以接受（Kooner et al.，2017；Dudhniwala et al.，2016；Morrison et al.，2011）。

一体式设计失败的原因尚不清楚，但可能与植入假体的股骨髁部和滑车部分之间的联系有关，这限制了胫股和髌股假体的独立位置和尺寸大小。而组合式

BKA 需要植入 4 种独立的假体（股骨内侧或外侧、股骨滑车、髌骨和胫骨假体），每个假体都有可能导致机械性的失败。长期研究表明采用组合式两件式设计假体的生存率也低于 TKA（Parratte et al.，2010，2015b）。

模块化 BKA 术后相对较高的失败率和并发症发生率与手术技术的难度、器械的使用和各种假体的设计因素相关（Parratte et al.，2010）。

使用更先进的技术，如机器人技术、导航技术和定制假体，可以降低机械失败的风险。

结论

由于保留了 ACL 和非关节炎的胫股关节腔，BKA 可能比 TKA 能提供更好的膝关节功能。然而与 TKA 相比，BKA 的长期效果和机械失效的风险较高，这可能比不过膝关节 TKA 带来的更好的潜在好处。

要点

- 当关节炎仅限于内侧或外侧胫股间室和髌股关节时，BKA 是 TKA 的一种备选方案。
- BKA 保留了 ACL，因此 BKA 后的运动学和膝关节功能优于 TKA。
- 在中期随访中，BKA 的失败率很高。
- 一体式（整体铸造）双间室股骨与组合式（两部分）滑车和股骨髁组件设计相比具有更高的失败率。
- 与 TKA 相比，BKA 的长期效果有限，这可能无法抵消保留 ACL 和膝关节功能优于 TKA 的潜在好处。

参考文献

（遵从原版图书著录格式）

Amit P, Singh N, Soni A, Bowman NK, Maden M (2020) Systematic review of modular bicompartmental knee arthroplasty for Medio-patellofemoral osteoarthritis. J Arthroplast 35:893–899

Arnholdt J, Kamawal Y, Holzapfel BM, Ripp A, Rudert M, Steinert AF (2018) Evaluation of implant fit and frontal plane alignment after bi-compartmental knee arthroplasty using patient-specific instruments and implants. Arch Med Sci 14:1424–1431

Biazzo A, Silvestrini F, Manzotti A, Confalonieri N (2019) Bicompartmental (uni plus patellofemoral) versus total knee arthroplasty: a match-paired study. Musculoskelet Surg 103:63–68

Dudhniwala AG, Rath NK, Joshy S, Forster MC, White SP (2016) Early failure with the Journey-Deuce bicompartmental knee arthroplasty. Eur J Orthop Surg Traumatol 26:517–521

Garner A, van Arkel RJ, Cobb J (2019) Classification of combined partial knee arthroplasty. Bone Joint J 101-B:922–928

Kamath AF, Levack A, John T, Thomas BS, Lonner JH (2014) Minimum two-year outcomes of modular bicompartmental knee arthroplasty. J Arthroplast 29:75–79

Kanna R (2017) Modular bicompartmental knee arthroplasty: indications, technique, prosthetic design, and results. Acta Orthop Belg 83:124–131

Kooner S, Johal H, Clark M (2017) Bicompartmental knee arthroplasty vs total knee arthroplasty for the treatment of medial compartment and patellofemoral osteoarthritis. Arthroplasty Today 29:309–314

Leffler J, Scheys L, Planté-Bordeneuve T, Callewaert B, Labey L, Bellemans J, Franz A (2012) Joint kinematics following bi-compartmental knee replacement during daily life motor tasks. Gait Posture 36:454–460

Ma JX, He WW, Kuang MJ, Sun L, Lu B, Wang Y, Ma XL (2017) Efficacy of bicompartmental knee arthroplasty (BKA) for bicompartmental knee osteoarthritis: a metaanalysis. Int J Surg 46:53–60

Morrison TA, Nyce JD, Macaulay WB, Geller JA (2011) Early adverse results with bicompartmental knee arthroplasty: a prospective cohort comparison to total knee arthroplasty. J Arthroplast 26(6 Suppl):35–39

Palumbo BT, Henderson ER, Edwards PK, Burris RB, Gutiérrez S, Raterman SJ (2011) Initial experience of the Journey-Deuce bicompartmental knee prosthesis: are view of 36 cases. J Arthroplast 26(6 Suppl):40–45

Park BH, Leffler J, Franz A, Dunbar NJ, Banks SA (2015) Kinematics of mono block bicompartmental knee arthroplasty during weight-bearing activities. Knee Surg Sports Traumatol Arthrosc 23:1756–1762

Parratte S, Pauly V, Aubaniac JM, Argenson JN (2010) Survival of bicompartmental knee arthroplasty at 5 to 23 years. Clin Orthop Relat Res 468:64–72

Parratte S, Ollivier M, Opsomer G, Lunebourg A, Argenson JN, Thienpont E (2015a) Iskneefunctionbetterwithcontemporarymodularbicompartmentalarthroplastycomparedto total knee arthroplasty? Short-term outcomes of a prospective matched study including 68 cases. Orthop Traumatol Surg Res 101:547–552

Parratte S, Ollivier M, Lunebourg A, Abdel MP, Argenson JN (2015b) Long-term results of compartmental arthroplasties of the knee: long term results of partial knee arthroplasty. Bone Joint J 97-B(10 Suppl A):9–15

Rolston L (2009) Bicompartmental knee arthroplasty using a monolithic implant design. Sem Arthroplasty 20:161–163

Rolston L, Bresch J, Engh G, Franz A, Kreuzer S, Nadaud M, Puri L, Wood D (2007) Bicompartmental knee arthroplasty: a bone-sparing, ligament-sparing, and minimally invasive alternative for active patients. Orthopedics 30(8 Suppl):70–73

Steinert AF, Beckmann J, Holzapfel BM, Rudert M, Arnholdt J (2017) Bicompartmental individualized knee replacement : use of patient-specific implants and instruments (iDuo™). Oper Orthop Traumatol 29:51–58

Tamam C, Plate JF, Augart M, Poehling GG, Jinnah RH (2015) Retrospective clinical and radiological outcomes after robotic assisted bicompartmental knee arthroplasty. Adv Orthop 2015:747309. https://doi.org/10.1155/2015/747309. Epub 2015 Sep 3

Tria AJ Jr (2013) Bicompartmental knee arthroplasty: the clinical outcomes. Orthop Clin North Am 44:281–286

Wilson HA, Middleton R, Abram SGF, Smith S, Alvand A, Jackson WF, Bottomley N, Hopewell S, Price AJ (2019) Patient relevant outcomes of unicompartmental versus total knee replacement: systematic review and meta-analysis. BMJ 364:l352

Yeo NE, Chen JY, Yew A, Chia SL, Lo NN, Yeo SJ (2015) Prospective randomised trial comparing unlinked, modular bicompartmental knee arthroplasty and total knee arthroplasty: a five years follow-up. Knee 22:321–327

（彭 侃 许 鹏）

第19章

全膝关节置换术

Alex Lencioni and Craig A. Hogan

19.1 引言

膝关节 OA 的手术治疗随着假体设计和手术技术的发展而进步。本章介绍了 TKA 治疗膝关节 OA 的手术技术，包括测量截骨技术和 BG 技术，以及二者的临床效果比较。也阐述了应用 MA 或 KA 完成膝关节置换术的技术和结果，以及两种技术之间的效果比较。此外，本章还涵盖了单间室、双间室和三间室膝关节置换术治疗单间室和三间室膝关节 OA 的疗效比较。

19.2 典型病例

患者男性，66 岁，系右膝终末期 OA（图 19.1，图 19.2）。该患者右膝站立时疼痛症状持续时间较长。在术者门诊就诊之前，曾接受过多种保守治疗，包括物理治疗、改变活动方式、抗感染治疗、可的松和 HA 关节腔注射等。在门诊评估病情后，患者选择进行手术治疗。该病例充分体现了 TKA 的手术技术优势。

19.3 手术技术

术者所在医院行骨水泥型 TKA 遵循以下原则：术前计划、患者体位和手术技术。在条件允许的情况下，所有患者术前在手术准备间由麻醉医师进行单剂内收肌管神经阻滞。进入手术室后再行单剂脊柱麻醉。其后，嘱患者仰卧于手术床，完成患者信息核对。使用氯己定消毒，并放置止血带，但通常不使用。铺无菌单后，应用梅奥膝关节手术固定器将患肢固定于术野。

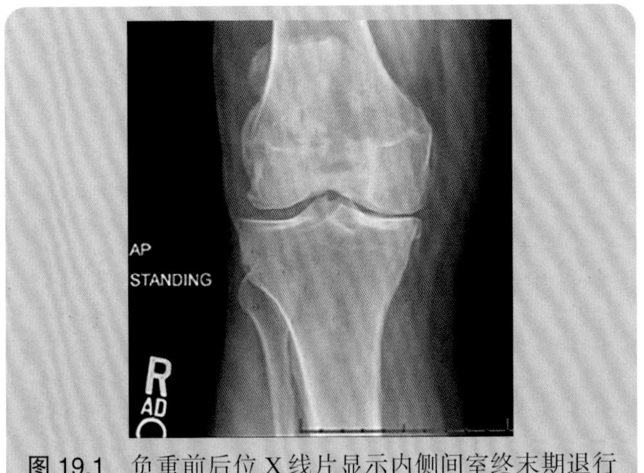

图 19.1　负重前后位 X 线片显示内侧间室终末期退行性改变，包括关节间隙狭窄、软骨下硬化和骨赘形成

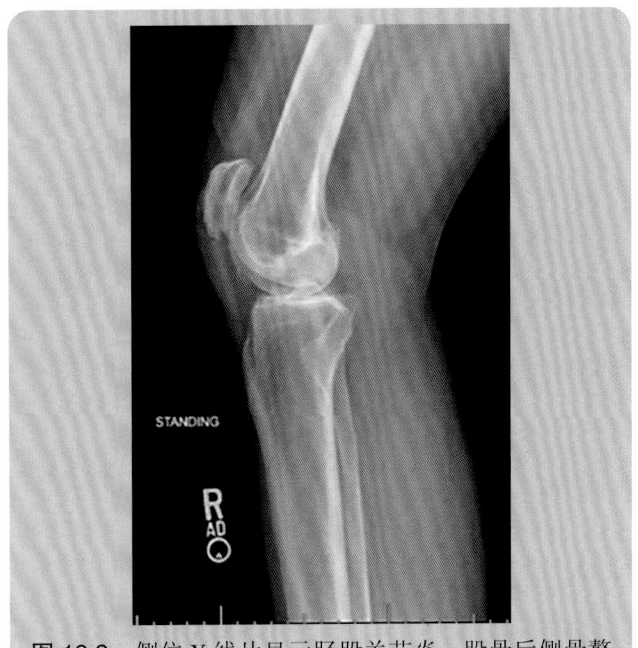

图 19.2　侧位 X 线片显示胫股关节炎、股骨后侧骨赘和髌股间室的退行性改变

手术入路采用膝关节标准前正中切口。确保切口的远端位于胫骨结节的内侧（可能有助于缓解跪地时疼痛）。然后沿髌旁内侧切开关节囊，切开关节囊后沿着内侧和髌上囊进行滑膜次全切，并整块切除髌后脂肪垫。然后在胫骨近端内侧进行完整的骨膜下剥离，将内侧关节囊，深层 MCL 松解至冠状面中部（注意，对于外翻膝的松解应保守一些）。

> 注意这是在 90°Homan 拉钩保护侧副韧带的前提下完成的。

接下来，术者应用测量截骨技术来进行股骨截骨。使用髓内定位，在外翻 4° 或 5°（对于外翻膝关节）的位置进行股骨远端开口。股骨远端截骨厚度为 9 mm。使用后参考系统，股骨的大小和旋转定位设置为平行于通髁轴和垂直于 Whiteside 轴（图 19.3）。股骨截骨的顺序为前髁、后髁、后髁斜面和前髁斜面。对于后稳定膝关节系统，髁间截骨是使用专用盒式截骨器完成的（图 19.4）。所有的股骨截骨结束后，向前半脱位胫骨。内侧和外侧分别使用 90°Homan 拉钩保护侧副韧带。

> 请确保外侧牵开器位于胫骨中线前方，以保护神经。

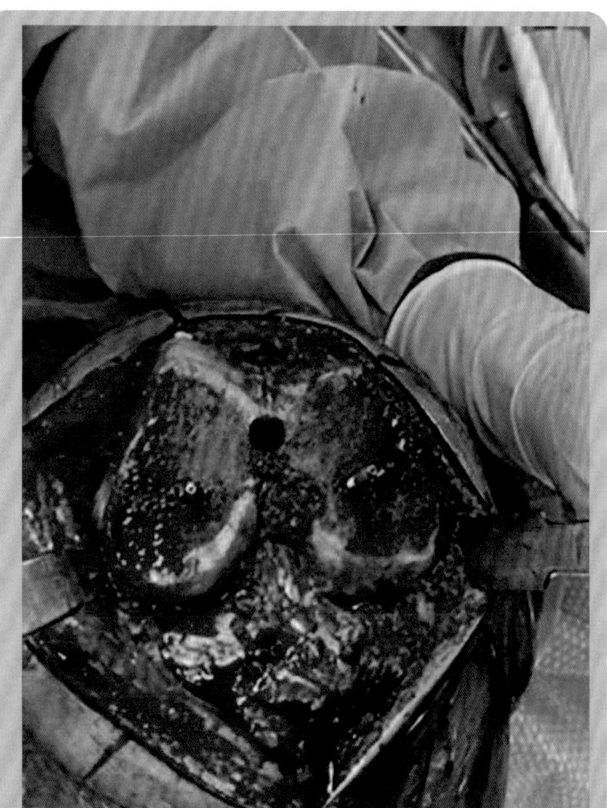

图 19.3　用电刀烧灼来标记 Whiteside 轴（前后轴）和通髁轴，请注意，这两条线是互相垂直的

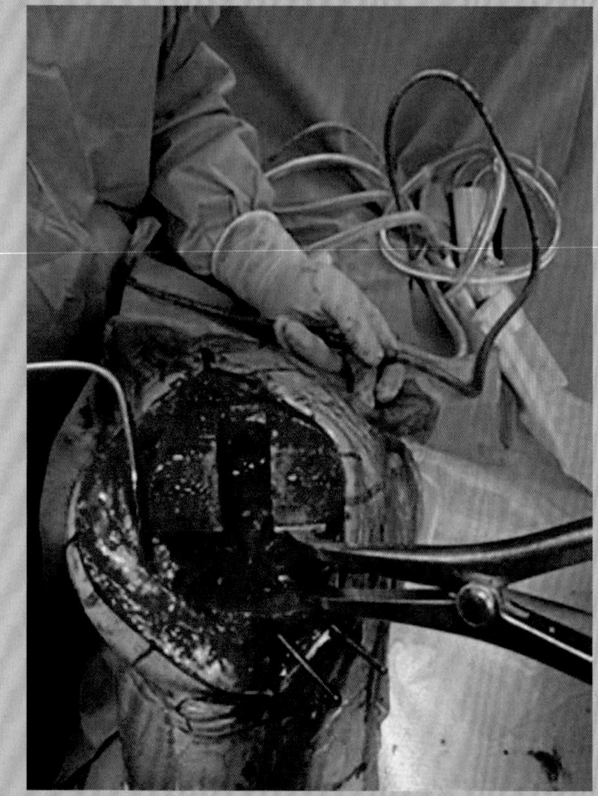

将确定股骨假体的内外侧位置，一般来说，一个更加偏外侧的位置可以优化髌骨轨迹

图 19.4　后稳定股骨假体髁间截骨

接下来，使用髓外定位器垂直于胫骨机械轴并后倾 3° 进行胫骨截骨（图 19.5）。去除胫骨截骨块，切除内外侧半月板（图 19.6）。然后将膝关节屈曲到 90°，并使用撑开器来评估屈曲间隙（图 19.7）。此外，还可以由此间隙进入膝关节后方去除骨赘。术前配置的鸡尾酒可以注射于膝关节囊后内侧。一旦获得足够的屈曲间隙，就可以测量胫骨假体的大小，并完成植入假体前的准备。胫骨假体的旋转定位以胫骨结节的内侧 1/3 为标准。植入假体前骨准备完成后，应用假体试模来评估屈伸活动及稳定性、内外翻稳定性。此时，如果稳定性欠佳，则进一步进行软组织松解，以获得良好的稳定性。最后要处理髌骨。将髌骨外翻并测量其厚度。然后使用测量截骨技术进行髌骨截骨。这可以防止髌股间室的过度填充。

确保髌骨截骨后的厚度至少为 12 mm，以防止发生髌骨骨折。

有时，如果预计髌骨截骨后留下的厚度< 12 mm，术者会稍微增加的髌骨假体的厚度。但是最终改变的厚度不能超过初始测量厚度的 20%。试模植入后活动膝关节检查髌骨轨迹。

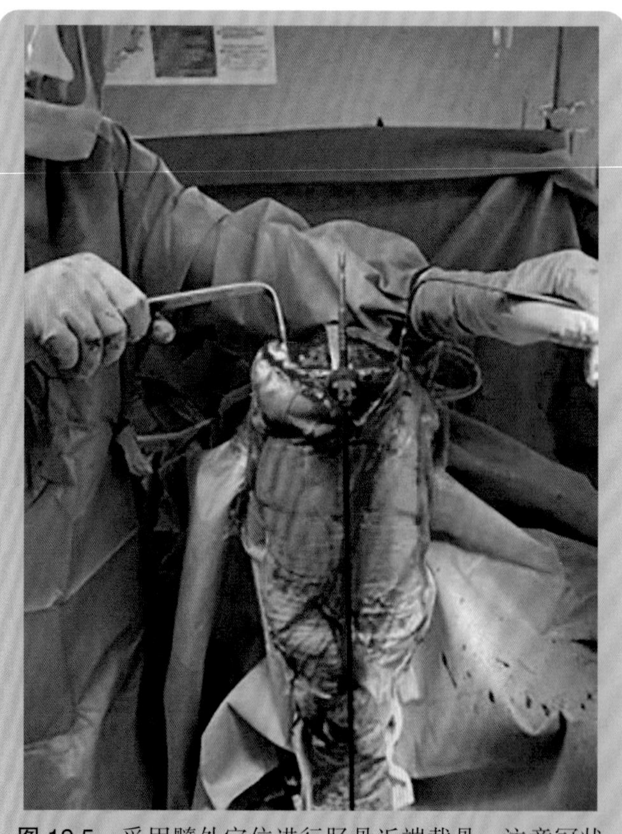

图 19.5　采用髓外定位进行胫骨近端截骨，注意冠状面和矢状面对线和截骨的深度

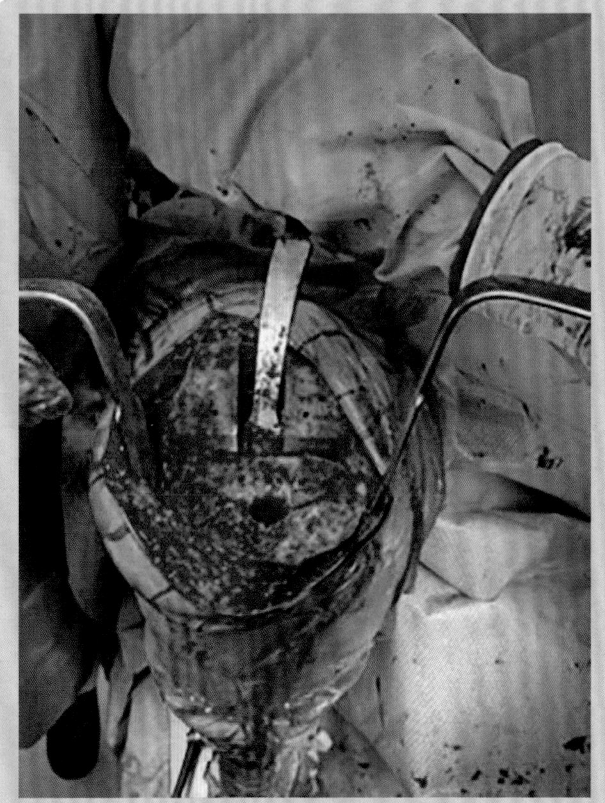

图 19.6　胫骨近端截骨后，切除半月板

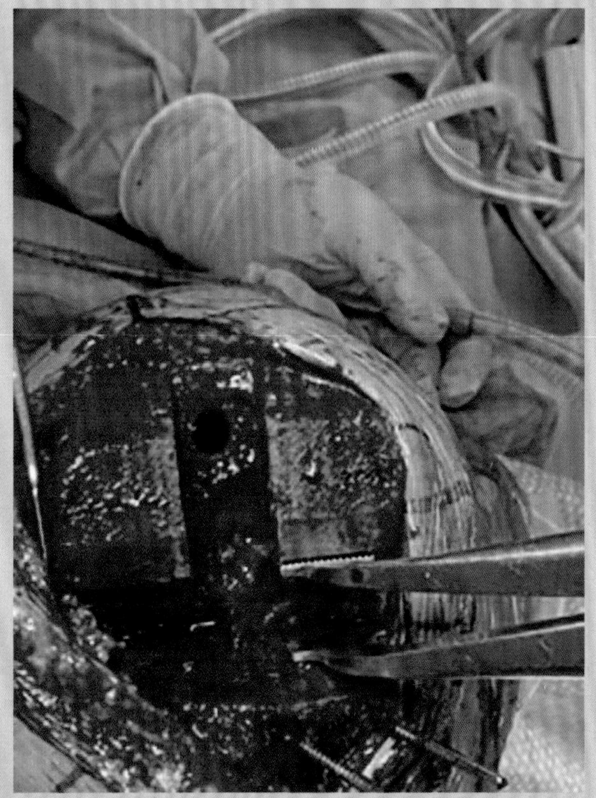

理想情况下，如果截骨量适度，将会产生至少可容纳胫骨托盘和最小插入物的最小复合厚度的矩形间隙

图 19.7　使用撑开器评估屈曲间隙

一旦确定了合适的假体型号，平衡就确定了。取出试模。使用生理盐水对截骨表面进行脉冲灌洗（图 19.8）。骨水泥制备是在标准真空环境中进行的，使用一种已经被预热过的中等黏度的水泥，预热是为了加速固化过程。术者首先植入胫骨假体（图 19.9，图 19.10），然后植入股骨假体（图 19.11，图 19.12），插入聚乙烯衬垫后完全伸直膝关节，植入髌骨假体后待骨水泥固化。去除多余的骨水泥。

在水泥固化的过程中，将患者的脚置于术者的腹部并向患肢轴向施加持续的压力。术者认为这有助于预防在骨水泥固化膨胀过程中发生的轻微变化。在等待骨水泥固化时，将鸡尾酒注射于关节周围的滑膜中，包括股骨内侧或外侧骨膜、髌骨后方和胫骨内侧包括鹅足。骨水泥完全固化后，再次检查最终的活动度和稳定性，以确保没有发生任何变化。屈膝位缝合伤。

关节切口使用单向带刺线缝合（1#）。也可以使用 1# 编织线进行“8 字”缝合。皮下组织用 2.0 缝线缝合，皮肤采用标准皮肤钉缝合。无菌敷料包扎伤口，应用弹力绷带自踝关节至大腿中部适度加压包扎。

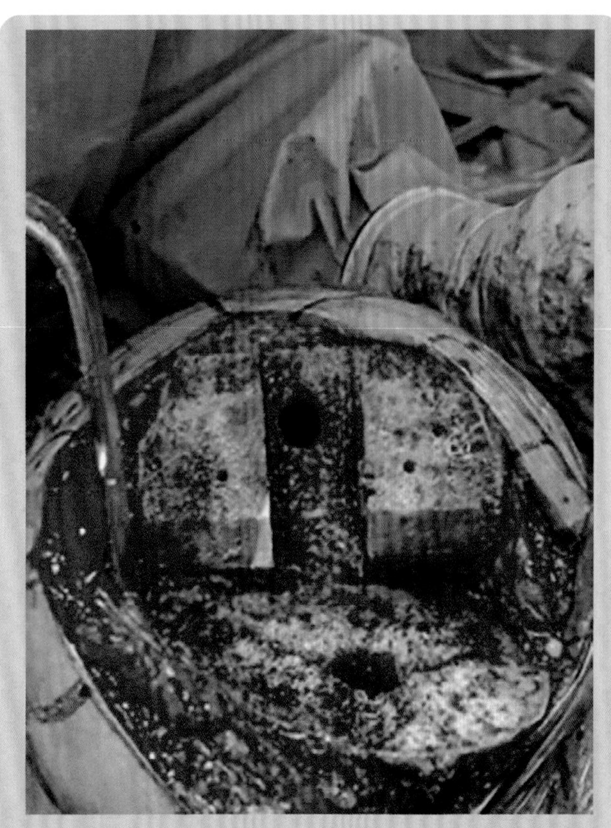

图 19.8　将骨表面冲洗干净，清除所有血液和骨髓，以最大限度地实现骨水泥交锁固定

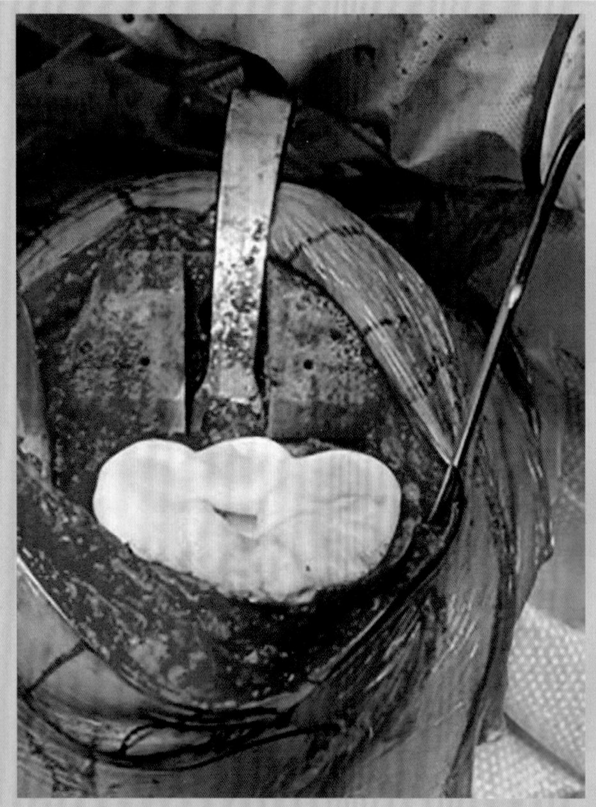

图 19.9 首先，将胫骨假体压入已涂抹骨水泥的胫骨截骨面，重要的一点是避免骨水泥界面上残存血液

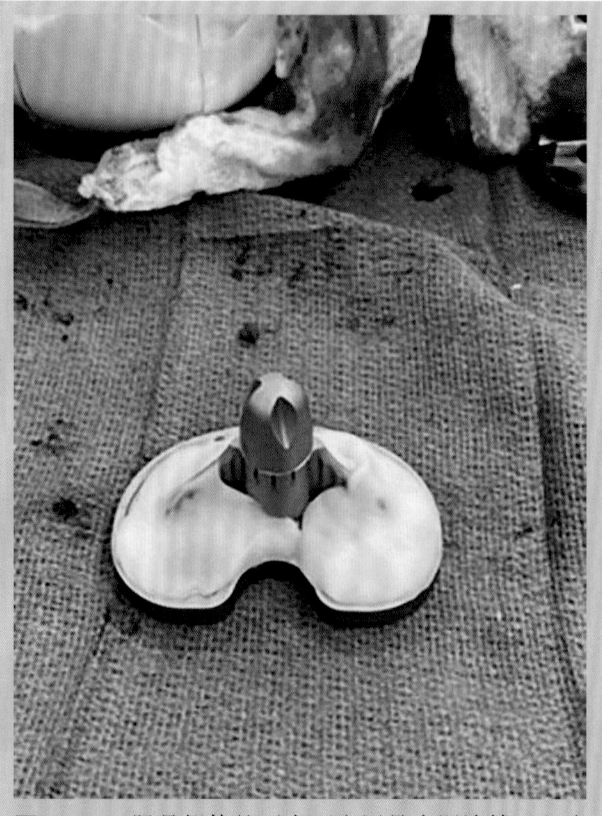

图 19.10 胫骨假体的下表面应用骨水泥涂抹，以改善骨水泥与骨水泥骨界面黏结，避免间隙出现脂肪层

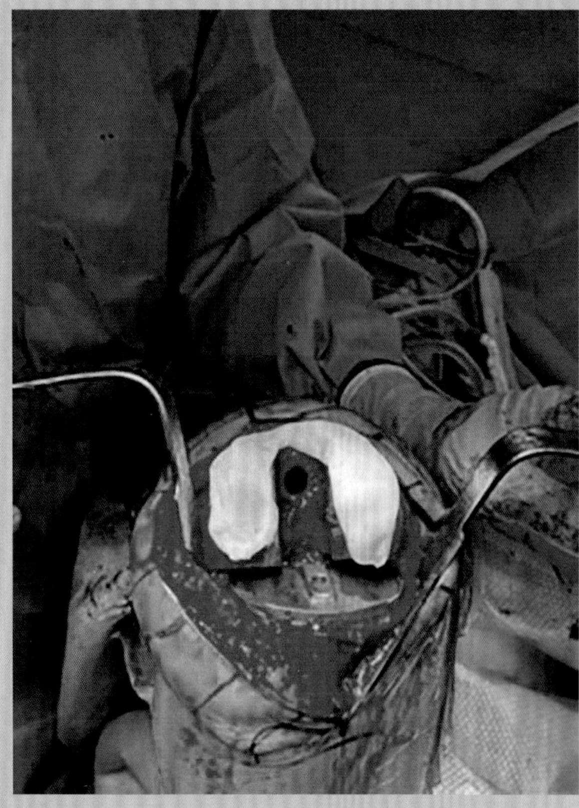

图 19.11 在股骨截骨面远端和前部表面放置一个“马蹄形”骨水泥层，注意，后髁表面不用骨水泥，避免后骨水泥过多，较难去除有助于防止前方骨水泥界面出现间隙，减少后方骨水泥过多

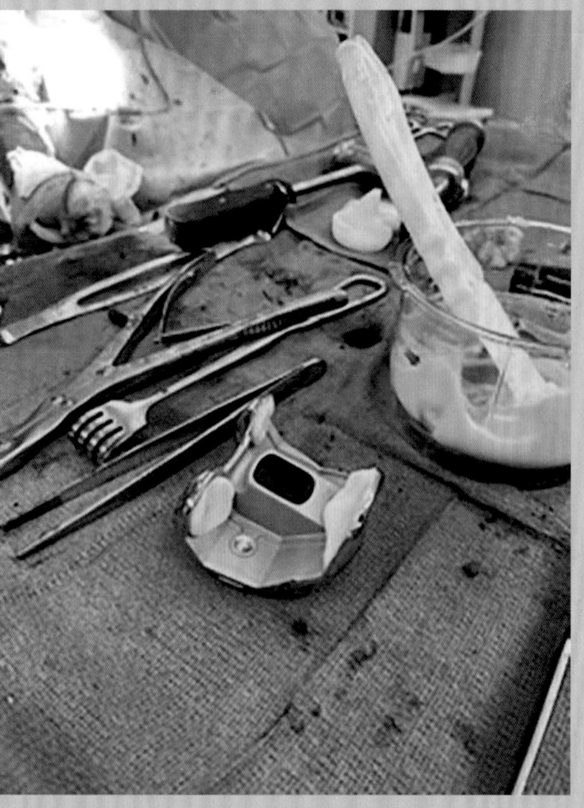

图 19.12 骨水泥置于股骨假体内侧前、后表面

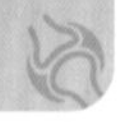

19.4 间隙平衡技术与测量截骨技术

当治疗膝关节终末期 OA 时，其目标是让患者重返因 OA 而被限制的活动中。TKA 的工程师一直致力于改良 TKA 的材料和设计，以实现假体在膝关节活动全过程中均有良好的稳定性。目前植入 TKA 假体有 2 种成熟且应用广泛的技术，即 BG 技术和测量截骨技术，其目的是实现软组织平衡、获得良好的力线、假体大小和旋转定位，最终帮助患者实现目标。虽然许多外科医师会说其只是使用了其中一种技术，但大多数外科医师实际上会结合 2 种技术。外科医师在实际工作中为了避免仅使用一种技术的缺陷，已经开始综合使用 2 种技术（Sheth et al.，2017）。

19.4.1 间隙平衡技术

BG 技术是一种利用软组织的张力进行截骨的技术，目的是获得对称的、矩形的屈曲和伸直间隙。假设患者膝关节的软组织张力“正常”和“未发生改变”，则股骨截骨就与胫骨截骨平行。这取决于精确的胫骨截骨，它通常垂直于胫骨的解剖轴和机械轴。胫骨截骨面作为软组织张力测试的参照面，辅助放置股骨后髁和远端截骨的工具。在股骨截骨之前，所有影响软组织张力的因素都应处理完成，包括后髁的骨赘去除和软组织松解（Jaffe et al.，2018）。

当使用 BG 技术植入 TKA 假体时，在确定股骨旋转和获得屈曲间隙之前，应获得膝关节伸直位的软组织张力平衡。当通过松解软组织和去除骨赘获得伸直位张力平衡后；就能够以胫骨和股骨机械轴为参照进行胫骨近端及股骨远端截骨。这确保完成胫骨近端和股骨远端截骨后，可以使用软组织松解来获得平衡的伸直间隙（Sheth et al.，2017）。然后，通过使用撑开器或系统特有的软组织张力装置在屈膝 90° 时，根据软组织张力获得平衡的屈曲间隙，以指导股骨后髁截骨和假体的旋转定位。完成股骨后髁截骨后就获得了矩形的屈曲间隙。BG 和软组织张力平衡是膝关节恢复解剖旋转的保证，也是膝关节屈伸间隙平衡的保证。

> 与测量截骨技术一样，BG 技术并不是完美的。BG 技术受到争议的内容有股骨髁偏心距不佳、撞击导致膝关节屈曲活动度减少（Sheth et al.，2017）。

在试图平衡屈伸间隙时，偶尔会导致关节线抬高，或改变股骨假体的旋转，这可能导致膝关节屈曲中段不稳（Sheth et al.，2017；Baba-zadeh et al.，2014；Lee et al.，2010；Martin et al.，1990；Tigani et al.，2010）。在 BG 技术中，当外科医师试图平衡伸直间隙时，将对股骨远端行更多的截骨，然后选择更大的假体，而此时医师就需要评估关节线的抬高问题。关节线抬高后，髌股力学发生改变，膝关节中段屈曲不稳就会出现。此外，外科医师可能牺牲股骨旋转来平衡屈曲间隙，这将导致远端内旋，发生髌骨轨迹不良，增加髌骨骨折和其他并发症的风险（Sheth et al.，2017）。

> 改变软组织张力的方法如去除骨赘，松解 IT 和腘肌腱，并不会对称性的改变屈伸间隙。此外，股骨截骨后所做的任何事情最终都会影响膝关节的平衡和出现不稳定的风险。

19.4.2 测量截骨技术

另一方面，测量截骨技术的目标是用等厚的假体取代截除的骨量，并使用解剖标志来确定适当的假体位置和旋转（Sheth et al.，2017）。这项技术依赖于外科医师精确识别解剖标志和选择准确假体大小的能力。测量截骨可以维持生理关节线，恢复后髁偏心距，优化膝关节运动学（Sheth et al.，2017）。使用测量截骨技术，外科医师必须依赖解剖标志，包括通髁轴（transepicondylar，TEA）、AP 轴（Whiteside 线）和后髁轴来确定正确的股骨假体旋转。当解剖标志定位准确后，该技术可获得生理关节线、股骨旋转和适当的屈伸间隙。

> 与 BG 技术相似，测量截骨技术也存在缺陷：最明显的缺陷便是该技术依赖于解剖学标志确定股骨假体的旋转（Sheth et al.，2017）。

由于不同患者的股骨解剖标志处于一定的区域内，则会导致 TKA 后股骨假体的旋转也处于一定的范围内。除了解剖学变异外，正确识别解剖学标志的观察者间的可靠性较差，也是测量截骨技术的争议之处（Sheth et al.，2017）。

TEA 传统上被描述为连接外上髁最突出点处到内上髁沟的线（Sheth et al.，2017）。并被认为是评估股骨假体旋转的最可靠标志（Sheth et al.，2017；

Jaffe et al.，2018）。术中 TEA 的确定并不容易，或重复性不佳，最大的困难是内上髁沟难以识别，即 MCL 的起点（Sheth et al.，2017；Jaffe et al.，2018），而正确的定位可能需要更多的软组织剥离。Whiteside 线被描述为 AP 轴，是一条从滑车沟前开始，穿过滑车的最深处到达髁间切迹中点的直线。研究表明，在确定股骨假体外旋程度中，AP 轴已被证明是比 PCA 更精确的参考轴（Jaffe et al.，2018；Arima et al.，1995）。最后，最不可靠的定位标志是后髁轴，即连接股骨后髁的直线。通常 TEA 和 Whiteside 线是垂直的，后髁轴相对于 TEA 内旋 3° ~ 6°（Sheth et al.，2017；Jaffe et al.，2018）。当使用测量截骨技术放置股骨截骨导板时，可以采用前参考或后参考的方法。应用前参考时，将以股骨前部为截骨参照面，以确保股骨假体大小的改变不会截除任何额外的股骨前部，而股骨后髁的截骨量不同，这可能会影响屈曲间隙。应用后参考截骨时，将以股骨后髁为截骨参照面，假体大小的确定来自股骨前部，这可能导致截骨后出现前方骨切迹（notching），增加应力性骨折或髌骨过度填充的风险（Jaffe et al.，2018）。

最后，BG 技术的支持者认为该技术的难点是进行恰当的软组织松解以平衡屈伸间隙，屈伸间隙不平衡会造成冠状面不稳，骨骼解剖的变异和骨性解剖标志的难以识别会导致股骨假体内旋，造成明显的髌骨轨迹外移。

19.4.3 两种技术的结果比较

> 目前，还没有研究能证明哪种技术能提供更好的预后。

在一项双侧 TKA 的研究中，一侧使用 BG 技术，另一侧使用测量截骨技术，术后 2 年的结果没有显著性差异（Tapasvi et al.，2020）。另一项纳入 214 例患者的研究观察了假体的生存率、患者的预后和并发症等，结果发现 2 种技术在术后 3 年内都能获得良好生存率及临床结果（Juigiel et al.，2018）。

19.5 机械对线与运动对线

虽然假体类型和手术入路对手术很重要，但是医师遵循的对线方法也很重要，理想的对线可以更好地促进术后功能恢复，防止假体偏心磨损。MA 和 KA 对线是应用于 TKA 对线的两种主要方法。

19.5.1 机械对线

> TKA MA 是通过重建膝关节正常的机械对位以获得更好的结果。

为此，医师将使股骨和胫骨的截骨平面垂直于股骨和胫骨的机械轴，分别进行 3° 外翻（股骨）和 3° 内翻（胫骨）截骨以使彼此平行。股骨远端截骨采用髓内定位进行，以股骨解剖轴为参考标志并与其成一定角度（通常 3° ~ 6°），该角度即在平片上股骨解剖轴与股骨机械轴的夹角。另一方面，胫骨的机械轴和解剖轴是相同的。胫骨截骨使用髓外定位，垂直于解剖轴或机械轴进行。截骨面平行是为了使截骨面上负荷分布均匀（Schiraldi et al.，2016）。当使胫骨截骨面垂直于解剖轴或机械轴时，会有造成胫骨外侧截骨过多，最终致关节松弛，但这是可以通过软组织平衡技术消除的。

19.5.2 运动对线

> 外科医师应用的另一种对线方式为 KA，该方法专注于膝关节的解剖学（生理）力线，而不是膝关节 MA。

因此，与专注于股骨胫骨截骨忽略解剖学评估不同，KA 的重点是重建 3° 股骨外翻和 3° 胫骨内翻，希望在整个膝关节运动弧中获得一个更平衡的膝关节（Schiraldiet al.，2016）。

19.5.3 两种对线方法的结果比较

从既往研究 TKA 两种对线方法的文献中可以发现，胫骨内翻截骨＞ 3° 会导致假体磨损、松动和功能下降，最终造成 TKA 快速失败（Schiraldi et al.，2016；Lad et al.，2013）。此外，研究表明，即使术者将 70% ~ 80% 的患者的假体成功地植入（冠状面假体误差＜ 3°），但仍然有相当数量的患者面临快速失败和功能较差的风险（Lad et al.，2013）。术后，胫骨内翻较小的患者的膝关节社会评分高于膝关节内翻较多的患者（Schiraldi et al.，2016）。Schiraldi 等的长期随访研究表明，MA ＜ 3° 与 MA ＞ 3° 的患者在 15 年随访期间的假体生存率，或翻修率方面没有显著差异（Schiraldi et al.，2016；Hadi et al.，2015）。Dossett 等进行了一项研究运动学和机械对线的随机对照试验，其发现采用运动对线的患者比机械对线的患者在疼痛缓解、功能恢复方面更好（Dossett et al.，2014）。其研究还表明，KA 组的 WOMAC 得分较 MA 组高出 16 分（$P < 0.000$），KSS 得分高出 25 分（P=0.001）（Dossett et al.，2014）。此外，Howell 等发现，无论术后内翻或外翻力线，KA 患者的 OKS 评分和 WOMAC 评分不存在差异（Howell et al.，2013）。

目前，MA 仍然是"金标准"；许多研究也证实运动良好的临床效果，这些研究主要来源于小队列数据、存在观察偏倚的影像学对线不良报道。当偏倚被控制后，只有一项已知的研究表明，不良的 TKA 对线增加了翻修的风险（Hadi et al.，2015）。

目前仍需要进行更多更大规模的研究，因为最新的文献表明，这两种方法都显示出良好的结果和相似的翻修率。

19.6 单间室、双间室、三间室膝关节置换术

虽然 TKA 用于治疗膝关节三间室 OA，但是患者也常患有单个或两个间室的 OA，其相应的假体也随之产生。传统上，UKA 的候选患者是单间室的 OA 或骨坏死患者；冠状面畸形＜ 15°；屈曲挛缩＜ 15°；膝关节 APL 和膝关节周围韧带的功能及完整性良好，以及没有炎症性关节病（Vasso et al.，2018；Kim et al.，2018）。

在一项纳入 106 例 UKA 的研究中，结果发现年龄＜ 60 岁的行 UKA 后并随访 10 年的患者假体生存率为 89.3%，此结果是以翻修手术作为失败终点的，研究中仅有 20 例患者有并发症发生（Kim et al.，2018）。此外，该研究报道接受 UKA 患者的膝 ROM 为 130.7° ~ 132.8°（P=0.045），末次随访时，69.2% 的患者 KSS ≥ 85，26.4% 的患者 KSS 为 70 ~ 84（Kim et al.，2018）。

一项研究年龄为 80 ~ 89 岁的患者接受 UKA 治疗三间室性关节炎（tricompartmental OA，TCOA）后可获得良好的效果，这些 TCOA 患者都有显著的内侧室性关节炎（medial compartment OA，MCOA）（Marya et al.，2013）。另一研究报道 45 例 TCOA（具有显著的 MCOA）患者接受 UKA 治疗，术后症状明显缓解，假体生存率为 96.4%，94.9% 的患者获得良好或非常好的结果（Marya et al.，2013）。且术后随访 1 年时，患者膝关节的平均 ROM 为 115°（100° ~ 125°），KSS 临床评分从术前的平均 46（26 ~ 70）提高到最终随访时的 81（66 ~ 90）。KSS 功能评分从 24 分（0 ~ 50）提高到 82（55 ~ 90）（Marya et al.，2013）。

在一项比较 UKA 和 TKA 的 Meta 分析中，有 60 项研究对单间室 OA 患者进行了分析（Wilson et al.，2019）。该研究发现，2 种技术都是可行的治疗方案，但 TKA 治疗单间室 OA 发生 VTE 和死亡率较高，UKA 的翻修率更高（Wilson et al.，2019）。与 TKA 患者相比，UKA 治疗组在住院日方面有显著优势，UKA 组患者报告的功能结果评估有显著的优势，这些指标包括 OKS 评分、Bristol 膝关节评分、WOMAC、KSS 评分和日本骨科协会评分，但在患者报告的疼痛结果评估（pain patient reported outcome measures，PROM）方面二者之间没有显著性差异（Wilson et al.，2019）。此外，研究者分析了 17 项报道术后 5 年假体翻修率，发现与 TKA 相比，UKA 需要翻修的风险比在 1.29 ~ 5.95。同样随访 10 年后，其评估了 13 项结果相似的研究，其中 UKA 的翻修率更高，风险比在 0.64 ~ 3.53，13 项研究中有 11 项研究的 UKA 翻修率更高（Wilson et al.，2019）。

单间室 OA 更不常见，只影响 5% ~ 10% 的 OA 患者。研究报道 UKA 可以帮助 98% 的患者重返娱乐活动（Imarisio et al.，2017）。在相同的适应证下，目前已报道的 UKA 的术后功能结果与 TKA 相比并没有显著差异。UKA 已被证明 10 年的假体生存率约为 96%（Imarisio et al.，2017）。

BKA 也被开发用于内侧和髌股间室性 OA 患者。一项纳入 15 名双侧间室 OA 患者并行 BKA 的研究表明，术后 54 个月的翻修率为 60%（Dudhniwala et al.，2016）。

该研究还发现，术后随访 18 个月时，73.3% 的患者出现胫骨侧骨 – 骨水泥界面放射透光带，46.6% 的患者发生膝关节疼痛（Dudhniwala et al.，2016）。与对照组患者相比，BKA 也进行了膝关节运动学研究，发现运动节奏较慢，但 BKA 后的整体膝关节运动学复制了非手术对侧肢体的膝关节运动特点

（Leffler et al.，2012）。此外，发现 BKA 可以纠正 130/137 例患者的内翻畸形（Rolston et al.，2009），其机械轴穿过膝关节中心。

然而，如目前文献所示，在特异的患者群体中，UKA 可能是一种成功的替代方案，该方案可以降低成本、缩短住院时间和康复时间。与 TKA 相比，目前没有多少研究表明 UKA 或 BKA 的临床评分具有统计学意义。

此外，TKA 在 5 年和 10 年的翻修率低于 UKA（Vasso et al.，2018；Kim et al.，2018；Marya et al.，2013；Wilson et al.，2019；Imarisio et al.，2017；Dudhniwala et al.，2016；Leffler et al.，2012；Rolston et al.，2009），并且 TKA 仍然是治疗三间室退行性 OA 的"金标准"，因为目前任何方法都不能解决未置换间室产生的潜在疼痛。

要点

- 目前关于 TKA 治疗原发性膝关节 OA 时骨科医师需要做出很多选择。
- 骨科医师需要做出的选择包括：假体类型、手术技术和术前模板应用等。做出这些选择的目的是为改善 ROM、功能和假体使用寿命。
- 目前文献中还没有报道 BG 技术和测量截骨技术之间、MA 与 KA 之间在术后效果及翻修率方面存在显著性差异。
- 在比较 UKA 和 BKA 治疗膝关节 OA 的效果时，发现有些老年患者具有三间室 OA；研究已经证实内侧间室 UKA 可以一定程度的改善症状，降低与手术相关发病率，但不应用于年轻的活动强度大的患者，因为这种假体设计没有消除此类患者的病理学改变的诱因。

参考文献

（遵从原版图书著录格式）

Arima J, Whiteside LA, McCarthy DS, White SE (1995) Femoral rotational alignment, based on the anteroposterior axis, in total knee arthroplasty in a valgus knee. A technical note. J Bone Joint Surg Am 77(9):1331–1334

Babazadeh S, Dowsey MM, Stoney JD, Choong PF (2014) Gap balancing sacrifices joint-line maintenance to improve gap symmetry: a randomized controlled trial comparing gap balancing and measured resection. J Arthroplast 29(5):950–954

Churchill JL, Khlopas A, Sultan AA, Harwin SF, Mont MA (2018) Gap-balancing versus measured resection technique in total knee arthroplasty: a comparison study. J Knee Surg 31(1):13–16

Dossett HG, Estrada NA, Swartz GJ, LeFevre GW, Kwasman BG (2014) A randomised controlled trial of kinematically and mechanically aligned total knee replacements: two-year clinical results. Bone Joint J 96-b(7):907–913

Dudhniwala AG, Rath NK, Joshy S, Forster MC, White SP (2016) Early failure with the Journey-Deuce bicompartmental knee arthroplasty. Eur J Orthop Surg Traumatol 26(5):517–521

Hadi M, Barlow T, Ahmed I, Dunbar M, McCulloch P, Griffin D (2015) Does malalignment affect revision rate in total knee replacements: a systematic review of the literature. Springerplus 4:835

Howell SM, Howell SJ, Kuznik KT, Cohen J, Hull ML (2013) Does a kinematically aligned total knee arthroplasty restore function without failure regardless of alignment category? Clin Orthop Relat Res 471(3):1000–1007

Imarisio D, Trecci A (2017) Lateral unicompartmental knee arthroplasty: a review of literature. Ann Joint 2:28.

Jaffe WL, Dundon JM, Camus T (2018) Alignment and balance methods in total knee arthroplasty. J Am Acad Orthop Surg 26(20):709–716

Kim KT, Lee S, Lee JS, Kang MS, Koo KH (2018) Long-term clinical results of unicompartmental knee arthroplasty in patients younger than 60 years of age: minimum 10-year follow-up. Knee Surg Relat Res 30(1):28–33

Lad DG, Thilak J, Thadi M (2013) Component alignment and functional outcome following computer assisted and jig based total knee arthroplasty. Indian J Orthop 47(1):77–82

Lee DH, Park JH, Song DI, Padhy D, Jeong WK, Han SB (2010) Accuracy of soft tissue balancing in TKA: comparison between navigation-assisted gap balancing and conventional measured resection. Knee Surg Sports Traumatol Arthrosc 18(3):381–387

Leffler J, Scheys L, Planté-Bordeneuve T, Callewaert B, Labey L, Bellemans J, Franz A (2012) Joint kinematics following bicompartmental knee replacement during daily life motor tasks. Gait Posture 36(3):454–460

Martin JW, Whiteside LA (1990) The influence of joint line position on knee stability after condylar knee arthroplasty. Clin Orthop Relat Res 259:146–156

Marya SK, Thukral R (2013) Outcome of unicompartmental knee arthroplasty in octogenarians with tricompartmental osteoarthritis: a longer followup of previously published report. Indian J Orthop 47(5):459–468

Rolston L, Siewert K (2009) Assessment of knee alignment after bicompartmental knee arthroplasty. J Arthroplast 24(7):1111–1114

Schiraldi M, Bonzanini G, Chirillo D, de Tullio V (2016) Mechanical and kinematic alignment in total knee arthroplasty. Ann Translat Med 4(7):130–130

Sheth NP, Husain A, Nelson CL (2017) Surgical techniques for total knee arthroplasty: measured resection, gap balancing, and hybrid. J Am Acad Orthop Surg 25(7):499–508

Tapasvi SR, Shekhar A, Patil SS, Dipane MV, Chowdhry M, McPherson EJ (2020) Comparison of gap balancing vs measured resection technique in patients undergoing simultaneous bilateral total knee arthroplasty: one technique per knee. J Arthroplast 35(3):732–740

Tigani D, Sabbioni G, Ben Ayad R, Filanti M, Rani N, Del Piccolo N (2010) Comparison between two computer-assisted total knee arthroplasty: gap-balancing versus measured resection technique. Knee Surg Sports Traumatol Arthrosc 18(10):1304–1310

Vasso M, Antoniadis A, Helmy N (2018) Update on unicompartmental knee arthroplasty: current indications and failure modes. EFORT Open Rev 3(8):442–448

Wilson HA, Middleton R, Abram SGF, Smith S, Alvand A, Jackson WF, Bottomley N, Hopewell S, Price AJ (2019) Patient relevant outcomes of unicompartmental versus total knee replacement: systematic review and meta-analysis. BMJ 364:l352

（彭　侃　许　鹏）

第 20 章

骨水泥固定型全膝关节置换术中的髌骨表面置换

Sachin Allahabadi and Derek Ward

20.1 引言

TKA 中髌骨表面置换在现代骨科界一直存在争议，亦是关节外科医师的重要考量之一。多项研究显示，无论是否进行髌骨表面置换，患者预后均相似，但未接受髌骨置换者却有更高的翻修率。与髌骨表面置换相关的并发症非常少见，但如果发生则可能是灾难性的。手术技术是髌骨表面置换术成功的关键，术者应予以慎重考量其采用的方法。

20.2 典型病例和手术技术

患者女性，67 岁，膝关节疼痛，保守治疗无效，影像学显示膝关节内侧间室及 PFOA，合并内翻畸形（图 20.1 ~ 图 20.3）。给予标准的 TKA，术后影像学见图 20.4 ~ 图 20.6。

笔者采用的髌骨表面置换手术技术要点如下。

- 显露髌骨（图 20.7）并用卡尺测量（图 20.8），初始厚度（基于对软骨损失和假体厚度的综合考量）将确定合适的截骨量，以充分恢复髌骨厚度，需要注意避免髌骨过薄所致的骨折风险，和髌骨过厚所致的髌股关节过度填充。

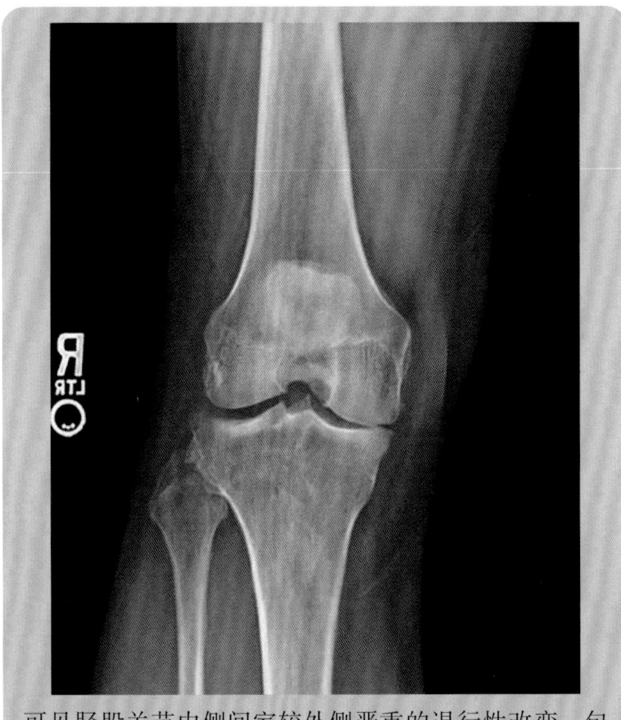

可见胫股关节内侧间室较外侧严重的退行性改变，包括软骨下硬化、关节间隙变窄和骨质增生

图 20.1　右膝关节正位片

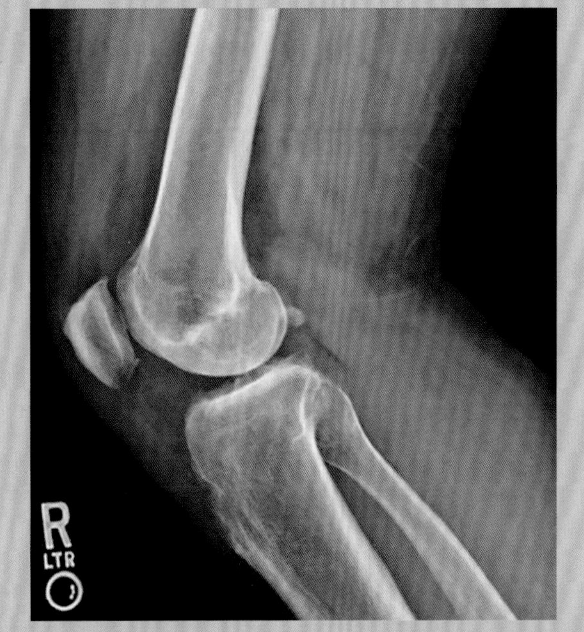

可见髌股和胫股关节间隙变窄，髌骨骨质增生和软骨下硬化

图 20.2　右膝关节侧位片

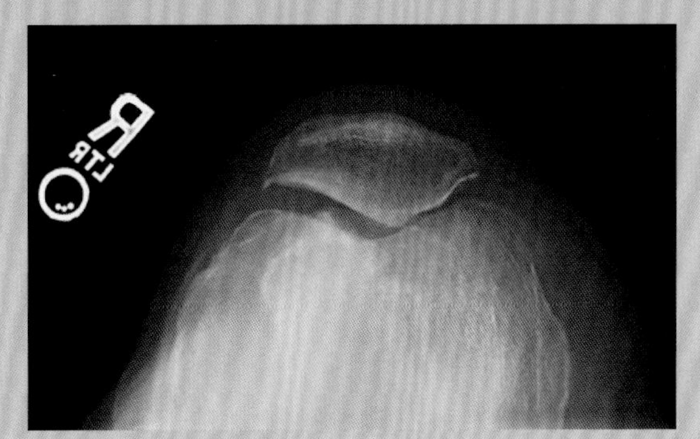

可见髌股关节间隙狭窄及骨质增生

图 20.3　右膝髌骨轴位片

- 截骨时，需将髌骨外翻并保持稳定，并选用相对较短、较宽弹性较好的锯片，以便于控制。
- 检查截下的骨块和剩下的髌骨骨床（图 20.9），以确保截骨面平整及厚度合适。
- 随后测量髌骨，放置试模，确认轨迹后进行钻孔。为了优化轨迹，髌骨假体应尽可能安置在上内侧，但需避免悬出。残留的外侧小面可用咬骨钳或骨锉清除。最理想的情况是髌骨在整个活动范围内始终处于中心位置，且无半脱位或撞击发生。
- 骨水泥固定时需对骨面进行彻底冲洗和干燥后，手工将骨水泥压入（图 20.10）。
- 夹具夹紧髌骨假体，并清除多余的骨水泥。待骨水泥完全硬化后移除夹具（图 20.11）。

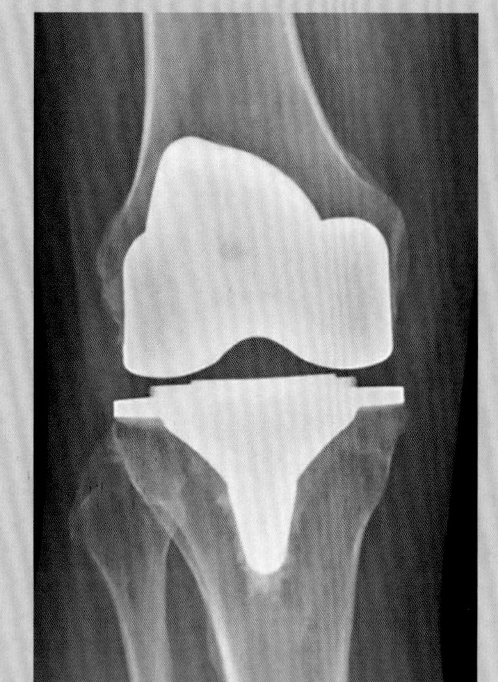

可见假体大小合适、无松动、侧方无悬出，MA 良好

图 20.4 右膝关节 TKA 术后正位片

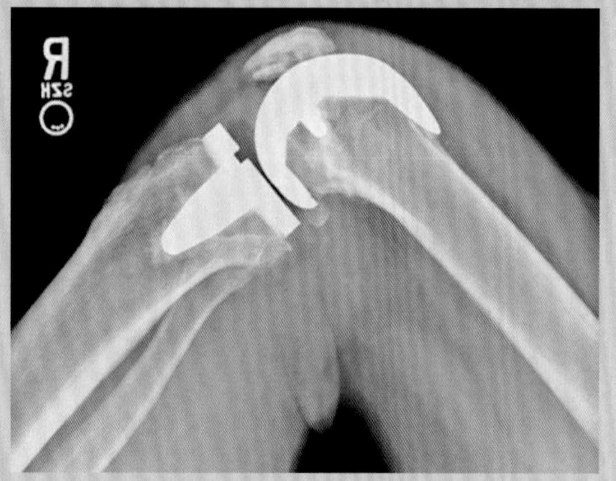

可见骨水泥固定型 CR 假体尺寸合适，无前后悬出，髌骨表面置换术后改变

图 20.5 右膝关节 TKA 术后屈膝侧位片

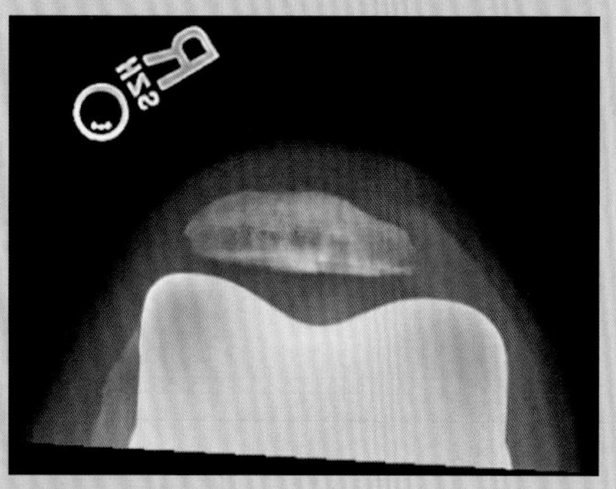

可见包含髌骨假体的骨水泥型人工 TKA 后改变

图 20.6 右膝髌骨轴位片

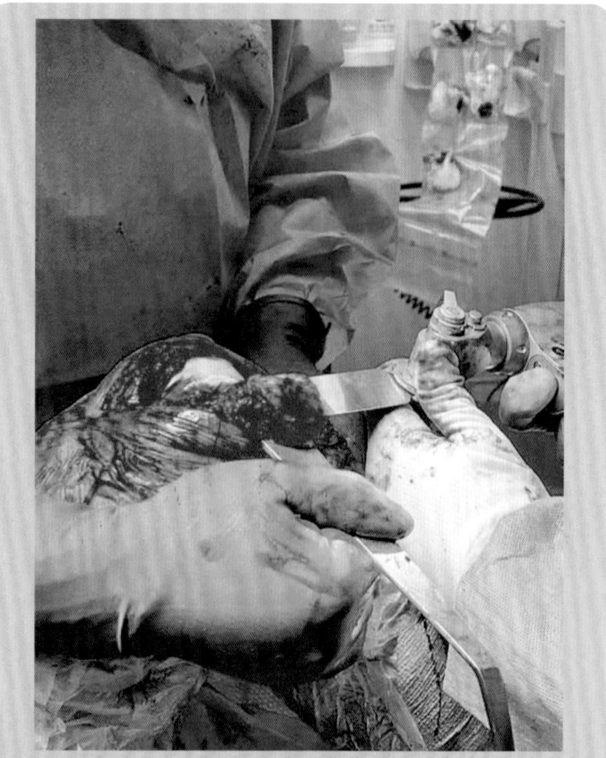

在置换操作前首先要翻转髌骨，充分的显露对避免伸膝装置的损伤非常重要

图 20.7 术中向外翻转的髌骨

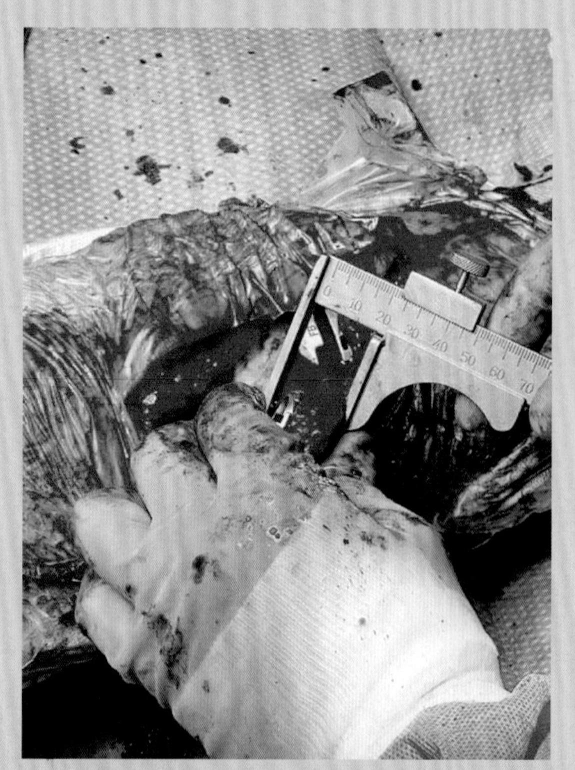

了解髌骨的初始厚度有助于根据具体的髌骨假体设计来计划截骨厚度

图 20.8 用卡尺测量置换前髌骨的厚度

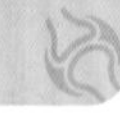

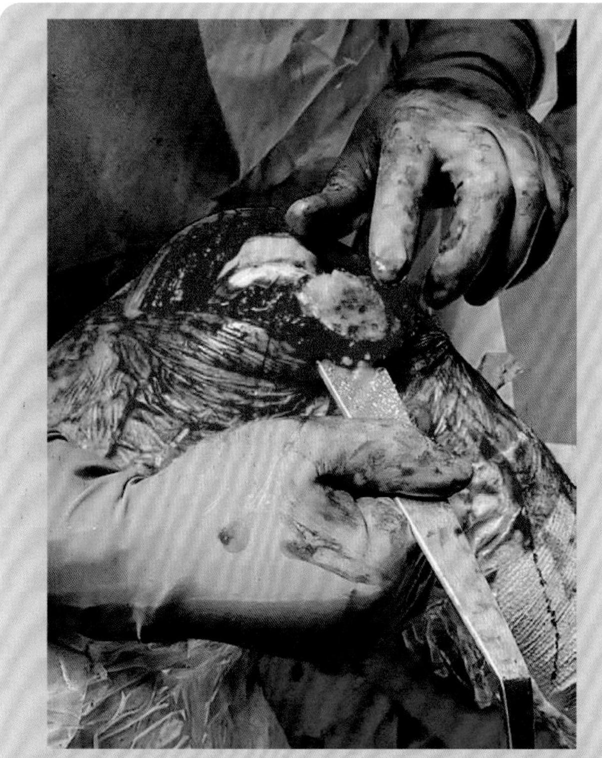

关节软骨已按计划截骨厚度被切除，这时，应重新测量髌骨的厚度，评估截骨面的对称性及截骨量是否合适

图 20.9　通过徒手技术用薄锯片进行截骨后的骨面

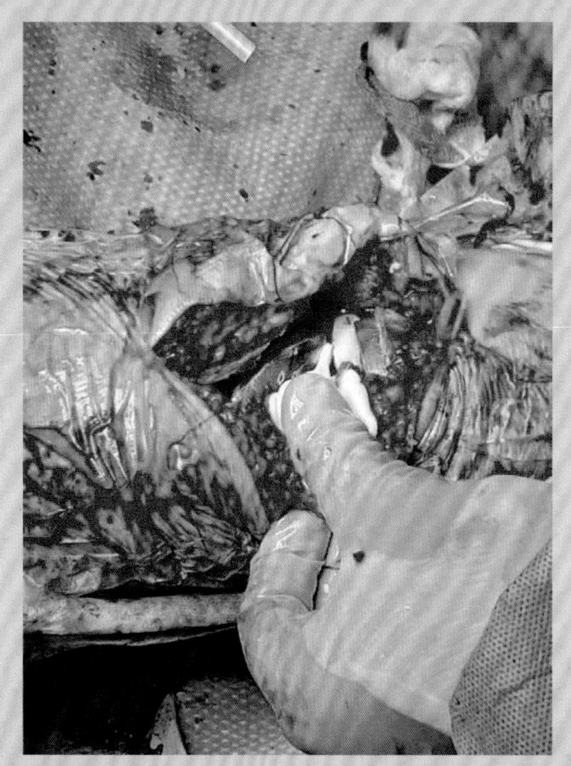

人工将骨水泥涂抹在截骨面上，并将其压入事先钻好的固定孔中

图 20.10　在髌骨截骨面上使用骨水泥

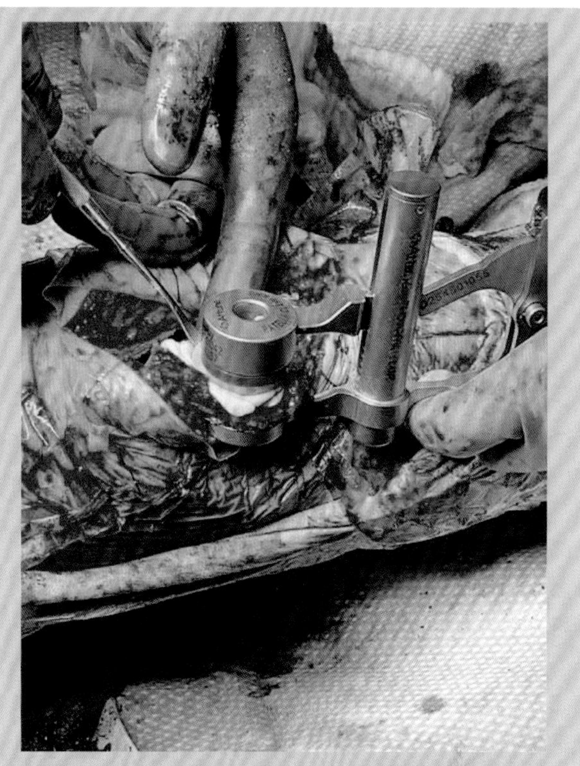

此为骨水泥固定的最后步骤——髌骨钳的使用，髌骨钳的作用在于骨水泥硬化时保持对髌骨假体的压力，沿假体边缘清除多余的骨水泥，在骨水泥完全硬化后，方可松开髌骨钳

图 20.11　髌骨钳的使用

20.3 争议史

自现代 TKA 起源以来，髌骨表面置换一直存在争议。1986 年，John Insall 随访发现 1974—1980 年接受 TKA 且未行髌骨表面置换的 27 例患者，与 100 例接受髌骨置换的 TKA 患者相比结果无明显差异。因此，髌骨置换的必要性受到了质疑。在众多 TKA 注册研究中，髌骨置换的比例差异很大（11% ~ 76%），可见，其争议一直持续至今。当前的多项研究也显示，不管是否进行髌骨置换，其术后结果均相似；然而后者再手术率较高。这可能由于如果未进行髌骨表面置换，则为 TKA 术后膝前痛的治疗提供了更多的再手术选择，尽管其中只有半数患者在再次手术接受髌骨表面置换后疼痛症状得到了改善（Parvizi et al., 2012）。虽然接受髌骨表面置换的患者再次手术的风险较低，但与髌骨置换相关的并发症则可能是灾难性的，特别是伴有伸膝装置损伤的髌骨骨折等。

考虑到无论是否进行髌骨置换，都可能有很好的术后效果，因此对髌骨置换与否应深思熟虑。

20.4 髌股关节自然史和磨损模式

根据美国疾病控制和预防中心（Centers for Disease Control and Prevention，CDC）的数据，大约有一半美国人（46%）的膝关节会在生前进展为伴有疼痛症状的 OA，但其磨损情况各不相同。人群研究显示，膝关节 OA 所涉及的部位有所不同，在 Framingham 的研究中，影像学上孤立的胫股关节炎的发生率高达 23%，合并有 PFOA 的占 19.3%（单独的 PFOA 仅占 5.3%）（McAlindon et al.，1996）。在 McAlindon 等的另一项 513 名患者的队列研究中，21% 的男性和 12% 的女性表现为单独的内侧间室病变，而仅有 7% 的男性和 6% 的女性合并有内侧间室和髌股关节面病变（McAlindon et al.，1992）。根据以上研究，很大一部分关节炎患者髌股关节可能并没有磨损。

20.5 髌骨表面置换与不置换的适应证

部分特定患者通常是需要进行髌骨置换的。比如炎症性关节炎往往被认为是髌骨置换的适应证，尽管并不是所有术者都认同。有研究显示，肥胖患者在 TKA 术后膝前痛的发生率较高，且随着体重的增加，髌骨未置换者术后并发症的发生率也随之增加（Wood et al.，2002；Berend et al.，2007）。尽管较高的 BMI 和体重是否为髌骨表面置换的绝对适应证尚无定论，但可以确定，其均为手术决策的重要考量要素之一。

PFOA 分级也是髌骨置换的重要参考之一，分级越高，越需进行置换。在一项针对 500 例 TKA 的前瞻性随机研究中，Outerbridge Ⅳ级关节炎患者髌骨置换再手术率明显较高，而Ⅰ～Ⅲ级患者的再手术率非常低（Rodríguez-Merchánand Gómez-Cardero，2010）。

还有文献指出进行髌骨表面置换后其耐用性较低，因此年轻患者可考虑保留髌骨（Robertsson et al.，2000）。髌骨轨迹也是重要考量因素之一，如果未接受置换的髌骨轨迹欠佳，或其与膝关节假体匹配度差，则建议行髌骨表面置换。另外，过薄的髌骨不适合进行置换，但具体厚度阈值尚无明确共识。

文献中通常将髌骨表面置换时截骨后髌骨厚度＜ 12 mm 作为假体周围骨折的风险因素，但这也存在争议（Koh et al.，2002；Lie et al.，2005）。一项回顾性研究显示，髌骨表面置换前后厚度的变化或截骨厚度被认为是骨折的风险因素，骨折组的厚度变化为 –0.5 mm，而非骨折组为 +1.05 mm，骨折组的截骨量（平均 9.5 mm，43%）高于非骨折组（平均 8.1 mm，38%）（King et al.，2015）。另一项对 3655 例 TKA 的研究表明，截骨后残余髌骨厚度大于或小于 12 mm 对术后骨折的发生并无显著影响，但若截骨前髌骨厚度若＜ 18 mm，则髌骨置换后骨折风险则有明显增加（Hamilton et al.，2017）。

20.6 髌骨不置换的风险及二次髌骨表面置换术效果

有证据表明，未接受髌骨表面置换的患者，翻修手术风险更高。一项 2011 年的荟萃分析，对 16 项涉及 2041 例的 TKA 进行了比较，发现接受髌骨置换的 TKA 患者中，由于髌股关节症状接受二次手术的相对风险度为 0.52（1.8% *vs*. 6.2%，95%*CI*，*P*=0.012），且膝前痛并无差异（Agrawal et al.，2011）。这与其他几项荟萃分析的结果相同（Pakos et al.，2005；He et al.，2011）。二次髌骨表面置换术最常见的原因是 TKA 术后膝前痛，且二次髌骨表面置换对其并无明显缓解；况且，接受髌骨表面置换的患者中亦有相当比例（约 10%）仍会残留膝前疼痛。

有研究显示，患者对二次手术进行髌骨表面置换的效果并不满意。Parvizi 等发现，因膝前痛接受二次手术进行髌骨表面置换的患者中有 20% 并不满意。在 Spencer 等（2010）对 28 名 29 例 TKA 患者的研究中，仅有 59% 的患者在二次手术进行髌骨置换后满意度有所提高；在 Munoz-Mahamud 等（2011）报道的 27 名患者中，仅有 63% 的患者症状得到改善。一项对 15 篇文章中的 232 名患者进行综合分析后发现，仅有 148 人（64%）对二次髌骨表面置换术满意（van Jonbergen et al.，2016）。

> 保留髌骨的 TKA，其术后翻修率更高，对该观点的解读需谨慎，因为保留髌骨本身就为 TKA 术后疼痛的治疗提供了一个再手术的选择，从而人为地增加了翻修率，但其实可能并没有解决真正引起疼痛的原因。

20.7 髌骨表面置换的风险

髌骨表面置换也有其缺陷。生物力学研究表明，在几种不同的髌骨假体设计中，随着接触面积的减少，髌后压力呈现明显增加的趋势（Wurm et al.，2013）。这种增加的压力可能是术后髌骨骨折风险增加和骨坏死发生的原因。

> 特别是与伸膝装置损伤相关的并发症可能是灾难性的。

与髌骨表面置换相关的其他并发症。

- 髌股关节过度填充。
- 髌骨过薄导致伸膝无力。
- 髌骨挛缩综合征。
- 假体无菌性松动。
- 髌骨脱位。
- 髌骨轨迹欠佳。
- 过度倾斜。
- 关节不稳。
- 骨坏死。
- 假体失效。

这些并发症中许多需再次手术，且预后难测（Burnett et al.，2004）。据引证，TKA 术后髌股关节相关并发症的发生率为 7% ~ 8%（Dalury et al.，2013；Schiavone Panni et al.，2014）。

20.8 髌骨表面置换的对比研究

20.8.1 随机对照试验

众多随机对照试验的结论也各不相同，但可以确定的是，未接受髌骨表面置换者再次手术的风险较高，但该类患者术后膝前痛发生率是否增高尚无定论。Argawal 等在一篇包含 16 项随机对照试验研究（6925 例 TKA）的荟萃分析中，对术后膝前痛的发生率进行了研究，其中 7 项表明两组之间有显著差异，5 项支持髌骨表面置换，只有 1 项不建议髌骨置换。总的来说，髌骨表面置换组术后膝前痛发生率约 12.9%，而未置换组为 24.1%，*RR* 值为 0.56（95%*CI*，$P < 0.000\ 01$）。但如果仅对那些高质量随机对照试验研究（随机分组和观察者盲法）进行分析时，两组膝前痛的发生率却无显著差异（*RR*=1.03，95%*CI*，*P*=0.90）（Agrawal et al.，2011）。

Helmy 等（2008）随后发表的一篇决策分析报告，在对比了许多研究的 *RR* 值后，主张进行髌骨表面置换，尽管这些研究并非最高质量；但如果将研究参数中膝前痛的发生率设为相等时，该决策分析的结果尚不明确。另一篇荟萃分析对 7075 例 TKA 进行了分析，结果表明，是否进行髌骨表面置换，患者术后膝前痛和功能方面并无统计学差异，但不置换确实会导致再手术风险的升高。这项荟萃分析还研究了“髌骨友好型”假体是否会影响术后疼痛或功能，但结果显示并无差异（Pavlou et al.，2011）。还有一项更大的随机对照试验对 180 名患者的 198 例 TKA 进行了至少 3 年的随访，结果与前述研究略有差异，该研究发现再手术的风险并没有显著差异，但的确发现未行髌骨置换组的术后膝前痛发生率较高，同时认为体重是预测术后膝前痛的唯一因素，然而，在对性别和年龄进行校正后，其影响也并不显著（Wood et al.，2002）。

值得注意的是，大多数的随机对照试验并非选择性的进行髌骨表面置换，而是将所有不同程度的 PFOA 随机分配到各组。Roberts 等（2015）最近发表的一项随机对照试验，将髌骨表面软骨破坏的患者排除后，将其余患者进行随机化分组，在对这 350 名无明显 PFOA 的患者 TKA 术后平均 7.8 年的随访中，患者满意度是有统计学差异的。在随访 10 年的含 110 名患者的亚组中，患者满意度无差异，更重要的是，再手术率也无显著差异。

> 这项试验证明了进行选择性髌骨表面置换后，两组患者不仅有相似的术后效果，而且再手术率可能并无差别。

20.8.2 登记系统数据

瑞典膝关节置换术登记系统是一个重要的数据库来源，可用来对是否需要进行髌骨表面置换进行评估分析。一项对 1981—1995 年期间 27 372 例 TKA 进行的回顾性分析，有了几点发现（Robertsson et al.，2000）。总体来说，接受髌骨表面置换的患者比未置换组有更高的满意度（OA 患者为 19% *vs*. 15%，RA 患者为 15% *vs*. 12%），然而，未置换组的满意度更加平稳，置换组患者的满意度随时间推移却有较大比例的下降。

20.8.3 双侧对比研究

最理想的对比研究，就是对双侧 TKA 的患者，选择其中一侧进行髌骨表面置换。一项包含 86 名双侧 TKA 患者的随机对照试验表明，两侧在术后疼痛和功能方面并无差异，其中 30 名患者对髌骨未置换的一侧满意，而 31 名对髌骨置换的一侧满意。当患者被问及对哪一种方式更偏爱时，11 名表示偏爱髌骨表面置换侧，12 名偏爱未置换侧（Barrack et al.，1997）。在 Levitsky 等（1993）的另一项系列研究中，共有 13 名患者进行了双侧 TKA，结果表明，6 名（46%）更满意进行髌骨置换的一侧，1 名（7.7%）更满意未置换侧，而另外 6 名（46%）认为无明显差异。Enis 等（1990）对 25 名 TKA 患者，右侧实施髌骨表面置换，而左侧未行置换，结果显示行髌骨置换后的一侧具有更好的关节功能和更轻的髌股关节痛，因而更受患者青睐。

20.9 成本效益分析

近期也有许多关于髌骨表面置换成本效益的研究。然而，这类研究的结果参差不齐，可能与随访时间、总费用、并发症和翻修率的不同有关。在美国，无论是否进行髌骨置换，TKA 均采用同一个 CPT 代码（27447），因此在医保报销上并无差异（Meijer et al.，2015）。但 Meijer 和 Dasa 在 2015 年的随机对照试验结果显示，未接受髌骨置换者在术后 5 年的医疗保险花费较置换者多 227.92 美元；且只要髌骨表面置换组术后的翻修率保持 3.54% 以下，而髌骨未置换组保持 0.77% 以上，则前者拥有更高的成本效益（Meijer et al.，2015）。在另一项英国的 5 年随访研究中，1715 名患者被随机分配到髌骨置换组或非置换组，总医疗费用并无差异（含翻修手术相关费用）（Breeman et al.，2011）。然而加拿大一项治疗费用评估（以美元为单位）指出，不进行髌骨置换会导致后续费用增加约 379.62 美元，虽然该评估使用的数据包含随访 14 年内发生的翻修术和并发症，但其与前文 AJR 5 年随访数据的结论是相似的（Weeks et al.，2018）。此外，Zmistowski 等（2019）的一项前瞻性随机研究发现，在没有明显的 PFOA 的情况下，髌骨置换并不具备良好的成本效益，这表明也许选择性的髌骨置换可能是优化成本的一种方案。

20.10 髌骨表面置换手术技术

进行髌骨表面置换时，应考虑以下几个问题。需要有足够的截骨量，以减少髌骨假体植入后膝关节的过度充填（可能影响伸膝或屈膝装置功能），但也不能过度截骨以免残余骨量不足（Bengs et al.，2006）。髌骨的最佳截骨面角度应与股骨前切线平行，以减少髌骨倾斜。

髌骨表面置换术可通过徒手操作或在截骨导板辅助下进行。操作时应当确保髌骨关节面的充分暴露，并沿髌骨边缘切除周围滑膜组织，以便充分观察和评估髌骨和股四头肌的解剖关系（Lombardi et al.，1998）。

首先利用卡尺测量髌骨厚度，需要强调的是必须评估整个髌骨的厚度，因为不少患者髌骨不同位置其厚度也不同，特别是那些合并髌骨半脱位的患者。

> 在测量髌骨厚度时，应注意避免髌骨的旋转，因为髌骨有一个偏内的纵脊，髌骨截骨容易外侧多而内侧少（Anglin et al.，2009）。

髌骨假体位置的不对称通常提示预后不良，包括假体松动、髌股关节疼痛和翻修手术（Pagnano et al.，2000）。术前对所选髌骨假体尺寸的了解，对术中截骨量的把握至关重要。

> 截骨操作时，应避免损伤髌骨近端和远端的伸肌装置。

如果徒手截骨，术者可以使用非偏心的摆锯，目的是在髌骨关节面上对称截骨以达所需厚度。徒手截骨是指利用触觉反馈和髌骨关节面四象限测量来进行截骨操作（Camp et al.，2015）。利用触觉反馈，可以在中心位置测量髌骨厚度，同时评估对称性。四象限测量技术是指在髌骨 4 个象限的中心进行卡尺测量，根据其读数评估对称性（Camp et al.，2015）。术者可以选择这些技术中的一种或组合使用。截骨后，利用卡尺或触觉反馈再次评估髌骨厚度和对称性，之后可应用摆锯再次修整，直至达到最佳。

该理念也适用于截骨导板的使用。不同的是，在用卡尺测量髌骨后，导板可以设置截骨厚度。但在通过导板截骨后，术者仍需重新评估髌骨的厚度和对称性，必要时，应重新使用导板或徒手技术进行再次截骨。

完成合适的截骨后，用髌骨钳将髌骨钻孔导向器放在髌骨上，并夹紧固定，避免在钻孔时移位，应注意髌骨假体应尽量靠内侧，这有助于伸膝装置的横向运动，理论上可以改善髌骨轨迹和减小 Q 角（Camp et al.，2013；Dennis et al.，2011；Anglin et al.，2010）。在导向器引导下完成钻孔后，安放模具测试。所选模具应最大程度覆盖骨面，但这通常会受到髌骨纵向长度的限制，因为其长度往往小于左右径（Dennis et al.，2011）。

髌骨边缘的骨赘也应当被清除。当股骨、胫骨和髌骨试件安装到位后，就要通过膝关节的屈伸活动来仔细评估髌骨轨迹，是否有外脱位倾向或倾斜。如果髌骨活动轨迹不佳，应再次评估髌骨截骨及假体旋转情况，若这些均无问题，则可能需要进行软组织平衡，如髌骨外侧支持带的松解。髌骨假体的位置或截骨面的对称性对髌骨轨迹的影响也很重要。加上软骨缺损的厚度，残存髌骨与髌骨假体厚度之和，应与截骨前髌骨厚度近似（Lombardi et al.，1998；Marmor 1988；Hurson et al.，2010）。

> 骨水泥在松质骨样结构中能发挥最好的交联作用。

因此，在硬化骨区域，术者应考虑用细钻或克氏针在硬化区域打小孔，暴露正常的松质骨，以增加骨水泥工作面积。在硬化表面钻孔时，应避免钻透到髌骨前方皮质，以减少应力骨折发生的风险。在进行骨水泥固定之前，应对髌骨进行彻底的冲洗和干燥。

通过标准流程准备好骨水泥，就可以植入髌骨假体了，这时需要用平板状物和干净的手套将骨水泥平铺在髌骨后方的骨床侧。

> 术者用手指将骨水泥压入之髌骨固定桩对应的骨孔后，将髌骨假体压入其中，在骨水泥硬化的整个过程中用髌骨钳将其夹紧。

挤出髌骨假体边缘多余的骨水泥并及时清除。待水泥干燥后，可以松开髌骨钳，这时，所有假体安装完毕，应对膝关节进行活动以检查髌骨轨迹。

也有许多研究对比了不同髌骨截骨技术对患者预后的影响。Yuan 等（2019）进行的一项随机试验表明，徒手截骨组和截骨导板组之间的术后膝前痛无明显差异。此外，在功能评估、患者报告的结局和术后临床检查结果方面也没有明显差异；其主要区别主要表现在徒手组有明显更多> 10° 的髌骨外倾度异常值，但组间的平均外倾度无明显差异（Yuan et al.，2019），这提示截骨导板测量也许更加可靠。Camp 等进行的一项前瞻性试验，比较了触觉反馈徒手截骨、四象限测量徒手截骨和截骨导板辅助截骨 3 种技术（Camp et al.，2015），结果表明，徒手截骨技术组残余髌骨的不对称性和与目标厚度的偏差更小，因此较截骨导板更为可靠，尽管其测量准确性主要依靠四象限测量法来实现（Camp et al.，2015）。

> 为确保安全和合适的截骨厚度，应正确使用截骨导板，在导板内进行截骨操作时，锯片必须与槽口平行，这点非常重要。

20.11 结论

髌骨表面置换是 TKA 的重要考量要素之一，且仍然存在许多争议。但无论是否进行髌骨表面置换，对于接受 TKA 的患者而言，都可以达到很好的治疗效果。选择性髌骨置换应当是较为合理的一个选择，术者应个体化地仔细权衡每名患者的风险及利益，以最大程度上避免并发症的发生和提高假体的长期生存。另外，为减少术后并发症，应在髌骨表面置换手术技术方面给予特别的关注。

要点

- 髌骨表面置换争议尚存，无论是否进行置换，都有很好的预后。
- 髌骨表面置换后的并发症可能是灾难性的，包括伸膝装置的损伤或髌骨骨折。
- 无论术者倾向如何，也许都应选择性的进行髌骨表面置换，也就是通过对患者个体化风险因素评估后再行决定是否进行髌骨表面置换。
- 髌骨表面置换技术，包括徒手技术和使用截骨导板。
- 术前应详细了解所选假体的设计，以便在术中准确测量截骨前的初始厚度来确定适当的截骨量。
- 为了确保髌骨截骨面的对称性，术中可能需要反复测量和修整。
- 在最终植入假体之前，应安装髌骨试模以评估髌骨的活动轨迹。
- 用刮刀或徒手将骨水泥放置在髌骨截骨面上，

手工将假体压入锚定孔，并用髌骨钳持续加压，直到骨水泥完全硬化。

参考文献

（遵从原版图书著录格式）

Agrawal M, Jain V, Yadav VP, Bhardwaj V (2011) Patellar resurfacing in total knee arthroplasty. J Clin Orthop Trauma 2:77–81. https://doi.org/10.1016/S0976-5662(11)60048-9

Anglin C, Fu C, Hodgson AJ et al (2009) Finding and defining the ideal patellar resection plane in total knee arthroplasty. J Biomech 42:2307–2312. https://doi.org/10.1016/j.jbiomech.2009.06.021

Anglin C, Brimacombe JM, Wilson DR et al (2010) Biomechanical consequences of patellar component medialization in total knee arthroplasty. J Arthroplast 25:793–802. https://doi.org/10.1016/j.arth.2009.04.023

Barrack RL, Wolfe MW, Waldman DA et al (1997) Resurfacing of the patella in total knee arthroplasty. A prospective, randomized, double-blind study. J Bone Joint Surg Am 79:1121–1131. https://doi.org/10.2106/00004623-199708000-00002

Bengs BC, Scott RD (2006) The effect of patellar thickness on intraoperative knee flexion and patellar tracking in total knee arthroplasty. J Arthroplast 21:650–655. https://doi.org/10.1016/j.arth.2005.07.020

Berend KR, Lombardi AV, Adams JB (2007) Obesity, young age, patellofemoral disease, and anterior knee pain: identifying the unicondylar arthroplasty patient in the United States. Orthopedics 30:19–23

Breeman S, Campbell M, Dakin H et al (2011) Patellar resurfacing in total knee replacement: five-year clinical and economic results of a large randomized controlled trial. J Bone Joint Surg Am 93:1473–1481. https://doi.org/10.2106/JBJS.J.00725

Burnett RS, Bourne RB (2004) Indications for patellar resurfacing in total knee arthroplasty. Instr Course Lect 53:167–186

Camp CL, Bryan AJ, Walker JA, Trousdale RT (2013) Surgical technique for symmetric patellar resurfacing during total knee arthroplasty. J Knee Surg 26:281–284. https://doi.org/10.1055/s-0032-1330056

Camp CL, Martin JR, Krych AJ et al (2015) Resection technique does affect resection symmetry and thickness of the patella during Total knee arthroplasty: a prospective randomized trial. J Arthroplast 30:2110–2115. https://doi.org/10.1016/j.arth.2015.05.038

Dalury DF, Pomeroy DL, Gorab RS, Adams MJ (2013) Why are total knee arthroplasties being revised? J Arthroplast 28:120–121. https://doi.org/10.1016/j.arth.2013.04.051

Dennis DA, Kim RH, Johnson DR et al (2011) The John Insall Award: control-matched evaluation of painful patellar Crepitus after total knee arthroplasty. Clin Orthop Relat Res 469:10–17. https://doi.org/10.1007/s11999-010-1485-3

Enis JE, Gardner R, Robledo MA et al (1990) Comparison of patellar resurfacing versus nonresurfacing in bilateral total knee arthroplasty. Clin Orthop Relat Res:38–42

Hamilton WG, Ammeen DJ, Parks NL et al (2017) Patellar cut and composite thickness: the influence on postoperative motion and complications in total knee arthroplasty. J Arthroplast 32:1803–1807. https://doi.org/10.1016/j.arth.2016.12.033

He J-Y, Jiang L-S, Dai L-Y (2011) Is patellar resurfacing superior than nonresurfacing in total knee arthroplasty? A meta-analysis of randomized trials. Knee 18:137–144. https://doi.org/10.1016/j.knee.2010.04.004

Helmy N, Anglin C, Greidanus NV, Masri BA (2008) To resurface or not to resurface the patella in total knee arthroplasty. Clin Orthop Relat Res 466:2775–2783. https://doi.org/10.1007/s11999-008-0420-3

Hurson C, Kashir A, Flavin R, Kelly I (2010) Routine patellar resurfacing using an inset patellar technique. Int Orthop 34:955–958. https://doi.org/10.1007/s00264-009-0831-0

King AH, Engasser WM, Sousa PL et al (2015) Patellar fracture following patellofemoral arthroplasty. J Arthroplast 30:1203–1206. https://doi.org/10.1016/j.arth.2015.02.007

Koh JSB, Yeo SJ, Lee BPH et al (2002) Influence of patellar thickness on results of total knee arthroplasty: does a residual bony patellar thickness of <or=12 mm lead to poorer clinical outcome and increased complication rates? J Arthroplast 17:56–61. https://doi.org/10.1054/arth.2002.29320

Levitsky KA, Harris WJ, McManus J, Scott RD (1993) Total knee arthroplasty without patellar resurfacing. Clinical outcomes and long-term follow-up evaluation. Clin Orthop Relat Res:116–121

Lie DTT, Gloria N, Amis AA et al (2005) Patellar resection during total knee arthroplasty: effect on bone strain and fracture risk. Knee Surg Sports Traumatol Arthrosc 13:203–208. https://doi.org/10.1007/s00167-004-0508-6

Lombardi AV, Mallory TH, Maitino PD et al (1998) Freehand resection of the patella in total knee arthroplasty referencing the attachments of the quadriceps tendon and patellar tendon. J Arthroplast 13:788–792. https://doi.org/10.1016/s0883-5403(98)90032-8

Marmor L (1988) Technique for patellar resurfacing in total knee arthroplasty. Clin Orthop Relat Res:166–167

McAlindon TE, Snow S, Cooper C, Dieppe PA (1992) Radiographic patterns of osteoarthritis of the knee joint in the community: the importance of the patellofemoral joint. Ann Rheum Dis 51:844–849. https://doi.org/10.1136/ard.51.7.844

McAlindon T, Zhang Y, Hannan M et al (1996) Are risk factors for patellofemoral and tibiofemoral knee osteoarthritis different? J Rheumatol 23:332–337

Meijer KA, Dasa V (2015) Is resurfacing the patella cheaper? An economic analysis of evidence based medicine on patellar resurfacing. Knee 22:136–141. https://doi.org/10.1016/j.knee.2014.12.009

Muñoz-Mahamud E, Popescu D, Nuñez E et al (2011) Secondary patellar resurfacing in the treatment of patellofemoral pain after total knee arthroplasty. Knee Surg Sports Traumatol Arthrosc 19:1467–1472. https://doi.org/10.1007/s00167-011-1402-7

Pagnano MW, Trousdale RT (2000) Asymmetric patella resurfacing in total knee arthroplasty. Am J Knee Surg 13:228–233

Pakos EE, Ntzani EE, Trikalinos TA (2005) Patellar resurfacing in total knee arthroplasty. A meta-analysis. J Bone Joint Surg Am 87:1438–1445. https://doi.org/10.2106/JBJS.D.02422

Parvizi J, Mortazavi SMJ, Devulapalli C et al (2012) Secondary resurfacing of the patella after primary total knee arthroplasty. Does the anterior knee pain resolve? J Arthroplasty 27:21–26. https://doi.org/10.1016/j.arth.2011.04.027

Pavlou G, Meyer C, Leonidou A et al (2011) Patellar resurfacing in total knee arthroplasty: does design matter?: a meta-analysis of 7075 cases. J Bone Joint Surg Am Vol 93:1301–1309. https://doi.org/10.2106/JBJS.J.00594

Roberts DW, Hayes TD, Tate CT, Lesko JP (2015) Selective patellar resurfacing in total knee arthroplasty: a prospective, randomized, double-blind study. J Arthroplast 30:216–222. https://doi.org/10.1016/j.arth.2014.09.012

Robertsson O, Dunbar M, Pehrsson T et al (2000) Patient satisfaction after knee arthroplasty: a report on 27,372 knees operated on between 1981 and 1995 in Sweden. Acta Orthop Scand 71:262–267. https://doi.org/10.1080/000164700317411852

Rodríguez-Merchán EC, Gómez-Cardero P (2010) The outerbridge classification predicts the need for patellar resurfacing in TKA. In: Clinical orthopaedics and related research, pp 1254–1257

Schiavone Panni A, Cerciello S, Del Regno C et al (2014) Patellar resurfacing complications in total knee arthroplasty. Int Orthop (SICOT) 38:313–317. https://doi.org/10.1007/s00264-013-2244-3

Soudry M, Mestriner LA, Binazzi R, Insall JN (1986) Total knee arthroplasty without patellar resurfacing. Clin Orthop Relat Res:166–170

Spencer SJ, Young D, Blyth MJG (2010) Secondary resurfacing of the patella in total knee arthroplasty. Knee 17:187–190. https://

doi.org/10.1016/j.knee.2009.08.003

van Jonbergen H-PW, Boeddha AV, van Raaij JJA M (2016) Patient satisfaction and functional outcomes following secondary patellar resurfacing. Orthopedics 39:e850–e856. https://doi.org/10.3928/01477447-20160509-05

Weeks CA, Marsh JD, MacDonald SJ et al (2018) Patellar resurfacing in total knee arthroplasty: a cost-effectiveness analysis. J Arthroplast 33:3412–3415. https://doi.org/10.1016/j.arth.2018.07.001

Wood DJ, Smith AJ, Collopy D, et al (2002) Patellar resurfacing in total knee arthroplasty: a prospective, randomized trial

Wurm S, Kainz H, Reng W, Augat P (2013) The influence of patellar resurfacing on patellar kinetics and retropatellar contact characteristics. J Orthop Sci 18:61–69. https://doi.org/10.1007/s00776-012-0326-5

Yuan F, Sun Z, Wang H et al (2019) Clinical and radiologic outcomes of two patellar resection techniques during total knee arthroplasty: a prospective randomized controlled study. Int Orthop 43:2293–2301. https://doi.org/10.1007/s00264-018-4264-5

Zmistowski BM, Fillingham YA, Salmons HI et al (2019) Routine patellar resurfacing during total knee arthroplasty is not cost-effective in patients without patellar arthritis. J Arthroplast 34:1963–1968. https://doi.org/10.1016/j.arth.2019.04.040

（井文森　许　珂　许　鹏）

第 21 章

膝关节置换术中的髌骨置换：日本视角

Atsushi Takahashi

21.1 引言

TKA 中是否需要进行髌骨表面置换的问题，长期以来一直存在争议。各国的髌骨表面置换率有很大差异（图 21.1）（Fraser et al.，2017），因此该争议目前仍无定论。保留髌骨的优势在于对伸膝装置破坏较小、可以保留骨质，且缩短手术时间。此外，还有利于翻修手术，特别是在感染的情况下。髌骨表面置换后髌骨骨折的发生率较高，且治疗困难、随访满意度低（Chalidis et al.，2007；Ortiguera et al.，2002）。然而，髌骨保留也有缺点，包括膝前痛和较高的翻修率（图 21.2）。有学者认为，应谨慎解读髌骨保留较高的再手术风险，因为先前的众多荟萃分析在检索条件、研究异质性，以及髌骨保留后的再手术适应证内在偏倚等方面存在方法学上的缺陷。考虑到以上因素，如果 TKA 术后膝前痛能妥善解决的话，保留髌骨可能是更好的选择。

21.2 TKA 中的髌股关节接触应力

21.2.1 TKA 术后髌股关节接触应力相关因素

> 髌股关节的高接触应力导致术后膝前痛（Becher et al.，2009；Whiteside et al.，2003）。

此外，髌股关节的高接触应力会诱发髌骨的退行性变，这可能与髌股关节周围的疼痛有关（Rodriguez-Merchan et al.，2009；Sawaguchi et al.，2010）。到目前为止，一些研究已经报道了影响髌股关节接触应力的众多因素，包括以下几点。

- 股骨假体设计（Whiteside et al.，2003；Browne et al.，2005）。
- 旋转对线（Kessler et al.，2008；Merican et al.，2011；Verlinden et al.，2010）。
- 活动平台（Sawaguchi et al.，2010）或高匹配度的衬垫的使用（Heyse et al.，2010）。

> 髌骨形态和股骨假体形态是保留髌骨的 TKA 中髌股关节接触应力相关的重要因素（Takahashi et al.，2012）。

21.2.2 髌骨形态对术后髌股关节接触应力的影响

软骨下骨密度通常反映了由关节面长期接触引起的应力分布（Noble et al.，1985）。临床上，骨密度测量是评估骨组织生物力学应力的便捷手段，因此，软骨下骨密度可作为髌股关节接触应力的临床指标。基于该理论，软骨下骨硬化程度的分级，可用以评估髌骨保留的 TKA 术后髌股关节接触应力（Takahashi et al.，2012）。研究者将术前及术后 1 年的膝关节轴位 X 线片进行了比较，以此对软骨下骨硬化程度进行分级（图 21.3），具体如下。

- 无（0 级）。
- 轻度（1 级）。
- 中度（2 级）。
- 重度（3 级）。

髌骨形态差异较大，关节面角是描述髌骨平整程度的影像学参数（图 21.4）。有些患者关节面角很小，有些却大而较为平坦，内外侧小面的长度也不尽相同。Wiberg 分型是最经典的髌骨形态学分型（Wiberg，1941）。然而它与 TKA 术后髌骨硬化的发生并无关联，骨硬化更常见于关节面角较小的髌骨（图 21.5）。此外，个体化的有限元分析显示，髌骨关节面角和髌骨内部压应力峰值存在负相关关系（图 21.6）。

> 基于上述研究，关节面角较大的髌骨（扁平髌骨）不需要进行髌骨表面置换。因此，术前的关节面角可以作为选择性髌骨表面置换的指征。

21.2.3 假体的几何形状对术后髌股关节接触应力的影响

正如在本章 21.1 部分所述，之前对髌骨表面置换和保留髌骨的预后进行的对比研究，结果各不相同。产生这种差异的可能原因之一，是各项研究中使用的假体具有不同的几何形状。例如，有学者对 Triathlon CR 和 Nexgen CR Flex 两种假体对比后发现，前者的髌骨翻修风险更高（Montonen et al.，2018）。有研究表明，与 CR 假体（无论固定或是活动平台）相比，使用 PS 假体后再次手术行髌骨表面置换的发生率更高（Wyatt et al.，2013）。也有学者认为假体设计并不影响 TKA 术后髌股关节的临床预后（Johnson et al.，2012；Pavlou et al.，2011），然而在其研究中，

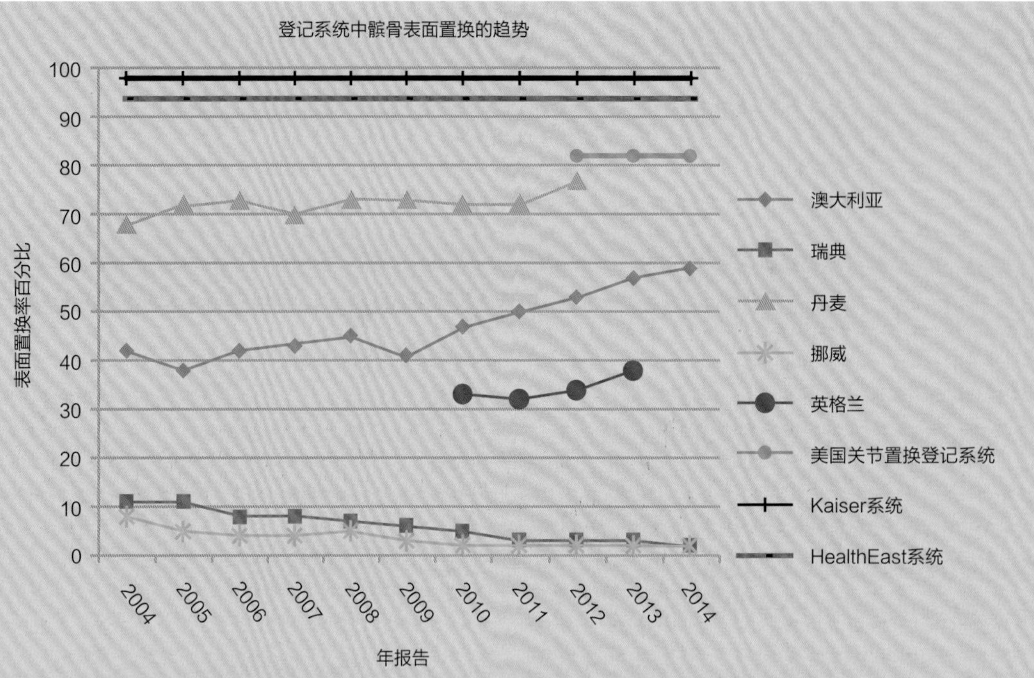

图 21.1　全球各国初次 TKA 中髌骨表面置换率，基于美国关节置换登记系统（Fraser et al.，2017）

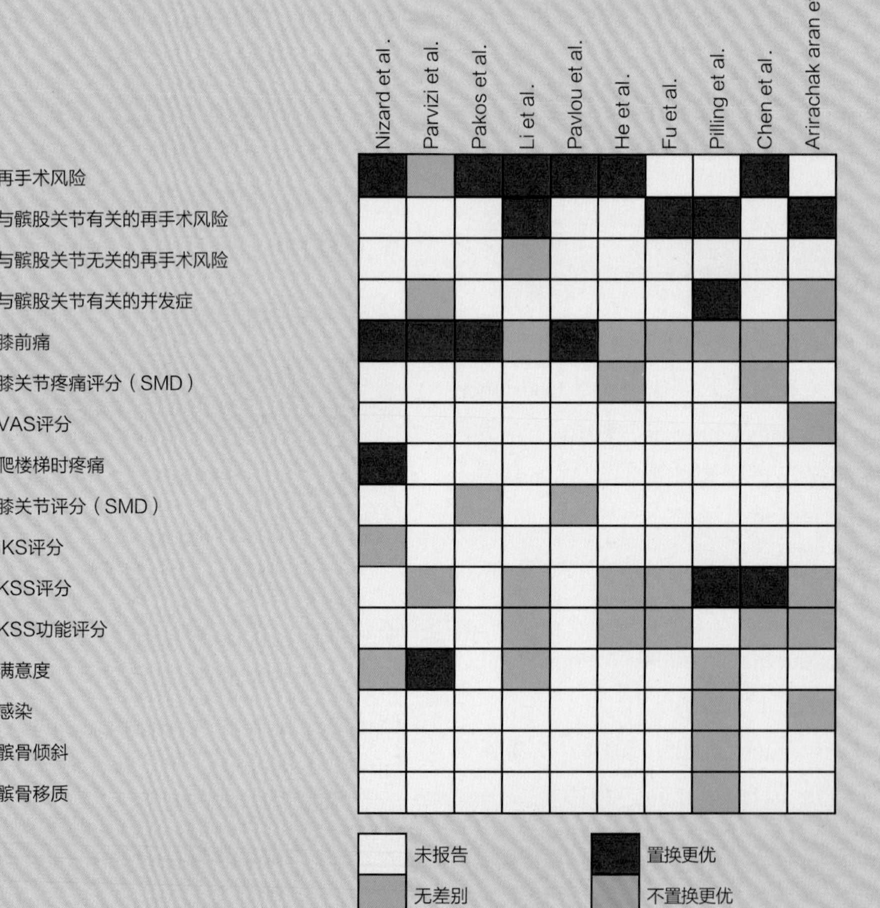

图 21.2　使用 Jadad 算法选择最高证据等级（Grassi et al.，2018）

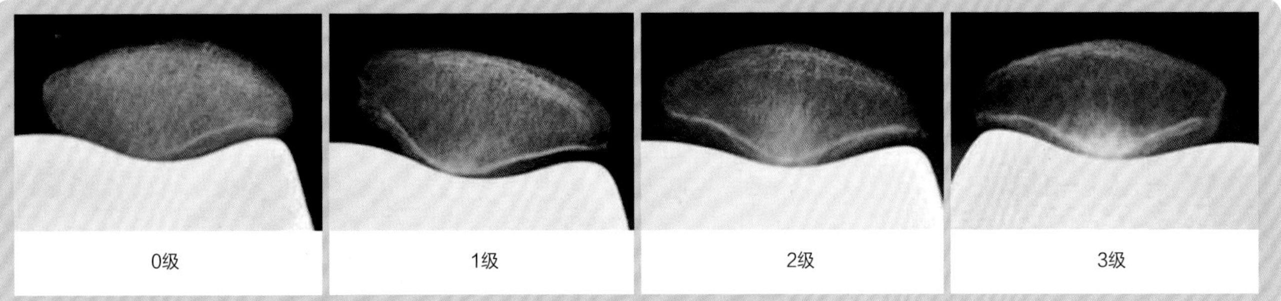

图 21.3　术后髌骨硬化的最新诊断分级

（Takahashi et al.，2012）

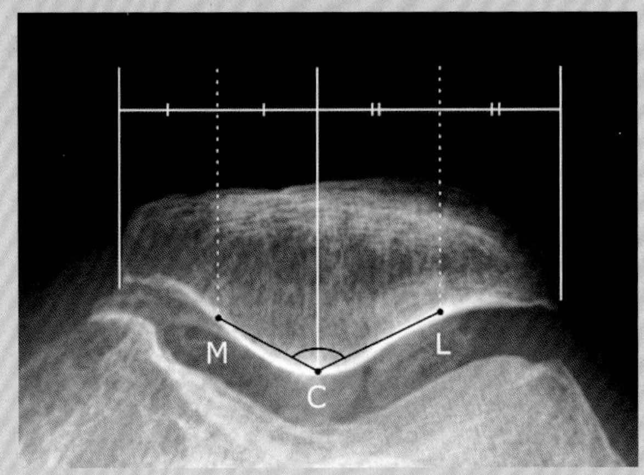

C 代表中央脊顶点，M 代表内侧切面的中点，L 代表外侧小面中点，髌骨关节面角指由 MC 线和 LC 线形成的夹角

图 21.4　髌骨关节面角的测量

（Takahashi et al.，2012）

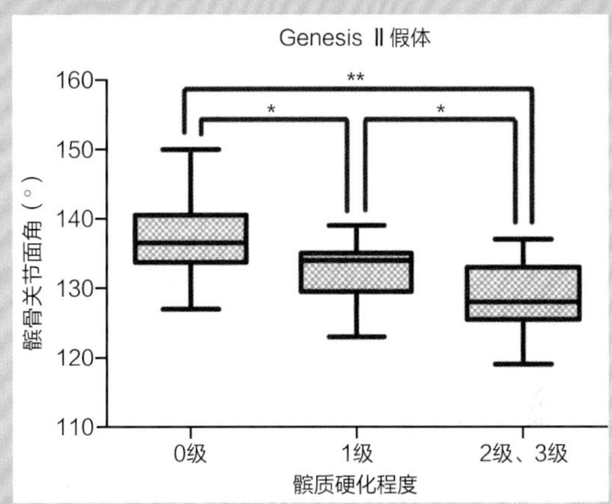

骨硬化分级越高者其髌骨关节面角越小（$**P < 0.01$，$*P < 0.05$）

图 21.5　术后骨硬化分级与髌骨关节面角的关系

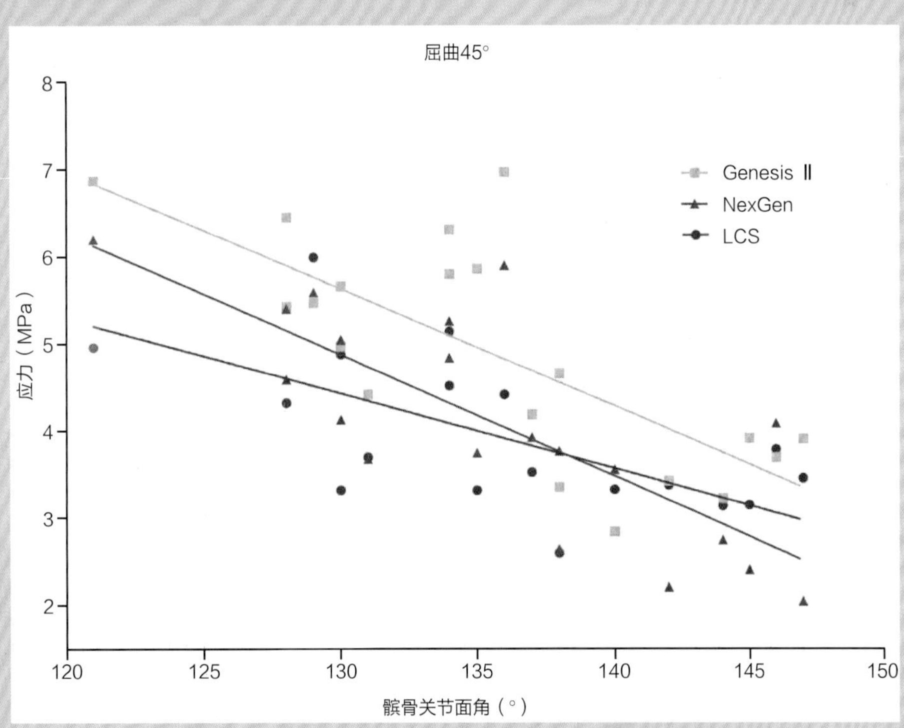

图 21.6　髌骨内部的压应力与髌骨关节面角之间的关系

（Takahashi et al.，2012）

往往都使用的是“髌骨友好型”假体。不同的是，笔者的研究比较了多种具有不同股骨滑车设计的新假体（图 21.7）。结果显示，即使是在当前使用的新型假体中，髌股关节接触应力模式也各有不同（Takahashi et al.，2012），其中，LCS 和 NexGen 假体组的最大压应力值都明显低于 Genesis Ⅱ假体组，且髌骨内部的应力分布模式与骨硬化发生的位置相吻合，这在影像学上也得到了证实（图 21.8）。很多研究中经常会

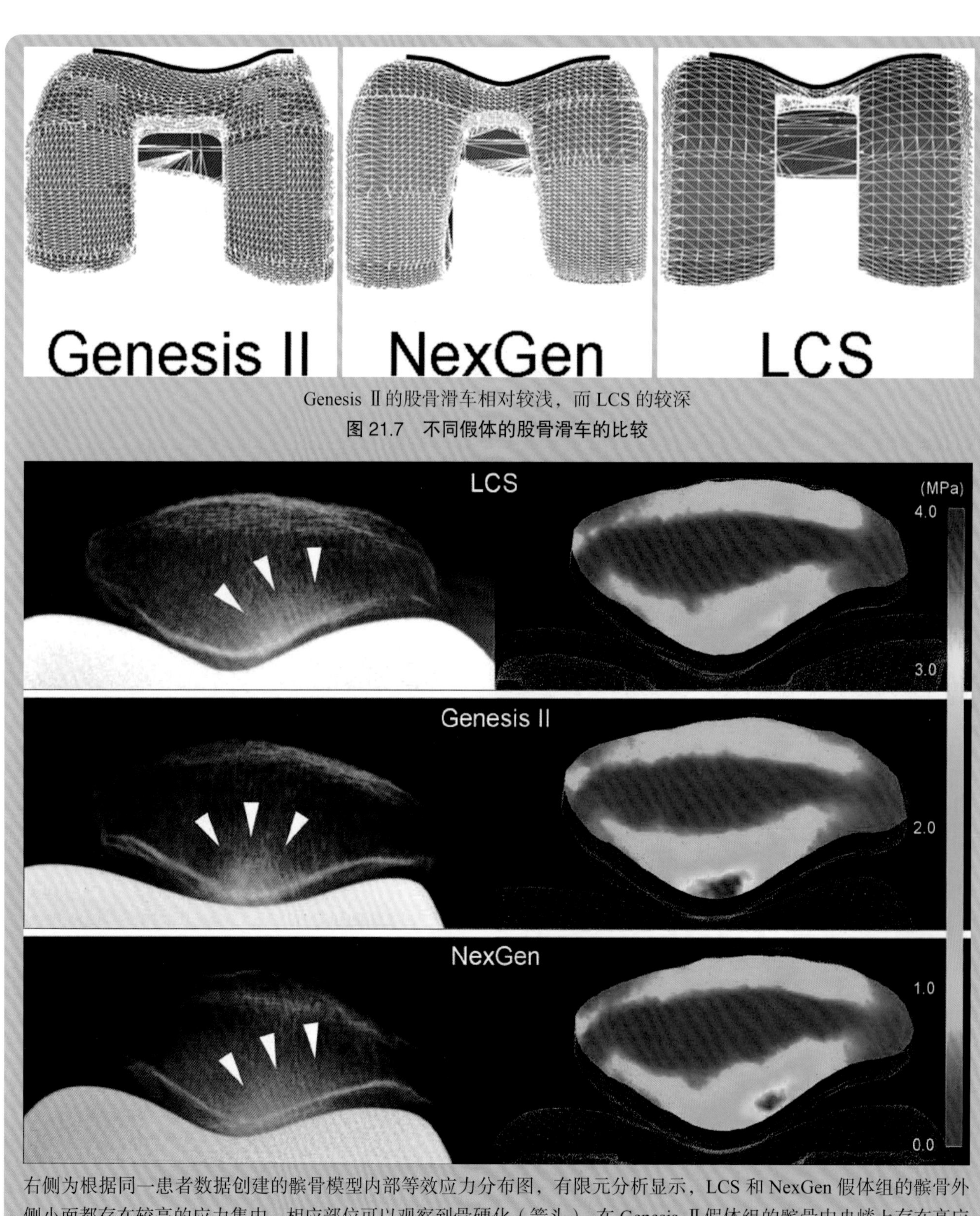

Genesis Ⅱ的股骨滑车相对较浅，而 LCS 的较深

图 21.7 不同假体的股骨滑车的比较

右侧为根据同一患者数据创建的髌骨模型内部等效应力分布图，有限元分析显示，LCS 和 NexGen 假体组的髌骨外侧小面都存在较高的应力集中，相应部位可以观察到骨硬化（箭头），在 Genesis Ⅱ假体组的髌骨中央嵴上存在高应力集中和骨质硬化

图 21.8 髌骨硬化的影像学表现及髌骨内部应力分布

出现“髌骨友好型”这个概念，但就目前为止，它并没有一个明确的定义（Montonen et al.，2018；Wyatt et al.，2013；Johnson et al.，2012；Pavlou et al.，2011；Atzori et al.，2015；Koh et al.，2018；Roessler et al.，2018）。

研究结果表明，股骨假体上较深的滑车结构属于髌骨友好型设计。

21.3 全膝关节置换术中髌股关节相关并发症

21.3.1 髌骨骨折

有研究表明，TKA 术后髌骨骨折平均发生率为 1.19%（范围 0.15% ~ 12%）（Chalidis et al.，2007）。另外，在 TKA 术后两年的随访研究中发现，约 99% 的髌骨骨折发生于髌骨表面置换术后，其中 88% 的发生与外伤无关。无论术前髌骨厚度如何，髌骨表面置换术时截骨后残余厚度< 12 mm 被认为是髌骨骨折的高危因素之一（Hamilton et al.，2017）。此外，其他风险因素还包括 BMI（> 30 kg/m^2）、性别（男性）、术前严重的膝外翻和术中侧方支持带的松解（Meding et al.，2008）。TKA 术后髌骨骨折分型如下（Ortiguera et al.，2002）。

髌骨骨折的分型

- 1 型：髌骨假体稳定且伸膝装置完整。
- 2 型：伸膝装置损伤。
- 3 型：髌骨假体松动，但伸膝装置完整。
  - 3a 型：残余骨量充足。
  - 3b 型：残余骨量不足。

TKA 术后髌骨骨折常发生在非外伤情况下，而对髌外侧支持带的松解被认为是危险因素之一（Chalidis et al.，2007；Meding et al.，2008），这应当是髌骨血供不足及骨坏死所致。切开复位内固定（open reduction and internal fxation，ORIF）治疗这类髌骨骨折的失败率高达 92%，预后很差（Chalidis et al.，2007）。可见，血供受损的骨折块其愈合潜力极小，且手术并发症发生率极高。

因此，简单的 ORIF 不作为常规推荐。

有学者在综合考量后，将 TKA 术后髌骨骨折的治疗原则总结如下（Putman et al.，2019）。

TKA 术后髌骨骨折的治疗原则

- 1 型：非手术治疗（夹板、石膏）。
- 2 型（假体稳定）：骨折涉及髌骨的近端或远端，应保留假体以避免残余骨量骨折，并重建伸膝装置。
- 2 型（合并假体松动）：通常需要手术，应移除髌骨假体，并通过手术恢复伸膝装置的完整性（穿骨缝合、腘绳肌移植或异体移植）。
- 3 型：移除髌骨假体即可。

21.3.2 髌骨坏死

如前文所述，髌骨表面置换后的髌骨骨折大都与髌骨的血供受损或骨坏死有关。在保留髌骨的 TKA 术后也观察到了髌骨的放射性透亮带，这与 SPONK 有相似的影像学表现（图 21.9）（Takahashi et al.，2014）。在这项研究中，使用 WHO 骨折风险评估工具对骨质疏松性骨折发生的主要风险进行了研究，发现骨坏死组明显高于对照组。此外，骨坏死组的平

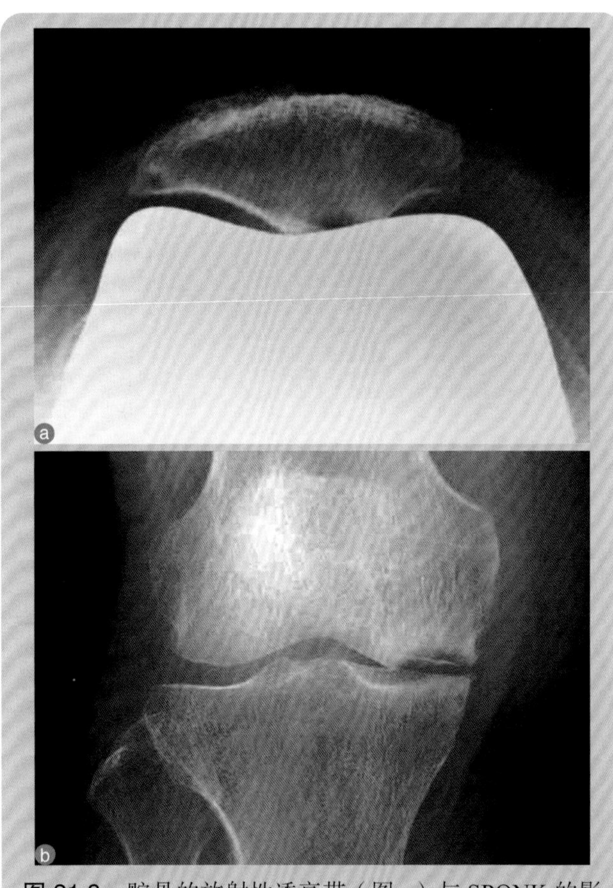

图 21.9　髌骨的放射性透亮带（图 a）与 SPONK 的影像学表现（图 b）有相似之处

（Taka-hashi et al.，2014）

均髌骨关节面角明显小于对照组（图 21.10）。正如前文所述，髌骨关节面角越小，越易引起应力集中（图 21.6）。

因此，骨质疏松和应力集中可能在保留髌骨的 TKA 术后髌骨坏死样变的发病机制中起重要作用。

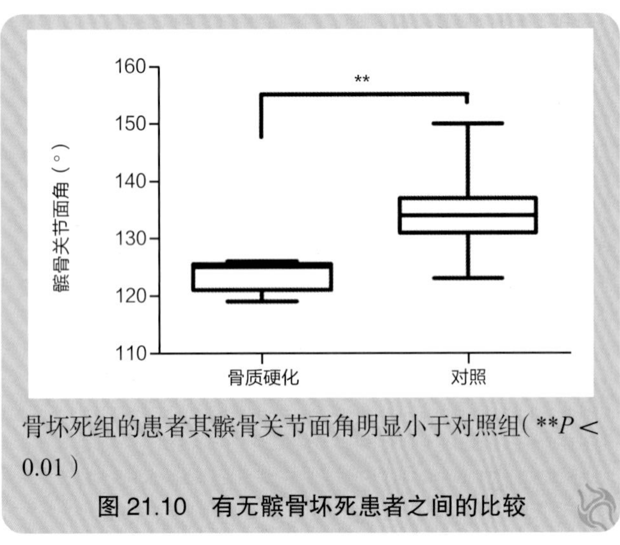

骨坏死组的患者其髌骨关节面角明显小于对照组（$^{**}P<0.01$）

图 21.10　有无髌骨坏死患者之间的比较

根据笔者的经验，这种情况可能引起轻到中度的膝前疼痛，但可以通过保守方法治疗。

21.3.3　髌骨弹响综合征

Hozack 等（1989）首先提出了髌骨弹响综合征，即 PS 假体 TKA 术后异常的髌上纤维滑膜结节引起的髌股关节疼痛，其特点是在伸膝时出现弹响。滑膜嵌顿是由髌骨上端肥厚的滑膜组织引起的（图 21.11）（Pollock et al.，2002），常见于 PS 假体，特别是当假体的髁间盒比值> 0.7 时（Fukunaga et al.，2009）。其他风险因素还包括手术史、偏小的股骨假体、较厚的聚乙烯衬垫和低位髌骨（Conrad et al.，2014）。

为了预防髌骨弹响综合征，建议在初次 TKA 时切除髌骨上极和股四头肌远端肌腱边界的滑膜组织（Conrad et al.，2014）。

髌骨弹响综合征通过保守治疗，半数以上患者的症状会随着时间的推移而得到改善（Ip et al.，2004；Gholson et al.，2017）。

关节镜下切除髌上结节效果较好，且复发率低（Costanzo et al.，2014）。

21.3.4　TKA 术后膝前痛

TKA 术后膝前痛是一个涉及多因素的复杂问题。在治疗膝前痛时，应首先排除已知的原因，如髌骨骨折、髌骨弹响、髌骨假体松动、不对称的髌骨截骨、髌骨外侧小面撞击和假体旋转不良等（Putman et al.，2019；Antinolfi et al.，2018）。有学者认为外侧髌股关节撞击或髌骨外侧小面撞击是 TKA 术后疼痛的原因（Nikolaus et al.，2014；Cercek et al.，2011）。当患者处于负重半蹲位时的轴位影像学检查（图 21.12）偶尔

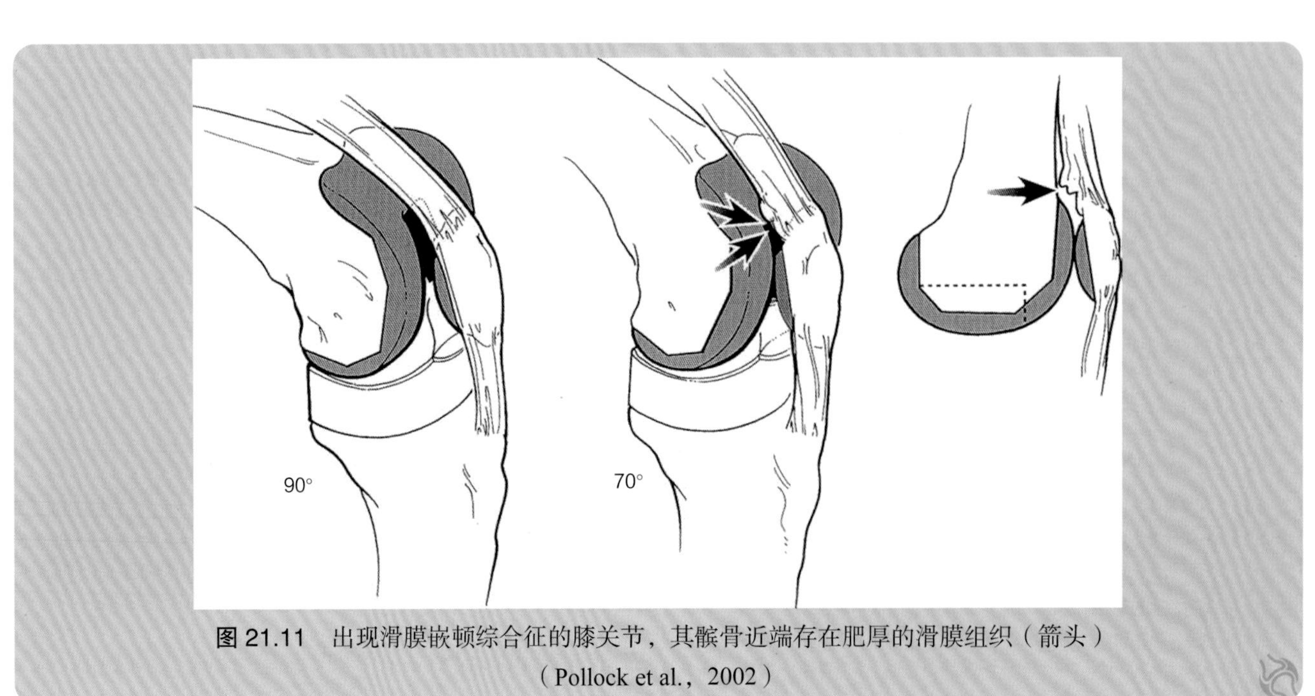

图 21.11　出现滑膜嵌顿综合征的膝关节，其髌骨近端存在肥厚的滑膜组织（箭头）（Pollock et al.，2002）

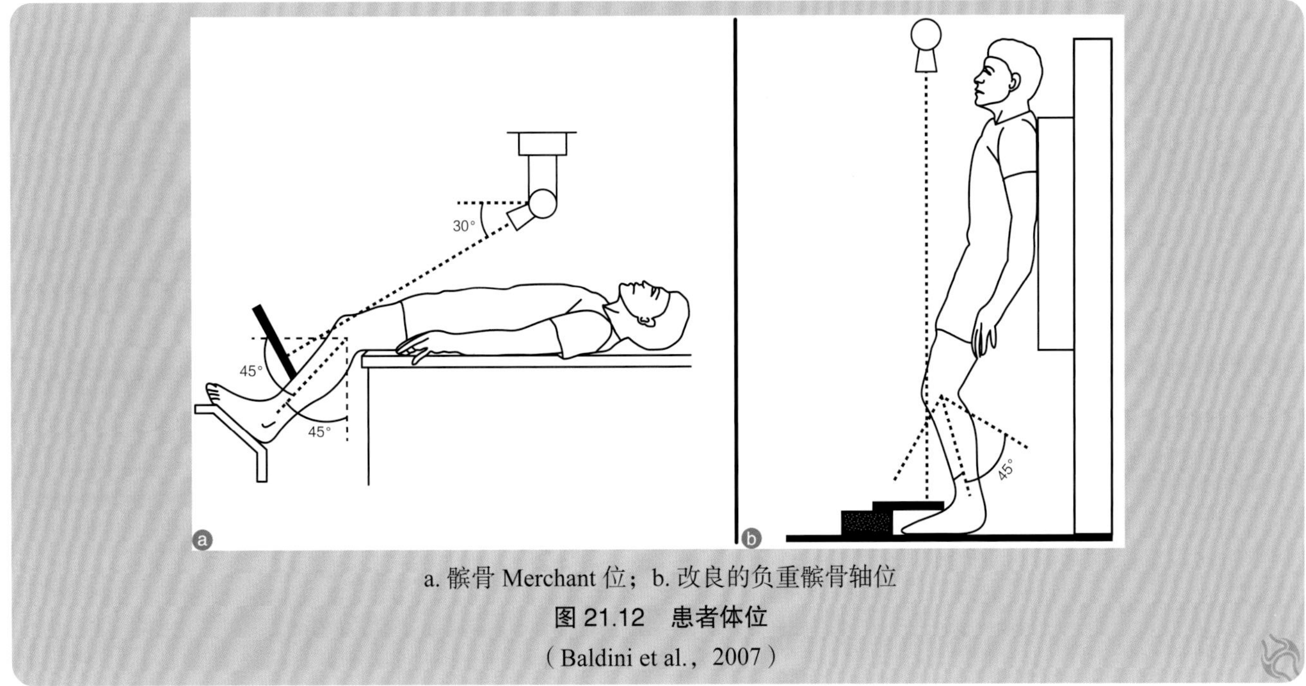

a. 髌骨 Merchant 位；b. 改良的负重髌骨轴位

图 21.12　患者体位

（Baldini et al.，2007）

有助于发现撞击（Baldini et al.，2007）。

> TKA 术后的髌骨外侧小面撞击症可以采用外侧小面切除术治疗，效果相对较好（Nikolaus et al.，2014；Cercek et al.，2011）。外侧小面切除术是保留髌骨的初次 TKA 中一种有效的方法（Kim et al.，2017）。

此外，保留髌骨的 TKA 术中，髌骨去神经化和髌骨成型是用来减轻膝前痛的常用技术。有研究表明，髌骨去神经化可以显著降低术后膝前痛的发生率，并改善 TKA 术后的早期临床效果（Xie et al.，2015），然而长期随访的结果显示并无差异。还有学者指出，髌骨成形术的效果要优于单独的骨赘清除和去神经化，更能降低膝前痛的发生率（Cerciello et al.，2016）。

> 重要的是，在采用内侧髌旁入路的 TKA 中，成功重建内侧髌股韧带可减轻膝前痛。

21.4 膝前痛的防治策略及手术技术

> 尽管有一些非骨水泥型髌骨假体可供选择，但髌骨表面置换的"金标准"仍是骨水泥固定。

髌骨表面置换术中，截骨完成后所得的截骨面需平整；术后髌骨应与原厚度相当或略薄；只有在髌骨硬化严重时才需在截骨面钻孔；髌骨假体尺寸的选择必须合适，且放置位置应略偏内侧；建议进行髌骨外侧小面的部分切除，以避免撞击的发生；在开始使用骨水泥固定前，先干燥骨面；假体和骨表面上均需填充骨水泥，并施加压力，直到其完全凝固。

笔者通常采用以下策略来减少初次 TKA 术后的膝前痛。

初次 TKA 术后膝前痛的防治策略

- 制定详细的术前计划防止假体的轴向旋转不良。
- 采用标准的骨水泥固定技术。
- 稳固的关节囊缝合，特别是在内侧髌股韧带周围。
- RA：髌骨外侧小面切除术 + 髌骨表面置换。
- 退行性 OA、使用较深滑车设计的假体者：髌骨成形术 + 保留髌骨。
- 退行性 OA、使用较浅滑车设计的假体者：
  - 髌骨关节面角度≥ 133°（扁平型髌骨）时：采用髌骨成形术 + 保留髌骨（Takahashi et al.，2012）。
  - 髌骨关节面角度＜ 133°（凸出型髌骨）：髌骨外侧小面切除术 + 髌骨表面置换。

要点

- TKA 中是否需要进行髌骨表面置换长期以来一直存有争议，因为各国的髌骨置换率有很大差异，是否必要仍无定论。
- 髌骨保留的优点是对伸膝装置损伤较小，可以保留骨量，且手术时间短。然而，髌骨保留也有缺点，包括术后膝前痛和再手术率较高。

- 髌股关节的高接触应力会导致术后膝前痛的发生。
- 假体的轴向旋转不良可能导致髌股关节的高接触应力；因此，应通过详细的术前计划来避免其发生。
- 髌骨关节面角小和股骨假体的滑车结构与术后髌股关节的高接触应力有关；因此，它们可以作为选择性髌骨表面置换的指征。
- TKA 术后的髌骨外侧小面的撞击可通过外侧小面切除术来解决，且效果相对较好。
- 在采用内侧髌旁入路的 TKA 中，内侧髌股韧带的重建可减轻术后膝前痛。
- 在使用骨水泥进行髌骨表面置换时，只有在髌骨硬化严重时才需在截骨面钻孔；在开始使用骨水泥固定前，需先擦干骨表面；此外，假体和骨表面上均需填充骨水泥，并施加压力，直到其完全凝固。

参考文献

（遵从原版图书著录格式）

Antinolfi P et al (2018) The challenge of managing the "third-space" in total knee arthroplasty: review of current concepts. Joints 6(3):204–210

Atzori F et al (2015) Evaluation of anterior knee pain in a PS total knee arthroplasty: the role of patella-friendly femoral component and patellar size. Musculoskelet Surg 99(1):75–83

Baldini A et al (2007) Patellofemoral evaluation after total knee arthroplasty. Validation of a new weight-bearing axial radiographic view. J Bone Joint Surg Am 89(8):1810–1817

Becher C et al (2009) Posterior stabilized TKA reduce patellofemoral contact pressure compared with cruciate retaining TKA in vitro. Knee Surg Sports Traumatol Arthrosc 17(10):1159–1165

Browne C et al (2005) Patellofemoral forces after total knee arthroplasty: effect of extensor moment arm. Knee 12(2):81–88

Cercek R et al (2011) Lateral patellofemoral impingement: a cause of treatable pain after TKA. J Knee Surg 24(3):181–184

Cerciello S et al (2016) The role of patelloplasty in total knee arthroplasty. Arch Orthop Trauma Surg 136(11):1607–1613

Chalidis BE et al (2007) Management of periprosthetic patellar fractures. A systematic review of literature. Injury 38(6):714–724

Conrad DN, Dennis DA (2014) Patellofemoral crepitus after total knee arthroplasty: etiology and preventive measures. Clin Orthop Surg 6(1):9–19

Costanzo JA et al (2014) Patellar clunk syndrome after total knee arthroplasty; risk factors and functional outcomes of arthroscopic treatment. J Arthroplast 29(9 Suppl):201–204

Fraser JF, Spangehl MJ (2017) International rates of patellar resurfacing in primary total knee arthroplasty, 2004-2014. J Arthroplast 32(1):83–86

Fukunaga K et al (2009) The incidence of the patellar clunk syndrome in a recently designed mobile-bearing posteriorly stabilised total knee replacement. J Bone Joint Surg Br 91(4):463–468

Gholson JJ et al (2017) Management of painful patellar clunk and crepitance: results at a mean follow-up of five years. Iowa Orthop J 37:171–175

Grassi A et al (2018) Patellar resurfacing versus patellar retention in primary total knee arthroplasty: a systematic review of overlapping meta-analyses. Knee Surg Sports Traumatol Arthrosc 26(11):3206–3218

Hamilton WG et al (2017) Patellar cut and composite thickness: the influence on postoperative motion and complications in total knee arthroplasty. J Arthroplast 32(6):1803–1807

Heyse TJ et al (2010) Patellofemoral pressure after TKA in vitro: highly conforming vs. posterior stabilized inlays. Arch Orthop Trauma Surg 130(2):191–196

Hozack WJ et al (1989) The patellar clunk syndrome. A complication of posterior stabilized total knee arthroplasty. Clin Orthop Relat Res 241:203–208

Ip D et al (2004) Natural history and pathogenesis of the patella clunk syndrome. Arch Orthop Trauma Surg 124(9):597–602

Johnson TC et al (2012) Revision surgery for patellofemoral problems: should we always resurface? Clin Orthop Relat Res 470(1):211–219

Keshmiri A et al (2017) Stability of capsule closure and postoperative anterior knee pain after medial parapatellar approach in TKA. Arch Orthop Trauma Surg 137(7):1019–1024

Kessler O et al (2008) The effect of femoral component malrotation on patellar biomechanics. J Biomech 41(16):3332–3339

Kim CW et al (2017) Clinical and radiologic outcomes of partial lateral patellar facetectomy in total knee arthroplasty. J Knee Surg 30(2):185–192

Koh IJ et al (2018) Patients undergoing total knee arthroplasty using a contemporary patella-friendly implant are unaware of any differences due to patellar resurfacing. Knee Surg Sports Traumatol Arthrosc

Meding JB et al (2008) Predicting patellar failure after total knee arthroplasty. Clin Orthop Relat Res 466(11):2769–2774

Merican AM et al (2011) The effect of femoral component rotation on the kinematics of the tibiofemoral and patellofemoral joints after total knee arthroplasty. Knee Surg Sports Traumatol Arthrosc 19(9):1479–1487

Montonen E et al (2018) What is the long-term survivorship of cruciate-retaining TKA in the finnish registry? Clin Orthop Relat Res 476(6):1205–1211

Nikolaus OB et al (2014) Lateral patellar facet impingement after primary total knee arthroplasty: it does exist. J Arthroplast 29(5):970–976

Noble J, Alexander K (1985) Studies of tibial subchondral bone density and its significance. J Bone Joint Surg Am 67(2):295–302

Ortiguera CJ, Berry DJ (2002) Patellar fracture after total knee arthroplasty. J Bone Joint Surg Am 84-A(4):532–540

Pavlou G et al (2011) Patellar resurfacing in total knee arthroplasty: does design matter? A meta-analysis of 7075 cases. J Bone Joint Surg Am 93(14):1301–1309

Pollock DC, Ammeen DJ, Engh GA (2002) Synovial entrapment: a complication of posterior stabilized total knee arthroplasty. J Bone Joint Surg Am 84-A(12):2174–2178

Putman S et al (2019) Patellar complications after total knee arthroplasty. Orthop Traumatol Surg Res 105(1S):S43–S51

Rodriguez-Merchan EC, Gomez-Cardero P (2009) The outerbridge classification predicts the need for patellar resurfacing in TKA. Clin Orthop Relat Res

Roessler PP et al (2018) Predictors for secondary patellar resurfacing after primary total knee arthroplasty using a “patellafriendly” total knee arthroplasty system. Int Orthop

Sawaguchi N et al (2010) Mobile-bearing total knee arthroplasty improves patellar tracking and patellofemoral contact stress: in vivo measurements in the same patients. J Arthroplast 25(6):920–925

Takahashi A et al (2012) Patellar morphology and femoral component geometry influence patellofemoral contact stress in total knee arthroplasty without patellar resurfacing. Knee Surg Sports Traumatol Arthrosc 20(9):1787–1795

Takahashi A et al (2014) Radiolucent zone of the patella following total knee arthroplasty without patellar resurfacing. J Orthop

Sci 19(4):558–563
Verlinden C et al (2010) The influence of malrotation of the femoral component in total knee replacement on the mechanics of patellofemoral contact during gait: an in vitro biomechanical study. J Bone Joint Surg Br 92(5):737–742
Whiteside LA, Nakamura T (2003) Effect of femoral component design on unresurfaced patellas in knee arthroplasty. Clin Orthop Relat Res 410:189–198
Wiberg G (1941) Roentgenographs and anatomic studies on the femoropatellar joint: with special reference to chondromalacia patellae. Acta Orthop Scand 12(1):319–410
Wyatt MC et al (2013) Mobile- versus fixed-bearing modern total knee replacements- which is the more patella-friendly design?: the 11-year New Zealand Joint Registry study. Bone Joint Res 2(7):129–131
Xie X et al (2015) Does patellar denervation reduce post-operative anterior knee pain after total knee arthroplasty? Knee Surg Sports Traumatol Arthrosc 23(6):1808–1815

（井文森　许　珂　许　鹏）

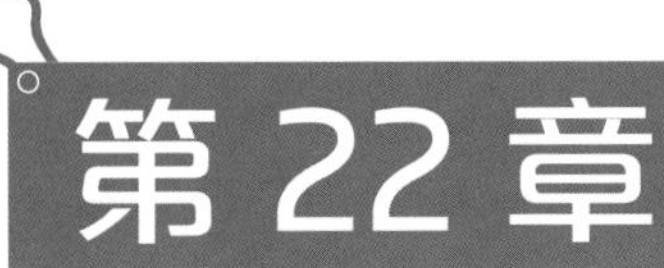

膝关节置换术：亚洲视角

Wilson Wang， Bryan T. H. Koh， and Vikaesh Moorthy

22.1 引言

22.1.1　西方人群与亚洲人群膝关节骨关节炎的人口统计学资料

膝关节 OA 是全世界老龄人口中的最常见的关节疾病，是导致膝关节慢性疼痛和功能障碍的主要原因，给公众健康造成了极大危害（Kim et al.，2008），随之而来的便是医疗费用的增加、劳动生产力的降低，以及患者本人和照顾者的生活质量大幅度的降低（Fransen et al.，2011）。TKA 是公认的治疗终末期膝关节 OA 最有效的手段，可以明显改善疼痛症状和关节功能（Lin et al.，2018）。

在美国，膝关节 OA 在 65 岁以上人群中的患病率为 12%，在 60 岁以上的女性和男性中分别为 13% 和 10%（Kim et al.，2008；Lin et al.，2018；Zhang et al.，2001）。据报道，东亚国家女性中膝关节 OA 的患病率要高于美国白种人，而男性则相对略低（Kim et al.，2008；Zhang et al.，2001）。一份研究报告（北京 OA 研究）发现，在中国北京，60 岁或以上的女性和男性的膝关节 OA 患病率分别为 15% 和 5.6%，而在中国台湾省，50 岁以上人群的患病率约为 37%（Zhang et al.，2001）。在越南进行的一项涉及 170 名男性和 488 名 40 岁以上的女性的流行病学研究发现，31% 的男性和 35% 的女性的影像学检查存在膝关节 OA 改变（Ho-Pham et al.，2014）。如此看来，亚洲人膝关节 OA 的患病率与白种人是相当的。

2012 年，发达国家 45 岁以上的人口中 OA 患病率为 27%，预计到 2032 年该比例将增加 11%，届时每 100 万人口中将有 26 000 人患有 OA（Pabinger et al.，2015），其中，膝关节的占比最高，大约是髋关节的两倍。在亚洲更是如此，因为亚洲人有蹲着或坐在地上的习惯，有人推测蹲姿动作实际上反而可能会起到保护髋关节的作用（Nguyen，2014）。据估算，30 岁和 45 岁以上的人口中膝关节 OA 的患病率分别为 6% 和 15%，其终身风险为 45%（Murphy et al.，2008）。鉴于这种患病趋势，未来几年 TKA 需求的成倍增长也就不足为奇了（Pabinger et al.，2015）。

22.1.2　TKA 在西方国家和亚洲国家的对比

TKA 是治疗膝关节疾病最成功的临床治疗手段之一（Kumar et al.，2015），是目前治疗退行性和风湿性膝关节病的国际治疗标准（Kurtz et al.，2011）。TKA 是终末期膝关节 OA 的首选治疗方法，也被视为严重 OA 疾病负担的备选指标（Jonsson et al.，2016）。许多 TKA 相关研究已证实，术后患者的健康相关生活质量评分（health-related quality of life，HRQoL）较术前有很大改善，特别是在疼痛方面（Ko et al.，2011），这表明 TKA 作为严重膝关节 OA 的首选治疗方法，有很高的应用率和获益。

鉴于许多亚洲国家的老龄化进程和经济发展均已经开始加速，预计膝关节 OA 或将成为一个重要的公共卫生问题，TKA 的需求也将随之增加，因为亚洲拥有超过 60% 的世界人口（Kim et al.，2008；Ko et al.，2011）。除了老龄化，许多西方国家的研究表明，肥胖或重体力劳动（如亚洲农村地区居民所从事的）是膝关节 OA 明确的风险因素（Fransen et al.，2011）。这些都进一步表明了未来几年整个亚洲 TKA 的需求将飞速增长。

事实上，根据韩国健康保险审查机构（Health Insurance Review Agency，HIRA）的数据，从 2001—2010 年，韩国的初次 TKA 数量的增长率达 407%（Koh et al.，2013）。同样使用该数据库，Kim 等（2008）发现，从 2002—2005 年，在韩国共进行了 103 601 例 TKA 手术，其数量呈逐年增加趋势，且女性患者明显多于男性。类似地，Lin 等（2018）根据中国台湾省健康保险研究数据库进行的一项回顾性研究显示，在 1996—2010 年的 15 年间，在台湾省共进行了 154 553 例 TKA 手术，TKA 数量从 1996 年的 5303 例增加到 2010 年的 17 368 例（增幅为 202.56%），TKA 的年手术率也增长了两倍，从 1996 年的 24.64/10 万人增长至 2010 年的 74.55/10 万人。由此可以预测，这种 TKA 数量快速增长的趋势在亚洲仍将持续。

迄今为止，大多数研究结果都显示了 TKA 术后患者有较高的满意度。Mahomed 等（2011）对 857 名 TKA 术后患者随访一年的研究，显示患者总体满意度达 88%。一项根据瑞典关节置换术登记系统针对 25 275 名患者的研究表明，TKA 术后满意度为 81%（Dunbar，2001）。然而，这些数据均为针对西方地区人口的研究结果，目前尚无大样本的、针对亚洲患者 TKA 术后满意度的相关研究。

> 然而值得注意的是，在亚洲，TKA 会涉及一些特殊的挑战，如亚洲人对术后膝关节屈曲度有更高的要求（Bin AbdRazak et al.，2015）。

因此，特别是在亚洲，进一步提高 TKA 术后患者的满意度无疑是一项挑战。事实上，Thambiah 等（2015）的研究也得出结论，尽管在新加坡的 103 名亚洲患者中，TKA 术后的患者满意度很高（92.8%），但仍有相当一部分人不满意，这可能是由于患者术后的屈曲功能未达到术前期望。

22.1.3 膝关节 OA 和膝关节置换术的预测因素

目前有关膝关节 OA 风险因素的研究主要在发达国家的白种人人群中进行，其主要包括年龄、性别、肥胖、膝关节外伤或手术史、从事搬运工作，或工作中需跪姿或蹲姿（Jensen，2008）。在肌肉骨骼系统慢性疾病方面，亚洲国家进行的流行病学研究较少（Fransen et al.，2011）。

> 虽然亚洲人群患膝关节 OA 的风险因素会与上述结果有部分重合，但也会存在人种、文化、生活方式和环境等方面的差异。

Kim 等（2008）认为跪姿和蹲姿的生活方式都是膝关节 OA 较强的风险因素，这可能是亚洲人群膝关节 OA 患病率和严重程度较高的原因之一，因为亚洲人在日常生活中习惯了蹲姿，比如在如厕时。与西方地区患者注重膝关节行走时的稳定性不同，在亚洲可能更看重膝关节的高屈曲度，这也是亚洲人群中 OA 和 TKA 数量增长的原因。

Zeni Jr. 等（2010）根据 120 名终末期膝关节 OA 患者的数据，确定了需要进行 TKA 手术的临床指征。Logistic 回归分析显示，高龄、较低的 KOS-ADLS 评分、较长的 TUG 及 SCT 用时、较差的股四头肌肌力和膝 ROM，往往预示 2 年内的 TKA 手术（$P \leq 0.001$，R^2=0.412）。相反那些年龄较小、KOS-ADLS 评分较高、TUG 和 SCT 用时较短、股四头肌肌力较强的患者，则未接受 TKA。逆向回归分析结果表明，综合考虑年龄、膝 ROM 和 KOS-ADLS 评分 3 项因素后，基本就可以判断是否需要接受 TKA 手术（$P \leq 0.001$，R^2=0.403）。

Lin 等（2018）也认为年龄、性别、年龄的增长和 OA 是 TKA 关键性的风险和预测因素。其相对风险度（*RR*）如下。

- 每增加 1 岁相比前一年为 1.09（95%*CI*：1.08 ~ 1.09）。
- 女性与男性相比为 1.66（95%*CI*：1.63 ~ 1.69）。
- 50 ~ 59 岁年龄组为 5.45（95%*CI*：5.16 ~ 5.75）。
- 60 ~ 69 岁年龄组为 15.21（95%*CI*：14.45 ~ 16.00）。
- 70 ~ 79 岁年龄组为 21.23（95%*CI*：20.17 ~ 22.34）。
- ≥ 80 岁年龄组与 < 50 岁年龄组相比，为 16.24（95%*CI*：15.30 ~ 17.25）。

与 OA 患者相比，RA 和缺血性骨坏死（avascular necrosis，AVN）患者的 TKA 风险相对较低（*RR*=0.15，95%*CI*：15.30 ~ 17.25 和 *RR*=0.007，95%*CI*：15.30 ~ 17.25）。

22.1.4 单髁和髌股关节置换术

除了 TKA，目前对膝关节 OA 治疗的手术方法还有 UKA。研究表明，TKA 和 UKA 都是安全和有效的（Callahan et al.，1994，1995）。然而 UKA 仅对单间室病变的膝关节 OA 患者有效，对于涉及整个膝关节的 OA 患者而言，TKA 则通常作为首选（Zhang et al.，2008）。值得注意的是，与 TKA 相比，UKA 在成本、住院时间、微创、快速康复方面有其额外优势，因此可能更具有成本效益（Ko et al.，2011；Slover et al.，2006）。

近来研究表明，根据 Kozinn&Scott 适应证，在美国有 12% ~ 26% 的患者符合 UKA 的适应证（Woolson et al.，2010）。相比之下，He 等（2018）认为，在中国接受膝关节置换的患者中，仅有少部分适合行 UKA：在该研究中，300 例膝关节 OA 患者中有 241 例被认为不适宜行 UKA，原因分别有畸形严重（*n*=156）、活动度较差（*n*=119）、合并骨缺损的 PFOA（*n*=11）和膝关节轴向不稳定（*n*=1）；在剩余的 63 例中，只有 54 例（18%）符合活动平台 UKA 的牛津单髁适应证，符合固定平台 UKA 的 Kozinn&Scott 标准者更少，仅有 25 例（8%）。

> 研究表明，与白种人相比，中国患者中仅有少数符合 UKA 的适应证标准，因此将 UKA 关注点转至那些占比较高的其他亚洲国家似乎更有意义。

与胫股关节有所不同，髌股关节是人体中最不对称的关节，其相关的问题在亚洲人群中值得特别的关注，比如因髌骨和股骨滑车的软骨磨损导致的 PFOA。

有研究报道，PFOA 的患病率在中东和亚洲地区较高，而在爱沙尼亚和瑞典地区较低（Kobayashi et al.，2016；Wise et al.，2012）。这与 Pereira 等（2011）对欧洲、特别是北欧地区 PFOA 流行病学的研究结果一致。Muraki 等（2009）的研究显示，特别是在亚洲地区，跪姿的生活习惯会导致更高的膝关节 OA 患病率；但目前尚无确凿证据表明 PFOA 与类似的地区风俗习惯有关。事实上，却有相反的证据表明，跪姿时髌骨和股骨滑车间接触面积的增加，反而会起到保护作用，从而避免发展为 PFOA（Rytter et al.，2009）。

某些基因被发现只在特定种族人群中与膝关节 OA 的发生有较高的相关性。例如，有研究表明，负责软骨和骨组织生长的基因（如 DVWA、DQB1 和 BTNL2）的表达变异，会增加亚洲人群（日本人、中国人和韩国人）膝关节 OA 的患病风险，但却对欧洲人群无影响（Valdes et al.，2011）。因此，有理由相信，各人口种族有着不同的 OA 患病遗传倾向，这也是 PFOA 有地域性差异的原因所在。还有学者认为通过识别这些遗传基因的组合，有助于 OA 和 TKA 并发症高风险个体的早期识别，从而在膝关节 OA 及 TKA 相关疾病的预防和治疗策略上提前做出调整。

22.2 膝关节形态学的种族差异

22.2.1 亚洲人群与西方人群的膝关节解剖学对比

TKA 是一项精细的手术操作，需要精准的截除与假体厚度相当的骨量及实现软组织平衡。形状合适的假体可以达到最佳的覆盖效果，以避免术后的软组织撞击。因此，考虑到性别和人种间膝关节形态学的差异，选用合适形状的假体，会带来更好的手术效果和预后（Hosseinzadeh et al.，2013）。

> 最近的研究表明，目前市售的 TKA 假体大都是根据白种人的人体测量数据而设计，忽略了不同人种间膝关节的形态学差异。

这可能是导致膝关节假体在亚洲人群患者中不匹配的原因（Yue et al.，2011）。

在 Iorio 等（2007）的研究中，TKA 术后日本患者的 ROM 明显低于白种人群；在术后平均 6.6 年的随访中，4.1% 的日本患者在初次 CR 型 TKA 术后需要进行翻修，而与之对应的美国患者在 9 年的随访中仅有 2.6% 需要翻修。有学者认为，不同种族间膝关节解剖学上的差异及由此产生的假体匹配不良，可能是导致上述预后出现明显差别的关键因素。

有研究也指出，中国人的膝关节通常较白种人小，中国女性的股骨远端明显比白种人窄，还有中国男性的胫骨平台比白种人宽。对中国人膝关节的形态学测量研究结果显示，中国人（包括男性和女性）股骨远端的长宽比（左右径 / 前后径）要明显小于西方地区白种人（Hosseinzadeh et al.，2013；Yue et al.，2011；Mahfouz et al.，2012）。

那些 TKA 假体匹配不良的研究结果使得一些学者建议应当针对亚洲人群进行特殊的假体设计（Yue et al.，2011）。由于亚洲地区人群的膝关节 OA 患病率较白种人高、术前膝关节功能差（Zhang et al.，2001；Inoue et al.，2001；Joshy et al.，2006），且 TKA 的应用不断增加（Kim et al.，2008），因此，通过了解亚洲人群和白种人人群在膝关节形态和解剖上的差异，从而改良膝关节假体设计和改善 TKA 预后，已经变得非常重要。

22.2.2 亚洲人群与白种人人群的下肢力线对比

恢复正常的下肢力线对于膝关节重建手术来说非常重要。Moreland 等（1987）很早以前便通过下肢全长 X 线片对白种人正常的下肢力线进行了描述，目前已知，亚洲与西方地区白种人之间的下肢力线存在几点差异。

胫骨近端关节平面与胫骨机械轴之间的下外侧夹角是判断膝关节倾斜程度的指标。Tang 等（2005）的报告显示，该角度在中国女性为（95.4° ± 2.5°），男性为（94.9° ± 2.3°），明显大于 Hsu 等（1990）报告的白种人[男性(91.0° ± 1.4°)，女性(90.1° ± 1.9°)]。

> 这些研究表明，中国人膝关节较白种人内翻角度更大（Hosseinzadeh et al.，2013）。

> Shao 等（2018）研究发现东亚人的胫骨轴线也比白种人更偏外侧。

研究发现，东亚人的胫骨轴线在纵向上较 Akagi 线有 –9.9 ± 2.7 mm（范围为 –16.2 ~ –4.6 mm）的偏移，而西方白种人为 –7.7 ± 3.1 mm（范围为 –13.4 ~ –0.3 mm）。然而，二者在股骨干的偏移程度上无明显差异。

> 尽管现有的研究结果之间会有一些差异，但总体而言，亚洲人的膝关节往往比白种人群内翻更大。

Hovinga 和 Lerner（2009）的研究发现 57% 的白种人存在轻微的膝内翻（0.55° ± 0.338°），而 78% 的日本人则有更大程度的膝内翻（1.64° ± 0.438°）。Tang 等（2005）也指出，在中国，女性的下肢力线有平均 2.2° ± 2.7° 的内翻，男性为 2.2° ± 2.7°，与 Hsu 等（1990）对白种人女性的研究结果相比，中国女性的膝关节更加内翻。

北京的 OA 研究报告（Beijing Osteoarthritis Study，BOA）（*n*=173）在平均解剖轴夹角、髁角及髁 – 平台角方面，与 Framingham 的 OA 研究报告（Framingham Osteoarthritis Study，FOA）（*n*=134）也有明显差异，尽管两组研究对象平均解剖轴夹角均呈外翻表现，但前者中男性和女性的外翻角度较后者分别大：1.35°（P=0.01）和 2.01°（$P < 0.001$）（Harvey et al.，2008）。上述在北京及 Framingham 的两项研究是在未进行年龄和 BMI 校正的情况下进行的，前者研究结果的标准差较后者大（方差相等的 F 检验，$P < 0.0001$），结果表明其平均解剖轴夹角较 Framingham 显示出更大的外翻（Harvey et al.，2008）。但是这两项研究的样本量较小，并不足以解释中国人外侧胫股关节 OA 患病率高的原因，不能给出确定性结论（Harvey et al.，2008）。

目前，大多数的 TKA 建议假体的安放，要求其横轴需与胫骨和股骨的机械轴线垂直，以获得之前 Moreland 等和 Hsu 等描述的正常下肢力线，但实际上中国男性和女性股骨和胫骨的机械轴并不在一条直线上（Hosseinzadeh et al.，2013）。

> 亚洲人群下肢力线的特点及其与白种人的差异亟待进一步深入研究，继而通过改进理论指导和 TKA 假体设计，更好的适配亚洲人群的膝关节。

22.2.3 股骨远端的形态学差异

最近的研究结果显示，目前的 TKA 假体设计并没有考虑到人种间的解剖形态学差异，导致在亚洲患者中存在股骨假体匹配程度较差的情况（Yue et al.，2011）。Ho 等（2006）对在中国使用的 5 种 TKA 假体研究后发现，有 3 种会出现股骨假体的内外侧悬出。Cheng 等（2009）还发现，上述股骨假体的悬出情况在中国女性中更为明显；这意味着为白种人设计的假体对中国人来说可能过大（Yue et al.，2011）。因此，对不同种族人群间股骨远端解剖形态差异的研究就显得至关重要。

通过垂直于股骨长轴的平面测量股骨远端左右径（fML）和前后径（fAP），发现亚洲人群和白种人人群的膝关节在大小和形态上有明显的差异。多项研究（Ho et al.，2006；Cheng et al.，2009；Urabe et al.，2008）将亚洲人群膝关节的形态与当前在亚洲使用的 TKA 假体进行了对比，结果发现这些假体的尺寸和股骨远端长宽比[左右径（fML）/ 前后径（fAP）]并不适合亚洲患者使用。

> 一般来说，东亚人股骨的体积[（466.5± 95.0）cm^3]要明显小于白种人[（540.2±117.3）cm^3]（Shao et al.，2018）。

TKA 中在股骨干骺端（$P < 0.001$）、整个髁（P=0.03）、前髁（$P < 0.001$）和截除的髁（P=0.004）的高度调整率方面，日本女性要明显低于白种人女性；然而，白种人女性的后髁高度调整率却明显较小（P=0.02）（Urabe et al.，2008）。

中国女性的 fML[（72.8 ± 2.6）mm；范围 70.0 ~ 79.1 mm] 明显小于白种人女性[（76.4 ± 4.0）mm；范围 70.3 ~ 82 mm]（P=0.002）。男性的 fML 为[（82.6 ± 3.6）mm；范围 72.6 ~ 87.1 mm）]，也明显小于白种人男性[（86.0 ± 5.6）mm；范围 74.9 ~ 100.2 mm）]（P=0.028）（Yue et al.，2011）。

中国女性的平均 fML/fAP 比值也明显低于白种人女性[（1.239 ± 0.042）*vs.*（1.286 ± 0.063）]。虽然在两个人种中该比率都会随 fAP 的增加而逐渐下降，但他们各自相对应的曲线之间存在明显的偏移，说明在相同的 fAP 下，中国女性的 fML/fAP 比值比白种人女性小。因此，中国和欧洲白种人女性股骨远端长宽比的差异，不能仅仅用膝关节大小的不同来描述，因为其作用更多的是用来描述二者在股骨形状上的差别。

22.2.4　胫骨近端的形态学差异

一般来说，东亚人的胫骨体积 [（293.1 ± 61.1）cm^3] 要明显小于白种人 [（327.0 ± 74.7）cm^3]（Shao et al.，2018）。有关胫骨的测量研究结果也表明，中国男性和女性的胫骨尺寸均普遍小于白种人的（Yue et al.，2011）。

中国与西方人群男性间胫骨近端的长宽比也有明显差异，前者明显较大 [（1.82 ± 0.07）*vs.*（1.75 ± 0.11）]（P=0.033）（Yue et al.，2011）。Mahfouz 等（2012）还发现，东亚男性的胫骨近端左右径与前后径（fML/fAP）的比值比白种人男性小 [（1.33 ± 0.12）*vs.*（1.4 ± 0.06）]，标准化比率和非线性形状分析均支持这种差异，而不受任何因素影响。

根据 Hovinga 和 Lerner（2009）的研究，与白种人相比，日本人的胫骨扭转角也较小；其中所有研究对象的平均扭转角度为 37.58°，且不同种族间存在显著差异（$P < 0.01$），白种人的胫骨扭转角度要高于日本人（Hovinga et al.，2009）。Tamari 等（2006）还发现，日本患者的股骨扭转角（femoral torsion angles，FTA）和前倾明显大于澳大利亚白种人，这一差异在女性或年轻组比男性或老年组更明显。

胫骨冠状面斜度，指胫骨平台的坡度，被认为是加速膝关节 OA 进展的相关因素之一。OAI 项目是一项对美国四大临床中心患或将患膝关节 OA 风险的成年人的纵向观察性研究，基于该数据库的一项研究对 4796 名 45 ～ 79 岁人群的随访结果显示，该冠状面斜度从 3.0° 外翻到 9.0° 内翻不等，且内翻程度的增大会加速膝关节 OA 的进展（OR=1.15，95%CI=1.01 ～ 1.32），内翻每增加一度，膝关节 OA 进展速度就会增加 15%。该研究没有分析其研究结果的种族差异，但从其他相关的研究结果中可以推测，亚洲人群冠状面斜度的内翻程度的增大，也会导致 OA 患病率的增加（Hosseinzadeh et al.，2013；Tang et al.，2005；Hsu et al.，1990），这在笔者的临床经验中也能经常得到印证（图 22.1）。

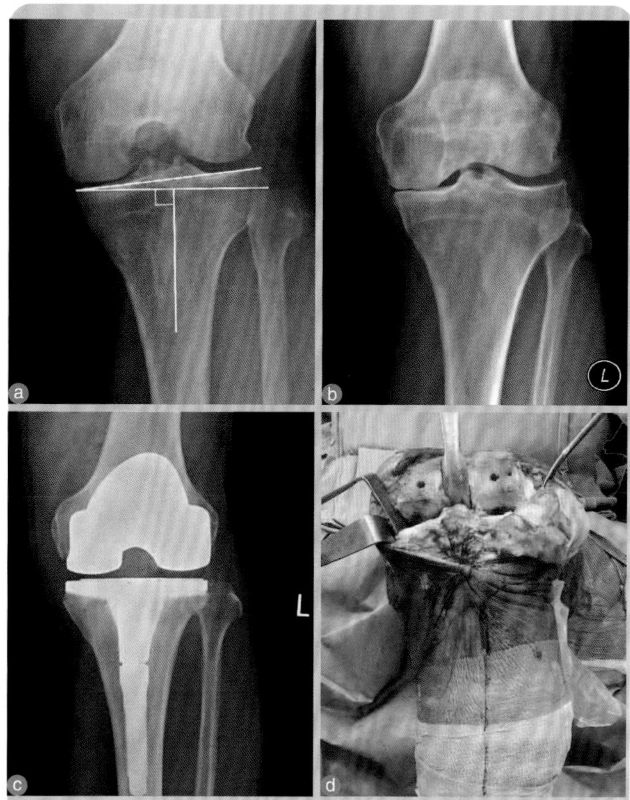

图 22.1　a. 患者男性（中国），患有 OA，胫骨冠状面斜度为 6.2°；b. 同一患者 8 年后，髁间膝关节内侧 OA 加重；c. 同一患者左膝 TKA 术后 X 线片；d. 同一患者的术中图像，以胫骨嵴线为参照，可见冠状面内翻畸形

22.2.5　髌骨的形态学和其他差异

尽管有关亚洲和白种人人群间髌骨形态差异方面的对比研究较少，但与胫骨和股骨的差异相一致，目前的研究表明亚洲人的髌骨通常较西方人小。

Kim 等（2016）发现，韩国人髌骨的平均高度和宽度均小于西方人群，分别为男性（36.2 mm 和 45.6 mm *vs.* 39.4 mm 和 49.5 mm）和女性（33.1 mm 和 41.0 mm *vs.* 35.0 mm 和 42.7 mm）。然而两组人群髌骨的宽度 / 高度比值和中央嵴位置是相似的。研究结果也显示韩国人的髌骨比西方人群更薄，女性和男性患者中央嵴部位的平均厚度分别为 21.2 mm（范围为 17 ～ 26 mm）和 23.1 mm（范围为 20 ～ 26 mm），而在西方患者中分别为 21.8 ～ 22.5 mm 和 23.9 ～ 26.1 mm。

髌骨表面置换的原则是髌骨截骨量应与髌骨假体厚度（通常 8 ～ 9 mm）相当。这就意味着髌骨越薄，残余的骨厚度越小。这对 TKA 来说有重要意义，因为过薄的髌骨不宜行髌骨表面置换，特别是如果截骨后残余髌骨厚度≤ 11 mm，则可能会导致骨折风险增大（Kim，2013）。即使忽略髌骨骨折或假体松动，如果术前髌骨厚度＜ 21 mm 或术中截骨后残余厚度＜

12 mm，则可能会导致患者术后满意度和 ROM 的降低（Chung et al.，2015）。

> 由于术前 X 线片放大倍数较大的缘故，较薄的髌骨可能会在术前被忽视，因此对于亚洲患者而言，在采取髌骨表面置换的操作之前，都应当仔细测量髌骨厚度。

笔者曾在亚洲女性患者中遇到厚度仅为 14 ~ 15 mm 的髌骨，这不适合当前的髌骨表面置换术（图 22.2）。近来也有研究致力于开发更薄的髌骨假体，以应对薄髌骨的置换问题，这也许会给亚洲患者的 TKA 带来好处（Ha et al.，2012），但其摩擦学效应和假体生存率的长期结果仍有待观察（图 22.2）。

Hovinga 等还发现日本人的 ACL 比白种人松弛（Hovinga et al.，2009），白种人中女性和男性的 ACL 松弛度分别为（6.4 ± 0.36）mm（n=22）和（4.9 ± 0.35）mm（n=20），而日本人群中分别为（8.1 ± 0.65）mm（n=12）和（6.9 ± 0.56）mm（n=11）。其在性别（P=0.003）和人种（P=0.0002）上都存在明显差异（Hovinga et al.，2009）。

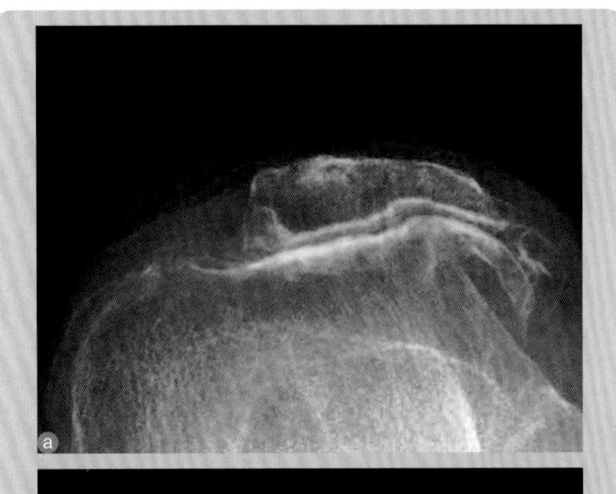

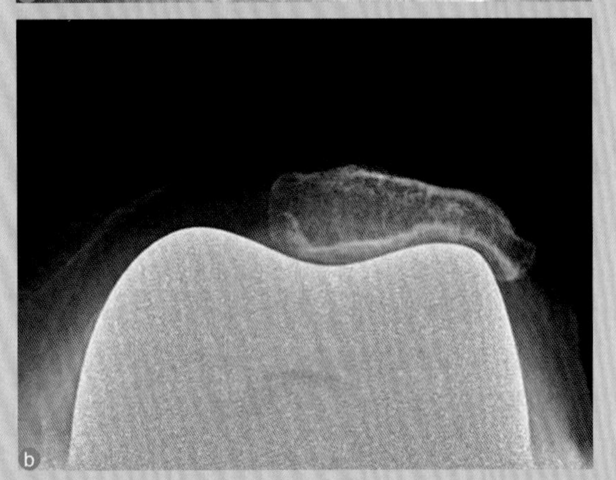

图 22.2 a. 患者女性（中国），80 岁，髌骨较薄，厚度为 14 mm；b. 同一患者 TKA 术后 9 年的 X 线片，尽管该患者有髌股关节症状，但无法使用传统的人工髌骨进行表面置换，通过调整股骨假体的旋转来确保能与髌骨轮廓达到最佳的匹配

■ **结语**

几乎所有的膝关节假体都是为适应白种人的解剖结构而设计和制造的，这些 TKA 假体在亚洲人身上的应用多少会存在一些问题，因为即便是西方的各器械公司最小的假体尺寸，对一些亚洲患者来说也可能太大。

如前文所述，除了单纯的尺寸问题，亚洲人和白种人的膝关节在解剖学上有很多差异，从而影响了市售假体与亚洲患者膝关节的匹配度。

因此，专门针对亚洲人群的 TKA 假体设计十分必要，它不仅要适应亚洲人较小的膝关节，还要考虑到长宽比和尺寸参数的差异。另外，还要考虑到亚洲人比西方人更高的膝关节屈曲度要求，因为文化和生活方式的差异使其需要更大的关节屈曲度，以便达到预期的手术满意度。因此，TKA 术后高屈曲功能的实现虽然不及手术技术关键，但也是假体设计中需要考虑的重要问题之一。

22.3 膝关节置换术手术技术

22.3.1 亚洲人群膝关节置换术的特殊考虑因素

一般来说，目前亚洲患者关节畸形的处理原则与其他人种相似（Kim et al.，2016）。有些专家认为，在不考虑文化、性别、活动量及种族差异的情况下，任何类型的西方或是亚洲制造的 TKA 假体系统，均可以适应亚洲人和西方人在解剖学上的细微差异。

尽管当代的 TKA 已普遍取得了良好的效果，但仍有许多患者对术后膝关节的功能并不满意。这在亚洲患者中可能尤其多见，因为其生活方式，比如蹲姿或跪姿的动作要求膝关节频繁的高屈曲运动，导致其要求术后有更大的屈曲活动度，来获得更高的满意度（Kim et al.，2008；Kim，2013）。此外，如果接受 TKA 的亚洲患者有特殊的、会影响手术效果的人口统计学和解剖学特征，那么在患者选择、假体设计和手术技术等方面也应予以考虑（Kim，2013）。许多研究（Chung et al.，2015；Ha et al.，2012；Ishimaru et al.，2014）将亚洲（日本、中国、印度和韩国）人群膝关节的解剖结构与现有西方国家设计的 TKA 假体系统进行了比较，结果表明，这些假体可能并不适配亚洲人群的膝关节。

因此，有学者建议，亚洲患者应该有专门为之设计的 TKA 假体（Kim et al.，2016），以更好地适应亚洲人和白种人之间的膝关节形态学差异。

考虑到 TKA 数量在亚洲的迅速增加，关于接受 TKA 的亚洲患者的研究数据在未来几年会发挥重要作用。目前对亚洲人群的研究报告显示，其患者群体存在独特的解剖学特征，这可以在针对亚洲患者的假体设计优化和手术技术改良方面予以考虑（Kim，2013）。此外，如果亚洲患者具有某些已知的、会影响临床结果的人口统计学或解剖学特征，则可以在术前患者咨询、假体设计、手术技术和术后康复等方面，提前给予针对性的干预措施，以更好地适应亚洲患者的特点（Kim et al.，2016）。

例如，高屈曲（high-fexion，HF）膝关节假体的设计是通过修改后髁的几何形状和凸轮设计来实现高达 155° 的屈曲度。研究表明，与西方国家不同，术后低于 130° 的膝关节屈曲度，会限制亚洲患者的下蹲、跪姿等日常生活活动，继而会降低其满意度（Kim et al.，2009b），Lee 等（2013）研究了这些高屈曲假体在韩国患者中的表现，结果显示其能够改善亚洲患者 TKA 的术后功能（52% 可以达到 > 135° 的最大屈曲），同时也并没有早期假体生存率（0.9%）。此外，这种高屈曲假体可能也有利于减少聚乙烯衬垫的磨损，继而减少骨溶解的发生。

Maas 等（2014）研究发现，在亚洲国家，旋转平台（foating platform，FP）膝关节中由活动衬垫断裂导致的 TKA 失败率比欧洲国家高 2 倍，这可能是由胫骨假体的内旋和较大的膝关节屈曲活动度相结合，对可活动的聚乙烯衬垫产生的负荷超过了其最大强度所致。

研究者还认为，改良的后稳定旋转平台假体（rotating platform posterior stabilized，RPS）将更适合亚洲患者。他们发现，在胫骨中立位置，FP 假体系统产生的最大应力值比 RPS 假体的设计值低 36%；但在胫骨旋转至偏离中立位置 10° 时，FP 假体系统产生的最大应力值却比 RPS 假体的高 44%（FP=26 MPa，RPS=18 MPa），并首次超过了材料的屈服强度（25 MPa），并出现了外侧间室的形变，这表明对目前 TKA 假体的这种改良可能对亚洲人有一定的价值。

为适应亚洲人群膝关节的形态学差异和各种复杂问题、改善其手术效果和术后满意度，应针对其特有的解剖学特征、畸形类型和程度，以及生活习惯中对膝关节高屈曲活动度的要求，在定制和改良假体设计上进行更深入的研究（Maas et al.，2014）。

22.3.2　UKA 在亚洲的应用

近年来 UKA 得到了普及，是因为一些研究（Amin et al.，2006；Lyons et al.，2012；Noticewala et al.，2012）表明，与 TKA 相比，它有众多优点，包括创伤更小、手术时间更短、术后 ROM 更大、能明显缓解疼痛、能更早恢复日常活动与运动和降低医疗成本。此外，近年来手术器械的改良也有助于缩短该手术的学习曲线（Kim et al.，2017）。国家和年度登记系统也显示，在过去的 10 年里，UKA 的使用率不断提高，目前在全球范围内，UKA 的使用率为 5% ~ 11%（Kleeblad et al.，2017）。

Kim 等（2017）研究了微创牛津单髁的中期结果，并对 78 名 82 例相对年轻的亚洲 UKA 患者进行了随访研究，结果发现，牛津单髁对年轻、活动量较大的亚洲患者而言是可靠和有效的，中期随访结果也显示了良好的临床效果和假体生存率，且并发症发生率低，使用 Kaplan-Meier 生存法得到其 10 年累积生存率为 94.7%（95%*CI*：88.7% ~ 100%）。这些在 < 60 岁的亚洲 UKA 患者有着与西方人不同的生活习惯，该中期随访结果，支持现有的观点，即 < 60 岁不应再作为 UKA 的禁忌证（Bruni et al.，2013；Thompson et al.，2013），在亚洲范围内尤其如此。

UKA 也被证明在亚洲患者中有很好的效果。Wong 等（2014）在对中国台湾 48 名患者的 51 例 UKA 的研究中发现，术后膝关节的整体临床结果显示，51% 的患者功能正常，37% 接近正常，8% 异常，只有 4% 严重异常。基于该研究结果，笔者认为 UKA 能很好地缓解疼痛和恢复膝关节功能，包括跪姿、蹲下和坐立活动，完全符合东方人的生活方式，而且在中期随访中，亚洲患者的满意度很高。

因此，UKA 在亚洲人群中也是一个很有前景的选择，因为它在恢复功能方面有很好的效果，甚至对有高屈曲活动度要求的亚洲人而言也是如此。然而，衬垫脱位是其最常见的失败原因。

在 Kim 等（2017）的一项研究中，UKA 术后的衬垫脱位需要再次手术来解决，其发生率在亚洲患者中为 3/82（3.6%），是西方国家患者的 3 倍。因此，对于生活习惯中有高屈曲活动度要求的亚洲患者而言，活动平台 UKA 可能不是膝关节 OA 的最佳解决方案（Bruni et al.，2013）。至少，考虑到亚洲患者的生活习惯中需要高屈曲度姿势（如跪姿和蹲着），衬垫脱位应被视为活动平台 UKA 术后的潜在并发症（Kim et al.，2017）。

22.4 非骨水泥型 TKA

22.4.1 非骨水泥型 TKA 的背景

多数情况下，骨水泥固定在 TKA 中有很好的长期随访结果，因而其仍然是 TKA 的“金标准”；但特别是对年轻患者而言，无菌性松动是 TKA 失败的常见原因之一（Pap et al.，2018）。因此，非骨水泥固定型 TKA 应运而生，其优势在于可以减少骨水泥相关的并发症、保留原生骨量和延长假体寿命。尽管其最初的设计不尽人意，但随技术的创新和对假体及生物材料的改良，使得假体的骨整合得到增强，继而进一步提高了其长期生存率（Mont et al.，2017）。

Pap 等（2018）在非骨水泥型假体中联合使用了钛金属等离子喷涂和羟基磷灰石多孔涂层技术，结果显示，该新型的 Sanat Swing 非骨水泥型全膝关节假体可以成为骨水泥型 TKA 良好的替代品，同时发现，骨与假体之间的界面形成了正常的骨整合，手术时间也有明显缩短（可能是由于节省了骨水泥的时间），且并发症发生率低（两组间无明显差异），这表明非骨水泥型 TKA 有很好的效果和应用前景。

22.4.2 非骨水泥与骨水泥型 TKA 的对比

研究表明非骨水泥型 TKA 的假体生存率为 10 ~ 20 年，这与骨水泥型 TKA 相当（OR=1.1；95%CI=0.62 ~ 2.00）（Mont et al.，2017）。Mont 等（2017）在一篇对 37 项研究进行的综述里，发现其中年龄＜ 50 岁、使用非骨水泥型 TKA 的患者，排除感染因素后，其假体生存率达 100%，临床上或影像学上也没有发现假体周围的并发症。相比而言，骨水泥固定会给术后的无菌性松动带来更大的风险（Nakama et al.，2012）。

此外，非骨水泥型 TKA 可以减少止血带时间（无须完全显露和骨水泥接触的截骨面），节省手术时间，并且为后期 TKA 失败后的翻修手术保留更多的骨量。

体外研究也表明，在非骨水泥型 TKA 中旋转平台的使用，可以减少骨组织 – 假体界面的应力，提高假体的摩擦学性能和生存率（Aprato et al.，2016）。

但是，非骨水泥型 TKA 的胫骨假体可能会出现早期的微动（术后 3 个月内），而骨水泥型的胫骨假体早期不会出现这种情况（尽管其可能在 60 个月后才出现微动）。

> *在股骨假体的微动模式方面，骨水泥与非骨水泥型假体之间还没有发现任何差异（Aprato et al.，2016）。*

Nakama 等（2012）在其系统性综述中得出结论，在对接受 TKA 的 OA 和 RA 患者进行随访 2 年的研究后显示，骨水泥型胫骨假体发生的移位较非骨水泥型小。同样，在 Gao 等（2009）的研究中，年轻患者（＜ 60 岁）在接受膝关节置换后，在假体移位、临床效果和假体生存率方面也发现了类似的结果。

> *Carlsson 等（Chockalingam et al.，2000）比较 3 种固定方式（骨水泥固定、非骨水泥多孔固定和非骨水泥多孔羟基磷灰石固定），并报告说，与非骨水泥固定相比，骨水泥固定在术后 5 年内能为胫骨假体提供更稳定的骨 – 假体固定。*

将 TKA 病例合并为骨水泥型和非骨水泥型两组后研究发现，在术后第 6 年时，骨水泥型假体的生存率明显高于非骨水泥型（$P < 0.05$，时序检验）。

非骨水泥型 TKA 系统也并非完美，其仍然会出现失败，主要原因是术后金属碎屑沉积导致金属基座的髌骨假体出现松动（Thompson et al.，2013）。对于非骨水泥型 TKA 而言，继发于胫骨和髌骨假体松动 [由于聚乙烯和（或）金属磨损碎屑] 的骨溶解，通常需要去除全部 3 个假体并进行翻修（Berry et al.，1993）。事实上，英国、澳大利亚、瑞典和新西兰的注册数据显示，骨水泥固定的失败率较非骨水泥型固定（生物固定）更低，且使用量更大，Ⅰ级和Ⅱ级证据强烈支持骨水泥固定（Aprato et al.，2016）。

Beaupre 等（2007）进行了一项前瞻性的随机临床试验，受试者被分别随机分配接受羟基磷灰石涂层胫骨假体的非骨水泥固定和骨水泥固定，在术后

5 年的随访中，两组患者在自我疼痛报告、功能、HRQoL、术后并发症或影像学评分方面没有差异。在一项关于骨水泥型与非骨水泥型 TKA 的前瞻性随机对照研究中，Fricka 等（2015）报告了以下结果。

随访 2 年后，两组患者在 KSS 功能评分、Oxford 评分、满意度自评量表、疼痛减轻和功能改善等方面的结果相似；骨水泥型 TKA 组的 KSS 临床评分较高（96.4 *vs.* 92.3，P=0.03），非骨水泥型 TKA 组则表现出较多的放射状性透亮区（P < 0.001）。

目前为止，专门针对亚洲人群的骨水泥型和非骨水泥型 TKA 的对比研究还很匮乏。

然而，值得注意的是，膝关节炎患者经常会有下肢的解剖变异，这在亚洲人群中更为常见，比如股骨过大的弓形和胫骨近端骨骺线的弯曲。

对股骨侧而言，Mullaji 等（2009，2013）认为在亚洲需要使用骨水泥型延长杆，原因包括亚洲人的股骨在矢状面和冠状面上存在解剖上的扭曲、待矫正的外翻角度较大（2° ~ 12°）和胫骨近端的弯曲，而非骨水泥型假体只能提供 5° ~ 7° 的外翻。并且股骨过度的弓形结构可能会使患者在使用较长、较粗、压配固定的非骨水泥型延长杆时，出现假体的错位，致使股骨假体出现前置而导致屈曲间隙增大，继而增加柄端疼痛和假体周围骨折的风险。在这种情形下，有学者认为较短的骨水泥型延长杆（带骨水泥限制器）是更好的选择（Beaupre et al.，2007），这点值得术者考虑，特别是对亚洲患者而言。

值得注意的是，髌骨假体的骨水泥固定是至关重要的，因为现在已经明确，非骨水泥型髌骨假体与其早期松动导致手术失败的高风险因素有关（Aprato et al.，2016）。

与骨水泥固定相比，非骨水泥固定已被证明涉及更多的 PF 并发症，包括由于非骨水泥型髌骨的金属基座上的聚乙烯假体过薄而导致其更易磨损。

■ 关于非骨水泥型 TKA 的结论

总之，非骨水泥型 TKA 的假体应该针对亚洲人的膝关节进行定制（如使用较短的骨水泥型延长杆），并且应当进一步研究亚洲人在使用骨水泥型和非骨水泥型 TKA 假体后的结果差异，继而将这些数据应用到针对亚洲人的假体改良上，而不是利用针对西方人群的研究结果来对亚洲人群做出推测，因为考虑到膝关节解剖形态的种族差异，这些结果可能并不完全适用于亚洲人。

22.5 髌股关节置换术和髌骨表面置换术的背景和应用

如前文所述，亚洲人和白种人的髌骨尺寸也不同，亚洲人的髌骨相对更小更薄（Kim et al.，2016）。所以，对亚洲人群而言，虽然髌骨表面置换技术方面的特殊考虑是必要的，但专门设计更薄的髌骨假体也必不可少，以适应其相对较薄的髌骨（Hosseinzadeh et al.，2013）。恢复亚洲患者术前正常的髌骨厚度也是一个更大的挑战，其厚度 < 20 mm 是很常见的（Hosseinzadeh et al.，2013；Kim et al.，2016；Dy et al.，2012）。Jhurani 等（2018b）发现，厚度为 6.2 mm 的髌骨假体对恢复 < 20 mm 的髌骨厚度有很好的效果，并且没有假体断裂、松动或过度充填的风险，因此这非常适用于接受髌骨表面置换的亚洲人群。

然而，尽管近来一些器械制造商在针对亚洲人群的假体设计中，已经对其膝关节较小和较窄的特点做出改变，但尚未将髌骨厚度的差异也考虑其中。

Sulaiman 和 Nordin（2005）在一项使用 X 线片对马来西亚 56 名患者髌骨厚度进行的横断面研究中发现，髌骨骨质部分的平均厚度为 20.05 mm（范围 17 ~ 23 mm），软骨的实际厚度从 2.0 ~ 5.5 mm（平均 3.2 mm）。因此其得出的结论是，鉴于大多数马来西亚患者（73%）的髌骨厚度仅 24 mm 或更小，因此在马来西亚，大部分患者并不适合做髌骨表面置换，因为目前市售的膝关节假体对厚度 ≤ 25 mm 的髌骨并不友好。这也限制了髌骨表面置换在亚洲患者中的应用，说明 TKA 假体还需要进一步开发和改良，以适应更薄和更小的亚洲人群的髌骨。

■ 总结和结论

TKA 是治疗严重的终末期 OA 最成功的临床治疗方法之一，可以极大改善患者术后的生活质量，特别是在减少疼痛方面，这表明 TKA 作为严重膝关节 OA 的首选治疗方法具有很好的疗效和益处。鉴于亚洲人口老龄化和经济的快速增长，膝关节 OA 将会成为一个更加常见的疾患，相应地 TKA 的数量也会增加，许多亚洲国家 TKA 的数量已经显示出快速上升的趋势，其中包括韩国、越南和中国。

然而，值得注意的是，在亚洲，TKA 会面临一些特殊的挑战，比如亚洲人特别对术后膝关节屈曲度有更高的要求（Bin AbdRazak et al.，2015）。最近的研究表明，目前市售的 TKA 假体大都是根据白种人的人体测量数据而设计，却忽略了不同人种间膝关节的形态学差异，从而可能会导致假体与亚洲患者不匹配。

几乎现有所有的膝关节假体都是为适应白种人的解剖结构而设计和制造的，从而导致了 TKA 假体的不匹配。于是，一些学者建议应当根据亚洲人群膝关节的准确解剖形态，进行更有针对性的特殊假体设计。因此，通过了解亚洲和西方地区人群在膝关节形态和解剖上的差异，从而改良膝关节假体设计和改善 TKA 预后，已经变得非常重要。

此外，如果亚洲患者具有某些已知的、会影响临床结果的人口统计学或解剖学特征，那么在术前假体设计、手术技术和术后康复等方面，提前给予针对性的干预措施，将是非常有益的。例如，高屈曲膝关节假体可以改善韩国患者 TKA 术后的功能，且不会降低术后早期的假体生存率（0.9%）。对于因生活习惯差异有高屈曲活动度要求的亚洲人群而言，对目前的 TKA 假体设计进行一些针对性的改变，比如改进 RPS 假体的设计，也可能有一定的价值和意义。

根据生活习惯不同于西方人、年龄＜ 60 岁的亚洲 UKA 患者进行的中期随访研究结果表明，年龄＜ 60 岁不应再作为 UKA 的限制，在亚洲范围内更是如此，当然还需要进行相关的进一步研究。同时，亚洲患者 UKA 术后的衬垫脱位发生率是西方国家患者的 3 倍，因此，它应被视为亚洲人移动平台 UKA 术后的潜在并发症。

此外，在亚洲，随着活动量要求较高、需行 TKA 的年轻患者越来越多，非骨水泥固定可能是这类患者的最佳选择，从而降低翻修手术的风险。因此，需要进行更多的前瞻性随机试验，以明确骨水泥和非骨水泥两种固定方案之间任何差异及其在亚洲人群中的应用效果。

PFA 是治疗单纯 PFOA 的可行方法之一，现代的嵌上式 PFA 设计、严格的患者选择和手术技术的改进使其在过去几十年中也取得了令人满意的结果。

然而，目前对 PFOA 的治疗模式存在缺陷，公布的专家指南完全是基于对胫股关节 OA 的研究所制定，而非针对 PFOA。因此，未来需要进行有关评估 PFA 假体设计及手术技术的长期随访研究，以及与 TKA 的对比研究，来进一步评估患者的预后及假体性能。

显然，在 TKA 的大背景下，必须特别考虑亚洲与西方人群的膝关节在解剖和功能方面存在的各种差异。因此，未来对 TKA 的研究应考虑按种族进行区分，以更好地界定亚洲人的膝关节与西方人的区别；才能知晓如何修改当前的 TKA 系统来适应这些差异，从而进一步改进亚洲患者群体的膝关节置换手术。这将使亚洲 TKA 患者的术后功能和满意度得到进一步改善和提高，并降低并发症的发生率。

要点

- 越来越多的证据表明，白种人和亚洲人的膝关节在临床上存在明显的解剖学差异。TKA 假体的设计应该考虑这些差异因素。
- 非骨水泥型 TKA 越来越多地被用于年轻、活动量大的患者，其优点在于无菌性松动的风险较低。然而，亚洲人下肢相关角度和长度的差异应在假体设计改良中予以考虑。
- 假体的设计也应考虑亚洲人的生活方式，如对高屈曲假体的需求。

参考文献

（遵从原版图书著录格式）

Amin AK, Patton JT, Cook RE, Gaston M, Brenkel IJ (2006) Unicompartmental or total knee arthroplasty?:Results from a matched study. Clin Orthop Relat Res 451:101–106

Aprato A, Risitano S, Sabatini L, Giachino M, Agati G, Masse A (2016) Cementless total kneearthroplasty. Ann TranslMed 4(7):129

Beaupre LA, al-Yamani M, Huckell JR, Johnston DW (2007) Hydroxyapatite-coated tibial implants compared with cemented tibial fixation in primary total knee arthroplasty. A randomized trial of outcomes at five years. J Bone Joint Surg Am 89(10):2204–2211

Berry DJ, Wold LE, Rand JA (1993) Extensive osteolysis around an aseptic, stable, uncemented total knee replacement. Clin Orthop Relat Res. 293:204–207

Bin AbdRazak HR, Yeo SJ (2015) Meeting patient expectations and ensuring satisfaction in total knee arthroplasty. Ann Transl Med 3(20):315

Bruni D, Akkawi I, Iacono F et al (2013) Minimum thickness of all-poly tibial component unicompartmentalkneearthroplasty in patients youngerthan 60 yearsdoes not increaserevision rate for asepticloosening. Knee Surg Sports Traumatol Arthrosc. 21(11):2462–2467

Callahan CM, Drake BG, Heck DA, Dittus RS (1994) Patient outcomesfollowingtricompartmental total knee replacement. A meta-analysis. Jama 271(17):1349–1357

Callahan CM, Drake BG, Heck DA, Dittus RS (1995) Patient outcomesfollowingunicompartmental or bicompartmentalkneearthroplasty. A meta-analysis. J Arthroplasty 10(2):141–150

Cheng FB, Ji XF, Lai Y et al (2009) Three dimensional morphometry of the knee to design the total knee arthroplasty for Chinese population. Knee 16(5):341–347

Chockalingam S, Scott G (2000) The outcome of cemented vs. cementless fixation of a femoral component in total knee replacement TKR with the identification of radiological signs for the prediction of failure. The Knee 7:233–238

Chung BJ, Kang JY, Kang YG, Kim SJ, Kim TK (2015) Clinical implications of femoral anthropometrical features for total knee arthroplasty in Koreans. J Arthroplast 30(7):1220–1227

Driban JB, Stout AC, Duryea J, Lo GH, Harvey WK, Price LL, Ward RJ, Eaton CB, Barbe MF, Lu B, McAlindon TE (2016) Coronal tibial slopeis associated with accelerated kneeosteoarthritis: data from the Osteoarthritis Initiative. BMC Musculoskelet Disord 17:299

Dunbar MJ (2001) Subjective outcomes after knee arthroplasty. Acta Orthop Scand Suppl 72(301):1–63

Dy CJ, Franco N, Ma Y, Mazumdar M, McCarthy MM, Gonzalez Della Valle A (2012) Complications after patello-femoral versus total knee replacement in the treatment of isolatedpatellofemoralosteoarthritis. A meta-analysis. Knee Surg Sports Traumatol Arthrosc 20(11):2174–2190

Fransen M, Bridgett L, March L, Hoy D, Penserga F, Brooks P (2011) The epidemiology of osteoarthritis in Asia. Int J Rheum Dis 14(2):113–121

Fricka KB, Sritulanondha S, McAsey CJ (2015) To cement or not? Two-year results of a prospective, randomized study comparing cemented vs. cementless Total Knee Arthroplasty (TKA). J Arthroplast 30(9 Suppl):55–58

Gao F, Henricson A, Nilsson KG (2009) Cemented versus uncemented fixation of the femoral component of the NexGen CR total knee replacement in patients youngerthan 60 years: a prospective randomisedcontrolled RSA study. Knee 16(3):200–206

Ha CW, Na SE (2012) The correctness of fit of current total knee prostheses compared with intra-operative anthropometric measurements in Korean knees. J Bone Joint Surg Br 94(5):638–641

Harvey WF, Niu J, Zhang Y et al (2008) Knee alignment differences between Chinese and Caucasian subjects without osteoarthritis. Ann Rheum Dis 67(11):1524–1528

He Y, Xiao L, Zhai W, Kasparek MF, Ouyang G, Boettner F (2018) What percentage of patients is a candidate for unicompartmental knee replacement at a Chinese arthroplasty center? Open Orthop J 12:17–23

Ho WP, Cheng CK, Liau JJ (2006) Morphometrical measurements of resected surface of femurs in Chinese knees: correlation to the sizing of current femoral implants. Knee 13(1):12–14

Ho-Pham LT, Lai TQ, Mai LD, Doan MC, Pham HN, Nguyen TV (2014) Prevalence of radiographic osteoarthritis of the knee and its relationship to self-reported pain. PLoS One 9(4):e94563

Hosseinzadeh, Hossein G, Masoudi A et al (2013) Special considerations in Asian knee arthroplasty. In: Arthroplasty – update

Hovinga KR, Lerner AL (2009) Anatomic variations between Japanese and Caucasian populations in the healthy young adult knee joint. J Orthop Res. 27(9):1191–1196

Hsu RW, Himeno S, Coventry MB, Chao EY (1990) Normal axial alignment of the lower extremity and load-bearing distribution at the knee. Clin Orthop Relat Res. 255:215–227

Inoue K, Hukuda S, Fardellon P et al (2001) Prevalence of large-joint osteoarthritis in Asian and Caucasian skeletal populations. Rheumatology (Oxford) 40(1):70–73

Iorio R, Kobayashi S, Healy WL, Cruz AI Jr, Ayers ME (2007) Primary posterior cruciate-retaining total knee arthroplasty: a comparison of American and Japanese cohorts. J Surg Orthop Adv 16(4):164–170

Ishimaru M, Hino K, Onishi Y, Iseki Y, Mashima N, Miura H (2014) A three-dimensional computed tomography study of distal femoral morphology in Japanese patients: gender differences and component fit. Knee 21(6):1221–1224

Jensen LK (2008) Knee osteoarthritis: influence of work involving heavy lifting, kneeling, climbing stairs or ladders, or kneeling/squatting combined with heavy lifting. Occup Environ Med 65(2):72–89

Jhurani A, Agarwal P, Aswal M, Saxena P, Singh N (2018b) Safety and efficacy of 6.2 mm patellar button in resurfacing less than 20 mm thin patella: a matched pair analysis. Knee Surg Relat Res. 30(2):153–160

Jonsson H, Olafsdottir S, Sigurdardottir S et al (2016) Incidence and prevalence of total joint replacements due to osteoarthritis in the elderly: riskfactors and factorsassociatedwithlate life prevalence in the AGES-Reykjavik Study. BMC Musculoskelet Disord 17:14

Joshy S, Datta A, Perera A, Thomas B, Gogi N, Kumar SB (2006) Ethnic differences in preoperative function of patients undergoing total knee arthroplasty. Int Orthop 30(5):426–428

Kim TK (2013) Specialconsiderations for TKA in Asian patients: editorial comment. Clin Orthop Relat Res. 471(5):1439–1440

Kim HA, Kim S, Seo YI et al (2008) The epidemiology of total knee replacement in South Korea: national registry data. Rheumatology (Oxford) 47(1):88–91

Kim TK, Chang CB, Kang YG, Kim SJ, Seong SC (2009b) Causes and predictors of patient's dissatisfaction after uncomplicated total knee arthroplasty. J Arthroplast 24(2):263–271

Kim YH, Matsuda S, Kim TK (2016) ClinicalFaceoff: do we need special strategies for Asian patients with TKA? Clin Orthop Relat Res. 474(5):1102–1107

Kim YJ, Kim BH, Yoo SH, Kang SW, Kwack CH, Song MH (2017) Mid-term results of Oxford medial unicompartmental knee arthroplasty in young Asian patients Less than 60 years of age: a minimum 5-year follow-up. Knee Surg Relat Res 29(2):122–128

Kleeblad LJ, Zuiderbaan HA, Hooper GJ, Pearle AD (2017) Unicompartmental knee arthroplasty: state of the art. J ISAKOS 2(2):97–107

Ko Y, Narayanasamy S, Wee HL et al (2011) Health-relatedquality of life after total knee replacement or unicompartmentalkneearthroplasty in an urbanasian population. Value Health 14(2):322–328

Kobayashi S, Pappas E, Fransen M, Refshauge K, Simic M (2016) The prevalence of patellofemoral osteoarthritis: a systematic review and meta-analysis. Osteoarthr Cartil 24(10):1697–1707

Koh IJ, Kim TK, Chang CB, Cho HJ, In Y (2013) Trends in use of total kneearthroplasty in Koreafrom 2001 to 2010. Clin Orthop Relat Res 471(5):1441–1450

Kumar A, Tsai WC, Tan TS, Kung PT, Chiu LT, Ku MC (2015) Temporal trends in primary and revision total knee and hip replacement in Taiwan. J Chin Med Assoc 78(9):538–544

Kurtz SM, Ong KL, Lau E et al (2011) International survey of primary and revision total knee replacement. Int Orthop 35(12):1783–1789

Lee BS, Chung JW, Kim JM, Kim KA, Bin SI (2013) High-flexion prosthesis improves function of TKA in Asian patients without decreasing early survivorship. Clin Orthop Relat Res. 471(5):1504–1511

Lin FH, Chen HC, Lin C et al (2018) The increase in total knee replacement surgery in Taiwan: a 15-year retrospective study. Medicine (Baltimore) 97(31):e11749

Lyons MC, MacDonald SJ, Somerville LE, Naudie DD, McCalden RW (2012) Unicompartmental versus total knee arthroplasty database analysis: is there a winner? Clin Orthop Relat Res. 470(1):84–90

Maas A, Kim TK, Miehlke RK, Hagen T, Grupp TM (2014) Differences in anatomy and kinematics in Asian and Caucasian TKA patients: influence on implant positioning and subsequent loading conditions in mobile bearing knees. Biomed Res Int 2014:612838

Mahfouz M, Abdel Fatah EE, Bowers LS, Scuderi G (2012) Three-dimensional morphology of the knee reveals ethnic differences. Clin Orthop Relat Res. 470(1):172–185

Mahomed N, Gandhi R, Daltroy L, Katz JN (2011) The self-administered patient satisfaction scale for primary hip and knee arthroplasty. Arthritis 2011:591253

Mont MA, Gwam C, Newman JM et al (2017) Outcomes of a newer-generation cementless total knee arthroplasty design in patients less than 50 years of age. Ann Transl Med. 5(Suppl 3):S24

Moreland JR, Bassett LW, Hanker GJ (1987) Radiographic analysis of the axial alignment of the lower extremity. J Bone Joint Surg Am 69(5):745–749

Mullaji AB, Sharma AK, Marawar SV, Kohli AF, Singh DP (2009) Distal femoral rotational axes in Indian knees. J Orthop Surg (Hong Kong) 17(2):166–169

Mullaji AB, Shetty GM, Kanna R, Vadapalli RC (2013) The influence of preoperative deformity on valgus correction angle: an analysis of 503 total knee arthroplasties. J Arthroplast 28(1):20–27

Muraki S, Oka H, Akune T et al (2009) Prevalence of radiographic knee osteoarthritis and its association with knee pain in the elderly of Japanese population-based cohorts: the ROAD study. Osteoarthr Cartil 17(9):1137–1143

Murphy L, Schwartz TA, Helmick CG et al (2008) Lifetimerisk of symptomatickneeosteoarthritis. Arthritis Rheum 59(9):1207–1213

Nakama GY, Peccin MS, Almeida GJ, Lira Neto Ode A, Queiroz AA, Navarro RD (2012) Cemented, cementless or hybrid fixation options in total knee arthroplasty for osteoarthritis and other non-traumatic diseases. Cochrane Database Syst Rev 10:CD006193

Nguyen TV (2014) Osteoarthritis in Southeast Asia. Int J Clin Rheum 9(5):405–408

Noticewala MS, Geller JA, Lee JH, Macaulay W (2012) Unicompartmental knee arthroplasty relieves pain and improves function more than total knee arthroplasty. J Arthroplast 27(8 Suppl):99–105

Pabinger C, Lothaller H, Geissler A (2015) Utilization rates of knee-arthroplasty in OECD countries. Osteoarthr Cartil 23(10):1664–1673

Pap K, Vasarhelyi G, Gal T et al (2018) Evaluation of clinical outcomes of cemented vs uncemented knee prostheses covered with titanium plasma spray and hydroxyapatite: a minimum two years follow-up. Eklem Hastalik Cerrahisi 29(2):65–70

Pereira D, Peleteiro B, Araujo J, Branco J, Santos RA, Ramos E (2011) The effect of osteoarthritis definition on prevalence and incidence estimates: a systematic review. Osteoarthr Cartil 19(11):1270–1285

Rytter S, Egund N, Jensen LK, Bonde JP (2009) Occupational kneeling and radiographic tibiofemoral and patellofemoral osteoarthritis. J Occup Med Toxicol 4:19

Shao H, Chen C, Scholl D, Faizan A, Chen AF (2018) Tibial shaft anatomy differs between Caucasians and East Asian individuals. Knee Surg Sports Traumatol Arthrosc. 26(9):2758–2765

Slover J, Espehaug B, Havelin LI et al (2006) Cost-effectiveness of unicompartmental and total kneearthroplasty in elderlylow-demand patients. A Markov decisionanalysis. J Bone Joint Surg Am 88(11):2348–2355

Sulaiman AS, Nordin S (2005) Measurement of patellar thickness in relation to patellar resurfacing. Med J Malaysia 60 Suppl C:41–44

Tamari K, Tinley P, Briffa K, Aoyagi K (2006) Ethnic-, gender-, and age-relateddifferences in femorotibial angle, femoralantetorsion, and tibiofibular torsion: cross-sectional studyamonghealthyJapanese and AustralianCaucasians. Clin Anat 19(1):59–67

Tang WM, Chiu KY, Kwan MF, Ng TP, Yau WP (2005) Sagittal bowing of the distal femur in Chinese patients who require total knee arthroplasty. J Orthop Res 23(1):41–45

Thambiah MD, Nathan S, Seow BZ, Liang S, Lingaraj K (2015) Patient satisfaction after total knee arthroplasty: an Asian perspective. Singap Med J 56(5):259–263

Thompson SA, Liabaud B, Nellans KW, Geller JA (2013) Factorsassociatedwithpooroutcomesfollowingunicompartmentalkneearthroplasty: redefining the "classic" indications for surgery. J Arthroplast 28(9):1561–1564

Urabe K, Mahoney OM, Mabuchi K, Itoman M (2008) Morphologic differences of the distal femur between Caucasian and Japanese women. J Orthop Surg 16(3):312–315

Valdes AM, Spector TD (2011) Genetic epidemiology of hip and knee osteoarthritis. Nat Rev Rheum 7(1):23–32

Wise BL, Niu J, Yang M et al (2012) Patterns of compartment involvement in tibiofemoral osteoarthritis in men and women and in whites and African Americans. Arthritis Care Res (Hoboken) 64(6):847–852

Wong T, Wang CJ, Wang JW, Ko JY (2014) Functional outcomes of uni-knee arthroplasty for medial compartment knee arthropathy in asian patients. Biom J 37(6):406–410

Woolson ST, Shu B, Giori NJ (2010) Incidence of radiographic unicompartmental arthritis in patients under going knee arthroplasty. Orthopedics 33(11):798

Yue B, Varadarajan KM, Ai S, Tang T, Rubash HE, Li G (2011) Differences of knee anthropometry between Chinese and white men and women. J Arthroplast 26(1):124–130

Zeni JA Jr, Axe MJ, Snyder-Mackler L (2010) Clinicalpredictors of elective total joint replacement in personswith end-stage kneeosteoarthritis. BMC Musculoskelet Disord 11:86

Zhang Y, Xu L, Nevitt MC et al (2001) Comparison of the prevalence of knee osteoarthritis between the elderly Chinese population in Beijing and whites in the United States: the Beijing Osteoarthritis Study. Arthritis Rheum 44(9):2065–2071

Zhang W, Moskowitz RW, Nuki G et al (2008) OARSI recommendations for the management of hip and kneeosteoarthritis, Part II: OARSI evidence-based, expert consensus guidelines. Osteoarthr Cartil 16(2):137–162

（井文森　许　珂　许　鹏）

第五部分

临床治疗路径

第 23 章

关节置换术的术前优化

Vignesh K. Alamanda and Bryan D. Springer

23.1 引言

23.1.1 假体周围关节感染的概述

关节置换术是美国骨科常见的手术之一，其中，PJI 是关节置换术后亟待解决的问题。该问题的严重程度与其发病率和医疗费用的增加相关。文献报道初次 THA、TKA 后 PJI 的发生率波动于 0.5% ~ 2%(Bozic et al.，2005；Sculco，1993 ）。

PJI 对患者、外科医师和医保系统具有重大影响（ Bozic et al.，2005 ）。

> 预计到 2020 年，PJI 造成的经济负担将超过 16.2 亿美元（ Kurtz et al.，2012 ）。

据 Kurtz 等（ 2007 ）预测，截止到 2030 年，THA 手术量将增长 174%，TKA 将增长 673%。并且这样的增长趋势也会出现在关节翻修术中。因此妥善应对这样的增长趋势是至关重要的。

23.1.2 可控与不可控的风险因素

将 PJI 的风险因素区分为可控的风险因素与不可控的风险因素是很重要的。虽然本章仅限于识别和处理可控的并且会增加 PJI 发生率的风险因素，但不可控的风险因素也会影响 PJI 的发生率。具体来说，Maoz 等（ 2015 ）发现翻修手术和非当日手术（在入院超过 24 小时后进行的手术）将会增加 PJI 发生率。尽管认识到这些风险因素很重要，但是这些风险因素超出了外科医师和患者本人的控制范围。

23.1.3 目前手术部位感染指南

CDC 发布了关于预防手术部位感染（ Surgical Site Infections，SSI ）的最新指南。该指南包括很多重要的更新和推荐意见，如术前一天夜间使用抗菌肥皂，围手术期维持最佳的血氧饱和度和血糖水平等（ Berrios-Torres et al.，2017 ）。然而，正如 Parvizi 等（ 2017 ）所指出的，由于该指南在许多领域缺乏证据而阻碍了它的推广应用。

因此，很有必要尝试进一步了解和尽量减少会影响 PJI 发生的风险因素。在本综述中，分析了会影响 PJI 发生率的患者可控的危险因素，以及围手术期可控的危险因素。

23.2 患者可控的风险因素和目前证据

23.2.1 糖尿病

多项研究表明，糖尿病和血糖控制不佳不仅与各种手术中手术部位感染的风险增加有关，而且会对 PJI 产生负面影响。对这些研究的分析表明，糖尿病患者的 PJI 风险比增加了 2.28 倍（ Marchant Jr et al.，2009 ）。

糖化血红蛋白经常用作糖尿病患者长期血糖控制的参考指标，可以反映患者近 3 个月的血糖变化水平。当患者的糖化血红蛋白水平在 7.0% 以下时，则表明患者近 3 个月的血糖控制良好。糖化血红蛋白检测是一项简单检查，经常被用作常规筛查，能够深入反映患者过去 3 个月的血糖控制情况（ Stryker et al.，2013 ）。

> 然而，与单独检测糖化血红蛋白水平相比，围手术期血糖检测可作为预测 PJI 的更好辅助手段（ Iorio et al.，2012 ）。此外，还提出了将血清果糖胺等其他标志物作为监测血糖控制的辅助手段（ Shohat et al.，2017 ）。

手术应激会导致胰岛素拮抗激素的分泌增加，易使患者出现高血糖症。因此，严格控制围手术期血糖水平非常重要。研究表明即使在没有糖尿病病史的患者中，与手术应激相关的术后高血糖症会以程度相关的方式增加术后手术部位感染的风险。

> 因此，研究者建议对糖尿病患者进行围手术期规律的血糖监测和术后糖尿病患者管理计划，从而将血糖水平控制在 110 ~ 180 mg/dL（最佳临界值约为 137 mg/dL）（ Kheir et al.，2018，Gallagher et al.，2017 ）。

23.2.2 肥胖症

肥胖与 OA 发生率增高密切相关，并最终需行关节置换术(Workgroup of the American Association of H，2013 ）。研究表明，虽然关节置换术后肥胖群体的患者满意度和功能改善与非肥胖人群相似；但是肥胖患者术后并发症的发生率更高，尤其是 PJI （ Mason et al.，2014 ）。

肥胖患者常常需要更广泛的手术显露，从而导致整体手术时间延长。脂肪组织缺乏血供进一步加剧了感染风险。AAHKS 的循证委员会工作组的强调应延迟对 BMI > 40 kg/m^2 的患者行关节置换术，特别是合并糖尿病控制不佳或营养不良等其他情况时（Workgroup of the American Association of H et al.，2013）。

此外，少数肥胖患者可能会出现代谢综合征。这是由胰岛素抵抗损害正常 WBC 功能引起的。当 BMI > 30 kg/m^2 并伴有向心性肥胖，且包含以下情况中的 2 种时：高脂血症、高甘油酯血症、高血压或糖尿病（Gage et al.，2014），即可诊断为代谢综合征。Zmistowski 等（2013）将控制不佳的代谢综合征患者与疾病控制良好的或健康的患者相比，结果表明前者发生 PJI 的风险更高（14.3%*vs*.0.8%）。

> 肥胖患者应筛查代谢综合征的相关确诊因素。

23.2.3 营养不良

肥胖症患者常被忽视的一个问题是营养不良，这与肥胖症患者虽然进食高热量食物，但其饮食中的营养素往往不均衡有关，最终导致营养不良。

> 一项评估营养不良对关节置换术的影响的前瞻性研究发现，42.9% 的肥胖症患者存在营养不良（Huang et al.，2013）。

实验室检测可以识别出具有营养不良风险的患者，而且简便易行。

> 相关检测项目包括总淋巴细胞计数 < 1500 个 /mm^3、血清白蛋白 < 3.5 g/dL 或转铁蛋白水平 < 200 mg/dL。其中，术前白蛋白水平是 PJI 的强阳性预测值，并具有较高的特异性（Blevins et al.，2018）。

术前应鼓励营养不良的患者与营养科医师密切合作，以改善他们的营养摄入，并帮助他们为应对术后的分解代谢做好准备。

23.2.4 吸烟

尼古丁（烟草燃烧产生的主要成分）能够导致微血管收缩，使得向组织间输送的氧气减少。Duchman 等（2015）对一个大型国家数据库研究后发现，无论是目前正在吸烟还是既往吸烟，都会导致术后伤口并发症风险增加，并且目前正在吸烟的患者术后发生伤口并发症的风险高于既往吸烟者，他们发现吸烟者的伤口并发症发生率高于已戒烟患者，这一特点与 PJI 也相关。其他多项研究也证实，吸烟会带来有害影响，尤其是增加 PJI 风险（Teng et al.，2015）。

> 研究表明，戒烟计划可能有助于减少与使用尼古丁相关的并发症，即使仅在术前 4 周开始戒烟也有此作用（Lindstrom et al.，2008）。

因此，研究者建议接受关节置换术的患者在术前至少戒烟 4 周。戒烟效果可以通过简单的实验室检测进行检验，例如血清可替宁的测定（正常值≤ 10 μg/L）。

23.2.5 维生素 D 缺乏

长期以来，维生素 D 在保持骨骼的健康中起着至关重要的作用。不幸的是，维生素 D 缺乏症（定义为血清 25 羟维生素 D 的浓度≤ 20 ng/mL）仍在美国人群中普遍存在，总体发生率为 41.6%（Forrest et al.，2011）。研究也发现 PJI 患者的维生素 D 水平较低。动物模型还也表明，改善维生素 D 缺乏有助于降低 PJI 的发生率（Hegde et al.，2017）。

> 因此，研究者建议在术前检测血清维生素 D 水平，如果缺乏，即血清维生素 D < 20 ng/mL，则开始补充。

23.2.6 金黄色葡萄球菌筛查

鼻拭子快速聚合酶链反应可帮助医师识别耐甲氧西林金黄色葡萄球菌（methicillin resistant staphylococcus aureus，MRSA）定植的患者。这有助于术前消除患者鼻腔中的致病菌。手术实施机构范围内的预筛查可以确定患者中金黄色葡萄球菌的定植状况；也可以显著降低术后手术部位感染的发生率（Kim et al.，2010）。

研究者建议对接受择期关节置换术的患者进行金黄色葡萄球菌的鼻拭子筛查。

研究者建议，如果鼻拭子检测呈阳性，应于术前 5 天开始在双侧鼻孔涂抹莫匹罗星软膏（每天两次），并连续 5 天进行氯己定沐浴。

此外，MRSA 筛查阳性的患者在手术期间还应接受单剂量万古霉素治疗和标准围手术期抗生素预防。

23.2.7　免疫炎症性关节病

患有 RA 和 SLE 等免疫炎症性关节病的患者术后感染的风险增加。多项系统评价证实免疫炎症性关节病与 PJI 之间存在相关性。Kong 等（2017）的研究表明，RA 可使 PJI 的发病率增加 1.57 倍。

许多免疫炎症性关节病患者正在接受包括免疫调节剂等多种药物治疗，而这些药物对伤口愈合和感染有显著影响。例如，肿瘤坏死因子 α（TNF-α）抑制剂常被用作治疗这些疾病的强效药物。然而，在调节免疫系统的同时，这些免疫调节剂也将患者置于发生感染的高风险中。Momohar 等（2011）研究发现应用 TNF-α 抑制剂患者手术部位的感染风险更高。

ACR 和 AAHKS 基于现有证据联合发布指南：在择期关节置换术时哪些药物应该继续使用，哪些药物应该停止使用（Goodman et al.，2017）。一般来说，传统改善病情的 DMARDS 在术前不需要停用。

然而，免疫调节剂（如 TNF-α 抑制剂）会使患者发生 PJI 的风险增加，因此应在术前停止一个给药周期。

23.2.8　尿路感染

尿路感染（urinary tract infections，UTI）是一种常见的院内感染，会产生大量的病原体，并可能在手术期间增加感染的发病率。然而，UTI 在 PJI 发生中中的作用仍然存在争议。一些作者发现在 PJI 患者中常合并 UTI（David et al.，2000），而另一些作者则认为 UTI 和 PJI 之间没有关联（Koulouvaris et al.，2009）。

研究者建议，如果患者有尿痛、尿急、尿频等 UTI 症状，且尿液有 $>1\times10^5$ CFU/mL 形成时，则应推迟手术。

然而，如果患者无 UTI 症状但尿液中有 1×10^5 CFU/mL 或更高，研究者建议不要停止手术，并通过术后口服抗生素的常规疗程来治疗其 UTI。

23.2.9　口腔健康状况不佳

一般而言，接受全关节置换患者需要具有良好的口腔卫生状况（Wood et al.，2016）。然而，关于术前筛查的作用、口腔健康状况不佳与 PJI 之间关系的文献并不多。而最近的研究则对髋关节和膝关节置换术患者常规进行术前口腔科筛查的必要性提出质疑（Lampley et al.，2014）。

一般而言，研究者建议采用的方法是：如果患者有蛀牙、脓肿、牙龈炎或牙周炎的客观证据，则应进行口腔科检查和清理，并应在术前进行常规清洁。

23.2.10　预防性使用抗生素

术前预防性使用抗生素可有效降低手术部位感染率，并已被纳入许多手术常规中（Fernandez et al.，2001）。预防性使用抗生素应根据患者体重给药，并应包括第一代头孢菌素，如头孢唑林。对 β- 内酰胺类抗生素过敏的患者应及时给予万古霉素或克林霉素治疗。理想情况下，预防性抗生素应尽可能在临近切皮时使用。

第一代头孢菌素和克林霉素应在切皮前 1 小时内给药，万古霉素在切皮前 2 小时内给药。

研究者建议，对于已证实有 MRSA 定植或先前感染过 MRSA 的患者，除了标准的术前预防性抗生素应用外，还应考虑使用单剂量万古霉素。

23.3　结论

众所周知，对于 PJI 我们应该防微杜渐。在术前针对可控的风险因素进行干预将有助于改善术后 PJI 的风险状况。虽然控制这些危险因素仍无法完全消除 PJI 的风险，但它肯定能降低感染发生的概率。

要点

- 虽然 PJI 的发病率很高；但可以通过术前优化可控的风险因素来降低风险。
- 糖尿病患者应在术前优化血糖控制，术后应实施多次血糖监测并优化糖尿病管理方案。
- 对 BMI > 40 kg/m^2 的患者应推迟关节置换术，尤其出现与其他并发症同时存在的情况，例如糖尿病控制不佳或营养不良。
- 接受关节置换术的患者在术前应至少戒烟 4 周。
- 应坚持预防性抗生素的应用，包括使用头孢唑林等第一代头孢菌素。对头孢唑林过敏的患者应及时给予万古霉素或克林霉素。

参考文献

（遵从原版图书著录格式）

Berrios-Torres SI, Umscheid CA, Bratzler DW, Leas B, Stone EC, Kelz RR et al (2017) Centers for disease control and prevention guideline for the prevention of surgical site infection, 2017. JAMA Surg 152(8):784–791

Blevins K, Aalirezaie A, Shohat N, Parvizi J (2018) Malnutrition and the development of periprosthetic joint infection in patients undergoing primary elective total joint arthroplasty. J Arthroplast

Bozic KJ, Ries MD (2005) The impact of infection after total hip arthroplasty on hospital and surgeon resource utilization. J Bone Joint Surg Am 87(8):1746–1751

David TS, Vrahas MS (2000) Perioperative lower urinary tract infections and deep sepsis in patients undergoing total joint arthroplasty. J Am Acad Orthop Surg 8(1):66–74

Duchman KR, Gao Y, Pugely AJ, Martin CT, Noiseux NO, Callaghan JJ (2015) The effect of smoking on short-term complications following total hip and knee arthroplasty. J Bone Joint Surg Am 97(13):1049–1058

Fernandez AH, Monge V, Garcinuno MA (2001) Surgical antibiotic prophylaxis: effect in postoperative infections. Eur J Epidemiol 17(4):369–374

Forrest KY, Stuhldreher WL (2011) Prevalence and correlates of vitamin D deficiency in US adults. Nutr Res 31(1):48–54

Gage MJ, Schwarzkopf R, Abrouk M, Slover JD (2014) Impact of metabolic syndrome on perioperative complication rates after total joint arthroplasty surgery. J Arthroplast 29(9):1842–1845

Gallagher JM, Erich RA, Gattermeyer R, Beam KK (2017) Postoperative hyperglycemia can be safely and effectively controlled in both diabetic and nondiabetic patients with use of a subcutaneous insulin protocol. JB JS Open Access 2(1):e0008

Goodman SM, Springer B, Guyatt G, Abdel MP, Dasa V, George M et al (2017) 2017 American College of Rheumatology/ American Association of Hip and Knee Surgeons Guideline for the Perioperative Management of Antirheumatic Medication in Patients With Rheumatic Diseases Undergoing Elective Total Hip or Total Knee Arthroplasty. J Arthroplast 32(9):2628–2638

Hegde V, Dworsky EM, Stavrakis AI, Loftin AH, Zoller SD, Park HY et al (2017) Single-dose, preoperative vitamin-D supplementation decreases infection in a mouse model of periprosthetic joint infection. J Bone Joint Surg Am 99(20):1737–1744

Huang R, Greenky M, Kerr GJ, Austin MS, Parvizi J (2013) The effect of malnutrition on patients undergoing elective joint arthroplasty. J Arthroplast 28(8 Suppl):21–24

Iorio R, Williams KM, Marcantonio AJ, Specht LM, Tilzey JF, Healy WL (2012) Diabetes mellitus, hemoglobin A1C, and the incidence of total joint arthroplasty infection. J Arthroplast 27(5):726–729. e1

Kheir MM, Tan TL, Kheir M, Maltenfort MG, Chen AF (2018) Postoperative blood glucose levels predict infection after total joint arthroplasty. J Bone Joint Surg Am 100(16):1423–1431

Kim DH, Spencer M, Davidson SM, Li L, Shaw JD, Gulczynski D et al (2010) Institutional prescreening for detection and eradication of methicillin-resistant Staphylococcus aureus in patients undergoing elective orthopaedic surgery. J Bone Joint Surg Am 92(9):1820–1826

Kong L, Cao J, Zhang Y, Ding W, Shen Y (2017) Risk factors for periprosthetic joint infection following primary total hip or knee arthroplasty: a meta-analysis. Int Wound J 14(3):529–536

Koulouvaris P, Sculco P, Finerty E, Sculco T, Sharrock NE (2009) Relationship between perioperative urinary tract infection and deep infection after joint arthroplasty. Clin Orthop Relat Res 467(7):1859–1867

Kurtz S, Ong K, Lau E, Mowat F, Halpern M (2007) Projections of primary and revision hip and knee arthroplasty in the United States from 2005 to 2030. J Bone Joint Surg Am 89(4):780–785

Kurtz SM, Lau E, Watson H, Schmier JK, Parvizi J (2012) Economic burden of periprosthetic joint infection in the United States. J Arthroplast 27(8 Suppl):61–5 e1

Lampley A, Huang RC, Arnold WV, Parvizi J (2014) Total joint arthroplasty: should patients have preoperative dental clearance? J Arthroplast 29(6):1087–1090

Lindstrom D, Sadr Azodi O, Wladis A, Tonnesen H, Linder S, Nasell H et al (2008) Effects of a perioperative smoking cessation intervention on postoperative complications: a randomized trial. Ann Surg 248(5):739–745

Maoz G, Phillips M, Bosco J, Slover J, Stachel A, Inneh I et al (2015) The Otto Aufranc Award: modifiable versus nonmodifiable risk factors for infection after hip arthroplasty. Clin Orthop Relat Res 473(2):453–459

Marchant MH Jr, Viens NA, Cook C, Vail TP, Bolognesi MP (2009) The impact of glycemic control and diabetes mellitus on perioperative outcomes after total joint arthroplasty. J Bone Joint Surg Am 91(7):1621–1629

Mason JB, Callaghan JJ, Hozack WJ, Krebs V, Mont MA, Parvizi J (2014) Obesity in total joint arthroplasty: an issue with gravity. J Arthroplast 29(10):1879

Momohara S, Kawakami K, Iwamoto T, Yano K, Sakuma Y, Hiroshima R et al (2011) Prosthetic joint infection after total hip or knee arthroplasty in rheumatoid arthritis patients treated with nonbiologic and biologic disease-modifying antirheumatic drugs. Mod Rheumatol 21(5):469–475

Parvizi J, Shohat N, Gehrke T (2017) Prevention of periprosthetic joint infection: new guidelines. Bone Joint J 99-B(4 Supple B):3–10

Sculco TP (1993) The economic impact of infected total joint arthroplasty. Instr Course Lect 42:349–351

Shohat N, Tarabichi M, Tischler EH, Jabbour S, Parvizi J (2017) Serum fructosamine: a simple and inexpensive test for assessing preoperative glycemic control. J Bone Joint Surg Am 99(22):1900–1907

Stryker LS, Abdel MP, Morrey ME, Morrow MM, Kor DJ, Morrey BF (2013) Elevated postoperative blood glucose and preoperative hemoglobin A1C are associated with increased wound complications following total joint arthroplasty. J Bone Joint Surg Am 95(9):808–814, S1–2

Teng S, Yi C, Krettek C, Jagodzinski M (2015) Smoking and risk of prosthesis-related complications after total hip arthroplasty: a meta-analysis of cohort studies. PLoS One 10(4):e0125294

Wood TJ, Petruccelli D, Piccirillo L, Staibano P, Winemaker M, de Beer J (2016) Dental hygiene in maintaining a healthy joint replacement: a survey of Canadian total joint replacement patients. Curr Orthop Pract 27(5):515–519

Workgroup of the American Association of H, Knee Surgeons Evidence Based C (2013) Obesity and total joint arthroplasty: a

literature based review. J Arthroplast 28(5):714–721
Zmistowski B, Dizdarevic I, Jacovides CL, Radcliff KE, Mraovic B, Parvizi J (2013) Patients with uncontrolled components of metabolic syndrome have increased risk of complications following total joint arthroplasty. J Arthroplast 28(6):904–907

（金晟宇　杨　治　张斌飞）

第 24 章

门诊全膝关节置换术

Joshua A. Greenspoon, Charles P. Hannon, and Craig Della Valle

24.1 引言

在过去的 10 年里，TJA 手术量逐渐增多（Berger et al., 2009; Kelly et al., 2018; Kolisek et al., 2009; Meneghini et al., 2017; Springer et al., 2017）。随着手术技术和疼痛管理的进步使得许多手术可以在门诊安全、成功地完成。促使外科医师在门诊进行手术的因素有：具有可以控制患者护理和手术环境等诸多因素的能力，可以提高患者的满意度，以及可以为患者和医保系统节省经济成本（Meneghini et al., 2018）。随着门诊手术的普及，患者对全关节置换手术的需求也越来越大。为了获得最佳的患者预后和手术安全性，必须应用由外科医师领导的多学科方法来执行门诊 TJA 计划。

24.2 门诊全膝关节置换术

AAHKS 发布了一份共识认为以下因素是成功实施门诊 TJA 的关键。

- 患者的选择。
- 患者术前宣教。
- 社会支持系统。
- 临床知识和外科手术技术。
- 基于循证的围手术期管理计划（Meneghini et al., 2018）。

> 从医学角度和社会角度筛选患者是安全有效地进行门诊关节置换手术的关键。

对患者应从以下几个方面进行整体评估。

- 既往史。
- 年龄。
- BMI。
- 身体健康状况。
- 心理健康状况。
- 社会支持系统。
- 环境因素。

利用评分系统进行相关评价，如门诊关节置换术风险评估（outpatient arthroplasty risk assessmen, OARA）评分或美国麻醉医师协会分级（American Society of Anesthesiologists, ASA）（Ziemba-Davis et al., 2019）。门诊手术通常是不需要较长手术时间或复杂设备的简单手术，基于此评估手术病例的复杂程度。最终，由患者和外科医师共同决定以何种形式（住院手术或门诊手术）进行手术。

一般来说，在门诊行全关节置换手术的患者往往更健康、更年轻、身体状态更好。在这里作者没有设定年龄或 BMI 的绝对界限。

> 特别注意既往史有心脏病、抗凝、睡眠呼吸暂停，以及前列腺手术或尿潴留、阿片类药物滥用史的患者（opioid use disorder, OUD）。

患者既往有前列腺手术史或尿潴留病史会造成膀胱无法排空而给术后出院带来困难；另外术前滥用阿片类药物会影响术后的疼痛控制效果（Meneghini et al., 2018）。所有患者在术前都需要经过内科医师进行术前评估和检查。如果手术风险因素可控，应在术前优化。如果术前存在隐忧，则应该转科治疗。

> 患者的社会状况应作为患者选择的一部分内容进行仔细评估。这包括住宅类型、房屋中是否有楼梯、卧室的位置，以及是否有家庭成员或护理人员来协助进行术后康复。

对于需要上几层楼才能回家或进入卧室的患者，可能需要接受更多的物理治疗，因此住院手术对这些患者可能更适合。采用小组或个人的形式，对患者及护理人员进行详细的术前指导同样是必要的。住院手术的指导内容包括手术当天和术后恢复过程中的问题，门诊患者的问题包括术后的转运，以及围手术期的疼痛管理。

为了设计和实施合理的多模式镇痛方案，需要术者与麻醉医师建立良好的工作关系。我们目前的疼痛方案已在表 24.1 中列出。在应用多模式镇痛方案中，多种镇痛药物以不同的途径和时间发挥协同和叠加作用。多模式镇痛可获得更好的疼痛控制、更快的术后康复及缩短术后住院时间（Golladay et al., 2017; Kehlet et al., 1993）。

> 多模式镇痛在术前就应该开始，采用超前镇痛的策略，以钝化术中损伤组织的外周和中枢神经系统的敏感度（Kissin, 2000）。

表 24.1 我院多模式镇痛方案

术前	1. 对乙酰氨基酚（tylenol）1000 mg 口服 2. 塞来昔布（celebrex） 400 mg 口服 3. 普瑞巴林（lyrica） 100 mg 口服
术中	1. 关节周围注射罗哌卡因 300 mg、肾上腺素 0.2 mg、酮咯酸氨丁三醇 30 mg、可乐定 100 μg 2. 对乙酰氨基酚（ofirmev）1 g 静脉注射 3. 酮咯酸氨丁三醇（toradol）15 mg 静脉注射 4. 地塞米松（decadron） 10 mg 静脉注射
术后	1. 对乙酰氨基酚（tylenol）1 g/8 小时 口服 2. 塞来昔布（celebrex） 200 mg/12 小时 口服 3. 加巴喷丁（neurontin） 200 mg/8 小时 口服 4. 曲马多（ultram） 100 mg/6 小时 口服 5. 羟考酮（oxyIR） 根据需要 5 mg/4 小时 口服

与单纯的硬膜外麻醉相比，联合应用椎管内麻醉和内收肌管阻滞可以改善行动能力和控制疼痛（Kayupov et al.，2018）。

> 对于大多数门诊 TKA 手术，使用全身麻醉可以避免下肢无力情况，并减少尿潴留的发生（Kayupov et al.，2018）。

术中，笔者通过关节周围注射来缓解患者术后疼痛，也可减少术后阿片类药物的用量（Ma et al.，2019）。术中通过静脉注射对乙酰氨基酚、酮咯酸和地塞米松进行镇痛（Murata-Ooiwa et al.，2017；Tammachote et al.，2020）。术后，使用多模式镇痛方案以尽量减少阿片类药物的用量，对乙酰氨基酚、塞来昔布和加巴喷丁按规定用药，曲马多是控制急性疼痛的第一阶梯药物。羟考酮控释片是缓解急性疼痛的最后一种手段。出院时，笔者曾给患者开过 90 ~ 120 片的阿片类镇痛药处方，但考虑到 OUD 情形，需要对药量进行重新评估。

笔者进行了一项前瞻性随机对照试验，旨在评估术后开出的阿片类药物的数量，发现与接受 90 粒羟考酮药片的患者相比，接受 30 粒羟考酮药片患者的剩余药片明显更少（15 粒 *vs*.73 粒）（Hannon et al.，2019）。

> 如今，所有患者（住院患者和门诊患者）在出院时都会给带 30 粒羟考酮控释片。

临床知识和外科手术技术包括术前计划是在门诊手术取得成功的必要因素。相对于住院而言，门诊手术中心在库存和无菌处理能力方面存在固有的局限性。因此，关键是要做好计划，并与供应部门和手术中心进行有效沟通，以确保必要的设备在手术当天准备就绪并可以使用。出院前必须满足严格的出院标准，包括以下几点。

- 血流动力学稳定。
- 可以口服补液。
- 使用口服止痛药能充分控制疼痛。
- 排尿无困难。
- 通过物理治疗可以安全行走。

> 如果患者达不到这些标准，必须经过适当的途径将患者转移到留夜护理室或相关病房中。

在笔者的工作中，每周都会举行一次例会，评估下周的病例和影像学资料，以确保临床团队的所有成员工作协调一致，并了解与下周患者和手术有关的所有细节工作。

在传统的住院环境中，有一个庞大的医疗团队参与围手术期患者的护理和教育，包括社会工作者、医师、护士、护理助理、物理治疗师、营养师和其他医疗提供者。

> 在门诊进行 TJA 手术时，围手术期护理由患者家属和外科医师负责（Shah et al.，2019）。

在比较接受门诊和住院手术患者的时间和经历后，Shah 等（2019）发现每个接受门诊手术的患者需要额外的 48.4 分钟的术前准备时间和术后 7 天的护理。

> 进行门诊全关节置换手术的外科医师应预计到患者所需的额外资源，并确保团队有足够的人员来完成这项工作。

笔者所在医院的主治医师会在手术的当天晚上和第二天早上给患者打电话来了解患者的情况，并解决其他问题。我们也提供医疗辅助人员，随时回答和解决术后出现的问题。医师鼓励患者在术后随时与医师所在办公室联系，提出任何问题，而不是到急诊科咨询他们的初级保健医师。在术后阶段，患者可以很方便到门诊进行进一步评估。

24.3 临床结果

最近发表的几项与成本、安全性和临床结果有关的研究，普遍认为门诊 TJA 可以在适合选择的患者中安全和经济地进行（Courtney et al.，2018；Darrith et al.，2019；Huang et al.，2017；Kelly et al.，2018；Lovald et al.，2014）。

> 与传统的住院手术相比，门诊中对工作人员需求减少、资源利用率降低、效率提高，从而使每个病例的成本有可能下降（Huang et al.，2017）。

据报道，每例初次 TKA 可节省 8500 美元或 30% 的费用（Huang et al.，2017；Lovald et al.，2014）。

Darrith 等（2019）开展了一项纳入 486 例由同一外科医师完成的初次关节置换的配对队列研究，配对因素为患者的性别、年龄、ASA 评分和 BMI，该研究调查了两组患者（各 243 例）在术后 90 天内的并发症情况。结果表明，在主要并发症、轻微并发症、再手术率、急诊科就诊率、再入院率或非计划性门诊就诊率上并没有显著的统计学差异。

> 作者认为，在适当的患者群体中，门诊 TJA 与传统的住院手术相比，在并发症方面没有任何差异（Darrith et al.，2019）。

随着 CMS 将医疗费用报销与高质量的护理联系起来，患者的满意度一直是评估医疗保健服务的重点。为了调查住院 TJA 和门诊 TJA 患者的满意度，Kelly 等（2018）使用医院消费者评估系统中的特定问题进行调查研究，其中满意度情况应用 0 ~ 10 分的数值描述。结果发现，门诊组（9.7/10）和住院组（9.5/10）的总体满意度得分都很高。然而，门诊 TJA 患者对来自护士的礼貌和尊重程度、对如厕的协助、对疼痛控制的帮助、对来自工作人员关于使用药物的解释，以及出院时有关症状或健康问题的指导更为满意。

24.4 结论

如果仔细注意患者的选择，并建立一个以疼痛管理、患者宣教和循证的围手术期管理为重点的护理路径，门诊关节置换术就能够成功实施。而且门诊手术还可以在不影响患者护理质量和安全的前提下，提高患者的满意度。

要点

- 可以在独立的门诊手术中心或住院环境中，对适当的患者安全进行门诊 TJA。
- 必须特别注意患者的选择和门诊患者的宣教。
- 为了达到最佳效果，需要外科医师、临床工作人员、患者、护理人员、物理治疗和麻醉等多学科人员的努力。
- 门诊关节置换术有可能提高患者和外科医师的满意度。

参考文献

（遵从原版图书著录格式）

Berger RA, Kusuma SK, Sanders SA et al (2009) The feasibility and perioperative complications of outpatient arthroplasty. Clin Orthop Relat Res 467:1443–1449

Courtney PM, Froimson MI, Meneghini RM et al (2018) Can total knee arthroplasty be performed safely as an outpatient in the medicare population? J Arthroplast 33:S28–S31

Darrith B, Firsch NB, Tetreault MW et al (2019) Inpatient versus outpatient arthroplasty: a single-surgeon, matched cohort analysis of 90 day complications. J Arthroplast 34:221–227

Golladay GJ, Balch KR, Dalury DF et al (2017) Oral multimodal analgesia for total joint arthroplasty. J Arthroplast 32:S69–S73

Hannon CP, Calkins TE, Li J et al (2019) The James A. Rand Young Investigator's Award: large opioid prescriptions are unnecessary after total joint arthroplasty: a randomized controlled trial. J Arthroplasty 34:S4–S10

Huang A, Ryu JJ, Dervin G (2017) Cost savings of outpatient versus standard inpatient total knee arthroplasty. Can J Surg 60:57–62

Kayupov E, Okroj K, Young AC et al (2018) Continuous adductor canal blocks provide superior ambulation and pain control compared to epidural analgesia for primary knee arthroplasty: a randomized, controlled trial. J Arthroplast 33:1040–1044

Kehlet H, Dahl JB (1993) The value of "multimodal" or "balanced analgesia" in postoperative pain treatment. Anesth Analg 77:1048–1056

Kelly MP, Calkins TE, Culvern C et al (2018) Inpatient versus outpatient hip and knee arthroplasty: which has higher patient satisfaction? J Arthroplast 33:3402–3406

Kissin I (2000) Preemptive analgesia. Anesthesiology 93:1138–1143

Kolisek FR, McGrath MS, Jessup NM et al (2009) Comparison of outpatient versus inpatient total knee arthroplasty. Clin Orthop Relat Res 467:1438–1442

Lovald ST, Ong KL, Malkani AL et al (2014) Complications, mortality, and costs for outpatient and short-stay total knee arthroplasty patients in comparison to standard-stay patients. J Arthroplast 29:510–515

Ma H-H, Chou T-FA, Tsai S-W et al (2019) The efficacy of intraoperative periarticular injection in Total hip arthroplasty: a systematic review and meta-analysis. BMC Musculoskelet Disord 20:269

Meneghini RM, Ziemba-Davis M (2017) Patient perceptions regarding outpatient hip and knee arthroplasties. J Arthroplast 32:2701–2705

Meneghini R, Gibson W, Halsey D et al (2018) The American Association of Hip and Knee Surgeons, hip society, knee society, and American academy of orthopaedic surgeons position statement on outpatient joint replacement. J Arthroplast 33:3599–3601

Murata-Ooiwa M, Tsukada S, Wakui M (2017) Intravenous acetaminophen in multimodal pain management for patients undergoing total knee arthroplasty: a randomized, double-blind, placebo-controlled trial. J Arthroplast 32:3024–3028

Shah RP, Karas V, Berger RA (2019) Rapid discharge and outpatient total joint arthroplasty introduce a burden of care to the surgeon. J Arthroplast 34:1307–1311

Springer BD, Odum SM, Vegari DN et al (2017) Impact of inpatient versus outpatient total joint arthroplasty on 30-day hospital readmission rates and unplanned episodes of care. Orthop Clin North Am 48:15–23

Tammachote N, Kanitnate S (2020) Intravenous dexamethasone injection reduces pain from 12 to 21 hours after total knee arthroplasty: a double-blind, randomized, placebo-controlled trial. J Arthroplast 35:394–400

Ziemba-Davis M, Caccavallo P, Meneghini RM (2019) Outpatient joint arthroplasty-patient selection: update on the outpatient arthroplasty risk assessment score. J Arthroplast 34:S40–S43

（金晟宇　杨　治　张斌飞）

第 25 章

全膝关节置换术的围手术期疼痛管理

Matthew A. Harb, John P. Taliaferro, and James A. Browne

25.1 引言

TKA 是目前非常成功的手术方法，可以有效缓解 OA 患者的关节疼痛并恢复关节功能。

> 然而，TKA 围手术期存在中度至重度疼痛，若围手术期疼痛控制不佳，则会影响 TKA 术后的短期和长期效果。

疼痛管理是 TKA 患者关注的一个重要内容，由于近来 TKA 向术后快速康复和缩短住院时间的目标转变，这使得围手术期疼痛管理变得越来越重要（Barlow et al.，2015）。术后疼痛控制不佳会导致出现与功能恢复相关的问题，也会导致患者不适（本来可以避免），更糟糕的临床结果是出现关节活动受限、关节僵硬、抑郁，以及慢性和神经性疼痛（Dalury et al.，2011；Parvizi et al.，2011；Smith et al.，2017；Harden et al.，2003）。

目前，TKA 患者围手术期镇痛方法的种类很多。本章的主要内容是多模式镇痛及当代外科医帅可以用来改善患者护理和手术效果的镇痛方法。TKA 后的传统镇痛方法主要是通过静脉注射和口服阿片类药物来实现。然而，阿片类药物具有多种不良反应，包括过度镇静、便秘、贫血和药物成瘾。

> 多模式镇痛的主要目标之一是减少对阿片类药物的依赖，并减少阿片类药物的相关不良反应。

全膝关节置换的多模式镇痛的基本内容（Parvizi et al.，2011）

- 腰椎麻醉。
- 周围神经阻滞。
- 冷疗。
- 对乙酰氨基酚。
- NSAIDs/COX-2 特异性抑制剂。
- 曲马多。
- 局部关节周围浸润麻醉。
- 有限使用阿片类药物。

TKA 的疼痛管理策略是将各种不同的技术组合应用，以达到提供最佳的疼痛缓解、最大限度地减少并发症、提高患者满意度、缩短住院日、提高康复速度及提升康复效果的目的。

TKA 术前的疼痛管理越来越被认为是围手术期疼痛管理的一个关键组成部分。

> 术前使用阿片类药物可以影响 TKA 的结果；与术前没有使用阿片类药物的 TKA 患者相比，术前长期接触阿片类药物的患者术后康复更加困难、镇痛效果也较差。

阿片类药物诱发的痛觉过敏现象是一种由接触阿片类药物引起的痛觉敏感状态。这种情况的特点是，接受阿片类药物治疗的疼痛患者对再次疼痛刺激变得更加敏感（Smith et al.，2017）。在术后 6 个月内疼痛控制不佳的患者中，转为慢性疼痛的风险高达 12.7%（Harden et al.，2003）。因此，术前阿片类药物的使用应予以限制，以优化术后效果。

25.2 多模式镇痛

多模式镇痛包括以下内容。

- 超前镇痛。
- 2 种或 2 种以上不同类别的口服和静脉注射镇痛药物联用。
- 关节周围局部浸润阻滞。
- 周围神经阻滞。

疼痛控制的重点是在疼痛通路的不同节点上使用不同的药物。联合使用镇痛药物可在减少不良反应的同时最大限度地发挥协同作用（Kehlet et al.，1993）。

> 多模式镇痛与改善疼痛控制、缩短住院时间和促进术后快速康复相关（Buvanendran et al.，2003；美国麻醉师协会急性疼痛管理特别小组，2004）。

25.3 疼痛通路

目前对疼痛通路的生理学研究表明，疼痛刺激会引起募集现象，即最初的疼痛刺激导致邻近神经通路发生超极化，这使得随后的疼痛控制更加难以实现。如果在最初的疼痛刺激出现之前，疼痛反应被抑制，那么随后的疼痛控制可以更好地进行，这就是“超前镇痛”的原理（Wang et al.，2002；Bridenbaugh，1994）。

疼痛控制的目标应该是预防性和超前的。

关节置换术后的疼痛与机械损伤、热损伤和化学损伤有关。这导致了细胞炎性介质释放，如前列腺素、缓激肽和组胺。这些细胞信号因子的释放导致疼痛受体敏感化，从而降低了触发疼痛反应所需的刺激量（Carr et al.，1999）。这种神经源性和炎症性的疼痛通路可以通过实施多模式镇痛技术来解决（图 25.1）。

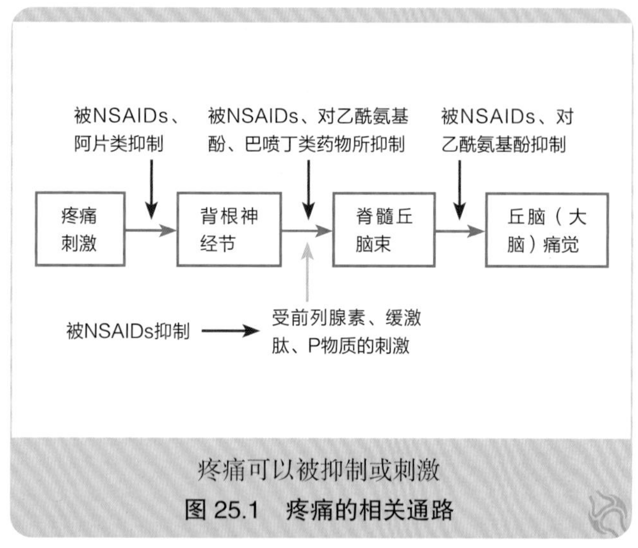

疼痛可以被抑制或刺激

图 25.1　疼痛的相关通路

25.4 超前镇痛

超前镇痛是指在术前就开始进行的药物镇痛治疗。

事实证明，在手术或创伤前用药可以减弱周围和中枢神经系统对损伤的敏感性。

这些药物可以帮助减轻术后早期疼痛，降低慢性神经性疼痛风险。先行给予的口服药物包括对乙酰氨基酚、环氧化酶 -2（COX-2）抑制剂和加巴喷丁类药物（Golladay et al.，2017）。

- 在笔者机构，如果没有禁忌证，切皮前 2 小时口服 975 mg 对乙酰氨基酚。
- COX-2 特异性抑制剂，如塞来昔布，如果没有肾功能不全或既往胃溃疡等禁忌证，可在切皮前 2 小时口服 200 mg。
- 也可在切皮前 2 小时口服普瑞巴林 75 mg。但对于 65 岁以上的和有睡眠障碍的患者（如阻塞性睡眠呼吸暂停综合征）应避免使用。当加巴喷丁与阿片类药物合用时，可能会出现镇静和呼吸抑制，而且将加巴喷丁用于超前镇痛是属于超药品说明书用药的范畴（Cavalcante et al.，2017）。

普瑞巴林比加巴喷丁更好，因为它更容易被肠道吸收，其吸收速度是加巴喷丁的 3 倍，并在摄入后 1 小时就能达到血药浓度峰值（Athanasakis et al.，2013）。

尽管过去曾预先给予苯二氮卓类药物，但这种做法已不再提倡。之前认为其抗焦虑和提高患者满意度的作用也会被术后失忆、嗜睡和认知功能障碍的不利影响所抵消（Rogers et al.，2002）。

同样，由于担心会出现恶心和精神紊乱等不良反应，我们不再于术前使用阿片类药物。术前应用阿片类药物也被证明与不良预后、高并发症发生率、术后阿片类药物消耗量增加以及慢性阿片类药物依赖风险增加显著相关（Goplen et al.，2019）。长效阿片类药物的使用也被证明是 TKA 围手术期并发症的独立预测因素（Sing et al.，2016）。

■ 术前区域神经阻滞

术前区域神经阻滞可用于减少初始外周疼痛信号的传入，也有助于预防发生中枢性疼痛的过敏反应现象。

周围神经阻滞有助于术后疼痛的控制。目前应用到疼痛控制的多种区域神经阻滞技术的有效性均得到了证实。

内收肌管阻滞是一种常用的外周神经阻滞，也是笔者机构的首选技术。通常患者进入手术室之前的术前等待区，并在超声引导下进行。内收肌管阻滞的目标是最大限度的阻滞膝关节周围的感觉传入神经，包括股神经的膝关节周围分支及股内侧肌分支、隐神经和闭孔神经的关节周围分支。文献报道，与非区域神经阻滞相比，内收肌管阻滞的术后镇痛药物消耗较少，活动和休息时的疼痛也较轻（Jiang et al.，2016）。

另一个可以单独使用或与内收肌管阻滞联合使用的神经阻滞是在腘动脉和膝后关节囊之间进行的阻滞（即所谓的 IPACK 阻滞）。这种阻滞的目的是对内收肌管阻滞无法覆盖的区域进行补充。超声引导下的局部浸润阻滞可以在术前等待区由麻醉医师进行。研究表明，接受 IPACK 阻滞联合内收肌管阻滞的患者，其视觉模拟疼痛评分明显优于单独应用内收肌管阻滞的患者（Lund et al.，2011）。这种神经阻滞模式已经成为笔者机构围手术期疼痛控制的常规施行手段。

过去常规使用股神经阻滞，虽然可以提供良好的疼痛控制，然而术后经常发生股四头肌无力，所以目前已不再常规使用这种神经阻滞。因为这种神经阻滞同时作用于股神经的运动和感觉分支，造成患者无法控制股四头肌而增加跌倒风险。有学者认为内收肌管阻滞在疼痛控制方面优于股神经阻滞（Jiang et al.，2016）。如果采用股神经阻滞，应在术后早期使用膝关节支具，以减少跌倒的风险。

冷冻神经消融术虽然在笔者的机构没有使用，但这是另一种潜在的疼痛控制技术。冷冻消融或经皮冷冻感觉神经是一种较新的技术，作用目标是隐神经髌下支和股前皮神经。其目的是暂时阻断感觉传入，而不对周围神经造成永久性损伤。未来需要进行高质量的研究，以了解冷冻疗法的使用情况，并明确它是否能在不增加不良后果的前提下促进 TKA 围手术期疼痛的有效控制（Dasa et al.，2016）。

25.5 术中关节周围局部浸润阻滞

围手术期的疼痛管理可以通过使用关节周围局部浸润阻滞来加强。

关节周围注射可以减少中枢性和周围性疼痛，同时尽量减少不良反应，以改善患者的整体状况。关节周围局部浸润阻滞的目的是安全地控制疼痛，同时减少麻醉药品的使用和阿片类药物的相关不良反应。

关节周围局部浸润阻滞包括单一种类的局麻药及多种药物的联合应用 2 种模式。多年来，外科医师提出并使用了多种的药物联合应用的“鸡尾酒”镇痛疗法。最常见的组成药物包括吗啡、肾上腺素、酮咯酸、氨丁三醇、去甲肾上腺素、丁哌卡因和利多卡因。脂质体丁哌卡因也可以用于关节周围局部浸润阻滞。已有多项研究试图明确最合适的局部浸润阻滞的药物组合，但目前的研究结果显示，“鸡尾酒”的药物组成“金标准”还无法确定。

随机安慰剂对照试验表明，接受关节周围局部浸润阻滞的患者在术后 6 小时、12 小时和 24 小时内消耗的镇痛泵药物更少，并且术后在复苏室的疼痛评分更低（Busch et al.，2006）。

对同期行双侧 TKA 的患者进行研究，发现在术后 4 周内，接受关节周围局部浸润阻滞患者的膝关节疼痛评分明显更低（Mullaji et al.，2010）。为了增强镇痛效果，可以在注射的混合物中加入糖皮质激素，但研究结果表明该做法并没有显著改善术后镇痛效果或膝关节协会评分（Christensen et al.，2009）。相反，一项更新的研究显示，在关节周围局部浸润阻滞时应用罗哌卡因、肾上腺素和酮咯酸，与单独使用罗哌卡因和肾上腺素相比，可以改善视觉疼痛评分（Kelley et al.，2013）。文献报道在关节周围局部浸润阻滞是将罗哌卡因 5 mg/mL（49.25 mL）、肾上腺素 1 mg/mL（0.5 mL）、酮咯酸 30 mg/mL（1 mL）、可乐定 100 mg/mL（0.8 mL）和生理盐水（48.45 mL）配置为总容量为 100 mL 的混合液，这种混合物可以提高患者的满意度和结果，并减少术后康复时间（Kelley et al.，2013；Dalury et al.，2011）。

作为多模式镇痛的一部分，缓释脂质体丁哌卡因也被考虑用于关节周围局部浸润阻滞。一项对比缓释脂质体丁哌卡因和丁哌卡因的研究表明，二者的疼痛评分没有显著性差异，但脂质体药物的成本会增加 100 倍。缓释脂质体丁哌卡因和丁哌卡因通过关节内输液泵输送，与安慰剂相比，TKA 患者的疼痛评分和阿片类药物摄入量有相同的下降（Sankineani et al.，2018）。其他类似的研究和最近的一项荟萃分析也认为，与传统的局部阿片类药物相比，脂质体丁哌卡因似乎没有明显的临床益处（Yayac et al.，2019）。我们目前不再使用这种药物进行关节周围局部浸润阻滞。

良好关节周围注射技术，是提供安全和良好结果的关键。

应使用可控的注射器进行注射。在注射前，外科医师应先回抽，然后再注射到所相应的区域。较小规格的穿刺针可确保在最小的组织创伤下注射液体。总的目标是将尽可能多的药物注射到软组织中，而不渗入关节或血管内。

股骨和胫骨的骨膜有神经分布，也是注射的目标组织。膝关节的屈曲位有助于保护神经血管束。外科医师必须注意腓总神经的位置，以防止出现神经麻痹和术后足下垂。可在股骨内侧和外侧的骨膜进行注射，在骨膜组织下形成一个弧状空间。膝关节的后关节囊因有大量的神经支配，也应作为注射的目标区域，尽管注射后关节囊的临床意义尚不清楚（Krenzel et al.，2009）。最简单和最安全的方法是在植入假体前完成后关节囊的浸润阻滞，阻滞的位置应该包括内侧、外侧和中央。

> 应避免将针头侧向插入，以防止损伤神经血管或术后短暂的足下垂。

当针头接触到股骨后方骨质后进行回抽，确认无血性液体回吸后可安全注射。剩余的药物可以注射到周围的软组织、剩余的骨膜、皮下组织、筋膜以及两侧的肌肉、肌腱。仔细的注射可以提高关节周围局部浸润阻滞的镇痛效果，该方法也具有良好的耐受性和安全性（Kelley et al.，2013；Dalury et al.，2011）。

25.6 术中用药

> 地塞米松经常在围手术期使用，以减少术后恶心和呕吐，也可能有镇痛作用。

地塞米松的给药方法较多，可在术前等待时（切皮前 1 小时）给药，剂量为 10 mg，也可以在手术过程中以 0.15 mg/kg 的剂量静脉注射或在手术开始时静脉注射 4 ~ 10 mg，术后 6 小时可追加 10 mg。也有研究提出，为了控制术后疼痛和减少炎症反应，可以口服 5 mg，并持续 1 ~ 3 周。

虽然目前没有关于使用地塞米松的专家共识，但有文献支持其使用。最近的一项研究比较了不使用类固醇、术前 1 小时使用单剂量 10 mg、术前 1 小时使用 10 mg 并在术后数小时追加 10 mg 等 3 种用法，结果显示，在术前和术后使用类固醇的患者中，CRP 和 IL-6 水平的上升幅度明显较低，术后疼痛视觉模拟评分较低，术后恶心呕吐减少，阿片类药物的总使用量也下降。

值得注意的是，目前地塞米松的相对剂量和最佳途径尚未明确（Kelley et al.，2013；Wu et al.，2018）。有一些医师担心类固醇的使用会导致血糖的升高，尽管最近的一项研究表明，在切皮前经静脉途径给予 6 mg 或 12 mg 的地塞米松，无论是糖尿病患者还是非糖尿病患者，术后的血清葡萄糖水平与他们术后的基线相比都没有显著增加（Godshaw et al.，2019）。

TXA 被广泛用于 TKA，可以减少失血量和术后输血量。一项研究观察并比较了不使用 TXA、关节内注射 TXA 和静脉注射 TXA 的患者在术后 48 小时的视觉模拟评分和吗啡用量，结果表明，与不使用 TXA 组和静脉注射 TXA 组相比，关节内注射 TXA 组在 6 小时、12 小时和 24 小时内的疼痛评分明显较低，并且吗啡用量也明显减少。目前这个结论还存在争议，需要更多的研究来确定 TXA 是否会影响围手术期的镇痛效果（Fan et al.，2018）。

静脉注射对乙酰氨基酚也是多模式镇痛的一种方式。有研究表明，静脉注射对乙酰氨基酚的患者在术后 16 ~ 24 小时内的视觉疼痛评分明显降低，与未接受静脉注射对乙酰氨基酚的患者相比，阿片类药物的总使用量也明显下降（Laoruengthana et al.，2019）。当比较直接口服与静脉注射对乙酰氨基酚时，文献显示两组的视觉疼痛评分均较低、阿片类药物使用量较少、阿片类药物不良反应减少，但两组之间的疼痛评分或阿片类药物使用方面的没有统计学差异（Westrich et al.，2019；Sun et al.，2018）。

25.7 术后镇痛

> 术后加速康复计划主张在多模式镇痛中减少阿片类药物用量（Huang et al.，2018）。

为此，椎管内麻醉、周围神经阻滞、对乙酰氨基酚和 NSAIDs 的使用被提高到更高的位置。全身麻醉和静脉注射阿片类药物被认为不利于 TKA 术后获得最佳效果（Lassen et al.，2009）。

25.7.1 加巴喷丁类药物

加巴喷丁类药物适用于治疗癫痫发作和神经性疼痛，但也经常被用于手术疼痛的处理，属于超说明书使用。尽管这些药物的作用机制尚不清楚，但加巴喷丁类药物主要作用于神经元的钙离子通道，以减少中枢系统对痛觉和炎症刺激的敏感性。加巴喷丁类药物的使用已经成为多模式疼痛中的一个非常重要的内容。

> 最近发表的前瞻性随机对照研究表明，在初次 TKA 的围手术期，尽管普瑞巴林与术后阿片类药物的使用减少有关，但加巴比妥类药物并不能减少视觉模拟疼痛评分。

出院后服用普瑞巴林的患者神经性疼痛程度较

低，减少阿片类药物的使用。服用加巴喷丁的患者并没有显示出类似的效果。在研究低剂量和高剂量的加巴喷丁时，研究发现不同剂量的加巴喷丁在术后疼痛评分和阿片类药物使用方面没有显著差异，但必须了解加巴喷丁可能会增加老年患者术后的精神错乱风险（Buvanendran et al.，2010；Clarke et al.，2009；Clarke et al.，2014；Clarke et al.，2015；Eloy et al.，2017；Petersen et al.，2018；Lee et al.，2015；Lunn et al.，2015；Mathiesen et al.，2008；Paul et al.，2013；Peul et al.，2015；Singla et al.，2014；Yik et al.，2019）。

呼吸抑制也是一个值得关注的问题，特别是对于同时服用阿片类药物的患者。

目前，文献中关于加巴喷丁类药物和 TKA 的高质量研究有限，而且仍不清楚其风险是否超过任何潜在的益处。

25.7.2　非甾体抗炎药

NSAIDs 通过非选择性地减少环氧化酶的产生来减少炎症，同时也有抗炎作用（Maund et al.，2011）。

系统综述显示，大手术后使用 NSAIDs 可以减少吗啡的使用，并减少术后恶心和呕吐的发生。

通过靶向作用于 COX-1 和 COX-2 受体，使前列腺素的产生减少，而前列腺素参与了神经纤维对花生四烯酸的敏感化。COX-1 分布于全身，而 COX-2 则集中分布在炎症区域。还应注意的是，阻断 COX-1 途径可导致不良反应增加，如肾功能损害、出血增加和胃肠道溃疡（Vadivelu et al.，2017）。

由于这些不良反应，多模式镇痛的大部分方案是针对 COX-2 的抑制剂。塞来昔布（celecoxib）是笔者机构常用的 COX-2 抑制剂。依托考昔和帕瑞昔布是另外的 2 种选择。针对 COX-2 特异性抑制剂的前瞻性研究表明，在 TKA 的术后镇痛方面，该药物优于安慰剂（Zhu et al.，2014；Rawal et al.，2013）。也有研究表明，最佳的给药方式是术前开始应用 COX-2 抑制剂，因为与术后开始应用对比发现，术前开始应用能更好地控制疼痛并改善功能结果（Spreng et al.，2010）。酮咯酸、氨丁三醇也被证明是一种优秀的非选择性 COX-1 和 COX-2 抑制剂，可以减少 TKA 的术后疼痛和阿片类药物的用量，但对于肾功能受损和胃肠道出血的患者应避免使用（Schwinghammer et al.，2017）。

25.7.3　阿片类药物

TKA 后的疼痛控制的传统方法主要是通过患者口服药物，或者使用镇痛泵静脉注射阿片类药物。

这种传统方法的最常见的缺点是有明显的不良反应，包括呕吐、精神紊乱、嗜睡、恶心、抑郁、尿潴留、肠梗阻和瘙痒症。

这些与过度依赖阿片类药物镇痛有关的不良反应会导致住院时间延长和再入院率增加，以及患者满意度下降（Lamplot et al.，2014；Oderda 2012）。长期使用阿片类药物后的成瘾性也是一个重要的公共卫生问题。

虽然阿片类药物在术后多模式镇痛中仍然发挥着巨大的作用，但重点应尽可能合理地减少阿片类药物的使用（Horlocker et al.，2006；Rothwell et al.，2011）。

长效口服阿片类药物可通过快速起效与延长作用时间相结合的方法维持稳定的血药浓度。过去有一些文献支持使用长效阿片类药物，因为与即释阿片类药物相比，长效阿片类药物能提供更好的治疗浓度、更好的生物利用度和更好的镇痛效果（Golladay et al.，2017）。然而，这些好处可能要小于不良事件带来的风险。

对老年患者使用缓释阿片类药物时应谨慎，因为出现谵妄等不良反应的风险很高。

我们需要意识到，如果不安全地使用阿片类药物，就会给患者带来风险。接受过量阿片类药物的患者有发生不良事件的重大风险，我们的做法是避免使用缓释阿片类药物以减轻这种风险。

曲马多也是一种阿片类药物，其滥用程度和药物依赖风险较低。曲马多通常达不到与强效阿片类药物相同的镇痛效果，但它的有利作用更多，系统性不良反应较少（Golladay et al.，2017）。对于那些疼痛程度较轻、对阿片类药物不良反应更敏感或阿片类药物成瘾风险更高的患者，曲马多是一个选择。有两项研究将曲马多与非阿片类药物的镇痛效果进行了比较，结果显示在疼痛评分方面没有差异，但总体阿片类药物使用量显著减少（Stiller et al.，2007；Stubhaug et al.，1995）。

阿片类药物的滥用是一个普遍的问题，外科医师正在努力改善自己的处方习惯。

长期患有慢性疼痛的患者和长期服用阿片类药物的患者更容易成瘾。为了减少这种成瘾的风险，CDC 建议限制阿片类药物的处方。有研究表明，服用阿片类药物超过 8 天的患者，成瘾的风险是 125%（Lespasio et al.，2019）。一项前瞻性队列研究发现，大多数初次 TKA 患者能够在术后 2 ~ 3 周或平均 16.8 天成功戒除阿片类药物。平均 52.8% 的患者在术后 2 周不再使用阿片类药物，74.2% 的患者在术后 3 周后不再需要阿片类药物（图 25.2）。

最近的一项研究显示，TKA 患者术后平均要服用 105 片阿片类药物，但实际服用的平均数量为 52 片。这使得每个患者的麻醉药过量超过 50 片。这一数据说明减少给患者的药片数量是明智的，外科医师应该对那些在术后 4 周后继续要求服用阿片类药物的患者保持警惕。对期望值的管理和教育可以促进术后戒除阿片类药物的依赖性，尽可能少地滥用，以保持 TKA 患者的活动能力（Runner et al.，2020）。

25.7.4 通过镇痛泵静脉应用阿片类药物

患者自我控制镇痛 – 镇痛泵曾经被广泛使用，并成为 TKA 术后疼痛控制的主要方法。

然而，在过去的 10 年中，这种做法已被基本放弃。

口服阿片类药物已被证实可以获得与静脉注射相当的镇痛效果，而且不良反应较少。比较患者自我控制镇痛和不包括静脉注射阿片类药物的多模式镇痛的随机对照试验发现，多模式镇痛组的不良反应较少，阿片类药物用量较少，满意度较高，而且较早完成物理治疗过程。最近的两项随机对照试验比较了 TKA 后口服羟考酮和应用患者自我控制镇痛泵，结果再次表明口服药物的镇痛效果更好，阿片类药物用量更少，功能效果更好。鉴于缺乏支持使用患者自我控制镇痛的证据，目前建议在 TKA 术后尽可能口服阿片类药物（Barletta，2012）。

■ 结论

实施全面的疼痛管理方法是 TKA 成功的关键。虽然目前提出了许多方法，但最佳方案仍有待确定。我们目前的方法是基于镇痛计划，围绕 TKA 应用多模式镇痛，具体如下。

TKA 多模式镇痛方案的举例

- 术前：
- 塞来昔布 200 mg，口服。
- 对乙酰氨基酚 975 mg，口服。
- 普瑞巴林 75 mg，口服（注意老年患者，呼吸抑制！）。

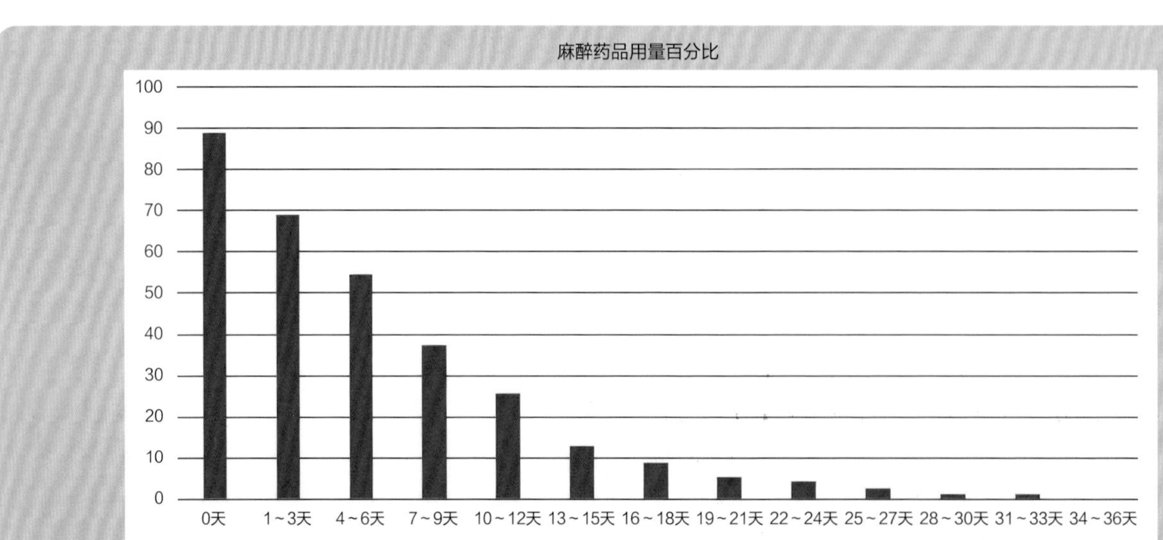

图 25.2 TKA 术后阿片类药物的使用

[Runner et al. (2020), with permission from Elsevier]

- 术中：
  - 区域神经阻滞——内收肌管阻滞和 IPAC。
  - 脊椎麻醉(腰麻)(除非有禁忌证或患者拒绝)。
  - 关节周围局部浸润阻滞。
  - 地塞米松 10 mg，静脉注射（糖尿病患者注意！）。
- 术后：
  - 对乙酰氨基酚 975 mg，口服，每天三次。
  - 塞来昔布胶囊 100 mg，口服，每天两次。
  - 普瑞巴林 75 mg，口服（避免在年龄 > 65 岁的老年患者中使用，注意呼吸抑制）。
  - 酮铬酸氨丁三醇 15 mg，静脉注射（必要时），每 6 小时（避免在肾功能不全患者中使用）。
  - 地塞米松，10 mg 静脉注射，术后第一天（注意糖尿病患者）。
  - 羟考酮 5 ~ 10 mg，口服，每 4 小时（对于年龄 > 75 岁的患者，剂量为 5 mg）。

随着新方法和新数据的出现，多模式镇痛将持续得到完善。多模式镇痛方法是有效的，该方法可以减少阿片类药物的用量、促进疼痛控制和加速术后康复，应该成为每个 TKA 常规路径的一部分。多模式镇痛应该作为术后加速康复方案中疼痛管理的新标准。

要点

- 多模式镇痛可以改善镇痛效果，减少患者并发症，缩短住院时间，并改善功能恢复。
- 周围神经阻滞和关节周围局部浸润阻滞是多模式疼痛控制的一个重要组成部分。
- 外科医师已经不再专注于术后静脉注射阿片类药物和延长阿片类药物的应用时间。
- 多模式镇痛策略所应用的药物包括：乙酰氨基酚、NSAIDs、地塞米松、普瑞巴林等，使用这些药物时应权衡药物的不良反应或对患者的风险。
- 外科医师在 OUD 危机中发挥着主要作用，其应该通过使用非阿片类药物最大限度地控制疼痛，并对自己的处方负责。

参考文献

（遵从原版图书著录格式）

American Society of Anesthesiologists Task Force on Acute Pain Management (2004) Practice guidelines for acute pain management in the perioperative setting: an updated report by the American Society of Anesthesiologists Task Force on acute pain management. Anesthesiology 100:1573

Athanasakis K, Petrakis I, Karampli E, Vitsou E, Lyras L, Kyriopoulos J (2013) Pregabalin versus gabapentin in the management of peripheral neuropathic pain associated with postherpetic neuralgia and diabetic neuropathy: a cost effectiveness analysis for the Greek healthcare setting. BMC Neurol 13:56. https://doi.org/10.1186/1471-2377-13-56. PubMed PMID: 23731598; PubMed Central PMCID: PMC3674934

Barletta JF (2012) Clinical and economic burden of opioid use for postsurgical pain: focus on ventilatory impairment and ileus. Pharmacotherapy 32(9 Suppl):12S–18S. https://doi.org/10.1002/j.1875-9114.2012.01178.x. Review. PubMed PMID: 22956490

Barlow T, Griffin D, Barlow D, Realpe A (2015) Patients' decision making in total knee arthroplasty: a systematic review of qualitative research. Bone Joint Res 4(10):163–169. https://doi.org/10.1302/2046-3758.410.2000420. PubMed PMID: 26450640; PubMed Central PMCID: PMC4649683

Bridenbaugh PO (1994) Preemptive analgesia—is it clinically relevant? Anesth Analg 78(2):203–204. https://doi.org/10.1213/00000539-199402000-00001. PubMed PMID: 8311268

Busch CA, Shore BJ, Bhandari R et al (2006) Efficacy of periarticular multimodal drug injection in total knee arthroplasty. A randomized trial. J Bone Joint Surg Am 88:959

Buvanendran A, Kroin JS, Tuman KJ, Lubenow TR, Elmofty D, Moric M, Rosenberg AG (2003) Effects of perioperative administration of a selective cyclooxygenase 2 inhibitor on pain management and recovery of function after knee replacement: a randomized controlled trial. JAMA 290(18):2411–2418. https://doi.org/10.1001/jama.290.18.2411. PubMed PMID: 14612477

Buvanendran A, Kroin JS, Valle CJ, Kari M, Moric M, Tuman KJ (2010) Perioperative oral pregabalin reduces chronic pain after total knee arthroplasty: a prospective, randomized, controlled trial. Anesth Analg 110:199–207. https://doi.org/10.1213/ane.0b013e3181c4273a

Carr DB, Goudas LC (1999) Acute pain. Lancet 353(9169):2051–2058. https://doi.org/10.1016/S0140-6736(99)03313-9. Review PubMed PMID: 10376632

Cavalcante AN, Sprung J, Schroeder DR, Weingarten TN (2017) Multimodal analgesic therapy with gabapentin and its association with postoperative respiratory depression. Anesth Analg 125(1):141–146. https://doi.org/10.1213/ANE.0000000000001719. PubMed PMID: 27984223

Christensen CP, Jacobs CA, Jennings HR (2009) Effect of periarticularcorticosteroid injections during total knee arthroplasty. A double-blind randomized trial. J Bone Joint Surg Am 91:2550

Clarke H, Pereira S, Kennedy D, Andrion J, Mitsakakis N, Gollish J et al (2009) Adding Gabapentin to a multimodal regimen does not reduce acute pain, opioid consumption or chronic pain after total hip arthroplasty. Acta Anaesthesiol Scand 53:1073–1083. https://doi.org/10.1111/j.1399-6576.2009.02039.x

Clarke H, Katz J, McCartney C, Stratford P, Kennedy D, Pagé M et al (2014) Perioperative gabapent inreduces 24 h opioid consumption and improves in-hospital rehabilitation but not post-discharge outcomes after total knee arthroplasty with peripheral nerve block. Br J Anaesth 113:855–864. https://doi.org/10.1093/bja/aeu202

Clarke H, Pagé G, McCartney C, Huang A, Stratford P, Andrion J et al (2015) Pregabalin reduces postoperative opioid consumption and pain for 1 week after hospital discharge, but does not affect function at 6 weeks or 3 months after total hip arthroplasty. Br J Anaesth 115:903–911. https://doi.org/10.1093/bja/aev363

Dalury DF, Lieberman JR, MacDonald SJ (2011) Current and innovative pain management techniques in total knee arthroplasty. J Bone Joint Surg Am 93(20):1938–1943

Dasa V, Lensing G, Parsons M, Harris J, Volaufova J, Bliss R (2016) Percutaneous freezing of sensory nerves prior to total knee arthroplasty. Knee 23(3):523–528. https://doi.org/10.1016/j.knee.2016.01.011. Epub 2016 Feb 10. PubMed PMID: 26875052

Eloy J, Anthony C, Amin S, Caparó M, Reilly MC, Shulman S (2017) Gabapentin does not appear to improve postoperative pain and sleep patterns in patients who concomitantly receive regional anesthesia for lower extremity orthopedic surgery: a randomized control trial. Pain Res Manag 2017:2310382. https://doi.org/10.1155/2017/2310382

Fan Z, Ma J, Kuang M, Zhang L, Han B, Yang B, Wang Y, Ma X (2018) The efficacy of dexamethasone reducing postoperative pain and emesis after total knee arthroplasty: a systematic review and meta-analysis. Int J Surg 52:149–155. https://doi.org/10.1016/j.ijsu.2018.02.043. Epub 2018 Feb 23. Review. PubMed PMID: 29481989

Godshaw BM, Mehl AE, Shaffer JG, Meyer MS, Thomas LC, Chimento GF (2019) The effects of peri-operative dexamethasone on patients undergoing total hip or knee arthroplasty: is it safe for diabetics? J Arthroplasty 34(4):645–649. https://doi.org/10.1016/j.arth.2018.12.014. Epub 2018 Dec 18. PubMed PMID: 30612830

Golladay GJ, Balch KR, Dalury DF, Satpathy J, Jiranek WA (2017) Oral multimodal analgesia for total joint arthroplasty. J Arthroplasty 32(9S):S69–S73. https://doi.org/10.1016/j.arth.2017.05.002. Epub 2017 May 11. PubMed PMID: 28705543

Goplen CM, Verbeek W, Kang SH et al (2019) Preoperative opioid use is associated with worse patient outcomes after total joint arthroplasty: a systematic review and meta-analysis. BMC Musculoskelet Disord 20(1):234. Published 2019 May 18. https://doi.org/10.1186/s12891-019-2619-8

Harden RN, Bruehl S, Stanos S, Brander V, Chung OY, Saltz S, Adams A, Stulberg SD (2003) Prospective examination of pain-related and psychological predictors of CRPS-like phenomena following total knee arthroplasty: a preliminary study. Pain 106(3):393–400. https://doi.org/10.1016/j.pain.2003.08.009. PubMed PMID: 14659522

Horlocker TT, Kopp SL, Pagnano MW, Hebl JR (2006) Analgesia for total hip and knee arthroplasty: a multimodal pathway featuring peripheral nerve block. J Am Acad Orthop Surg 14(3):126–135. https://doi.org/10.5435/00124635-200603000-00003. PubMed PMID: 16520363

Huang PS, Gleason SM, Shah JA, Buros AF, Hoffman DA (2018) Efficacy of intravenous acetaminophen for postoperative analgesia in primary total knee arthroplasty. J Arthroplasty 33(4):1052–1056. https://doi.org/10.1016/j.arth.2017.10.054. Epub 2017 Nov 10. PubMed PMID: 29174762

Jiang X et al (2016) Analgesic efficacy of adductor canal block in total knee arthroplasty: a meta-analysis and systematic review. Orthop Surg 8(3):294–300. https://doi.org/10.1111/os.12268

Kehlet H, Dahl JB (1993) The value of "multimodal" or "balancedanalgesia" in postoperative pain treatment. Anesth Analg 77(5):1048–1056. https://doi.org/10.1213/00000539-199311000-00030. Review. PubMed PMID: 8105724

Kelley TC, Adams MJ, Mulliken BD, Dalury DF (2013) Efficacy of multimodal perioperative analgesia protocol with periarticular medication injection in total knee arthroplasty: a randomized, double-blinded study. J Arthroplasty 28(8):1274–1277. https://doi.org/10.1016/j.arth.2013.03.008. Epub 2013 Apr 20. PubMed PMID: 23608085

Krenzel BA, Cook C, Martin GN, Vail TP, Attarian DE, Bolognesi MP (2009) Posterior capsular injections of ropivacaine during total knee arthroplasty: a randomized, double-blind, placebo-controlled study. J Arthroplasty 24(6 Suppl):138–143

Lamplot JD, Wagner ER, Manning DW (2014) Multimodal pain management in total knee arthroplasty: a prospective randomized controlled trial. J Arthroplasty 29(2):329–334. https://doi.org/10.1016/j.arth.2013.06.005. Epub 2013 July 11. PubMed PMID: 23850410

Laoruengthana A, Rattanaprichavej P, Rasamimongkol S, Galassi M, Weerakul S, Pongpirul K (2019) Intra-articular tranexamic acid mitigates blood loss and morphine use after total knee arthroplasty. A randomized controlled trial. J Arthroplasty 34(5):877–881. https://doi.org/10.1016/j.arth.2019.01.030. Epub 2019 Jan 23. PubMed PMID: 30755381

Lassen K, Soop M, Nygren J et al (2009) Consensus review of optimal perioperative care in colorectal surgery. Enhanced Recovery After Surgery (ERAS) Group recommendations. JAMA Surg 144:961–969

Lee J, Chung K-S, Choi C (2015) The effect of a single dose of preemptive pregabalin administered with COX-2 inhibitor: a trial in total knee arthroplasty. J Arthroplasty 30:38–42. https://doi.org/10.1016/j.arth.2014.04.004

Lespasio MJ, Guarino AJ, Sodhi N, Mont MA (2019) Pain management associated with total joint arthroplasty: a primer. Perm J 23:18–169. https://doi.org/10.7812/TPP/18-169

Lund J, Jenstrup MT, Jaeger P et al (2011) Continuous adductor-canal-blockade for adjuvant post-operative analgesia after major knee surgery: preliminary results. Acta Anaesthesiol Scand 55:14–19

Lunn T, Husted H, Laursen M, Hansen L, Kehlet H (2015) Analgesic and sedative effects of perioperative gabapentin in total knee arthroplasty. Pain 156:2438–2448. https://doi.org/10.1097/j.pain.0000000000000309

Mathiesen O, Jacobsen L, Holm H, Randall S, Adamiec-Malmstroem L, Graungaard B et al (2008) Pregabalin and dexamethasone for postoperative pain control: a randomized controlled study in hip arthroplasty. Br J Anaesth 101:535–541. https://doi.org/10.1093/bja/aen215

Maund E, McDaid C, Rice S, Wright K, Jenkins B, Woolacott N (2011) Paracetamol and selective and non-selective non-steroidal anti-inflammatory drugs for the reduction in morphine-related side-effects after major surgery: a systematic review. Br J Anaesth 106(3):292–297. https://doi.org/10.1093/bja/aeq406. Epub 2011 Feb 1. Review. PubMed PMID: 21285082

Mullaji A, Kanna R, Shetty GM et al (2010) Efficacy of periarticular injection of bupivacaine, fentanyl, and methylprednisolone in total kneearthroplasty: a prospective, randomized trial. J Arthroplasty 25:851

Oderda G (2012) Challenges in the management of acute postsurgical pain. Pharmacotherapy 32(9 Suppl):6S–11S. https://doi.org/10.1002/j.1875-9114.2012.01177.x. Review. PubMed PMID: 22956493

Parvizi J, Miller AG, Gandhi K (2011) Multimodal pain management after total joint arthroplasty. J Bone Joint Surg Am 93(11):1075–1084. https://doi.org/10.2106/JBJS.J.01095. Review. PubMed PMID: 21655901

Paul JE, Nantha-Aree M, Buckley N, Cheng J, Thabane L, Tidy A et al (2013) Gabapentindoes not improve multimodal analgesia outcomes for total knee arthroplasty: a randomized controlled trial. Can J Anesth 60:423–431. https://doi.org/10.1007/s12630-013-9902-1

Paul JE, Nantha-Aree M, Buckley N, Shahzad U, Cheng J, Thabane L et al (2015) Randomized controlled trial of gabapentin as an adjunct to perioperative analgesia in total hip arthroplasty patients. Can J Anesth 62:476–484. https://doi.org/10.1007/s12630-014-0310-y

Petersen K, Lunn T, Husted H, Hansen L, Simonsen O, Laursen M et al (2018) The influence of pre- and perioperative administration of gabapentin on pain 3–4 years after total knee arthroplasty. Scand J Pain 18:237–245. https://doi.org/10.1515/sjpain-2018-0027

Rawal N, Viscusi E, Peloso PM, Minkowitz HS, Chen L, Shah S, Mehta A, Chit-kara DK, Curtis SP, Papanicolaou DA (2013) Evaluation of etoricoxib in patients undergoing total knee replacement surgery in a double-blind, randomized controlled trial. BMC Musculoskelet Disord 14:300

Rogers JF, Morrison AL, Nafziger AN, Jones CL, Rocci ML Jr, Bertino JS Jr (2002) Flumazenil reduces midazolam-induced cognitive impairment without altering pharmacokinetics. Clin Pharmacol Ther 72(6):711–717. https://doi.org/10.1067/mcp.2002.128866. PubMed PMID: 12496752

Rothwell MP, Pearson D, Hunter JD, Mitchell PA, Graham-Woollard T, Goodwin L, Dunn G (2011) Oral oxycodone offers equivalent analgesia to intravenous patient-controlled analgesia after total hip replacement: a randomized, single-centre, non-blinded, non-inferiority study. Br J Anaesth 106(6):865–872. https://doi.org/10.1093/bja/aer084. Epub 2011 Apr 13. PubMed PMID: 21490024

Runner RP, Luu AN, Thielen Z, Patel J, Barnett S, Gorab R (2020) Opioid use after discharge following primary unilateral total knee arthroplasty: how much are we over-prescribing? J Arthroplasty 35(6S):S158–S162

Sankineani SR, Reddy ARC, Eachempati KK, Jangale A, GuravaReddy AV (2018) Comparison of adductor canal block and IPACK block (interspace between the popliteal artery and the capsule of the posterior knee) with adductor canal block alone after total knee arthroplasty: a prospective control trial on pain and knee function in immediate postoperative period. Eur J Orthop Surg Traumatol 28(7):1391–1395. https://doi.org/10.1007/s00590-018-2218-7. Epub 2018 May 2. PubMed PMID: 29721648

Schwinghammer AJ, Isaacs AN, Benner RW, Freeman H, O'Sullivan JA, Nisly SA (2017) Continuous infusion ketorolac for postoperative analgesia following unilateral total knee arthroplasty. Ann Pharmacother 51(6):451–456. https://doi.org/10.1177/1060028017694655. Epub 2017 Feb 1. PubMed PMID: 28478713

Sing DC, Barry JJ, Cheah JW, Vail TP, Hansen EN (2016) Long-acting opioid use independently predicts perioperative complication in total joint arthroplasty. J Arthroplasty 31(9 Suppl):170–174.e1. https://doi.org/10.1016/j.arth.2016.02.068. Epub 2016 Mar 16. PubMed PMID: 27451080

Singla N, Chelly J, Lionberger D, Gimbel J, Sanin L, Sporn J et al (2014) Pregabalin for the treatment of postoperative pain: results from three controlled trials using different surgical models. J Pain Res 8:9–20. https://doi.org/10.2147/jpr.s67841

Smith SR, Bido J, Collins JE, Yang H, Katz JN, Losina E (2017) Impact of preoperative opioid use on total knee arthroplasty outcomes. J Bone Joint Surg Am 99(10):803–808. https://doi.org/10.2106/JBJS.16.01200. PubMed PMID: 28509820; PubMed Central PMCID: PMC5426402

Spreng UJ, Dahl V, Hjall A, Fagerland MW, Ræder J (2010) High-volume local infiltration analgesia combined with intravenous or local ketorolac1morphine compared with epidural analgesia after total knee arthroplasty. Br J Anaesth 105(5):675–682. Epub 2010 Aug 24

Stiller CO, Lundblad H, Weidenhielm L, Tullberg T, Grantinger B, Lafolie P et al (2007) The addition of tramadol to morphine via patient-controlled analgesia does not lead to better post-operative pain relief after total knee arthroplasty. Acta Anaesthesiol Scand 51:322–330. https://doi.org/10.1111/j.1399--6576.2006.01191.x

Stubhaug A, Grimstad J, Breivik H (1995) Lack of analgesic effect of 50 and 100 mg oral tramadol after orthopaedic surgery: a randomized, double-blind, placebo and standard active drug comparison. Pain 62:111–118. https://doi.org/10.1016/0304-3959(95)00056-x

Sun L, Zhu X, Zou J, Li Y, Han W (2018) Comparison of intravenous and oral acetaminophen for pain control after total knee and hip arthroplasty: a systematic review and meta-analysis. Medicine (Baltimore) 97(6):e9751. https://doi.org/10.1097/MD.0000000000009751. Review. PubMed PMID: 29419667; PubMed Central PMCID: PMC5944691

Vadivelu N, Chang D, Helander EM, Bordelon GJ, Kai A, Kaye AD, Hsu D, Bang D, Julka I (2017) Ketorolac, oxymorphone, tapentadol, and tramadol: a comprehensive review. Anesthesiol Clin 35(2):e1–e20

Wang H, Boctor B, Verner J (2002) The effect of single-injection femoral nerve block on rehabilitation and length of hospitalstay-after total knee replacement. Reg Anesth Pain Med 27(2):139–144. https://doi.org/10.1053/rapm.2002.29253. PubMed PMID: 11915059

Westrich GH, Birch GA, Muskat AR, Padgett DE, Goytizolo EA, Bostrom MP, Mayman DJ, Lin Y, YaDeau JT (2019) Intravenous vs oral acetaminophen as a component of multimodal analgesia after total hip arthroplasty: a randomized, blinded trial. J Arthroplasty 34(7S):S215–S220. https://doi.org/10.1016/j.arth.2019.02.030. Epub 2019 Mar 6. PubMed PMID: 30948288

Wu Y, Lu X, Ma Y, Zeng Y, Bao X, Xiong H, Shen B (2018) Perioperative multiple low-dose Dexamethasones improves postoperative clinical outcomes after total knee arthroplasty. BMC Musculoskelet Disord 19(1):428. https://doi.org/10.1186/s12891-018-2359-1. PubMed PMID: 30501618; PubMed Central PMCID: PMC6271578

Yayac M, Li WT, Ong AC, Courtney PM, Saxena A (2019) The efficacy of liposomal bupivacaine over traditional local anesthetics in periarticular infiltration and regional anesthesia during total knee arthroplasty: a systematic review and meta-analysis. J Arthroplasty 34(9):2166–2183

Yik J, Tham W, Tay K, Shen L, Krishna L (2019) Perioperative pregabalin does not reduce opioid requirements in total knee arthroplasty. Knee Surg Sports Traumatol Arthrosc 27:2104–2110. https://doi.org/10.1007/s00167-019-05385-7

Zhu Y, Wang S, Wu H, Wu Y (2014) Effect of perioperative parecoxib on postoperative pain and local inflammation factors PGE2 and IL-6 for total knee arthroplasty: a randomized, double-blind, placebo-controlled study. Eur J Orthop Surg Traumatol 24(3):395–401. Epub 2013 Mar 13

（金晟宇　杨　治　张斌飞）

第六部分

假体设计

第 26 章

全膝关节置换术后假体松动：澳大利亚前瞻性研究结果

Ruben A. Mazzucchelli and Piers J. Yates

26.1 引言

来自澳大利亚登记系统，即澳大利亚骨科协会国家关节置换术登记系统（Australian Orthopaedic Association National Joint Replacement Registry，AOANJRR）2018 年的报告显示全膝关节置换术（total knee replacement，TKR）开展的越来越多。2017 年，在澳大利亚录入登记系统的初次膝关节置换术超过 60 万例，较 2016 年增加 5.5 万例，其中 55% 为女性患者。这些年来，接受初次关节置换的患者年龄很稳定，仅有 6% 患者年龄低于 55 岁。这些病例中 68% 的患者使用的是全骨水泥型假体，而全生物型假体占比下降至 11%，混合固定占 21%。几乎所有病例的髌骨假体都是骨水泥型的。

26.2 典型病例

26.2.1 病例 1

患者男性，57 岁，混合固定的初次 TKA 后 5 年，诊断为假体松动。通过血液检查和关节穿刺检查予以排除感染诊断。在术前 X 线片上，胫骨假体周围可看到骨溶解，位于龙骨的内侧和前侧。除此之外，在股骨假体后侧可见透亮带，提示有假体松动（图 26.1）。给予行全膝关节翻修术（图 26.2）。在胫骨侧使用干骺端袖套，以实现 2 区的固定，并使用短的小号非骨水泥延长杆确保力线良好。仅在关节区域（1 区）用了抗生素 PMMA 骨水泥，可释放抗生素并密封骨面。旋转平台将旋转与屈曲分离，进一步减少松动的发生率，减少胫骨假体旋转不良，并获得胫骨的最大覆盖。

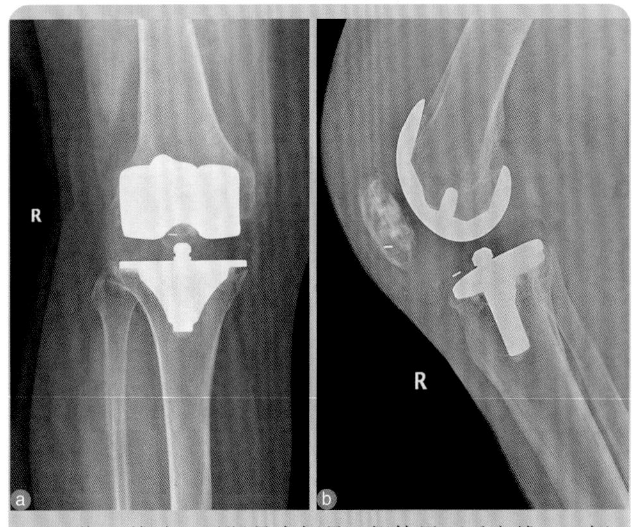

a. 正位 X 线片显示胫骨内侧骨 – 假体界面透亮线；b. 侧位 X 线片显示在胫骨龙骨前方和股骨假体周围也有透亮线

图 26.1　初次混合固定 TKA 后 5 年，无菌性松动的翻修术前 X 线片

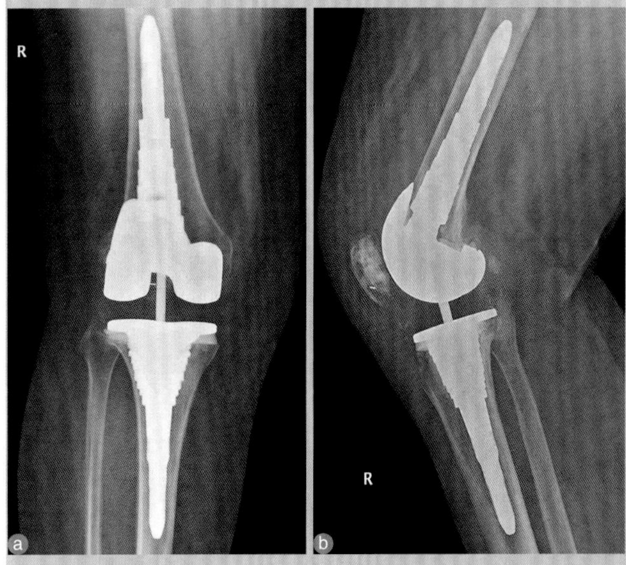

正位（图 a）和侧位（图 b）X 线片显示 TKA 后翻修采用的是旋转平台，进行了干骺端固定，仅在关节面（1 区）使用了 PMMA 骨水泥

图 26.2　翻修术后的 X 线片

26.2.2 病例 2

患者女性，69 岁，肥胖，双膝关节三间室重度 OA，膝内翻畸形（图 26.3）。该患者体重 120 kg，BMI 为 55 kg/m^2。她日常活动量大并可独立完成。右侧实施了初次骨水泥型 TKR，使用 RPS 假体，髌骨也进行了置换。在胫骨侧，考虑到患者假体松动的风险（体重和活动量大），采用初次非骨水泥型袖套强化固定（图 26.4）。

26.3 澳大利亚登记系统概况

26.3.1 翻修

OA 初次 TKR 的 17 年累积翻修率是 8.4%。

在澳大利亚，翻修的首要原因是松动（25.3%），其次是感染（22.9%）和髌股关节痛（10.4%）。术后 6 年内最常见的翻修原因为感染，而 6 年以上翻修的首因是松动。

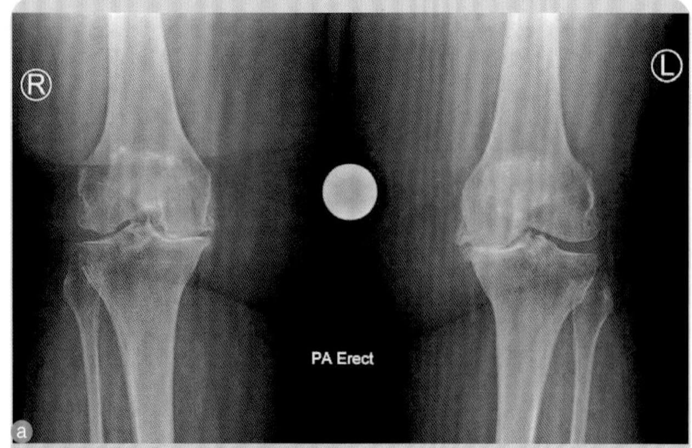

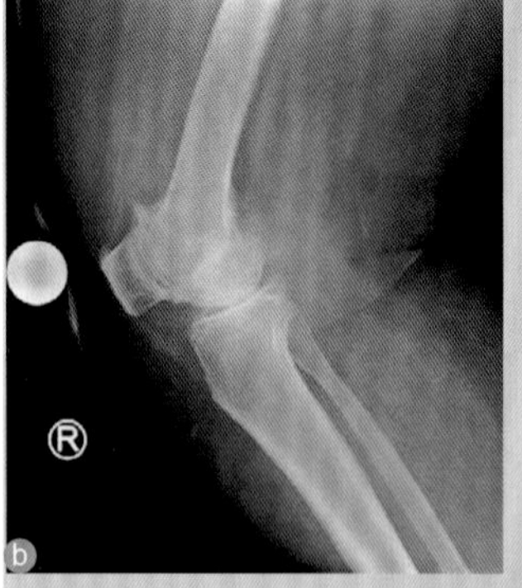

患者女性，69岁，体型肥胖，正位（图a）和侧位（图b）X线片显示膝关节内翻畸形，双侧严重的三间室OA。PAErect：后－前正立位

图26.3 患者X线片

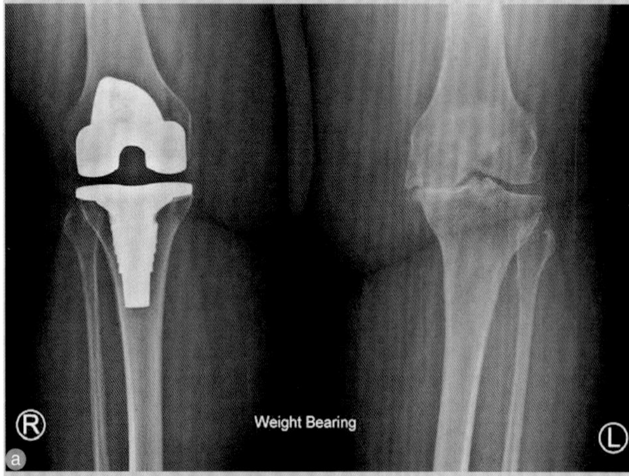

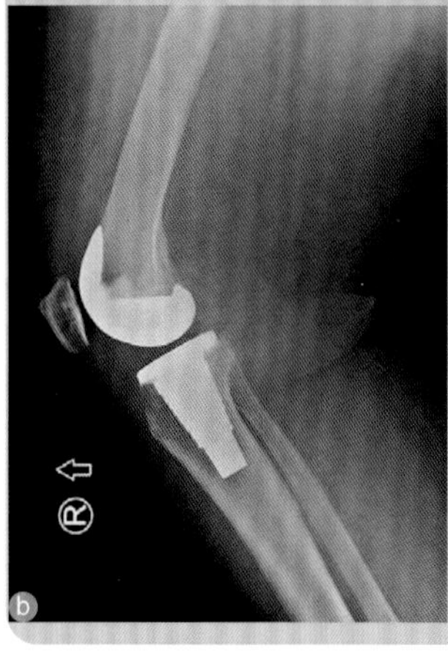

该患者接受初次骨水泥型PS旋转平台TKR术后的正位（图a）和侧位（图b）X线片，考虑到患者有松动的危险因素（肥胖且活动量大），使用了一个非骨水泥的袖套，以增加固定强度。Weight Bearing：负重位

图26.4 该患者TKA术后X线片

26.3.2 假体设计和界面活动性

登记系统将假体设计分为3类：稳定性最低的CR设计、内轴膝设计和PS假体设计。在2017年，植入的CR假体最多，占69%，PS假体占23%，内轴膝占7%。

同CR假体相比，PS假体的累积翻修率较高（17年随访时分别为8%和9%）。若只看不同假体设计的松动发生率，CR假体在17年时的松动较少（只有不到2%），而PS假体为2.3%（图26.5）。

依据界面活动性可分为两大类：活动界面和固定界面。然而，活动界面有旋转平台和真正的活动界面，它们的表现并不相同。自有登记系统以来，在所有的TKR中，80%是固定界面，20%为活动界面。在累积翻修率方面，在17年随访时固定界面假体的翻修率为8.1%，低于活动界面TKR的9.5%。尽管固定界面在术后最初7年的表现良好，然而，在纠正年龄和性别因素影响后，7年以上的活动界面TKR的翻修率较低。

> 也就是说，需要强调的是，对于不稳定膝关节或解剖上更具挑战的情况，一些术者偏爱PS假体，导致假体的选择偏倚，因此，难以比较CR和PS假体的结果。

另外，在特定的品牌，也更多使用PS膝关节假体。

26.3.3 髌骨

髌骨表面置换越来越多（2017年为67%）。在所有的假体类型，不进行髌骨表面置换的累积翻修率较高。在不进行髌骨表面置换的膝关节假体中，表现最差的是PS设计（17年随访累积翻修率为11%）。登记系统中没有髌骨假体松动的资料。

26.3.4 固定方式

> 在CR假体中，骨水泥型（或混合型）较非骨水泥型表现好。

骨水泥型CR假体在17年时有7.6%的累积翻修率，而非骨水泥型的翻修率为9.4%。

在PS假体中，骨水泥固定较非骨水泥固定和混合固定的翻修率低。在登记系统中，骨水泥固定的内轴膝假体表现较非骨水泥型假体要好。

26.3.5 患者年龄、性别和体重指数

TKR的翻修率随着患者年龄的增加而显著下降。

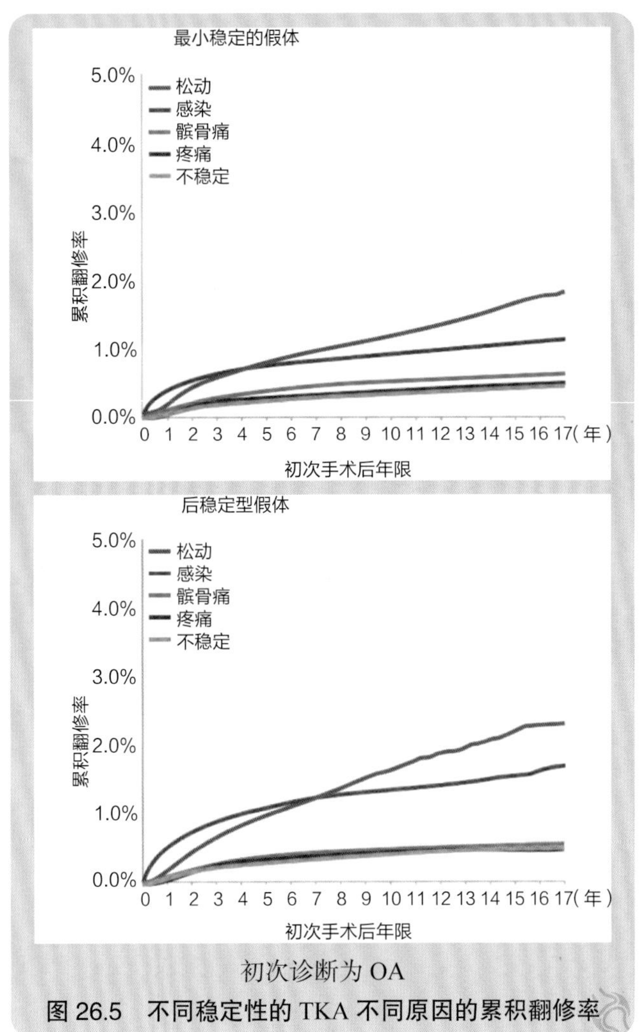

图 26.5　不同稳定性的 TKA 不同原因的累积翻修率

55 岁以下患者 10 年后的翻修率是 75 岁以上患者的 7 倍以上。造成该现象的原因之一可能与活动度有关。由于男性患者的感染率较高（17 年为 1.7%，而女性患者仅为 0.9%），导致翻修率也较高。

AJR 最近才开始收集 BMI 数据。在可用的数据集中，当 BMI ＞ 40 kg/m^2 时，翻修率增加。可以观察到的是，随着 BMI 的增加，因感染而翻修的也越来越多。在该组数据中，尚无明确的假体松动登记数据。

超过 80 岁的患者

在 80 岁或以上的患者中，松动是翻修少见原因。假体失败最常见的原因是感染。根据最新数据，感染占 80 ~ 89 岁患者翻修的 35%，占 90 岁以上患者翻修的 61%。事实上，在这些年龄组中多数翻修都是更换聚乙烯衬垫，而胫骨和股骨假体的翻修仅占 30%。事实上，这也可以解释为：对于体质差的患者，要尽量避免较大的翻修手术。

在年龄最大的患者组（＞ 80 岁）中，相较于 PS 假体，CR 假体更受欢迎（73%）。二者的翻修率几乎相同，CR 假体翻修率略低（分别是 2.3% 和 2.7%）。固定方法对该年龄组不同假体设计的翻修率没有影响。固定类型对失败的原因确实有影响：非骨水泥固定与松动翻修率升高相关，而骨水泥固定的感染翻修率较高。无论采用哪种固定，对于所有假体设计中，髌骨表面置换都显著降低翻修率。

26.4 其他国家关节登记系统（英国和斯堪的纳维亚）

英国国家关节登记系统（2018 年英格兰、威尔士、北爱尔兰和马恩岛国家关节登记系统）的非骨水泥固定更少，85% 为全骨水泥固定假体，仅有不到 5% 为非骨水泥和混合固定。

在设计方面的趋势是一致的：在骨水泥固定组，70% 的假体是 CR，25% 是 PS，而在非骨水泥固定或混合固定组，超过 90% 的假体是 CR 设计。

在英国，当使用骨水泥型假体时，人们更倾向于使用固定界面（91%），而在进行非骨水泥或混合固定手术时，固定界面的比例是 50%。

从英国的翻修率上来看，随访 14 年表现最好的假体是骨水泥型固定平台 CR 假体（翻修率低于 4%），而骨水泥型 PS 假体和 CR 活动平台假体的翻修率约为 5%。表现最差的是非骨水泥型或混合型 PS/FB 假体，随访 14 年的翻修率为 9%。

挪威关节置换术登记系统（2018 年挪威关节置换和髋部骨折咨询单位）显示，70% 的初次 TKR 为全骨水泥固定，15% 为混合固定（仅股骨侧是非骨水泥固定）和 15% 的非骨水泥固定。在挪威，髌骨假体都是骨水泥固定。从 1994—2017 年，骨水泥型假体和混合型假体的性能优于非骨水泥型假体，但这种差异只在 10 年后才会显现出来。混合型假体的生存率最高。

特别有意思的是，同英国和澳大利亚的趋势相反，他们不置换髌骨。挪威登记系统显示只有 8% 的 TKR 进行了髌骨置换。

在 2013—2017 年，研究观察 7 种最常用的假体，28% 的 TKR 是旋转平台。大多术者更喜欢 CR 设计，该设计占所用假体的 95%。

最近一项基于挪威登记系统的研究（Gothesen et al.，2017）表明，在 2003—2014 年，同固定界面相比，旋转平台膝关节无菌性松动的相对风险增加，约达 7%。

在瑞典关节置换术登记系统（2018 年瑞典膝关节置换术登记系统），使用全骨水泥型 TKR 的比例很高，约为 95%。在瑞典，不置换髌骨也很常见，挪威也是如此（超过 95% 的 TKR 不置换髌骨）。在瑞典，PS 假体的使用较少，全国 91% 的病例使用 CR。与澳大利亚队列类似，松动约占所有翻修的 30%。

26.5 松动：最常见的失败原因

TKR 翻修最常见的原因是无菌性松动和感染（Sharkey et al.，2013）。此外，在无菌性松动的病例中，事实上存在一部分潜在感染的病例，只是在翻修时未发现，该部分病例所占的比例也不清楚。

感染性松动通常发生于轻度 PJI，由低毒性病原体（如痤疮丙酸杆菌）引发慢性炎症过程。这可激活骨吸收的级联反应，最终导致假体松动。这是 TKR 晚期失败的最常见原因之一，在进行翻修手术之前必须考虑到。

无菌性松动更常见于胫骨假体；有多种病因，大致可分为早期和晚期松动。早期松动可理解为未能实现初始稳定性，因此与假体类型（骨水泥与非骨水泥）以及正确的骨床准备和骨水泥技术有关，而晚期松动则是骨吸收和（或）骨 – 假体或骨水泥 – 骨界面失败的结果。骨溶解是由机械和生物事件共同作用导致的骨缺损（Gallo，2013）。

引起初始固定良好的假体松动的原因很多。

26.5.1 假体类型（骨水泥型与非骨水泥型）

TKR 理想的固定方式仍存有争议。历史上，为获得即刻、牢靠的固定，TKR 设计的是将假体通过骨水泥固定到骨表面。

> 很多作者都认为胫骨和股骨假体的骨水泥固定仍是“金标准”，因其在所有登记系统的所有年龄组中，都具有出色的结果和较低的松动率。

然而，非骨水泥型假体通过生物固定并保存了骨量，也可获得一定的好结果。非骨水泥型 TKR 的要求是骨质好，因此，更适用于骨量和骨代谢健康的年轻患者。非骨水泥型 TKR 的优点有：缩短手术时间，保留骨量，易于翻修，无骨水泥相关的并发症，例如游离体、假体磨损和骨水泥相关的骨溶解等（Aprato，2016）。

非骨水泥型 TKR 依靠非常精确的截骨，以增加宿主骨 – 假体之间的接触，并最大限度地提高稳定性，而使用骨水泥型假体时，骨水泥将填补这些空隙，因此相对来说要求并不高。

> 想要获得良好的骨水泥型 TKR 效果，好的骨水泥技术是关键。

第一代非骨水泥型假体有很多并发症，主要是发生在胫骨侧的无菌性松动使翻修率增高（Hungerford et al.，1982；Dodd et al.，1990；Ebert et al.，1992）。这是由于压配设计不当，导致微动且缺乏骨传导表面，从而无法获得初始固定。新一代假体改进了设计，利用生物活性表面（如多孔涂层、骨小梁金属），提供了更可靠的选择。然而，这种新技术的使用导致现代非骨水泥型假体比骨水泥型假体要昂贵得多，这引发了关于它们是否值得使用的讨论，因为在登记系统中二者的总体性能没有差异。综观文献（Nakama et al.，2012），可以说，在 RSA 研究的前两年内，骨水泥型假体的位移较小，并且倾向于“晚期”迁移。这可以理解为骨 – 骨水泥界面的持续重塑过程。另一方面，非骨水泥型假体有一个初始位移阶段，在骨长入完成后即停止，推测骨长入保证了更好的长期稳定性。目前的证据，包括前瞻性随机试验（Park et al.，2011）和荟萃分析（Gandhi et al.，2009），仍不能证明这 2 种选择中的哪一种会在松动率方面结果更佳，在大多数国家，全骨水泥型 TKR 仍是主流（在最新的 AJR 中为 68%），但改良的非骨水泥型假体对某些特定患者来说，当然是一个可行的选择。

> 在我们的实践中，认为全骨水泥型 TKR 提供了最安全和持久的结果（Gandhi et al.，2009），尽管非骨水泥型假体手术过程中总体上可节省时间（根据 Nam et al.，2019 的结果平均是 11 分钟），但相较于其增加的花费，也并不划算。

26.5.2 假体设计 / 限制程度 / 摩擦界面

随着假体限制程度的增加，会有更多的力转移到假体之间的界面上，理论上增加了假体松动的风险（Easley et al.，2000）。这在复杂的初次 TKR 和关节翻修术中显得非常重要，因这些病例需要更高的限制程度，以防止不稳定的发生。因此，在植入半限制或完全限制的 TKR 时，为获得干骺端和（或）骨干固定，从而减轻界面的压力，使用延长杆和（或）袖套是一种明智的选择。

在初次 TKR，CR 假体和 PS 假体之间的限制程度差异很小，对因松动导致的翻修率几乎无影响（在 AJR 中分别是 2% 和 2.3%）。

在考虑界面活动度时，我们应该区分固定界面 TKR、旋转平台和活动界面假体。旋转平台的最初想法是通过一个更吻合的胫股关节面和较低的接触应力，加上界面的旋转自由，以改善运动学并增加整个活动范围内的关节匹配度。理论上，这可通过最小化剪切力和增加线性运动来减少聚乙烯磨损，并通过减少转移到界面的应变来减少无菌松动。此外，在固定界面中的背面磨损现象也应减少。然而，迄今为止，在初次膝关节中几乎没有有力的临床证据支持这一点，尽管在翻修文献中有越来越多的证据表明旋转平台在松动方面有更好的效果（Kim et al.，2017）。目前，几乎没有证据显示活动或旋转平台界面在疼痛、活动范围、功能和失败率等方面优于固定界面的 TKR（Gøthesen et al.，2013）。相反，在一些特定的假体品牌中，由松动导致失败的相对风险反而增加（Gothesen et al.，2017）。

> 一般来说，将无菌性松动同特定的初次界面设计联系起来是不正确的。在得出预期结论之前，有必要分析单个品牌的长期表现。
>
> 我们在实践中选用 RPS 假体，因为我们相信它们理论上可以减少磨损、减轻界面负荷、改善髌骨轨迹、改善运动学和减少胫骨假体旋转不良的概率。

26.5.3 骨溶解与磨损

假体周围骨溶解可能是无菌性松动的一个因素。该过程非常复杂，目前还不完全清楚；在流体压力的驱动下，聚乙烯、PMMA 和金属磨损颗粒沿着关节内阻力最小的路径渗出，引发慢性炎症和随后的骨吸收（Gallo，2013）。这与 THA 后的松动模式相似。除此之外，机械力量也可削弱骨床的固定强度，因此在讨论骨溶解时，必须考虑假体对线、患者体重和活动量。与人工髋关节相比，TKR 的摩擦界面更大，因此产生的聚乙烯磨损颗粒数量更多，但颗粒大小也很不均匀（Shanbhag et al.，2000）。髋关节和膝关节置换之间不同的磨损机制、颗粒数量和大小，以及膝关节容积通常大于髋关节，都限制了二者磨损过程的比较。

26.5.4 对线不良

假体对线不良是导致松动的术者相关主要因素之一。无论假体的设计、限制性、界面或患者相关因素如何，假体的位置不当都会导致假体的病理性负荷向界面转移。特别是骨 – 骨水泥界面可能会因受力过度而减弱。除此之外，对线不良还会增加聚乙烯的磨损，因此继发骨溶解。不同的研究均表明 > 3° 的胫骨内翻可加速磨损并增加失败率（Srivastava et al.，2012；Berend et al.，2004）。此外，股骨外翻截骨 > 8° 会使翻修率增加 5 倍（Ritter et al.，2011）。因此，对失败的 TKR 必须评估假体的对线不良。过去几年许多研究表明，与传统手术相比，在 TKR 中使用计算机导航可以提高假体位置的准确性，并无明显证据表明假体生存率提高（Jones et al.，2018）。然而，登记系统的数据表明计算机导航的 TKR 是大势所趋，在 2017 年澳大利亚有 33% 使用导航进行关节置换。

> 在这种情况下，我们目前将导航仅用于因关节外畸形、髓内有植入物等导致常规定位不可靠或难以实施的病例。我们几乎对所有病例都使用胫骨髓内定位。

尤其是对于软组织肥厚的超重患者，难以确定胫骨干的解剖轴。因此，在我们看来，插入髓内杆是保证胫骨对线良好的最可靠技术。如果对胫骨进行髓内定位，我们在进行骨水泥固定前要封闭髓腔，避免骨水泥朝胫骨远端渗漏，并改善骨水泥的加压和填充，从而优化固定。

26.5.5 骨水泥与骨水泥技术

骨水泥类型和黏度、界面处的骨量、骨水泥的应用、渗透性和水泥套的厚度都是影响最佳初始固定的因素。

> 在实践中，我们现在使用全水泥固定假体，正如登记系统的数据所建议的。

最近，人们对提高 TKR 术中假体水泥固定的效果越来越感兴趣（Cawley et al.，2013；Saari et al.，2009），关于 TKR 后骨水泥技术对结果的影响，也有不少论文发表（Cawley et al.，2013；Vanlomel et al.，2011；Bannister et al.，1988）。骨水泥技术不佳会导致初始固定欠佳，从而增加界面处的微动。骨水泥技术差还可能是脂肪、空气和液体污染而损害骨水泥的机械性能。

我们认为，没有证据证明在整个手术过程中使用止血带是合理的，因为止血带通常会影响手术显露，并不减少失血，反而增加术后疼痛并延迟康复（Jiang et al.，2015；Tai et al.，2012；Tarwala et al.，2014）。如果需要，可以在假体植入前给止血带充气，以改善骨水泥固定效果。当使用髓内定位时，我们通常用骨塞封闭胫骨髓腔，通过在基座周围加压获得更高的水泥浓度。除此之外，骨塞还可以防止骨水泥漏向髓腔远端，这可使将来的翻修手术更复杂。脉冲枪用于清洁截骨表面的血液、脂肪和碎屑。然后用吸引器和纱布使表面干燥。对于胫骨平台内侧或外侧的硬化骨区域，使用 2.5 mm 钻头钻孔，以增加骨水泥固定。我们的大多数关节置换术都是在腰麻下进行的，这有助于降低动脉和静脉系统的血压，减少出血，从而使手术视野更干净。

登记系统显示，在世界范围内，ALBC 在关节置换术中的使用稳步增加，在澳大利亚目前的使用率接近 90%。澳大利亚登记系统有很好的证据表明，使用 ALBC 可以降低整体翻修率，尤其是感染、松动和骨溶解的翻修率。无论是髋关节置换术还是膝关节置换术，都没有证明抗生素可改变骨水泥的力学性能，从而减弱界面（Chiu et al.，2002；Bohm et al.，2012；Adalberth et al.，2002；Engesaeter et al.，2006）。关于使用 ALBC 促进抗生素耐药性的风险在很早之前就讨论过了；也有关于细菌在骨水泥上的存活、耐药性的出现和抗生素选择的实验证据（Hendriks et al.，2005；Van De Belt et al.，2001），但仍缺乏确凿证据。Hansen 等（2014）最近的一项研究显示在初次 TKR 中常规使用 ALBC 并不会导致微生物耐药性增加，但这一领域还需要进一步研究。

骨水泥操作流程

- 作者使用 Palacos® 骨水泥（德国 Wertheim Heraeus），添加了庆大霉素的 HV 骨水泥，真空搅拌后并用骨水泥枪挤出。
- 骨水泥首先被涂到在胫骨、髌骨和股骨假体上，以最大限度地增强与假体之间的化学连接（Billi et al.，2019）。尤其是，股骨假体的后部应覆盖骨水泥，因为骨水泥枪够不到该部分骨面。
- 在此之后，骨水泥被垂直挤到胫骨平台上并加压。在击入胫骨假体之前，应特别注意保证骨水泥表面干燥且没有血液和脂肪。
- 之后再击入胫骨假体，并清理干净多余的骨水泥。
- 然后用枪将骨水泥挤在股骨远端和前部以及固定柱孔中。
- 击入股骨假体，清理多余骨水泥，安装测试衬垫。
- 之后将膝关节放在伸直位，并留意避免过伸膝关节，因为这可导致胫骨托的后沿翘起和屈曲间隙紧张。
- 然后固定髌骨并在髌骨钳辅助下进行加压。
- 将膝关节保持在伸直位直到骨水泥时间。在此期间，不要做任何稳定性测试和屈伸膝关节的动作。

26.5.6 患者相关的松动因素

肥胖、活动度、年龄和骨质都是影响 TKR 术后翻修率的重要因素。膝关节周围受力之和与体重成正比，因此，无论假体类型和设计如何，患者体重越大，假体组件和界面上产生的应力越大。Berend 等（2004）的研究团队就得出结论，BMI $> 33.7\ kg/m^2$ 同胫骨假体失败增加相关。这些结果后来再次得到证实，尤其是如果既有较大的体重又只有较小的胫骨假体表面（Berend et al.，2008）。对活动量大的过度肥胖患者的理论依据是评估胫骨袖套在初次 TKR 中的应用，以便将固定延伸至干骺端。干骺端袖套在翻修术中显示出良好的效果（Agarwal et al.，2013）。

体重增加同样会影响髌骨假体的固定。Meding 等（2008）在一项超过 8500 例全聚乙烯骨水泥髌骨假体的回顾性系列研究中发现，髌骨松动率高达 5%，主要同 BMI 增高相关。同一组发现肥胖患者髌骨松动的风险高出 6.5 倍，因此得出结论，在一些情况下，根据假体的设计类型，不进行髌骨置换可能是一种选择。然而，单凭髌骨松动不应成为不进行髌骨表面置换的理由，因为总体二次表面置换率约为 10%（Barrack et al.，1997）。

患者的活动度通常被认为是一个高危因素，年轻且活动量大的患者多年来可在假体、骨表面、界面和软组织结构上积累机械应力。这导致了一个观察结果，即与年龄较大的队列相比，50 岁以下的患者有显著的更高机械故障翻修率（Meehan et al.，2014）。

> 由于大多数与松动有关的患者因素都无法干预，因此，有必要识别存在 TKR 失败风险的患者，以便能够正确选择适合手术的患者，并选择最合适的技术和假体，以防潜在的严重并发症。

26.6 临床表现、诊断与治疗

在松动的早期常常是无症状的，因此，仔细评估常规随访的 X 线片是很重要的，以免漏掉早期的影像征象。有假体周围透亮线的无症状患者要密切关注。一些现代的 TKRs 在平片上显示出越来越多的透亮带，特别是胫骨假体周围，但并无任何松动的临床证据（Staats et al.，2019）。据推测，这些发现可能与手术技术或假体有关。

> TKR 术后假体松动的患者常常抱怨在站起时疼痛，且负重时疼痛加剧，疼痛部位在松动的假体周围。

> 相较于感染性松动常引起休息痛和夜间痛，无菌性松动的临床表现常常更隐匿，因此，其诊断更具挑战。

体格检查可以从最基本的活动范围好、髌骨轨迹正确、间隙稳定到极度僵硬或松弛，以及内翻或外翻塌陷时的严重畸形。应注意晚期血源性 PJI 中经常出现的关节红肿以及其他全身症状。

> 所有 TKR 术后疼痛的患者都要进行感染的检查，包括血液检查（CRP 和 ESR）和关节穿刺（细胞计数、中性粒细胞比例、偏光显微镜和延期培养）。

标准 X 线片有负重位膝关节平片（前后位、侧位和髌骨轴位），包括 Macquet 位。除此之外，CT 扫描可用于评价力线和旋转不良，并评估骨量。在没有明显松动迹象的情形下，锝骨扫描可以帮助早期确定松动的诊断，但只有在初次手术后 12 ~ 18 个月才可靠。在扫描方案中添加镓可有助于区分感染性和无菌性松动。

> 翻修手术是治疗有症状的 TKR 松动的唯一可行选择，除非它对患者有生命危险或者确实不能提高生活质量。

仔细评估胫骨和股骨的骨缺损类型以及韧带情况，可以决定假体的类型、限制程度，以及考虑延长杆和固定的方式。

对于翻修术中的固定方式，Morgan Jones 等（2015）提出的区域固定概念非常有吸引力，并建议在骺端、干骺端和骨干这 3 个解剖区域中至少有 2 个区域获得稳固固定。然而，我们认为，在大多数情况下，单独使用多孔袖套或锥套来获得单独良好的干骺端生物固定是理想且有效的。这有助于增加干骺端骨的负荷，避免骨干潜在的过度应力。这反过来又保持了健康的干骺端骨量，减少了延长杆尖端疼痛的可能性。

> 我们通常采用多孔涂层的袖套获得干骺端固定，并且如果在此部位获得了良好的固定，进一步的骺端以及骨干的固定可能是非必需的。

这样做的手术操作就非常流畅，当与旋转平台胫骨底座搭配使用时，它以袖套为基础，大大减少了对延长杆和长杆的需求。

在我们的实践中，每一例膝关节翻修手术都在影像学和临床查体的基础上，进行细致规划。

要点

- 松动是 TKR 翻修的最常见原因。
- 无论假体的设计和患者年龄，全骨水泥型 TKR 仍然是最可靠的固定选择。
- 正确的固定技术对于获得良好的初始固定和显著的降低松动的翻修率是很关键的。
- 无菌性松动不能与特定的初次界面设计相关联。
- 对线不良是松动最常见的术者相关因素之一。对于大多数主要 TKR，作者采用股骨和胫骨的常规髓内定位。导航的使用仅限于特殊情况，例如关节外畸形、髓内有植入物、既往骨髓炎病史等。
- 与患者相关的松动风险因素（年龄、活动量、BMI 和骨质等）常难以干预。必须细致筛选拟行手术的患者，并根据个体情况选择正确的假体和技术。
- TKR 松动的典型症状是启动痛和活动痛。常规影像学随访是必要的，尽管放射学检查结果是可变的。在有松动的情况下胫骨侧锝骨扫描结果也有可能呈阴性。
- 在对松动的 TKR 进行翻修手术之前，必须排除 PJI。
- 作者在翻修时首选多孔涂层袖套干骺端固定术。对于接受初次 TKR 的病态肥胖患者，加强胫骨侧的固定也是一个可行的选择。

参考文献

（遵从原版图书著录格式）

Adalberth G, Nilsson KG, Kärrholm J, Hassander H (2002) Fixation of the tibial component using CMW-1 or Palacos bone cement with gentamicin: similar outcome in a randomized radiostereometric study of 51 total knee arthroplasties. Acta Orthop Scand 73:531–538. https://doi.org/10.1080/000164702321022802

Agarwal S, Azam A, Morgan-Jones R (2013) Metal metaphyseal sleeves in revision total knee replacement. Bone Joint J 95(B):1640–1644. https://doi.org/10.1302/0301-620X.95B12.31190

Aprato A (2016) Cementless total knee arthroplasty. Ann Transl Med 98B:867–873. https://doi.org/10.1302/0301-620X.98B7.37367

Australian Orthopaedic Association National Joint Replacement Registry (AOANJRR) (2018) Hip, knee & shoulder arthroplasty: 2018 annual report. AOA, Adelaide

Bannister GC, Miles AW (1988) The influence of cementing technique and blood on the strength of the bone-cement interface. Eng Med 17:131–133. https://doi.org/10.1243/EMED_JOUR_1988_017_034_02

Barrack RL, Wolfe MW, Waldman DA, Milicic M, Bertot AJ, Myers L (1997) Resurfacing of the patella in total knee arthroplasty. A prospective, randomized, double-blind study*. J Bone Joint Surg Am 79:1121–1131. https://doi.org/10.2106/00004623-199708000-00002

Berend ME, Ritter MA, Meding JB, Faris PM, Keating EM, Redelman R et al (2004) Tibial component failure mechanisms in total knee arthroplasty. Clin Orthop Relat Res (428):26–34. https://doi.org/10.1097/01.blo.0000148578.22729.0e

Berend ME, Ritter MA, Hyldahl HC, Meding JB, Redelman R (2008) Implant migration and failure in total knee arthroplasty is related to body mass index and tibial component size. J Arthroplast 23:104–109. https://doi.org/10.1016/j.arth.2008.05.020

Billi F, Kavanaugh A, Schmalzried H, Schmalzried TP (2019) Techniques for improving the initial strength of the tibial tray-cement interface bond. Bone Joint J 101B:53–58. https://doi.org/10.1302/0301-620X.101B1.BJJ-2018-0500.R1

Bohm E, Petrak M, Gascoyne T, Turgeon T (2012) The effect of adding tobramycin to Simplex P cement on femoral stem micromotion as measured by radiostereometric analysis: a 2-year randomized controlled trial. Acta Orthop 83:115–120. https://doi.org/10.3109/17453674.2011.652885

Cawley DT, Kelly N, McGarry JP, Shannon FJ (2013) Cementing techniques for the tibial component in primary total knee replacement. Bone Joint J 95-B:295–300. https://doi.org/10.1302/0301-620x.95b3.29586

Chiu FY, Chen CM, Lin CFJ, Lo WH (2002) Cefuroxime-impregnated cement in primary total knee arthroplasty: a prospective, randomized study of three hundred and forty knees. J Bone Joint Surg Am 84:759–762+Adv92

Dodd CAF, Hungerford DS, Krackow KA (1990) Total knee arthroplasty fixation: comparison of the early results of paired cemented versus uncemented porous coated anatomic knee prostheses. Clin Orthop Relat Res (260):66–70

Easley ME, Insall JN, Scuderi GR, Bullek DD (2000) Primary constrained condylar knee arthroplasty for the arthritic valgus knee. Clin Orthop Relat Res (380):58–64. https://doi.org/10.1097/00003086-200011000-00008

Ebert FR, Krackow KA, Lennox DW, Hungerford DS (1992) Minimum 4-year follow-up of the PCA total knee arthroplasty in rheumatoid patients. J Arthroplast 7:101–108. https://doi.org/10.1016/0883-5403(92)90039-S

Engesæter L, Espehaug B, Lie S, Furnes O, Havelin L (2006) Does cement increase the risk of infection in primary total hip arthroplasty? Revision rates in 56,275 cemented and uncemented primary THAs followed for 0-16 years in the Norwegian Arthroplasty register. Acta Orthop 77:351–358. https://doi.org/10.1080/17453670610046253

Gallo J (2013) Osteolysis around total knee arthoplasty: a review of pathogenetic mechanisms. Acta Biomater 9:1–7. https://doi.org/10.1038/jid.2014.371

Gandhi R, Tsvetkov D, Davey JR, Mahomed NN (2009) Survival and clinical function of cemented and uncemented prostheses in total knee replacement: a meta-analysis. J Bone Joint Surg Br 91:889–895. https://doi.org/10.1302/0301-620X.91B7.21702

Gøthesen O, Espehaug B, Havelin L, Petursson G, Lygre S, Ellison P et al (2013) Survival rates and causes of revision in cemented primary total knee replacement: a report from the Norwegian arthroplasty register 1994-2009. Bone Joint J 95 B:636–642. https://doi.org/10.1302/0301-620X.95B5.30271

Gothesen O, Lygre SHL, Lorimer M, Graves S, Furnes O (2017) Increased risk of aseptic loosening for 43,525 rotating-platform vs. fixed-bearing total knee replacements: a Norwegian–Australian registry study, 2003–2014. Acta Orthop 88:649–656. https://doi.org/10.1080/17453674.2017.1378533

Hansen EN, Adeli B, Kenyon R, Parvizi J (2014) Routine use of antibiotic laden bone cement for primary total knee arthroplasty: impact on infecting microbial patterns and resistance profiles. J Arthroplast 29:1123–1127. https://doi.org/10.1016/j.arth.2013.12.004

Hendriks JGE, Neut D, van Horn JR, van der Mei HC, Busscher HJ (2005) Bacterial survival in the interfacial gap in gentamicin-loaded acrylic bone cements. J Bone Joint Surg Br 87:272–276. https://doi.org/10.1302/0301-620X.87B2.14781

Hungerford DS, Kenna RV, Krackow KA (1982) The porous-coated anatomic total knee. Orthop Clin North Am 13:103–122

Jiang FZ, Zhong HM, Hong YC, Zhao GF (2015) Use of a tourniquet in total knee arthroplasty: a systematic review and meta-analysis of randomized controlled trials. J Orthop Sci 20:110–123. https://doi.org/10.1007/s00776-014-0664-6

Jones CW, Jerabek SA (2018) Current role of computer navigation in total knee arthroplasty. J Arthroplast 33:1989–1993. https://doi.org/10.1016/j.arth.2018.01.027

Kim RH, Martin JR, Dennis DA, Yang CC, Jennings JM, Lee GC (2017) Midterm clinical and radiographic results of mobile-bearing revision total knee arthroplasty. J Arthroplast 32:1930–1934. https://doi.org/10.1016/j.arth.2017.01.014

Meding JB, Fish MD, Berend ME, Ritter MA, Keating EM (2008) Predicting patellar failure after total knee arthroplasty. Clin Orthop Relat Res 466:2769–2774. https://doi.org/10.1007/s11999-008-0417-y

Meehan JP, Danielsen B, Kim SH, Jamali AA, White RH (2014) Younger age is associated with a higher risk of early periprosthetic joint infection and aseptic mechanical failure after total knee arthroplasty. J Bone Joint Surg Am 96:529–535. https://doi.org/10.2106/JBJS.M.00545

Morgan-Jones R, Oussedik SIS, Graichen H, Haddad FS (2015) Zonal fixation in revision total knee arthroplasty. Bone Joint J 97-B:147–149. https://doi.org/10.1302/0301-620X.97B2.34144

Nakama GY, Peccin MS, Almeida GJ, Neto ODAL, Queiroz AA, Navarro RD (2012) Cemented, cementless or hybrid fixation options in total knee arthroplasty for osteoarthritis and other non-traumatic diseases. Cochrane Database Syst Rev. https://doi.org/10.1002/14651858.cd006193.pub2

Nam D, Lawrie CM, Salih R, Nahhas CR, Barrack RL, Nunley RM (2019) Cemented versus cementless total knee arthroplasty of the same modern design. J Bone Joint Surg Am 101:1185–1192. https://doi.org/10.2106/jbjs.18.01162

National Joint Registry for England, Wales Northern Ireland and the Isle of Man. 15th Annual Report 2018

Norwegian National Advisory Unit on Arthroplasty and Hip Fractures, Report June 2018

Park JW, Kim YH (2011) Simultaneous cemented and cementless total knee replacement in the same patients: a prospective comparison of long-term outcomes using an identical design of NexGen prosthesis. J Bone Joint Surg Br 93(B):1479–1486. https://doi.org/10.1302/0301-620X.93B11.27507

Ritter MA, Davis KE, Meding JB, Pierson JL, Berend ME, Malinzak RA (2011) The effect of alignment and BMI on failure of total knee replacement. J Bone Joint Surg Am 93:1588–1596. https://doi.org/10.2106/JBJS.J.00772

Saari T, Li MG, Wood D, Nivbrant B (2009) Comparison of cementing techniques of the tibial component in total knee replacement. Int Orthop 33:1239–1242. https://doi.org/10.1007/s00264-008-0632-x

Shanbhag AS, Bailey HO, Hwang DS, Cha CW, Eror NG, Rubash HE (2000) Quantitative analysis of ultrahigh molecular weight polyethylene (UHMWPE) wear debris associated with total knee replacements. J Biomed Mater Res 53:100–110. https://doi.org/10.1002/(SICI)1097-4636(2000)53:1<100::AID-JBM14>3.0.CO;2-4

Sharkey PF, Lichstein PM, Shen C, Tokarski AT, Parvizi J (2013) Why are total knee arthroplasties failing today-has anything changed after 10 years? J Arthroplast 29:1774–1778. https://doi.org/10.1016/j.arth.2013.07.024

Srivastava A, Lee GY, Steklov N, Colwell CW, Ezzet KA, D'Lima DD (2012) Effect of tibial component varus on wear in total knee arthroplasty. Knee 19:560–563. https://doi.org/10.1016/j.knee.2011.11.003

Staats K, Wannmacher T, Weihs V, Koller U, Kubista B, Windhager R (2019) Modern cemented total knee arthroplasty design shows a higher incidence of radiolucent lines compared to its predecessor. Knee Surg Sport Traumatol Arthrosc 27:1148–1155. https://doi.org/10.1007/s00167-018-5130-0

Tai TW, Chang CW, Lai KA, Lin CJ, Yang CY (2012) Effects of tourniquet use on blood loss and soft-tissue damage in total knee arthroplasty: a randomized controlled trial. J Bone Joint Surg Am 94:2209–2215. https://doi.org/10.2106/JBJS.K.00813

Tarwala R, Dorr LD, Gilbert PK, Wan Z, Long WT (2014) Tourniquet use during cementation only during total knee arthroplasty: a randomized trial knee. Clin Orthop Relat Res 472:169–174. https://doi.org/10.1007/s11999-013-3124-2

The Swedish Knee Arthroplasty Register. Annual Report 2018

Van De Belt H, Neut D, Schenk W, Van Horn JR, Van Der Mei HC, Busscher HJ (2001) Staphylococcus aureus biofilm formation on different gentamicin-loaded polymethylmethacrylate bone cements. Biomaterials 22:1607–1611. https://doi.org/10.1016/S0142-9612(00)00313-6

Vanlommel J, Luyckx JP, Labey L, Innocenti B, De Corte R, Bellemans J (2011) Cementing the tibial component in total knee arthroplasty. Which technique is the best? J Arthroplast 26:492–496. https://doi.org/10.1016/j.arth.2010.01.107

（侯卫坤　李　辉）

第 27 章

骨水泥型后交叉韧带保留的全膝关节置换术：技术的演进

Stefano A. Bini and Giulio Santi

27.1 引言

近几十年来，TKA 的手术技术和假体设计的改进都是为了在解剖学和生物力学方面尽可能模仿自然膝关节。后交叉保留（posterior cruciate ligament-retaining，CR）的 TKA 是限制程度最低的全膝关节假体。由于保留了 PCL，同切除 PCL 的 PS 假体相比，理论上应获得更好的术后感受、运动学和屈曲角度。然而，CR-TKA 的临床效果并不比 PS-TKA 好，并且近 20 年来这 2 种假体设计的患者自我感觉也无显著改善。

在本章中，将讨论近年来才引入以测量为基准的 TKA KA 技术，以及作为保留 PCL 的一种手段，它是如何更精准恢复膝关节自然运动的。我们也将花一点篇幅介绍骨水泥技术在保障骨水泥型 TKA 良好长期效果中的重要性。

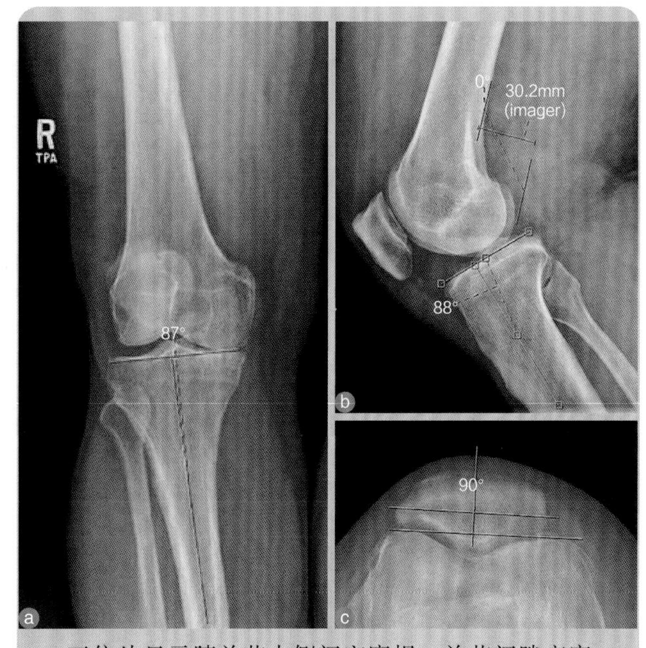

a. 正位片显示膝关节内侧间室磨损，关节间隙变窄，软骨下硬化及囊肿，胫骨平台的关节线倾角约为 3°；b. 侧位显示股骨后髁偏心距中等，胫骨后倾角为 2°；c. 日出位显示髌骨轨迹居中

图 27.1　术前影像

27.2 典型病例

患者男性，64 岁，症状为活动时右膝关节疼痛，有 DVT、高血压、肥胖、高血脂及下腰痛病史，曾行左侧 TKA 和腰椎手术。患者正在服用布洛芬，曾在关节腔内注射可的松进行治疗，但疼痛缓解有限。查体：体重 210 磅，BMI 为 35 kg/m^2，身高 5 英尺 5 英寸（约 165 cm），膝关节的活动范围为 0° ~ 110°，内侧关节线处有压痛，无关节不稳定。膝关节有中度肿胀和滑膜炎，伴有轻微的髌股关节摩擦感，无任何神经肌肉功能障碍。其髋关节检查和直腿抬高试验均为阴性。

术前正位 X 线片显示关节内侧间隙狭窄、软骨下骨硬化以及囊变（图 27.1a）；侧位片上显示股骨后侧偏心距中等，大概 3° 的胫骨平台关节线倾斜角以及 2° 的后倾角（图 27.1b）；日出位髌骨轨迹居中（图 27.1c）。

同术前 X 线片相比，术后 X 线片显示精准恢复了患者的术前解剖（图 27.2）。

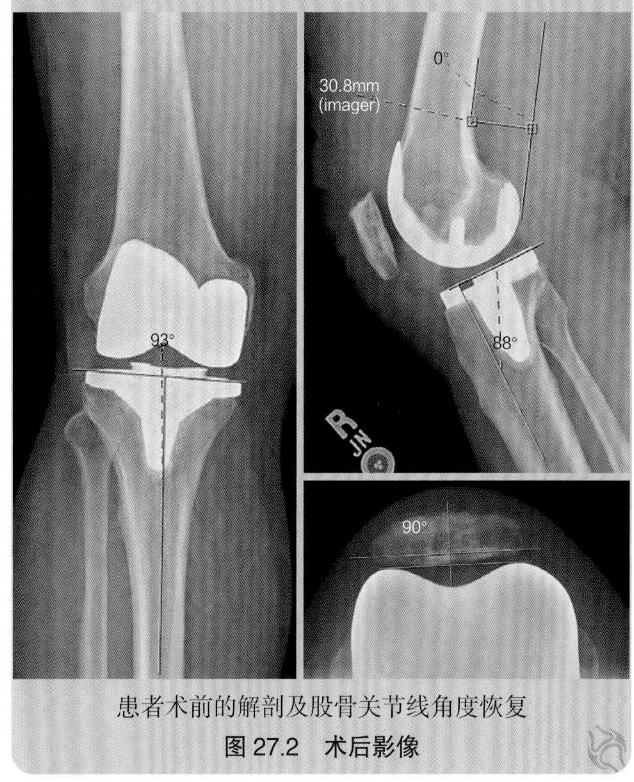

患者术前的解剖及股骨关节线角度恢复

图 27.2　术后影像

27.3 手术技术

过去 7 年间，我们采用 KA 理念进行 TKA，在本章中介绍的即使不是全部，也有很多手术技术原理不仅仅适用于 KA，也可用于所有 CR-TKA 技术。对于关节线在胫骨中轴线几度范围以内的患者，MA、BG 技术及 KA 的假体位置接近。因此，拿来展示的病例（典型病例 27.2）在胫骨侧仅有轻度的内翻倾斜，在讨论手术技术时，对线方式选择的影响最小，然

而，为获得一个平衡良好的膝关节，采用 KA 理念做 CR-TKA 所用的方法不同于 MA，接下来将阐明 2 种技术的差异。

27.3.1 一般情况

1. 使用“股骨优先”的方法进行 KA TKA。同测量间隙的 MA 技术一样，股骨和胫骨侧分别进行，但同 BG 技术不同的是，BG 技术要先截胫骨，然后参照胫骨进行股骨后髁截骨，决定股骨假体旋转。

2. 笔者喜欢站在床的尾侧，将患者膝关节面向笔者于屈曲位，在需要伸直膝关节时将腿向一侧放在 Mayo 体位板上，与大多数术者站在膝关节侧方不同。笔者发现直视膝关节比斜的角度能更准确的评估膝关节，也更符合人体工效学。

3. 笔者曾经有多年不用止血带的经验，但现在又用上了止血带，因为笔者更喜欢在使用骨水泥的时候有一个可靠的干燥且无血的骨床。只要止血带压力超过 100 mmHg，在收缩压之上，且止血带时间在 30 ~ 40 分钟以内，还没遇到任何使用止血带的临床不良反应（Olivecrona et al.，2013）。

4. 在尝试过一段时间不置换髌骨之后，笔者又重新回归到过去，对所有的膝关节，都使用解剖学设计假体进行表面置换，除非特别年轻的或者髌骨特别薄（< 18 mm）的患者。

27.3.2 患者体位

如前所述，患者平躺在手术床上，恰好在床尾分叉处的近端放置一个脚垫棒，使膝关节可自然放置在最大屈曲位。在大腿外侧安放一个卡子，这样膝关节屈曲时可固定腿的位置。消毒铺单完成后，将床尾折叠到床下，这样术者就可以站到膝关节正前方，一位助手站一侧，另一侧是无菌台和跟台技术员。这样，团队的每一个人都可以无障碍的接触到膝关节。对于初次膝关节置换术，笔者仅在膝关节屈曲不足 90° 时采用传统的站位。为了简化，本章中展示的图片是从手术床的一侧来显示操作步骤。

在铺单之前，将止血带绑在膝关节以上尽可能高、靠近腹股沟韧带的位置。如果患者有收肌管导管，将止血带直接绑在它上面，注意不要把导管拽出来。

27.3.3 显露

使用前正中切口和传统的髌旁内侧入路。沿股四头肌内侧延伸，保留大部分肌腱完整，仅切开 3 mm 的股内侧肌肌腱，以利于关闭伤口。为方便伤口安全关闭，在髌骨边缘也保留 3 mm 的肌腱组织。将膝关节伸直，松解髌骨并向外侧翻转。髌骨松解是用电刀找到髌骨的“鼻子”（解剖学上称为“下极”）。任何髌骨下极深处的组织都不是髌腱的一部分，而其背面的组织都是髌腱的一部分。一旦确定了这个平面，在将髌骨外翻的同时，将瘢痕化的脂肪垫向远端切开，再沿着髌骨的外下缘切除。这种简单的操作就可将髌骨翻向外侧，以利于显露、测量和截骨。

27.3.4 第一步：处理髌骨

首先截髌骨，这样就可以不翻髌骨而将它滑向外侧。截完髌骨也可以减轻关节压力，利用较小的切口就可以更好地显露膝关节（Yang et al.，2016）。髌骨表面置换的目的是恢复正常的髌骨厚度（图 27.3），并在骨缺损时进行适当的补偿调整。若髌骨可在滑车内垂直滑动，并且在屈膝约 15° 时开始进入滑车沟，当力臂正常（高度恢复）时，髌骨的功能最佳。

为了达到上述目标，我总使用一个截骨导板（图 27.4），选用一个解剖型的髌骨设计，并尽量恢复髌骨原始厚度而不是磨损的髌骨厚度（Ali et al.，2018）。当没有既往 X 线片或者健侧正常 X 线片、不能评估髌骨磨损前的正常厚度时，笔者将装好假体的髌骨厚度恢复到最少 20 mm（图 27.5）。确保髌骨正确截骨的一个实用测试方法是，在使用骨水泥前，将加压钳放在髌骨试模上。如果加压钳同髌骨下表面不平行，说明截骨没有垂直于髌骨轴，因此需要再评估（图 27.6，检验髌骨截骨）。

截骨完成后，用一个金属盘保护髌骨，以免受拉钩的影响。

27.3.5 第二步：处理股骨

接下来处理股骨。使用传统器械时，使用髓内杆定位并固定的截骨板，再进行股骨远端截骨（图 27.7）。这一步截骨很关键，它决定了关节线的方向和高度。此时唯一不影响的是假体的旋转定位。

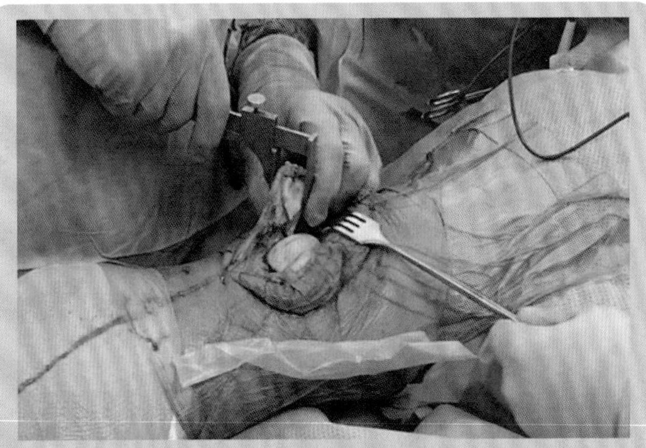

图 27.3　测量髌骨的厚度

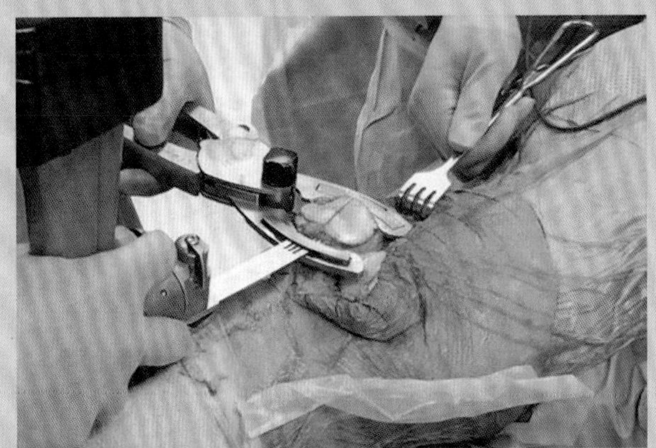

图 27.4　使用髌骨截骨导向器进行髌骨截骨

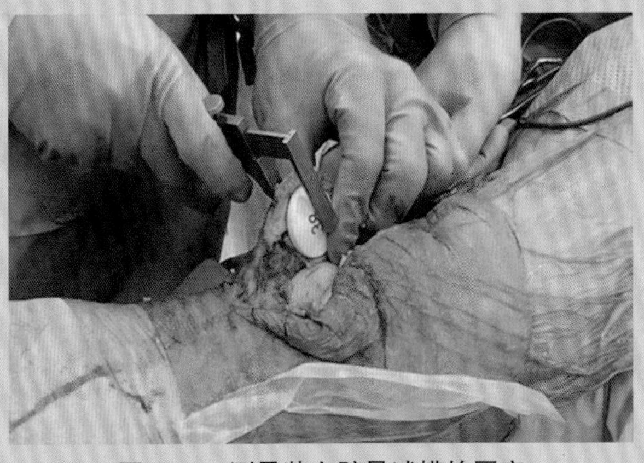

图 27.5　测量装上髌骨试模的厚度

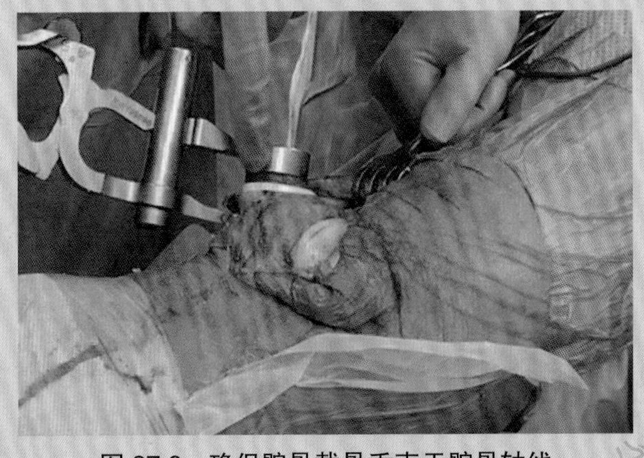

图 27.6　确保髌骨截骨垂直于髌骨轴线

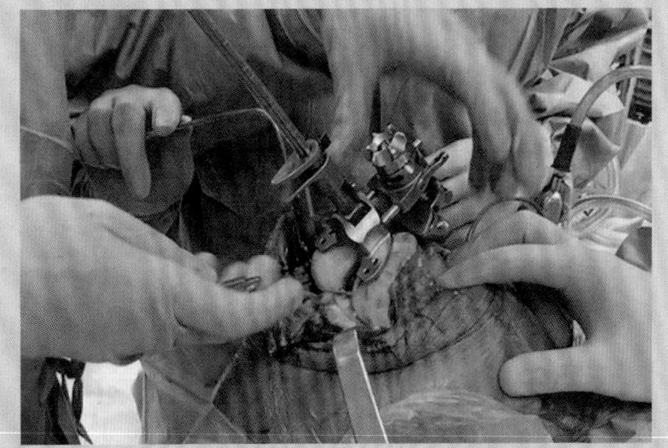

图 27.7　髓内定位杆引导股骨远端截骨导板

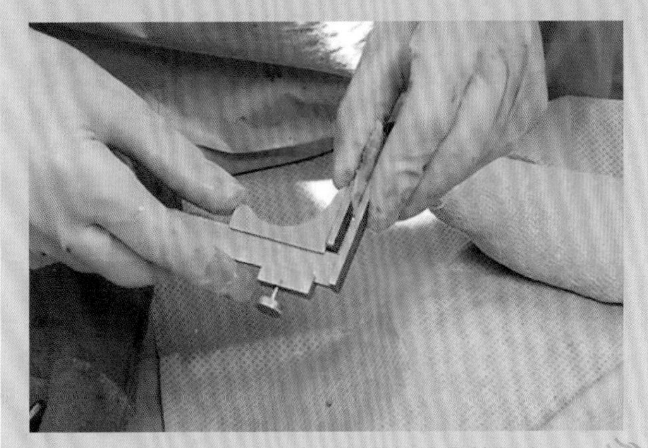

图 27.8　用游标卡尺测量切除骨的厚度

对于 CR-TKA，需要特别注意这一步骤，因为保留 PCL 需要关节线同自然关节线保持绝对一致，特别是在内侧。

按测量截骨技术设计，截下的骨和软骨厚度等于股骨假体的厚度，这是 CR 技术的操作规范（Sheth et al.，2017）。

- 如果计划使关节线同机械轴（从髋关节到膝关节和踝关节）垂直，在内翻膝，股骨远端截骨将不对称，要有 5° ~ 7° 外翻角。
- 若计划使关节线同自然对线一致，像 KA 在站立时保持同地面平行，截骨将是对称的，且外翻角更大。

选择 MA 对线或 KA 对线也将决定假体是从后髁轴外旋 3° 或按照匹配度设定外旋角度。无论如何，在 CR 膝关节置换手术中，要保持 PCL 在整个运动弧内平衡良好，需要细致匹配屈曲间隙和伸直间隙。我们将在本章后面更详细地讨论这一点。

在 KA，术者用游标卡尺（图 27.8）确保截骨的精度，并根据测量结果进行相应调整。

在完成截骨之前，有几处检测点需要注意。

股骨假体屈曲角度要避免超过生理的 0° ~ 3°（Okamoto et al.，2019）。

- 股骨假体屈曲安放在减小伸直间隙的同时，还增加屈曲间隙，减小了滑车的近端范围，并潜在影响髌骨轨迹。将镰刀（别名：天使翅膀）穿过前斜面截骨槽时，应将镰刀置于股骨前皮质水平并与之平行。
- 此外，股骨假体的内外径不应超过骨边缘，尤其是内侧。为优化髌骨轨迹，笔者追求的目标是使股骨假体与股骨外侧髁边缘相匹配。
- 最后，应去除关节边缘、髁间和膝关节后侧的骨赘，因为它们可能会影响侧副韧带和 PCL 的功能。

在完成所有的截骨，并去除股骨和胫骨边缘的所有骨赘后，将装上股骨假体试模，并将膝关节在完全的活动范围内测试。一般情况下，先前挛缩的膝关节可完全伸直，稳定且无须松解。这是由于除了真正畸形的膝关节（偏离轴线＞20°）或者炎症性病变的患者，KA 原则认为，侧副韧带既无挛缩也无拉伸，在不松解侧副韧带的情况下，使用上述方法对其进行减压，可以使侧副韧带恢复到正常长度。在 KA 中，股骨假体要在外翻对线和旋转等方面均应与自然膝关节完全一致。

如果实现了这一点，并且假体试模基本上覆盖了股骨表面，那么膝关节应该在完整的 ROM 内是完全稳定的，任何残留的松弛都可归因于磨损导致的胫骨侧骨缺损。如果对截骨和假体对线满意，我们将钻定位孔。

阅读本章的读者对这个概念会有一些矛盾，MA 文献中充斥着讨论如何通过选择性“松解”来最好地“平衡”挛缩韧带的文章，因此值得进行更深入的“钻研”。MA 的术者认为凹侧的韧带“挛缩”，并习惯于通过松解韧带来平衡膝关节。然而，KA 理念坚持认为在这种条件下韧带显得紧不是因为挛缩，而是由假体位置同自然解剖不匹配造成的。在 MA 中，股骨假体的定位是为了“矫正”自然解剖结构，使其外翻少于自然平面，外旋也较自然股骨更大。这改变了韧带的起点和止点之间的关系。即使在正常的膝关节上，也需要通过松解软组织来平衡膝关节，所以在关节炎的膝关节上这样做也并不奇怪。如果在 KA 中膝关节不平衡，则认为不是韧带挛缩，而是没有准确恢复自然关节线。

> 本质上来说，KA 的术者通过调整骨来平衡膝关节，并假设韧带没有受损，而 MA 的术者将优先考虑截骨以获得机械力线，并进行软组织松解以平衡膝关节。

和过去 7 年一样，在 CR 膝关节手术中，只有个别病例需要进行韧带松解，即使在这些病例中，软组织的松解范围也很小。笔者已经认同，在大多数 KA 对线的患者中，不需要进行松解，因为新的假体位置与患关节炎前的解剖结构相匹配，而且由于膝关节完全平衡，所以韧带没有因关节炎而挛缩或松弛。我们掌握的最好的证据表明，事实上可能就是这样的，与通过松解获得平衡的 MA 对线膝关节（MacDessi et al.，2020；Meneghini et al.，2016）相比，未经松解的 KA 对线膝关节（Shelton et al.，2019）的术中接触压力更低。这就意味着，公平地说，在这个问题上需要进行更多的研究，而且上述观点可能不适用于严重的对线不良或患有胶原蛋白病和未经治疗的炎性关节病的患者。

无论如何，在装好股骨试模后，都建议检查假体的内外侧匹配度（避免内侧悬出）和前后匹配度（尤其是我们希望可轻松植入股骨假体，而不会因为股骨前斜面截骨不够而导致假体屈曲位安放）。优化匹配后，钻定位孔。这些预留给 CR 股骨假体髁后面的固定桩，以在没有笨重且稳定的 PCL“盒”的情况下，为假体提供稳定。接下来将股骨开髓口用骨块或骨蜡封闭，以预防松止血带后膝关节出血。

27.3.6 第三步：处理胫骨

> 胫骨截骨比大多数人认为的更困难。

胫骨关节线较胫骨解剖轴有平均 3° 的内翻。然而，在内翻膝，平均是 4.5° 内翻且变异很大（Bellemans et al.，2012）。更复杂的是，软骨和骨磨损会对胫骨近端几何结构产生不利影响。胫骨干的屈曲挛缩和旋转畸形也很常见，需要与胫骨平台后倾角的变化一起考虑。由于同一膝关节外侧和内侧胫骨平台后倾角可能相差达 2.5°，因此情况更加复杂。

有趣的是，所有膝关节对线理念的一个共同目标是，膝关节在伸直位时应该完全平衡。

这是因为膝关节在脚跟着地时应该非常稳定。同样，决定关节线水平的是股骨远端而不是胫骨。因此，为了在伸直位时保持稳定，胫骨截骨和股骨远端截骨需要在手术结束时保持平行。KA、BG 和 MA 膝关节也是如此。如上所述，KA 通过将胫骨截骨匹配股骨远端截骨来实现平衡，而不考虑在胫骨上造成的内翻角度，因此不需要软组织平衡。MA 和 BG 技术更倾向于在机械轴的中立位置进行胫骨截骨，并通过软组织松解来平衡截骨后的间隙。

在屈曲的时候事情变得更有趣了。

MA 和 BG 技术都以屈曲间隙平衡为目的，而 KA 倾向于重建平均有 2 ~ 3 mm 的松弛生理的外侧屈曲间隙，以获得一个梯形间隙为目标。

然而，这 3 种技术的目标都是在整个 ROM 中保持内侧间隙紧张，以稳定膝关节。在决定冠状面对线时，我们必须考虑屈曲和旋转。由于我们历史上对冠状面对线的关注，胫骨假体在矢状面上的不恰当屈曲是假体失败、膝关节疼痛和 ROM 差的一个经常被忽视的原因，并且可能比冠状面对线不良的问题更大，尤其是在 CR-TKA 中（Akagi et al.，1999；Bellemans et al.，2005；Kang et al.，2018；Panni et al.，2018）。

对 CR 术者来说，胫骨的屈曲必须同自然解剖匹配，否则有屈曲间隙过紧（过伸位安装）或不能完全伸直（过屈位安装）或半屈曲位不稳定（后倾角正确，旋转平面错误）等风险。

应在术前影像上测量自然后倾角，以便在手术前了解目标，但后倾角不应超过 8° ~ 9°。相反，胫骨放在伸直位的情况很少见。当胫骨截骨面与胫骨解剖轴成一定角度时，如同在 CR 膝关节中一样，旋转也是至关重要的。要判断旋转，我们必须考虑谁围绕谁旋转。在生理负荷下的正常膝关节中，膝关节内侧髁 – 平台相对固定，外侧围绕该轴平移和旋转。

外侧胫骨平台的长轴因此更接近真正的胫骨 AP 轴。

外侧平台的中线同胫骨棘的中线平行。因此，笔者使用电刀标记一条线，将胫骨棘一分为二，并使这条线穿过胫骨平台的前缘，在胫骨截骨的远端做一个标记（图 27.9）。稍后，它将用于确定胫骨假体旋转。

不幸的是，胫骨结节的内侧 1/3 与胫骨旋转轴的关系仅是表面的，不能作为解剖标志使用（Akagi et al.，2005；Baldini et al.，2013；Cobb et al.，2008；Eckhoff et al.，1995）。

在将髓外截骨板用钉子固定以前，最后一步需要确定的是胫骨截骨的高度。在内翻膝，截骨厚度需要考虑胫骨托的厚度加上最薄胫骨衬垫。对于超过 15° 外翻畸形的膝关节，一些术者建议的胫骨截骨更保守，不超过 2 mm，因为要平衡 MCL，膝关节可能要张开一些（图 27.10）。

然而，同上述对韧带松弛的讨论，笔者在 KA 中还没遇到过这种情况。

一旦确定好胫骨截骨工具的对线，使用多达 3 枚钉固定，以确保在锯片穿过时它保持在原位。此时需要考虑几个选项。

- 在膝关节型号较小的患者中，首先要减小锯片的尺寸，以免造成不必要的侧副韧带损伤。
- 第二点是考虑在胫骨上 PCL 前方放置一个小骨刀，以避免无意间截到韧带的起点。

从胫骨后方松解 PCL 起点的顶部 8 ~ 10 mm，特别是即将截掉的胫骨平台部分，将松解 PCL 的前外侧束。

这在长期屈曲挛缩的情况下是有意义的，但应小心操作，注意不要将 PCL 的后内侧束完全从胫骨上松解开（Foge et al.，2019；Zhang et al.，2016）。

理想情况下，我会尽量保留这个骨岛及其 PCL 附着点。如果有任何可能发生术中或迟发 PCL 断裂的担忧，将使用一个聚乙烯前唇增高的衬垫，以防止 PCL 失效时胫骨在股骨上向后移动[后交叉韧带替代（cruciate substituting，CS）衬垫]（Mazzuc chelli et al.，2016）。

不能说胫骨托在胫骨上的旋转不重要。

不同的胫骨假体设计覆盖不同程度显露的胫骨。目标通常是不管使用哪种胫骨平台，以之前做的胫骨前方的标记为标志，在不内旋胫骨的前提下，覆盖尽可能多的胫骨皮质。如果这个标记不再可用，并且知道胫骨结节不可靠，使用胫骨前棘和第二跖骨线作为次要标记。

有几篇文章记录了胫骨假体内旋对膝关节疼痛的不良影响，而从来没有一篇文章记录与胫骨外旋相关的问题。值得注意的是，在几乎解剖对线安放且 PCL 平衡良好的 CR 膝关节中，股骨外髁后滚更加明显，将胫骨托尽量靠后外侧安放很重要，以便为股骨外侧髁提供足够的“跑道”。

如上所述，膝关节几乎可以在所有平面上恢复稳定。然而，由于 ACL 缺失和内侧半月板缺失，现代 TKA 设计（CR 和 PS）无法轻松解决的运动平面是胫骨在股骨上向前移动。

这种类型的不稳定性可导致与慢性肌腱炎类似的膝前痛，患者诉由于膝关节弥漫性韧带痛而无法进行长期活动。资深医师认为，这种不稳定是 TKA 术后不满的主要原因之一。

“内轴”膝的内侧适配性设计是一种解决方案，可能有助于提高当前 TKA 设计的 AP 稳定性，并解决该问题。

进一步恢复 CR 膝关节正常运动学的 KA 原则，加上衬垫的设计变化，可能使我们更接近“遗忘膝”。在一些领域，仍有学者致力于重建 ACL 和 PCL 功能的 TKA。

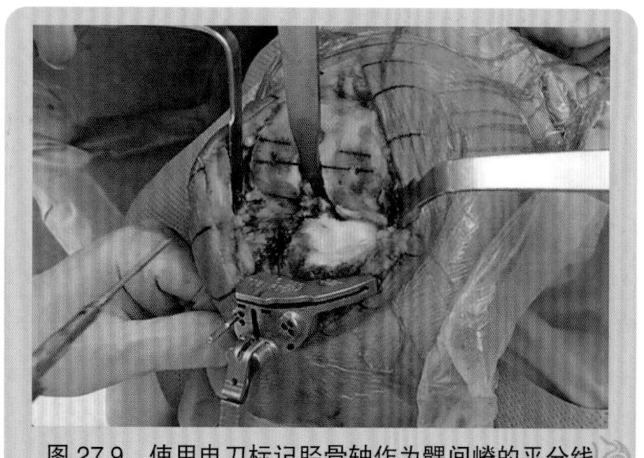

图 27.9 使用电刀标记胫骨轴作为髁间嵴的平分线

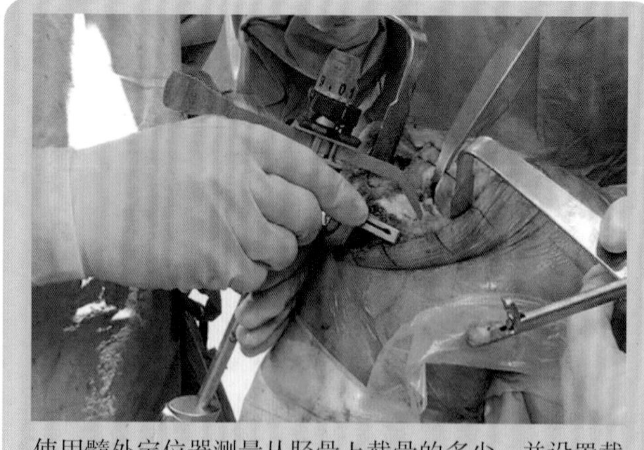

使用髓外定位器测量从胫骨上截骨的多少，并设置截面的内翻 – 外翻角度

图 27.10 确定截骨量及角度

27.3.7 平衡

在完成所有的截骨并在软组织中注射 PAIC 之后，先在屈曲位用间隙测试块测试膝关节，用与之相配最厚的型号。内侧应该保持紧张，而外侧轻度松弛（2 ~ 8 mm 间隙）。外侧间隙要同胫骨截骨前用股骨试模时的间隙一致（图 27.11）。接下来在伸直位使用相同的间隙测试块能够完全伸直。如果有任何间隙＞1 mm，将重新检查截下来的骨片，以确保截骨是合适的，并且所有骨赘都已去除。接下来，如果必要的话，重新截胫骨，直到膝关节在伸直位时保持平衡，通常是从紧张的一侧开始，不到 1 mm 的截骨就可以了。

如果使用 MA 技术，平衡可以通过各种顺序的软组织松解来实现，通常首先从最紧张的结构开始。一些术者在试模时甚至是装好真正假体时做这一步骤，因为他们无意改变截骨。

接下来，用一个撑开器在屈曲位将膝关节撑开，以在关节周围注射鸡尾酒。鸡尾酒既可控制围手术期关节血肿，因为鸡尾酒中有肾上腺素，也可在围手术期即刻减轻关节疼痛。

接下来，我用试模测试 TKA，保证稳定性良好、完全伸直、合适的 AP 稳定性和髌骨轨迹居中。如果有合适的工具，也会测量股骨偏心距。在这种情况下，股骨假体偏心距是指在测试时股骨假体同胫骨之间的距离，可用于检查 PCL 是否平衡。

它应该同刚切开关节时完全一样。任何变化都提示 PCL 太紧（股骨太靠后）或太松（股骨太靠前）。

另一项检查是胫骨衬垫试模在深度屈曲时是否有从胫骨托“弹出”的倾向。若有任何证据提示 PCL 平衡不良，都可以通过改变衬垫的厚度或改变胫骨截骨的后倾角来解决。

保持平衡良好的 PCL，优点在于这样做可以帮助恢复接近正常的运动学。屈曲，特别是旋转均由 PCL 驱动，保留 PCL 可以带来接近正常的后滚和屈曲。在本章后面，将讨论为什么情况并非总是如此，以及为什么 KA 技术可能比传统 MA 技术更青睐 CR 设计。一般来说，如前所述，应尽量避免松解 PCL。

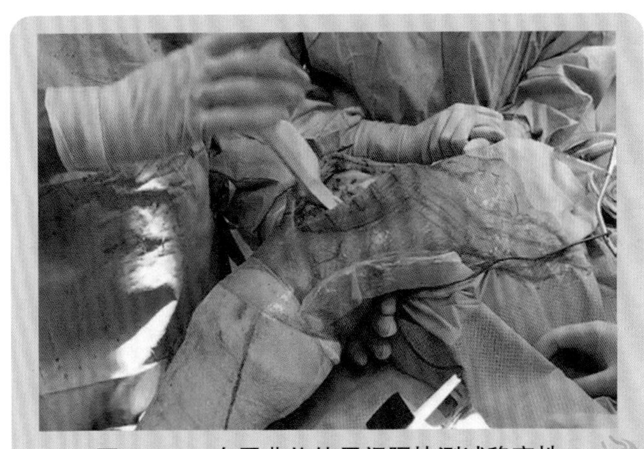

图 27.11　在屈曲位使用间隔块测试稳定性

27.3.8　骨水泥技术

由于笔者之前工作单位的资料保存得很好，且仅有极少的患者失访，因此，能够追踪到 2002—2015 年所有患者。在这段时间里，很幸运，没有任何患者因胫骨假体无菌性松动而行翻修手术。虽然有可能遗漏了一些患者，但笔者相信，笔者早期从一位同事那里学到的骨水泥技术可能与此有关。在使用骨水泥之前，使用脉冲枪和生理盐水冲洗骨面，清理干净血液和脂肪。然后用纱布擦干。当骨水泥仍具有可塑性时，用手尽力将其填充到胫骨中，首先在胫骨髓腔内，然后是胫骨骨面。

> 目标是将骨水泥加压挤入松质骨中，并将脂肪和骨髓从骨小梁中排出（图 27.12）。

> 金属 – 骨水泥界面间的强度不是化学键的强度，而是骨水泥与胫骨托下表面凹侧和壁龛之间机械锁定的强度（图 27.13）。

因此，在假体背面也用手涂上骨水泥，骨水泥实际上是被挤入假体的每个角落和缝隙，以确保水泥和假体之间的良好锁定。同样的操作也适用于股骨和髌骨。

在植入胫骨假体时，松质骨中的所有残余脂肪都被挤到其他地方，为植入的金属假体腾出空间。脂肪唯一能去的地方是到胫骨假体下方、骨水泥和假体之间的空间。

> 这种移位的脂肪是造成“脂质层”的原因，偶尔在 X 线片上胫骨基座和骨水泥之间可见一条薄透亮线。

接下来，装上测试衬垫，将膝关节在一定范围内活动，以保证假体完全植入并恢复膝关节的完全活动度。检查植入假体前记录的股骨和胫骨之间的关系（偏心距）。然后将膝关节置于 90° 位并去除多余的骨水泥。当关节浸泡在稀释的聚维酮碘中时，允许水泥在膝关节伸直位固化。一旦植入假体，就松开止血带。笔者在初次膝关节置换术中未使用 ALBC。

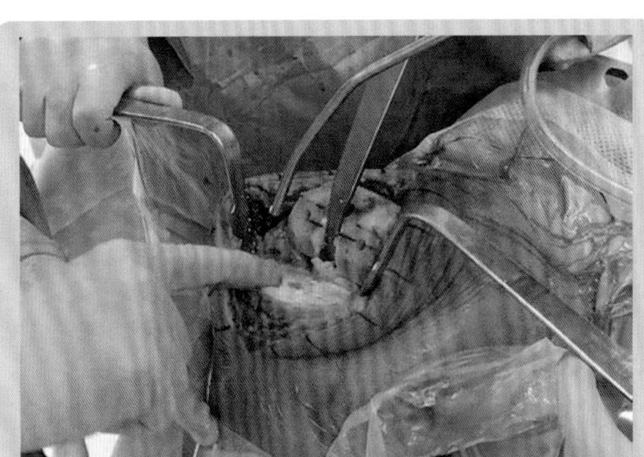

图 27.12　用手指将骨水泥压到松质骨中，以排尽脂肪和血液

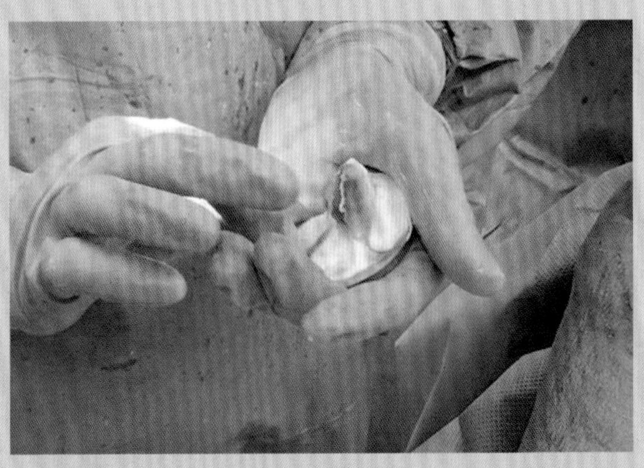

图 27.13　在假体上涂骨水泥，保证假体所有面都用骨水泥覆盖

27.3.9 测试衬垫

在骨水泥固化后，如果选择了组配式基座，则可以更换测试衬垫。应选择提供最佳平衡和 ROM 的测试衬垫。应评估 PCL 的紧张度，以确定是否存在屈曲间隙过紧或过度后滚（图 27.14）。

目前，在 CR 膝关节使用 CS 衬垫尚无已知的“缺点”，因此，鼓励使用 CS 衬垫，尽管读者应与供应商核实这些边缘凸起衬垫的成本是否与标准衬垫不同。髌骨脱位或向外翻转时，也不应测试屈曲稳定性，因为它往往起到缰绳的作用，使屈曲间隙紧张。

在肥胖患者中，大腿的压力也可能导致屈曲稳定性评估错误，应要求助手在测试膝关节稳定性时在大腿上向近端推拉软组织。

只有在骨水泥凝固且止血带松开后，应重新检查髌骨轨迹。如果有任何暴露的髌骨外侧关节面，则将其修整并切除，以避免同股骨滑车外侧脊发生撞击引起疼痛。髌骨轨迹不良可能是由胫骨假体内旋、股骨假体屈曲、胫骨截骨不垂直或髌骨过厚等引起。理想情况下，这些检查应该在测试时进行，但如果水泥固化后假体的位置与预期的位置不同，也值得重复测试。

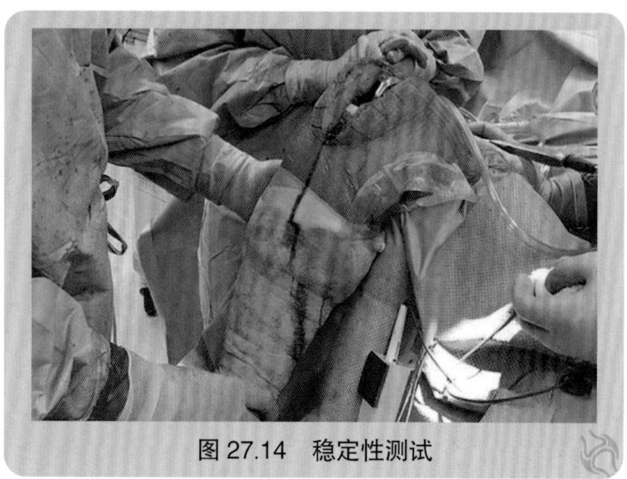

图 27.14　稳定性测试

27.3.10 闭合伤口

深、中、浅三层都用带倒刺的缝线连续缝合，在膝关节屈曲位细致缝合，保持均匀的很小针距，以避免伤口渗漏（图 27.15）。如果伤口张力较大，将先在伸直位缝合三针，拉紧缝隙后再在屈膝位缝合。尤其是真皮下层要缝合紧一些，以减轻皮下浅层的压力。所有三层都使用带倒刺的连续缝线（0、2-0 和 3-0），虽然偶尔会遇到皮肤破裂的问题，但其发生率并不比其他皮下缝线更常见。

然后用皮肤胶进一步封闭伤口。我们最近停用了所有薄的、黏性的绷带，比如“Steri 绷带”，皮肤胶效果良好、不起泡。它遗留的瘢痕通常很薄，患者喜欢其美容效果及不用皮钉。在伤口上贴上一条非黏附性绷带（如 Telfa），随后，再贴上四层纱布，做成非常薄的绷带。敷料上覆盖薄的聚氨酯胶粘贴（如 tegaderm），必须在完全弯曲的情况下无张力贴上，以避免造成牵拉起泡。这种低成本绷带完全防水，高度灵活，不影响活动度（图 27.16）。

如果患者愿意的话，鼓励他们立即开始淋浴。

> 在手术室无菌环境中最初包扎的敷料使用 5 天，患者在家自己去除后不用进行更换。

患者可继续随意淋浴，但要求患者在手术后 14 天内避免泡澡和浸泡切口。

27.4 术后护理

鼓励患者在接下来的 1 ~ 2 个月内每天使用几次药品。

> 最初 3 ~ 4 周的正规物理治疗是自我指导的，之后需要或要求正规治疗的患者将被转诊接受治疗，而其他患者则鼓励在不疼的前提下，循序渐进增加行走距离。

然而，对于股四头肌肌力较弱的患者，鼓励同治疗师或教练合作以恢复肌力。对之前未服用麻醉性止痛药的患者，我们只开具 2 周的麻醉性止痛药量，之后逐渐减少。

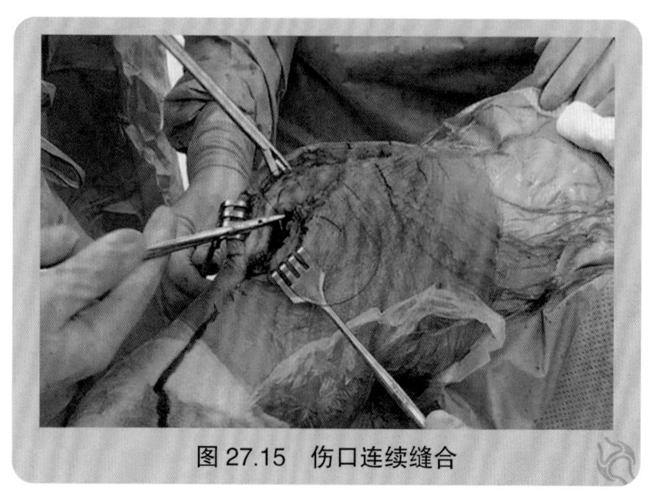

图 27.15　伤口连续缝合

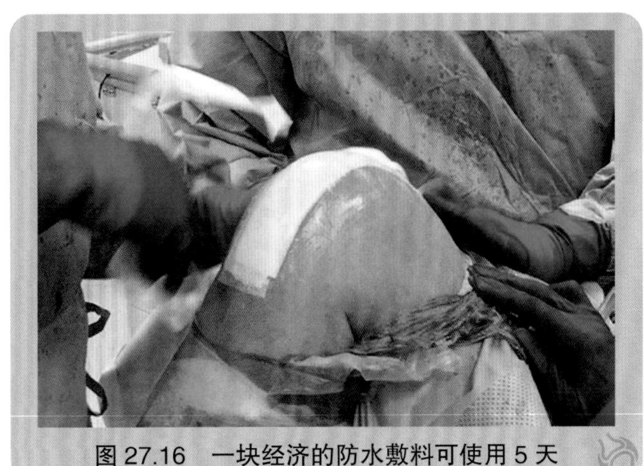

图 27.16　一块经济的防水敷料可使用 5 天

27.5 后交叉韧带保留型膝关节：为什么要保留后交叉韧带？

有几个生物力学论点支持 CR-TKA。

保留 PCL 的一个潜在优势是在 TKA 后保留了膝关节的本体感觉。

本体感觉增强可能有助于患者满意度提高和获得良好的功能结果。几项研究表明，患有 OA 的膝关节中的 PCL 机械感受器减少，但仍然存在，并且在植入 TKA 前后，它们在 PCL 中占据相似的区域（Cabuk et al.，2017）。

如上所述，在解剖正常的梯形屈曲间隙的情况下，保留 PCL 通过恢复更符合解剖的股骨外侧后滚，进而实现更大的潜在活动度。

这可以更精准恢复正常膝关节的运动学，在屈曲时股骨向后外侧移动，从而避免胫骨股骨撞击。

股骨后滚对髌股关节也很重要，当股骨后滚时将胫骨结节向前移动，伸膝装置的力臂更大，髌股关节的功能会更好。CR-TKA 的另一个优点是保留了比 PS 设计更多的骨量，后者需要一个盒式截骨以容纳胫骨立柱。

然而，尽管 MA 中 CR 与 PS 膝关节的争论仍在继续，但 KA 技术设计的就是只要存在 PCL 就保留 PCL，并且根据 KA 对线进行 PS 膝关节的相关数据几乎不存在。

事实上，基于卡尺的技术将无法预先判断切除 PCL 后引起的屈曲间隙，倾向产生难以调节的屈曲和伸直间隙不匹配。

27.6 后交叉韧带保留型膝关节的设计特点

CR 假体是膝关节假体中限制程度最小的。传统观点认为，在骨丢失最少、最小软组织松弛和完整 PCL 的情况下，膝关节的稳定性最好。在一些 CR 设计中，股骨远端外侧髁有时比内侧髁大，以利于平移和旋转运动，并更好地复制健康膝关节的内轴运动。

在股骨假体中间部分没有凸轮，且胫骨聚乙烯衬垫上也没有立柱。

历史上的胫骨衬垫在矢状面上同股骨假体不太匹配，从而影响了股骨后滚和膝关节的正常活动。

然而，几项体内的运动学分析表明，这些低匹配度衬垫允许在屈曲时内髁向前滚动，类似于 ACL 缺陷或内侧半月板缺陷的自然膝关节。

这减少了股骨后滚并限制了屈曲时的 ROM，同时由于增加了接触应力，胫骨衬垫有较高的聚乙烯磨损风险（Cates et al.，2008）。

较新的设计采用了不同的方法，采用内侧超形合度设计和前部限制，以防止股骨内侧髁向前滑动，并将其限制为内侧轴，以即使在 PCL 松弛的情况下，能够恢复足够的膝关节稳定性。

相比之下，胫骨外侧平台的设计允许股骨以最小的适配性更自由地移动，在某些情况下，甚至具有凸面。基于聚乙烯衬垫的内侧适配性程度，以及外侧间室的限制程度特征，这些假体通常被称为交叉韧带稳定（cruciate stabilized，CS）或内轴膝（medial pivot，MP）设计。

27.7 平衡后交叉韧带

要获得膝关节的屈曲和伸直平衡，在整个活动范围内实现 PCL 的最佳张力至关重要。PCL 由前外侧束和后内侧束组成。前外侧束在屈曲时紧张，并引起股骨后移位，而后内侧束在伸直时紧张，主要控制胫骨回滚。

如果 PCL 正常，恢复正常的运动学，正如在 KA 对线中所做的那样，允许 PCL 正常发挥作用并且无须再进行调整。

然而，如果旋转轴和总体力线发生了改变，PCL 可能需要进行调整，以使膝关节在整个活动范围内获得平衡。

这与 MA 或 BG 膝关节需要松解 MCL 或 LCL 并无不同。然而，对于长期挛缩的患者，尤其是膝内翻患者，PCL 可能太紧，部分松解将有助于形成最佳的屈曲间隙并实现冠状面平衡。过紧的 PCL 可导致屈曲间隙减小和股骨过度后滚，从而加速胫骨后部聚乙烯磨损，降低假体的存活率。在极端情况下，屈曲时过紧的 PCL 会使股骨髁骑在胫骨聚乙烯衬垫的后缘，导致极高的聚乙烯接触应力和磨损。PCL 过于松弛可能会导致屈曲不稳定和术后疼痛。

历史上，CR-TKA 技术建议将 PCL 的前外侧束从胫骨附着点的骨岛上松解，只保留 PCL 的后内侧束完好无损。这个想法是为了避免 PCL 挛缩相关的间隙减小，这可能会干扰膝关节功能或导致股骨和胫骨之间的冲突。

然而，近期研究认为 PCL 的前外侧束和后内侧束都在保持膝关节稳定中发挥重要作用。Zhang 等表明，在保留完整 PCL 时膝关节的功能评分明显更高（Foge et al.，2019）。

目前，笔者的做法是在大多数膝关节中松解前外侧束，并使用 CS 型胫骨衬垫，不仅支持和保护剩余的 PCL，而且帮助调整内侧半月板缺失带来的缺陷。

27.8 胫骨后倾

在 CR-TKA 中重建解剖型胫骨后倾角对于在整个运动弧中保持 PCL 的合适张力以及在膝关节屈曲期间增加股骨后滚非常重要。

由于平衡 PCL 主要影响屈曲时的前后紧张度，因此对于冠状面严重畸形导致严重屈曲挛缩的患者，仅仅松解 PCL 可能是不够的。几项尸体和计算机模型研究表明，与有限的 PCL 开槽或部分松解相比，增加 CR 的 TKA 中的胫骨后倾角在减少屈曲时的内外翻、前后位和旋转紧张度等方面更有效。在早期的一篇论文中，Walker 和 Garg 报告，胫骨后倾角为 10° 的膝关节比后倾角为 0° 的膝关节屈曲增加 30°（Walker et al.，1991）。Bellemans 后来证明，胫骨后倾角每增加 1°，屈曲角度预期可以增加平均 1.7°（Akagi et al.，1999）。相反，Kang 等警告说，胫骨后倾角的减少，以及后髁偏心距增加超过 2 mm，可能会导致 PCL 因太紧而退变（Bellemans et al.，2005）。然而，过大的胫骨后倾角可能会导致胫骨假体向前半脱位，增加胫骨后表面的聚乙烯磨损，并导致无菌性松动（Marra et al.，2017）。

27.9 适应证 / 禁忌证

CR-TKA 主要适用于骨丢失很少、软组织松弛很小以及 PCL 完整的膝关节炎。

禁忌证包括以下几点。

- 后交叉韧带功能不全。
- 后外侧不稳定。
- 严重的冠状面畸形。
- 伸膝装置功能不全。

其他可能增加从 CR 型假体转换为 PS 型假体风险的情况如下。

- 严重屈曲挛缩（> 20°）。
- 后倾角过大。
- 既往有膝关节周围截骨史。
- 髌骨慢性脱位。
- 股骨假体尺寸过小（Bae et al.，2016；Song et al.，2019）。

历史上，RA 被认为是 CR-TKA 的一个禁忌证。然而，近期的研究表明，在 RA 患者，CR-TKA 长期随访结果是可比拟 PS-TKA 的。

在术中，需要仔细评估 PCL 的状态。

PCL 松弛或弹性差可能是传统 CR-TKA 的禁忌证，但对于较新的 CS 衬垫，这一点尚不太清楚。有较大骨缺损或需要用延长杆不适于用 CR-TKA。曾接受过膝关节内固定术、胫骨高位截骨术、UKA 或导致膝关节复杂畸形的复杂创伤的患者，可能更适合采用 PS-TKA。对于术前胫骨后倾角过大（> 10°）的患者，通过胫骨平台后方的截骨来匹配后倾角的能力有限。在这种情况下，胫骨假体的后部将过于靠近原始关节线，可能导致屈伸间隙不匹配。在这些患者中，可能需要截掉更多胫骨，减少胫骨后倾角，松解 PCL，并转换为 PS-TKA（Baldini et al.，2015）。

另一种可能导致转换为 PS-TKA 的情况是，关节线因疏忽而过度抬高，导致屈伸间隙不匹配，这只能通过翻修（通常不适用于初次 CR-TKA 股骨假体）或松解 PCL 和转换为 PS-TKA 来解决。Bae 等指出，这种情况可能发生于股骨假体型号选小时（Walker et al.，1991）。

> 最后需要强调的是，最近才出现的 CS 衬垫是专门设计用于 PCL 功能不良的。

因为不能保证长期存在 PCL，包括我们在内的一些医师，已经开始在所有的 CR 膝关节中使用 CS 衬垫。其他人则在主动切除 PCL 后使用该衬垫，以避免进行凸轮 – 立柱机制所需的股骨截骨。因此，如果 CS 衬垫可用，意外横断 ACL 可能不需要自动转换为 PCL 膝关节。

27.10 临床效果：后交叉韧带保留型与后稳定型

> 尽管有许多研究对比 CR-TKA 和 PS-TKA，但是仍不清楚哪种的临床效果较好。

一些研究表明 2 种设计均有极好的短期和中期生存率，在功能、影像学结果、患者报告的结果以及并发症发生率等方面没有差异。

理论上，由于保留了 PCL 和改善了股骨后滚，CR-TKA 术后应能获得更好的膝关节本体感觉、运动学和屈曲度。然而，最近的许多研究表明，由于更一致的股骨后滚，PS-TKA 比 CR 膝关节术后 ROM 更高。与旧设计相比，现代 PS-TKA 膝关节将凸轮 / 立柱机制置于更靠后的位置，在屈曲时比旧设计更早地与胫骨立柱接触，从而产生更可靠的后滚。CR-TKA 需要 PCL 有近乎完美的紧张度，才能像正常膝关节一样发挥功能。事实上，在屈曲位负重时，CR-TKAs 显示出股骨胫骨接触点的反向前移，这可能是由 PCL 松弛导致的（Jiang et al.，2016；Longo et al.，2018）。

其他研究直接在双侧 TKA 中比较了 2 种假体设计，其中一侧膝关节使用 PS 假体，另一侧膝关节使用 CR 假体。这些研究证实，PS 膝关节的屈曲度更大，在负重条件下，PS 膝关节更稳定，也没有出现胫骨向前移位（Maruyama et al.，2004；Yoshiya et al.，2005）。然而，这一差异可能并无临床意义，因为功能和临床结果都没有差异。

提倡替代 PCL 的另一个观点是，它对严重畸形的矫正更可靠。虽然在 MA 中比在 KA 中更为相关，但由于存在挛缩 PCL 的拴住效应，可能即使广泛的松解侧副韧带，也无法有效地获得内外翻平衡。

> KA 理念可能会通过改变范式而保留 PCL。

值得注意的是，所有这些之前的研究都是在 MA 对 CR-TKA 和 PS-TKA 进行比较。如前所述，MA TKA 被定义为通过改变膝关节的旋转轴和关节运动学，以便于将膝关节与机械轴对齐。这样做会使 MA 膝关节中很难达到 PCL 完美平衡，尤其是在通过较多软组织松解以矫正冠状面畸形的情况下。在很多方面，在 MA 对线原则中，CR-TKA 比现代 PS-TKA 更难操作，这就是为什么 PS 已成为美国和国外大多数关节外科医师的首选设计，并且成为他们最近对 MA-CS-TKA 越来越感兴趣的原因。

然而，KA 的理念挑战了这些假设。KA 为了避免改变屈曲间隙而保留 PCL，并通过保留股骨的固有旋转轴和侧副韧带的完整性，进一步协助膝关节的正常功能。在这种情况下，很少需要松解或以其他方式延长 PCL，PCL 就能够在整个运动弧中正常工作。虽然不能对 KA 膝关节的 CR 和 PS 进行特定的面对面比较，因为后者是 KA 的禁忌证，CR-KA 膝关节已经报告了非常好的临床结果，表明在 MA-TKA 中保留和平衡 PCL 相关的挑战在 KA 中可能没有那么重要。CS-TKA 在 PCLs 缺失或功能障碍的 KA 膝关节中的作用仍有待研究。

> 无论对线原则如何，CR-TKA 的一个可能优势是对髌股关节更友好。

CR 设计不允许改变术前关节线的高度，而当去除 PCL 时，PS-TKA 经常需要增加股骨远端的截骨，以平衡增加的屈曲间隙。由此引起关节线抬高可导致低位髌骨和髌股关节压力增加。这些影响可导致 ROM 减少和膝前痛。此外，在 PS-TKA 中，髌骨和股四头肌肌腱下表面增生的滑膜可嵌入股骨假体凸轮中，引起临床症状，称为“髌骨弹响综合征”。尽管目前的 PS 设计提供更长的滑车沟以减少滑膜增厚，但文献中仍有关于这种并发症的报道，尽管并不常见（Agarwala et al.，2013；Putman et al.，2019）。

由于胫骨聚乙烯衬垫磨损而导致的翻修在这 2 种设计中都很少。在 PCL 功能不良和胫骨衬垫低适配性的 CR-TKA 中，可导致聚乙烯的早期磨损。在 PS-TKA 中，胫骨立柱和股骨假体之间的接触点可能是一个磨损的点，偶尔会破损，特别是股骨假体屈曲位安放、胫骨假体后倾过大或者膝关节过伸时。

绝大多数研究报道的 PS-TKA 和 CR-TKA 的松动率一致。然而，最近一些回顾性研究（Abdel et al.，2011；Spekenbrink-Spooren et al.，2018；Vertullo et al.，2017）表明，由于胫骨假体的松动，PS-TKA 的重大翻修较 CR-TKA 多。据此假设，假体的限制性增加，可能将更大的应力和更高的剪切力转移到 PS-TKA 设计的胫骨假体上的假体 – 骨界面。

■ 总结

总之，CR-TKA 是一项比 PS-TKA 更复杂的成熟手术技术。然而，在选好适应证和操作正确的前提下，2 种设计的 TKA 临床效果差别不大。新的手术对线理论，如 KA，重建了膝关节的固有旋转轴，这有助于保留 PCL。需要留意的是骨水泥技术对 CR-TKA 的长期使用至关重要。

要点

- 骨水泥型 TKA 依靠卓越的骨水泥技术获得长期成功，并且仍然是检验压配技术的标准。
- MA 骨水泥 CR-TKA 是一个复杂的过程，因为保留的 PCL 使间隙很难平衡，并且在股骨和胫骨之间的解剖关系发生改变（“矫正的”）的情况下，很难在整个运动弧中松解侧副韧带以平衡膝关节。
- 骨水泥 KA TKA 原则有助于通过尽可能恢复自然骨解剖结构，恢复正常的生物力学和膝关节运动而不松解侧副韧带，从而保留 PCL。因此，KA TKA 比 MA-CR 技术更容易平衡。
- KA 旨在通过基于卡尺截骨恢复关节炎前的解剖结构，恢复关节线的原始位置，同时避免任何韧带松解。MA 旨在将膝关节置于 MA，即胫骨关节线同下肢机械力线垂直，并选择性进行韧带松解来平衡膝关节。
- 胫骨假体对线复杂而重要。应仔细确认并反复检查，并与所选对线技术的预期目标相匹配。
- 要理解骨水泥是一种填充剂，而不是黏合剂，有助于我们准备骨面和假体表面，以避免 CR-TKA 远期无菌性松动。
- 目前的 TKA 假体设计会导致 ACL 和内侧半月板缺陷。旨在解决该缺陷的内轴膝设计，再加上 KA，同过去相比，可能会带给我们一个更近乎生理感觉的 TKA。

参考文献

（遵从原版图书著录格式）

Abdel MP, Morrey ME, Jensen MR, Morrey BF (2011) Increased long-term survival of posterior cruciate-retaining versus posterior cruciate-stabilizing total knee replacements. J Bone Joint Surg Am 93(22):2072–2078. https://doi.org/10.2106/JBJS.J.01143

Agarwala SR, Mohrir GS, Patel AG (2013) Patellar clunk syndrome in a current high flexion total knee design. J Arthroplasty 28(10):1846–1850. https://doi.org/10.1016/j.arth.2013.03.019

Akagi M, Matsusue Y, Mata T, Asada Y, Horiguchi M, Iida H, Nakamura T (1999) Effect of rotational alignment on patellar tracking in total knee arthroplasty. Clin Orthop Relat Res. https://doi.org/10.1097/00003086-199909000-00019

Akagi M, Mori S, Nishimura S, Nishimura A, Asano T, Hamanishi C (2005) Variability of extraarticular tibial rotation references for total knee arthroplasty. Clin Orthop Relat Res (436):172–176. https://doi.org/10.1097/01.blo.0000160027.52481.32

Ali AA, Mannen EM, Rullkoetter PJ, Shelburne KB (2018) In vivo comparison of medialized dome and anatomic patellofemoral geometries using subject-specific computational modeling. J Orthop Res 36(7):1910–1918. https://doi.org/10.1002/jor.23865

Bae DK, Song SJ, Kim KI, Hur D, Lee HH (2016) Intraoperative factors affecting conversion from cruciate retaining to cruciate substituting in total knee arthroplasty. Knee Surg Sports Traumatol Arthrosc 24(10):3247–3253. https://doi.org/10.1007/s00167-015-3971-3

Baldini A, Indelli PF, de Luca L, Mariani PC, Marcucci M (2013) Rotational alignment of the tibial component in total knee arthroplasty: the anterior tibial cortex is a reliable landmark. Joints 1(4):155–160. https://doi.org/10.11138/jts/2013.1.4.155

Baldini A, Castellani L, Traverso F, Balatri A, Balato G, Franceschini V (2015) Instructional review the difficult primary total knee arthroplasty: a review. Bone Joint J 97-B(10 Suppl A):30–39. https://doi.org/10.1302/0301-620X.97B10.36920

Bellemans J, Robijns F, Duerinckx J, Banks S, Vandenneucker H (2005) The influence of tibial slope on maximal flexion after total knee arthroplasty. Knee Surg Sports Traumatol Arthrosc 13(3):193–196. https://doi.org/10.1007/s00167-004-0557-x

Bellemans J, Colyn W, Vandenneucker H, Victor J (2012) The Chitranjan Ranawat award: is neutral mechanical alignment normal for all patients?: the concept of constitutional varus.

Clin Orthop Relat Res 470(1):45–53. https://doi.org/10.1007/s11999-011-1936-5

Çabuk H, Kuşku Çabuk F, Tekin AÇ, Dedeoğlu SS, Çakar M, Büyükkurt CD (2017) Lower numbers of mechanoreceptors in the posterior cruciate ligament and anterior capsule of the osteoarthritic knees. Knee Surg Sports Traumatol Arthrosc 25(10):3146–3154. https://doi.org/10.1007/s00167-016-4221-z

Cates HE, Komistek RD, Mahfouz MR, Schmidt MA, Anderle M (2008) In vivo comparison of knee kinematics for subjects having either a posterior stabilized or cruciate retaining high-flexion total knee arthroplasty. J Arthroplasty 23(7):1057–1067. https://doi.org/10.1016/j.arth.2007.09.019

Cobb JP, Dixon H, Dandachli W, Iranpour F (2008) The anatomical tibial axis: reliable rotational orientation in knee replacement. J Bone Joint Surg Br 90(8):1032–1038. https://doi.org/10.1302/0301-620X.90B8.19905

Eckhoff DG, Metzger RG, Vandewalle MV (1995) Malrotation associated with implant alignment technique in total knee arthroplasty. Clin Orthop Relat Res (321):28–31. https://doi.org/10.1097/00003086-199512000-00005

Foge DA, Baldini TH, Hellwinkel JE, Hogan CA, Dayton MR (2019) The role of complete posterior cruciate ligament release in flexion gap balancing for total knee arthroplasty. J Arthroplasty 34(7S):S361–S365. https://doi.org/10.1016/j.arth.2019.03.017

Jiang C, Liu Z, Wang Y, Bian Y, Feng B, Weng X (2016) Posterior cruciate ligament retention versus posterior stabilization for total knee arthroplasty: a meta-analysis. PLoS One 11(1):e0147865. https://doi.org/10.1371/journal.pone.0147865

Kang KT, Koh YG, Son J, Kwon OR, Lee JS, Kwon SK (2018) A computational simulation study to determine the biomechanical influence of posterior condylar offset and tibial slope in cruciate retaining total knee arthroplasty. Bone Joint Res 7(1):69–78. https://doi.org/10.1302/2046-3758.71.BJR-2017-0143.R1

Longo UG, Ciuffreda M, Mannering N, D'Andrea V, Locher J, Salvatore G, Denaro V (2018) Outcomes of posterior-stabilized compared with cruciate-retaining total knee arthroplasty. J Knee Surg 31(4):321–340. https://doi.org/10.1055/s-0037-1603902

MacDessi SJ, Griffiths-Jones W, Chen DB, Griffiths-Jones S, Wood JA, Diwan AD, Harris IA (2020) Restoring the constitutional alignment with a restrictive kinematic protocol improves quantitative soft-tissue balance in total knee arthroplasty: a randomized controlled trial. Bone Joint J 102-B(1):117–124

Marra MA, Strzelczak M, Heesterbeek PJ, van de Groes S, Janssen DW, Koopman BF, Wymenga AB, Verdonschot NJ (2017) The effect of tibial slope on the biomechanics of cruciate-retaining TKA: a musculoskeletal simulation study. J Orthop Res 11(5): page 2423

Maruyama S, Yoshiya S, Matsui N, Kuroda R, Kurosaka M (2004) Functional comparison of posterior cruciate-retaining versus posterior stabilized total knee arthroplasty. J Arthroplasty 19(3):349–353. https://doi.org/10.1016/j.arth.2003.09.010

Mazzucchelli L, Deledda D, Rosso F, Ratto N, Bruzzone M, Bonasia DE, Rossi R (2016) Cruciate retaining and cruciate substituting ultra-congruent insert. Ann Transl Med 4(1):2. https://doi.org/10.3978/j.issn.2305-5839.2015.12.52

Meneghini RM, Ziemba-Davis MM, Lovro LR, Ireland PH, Damer BM (2016) Can intraoperative sensors determine the "target" ligament balance? Early outcomes in total knee arthroplasty. J Arthroplasty 31(10):2181–2187

Okamoto Y, Otsuki S, Nakajima M, Jotoku T, Wakama H, Neo M (2019) Sagittal alignment of the femoral component and patient height are associated with persisting flexion contracture after primary total knee arthroplasty. J Arthroplasty 34(7):1476–1482. https://doi.org/10.1016/j.arth.2019.02.051

Olivecrona C, Lapidus LJ, Benson L, Blomfeldt R (2013) Tourniquet time affects postoperative complications after knee arthroplasty. Int Orthop 37(5):827–832. https://doi.org/10.1007/s00264-013-1826-4

Panni AS, Ascione F, Rossini M, Braile A, Corona K, Vasso M, Hirschmann MT (2018) Tibial internal rotation negatively affects clinical outcomes in total knee arthroplasty: a systematic review. Knee Surg Sports Traumatol Arthrosc 26(6):1636–1644. https://doi.org/10.1007/s00167-017-4823-0

Putman S, Boureau F, Girard J, Migaud H, Pasquier G (2019) Patellar complications after total knee arthroplasty. Orthop Traumatol Surg Res 105(1S):S43–S51. https://doi.org/10.1016/j.otsr.2018.04.028

Shelton TJ, Howell SM, Hull ML (2019) Is there a force target that predicts early patient-reported outcomes after kinematically aligned TKA? Clin Orthop Relat Res 477(5):1200

Sheth NP, Husain A, Nelson CL (2017) Surgical techniques for total knee arthroplasty: measured resection, gap balancing, and hybrid. J Am Acad Orthop Surg 25(7):499–508. https://doi.org/10.5435/JAAOS-D-14-00320

Song SJ, Park CH, Bae DK (2019) What to know for selecting cruciate-retaining or posterior-stabilized total knee arthroplasty. CiOS Clin Orthop Surg 11(2):142–150. https://doi.org/10.4055/cios.2019.11.2.142

Spekenbrink-Spooren A, Van Steenbergen LN, Denissen GAW, Swierstra BA, Poolman RW, Nelissen RGHH (2018) Higher mid-term revision rates of posterior stabilized compared with cruciate retaining total knee arthroplasties: 133,841 cemented arthroplasties for osteoarthritis in the Netherlands in 2007–v2016. Acta Orthop 89(6):640–645. https://doi.org/10.1080/17453674.2018.1518570

Vertullo CJ, Lewis PL, Lorimer M, Graves SE (2017) The effect on long-term survivorship of surgeon preference for posterior-stabilized or minimally stabilized total knee replacement an analysis of 63,416 prostheses from the Australian Orthopaedic Association national joint replacement registry. J Bone Joint Surg Am 99(13):1129–1139. https://doi.org/10.2106/JBJS.16.01083

Walker PS, Garg A (1991) Range of motion in total knee arthroplasty: a computer analysis. Clin Orthop Relat Res (262):227–235. https://doi.org/10.1097/00003086-199101000-00031

Yang G, Huang W, Xie W, Liu Z, Zheng M, Hu Y, Tian J (2016) Patellar non-eversion in primary TKA reduces the complication rate. Knee Surg Sports Traumatol Arthrosc 24(3):921–930. https://doi.org/10.1007/s00167-015-3528-5

Yoshiya S, Matsui N, Komistek RD, Dennis DA, Mahfouz M, Kurosaka M (2005) In vivo kinematic comparison of posterior cruciate-retaining and posterior stabilized total knee arthroplasties under passive and weight-bearing conditions. J Arthroplasty 20(6):777–783. https://doi.org/10.1016/j.arth.2004.11.012

Zhang B, Cheng CK, Qu TB, Hai Y, Lin Y, Pan J, Wang ZW, Wen L (2016) Partial versus intact posterior cruciate ligament-retaining total knee arthroplasty: a comparative study of early clinical outcomes. Orthop Surg 8(3):331–337. https://doi.org/10.1111/os.12269

（侯卫坤　李　辉）

第 28 章

后稳定型全膝关节置换术

Musa B. Zaid and Thomas P. Vail

28.1 引言

在 TKA 中使用 CR 假体还是 PS 假体，仍然是一个有争议的话题，因为要实现疼痛缓解和功能效果满意，不同技术之间不是相互孤立的。虽然文献报道的 PS-TKA 后活动范围增加，但与 CR-TKA 相比，二者在无菌性松动率或患者报告的结局等方面无明显差异。本章重点介绍骨水泥的 PS-TKA 手术技术、简要讨论 PS-TKA 的运动学考量，并回顾近期的一些文献对比 CR 和 PS 假体设计的功能评分及患者报告的结局。

28.2 典型病例

患者女性，75 岁，既往有高血压病史，在关节置换诊所就诊，双膝关节疼痛渐进性加重 1 年，左侧较重。自诉有膝前痛，为活动相关的钝性疼痛，上下楼、久站和行走时加重。此外，膝关节畸形加重。患者不使用任何辅助设备可行走超过 6 个街区。患者曾尝试口服抗炎药和关节内注射可的松，症状仅有轻微缓解。患者主要是关节疼痛，否认有背部疼痛或其他明显的关节症状。

查体发现，BMI 为 26 kg/m^2。走路时为痛性、外翻内冲步态。双髋关节无明显疼痛，主被动活动范围正常，主动直腿抬高无明显疼痛。膝关节查体示内外侧关节线处的轻度压痛，无肿胀。患者双膝关节外翻畸形，左侧为重，双膝 ROM 均为 0° ~ 130° 。前后应力试验稳定性良好，外翻畸形可被动矫正，侧副韧带检查止点可靠。神经血管都是完整的。

双侧膝关节正位、日出位、侧位和 Rosenborg 位的 X 线片显示外翻畸形，外侧关节间隙狭窄，骨对骨磨损且有软骨下骨硬化（图 28.1）。

考虑到患者症状严重、活动受限以及对其生活质量的影响，建议患者分期进行双侧 TKA。由于左膝症状较严重，患者选择先进行左侧 TKA。术后结果见图 28.2。

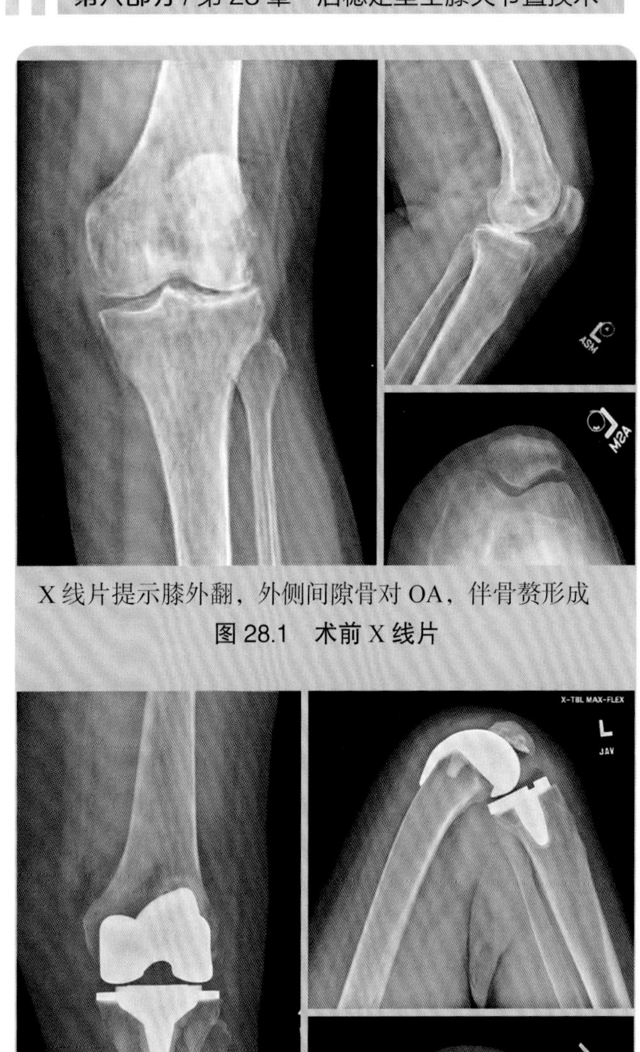

X 线片提示膝外翻，外侧间隙骨对 OA，伴骨赘形成

图 28.1　术前 X 线片

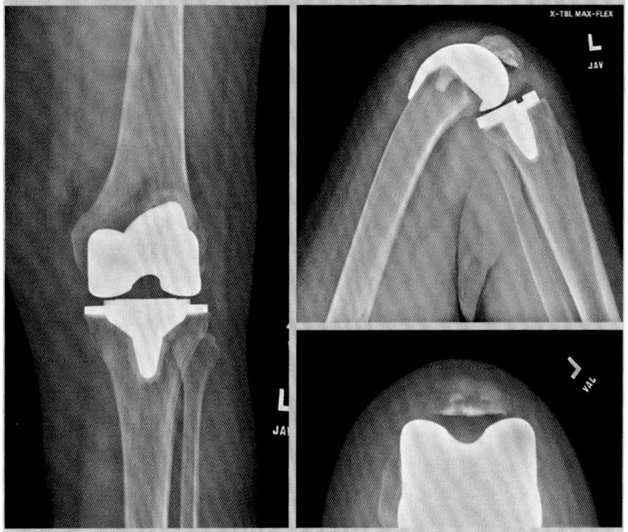

X 线片提示骨水泥 PS 膝关节，型号合适，间隙平衡良好

图 28.2　术后 X 线片

28.3 手术技术

28.3.1 患者体位

患者仰卧于一个标准手术床上。在术侧肢体大腿根部，用软垫保护后上止血带，只在最后上骨水泥安装假体时充气。按常规方式进行术侧下肢消毒、铺单，然后放到膝关节体位装置中并固定好。保证踝关节可自由活动，以在放置胫骨髓外定位器时能够看到内外踝。

28.3.2 手术显露

将膝关节屈曲 40° ~ 45° ，沿髌骨内侧弧形切开皮肤，避开胫骨结节和其他骨性突起。关节囊用手术刀自远及近切开，从胫骨结节内侧 1/3 开始，连带内侧 6 ~ 8 mm 的髌下韧带，绕髌骨内侧留有一定的软组织袖，然后继续沿股四头肌肌腱内侧 6 ~ 8 mm 切开，直到超出髌骨上极一个髌骨的高度。然后将髌骨翻向外侧，并切除脂肪垫。

"髌骨自内松解"，即沿髌骨外缘骨软骨连接处松解附着在髌骨上的关节囊。锐性切断髌股韧带。进行有限的滑膜切除术（在弥漫性滑膜炎或滑膜增厚，可切除更多滑膜）。在标准的内翻或外翻膝关节中，畸形是可复的，显露时仅最低限度的剥离 MCL 的深层（而更严重的固定畸形需要松解更多的挛缩组织），保证胫骨近端显露充分，可进行胫骨近端截骨。

一旦该标准显露完成，将膝关节屈曲，髌骨向外侧半脱位。这可充分暴露股骨远端和胫骨近端，从而开始截骨和评估屈伸间隙。

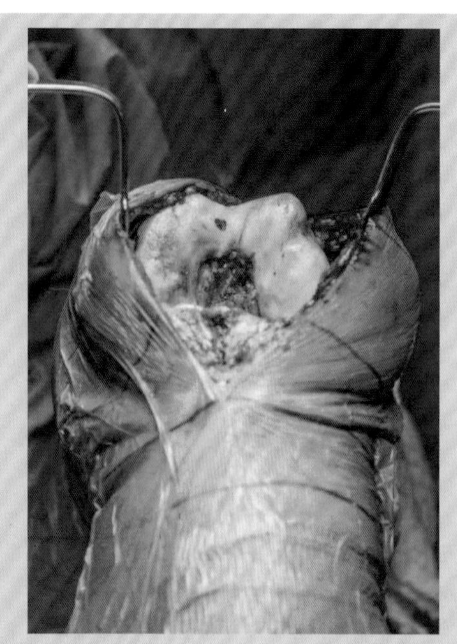

术中图展示了股骨远端，髓内定位的开髓点位于后交叉韧带股骨侧起点略偏内，向前 7 ~ 10 mm 的位置

图 28.3　开髓点位置

28.3.3　股骨远端准备

屈曲膝关节，使用咬骨钳去除关节软骨边缘的所有骨赘，这些骨赘大到可干扰参考股骨远端截骨对关节线的评估。股骨远端截骨参照髓内定位，开髓点位于股骨髁间切迹内侧缘的上方，紧贴着后交叉韧带股骨端起点的内侧，向前 7 ~ 10 mm（图 28.3）。预先设定好相对于解剖轴的外翻角，将股骨远端截骨导板连接到髓内定位杆上，再将髓内定位杆插入股骨远端。外翻角通过术前影像测量确定。为恢复关节线，应保证截掉骨的厚度与假体的厚度相当。定位好后，用钉子固定截骨导板，去除髓外定位杆，并用摆锯在截骨导板内完成股骨远端截骨（图 28.4）。

应当注意，确保锯片不要偏离硬化骨，导致截骨偏离所需的角度。

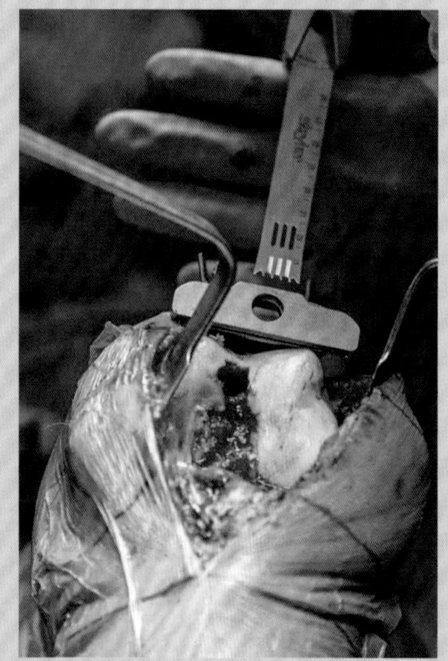

术中图显示去除髓内定位杆后，固定好股骨远端截骨导板，注意髓内定位的开髓点就在髁间正上方略偏内的位置，用摆锯在导板引导下完成截骨

图 28.4　股骨远端截骨

28.3.4　胫骨准备

完成股骨远端截骨后，将膝关节屈曲到 90°，准备做胫骨近端。虽然可以通过导航或定制的导板来完成股骨远端截骨和胫骨近端截骨，但最常用的仍是胫骨髓外定位。同样，也可以先截胫骨近端，再截股骨远端，参考胫骨近端截骨进行股骨截骨。不管是哪种流程，髓外定位都是通过位于关节线上的钉子和位于外踝和内踝或上方周围的抱踝器固定在腿上。髓外定位器械近端的位置决定了胫骨近端截骨与机械轴和解剖轴的关系。一些术者倾向于采用预先确定好的胫骨近端角，而另一些术者使用体部解剖标志，如远端是踝穴中点，近端是胫骨结节中内 1/3，也有一些术者选择胫骨近端截骨垂直于机械轴。

不管采用上述哪一种方法，为达到预期的结果，通常都要求术者将个体解剖结构和畸形变异的情况考虑在内。

当进行 PS 膝关节置换术时，为适应假体的关节面设计，后倾角通常设置为 5° 或更小。为检查胫骨髓外导向器需要的内外翻对线，使用力线杆从导向器的前方往下滑，并参照胫骨嵴和内外踝等表面标志进行校准。虽然在这一阶段设定胫骨近端截骨导板的旋转并不关键，但是通常将截骨导板的中央标记与胫骨结节的内侧 1/3 对齐。当截骨后倾时，旋转就会变得很重要，因为如果旋转偏离了中线，截骨时前大后小的旋转可以转化为内翻或外翻。

最后，将截骨探针放到胫骨平台上，以确定合适的截骨平面（图 28.5）。根据参考点的不同，截骨平面可能会有所不同，如果参考点位于骨缺损区域，则截除的骨较少，如果参考点位于正常的关节线，则截骨块与假体厚度一致。然后用摆锯进行胫骨近端截骨。

在进行胫骨截骨时，要缓慢移动锯片，特别留意保护侧副韧带，并感知后皮质，因为损伤后侧血管结构、侧副韧带和关节囊的风险极大。

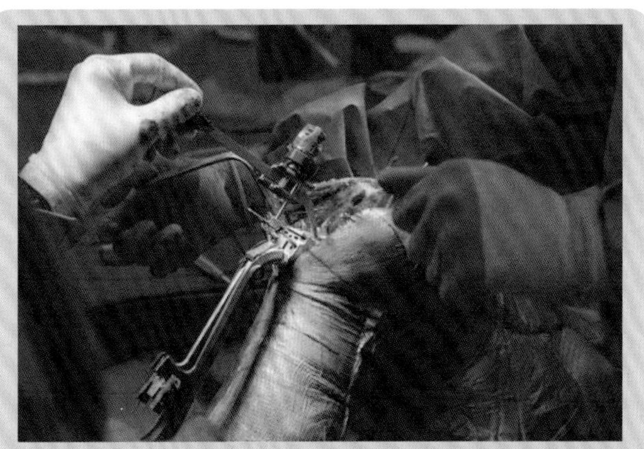

将截骨探针放在胫骨平台上，以确定胫骨近端合适的截骨平面。截骨量同胫骨金属托和胫骨衬垫的总厚度相关

图 28.5　术中图显示胫骨髓外定位器的放置

28.3.5　伸直间隙平衡

在完成股骨远端和胫骨近端截骨后，检查伸直间隙。将腿完全伸直，插入一个间隔块，以评估伸直间隙是否平衡。理想情况下，伸直间隙接近于矩形，而不是梯形（图 28.6）。当放置间隔块并评估韧带的平衡时，不应有明显的内侧或外侧松弛，或超过 2 mm 的差异。

这是手术过程中一个非常主观的步骤，因为在评估伸直间隙平衡时，并没有明确的内翻或外翻应力的大小。

然而，如果术者认为伸直间隙不平衡，那么可能需要一些软组织松解（假设股骨远端和胫骨近端截骨已达预期）。对典型的外翻膝关节，关节线处的外侧关节囊可以从胫骨上剥离下来，接下来在 Gerdy 结节正上方松解 IT 止点，如果必要，最后剥离腘腓韧带（腘肌下方的关节囊复合体）。对于内翻膝关节，内侧关节囊、后内侧角和 MCL 的浅层可以依次松解，以获得伸直间隙的平衡。

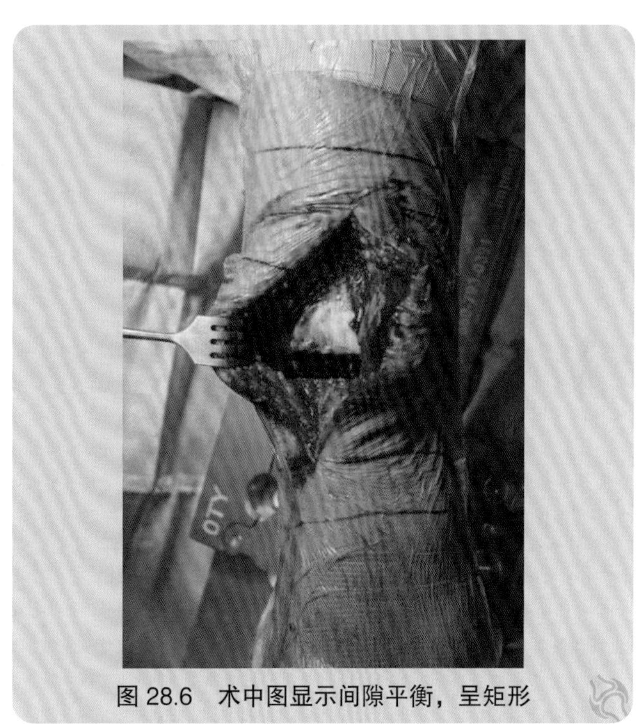

图 28.6　术中图显示间隙平衡，呈矩形

28.3.6　股骨假体型号和旋转

伸直间隙平衡满意后，可测量股骨假体型号并完成股骨截骨。这一步可以使用测量截骨技术或 BG 技术来完成。一些使用测量截骨技术的术者倾向于从股骨远端截骨开始，然后使用髁上轴或 Whiteside 线确定旋转，完成股骨准备，按计划完成所有股骨和胫骨截骨后，最后平衡韧带。在 BG 技术的工作流程中，伸直间隙截骨完成后，直接进行松解。

根据胫骨截骨和韧带张力确定股骨假体型号，完成股骨前、后和斜面截骨。BG 技术的工作流程是，将膝关节置于屈曲 90° 位，并测量股骨型号大小。然后使用韧带张力装置或在胫骨上放间隔块来确定股骨假体旋转（图 28.7）。在这一步中，可以施加内翻和外翻应力检查其对称性，并去除胫骨近端的截骨导向器，以评估屈曲间隙平衡。在截骨确定股骨旋转之前，股骨假体的大小、聚乙烯衬垫的厚度以及股骨假体的旋转都可以进行调整。

理想情况下，伸直间隙和屈曲间隙应基本相等；如果屈曲间隙过大，则应考虑增大股骨假体型号。如果屈曲间隙太小，可减小股骨假体型号。

一旦确定了最佳的旋转和大小，将股骨截骨导板用钉子固定（图 28.7）。放好拉钩以保护软组织，然后使用摆锯进行股骨的前髁、前斜面、后髁、后斜面截骨。然后完成髁间截骨（图 28.8）。髁间截骨的内外侧位置决定了假体最终的内外侧位置。在保证不向外侧悬挂出的前提下，股骨假体的位置宁外勿内，以优化髌骨轨迹。接下来，可以使用椎板扩张器来撑开屈曲间隙，显露股骨后髁，以去除残留的骨赘。现在植入试模进行整体的平衡、匹配度和活动度的再评估。

28.3.7 髌骨准备

测量髌骨的大小，根据髌骨进行截骨导向器设置。一般情况下，在髌骨的骨软骨边界截骨，需注意髌骨的外侧面通常较内侧面更长、更薄且更平缓。

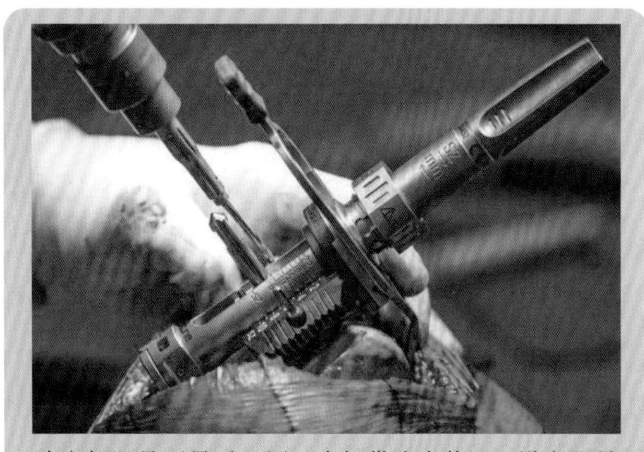

确定好股骨型号后，用一个韧带张力装置，设定股骨假体的旋转位置

图 28.7　术中图显示如何测量股骨型号

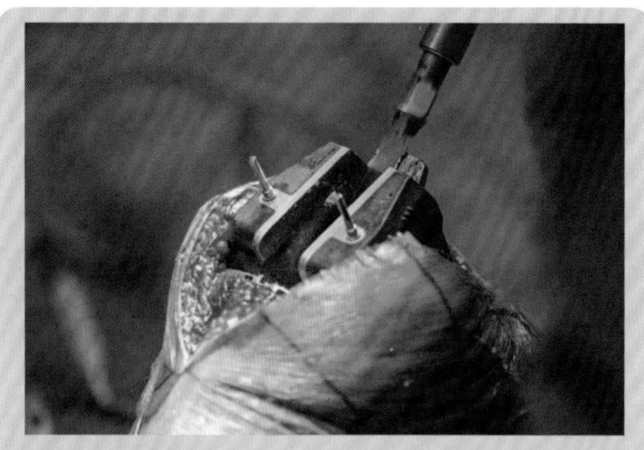

髁间的内外侧位置决定了最终假体安放的内外侧位置，在无外侧悬出的前提下，应该尽量偏外安放，以优化髌骨轨迹

图 28.8　术中图显示正在进行髁间截骨

28.3.8 测试和胫骨假体型号

在将股骨试模和胫骨试模装好后，应进行直视下的检查，以确保股骨远端截骨合适，同股骨试模服帖。胫骨假体型号的选择是，在没有悬出的前提下最大覆盖胫骨面（图 28.9）。在完成胫骨准备之前，先装好试模将膝关节进行一定范围的屈伸活动，再在关节线上标记胫骨假体的旋转。如果膝关节稳定且平衡良好，胫骨假体旋转位置理想，则使用电钻和冲压法完成最终的胫骨准备。

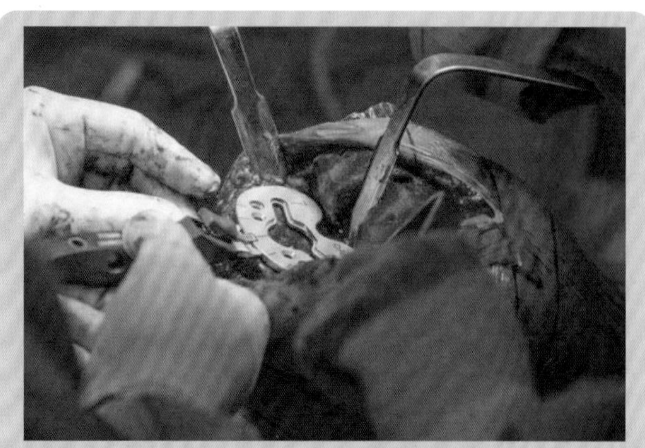

在无悬出的前提下保证胫骨最大覆盖，确定胫骨假体型号，根据胫骨结节或踝关节等解剖标志确定假体旋转

图 28.9　术中测量胫骨大小

28.3.9 骨水泥和最终假体植入

止血带充气，用脉冲枪冲洗所有的骨面，然后拭干。首先，将胫骨假体固定到位。沿着胫骨近端骨

面和龙骨孔以及胫骨基座上涂水泥和用手指填充水泥（有些术者使用骨水泥枪）（图 28.10，图 28.11）。在同骨水泥接触的干燥股骨和胫骨假体面上，均匀涂上骨水泥。同样，在股骨前端和远端截骨面上也涂上骨水泥，在假体的后凸缘上抹少量骨水泥。然后，将假体植入并夯实。去除多余的骨水泥。植入测试衬垫，将膝关节放到伸直位。

在等骨水泥凝固时，保持膝关节不动且对齐是很重要的。当骨水泥处于塑形阶段时，膝关节的运动会导致骨水泥或假体 – 骨水泥的透亮带和骨水泥鞘不佳。

装上胫骨和股骨假体后，髌骨假体也用骨水泥固定。一旦骨水泥完全硬化后，则再次检查膝关节是否在整个活动范围内都稳定。止血带放气，安装聚乙烯衬垫。

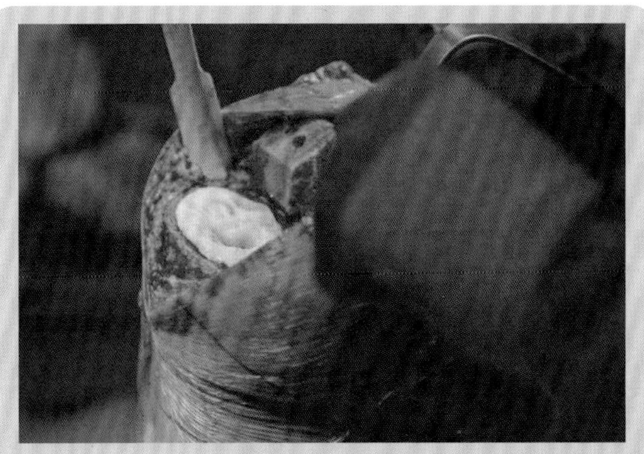

在放置股骨假体之前，骨水泥也沿股骨远端放置（未显示），保持假体和骨水泥之间的界面没有血液和脂肪，对于优化假体的固定是非常重要

图 28.10　术中图像显示沿胫骨近端表面用手指填充骨水泥

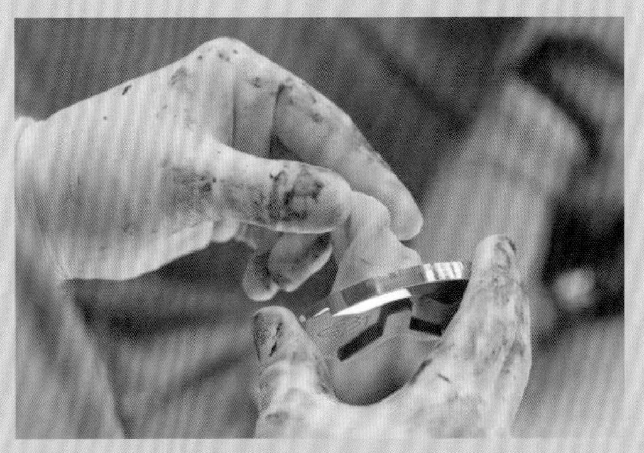

图 28.11　在同骨水泥接触的干燥股骨和胫骨假体面上（如图所示）涂骨水泥

28.3.10　闭合伤口

膝关节囊在深层可采用单丝可吸收缝合线，以及尼龙缝合线、钉皮机或皮下连续缝合伤口。伤口用无菌敷料包扎。

28.4　文献综述

■ 介绍

初次 TKA 有多种假体设计，其中最常见的 2 种类型是 CR 和 PS 假体。CR 假体设计依赖于患者固有的后交叉韧带，以便在深屈曲时股骨后滚，而 PS 设计利用胫骨聚乙烯衬垫上的中心柱，该立柱与位于髁间的股骨假体上的横向凸轮接触（图 28.12）。在 PS 设计中，在膝关节深屈曲的过程中，凸轮和立柱发生接触，这在理论上限制了股骨向前平移的程度，并导致随后的股骨后滚，允许增加膝关节的屈曲（Insall et al.，1982）。

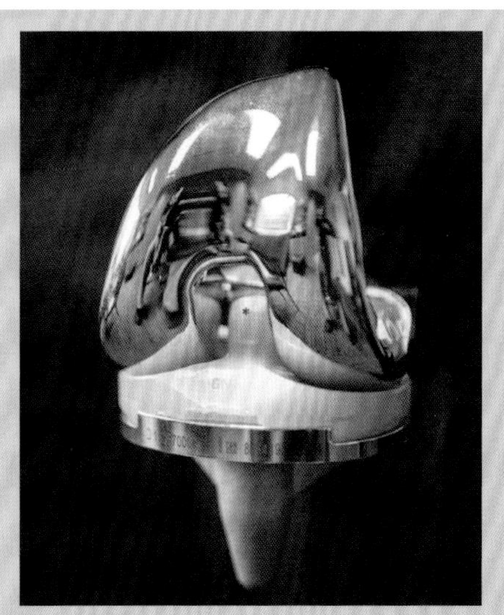

PS 全膝关节假体利用胫骨聚乙烯衬垫上的中心立柱（*），与位于股骨假体的股骨髁之间的横向凸轮接触

图 28.12　后稳定型全膝关节假体

PS 设计的第一次迭代是在 1978 年由 Insall 和 Burstein 引入的，由一个 APT 假体组成。从那时起，PS 的设计经历了各种变化，以提高运动学和长期生存（Insall et al.，1993）。

PS-TKA 是一种流行的假体设计，大量研究都显示了其良好的活动范围、生存率和功能结果。

■ 关节活动度

据假设，用凸轮和立柱替代固有的 PCL，可以通过机械的股骨后滚来增加 ROM（Pagnano et al., 1998；Bercik et al., 2013）。大量研究已经证明，PS 膝关节能够获得良好的 ROM。在一项超过 240 例膝关节的前瞻性队列研究中，Hirsch 等（1994）比较了 PS、CR 和后交叉韧带去除膝关节之间的 ROM，发现与 CR 膝关节相比，PS 膝关节的 ROM 显著增加（112° *vs*.104° ）。与 CR 假体相比，ROM 得到改善，这在许多研究中都得到了证实（Maruyama et al., 2004；Yoshiya et al., 2005；Catani et al., 2004），包括 Bercik 等（2013）最近的一项荟萃分析，该分析得出结论，PS 膝关节平均增加了 3.33° 。除了改善整体 ROM 外，许多研究发现，与 CR 膝关节相比，PS 膝关节可以增加屈曲。与 ROM 相似，Bercik 等（2013）最近的荟萃分析结果显示，与 CR 膝关节相比，患者的 PS 膝关节能够获得明显更多的屈曲角度。

■ 松动和生存率

虽然早期有假设认为，保留固有的 PCL 可以通过抵抗骨 – 假体界面的剪切力来减少无菌性松动（Pagnano et al., 1998），PS 膝关节的早期生物力学测试表明，PS 膝关节的立柱 – 凸轮机制在胫骨近端施加的是压力而不是剪切力（Insall et al., 1982）。这些生物力学的发现也支持今天的临床结果。

在一项长期的前瞻性队列研究中，纳入了 55 名接受 PS 膝关节置换术的年轻患者（< 60 岁），Meftah 等（2015）在平均 12.3 年（11 ~ 13 年）的随访中未发现无菌性松动病例。此外，PS 假体末次随访的生存率极高，为 98%。即使在 15 年的随访中，Lachiewicz 等在接受组配的后稳定膝关节置换术的患者中发现，无菌性松动率为 1%，假体生存率为 96.8%。

> 这些结果表明，PS 膝关节可能不会增加无菌性松动的风险，并具有良好的生存率。

■ 功能结果

大量随机试验表明，PS 膝关节置换的患者报告的结果与 CR 膝关节置换术相似。在最近的一项比较 PS 和 CR 膝关节的随机对照试验中，Scott 等（2014）发现，在 111 名患者的队列中，至少随访 2 年，膝关节协会疼痛、功能和运动评分没有显著差异。同样，Maruyama 等（2004）前瞻性随机研究中，对比了接受 PS-TKA 和 CR-TKA 患者，平均随访 31.7 个月，结果显示术后膝关节评分没有显著差异。此外，在一项随机试验的荟萃分析中，比较了 PS 假体和 CR 假体，在平均 2 年和 5 年的随访中，没有发现功能结果和术后膝关节协会疼痛评分存在显著差异（Li et al., 2014）。

■ 运动学和步态

如前所述，理论上认为，PS 膝关节上的凸轮和立柱机制重建了固有的股骨后滚，并允许增加膝关节屈曲。许多研究比较了 CR 假体和 PS 假体的运动学。虽然最初人们认为保留 PCL 会有预料之中的股骨后滚，模拟天然的膝关节运动学，但这并没有得到证明。Dennis 等（1996）提出了“矛盾的股骨前移”的概念，即在 CR 假体中，股骨在胫骨上向前反常移动。

这种股骨的反常运动在理论上可以导致胫骨聚乙烯磨损和剪切力的增加。与 CR 假体设计不同，PS 全膝关节假体已被证明可以恢复生理的股骨后滚。通过在体荧光透视，Fantozzi 等（2006）已经证明，PS 假体在行走、从坐到站立和爬楼梯等日常生活活动中，成功地重建了生理上的股骨后滚。

要点

- PS 全膝关节假体使用一个凸轮 – 立柱机制来重建自然的股骨后滚。
- PS 全膝关节假体的 10 ~ 15 年生存率极高，且无菌性松动率较低。
- PS 假体较 CR 假体可提供的屈曲角度大一点。
- PS 假体的功能评分同 CR 的假体相当。
- PS 假体的关节运动学较 CR 假体保持的更优。
- 为使假体固定最佳，保持假体与骨水泥之间的界面没有血液和脂肪是很重要的。

参考文献

（遵从原版图书著录格式）

Bercik MJ, Joshi A, Parvizi J (2013) Posterior cruciate-retaining versus posterior-stabilized total knee arthroplasty: a meta-analysis. J Arthroplasty 28:439–444

Catani F, Leardini A, Ensini A et al (2004) The stability of the

Catani F, Leardini A, Ensini A et al (2004) The stability of the cemented tibial component of total knee arthroplasty. J Arthroplasty 19:775–782

Dennis DA, Komistek RD, Hoff WA, Gabriel SM (1996) In vivo knee kinematics derived using an inverse perspective technique. Clin Orthop Relat Res 331:107–117

Fantozzi S, Catani F, Ensini A, Leardini A, Giannini S (2006) Femoral rollback of cruciate-retaining and posterior-stabilized total knee replacements: in vivo fluoroscopic analysis during activities of daily living. J Orthop Res 24:2222–2229

Hirsch HS, Lotke PA, Morrison LD (1994) The posterior cruciate ligament in total knee surgery. Save, sacrifice, or substitute? Clin Orthop Relat Res 309:64–68

Insall JN, Clarke HD (1993) Historic development, classification, and characteristics of knee prostheses. In: Insall & Scott surgery of the knee, 6th edn, pp 1375–1404.e6

Insall J, Lachiewicz P, Burstein A (1982) The posterior stabilized condylar prosthesis: a modification of the total condylar design. Two to four-year clinical experience. J Bone Joint Surg Am 64:1317–1323

Li N, Tan Y, Deng Y, Chen L (2014) Posterior cruciate-retaining versus posterior stabilized total knee arthroplasty: a meta-analysis of randomized controlled trials. Knee Surg Sports Traumatol Arthrosc 22:556–564

Maruyama S, Yoshiya S, Matsui N, Kuroda R, Kurosaka M (2004) Functional comparison of posterior cruciate-retaining versus posterior stabilized total knee arthroplasty. J Arthroplasty 19:349–353

Meftah M, White PB, Ranawat AS, Ranawat CS (2015) Long-term results of total knee arthroplasty in young and active patients with posterior stabilized design. Knee 23:318–321

Pagnano MW, Cushner FD, Scott WN (1998) Role of the posterior cruciate ligament in total knee arthroplasty. J Am Acad Orthop Surg 6:176–187

Scott D, Smith R (2014) A prospective, randomized comparison of posterior stabilized versus cruciate-substituting total knee arthroplasty: a preliminary report with minimum 2-year results. J Arthroplasty 29:179–181

Yoshiya S, Matsui N, Komistek RD, Dennis DA, Mahfouz M, Kurosaka M (2005) In vivo kinematic comparison of posterior cruciate-retaining and posterior stabilized total knee arthroplasties under passive and weight-bearing conditions. J Arthroplasty 20:777–783

（侯卫坤　李　辉）

第 29 章

前后交叉韧带保留型全膝关节置换术

Michael D. Ries

29.1 引言

前后交叉韧带保留型（bicruciate retaining，BCR）TKA 在 20 世纪 70 年代曾常规开展，但到 20 世纪 80 年代，该术式在美国基本上被放弃。早期 BCR 全膝关节术基本上由两个单髁关节置换组成，胫骨假体通过前杆或者桥连接，以允许保留 ACL。然而，这些早期假体的失败率极高，通常是由于松动、假体断裂、磨损和基座－衬垫分离导致的胫骨失败（图 29.1）。其他的并发症包括僵硬、骨突或者包含 ACL 起点的胫骨骨岛骨折（Ries et al.，2018；Coventry et al.，1973；Gunston et al.，1976）。ACL 去除、CR 或 PS 的设计，其疼痛缓解和假体存活率是可重复的。然而，大约 20% 的 TKA 患者对手术的结果不满意（Noble et al.，2006）。这可归因于许多因素，包括运动学改变和屈曲不稳定性等，可能是由于 CR 和 PS 设计中 ACL 功能丧失导致的（Pagnona et al.，1998；Dennis et al.，2003）。现在，已开发出较新的 BCR-TKA 设计，期望现代假体材料、手术技术和仪器设备在 TKA 中保留两个交叉韧带的同时，能避免历史上旧设计所遇到的问题（Ries et al.，2018）。

> 通常认为 BCR-TKA 适用于年轻、活动量大、ACL 完整、膝关节畸形较轻且骨量好的患者。

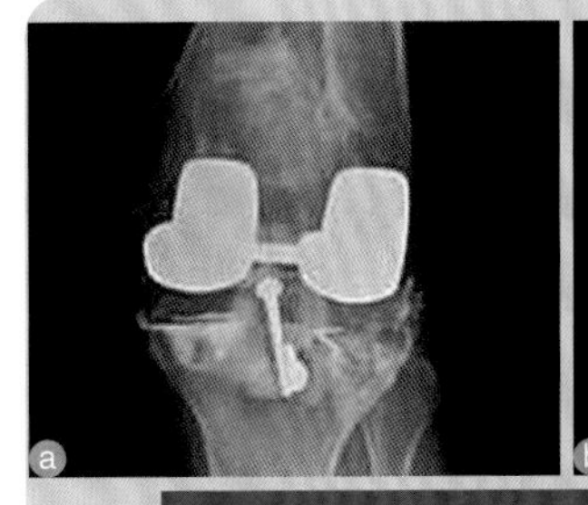

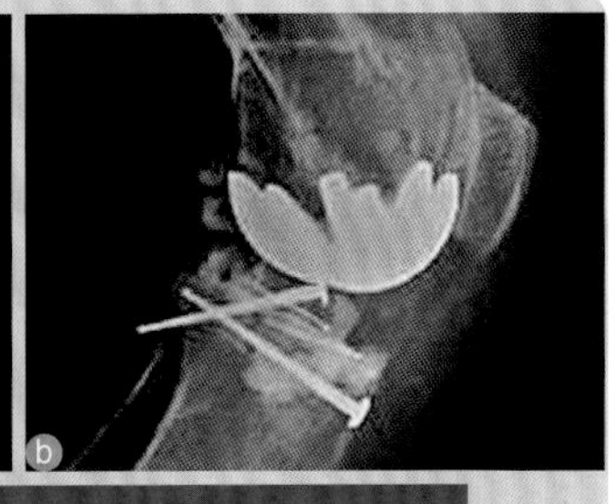

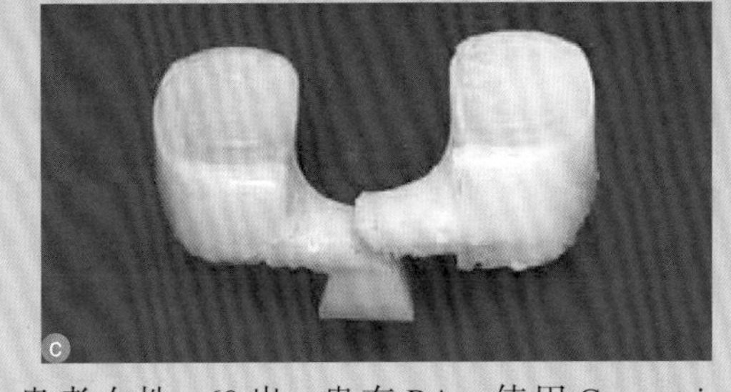

a. 患者女性，68 岁，患有 RA，使用 Geometric 假体（Stryker，Mahwah，新泽西州）BCR-TKA 假体，包括全多聚胫骨假体，髌骨没有进行置换，术后 28 年的正位 X 线片；b. 侧位 X 线片显示，在初次手术时，胫骨隆起处均有螺钉固定；c. 进行了 TKA 翻修，在两个平台之间，胫骨假体松动并在前桥处断裂

图 29.1　胫骨假体失败

29.2 典型病例

29.2.1　病例 1

患者女性，65 岁，平时活动量大，出现了膝关节外侧和前方疼痛，影响日常活动和娱乐活动。NSAIDs 的治疗可缓解疼痛，但注射可的松无效。其膝 ROM 为 0° ～ 130°，膝关节的内外翻和前后应力测试都稳定。X 线片显示 OA 主要累及外侧胫股间隙（图 29.2）。

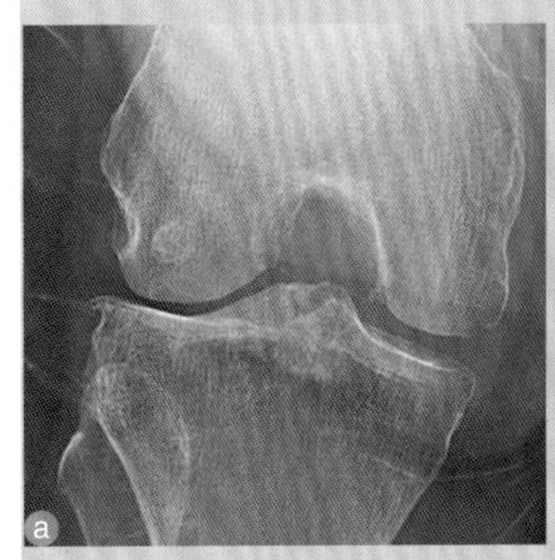

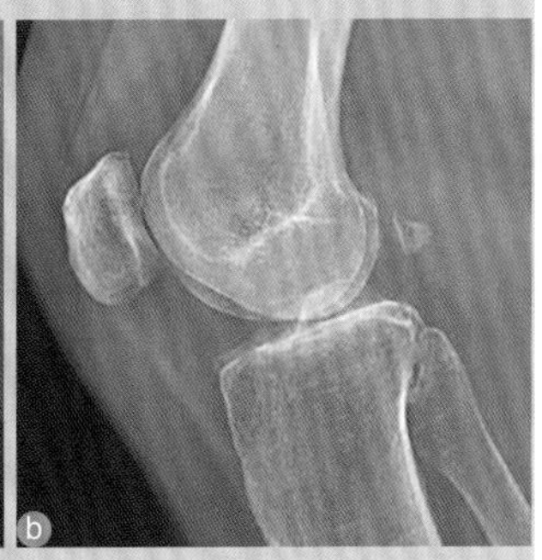

a. 正位；b. 侧位 X 线片显示 OA

图 29.2　患者术前 X 线片

患者接受了 BCR-TKA 治疗。采用髌旁内侧入路显露，股骨侧进行 CR 股骨假体标准截骨，允许暴露内侧胫骨平台（图 29.3a）。髓外定位用于确定胫骨内侧平台截骨的深度、冠状面和矢状面对线（图 29.3b）。保留胫骨髁间嵴和 ACL、PCL，进行胫骨内侧平台截骨（图 29.3c）。对股骨假体和胫骨内侧衬垫进行试验性复位，以确保胫骨内侧平台的截骨量足够。然后将外侧截骨导向器连接到髓外定位器械上，使外侧平台截骨与内侧平台截骨平行（图 29.3d）。

使用不同厚度和后倾角度的内侧和外侧衬垫测试，以平衡软组织（图 29.3e）。

> 为使胫骨假体骨水泥固定最佳，刮除胫骨龙骨周围的松质骨（图 29.3f）。骨水泥在比较稀的时候涂抹，以实现最佳的骨渗透（图 29.3g）。

去除胫骨前部的骨凸起，并将最终假体固定到位（图 29.3h）。

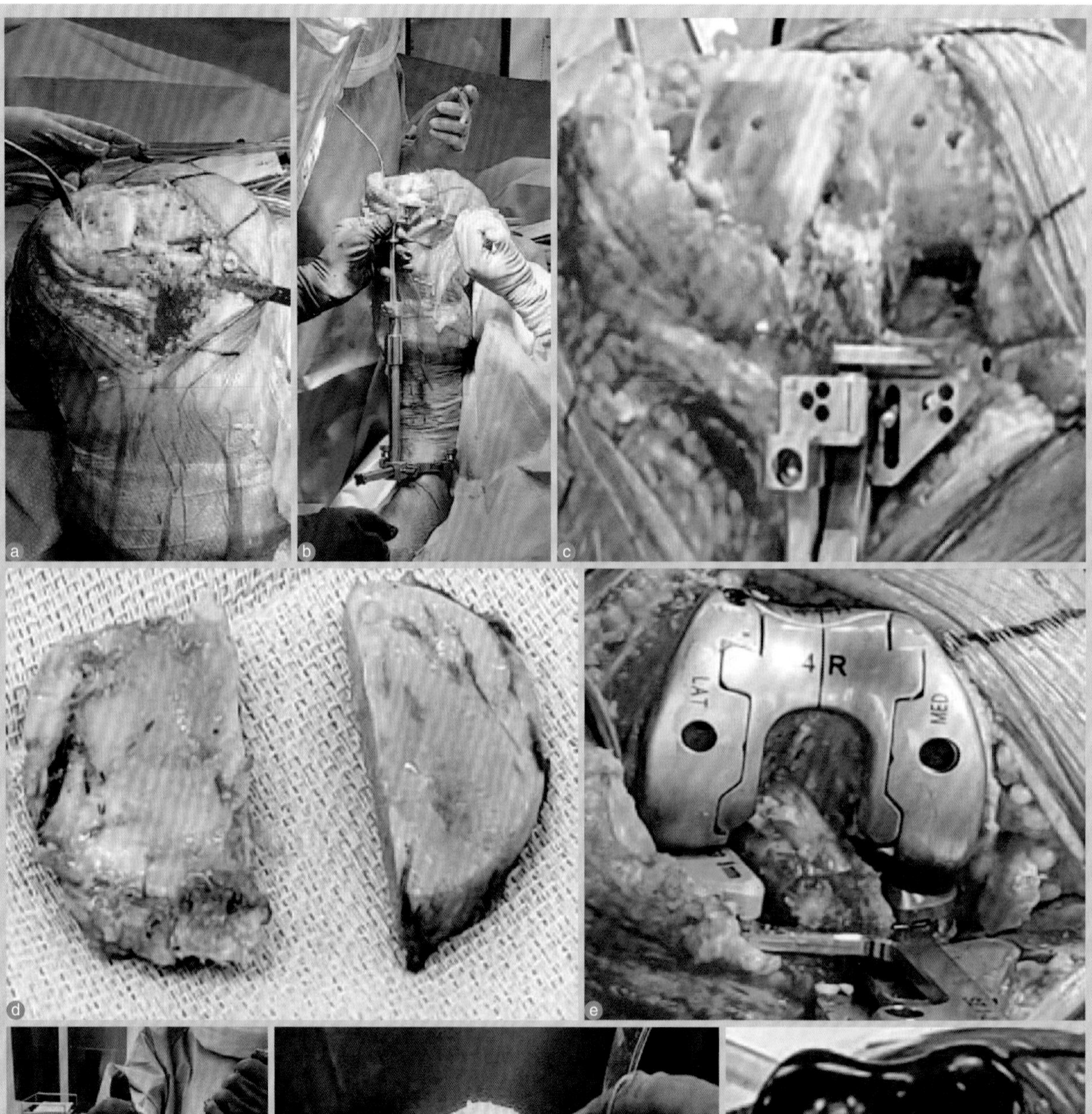

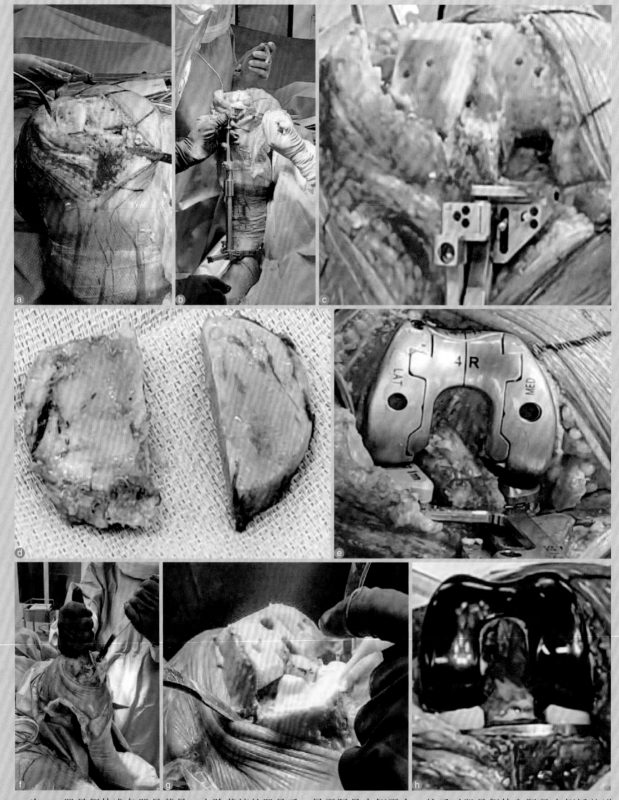

a. 为 CR 股骨假体准备股骨截骨，去除截掉的股骨后，暴露胫骨内侧平台，然后对股骨假体和胫骨内侧插垫进行试复位，以确保胫骨内侧平台的截骨量足够；b. 胫骨髓外定位用于确定胫骨平台内侧截骨的深度、冠状面和矢状面方向；c. 胫骨内侧平台的截骨与内侧 UKA 相似；d. 胫骨外侧平台截骨与内侧平台截骨面平行，截下来的骨面确定胫骨假体的型号；e. 使用不同厚度和后倾角的内侧和外侧胫骨插垫进行试复位，以确定最佳软组织张力；f. 刮除胫骨龙骨周围的松质骨，以优化胫骨假体的骨水泥固定；g. 使用 LV 至 MV 骨水泥，以利于向胫骨渗透；h. 去除胫骨隆起的前部，并将最终假体固定到位

图 29.3 患者术中图像

29.2.2　病例 2

患者女性，38 岁，平时活动量大，主诉左膝疼痛、日常活动受限。摔倒后损伤膝关节，导致股骨内髁和外髁软骨缺失。为恢复关节软骨的完整性，该患者的膝关节随后接受了 3 次关节镜手术。然而，该患者只要负重就疼痛严重且无力。患侧膝 ROM 为 0° ~ 125°，膝关节在临床上对线良好。X 线片显示内侧关节间隙轻度狭窄（图 29.4a），髌股关节相对完好（图 29.4b）。患者接受了 BCR-TKA 治疗，髌骨没有置换（图 29.4c ~ 图 29.4e）。

术后约 3 年，患者膝关节没有疼痛症状，可以从事所有常规活动，并进行徒步和长途骑行。活动范围为 0° ~ 135°，肌力和膝关节的稳定性正常。

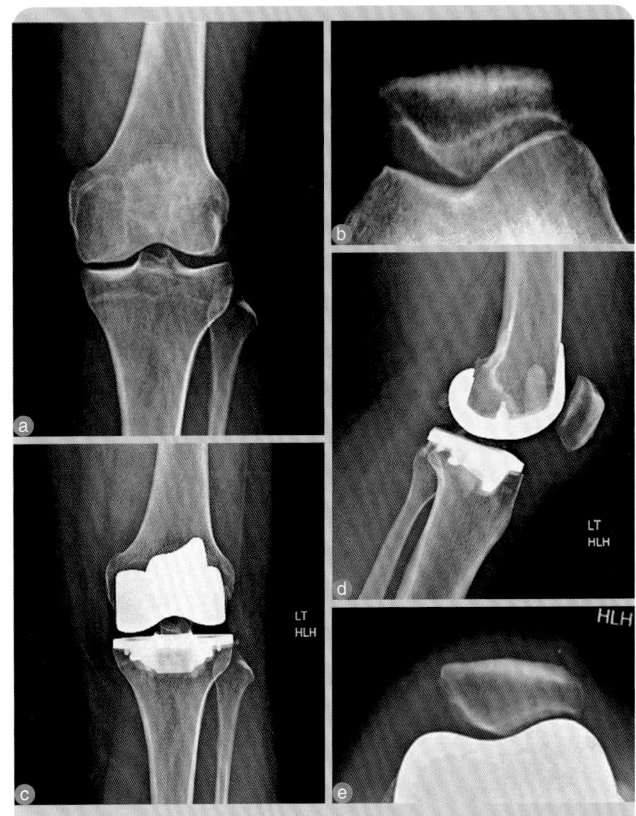

a. 术前正位 X 线片显示轻度内侧间室关节间隙狭窄和轻度的骨性畸形；b. 髌骨轴位片显示轻度 PFOA 改变；c. 术后 3 年，正位 X 线片显示假体的位置稳定；d. 侧位 X 线片显示骨水泥穿透到胫骨龙骨下方，没有任何透亮线；e. 髌骨轴位 X 线片显示未进行置换的髌骨轨迹居中

图 29.4　患者 X 线片

29.3　结果

Steichl 等（2000）使用双平面 X 线透视的方法，对比了 BCR-TKA 患者与 CR-TKA 患者的运动学（表 29.1）。

BCR-TKA 在屈膝时股骨逐渐后滚。CR-TKA 表现出反常的运动，股骨 – 胫骨接触从伸直时位于极后端，随着膝关节屈曲而逐渐向前移动。Moro-oka 等（2007）同样使用双平面 X 线透视法比较了 BCR-

表 29.1　近期评估现代保留前后交叉韧带的 TKA 研究

发表时间	使用方法	患者人数	结果
Steihl et al.，2000	运动荧光透视法	16 BCR，6 CR	BCR 的股骨逐步后滚，CR 的运动学最异常
Moro-oka et al.，2007	运动荧光透视法	9 BCR，5 CR	BCR 较 CR 的股骨后滚更大
Kono et al.，2019	运动荧光透视法	17 BCR	BCR 术后的运动学相对正常
Baumann et al.，2017	平衡测试 – 闭眼和睁眼单足站立对比	20 BCR，20 UKA，20 PS	BCR 的平衡能力更佳
Pritchett，2011	队列比较研究	440　双侧 TKA	89.1% 选择 BCR-TKA 而不是 PS-TKA，76.2% 选择内轴膝 TKA 而不是 PS-TKA
Pritchett，2015	回顾性分析	489　BCR	23 年生存率为 89%
Sabouret et al.，2013	回顾性分析	163　BCR	22.4 年生存率为 82%
Pelt et al.，2019	回顾性分析	141　BCR	3 年生存率为 88%
Boese et al.，2019	前瞻性多中心研究	149　BCR	功能和生活质量结果在临床上显著改善

TKA 和 CR-TKAs 的运动学。在爬楼梯和最大屈曲活动时，同 CR-TKA 相比，BCR-TKA 的外髁向后移动更大。Kono 等（2019）使用双平面 X 线透视法，对 17 名 BCR-TKA 患者的蹲坐和盘腿坐姿活动进行研究。在盘腿坐姿中，超过 60° 屈曲时可观察到内侧轴。在弯曲到 80° ～ 110° 的范围内，蹲坐时的股骨外旋明显大于盘腿坐的时候。

> 这些研究表明，BCR-TKAs 的后滚和外旋，同正常膝关节的方式类似。

与传统 CR 或 PS-TKA 相比，TKA 术中保留 ACL 时，其本体感觉、运动学和关节功能保留的更多。Baumann 等（2017）通过紧闭双眼单腿站立进行平衡测试，与双眼睁开的情况相比，对比 BCR-TKA、UKA 和 PS-TKA 患者的本体感觉。作者发现，与 PS-TKA 组相比，BCR 和 UKA 患者闭眼和睁眼之间的摆动区域差异较小。Pritchett（2011）报告了 440 名患者的功能结果，这些患者进行分期双侧 TKA，两侧分别使用不同类型的假体。89.1% 的人倾向于 BCR-TKA 而非 PS-TKA，76.2% 的人倾向于内轴膝 TKA 而非 PS-TKA。

据报道，早期 BCR-TKA 设计的并发症发生率相对较高（Ries et al.，2018）。然而，Pritchett（2015）报告了 489 例膝关节的结果，使用前后交叉韧带保留、最小限制的假体，远期生存率良好。以任何原因的翻修为终点，23 年的 Kaplan–Meier 生存率为 89%。Sabouret 等（2013）报告了 130 名患者 163 例 BCR Hermes 2C TKA，平均随访 22.4 年。以任何原因的翻修为终点，其生存率为 82%。然而，Pelt 等（2019）报告了 141 例设计更现代的 BCR-TKA。3 年生存率仅为 88%，低于常规 CR 和 PS 设计的预期。失败的原因是单纯的胫骨松动、ACL 撞击、疼痛、不明原因、股骨和胫骨假体松动、ACL 缺失和关节纤维化。

> 在 156 名患者（165 膝）中报告了更好的早期结果，他们采用新的假体设计，具有较大的龙骨和更具解剖学方向的关节线（Boese et al.，2019）。

29.4 讨论

不保留 ACL 的常规 CR-TKA 和 PS-TKA 可缓解疼痛并且假体生存率高。然而，这些假体也与运动学异常和屈曲不稳定有关（Pagnona et al.，1998；Dennis et al.，2003）。保留 ACL 的本体感觉、运动学和关节功能更佳。由于部分膝关节置换术（UKA、髌股关节置换术和双间室膝关节置换术）中保留了 ACL，其功能结果比 TKA 更优。然而，部分膝关节置换术的耐用性和假体生存率通常不如 TKA（Wilson et al.，2019）。

与 CR-TKA 或 PS-TKA 术后相比，BCR-TKA 术后的运动学和功能也更接近正常膝关节。BCR-TKA 术后患者的早期满意度较高。然而，BCR-TKA 术后的假体生存率报道不一。20 世纪 70 年代和 80 年代使用的早期设计，假体失败率较高，通常是由于磨损、松动、骨折、基座 – 衬垫分离和假体断裂（Ries et al.，2018）。然而，其中一些设计也被证明，20 年生存率超过 80%，与同期植入的常规 CR-TKAs 和 PS-TKAs 相似（Pritchett，2015；Sabouret et al.，2013）。

应用现代新设计的植入材料和外科技术，可以解决早期 BCR-TKA 的相关问题。然而，一款采用 CoCr 胫骨假体和 MA 设计的结果表明，术后 3 年的生存率仅为 88%，低于传统的 CR 和 PS-TKA（Pelt et al.，2019）。一款新设计采用胫骨龙骨和运动学对线，早期结果似乎更佳，研究者建议，对于活动量大、畸形小、ACL 完整且骨量良好的患者，BCR-TKA 可能是一种可行的选择（Boese et al.，2019）。然而，与目前可用的 CR-TKA 和 PS-TKA 相比，其远期的耐用性和假体生存率尚不清楚。

要点

- 在 TKA 中保留前后交叉韧带是可能的。
- 同传统 TKA 相比，BCR-TKA 的运动学更佳，关节功能更好。
- 同传统 CR-TKA 或 PS-TKA 相比，在 20 世纪 70 年代到 80 年代做的早期 BCR-TKAs 失败率较高。
- 现代假体设计和强调骨水泥手术技术的早期临床效果良好。

◆ 为了使胫骨假体的骨水泥固定效果最佳，需将胫骨龙骨周围的松质骨冲洗擦拭干燥。使用相对较稀的骨水泥，以利于其向骨内的渗透。

◆ 尚无现阶段使用的新 BCR 设计的远期生存率。

参考文献

（遵从原版图书著录格式）

Baumann F, Bahadin Ö, Krutsch W, Zellner J, Nerlich M, Angele P, Tibesku CO (2017) Proprioception after bicruciate-retaining total knee arthroplasty is comparable to unicompartmental knee arthroplasty. Knee Surg Sports Traumatol Arthrosc 25: 1697–1704

Boese K, MacDonald J, Huang W, Schwarzkopf R, Gerlinger T, Swank M, Huff T, Schinsky M, Amin N, Ast M, Ries M, Roche M, Jones J, Cooper H. Early clinical and patient-reported results of a bi-cruciate retaining total knee implant: six-month results of a prospective multicenter study of 149 primary TKAs. European Orthopaedic Research Society, October 2–5, 2019

Coventry MB, Upshaw JE, Riley LH, Finerman GA, Turner RH (1973) Geometric total knee arthroplasty.II Patient data and complications. Clin Orthop Relat Res 94:177–184

Dennis DA, Komistek RD, Mahfouz MR, Haas BD, Stiehl JB (2003) Multicenter determination of in vivo kinematics after total knee arthroplasty. Clin Orthop Relat Res 416:37–57

Gunston FH, MacKenzie RI (1976) Complications of polycentric knee arthroplasty. Clin Orthop Relat Res 120:11–17

Kono K, Inui H, Tomita T, Yamazaki T, Taketomi S, Tanaka S (2019) In vivo kinematics of bicruciate-retaining total knee arthroplasty with anatomical articular surface under high-flexion conditions. J Knee Surg. https://doi.org/10.1055/s-0039-1696959. [Epub ahead of print]

Moro-oka TA, Muenchinger M, Canciani JP, Banks SA (2007) Comparing in vivo kinematics of anterior cruciate-retaining and posterior cruciate-retaining total knee arthroplasty. Knee Surg Sports Traumatol Arthrosc 15:93–99

Noble PC, Conditt MA, Cook KF, Mathis KB (2006) Patients expectations affect satisfaction with total knee arthroplasty. Clin Orthop Relat Res 452:35–43

Pagnano MW, Hanssen AD, Lewallen DG, Stuart MJ (1998) Flexion instability after primary posterior cruciate retaining total knee arthroplasty. Clin Orthop Relat Res 356:39–46

Pelt CE, Sandifer PA, Gililland JM, Anderson MB, Peters CL (2019) Mean three-year survivorship of a new bicruciate-retaining total knee arthroplasty: are revisions still higher than expected? J Arthroplasty 34:1957–1962

Pritchett JW (2011) Patients prefer a bicruciate-retaining or the medial pivot total knee prosthesis. J Arthroplasty 26: 224–228

Pritchett JW (2015) Bicruciate-retaining total knee replacement provides satisfactory function and implant survivorship at 23 years. Clin Orthop Relat Res 473:2327–2333

Ries MD, Lenz N, Jerry G, Salehi A, Haddock S (2018) Is modern bicruciate retaining TKA feasible? Semin Arthroplasty 29:55–57

Sabouret P, Lavoie F, Cloutier JM (2013) Total knee replacement with retention of both cruciate ligaments: a 22-year follow-up study. Bone Joint J 95-B:917–922

Stiehl JB, Komistek RD, Cloutier JM, Dennis DA (2000) The cruciate ligaments in total knee arthroplasty: a kinematic analysis of 2 total knee arthroplasties. J Arthroplasty 15:545–550

Wilson HA, Middleton R, Abram SGF, Smith S, Alvand A, Jackson WF, Bottomley N, Hopewell S, Price AJ (2019) Patient relevant outcomes of unicompartmental versus total knee replacement: systematic review and meta-analysis. BMJ 364:l352

（侯卫坤　李　辉）

第 30 章

固定平台与活动平台的人工全膝关节置换术

Daniel N. Bracey and Douglas A. Dennis

30.1 引言

牛津膝关节是首款被广泛使用的活动平台假体，自 1976 年开始用于 UKA（Capella et al., 2016）。1984 年，LCS-TKA（前身为新泽西膝关节；Depuy，华沙，印第安纳州），经 FDA 批准后上市（Hamelynck，2006）。该款假体的设计与固定平台截然相反，在聚乙烯衬垫下又增加了一个关节面，而固定平台是将聚乙烯衬垫锁定在金属背面的胫骨托中，以限制下表面的运动（图 30.1）（Post et al., 2010）。活动平台 TKA（MB TKA）在不同地区的使用情况不尽相同（Heckmann et al., 2019；Nguyen et al., 2015）。AJRR 最近的分析显示，2016 年活动平台使用率为 9.4%，而 2018 年报告中新西兰关节登记系统的活动平台使用率接近 30%。活动平台与固定平台设计相比，在膝关节运动学、假体固定、磨损和寿命方面具有潜在优势，这将在本章进行讨论。

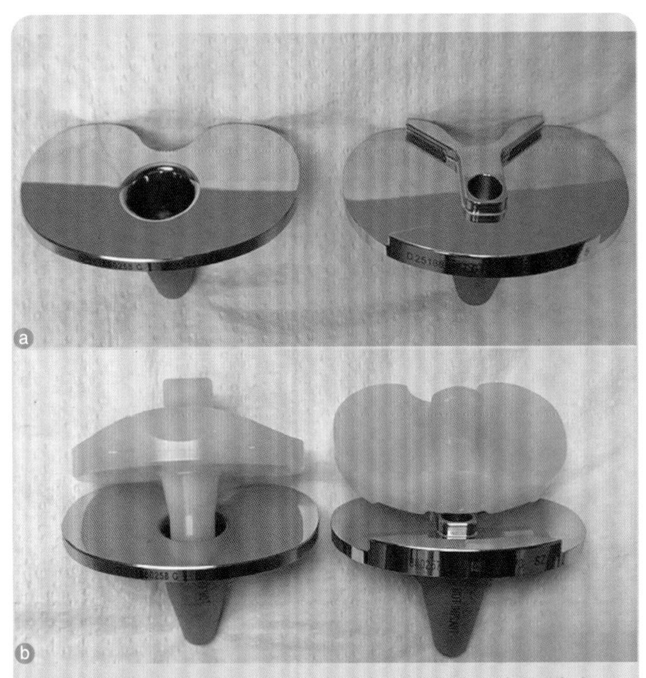

a. 固定平台托上有一个锁定机制，而旋转平台设计中没有；b. 旋转平台的衬垫可围绕一根插入胫骨托的中间立柱旋转，而固定平台胫骨托通过锁定机制固定聚乙烯衬垫

图 30.1　传统固定平台（右图）及旋转平台（左图）TKA 设计

[Postet al. (2010), with permission from Elsevier]

30.2 典型病例

患者女性，62 岁，右膝内侧间室和髌股关节的终末期 OA，经多种保守治疗无效，需行手术治疗（图 30.2）。我们选用 PS 活动平台假体进行 TKA。

> 随机试验证明，使用止血带与 TKA 术后长达 3 个月的股四头肌肌力不足相关，因此，我们机构仅在上骨水泥时用止血带（Dennis et al., 2016）。

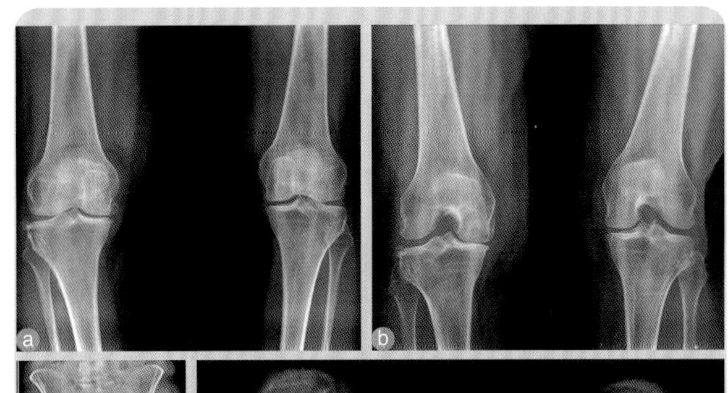

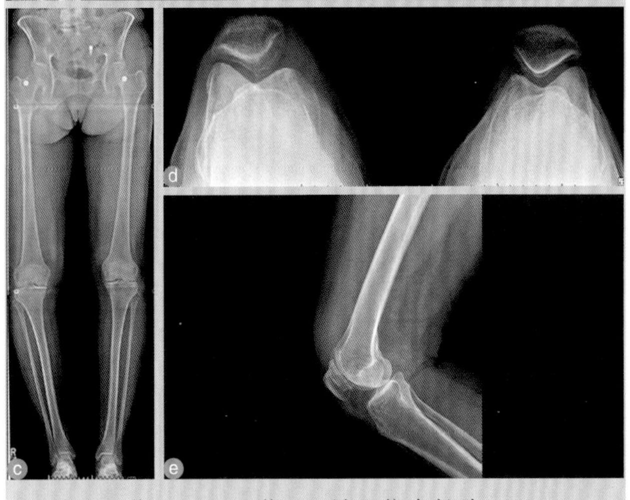

a. 站立正位；b. tunnel 位；c. 站立位全长片；d. merchant 位；e. 侧位，这些 X 线片证实患者诊断为退行性 OA，伴有内侧和髌股关节间隙塌陷、软骨下硬化和内侧关节线处的骨赘形成

图 30.2　常规的术前 X 线片

选用膝关节标准前正中切口，髌旁内侧入路切开关节囊（图 30.3a）。在髓内导向器引导下进行股骨远端截骨，根据冠状面畸形的程度通常将股骨外翻角设置为 4° ~ 6°，以恢复机械力线。

辨认阻挡侧副韧带的股骨远端骨赘（图 30.3b），用骨刀去除（图 30.3c），进行初步的软组织平衡。

然后，将膝关节脱位，切除半月板和交叉韧带，髓内定位进行胫骨截骨，截骨面要垂直于机械轴、后倾角为 0° ~ 3°。用咬骨钳去除胫骨内侧的骨赘（图 30.3d），此时确定股骨和胫骨假体的型号。作为伸直间隙平衡优先技术的一部分，插入间隔块以评估伸直间隙的稳定性（图 30.4e）。在该阶段，我们接受在冠状面 1 ~ 2 mm 平衡的松弛。

如果存在冠状面不稳定，进行适当的软组织松解，确保伸直间隙平衡良好。

从髂前上棘内侧两指宽的位置到胫骨平台的中线，将电刀线拉成一条直线，参照机械轴以评估下肢力线（图 30.3e）。

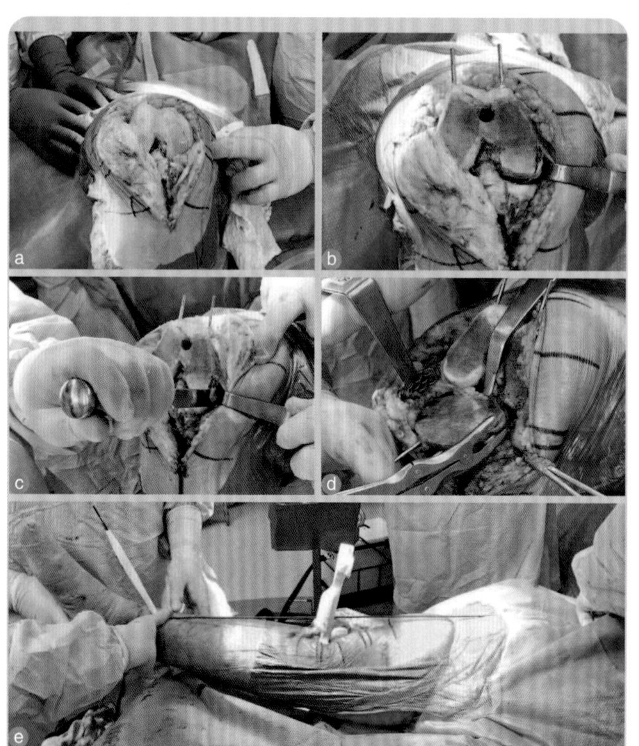

图 30.3 a. 通过髌旁内侧入路切开关节囊，显露关节；b. 股骨远端内侧骨赘阻挡了 MCL，轮廓清晰（蓝色标记），便于去除；c. 用骨刀去除侧副韧带下的骨赘；d. 去除胫骨内侧的骨赘，以利于伸直间隙的平衡；e. 首先使用间隔块评估伸直间隙平衡，MA 通过拉一条线（电刀线）进行粗略评估

屈曲间隙准备

将膝关节屈曲 90°，进行间隙平衡。标记股骨髁上连线（transepicondylar，TEA）和股骨前后（anteroposterior，AP）轴，并使用椎板撑开器撑开间隙以保持侧副韧带张力均匀（图 30.4a）。

注意避免内侧椎板撑开器的张力过大，因为这会导致股骨假体内旋及 MCL 过紧，以及随后使用该技术而导致的膝关节屈曲功能障碍。

若胫骨截骨和整体对线都精准实施，且屈曲间隙的主要稳定结构完整（内侧为 MCL 浅层；外侧是副韧带和腘肌腱），TEA 通常平行于胫骨截骨，并与股骨 AP 轴垂直。

为了将屈曲间隙同前述伸直间隙匹配，将伸直间隔块放在胫骨近端的前方，紧贴间隔块顶部安放股骨远端截骨导向器（图 30.4b）。

通过上述方法确定的股骨后髁截骨水平，能够满足屈曲间隙与已经做好的伸直间隙相匹配（图 30.4c）。在股骨后髁截骨之前，首先评估屈曲间隙，以确保内外侧间隙的平衡和稳定，然后将截骨导板用钉子固定在位，移除椎板撑开器，并将间隔块留在原位（图 30.4d）。

完成股骨所有面的截骨后，植入试模进行测试。用卡尺测量髌骨厚度后，进行髌骨截骨，注意保证残留髌骨的厚度均匀。测量髌骨的大小并测试，以确保髌骨轨迹居中。如有必要，可进行外侧松解，但根据我们的经验，这在旋转平台（rotating platform，RP）设计中很少采用（Yang et al.，2008）。

沿髌骨假体的外缘，用咬骨钳去除骨赘及多余的骨，以防止髌骨和股骨假体之间撞击（图 30.4e）。

此时，进行下肢驱血，止血带充气，开始为使用骨水泥准备骨面。

上骨水泥和植入假体

使用 1.5 mm 钻头在硬化骨上进行多处钻孔，以提高水泥渗透性。然后用脉冲枪冲洗所有骨面，并用纱布擦干（图 30.5a）。

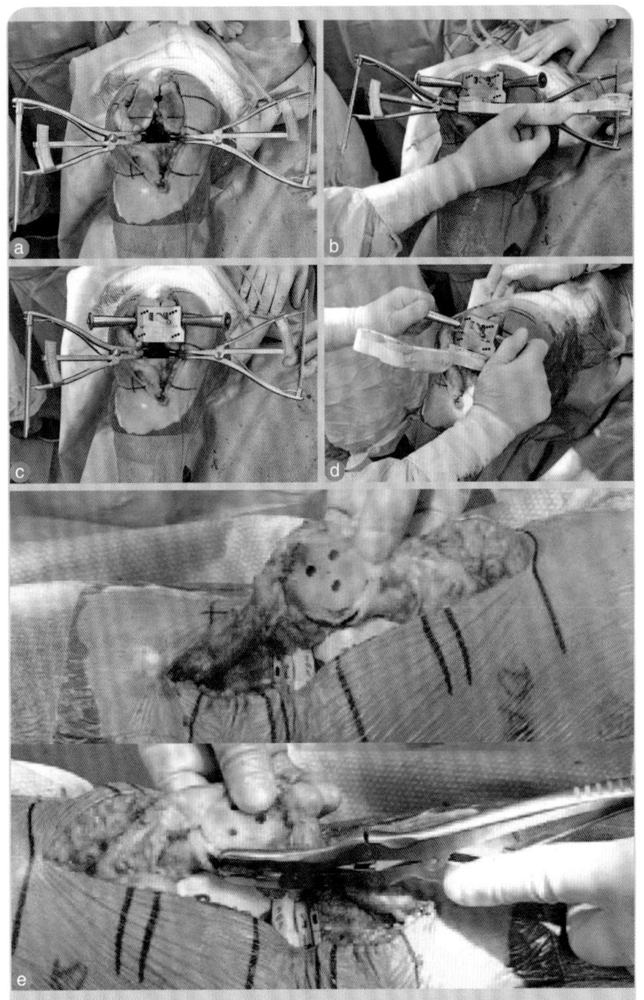

a. 椎板撑开器用于紧张侧副韧带，注意不要使内侧韧带的张力过大，通髁线（股骨水平线）应与胫骨截骨面平行，并垂直于股骨 AP 轴（股骨垂直线）；b. 将股骨截骨导板放置在伸直间隔器上，以设定股骨假体旋转；c. 固定好的截骨导板应与胫骨截骨平行，规划的股骨后髁截骨使屈曲和伸直间隙相匹配；d. 在去除椎板撑开器后，使用伸直间隙的间隔块对内侧和外侧屈曲间隙稳定性进行评估，以确保间隙平衡；e. 髌骨截骨完成后，沿着髌骨假体边缘（蓝线），去除多余的外侧关节面，以确保股骨假体上没有骨撞击

图 30.4　间隙平衡技术的术中图像

> 脉冲枪冲洗可去除骨内脂质和碎屑，促进骨水泥的渗透，若不预先冲洗而仅靠骨水泥加压无法替代该作用（Schlegel et al.，2014；Maistrelli et al.，1995）。

用表面以下有骨水泥袋的胫骨假体（图 30.5b），通过减少骨水泥外溢而改善其向四周渗透（Vertullo et al.，2001）。

目前，不同黏度骨水泥的结果仍互相矛盾，我们使用 LV 骨水泥来改善假体的黏附性，防止脂质渗透到骨水泥套中（Silverman et al.，2014；Buller et al.，2020）。胫骨和股骨假体（图 30.5c）都要预涂骨水泥。有研究证实，预涂骨水泥可以确保假体和骨水泥之间的界面干净、干燥，从而提高其固定强度（Billi et al.，2019）。骨面同样也涂上骨水泥，因为有证据显示，单独预涂胫骨假体时的骨水泥渗透不足（Vanlommel et al.，2011）。

将骨水泥涂到胫骨龙骨的空隙中，然后徒手进行加压。

> 该操作通常会挤出大量富含脂质的液体（图 30.5d），用吸引器和纱布将其去除。这对减少骨水泥套的脂质污染至关重要，进而同胫骨假体脱黏密切相关（Billi et al.，2019）。

胫骨周围用骨水泥枪加压（图 30.5e），该技术已被证实较手工加压等技术的渗透效果更佳（Lutz et al.，2009；Ritter et al.，1994）。胫骨假体用手均匀施压植入，然后再敲击。将股骨抬起，沿着假体边缘切掉多余的骨水泥，再将其整块去除（图 30.6a），理想情况下可一次性完成。

> 尽量避免用神经剥离子反复划，避免使用刮匙清理骨水泥，因为这会产生更多的碎屑，导致将来的第三体磨损。

在植入涂好骨水泥的股骨假体之前，将股骨表面再次处理干燥。

> 若这时胫骨假体的活动平台界面暴露在外，在植入股骨假体时要特别注意保护（图 30.6b）。

击入股骨假体后，去除多余的骨水泥，装上测试用聚乙烯衬垫，将膝关节置于伸直位。然后冲洗并擦干髌骨，将髌骨假体固定到位。将膝关节保持完全伸直，直到骨水泥完全固化。有实验室数据表明，在骨水泥固化过程中，假体移动和植入聚乙烯衬垫会显著降低固定强度（Mason，2018）。

■ 闭合伤口和康复锻炼

骨水泥去除干净后，将膝关节屈曲，先测试一下关节稳定性，再确定聚乙烯衬垫型号并植入。冲洗关节，再彻底检查一下，以确保将所有碎屑都冲净。逐层关闭伤口。在手术当天即开始进行康复锻炼，通常在入院 24 小时内出院。术后继续进行 4 ~ 6 周门诊指导下的物理治疗。术后 6 周及之后每 2 ~ 3 年进行一次影像学检查（图 30.7）。

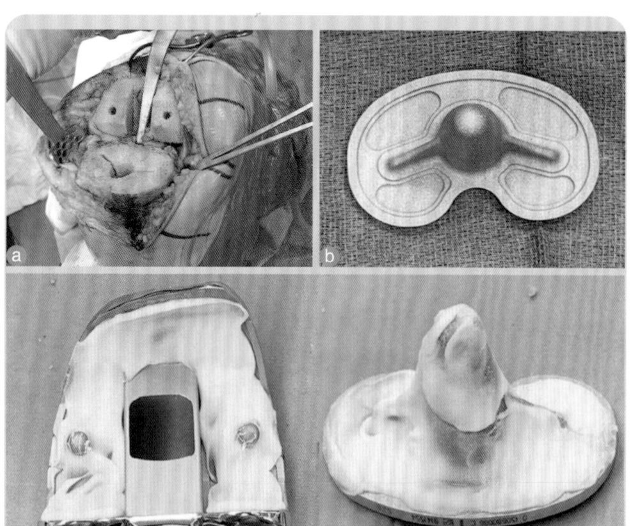

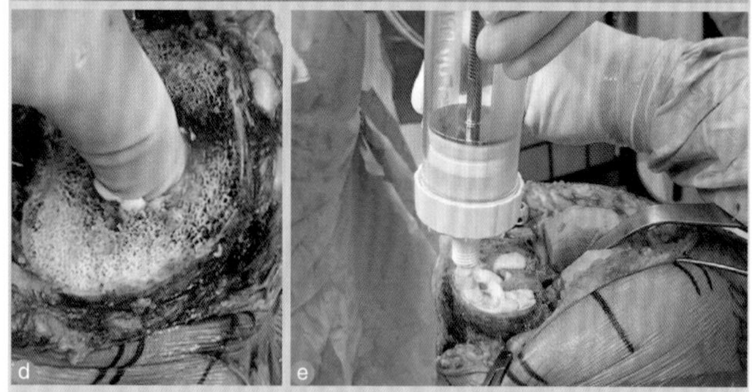

a. 对松质骨表面进行脉冲冲洗，并用纱布擦干以获得干燥的表面，避免血液或脂质污染；b. 带水泥袋的胫骨假体用于改善周围加压和骨水泥渗透；c. 胫骨和股骨假体预涂水泥，通过避免水泥 – 假体界面处的液体污染，以改善固定应力；d. 手动加压注入中央龙骨的水泥，排出富含脂质的液体（箭头所示），用吸引器吸干净以减少固定界面的脂质污染；e. 用水泥枪对周围骨床加压

图 30.5　准备好骨表面，上骨水泥

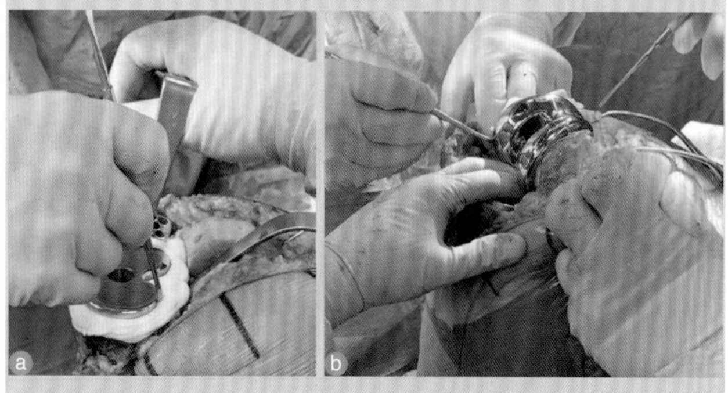

a. 注意使用神经剥离子一次性的将骨水泥切成大块，以减少可导致第三体磨损的微小骨水泥碎屑；b. 在植入胫骨托后，特别小心要时刻保护界面，避免刮擦假体

图 30.6　植入假体

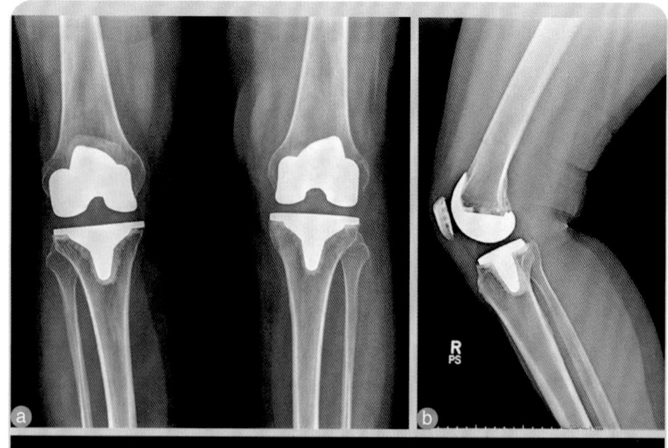

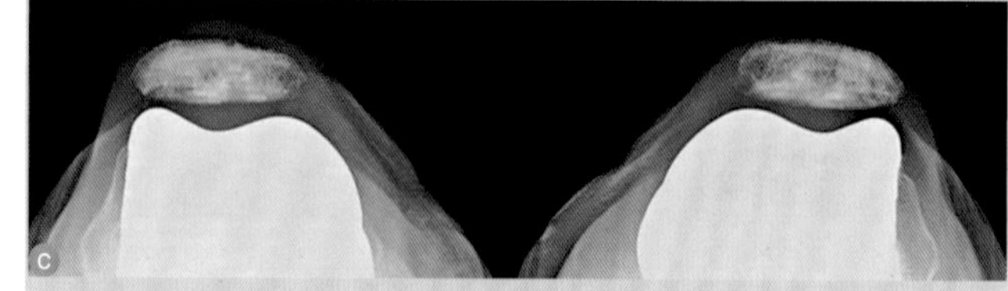

a. 正位；b. 侧位；c. Merchant 位，显示胫骨及股骨假体周围骨水泥渗透均匀对称，骨水泥套完好，髌骨截骨后，其从髌骨上极到髌骨下极的厚度均匀，假体位于滑车沟正中

图 30.7　术后 5 年 X 线片

30.3　自然膝关节和全膝关节置换术的运动学

自然膝关节运动学由股骨 – 胫骨关节的几何形状驱动，并由周围韧带、关节囊和肌腱结构等提供软组织约束。运动学分析已经证明，膝关节的运动肯定比简单的铰链更复杂。股骨内侧髁由相对固定的内侧半月板和内侧韧带结构稳定。而股骨外侧髁由相对可活动的外侧半月板和动态肌腱结构稳定，因此，与股骨外侧髁相比，股骨内侧髁的前后矢状运动（anterior posterior，AP）较小。膝关节屈曲时，股骨外侧髁在胫骨上向后移动（“股骨后滚”），并围绕相对固定的股骨内侧髁旋转（“锁扣机制”）。在膝关节屈曲时，胫骨相对于股骨向内旋转，在膝关节伸直时，胫骨向外旋转。在进行深屈膝动作（deep knee bend maneuver，DKB；0° ~ 120°）时，自然膝关节的双平面 X 线示踪研究显示，外侧髁向后平移 14.1 ~ 21.07 mm，而内侧髁向后平移 1.5 ~ 1.94 mm（图 30.8）（Mahfouz et al.，2004；Komistek et al.，2003）。在相同的 ROM 内，胫骨内旋 16.8° ~ 23.67°（Mahfouz et al.，2004；Komistek et al.，2003）。

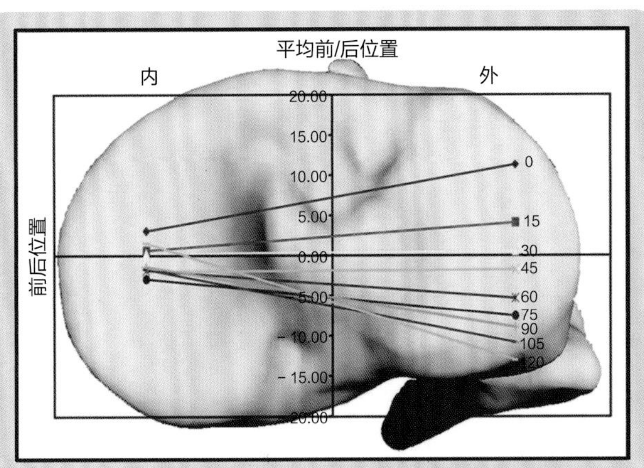

图 30.8　在膝关节不同屈曲角度时，股骨外侧髁在胫骨平台上的后滚幅度大于股骨内侧髁

[Mahfouz et al. (2004), with permission from Wolters Kluwer Health, Inc.]

TKA 术后很难再现自然膝关节运动学，并可观察到如股骨前移位、轴向反转、股骨后滚减小和股骨髁边缘翘起等多个运动学改变，与正常膝关节运动学完全不同（Dennis et al.，1998a; Dennis et al.，2003a）。

PS-TKA 假体依靠屈膝时凸轮 – 立柱接触，进而使得股骨在胫骨上向后移动，与 CR-TKA 设计相比，膝关节深度屈曲时，通常有更大的股骨后滚（Dennis et al.，2003a）。股骨后滚是必要的，因为它可最大限度地减少股骨后方和胫骨之间的撞击，并增加膝关节屈曲（Dennis et al.，1998b）。据报道，在限制性较小的假体设计中，如 CR-TKA，出现矛盾的股骨前移，增加了聚乙烯表面的剪切力，加速了聚乙烯磨损，并减小了股四头肌肌腱的力矩（Banks et al.，2003；Stiehl et al.，1999；Dennis et al.，2003b；Greenwald et al.，2005；Blunn et al.，1991）。反向轴向旋转会使胫骨结节向外侧移动，增加深屈时的 Q 角，会有髌骨轨迹不良、髌骨半脱位的风险，以及随着股骨后滚的减小，膝关节屈曲角度也降低（Dennis et al.，2004）。

随着 TKA 假体的设计发展，这些不理想的运动学模式已经有所减少。股骨假体和聚乙烯衬垫之间的适配性及假体的限制程度，可用来平衡通过 TKA 假体和假体 – 宿主骨固定界面传递的力，以及周围软组织稳定结构所承受的力。虽然假体的限制性和适配性为 TKA 关节提供了更大的稳定性，但它们也将以前由周围软组织结构分担的力量转移到假体 – 骨界面上，最终使这些假体面临无菌性松动的风险（D’Lima et al.，2001；Bartel et al.，1986）。限制性较小的 TKA 假体分散了骨 – 假体界面上的力量，但这些球面 – 平面或平面 – 平面设计的关节面接触面积较小，聚乙烯接触压力增加，导致磨损加速及 TKA 的早期失败（Stiehl et al.，1999；Sharkey et al.，2002；Lonner et al.，1999）。通过提高冠状面和矢状面的适配性来增加假体的接触面积，可减少接触压力和聚乙烯的磨损。300 ~ 350 mm^2 的接触面积可显著减少接触压力（Greenwald et al.，2005）。膝关节屈曲时，接触区域随着股骨平移和胫骨轴向旋转而向后移动，这减少了接触区域并增加了应力（Sharma et al.，2007）。

活动平台设计较固定平台设计的接触面积增加，进而有效减少接触应力、聚乙烯磨损和无菌性松动（Jones et al.，1999；Ranawat et al.，2004；Walker et al.，2002）。

与不超过 300 mm^2 的固定平台设计相比，活动平台设计的接触面积可能超过 800 mm^2（图 30.9，Greenwald et al.，2005）。

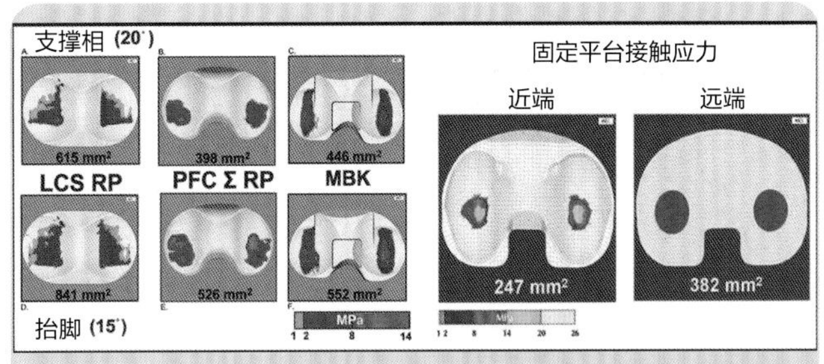

图 30.9　旋转平台设计的接触面积超过了固定平台设计，可有效减轻聚乙烯上的接触压力

在活动平台设计中，可见股骨与胫骨之间大幅的轴向旋转。一项对 TKA 术后 DKB 的放射学研究显示，固定平台假体的平均轴向旋转是 4.1º，而活动平台假体的平均轴向旋转是 7.3º（Ranawat et al.，2004）。大量研究表明，由于聚乙烯衬垫“跟随”股骨运动，这种活动平台设计的大部分旋转发生在聚乙烯下表面和高抛光的胫骨托之间（Dennis et al.，2004，2005；D’Lima et al.，2001；Komistek et al.，2004）。股骨和聚乙烯衬垫间的适配性和接触面积因衬垫的轴向旋转而维持不变，但在固定平台 TKA（FB TKA）设计

中，膝关节屈曲时的轴向旋转减少。运动学分析表明，这种平台的灵活性也有助于维持 PS 设计中的凸轮－立柱中心接触。在固定平台 PS 设计中，如果发生轴向旋转，可引起凸轮－立柱的偏心接触，增加聚乙烯柱的应力和立柱过早磨损的风险（Zingde et al.，2014）

> 衬垫设计也会影响髌骨运动学。

在 FB TKA 中，胫骨托相对于胫骨结节的旋转将改变 Q 角和髌骨轨迹。如果胫骨托内旋，胫骨结节向外偏移，将破坏髌骨轨迹并且增加向外侧半脱位的风险（图 30.10）（Yang et al.，2008）。无论胫骨托的旋转如何，在动态负重过程中，MB TKA 允许胫骨结节自我矫正到最合适的旋转位置。

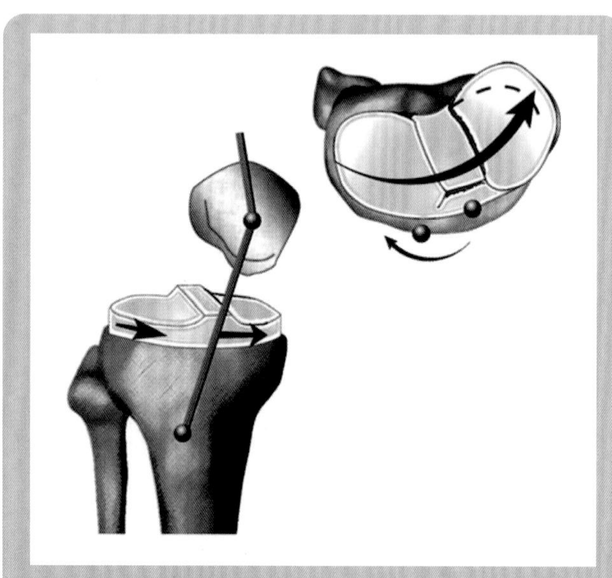

固定平台设计的胫骨托内旋导致胫骨结节外移，增大 Q 角，外侧半脱位和髌骨轨迹不良的风险增加

图 30.10　固定平台设计的胫骨托内旋

[Yang et al. (2008), with permission from Wolters Kluwer Health, Inc.]

30.4　对活动平台全膝关节置换术的担忧

聚乙烯磨损碎屑可导致巨噬细胞活化的破骨过程、骨溶解，以及 TKA 术后早期失败（Holt et al.，2007）。

股骨胫骨关节面的接触应力和剪切力产生磨损碎屑。有研究证实，聚乙烯衬垫下表面的"背面磨损"可产生 2 ~ 100 倍多的碎屑（Rao et al.，2002）。由于组配式固定平台假体的锁定机制缺陷，在聚乙烯衬垫和金属胫骨托之间有微动，导致背面磨损。Rao 等（2002）对 12 种不同的固定平台设计进行了回顾性研究，结果发现衬垫微动的范围为 104 ~ 760 μm，并且与聚乙烯背面磨损正相关。活动平台设计在聚乙烯衬垫下面又增加了一个关节面，增加了聚乙烯背面磨损的问题（Bartel et al.，1986；Greenwald et al.，2005；Dennis et al.，2006；Lu et al.，2010；Kelly et al.，2011；Minoda et al.，2004）。

一项回顾性研究证实，在 23 例 LCS 活动平台衬垫中的背面凹痕、划痕和抛光等现象较 31 例固定平台衬垫显著增多（Engh et al.，2009）。作者认为凹痕和划痕是由第三体碎屑导致等，然而由于划痕是同心的，并且与聚乙烯衬垫的旋转运动一致，因此划痕是假体设计所特有的。有意思的是，固定平台和活动平台的线性磨损率相似。

另一项由 Berry 等（2012）开展的单独的回顾性分析中，固定平台衬垫与粗钛及抛光 CoCr 制成的胫骨托配套使用，活动平台衬垫与抛光 CoCr 制成的胫骨托配套，对比了 2 种衬垫并测量了衬垫总的磨损厚度。活动平台衬垫的磨损率低于固定平台衬垫，并且活动平台衬垫的磨损率同假体使用寿命无关，而固定平台衬垫的磨损率随着时间增加而增加。同粗钛基座配套的固定平台衬垫的磨损率较来自抛光胫骨托的衬垫高。由于活动平台衬垫同高抛光 CoCr 基座相关，来自该研究的数据有助于解释摩擦界面在降低磨损率中的贡献。由 McEwen 等（2001，2005）开展的膝关节模拟器研究，对比了活动平台和固定平台设计，发现在每百万次循环中活动平台设计的磨损下降 3 ~ 4 倍。最近，Delport 等（2010）发表的 TKA 模拟器对比数据也显示活动平台设计的磨损率下降 4 倍。

Atwood 等（2008）报告了使用超过 2 年后回收到的 100 个 LCS 活动平台假体，并计算出容积磨损率为 54 mm^3/ 年。磨损率随着时间的推移而降低，受损外观与实际磨损（材料损耗）无关。该容积磨损率低于报道的固定平台设计 120 mm^3/ 年的磨损率。

> 尽管理论上存在一些问题，但聚乙烯衬垫的背面磨损并没有表现出与 MB TKA 设计有关的临床问题。

骨溶解也被认为是与活动平台技术相关的风险。研究再次指出，活动平台设计增加了聚乙烯磨损率，从而增加了骨溶解风险（Greenwald et al.，2005；Kim et al.，2010）。聚乙烯磨损颗粒大小和生物反应性，呈现出不同的发展成溶骨性病理改变的风险（Utzschneider et al.，2009；Fisher et al.，2004）。Minoda 等（2004）从活动平台和 FB TKAs 中抽取关节液，发现聚乙烯磨损颗粒大小没有差异。另一份报告中，同一作者对采用活动平台和固定平台设计的双侧 TKAs 患者进行随访，并在术后 3.5 年做了膝关节穿刺（Minoda et al.，2017）。他们发现聚乙烯磨损颗粒的大小、形状或数量没有差异。膝关节模拟器数据也支持这些体内研究，并提示磨损碎片的特征没有差异（Fisher et al.，2004，2006）。临床结果研究发现，固定或活动平台设计的骨溶解率没有差异。Kim 等（2014）对 444 名患者随访了 10 年，这些患者同时接受双侧 TKA，对同一患者分别使用活动平台和固定平台，结果发现二者的影像学骨溶解率没有差异。

随着高交联聚乙烯的出现和灭菌技术的改进，FB 和 MB TKA 设计的聚乙烯磨损和骨溶解率持续下降。

活动平台设计特有的一个问题是聚乙烯衬垫脱位或“旋出”的风险。据报道，这通常发生在膝关节深度屈曲时，衬垫绕其中心轴旋转 90°，聚乙烯的后外侧唇在股骨外侧髁后侧向后滑动（图 30.11）。这通常是由屈曲和伸直间隙不匹配引起的，大多可以闭合复位，然而，在间隙严重不平等的情况下可能需要进行翻修。采用注重韧带平衡的 BG 技术，可大大降低旋出的发生率（Ulivi et al.，2015）。Diamond 等（2018）在对 8373 例连续初次 MB TKAs 的回顾研究中，强调了韧带平衡和活动平台旋出之间的关联。尽管旋出的发生率较低（0.58%），但采用 BG 技术后，其发生率可进一步降至 0.2%（$P < 0.01$）。Chiavetta 等（2006）报告了 426 例 MB TKA 的系列研究，采用 BG 技术，无一例发生衬垫旋出。与这些结果一致，资深作者在 20 年的 MB-TKA 经验中，使用 BG 技术进行初次 TKA，也未出现衬垫脱位。

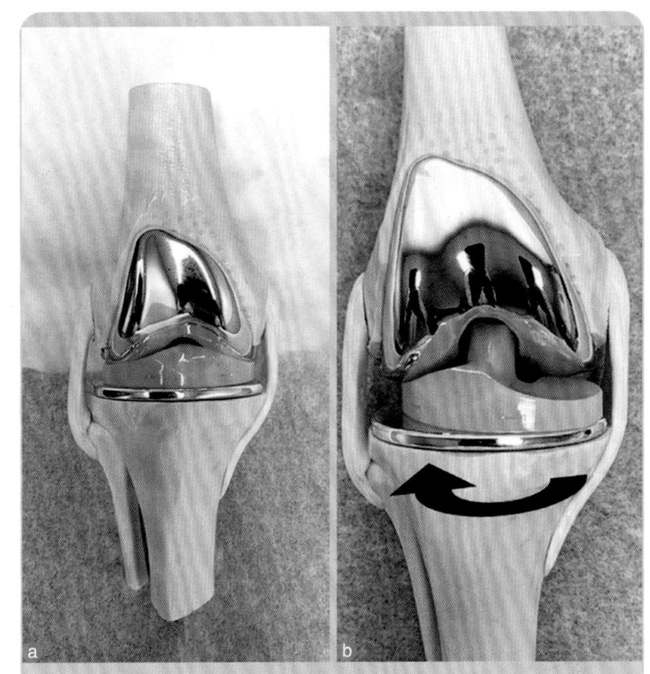

a. 旋转平台衬垫同股骨假体相匹配；b. 在屈曲时，旋转平台膝关节可能脱位或“旋出”，即聚乙烯衬垫的后外侧面旋到股骨髁的外侧

图 30.11　旋转平台“旋出”

30.5 活动平台设计的优点

MB TKA 平衡了假体适配性、限制性和接触面积，且没有显著增加聚乙烯衬垫或骨 – 假体固定界面之间的接触压力。

界面的活动性可以在矢状面和冠状面上增加假体的适配性和限制度，而不会显著增加固定应力（Jones et al.，1999）。通过增加 MB TKA 的矢状面适配性，双平面 X 线透视分析表明，前后平移的控制得到了改善，减少了股骨的反常向前平移，尤其是在步态中进行测试时（Dennis et al.，2003a）。MB TKAs 通常增加了冠状面的适配性，增加了接触面积，并减少了股骨髁翘起时出现的接触应力增加（Dennis et al.，2006）。与固定平台设计相比，活动平台设计中由于衬垫在胫骨托上跟随股骨进行旋转，在整个膝关节屈曲周期中保持更大的接触面积，在矢状面和冠状面上保持了理想的适配性，并优化了凸轮 – 立柱的力学（图 30.11）。

Puloski 等（2001）对 FB PS-TKA 聚乙烯衬垫取出进行分析，结果显示，在取出时，40% 的凸轮表面区域磨损或变形，这引起了人们对聚乙烯磨损和假体失效的关注。Nakayama 等（2005）在 4 种不同的 TKA 设计中测量了凸轮 – 立柱接触面积和应力，发现随着胫骨托的内旋，由于接触面积减少，凸轮的后外侧边缘撞击股骨外侧髁的内侧边缘，凸轮 – 立柱接触应力显著增加（图 30.12）。峰值接触应力并未随活动平台设计测试（NexGen LPS Flex mobile TKA；Zimmer Biomet，华沙，印第安纳州）的内旋而增加，这表明活动平台对这种凸轮 – 立柱磨损模式具有保护作用。Zingde 等（2014）通过对固定平台和活动平台 PS-TKA 进行双平面 X 线透视分析，研究了凸轮 – 立柱的力学。作者发现，与固定平台设计中的偏心凸轮 - 立柱接触相比，旋转平台设计中的凸轮 – 立柱接触更居中（图 30.13）。

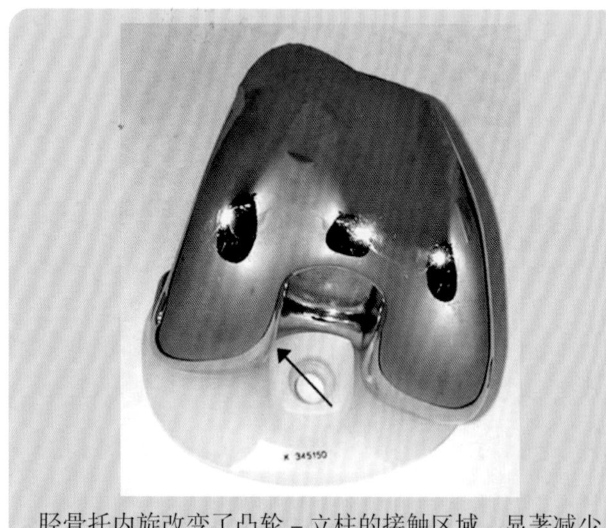

胫骨托内旋改变了凸轮 – 立柱的接触区域，显著减少了接触面积，导致接触压力显著增加，另外，这还导致立柱的撞击（箭头），磨损加速，并有失败的风险

图 30.12　胫骨托内旋

[From Nakayama et al. (2005). © The British Editorial Society of Bone and Joint Surgery, with permission]

通过将 FB TKA 中的多向运动模式（旋转、平移和屈伸）分解为 MB TKA 中的发生在两个不同的界面上单向运动（屈伸时在衬垫上表面，旋转时在下表面），聚乙烯衬垫与股骨假体自我对线，减少了衬垫上的横向剪切应力。与单向运动相比，多向运动增加了剪切力并加速了磨损（Jones et al.，1999；Bragdon et al.，1996）。更具体地说，模拟器数据表明，聚乙烯在承受单向运动时具有较低的摩擦系数，从而导致了较低的磨损率（Pooley et al.，1972；Abdelgaied

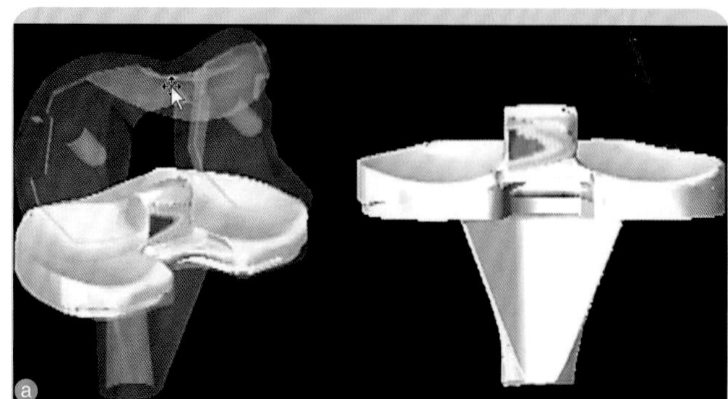

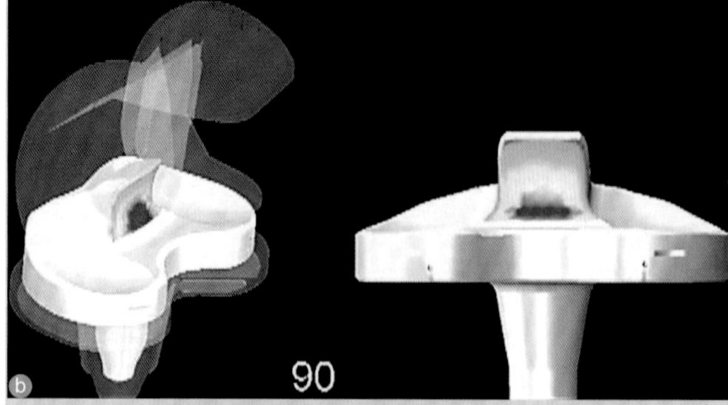

图 30.13　在体运动学研究固定平台（图 a）和移动平台（图 b）PS-TKA 设计的凸轮 – 立柱接触模式，发现凸轮同聚乙烯柱的后方接触。旋转平台聚乙烯衬垫的轴向旋转使凸轮和立柱在整个 ROM 内几乎平行，以使立柱更多的同凸轮中央接触，而固定平台膝关节与立柱内侧接触

(Zingde et al. 2014; Greenwald and Heim 2005, with permission from Wolters Kluwer Health, Inc.)

et al.，2013）。这很可能解释了为什么尽管有额外的界面，但活动平台衬垫的磨损率与固定平台衬垫相当或更高（Jones et al.，1999；Lu et al.，2010；Engh et al.，2009；McEwen et al.，2001，2005；Delport et al.，2010；Fisher et al.，2004，2006，2010；Bragdon et al.，1996）。

> 将旋转应力传递与假体固定界面解耦联可降低固定应力。

Bottlang 等（2006）在尸体上比较了采用固定和 MB TKA 设计的传递到胫骨近端的应变，发现采用 MB TKA 设计的压缩应变减少 33%，扭转应变减少 68% ~ 73%。Malinzak 等（2014）比较了植入初次和翻修固定平台或旋转平台假体，胫骨对股骨假体旋转的机械反应，以研究限制性和向胫骨近端传递力之间的关系。使用数字图像相关映射，作者发现固定平台设计比 RP 设计在胫骨近端施加的扭矩大 13.8 倍，皮质应变大 69%（图 30.14）。

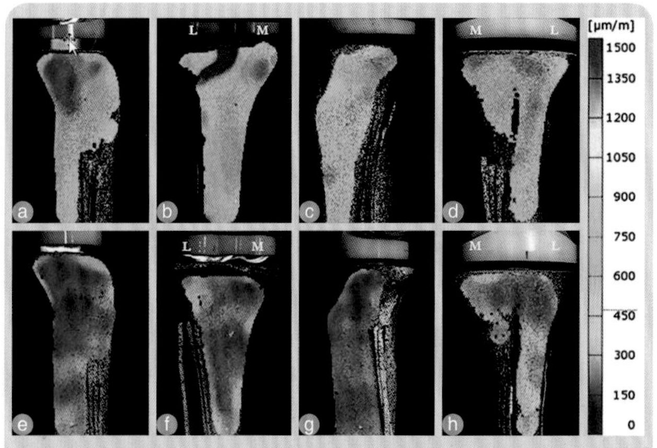

图 30.14　在植入固定平台（图 a ~ 图 d）或旋转平台假体（图 e ~ 图 h）的样本中，股骨外旋转 10° 后，胫骨近端扭转诱发的冯·米塞斯应力反应的数字图像相关映射 [Malinzak et al. 2014 (2014), with permission from Elsevier]

减少固定界面的应力，可降低固定失败和假体松动的风险。尽管活动平台设计在理论上具有这些优势，但登记系统数据尚未证明，与初次 TKA 中的固定平台设计相比，活动平台设计的无菌松动率更低（Gothesen et al.，2017）。界面设计的差异与使用高限制性假体可能更为相关，例如在 TKA 翻修术中，除韧带断裂或软组织不平衡外，可能还会出现严重的骨丢失。

增加限制性有助于解决韧带不平衡的问题，但代价是假体固定到骨上的应力增加，而在翻修中，这些骨可能已经因骨溶解或取假体时受损（Mow et al.，1998；Peters et al.，1997；Rand，1991）。TKA 翻修后失败最常见的原因是感染，但无菌性松动通常被认为是第二常见的失败模式，占失败的 4.9% ~ 42%（Rosso et al.，2019；Suarez et al.，2008；Siqueira et al.，2014；Mortazavi et al.，2011；Agarwal et al.，2019）。活动平台界面可以降低 TKA 翻修术后假体的固定应力，降低无菌性松动的风险。

我们之前报告了 280 例 TKA 翻修的中期临床和放射学结果，这些翻修使用的是活动平台的 TKA 翻修系统（Kim et al.，2017）。平均随访 59.9 个月，4 例因无菌性松动失败（1.4%）。最近，Reina 等报告了 367 例 TKA 翻修，使用的是内外翻限制性假体（Sigma TC3 旋转平台），平均随访 4 年（Reina et al.，2019）。无菌性松动导致的失败发生率为 3%。该机构还发表了 TKA 翻修后的长期结果，其翻修采用旋转铰链（rotating hinge，RH）假体，该假体的固定平台铰链设计在历史上因无菌性松动导致失败率很高（Cottino et al.，2017）。10 年后无菌性松动翻修的累积发生率非常低，为 4.5%。

研究者将这种低发生率主要归因于活动平台设计降低了固定界面的应力，但是也得益于使用干骺端袖套加强干骺端固定。

由于聚乙烯衬垫的轴向旋转有利于伸膝装置的中心化，在 MB TKA 中髌骨轨迹也有所改善。在 FB TKA 中，只要胫骨托内旋，都将使胫骨结节和伸膝装置向外偏移，导致髌骨轨迹不良甚至向外侧半脱位（图 30.10）（Yang et al.，2008）。

RP 设计可以通过衬垫的自我对线来适应胫骨托旋转中的不匹配。在我们研究所，回顾了 1318 例使用 PFC Sigma PS 假体（Depuy Synthes，华沙，印第安纳州）进行的连续初次 TKA，使用活动平台（n=940）或固定平台（n=378）假体，采用“无拇指”试验进行评估，统计为实现完美髌骨轨迹所需的外侧支持带松解（lateral retinacular release，LRR）的发生率（Yang et al.，2008）。LRR FB TKAs 为 14.3%，而 MB TKA 为 5.3%（$P < 0.0001$），这进一步证明活动平台设计改善了髌骨运动学。Sawaguchi 等（2010）使用计算机导航对 66 PS-TKAs 进行了体内评估，分析固定平台和活动平台假体的髌骨轨迹和接触应力。他们在 MB 队列中观察到更好的髌骨轨迹和更低的接触应力。尽管其他研究也发现，使用 MB TKA 改善髌骨运动学的结果类似（Rees et al.，2005），但 Pagnona 等（2004）在 FB 与 MB TKA 的对比研究中，没有发现 LRR 和术后 3 个月和 1 年时的临床结果指标的差异。

之前的运动学研究显示活动平台下表面相对于胫骨托的轴向旋转，但是随着时间延长，软组织可以将衬垫包裹，旋转自由是否存在仍是一个疑问。

用双平面 X 线透视研究评估长期的界面活动性，将钽珠植入衬垫里，以观察界面活动性是否存在。通过术后 3 个月、15 个月、5 年及最终 10 年的随访，显示界面活动性保持了超过 10 年的时间（Dennis et al.，2005；LaCour et al.，2014）。

30.6 固定平台与活动平台全膝关节置换术后临床效果对比

TKA 是治疗晚期 OA 的一种可靠手术，汇聚登记系统数据表明，82% 的 TKA 可以持续 25 年（Evans et al.，2019）。

尽管我们提出了移动平台设计的理论优势，但在登记系统和临床试验中，在长达 15 年的随访时间中，其临床效果与固定平台设计相似（Capella et al.，2016；Post et al.，2010；Heckmann et al.，2019；Namba et al.，2011）。

在荟萃分析中，活动平台假体具有良好的生存率和可靠的临床效果。Carothers 等（2011）对 3506 例 MB TKAs 进行了荟萃分析，平均随访时间为 8.6 年。旋转平台设计的 15 年生存率（96.4%）高于半月板衬垫假体（86.5%）。所有亚组中的平均假体松动率（0.33%）和界面不稳定（＜ 1%）都不常见。1995 年之前植入的假体的衬垫并发症发生率较高（1.6% *vs.* 0.1%），分析认为，这得益于之后 BG 技术的改进。最近一项对单一术者使用活动平台进行为期 20 年的前瞻性分析得出了类似的结果（Milligan et al.，2019）。在 487 名 RP TKAs（DePuy LCS）队列中，139 名患者进行了 20 年的随访，累积生存率为 98%。然而，其他研究者指出，大多支持活动平台技术的临床研究都是小规模的单中心报告（Namba et al.，2011），而大多数登记系统的研究未能明确 MB 与 FB TKA 在临床结果上的任何差异。基于登记系统的比较数据显示，使用 MB TKA 的累积翻修率更高（表 30.1）（Gøthesen et al.，2013，2017；Namba et al.，2013；Jorgensen et al.，2019）。这些报告通常包括对 MB TKA 的所有不同设计进行汇集分析。双平面 X 线透视研究证明了基于 MB TKA 设计的可变运动模式（Dennis et al.，1998a，2003a）。同样，临床生存率也因假体设计而异。例如，与半月板衬垫假体相比，旋转平台设计显示出更好的效果（Carothers et al.，2011）。资深研究者认为，相较于 FB TKA，由于存在界面不稳定的风险，MB TKA 设计对间隙不平衡的容忍度较低，因此，过去 20 年，BG 技术的发展将改善 MB TKA 的长期效果。

表 30.1 初次 TKA（诊断为 OA）后不同活动界面的累积翻修百分比（%，AOANJRR，2019）

界面活动类型	翻修例数（例）	关节置换总数（例）	1 年	3 年	5 年	10 年	15 年	18 年
固定平台	18 044	515 200	1.0（1.0，1.0）	2.5（2.4，2.5）	3.3（3.2，3.3）	5.0（4.9，5.1）	7.1（6.9，7.2）	8.3（7.9，8.6）
活动平台	6671	127 815	1.2（1.1，1.3）	3.4（3.2，3.5）	4.5（4.4，4.6）	6.3（6.2，6.5）	8.3（8.0，8.5）	9.6（9.1，10.2）
总计	24 715	643 015						

OA：骨关节炎。
注：排除了界面活动类型不明确的 186 例。

■ 结论

TKA 界面设计显著影响膝关节运动学和聚乙烯磨损性能。登记系统研究显示，尽管移动平台在美国和国外的应用有限，但与固定平台设计相比，其优势突出。随着膝关节屈曲时的轴向旋转，活动平台设计使股骨和胫骨之间的接触面积增加，并有效降低聚乙烯衬垫上的接触应力。胫骨托上活动平台的轴向旋转将假体－骨固定界面之间的旋转应变分离，这对于使用高限制性 TKA 假体减少无菌性松动至关重要。旋转平台还允许伸膝装置自动居中到股骨假体的滑槽中，从而改善髌骨轨迹，并使运动指数改善，髌股关节接触应力下降，根据我们的经验，外侧支持带松解率也显著降低。

使用活动平台设计的可能风险，在历史上包括同聚乙烯背面的第二个关节面相关的聚乙烯磨损增加及活动平台脱位，即“旋出”。回顾性分析显示随着时间增加，活动平台设计的聚乙烯容量磨损下降，且在间隙平衡良好的 TKA 中，衬垫旋出的报道很少。

尽管有报道活动平台设计的优势，但登记系统的数据显示，固定平台和活动平台设计的临床效果和生存率均一致。尽管活动平台设计的亚组分析（旋转平台、半月板衬垫和特定假体系统）可能表现出一些差异，但是这些数据局限于少数单中心的研究。高年资研究者在他的临床实践中，已观察到使用活动平台设计的临床效果更佳。术者需知道使用活动平台设计相关的优点，但最终植入哪种界面设计的假体，取决于术者觉得哪种用起来最顺手。

要点

- 有效骨水泥技术的几个关键点如下。
  - 准备干燥、无骨髓或血脂污染的骨面。
  - 由于骨水泥外溢需在胫骨表面周围进行加压。
  - 通过反复加压排出富脂液体。
  - 清除大块水泥，以尽量减少第三体碎片颗粒的产生。
  - 在水泥固化过程中避免微动，以保证固定强度。
- 与 FB TKA 相比，MB TKA 的设计增加了股骨–胫骨间的接触面积，从而降低接触压力，减少聚乙烯磨损。
- 聚乙烯衬垫的轴向自由旋转允许衬垫与股骨假体的自适应，从而使伸膝装置居中且改善髌骨轨迹。
- 通过精准的 BG 技术，活动平台旋出或脱位的现象已非常罕见。
- MB TKA 设计将力的传递同假体固定界面分开。在骨量不足的情况下，如 TKA 翻修时，应考虑这一点，其使用的是高固定应力的高限制性假体。
- 登记系统的数据不能证明活动平台与假体生存率高相关。最终，需要根据术者的偏好和判断为患者选择最佳的界面设计。

参考文献

（遵从原版图书著录格式）

Abdelgaied A, Brockett CL, Liu F, Jennings LM, Fisher J, Jin Z (2013) Quantification of the effect of cross-shear and applied nominal contact pressure on the wear of moderately cross-linked polyethylene. Proc Inst Mech Eng H 227(1):18–26. https://doi.org/10.1177/0954411912459423

Agarwal S, Kabariti R, Kakar R, Lopez DJ, Morgan-Jones R (2019) Why are revision knee replacements failing? Knee 26(3):774–778. https://doi.org/10.1016/j.knee.2019.04.012

Atwood SA, Currier JH, Mayor MB, Collier JP, Van Citters DW, Kennedy FE (2008) Clinical wear measurement on low contact stress rotating platform knee bearings. J Arthroplasty 23(3):431–440. https://doi.org/10.1016/j.arth.2007.06.005

Australian Orthopaedic Association National Joint Replacement Registry (AOANJRR) (2019) 20th Annual Report. p 230 (Table KT17). https://aoanjrr.sahmri.com/annual-reports-2019

Banks S, Bellemans J, Nozaki H, Whiteside LA, Harman M, Hodge WA (2003) Knee motions during maximum flexion in fixed and mobile-bearing arthroplasties. Clin Orthop Relat Res 410:131–138. https://doi.org/10.1097/01.blo.0000063121.39522.19

Bartel DL, Bicknell VL, Wright TM (1986) The effect of conformity, thickness, and material on stresses in ultra-high molecular weight components for total joint replacement. J Bone Joint Surg Am 68(7):1041–1051. https://doi.org/10.2106/00004623--198668070-00010

Berry DJ, Currier JH, Mayor MB, Collier JP (2012) Knee wear measured in retrievals: a polished tray reduces insert wear. Clin Orthop Relat Res 470(7):1860–1868. https://doi.org/10.1007/s11999-012-2248-0

Billi F, Kavanaugh A, Schmalzried H, Schmalzried TP (2019) Techniques for improving the initial strength of the tibial tray-cement interface bond. Bone Joint J 101-B(1_Supple_A):53–58. https://doi.org/10.1302/0301-620X.101B1.BJJ-2018-0500.R1

Blunn GW, Walker PS, Joshi A, Hardinge K (1991) The dominance of cyclic sliding in producing wear in total knee replacements. Clin Orthop Relat Res (273):253–260. https://doi.org/10.1097/00003086-199112000-00036

Bottlang M, Erne OK, Lacatusu E, Sommers MB, Kessler O (2006) A mobile-bearing knee prosthesis can reduce strain at the proximal tibia. Clin Orthop Relat Res 447:105–111. https://doi.org/10.1097/01.blo.0000203463.27937.97

Bragdon CR, O'Connor DO, Lowenstein JD, Jasty M, Syniuta WD (1996) The importance of multidirectional motion on the wear of polyethylene. Proc Inst Mech Eng H 210(3):157–165. https://doi.org/10.1243/PIME_PROC_1996_210_408_02

Buller LT, Rao V, Chiu Y-F, Nam D, McLawhorn AS (2020) Primary total knee arthroplasty performed using high-viscosity cement is associated with higher odds of revision for aseptic loosening. J Arthroplasty 35(6):S182–S189. https://doi.org/10.1016/j.arth.2019.08.023

Capella M, Dolfin M, Saccia F (2016) Mobile bearing and fixed bearing total knee arthroplasty. Ann Transl Med 4(7):1–9. https://doi.org/10.21037/atm.2015.12.64

Carothers JT, Kim RH, Dennis DA, Southworth C (2011) Mobile-bearing total knee arthroplasty. A meta-analysis. J Arthroplasty 26(4):537–542. https://doi.org/10.1016/j.arth.2010.05.015

Chiavetta J, Fehring TK, Odum S, Griffin W, Mason JB (2006) Importance of a balanced-gap technique in rotating-platform knees. Orthopedics 29(9 Suppl):S45–S48. http://www.ncbi.nlm.nih.gov/pubmed/17002148

Cottino U, Abdel MP, Perry KI, Mara KC, Lewallen DG, Hanssen AD (2017) Long-term results after total knee arthroplasty with contemporary rotating-hinge prostheses. J Bone Joint Surg Am 99(4):324–330. https://doi.org/10.2106/JBJS.16.00307

D'Lima DD, Trice M, Urquhart AG, Colwell CW (2001) Tibiofemoral conformity and kinematics of rotating-bearing knee prostheses. Clin Orthop Relat Res 386:235–242. https://doi.org/10.1097/00003086-200105000-00031

Delport HP, Sloten JV, Bellemans J (2010) Comparative gravimetric wear analysis in mobile versus fixed-bearing posterior stabilized total knee prostheses. Acta Orthop Belg 76(3):367–373. http://www.ncbi.nlm.nih.gov/pubmed/20698459

Dennis DA, Komistek RD (2006) Mobile-bearing total knee arthroplasty. Clin Orthop Relat Res 452:70–77. https://doi.org/10.1097/01.blo.0000238776.27316.d6

Dennis DA, Komistek RD, Colwell CE et al (1998a) In vivo anteroposterior femorotibial translation of total knee arthroplasty: a multicenter analysis. Clin Orthop Relat Res 356:47–57. https://doi.org/10.1097/00003086-199811000-00009

Dennis DA, Komistek RD, Stiehl JB, Walker SA, Dennis KN (1998b) Range of motion after total knee arthroplasty: the effect of implant design and weight-bearing conditions. J Arthroplasty 13(7):748–752. https://doi.org/10.1016/s0883-5403(98)90025-0

Dennis DA, Komistek RD, Mahfouz MR, Haas BD, Stiehl JB (2003a) Conventry award paper: multicenter determination of in vivo kinematics after total knee arthroplasty. Clin Orthop Relat Res 416(416):37–57. https://doi.org/10.1097/01.blo.0000092986.12414.b5

Dennis DA, Komistek RD, Mahfouz MR (2003b) In vivo fluoroscopic analysis of fixed-bearing total knee replacements. Clin Orthop Relat Res 410:114–130. https://doi.org/10.1097/01.blo.0000062385.79828.72

Dennis DA, Komistek RD, Mahfouz MR, Walker SA, Tucker A (2004) A multicenter analysis of axial femorotibial rotation after total knee arthroplasty. Clin Orthop Relat Res 428:180–189. https://doi.org/10.1097/01.blo.0000148777.98244.84

Dennis DA, Komistek RD, Mahfouz MR, Outten JT, Sharma A (2005) Mobile-bearing total knee arthroplasty: do the polyethylene bearings rotate? Clin Orthop Relat Res 440:88–95. https://doi.org/10.1097/01.blo.0000185464.23505.6e

Dennis DA, Kittelson AJ, Yang CC, Miner TM, Kim RH, Stevens-Lapsley JE (2016) Does tourniquet use in TKA affect recovery of lower extremity strength and function? A randomized trial. Clin Orthop Relat Res 474(1):69–77. https://doi.org/10.1007/s11999-015-4393-8

Diamond OJ, Doran E, Beverland DE (2018) Spinout/dislocation in mobile-bearing total knee arthroplasty: a report of 26 cases. J Arthroplasty 33(2):537–543. https://doi.org/10.1016/j.arth.2017.09.016

Engh GA, Zimmerman RL, Parks NL, Engh CA (2009) Analysis of wear in retrieved mobile and fixed bearing knee inserts. J Arthroplasty 24(6 SUPPL):28–32. https://doi.org/10.1016/j.arth.2009.03.010

Evans JT, Walker RW, Evans JP, Blom AW, Sayers A, Whitehouse MR (2019) How long does a knee replacement last? A systematic review and meta-analysis of case series and national registry reports with more than 15 years of follow-up. Lancet 393(10172):655–663. https://doi.org/10.1016/s0140--6736(18)32531-5

Fisher J, McEwen HMJ, Tipper JL et al (2004) Wear, debris, and biologic activity of cross-linked polyethylene in the knee. Clin Orthop Relat Res 428:114–119. https://doi.org/10.1097/01.blo.0000148783.20469.4c

Fisher J, McEwen H, Tipper J et al (2006) Wear-simulation analysis of rotating-platform mobile-bearing knees. Orthopedics 29(9 Suppl):S36–S41. http://www.ncbi.nlm.nih.gov/pubmed/17002146

Fisher J, Jennings LM, Galvin AL, Jin ZM, Stone MH, Ingham E (2010) 2009 Knee Society presidential guest lecture: polyethylene wear in total knees. Clin Orthop Relat Res 468(1):12–18. https://doi.org/10.1007/s11999-009-1033-1

Gøthesen EB, Havelin L et al (2013) Survival rates and causes of revision in cemented primary total knee replacement: a report from the Norwegian arthroplasty register 1994–2009. Bone Joint J 95 B(5):636–642. https://doi.org/10.1302/0301-620X.95B5.30271

Gothesen O, Lygre SHL, Lorimer M, Graves S, Furnes O (2017) Increased risk of aseptic loosening for 43,525 rotating-platform vs. fixed-bearing total knee replacements. Acta Orthop 88(6):649–656. https://doi.org/10.1080/17453674.2017.1378533

Greenwald AS, Heim CS (2005) Mobile-bearing knee systems: ultra-high molecular weight polyethylene wear and design issues. Instr Course Lect 54:195–205. https://doi.org/10.1054/arth.2002.33550

Hamelynck KJ (2006) The history of mobile-bearing total knee replacement systems. Orthopedics 29(9 Suppl):S7–S12. http://www.ncbi.nlm.nih.gov/pubmed/17002140

Heckmann N, Ihn H, Stefl M et al (2019) Early results from the American Joint Replacement Registry: a comparison with other national registries. J Arthroplasty 34(7):S125–S134.e1. https://doi.org/10.1016/j.arth.2018.12.027

Holt G, Murnaghan C, Reilly J, Meek RMD (2007) The biology of aseptic osteolysis. Clin Orthop Relat Res 460:240–252. https://doi.org/10.1097/BLO.0b013e31804b4147

Jones VC, Barton DC, Fitzpatrick DP, Auger DD, Stone MH, Fisher J (1999) An experimental model of tibial counterface polyethylene wear in mobile bearing knees: the influence of design and kinematics. Biomed Mater Eng 9(3):189–196. http://www.ncbi.nlm.nih.gov/pubmed/10572623

Jorgensen NB, McAuliffe M, Orschulok T, Lorimer MF, de Steiger R (2019) Major aseptic revision following Total knee replacement. J Bone Joint Surg Am 101(4):302–310. https://doi.org/10.2106/JBJS.17.01528

Kelly NH, Fu RH, Wright TM, Padgett DE (2011) Wear damage in mobile-bearing TKA is as severe as that in fixed-bearing TKA. Clin Orthop Relat Res 469(1):123–130. https://doi.org/10.1007/s11999-010-1557-4

Kim YH, Choi Y, Kim JS (2010) Osteolysis in well-functioning fixed-and mobile-bearing TKAs in younger patients. Clin Orthop Relat Res 468(11):3084–3093. https://doi.org/10.1007/s11999--010-1336-2

Kim Y-H, Park J-W, Kim J-S, Kulkarni SS, Kim Y-H (2014) Long-term clinical outcomes and survivorship of press-fit condylar sigma fixed-bearing and mobile-bearing total knee prostheses in the same patients. J Bone Joint Surg Am 96(19):e168. https://doi.org/10.2106/JBJS.M.01130

Kim RH, Martin JR, Dennis DA, Yang CC, Jennings JM, Lee GC (2017) Midterm clinical and radiographic results of mobile-bearing revision total knee arthroplasty. J Arthroplasty 32(6):1930–1934. https://doi.org/10.1016/j.arth.2017.01.014

Komistek RD, Dennis DA, Mahfouz M (2003) In vivo fluoroscopic analysis of the normal human knee. Clin Orthop Relat Res 410(410):69–81. https://doi.org/10.1097/01.blo.0000062384.79828.3b

Komistek RD, Dennis DA, Mahfouz MR, Walker S, Outten J (2004) In vivo polyethylene bearing mobility is maintained in posterior stabilized total knee arthroplasty. Clin Orthop Relat Res 428(428):207–213. https://doi.org/10.1097/01.blo.0000147135.60185.39

LaCour MT, Sharma A, Carr CB, Komistek RD, Dennis DA (2014) Confirmation of long-term in vivo bearing mobility in eight rotating-platform TKAs. Clin Orthop Relat Res 472(9):2766–2773. https://doi.org/10.1007/s11999-014-3642-6

Lonner JH, Siliski JM, Scott RD (1999) Prodromes of failure in total knee arthroplasty. J Arthroplasty 14(4):488–492. https://doi.org/10.1016/S0883-5403(99)90106-7

Lu Y-C, Huang C-H, Chang T-K, Ho F-Y, Cheng C-K, Huang C-H (2010) Wear-pattern analysis in retrieved tibial inserts of mobile-bearing and fixed-bearing total knee prostheses. J Bone Joint Surg Br 92-B(4):500–507. https://doi.org/10.1302/0301--620X.92B4.22560

Lutz MJ, Pincus PF, Whitehouse SL, Halliday BR (2009) The effect of cement gun and cement syringe use on the tibial cement mantle in total knee arthroplasty. J Arthroplasty 24(3):461–467. https://doi.org/10.1016/j.arth.2007.10.028

Mahfouz MR, Komistek RD, Dennis DA, Hoff WA (2004) In vivo assessment of the kinematics in normal and anterior cruciate ligament-deficient knees. J Bone Joint Surg Am 86(SUPPL.2):56–61. https://doi.org/10.2106/00004623-200412002-00009

Maistrelli GL, Antonelli L, Fornasier V, Mahomed N (1995) Cement penetration with pulsed lavage versus syringe irrigation in total knee arthroplasty. Clin Orthop Relat Res 312:261–265. http://www.ncbi.nlm.nih.gov/pubmed/7634612

Malinzak RA, Small SR, Rogge RD et al (2014) The effect of rotat-

penetration with pulsed lavage versus syringe irrigation in total knee arthroplasty. Clin Orthop Relat Res 312:261–265. http://www.ncbi.nlm.nih.gov/pubmed/7634612

Malinzak RA, Small SR, Rogge RD et al (2014) The effect of rotating platform TKA on strain distribution and torque transmission on the proximal tibia. J Arthroplasty 29(3):541–547. https://doi.org/10.1016/j.arth.2013.08.024

Mason JB (2018) Simultaneous femoral and tibial cementation negatively effects tibial fixation in total knee arthroplasty. Am Acad Orthop Surg 2018 Annu Meet Sci Exhib 15

McEwen HMJ, Fisher J, Goldsmith AAJ, Auger DD, Hardaker C, Stone MH (2001) Wear of fixed bearing and rotating platform mobile bearing knees subjected to high levels of internal and external tibial rotation. J Mater Sci Mater Med 12(10–12):1049–1052. https://doi.org/10.1023/a:1012850224565

McEwen HMJ, Barnett PI, Bell CJ et al (2005) The influence of design, materials and kinematics on the in vitro wear of total knee replacements. J Biomech 38(2):357–365. https://doi.org/10.1016/j.jbiomech.2004.02.015

Milligan DJ, O'Brien S, Doran E, Gallagher NE, Beverland DE (2019) Twenty-year survivorship of a cemented mobile bearing total knee arthroplasty. Knee 26(4):933–940. https://doi.org/10.1016/j.knee.2019.06.004

Minoda Y, Kobayashi A, Iwaki H et al (2004) Characteristics of polyethylene wear particles isolated from synovial fluid after mobile-bearing and posterior-stabilized total knee arthroplasties. J Biomed Mater Res 71B(1):1–6. https://doi.org/10.1002/jbm.b.30005

Minoda Y, Hata K, Ikebuchi M, Mizokawa S, Ohta Y, Nakamura H (2017) Comparison of in vivo polyethylene wear particles between mobile- and fixed-bearing TKA in the same patients. Knee Surg Sport Traumatol Arthrosc 25(9):2887–2893. https://doi.org/10.1007/s00167-016-4027-z

Mortazavi JSM, Molligan J, Austin MS, Purtill JJ, Hozack WJ, Parvizi J (2011) Failure following revision total knee arthroplasty: infection is the major cause. Int Orthop 35(8):1157–1164. https://doi.org/10.1007/s00264-010-1134-1

Mow CS, Wiedel JD (1998) Revision total knee arthroplasty using the porous-coated anatomic revision prosthesis: six- to twelve-year results. J Arthroplasty 13(6):681–686. https://doi.org/10.1016/S0883-5403(98)80013-2

Nakayama K, Matsuda S, Miura H, Higaki H, Otsuka K, Iwamoto Y (2005) Contact stress at the post-cam mechanism in posterior-stabilised total knee arthroplasty. J Bone Joint Surg Br 87-B(4):483–488. https://doi.org/10.1302/0301-620X.87B4.15684

Namba RS, Inacio MCS, Paxton EW, Robertsson O, Graves SE (2011) The role of registry data in the evaluation of mobile-bearing total knee arthroplasty. J Bone Joint Surg Am 93(Suppl 3):48–50. https://doi.org/10.2106/JBJS.K.00982

Namba RS, Cafri G, Khatod M, Inacio MCS, Brox TW, Paxton EW (2013) Risk factors for total knee arthroplasty aseptic revision. J Arthroplasty 28(8 SUPPL):122–127. https://doi.org/10.1016/j.arth.2013.04.050

Nguyen LCL, Lehil MS, Bozic KJ (2015) Trends in total knee arthroplasty implant utilization. J Arthroplasty 30(5):739–742. https://doi.org/10.1016/j.arth.2014.12.009

Pagnano MW, Trousdale RT, Stuart MJ, Hanssen AD, Jacofsky DJ (2004) Rotating platform knees did not improve patellar tracking: a prospective, randomized study of 240 primary total knee arthroplasties. Clin Orthop Relat Res 428:221–227. https://doi.org/10.1097/01.blo.0000148892.31464.81

Peters CL, Hennessey R, Barden RM, Galante JO, Rosenberg AG (1997) Revision total knee arthroplasty with a cemented posterior-stabilized or constrained condylar prosthesis: a minimum 3-year and average 5-year follow- up study. J Arthroplasty 12(8):896–903. https://doi.org/10.1016/S0883-5403(97)90159-5

Pooley CM, Tabor D (1972) Friction and molecular structure: the behaviour of some thermoplastics. Proc R Soc A Math Phys Eng Sci 329(1578):251–274. https://doi.org/10.1098/rspa.1972.0112

Post ZD, Matar WY, van de Leur T, Grossman EL, Austin MS (2010) Mobile-bearing total knee arthroplasty: better than a fixed-bearing? J Arthroplasty 25(6):998–1003. https://doi.org/10.1016/j.arth.2009.07.014

Puloski SKT, McCalden RW, MacDonald SJ, Rorabeck CH, Bourne RB (2001) Tibial post wear in posterior stabilized total knee arthroplasty. An unrecognized source of polyethylene debris. J Bone Joint Surg Am 83(3):390–397. https://doi.org/10.2106/00004623-200103000-00011

Ranawat CS, Komistek RD, Rodriguez JA, Dennis DA, Anderle M (2004) In vivo kinematics for fixed and mobile-bearing posterior stabilized knee prostheses. Clin Orthop Relat Res 80222(418):184–190. https://doi.org/10.1097/00003086-200401000-00030

Rand JA (1991) Revision total knee arthroplasty using the total condylar III prosthesis. J Arthroplasty 6(3):279–284. https://doi.org/10.1016/S0883-5403(06)80175-0

Rao AR, Engh GA, Collier MB, Lounici S (2002) Tibial interface wear in retrieved total knee components and correlations with modular insert motion. J Bone Joint Surg Am 84(10):1849–1855. https://doi.org/10.2106/00004623-200210000-00017

Rees JL, Beard DJ, Price AJ et al (2005) Real in vivo kinematic differences between mobile-bearing and fixed-bearing total knee arthroplasties. Clin Orthop Relat Res (432):204–209. https://doi.org/10.1097/01.blo.0000150372.92398.ba

Reina N, Salib CG, Pagnano MW, Trousdale RT, Abdel MP, Berry DJ (2019) Varus-valgus constrained implants with a mobile-bearing articulation: results of 367 revision total knee arthroplasties. J Arthroplasty 35(4):1060–1063. https://doi.org/10.1016/j.arth.2019.11.023

Ritter MA, Herbst SA, Keating EM, Faris PM (1994) Radiolucency at the bone-cement interface in total knee replacement. The effects of bone-surface preparation and cement technique. J Bone Joint Surg Am 76(1):60–65. https://doi.org/10.2106/00004623-199401000-00008

Rosso F, Cottino U, Dettoni F, Bruzzone M, Bonasia DE, Rossi R (2019) Revision total knee arthroplasty (TKA): mid-term outcomes and bone loss/quality evaluation and treatment. J Orthop Surg Res 14(1):1–9. https://doi.org/10.1186/s13018-019-1328-1

Sawaguchi N, Majima T, Ishigaki T, Mori N, Terashima T, Minami A (2010) Mobile-bearing total knee arthroplasty improves patellar tracking and patellofemoral contact stress. In vivo measurements in the same patients. J Arthroplasty 25(6):920–925. https://doi.org/10.1016/j.arth.2009.07.024

Schlegel UJ, Püschel K, Morlock MM, Nagel K (2014) An in vitro comparison of tibial tray cementation using gun pressurization or pulsed lavage. Int Orthop 38(5):967–971. https://doi.org/10.1007/s00264-014-2303-4

Sharkey PF, Hozack WJ, Rothman RH, Shastri S, Jacoby SM (2002) Insall award paper. Why are total knee arthroplasties failing today? Clin Orthop Relat Res 404(404):7–13. https://doi.org/10.1097/00003086-200211000-00003

Sharma A, Komistek RD, Ranawat CS, Dennis DA, Mahfouz MR (2007) In vivo contact pressures in total knee arthroplasty. J Arthroplasty 22(3):404–416. https://doi.org/10.1016/j.arth.2006.07.008

Silverman EJ, Landy DC, Massel DH, Kaimrajh DN, Latta LL, Robinson RP (2014) The effect of viscosity on cement penetration in total knee arthroplasty, an application of the squeeze film effect. J Arthroplasty 29(10):2039–2042. https://doi.org/10.1016/j.arth.2014.05.010

Siqueira M, Klika A, Higuera C, Barsoum W (2014) Modes of failure of total knee arthroplasty: registries and realities. J Knee Surg 28(02):127–138. https://doi.org/10.1055/s-0034-1396014

Stiehl JB, Komistek RD, Dennis DA (1999) Detrimental kinematics of a flat on flat total condylar knee arthroplasty. Clin Orthop Relat Res 365:139–148. https://doi.org/10.1097/00003086--199908000-00019

Suarez J, Griffin W, Springer B, Fehring T, Mason JB, Odum S (2008) Why do revision knee arthroplasties fail? J Arthroplasty 23(6):99–103. https://doi.org/10.1016/j.arth.2008.04.020

Ulivi M, Orlandini L, Meroni V, Consonni O, Sansone V (2015) Survivorship at minimum 10-year follow-up of a rotating-platform, mobile-bearing, posterior-stabilised total knee arthroplasty. Knee Surg Sport Traumatol Arthrosc 23(6):1669–1675. https://doi.org/10.1007/s00167-014-3118-y

Utzschneider S, Paulus A, Datz J-C et al (2009) Influence of design and bearing material on polyethylene wear particle generation in total knee replacement. Acta Biomater 5(7):2495–2502. https://doi.org/10.1016/j.actbio.2009.03.016

Vanlommel J, Luyckx JP, Labey L, Innocenti B, De Corte R, Bellemans J (2011) Cementing the tibial component in total knee arthroplasty: which technique is the best? J Arthroplasty 26(3):492–496. https://doi.org/10.1016/j.arth.2010.01.107

Vertullo CJ, Davey JR (2001) The effect of a tibial baseplate undersurface peripheral lip on cement penetration in total knee arthroplasty. J Arthroplasty 16(4):487–492. https://doi.org/10.1054/arth.2001.22270

Walker PS, Komistek RD, Barrett DS, Anderson D, Dennis DA, Sampson M (2002) Motion of a mobile bearing knee allowing translation and rotation. J Arthroplasty 17(1):11–19. https://doi.org/10.1054/arth.2002.28731

Yang CC, McFadden LA, Dennis DA, Kim RH, Sharma A (2008) Lateral retinacular release rates in mobile- versus fixed-bearing TKA. Clin Orthop Relat Res 466(11):2656–2661. https://doi.org/10.1007/s11999-008-0425-y

Zingde SM, Leszko F, Sharma A, Mahfouz MR, Komistek RD, Dennis DA (2014) In vivo determination of cam-post engagement in fixed and mobile-bearing TKA knee. Clin Orthop Relat Res 472(1):254–262. https://doi.org/10.1007/s11999-013-3257-3

（侯卫坤　李　辉）

第 31 章

全聚乙烯胫骨假体：它为什么能用，为什么不再使用它？

Ahmed Siddiqi，Abdullah Aftab，and Amar S. Ranawat

31.1 引言

在 TKA 中使用 APT 假体具有明显的优势，特别是对于畸形容易矫正且胫骨骨缺损小的患者。在本机构进行的研究表明，在年轻和活动量大的患者中，APT-TKAs 的生存率与金属背面胫骨（metal-backed tibial，MBT）假体 –TKAs 相当，且 10 ~ 18 年后的临床效果良好。成本优势在 APT 假体的每一例都很可观，且长期累积成本效益更大。尽管 APT 假体缺乏模块化，也不允许在复杂的初次 TKA 中使用延长杆和垫块，但它完全打消了对背面磨损问题的担忧。APT 假体是当代 TKA 中的一种可行且非常节省成本的选择。

31.2 典型病例

患者女性，80 岁，既往有高血压、冠状动脉疾病病史，BMI 为 35 kg/m^2，因原发性终末期 OA 导致左膝关节疼痛、无力数年，遂来就诊。在过去的 6 个月里，通过改变活动、注射皮质类固醇和 HA 等措施，患者的症状并没改善。X 线片显示内侧间隙和髌股关节间隙狭窄，伴有骨赘形成、软骨下囊肿和硬化（图 31.1）。体格检查中，见可复性的内翻畸形，行走时没有侧方不稳。在讨论了风险、收益以及替代方案后，患者选择接受初次左侧 TKA。在手术过程中，进行所有截骨和软组织松解后，内外侧间隙、伸直屈曲间隙均平衡，随后用骨水泥将 PS 股骨假体和 APT 假体固定（图 31.2）。在 10 年的长期随访中，患者膝关节疼痛消失、活动范围良好（0° ~ 120°）。

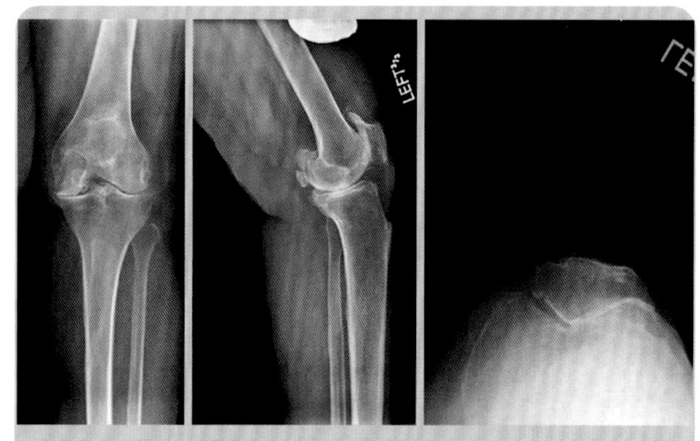

图 31.1　前后位、侧位和髌骨轴位 X 线片，显示严重的三间隙关节病变

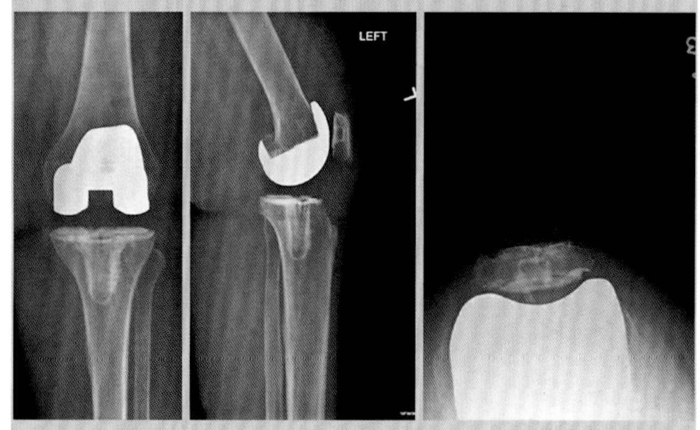

图 31.2　前后位、侧位和髌骨轴位 X 线片，显示初次 PS-TKA，使用 APT 假体

31.3 背景

> “模块化就像是一种成瘾。你知道这对你不好，但你还是这么做了。”（Chitranjan S. Ranawat，医学博士）

APT 假体和 MBT 假体代表了最初的全髁型胫骨假体设计，长期生存率超过 90%（Ranawat et al.，1993；Gill et al.，1999）。尽管取得了良好的结果，但在 20 世纪 80 年代早期，生物力学研究促使其向模块化改进，导致骨水泥金属背面模块化胫骨假体的广泛采用（Lewis et al.，1982；Fipp，1983；Bartel et al.，1986）。英格兰和威尔士国家关节登记系统的 2007 年度报告显示，只有 3.9% 的初次 TKA 使用了 APT 假体（Bettinson et al.，2009）。支持者认为 MBT 假体的术中灵活性更强，且可应用多孔涂层进行非骨水泥固定（Smallet al.，2010；Gioe et al.，2007a）。然而，在多项 APT 假体和 MBT 假体的对比研究中，均未发现二者在临床效果和假体生存率间有显著差异（Bettinson et al.，2009；Gioe et al.，2007b；Blumenfeld et al.，2010；Robinson et al.，2011）。

在一项有限元分析中，Fipp 等（1983）发现，当载荷施加于单侧胫骨平台时，松质骨的压力显著增加，但当载荷平均分布到双侧平台时，APT 假体下的松质骨应力同 MBT 假体下的松质骨的应力几乎相同。因此，在使用 APT 假体时，胫骨截骨必须平整且垂直于机械轴，以确保载荷分布均匀及假体使用寿命

长久。Faris 等（2003）对 536 例 APT 进行研究，其冠状面为平的、非适配性设计，10 年失败率为 68%。79 例失败中有 57 例（73%）与松动或胫骨内侧平台塌陷有关，可能与胫骨内翻或外翻截骨有关。研究者发现，对于冠状面设计成平的假体，在假体内翻或外翻时可出现极端的边缘负荷，此时假体 – 骨界面的应力最大。

> 尽管 APT 的适配性几何形状设计在过去 10 年中有了很大的改进，以减少翘起和边缘负荷，但垂直胫骨的平面截骨和整体上肢体的 MA 的基本原则仍是至关重要（Stiehl et al.，1999）。

31.4 手术技术

良好的暴露是正确进行准备和植入 APT 假体的前提。Ran-Sall 手法（Meftah et al.，2012a）对于充分显露胫骨表面很重要，以确保截骨面均匀平整且没有软组织嵌入。保护内侧软骨下骨也是至关重要的，在周期性负重过程中，它将承受跨 APT 假体的剪切力。由于 APT 假体是非模块化的，术者在最终使用骨水泥之前，必须确保术中测试稳定性和软组织平衡满意。

> 我们推荐先用骨水泥固定股骨假体，因为先固定胫骨假体可能会阻碍视野，也不方便去除股骨假体后方多余的骨水泥。
>
> 这在使用后稳定假体时尤为重要，因为 APT 的位置可能会阻挡股骨假体的安放。
>
> 使用该技术的新手可以考虑在股骨和胫骨侧各用一包骨水泥，以确保假体对线良好且无翘起。

假体采用传统的第三代骨水泥技术进行固定。在将股骨复位到 APT 假体上之前，去除后方挤出的所有骨水泥。骨水泥变硬后，对膝关节进行全 ROM 测试，以确定平衡良好，然后用标准方式缝合关节囊、皮下组织和皮肤。

■ 优势

从技术角度来看，胫骨截骨通常更为保守，以适应最薄的聚乙烯。没有模块化打消了其带来的背面磨损问题。由于没有金属基座，可以使用较厚的聚乙烯衬垫，从而减少磨损量，并减少发生在骨水泥 - 假体和骨水泥 – 骨界面上的剪切力。

■ 缺点

与 MBT 假体不同，APT 假体适用于冠状面畸形小、胫骨侧骨量充足和胫骨近端解剖结构正常的患者。在假体用骨水泥植入后如果发现不稳定，由于缺乏模块化聚乙烯衬垫将显著限制术中选择（Doranetal et al.，2015）。此外，在急性 PJI 的冲洗和清创术，或因不稳定而需要较厚或内外翻限制衬垫进行晚期 TKA 翻修时，没有去除衬垫这一选项（Blumenfeld et al.，2010；Doran et al.，2015）。最后，随着对非骨水泥型 TKA 的兴趣越来越浓厚，选择 APT 压配具有一定的限制。

31.5 假体花费

在目前有成本意识的医疗保健机构，人们越来越注重在减少支出的同时，提高医疗保健质量。要减少每次治疗的总花费，限制假体成本一直是一个重点领域。

> 有研究显示，APT 假体可显著节约成本，其中一些研究表明其成本比 MBT 假体低 20% ~ 50%（Gioe et al.，2006，2007a，b；Muller et al.，2006；Gioe et al.，2000；Healy et al.，2002；Najibi et al.，2003；Pomeroy et al.，2000）。

尽管一些研究者认为，将 APT 假体和 MBT 假体同时留在货架上会增加库存成本（Pagnano et al.，1999），但与潜在的节约方法相比，成本似乎是极低的。在一项 111 例 APT 和 102 例 MBT-TKA 的随机对照试验中，Gioe 等（2000）在平均 49 个月的随访中，报道了与 MBT 同时代的适配性 APT 假体，平均每台 APT 手术节省 675 美元（USD）成本，但二者功能相同。在另一项登记系统研究中，Gioe 等（2007a）报道了以全因翻修为主要终点，在 14.3 年生存率为 99.4%。与 MBT 假体相比，每例 APT 假体估计节省成本 729 美元。研究者进一步报道，如果所有年龄超过 75 岁的患者都使用 APT 假体，预计将节约超过 120 万美元的假体成本。

Browne 等（2018）构建了一个马尔可夫模型分析，以检验 APT 的成本效益，并确定翻修率差异多大时 MBT 假体才是一个更节省成本的选择。来自作者所在机构的成本数据与美国公布的假体清单价格一起使用，并以 3% 的折扣率进行建模。该研究发现，在 20 年的时间里，APT 假体的失败率需要超过 27% 才能同 MBT 假体 18% 的失败率成本相等。作者得出结论，与 MBT-TKA 相比，如果 20 年内总翻修率增加不到 9%，APT 假体是具有成本效益的（Browne et al.，2018）。

31.6 临床效果

在特种外科医院进行的一项研究中，对 32 例 60 岁及以下的患者，44 个 APT-TKA（12 例双侧 TKA）进行了 10 ~ 18 年随访研究，96% 的患者预后良好或极好，假体生存率超过 95%（Meftah et al.，2012b）。假体是 PS 压配髁（pressed fit condylar，PFC）模块化的或 Sigma 设计（DePuy 骨科公司，华沙，印第安纳州）。临床分析包括术前和术后评估 KSS、KSFS、WOMAC、加州大学洛杉矶分校活动评分和详细的包含疼痛、日常生活活动、运动参与和满意度等单项的患者管理问卷（patient administered questionnaire，ROC-PAQ）（Rasquinha et al.，2006；Cooper et al.，2010；Ranawat et al.，2004）。平均随访（12.4 ± 2.7）年，KSS 从 38.3 ± 9.7 分提高到 94 ± 7 分，KSFS 从 51.5 ± 14.1 分提高到 89 ± 20 分。本研究中无一例患者不满意（ROC-PAQ 的满意度评分＜ 5 分），平均满意度评分为 9.2 ± 1.4 分。62% 的患者参加了如跑步、健身、打网球或高尔夫球等运动。

文献中报道 MBT-TKAs 生存率的很多，在 8 ~ 13 年时为 88.9% ~ 97.2%（Gioe et al.，2007b; Bozic et al.，2005；Ehrhardt et al.，2011；Parsch et al.，2009；Stern et al.，1992）。许多高质量的研究也比较了 APT 和 MBT-TKAs 的生存率和功能（Bettinson et al.，2009；Gioe et al.，2007b）。

> 总体结论是，二者在 10 年的功能、生存率、患者满意度和影像学参数等方面是相似的。

一项前瞻性研究对 APT-TKA 患者进行了超过 14 年的随访，发现累积生存率为 99%，而 MBT 患者为 95.1%。APT 组的累积翻修率（cumulative revision rate，CRR）为 1%，显著低于 MBT 组的 4.9%（$P = 0.02$）。

Houdek 等（2016）回顾了 43 年间 31 939 例接受初次 TKA 患者，28 224 例（88%）MBT 和 3715 例（12%）APT，发现与 MBT 假体相比，APT 假体的生存率显著升高（$P < 0.0001$）。有趣的是，除了在病态肥胖组（BMI ≥ 40 kg/m^2）无统计学差异（$P > 0.05$）外，APT-TKA 改善了其他所有 BMI 组的生存率。此外，APT 假体的 PJI、不稳定、无菌性松动、假体周围骨折发生率显著降低，透亮线更少。Herschmiller 等（2019）还发现，与 MBT 假体相比，在平片上 APT 假体周围的透亮线更少（$P < 0.001$）。但是，研究者得出适当的结论，透亮线少的临床意义尚不清楚。然而，通过放射立体分析（radiostereometric analysis，RSA）测试，Nouta 等（Nouta et al.，2012）发现 APT 假体比 MBT 假体固定得更好，因为 APT 假体的最大总点运动为 0.6（± 0.2），而 MBT 假体为 0.89（± 1.3）。

最近一项对 32 篇文章的 58 942 名 TKA 患者的荟萃分析显示，在 PROMs 和功能结果评分没有显著差异。然而，APT 假体的翻修率较 MBT 假体的更高（分别为 2.02% 和 1.85%，$P < 0.00001$）。研究者的结论是，这一发现对 APT 假体的成本效益有负面影响，因此，仍应选择 MBT 假体。然而，由于根据 GRADE 评分，纳入研究的证据质量较低，因此本研究的结果应谨慎对待。相反，最近另一项对 2000—2016 年的 30 项研究进行的荟萃分析，报告了 APT 假体和 MBT 假体比较的 1 级证据，二者的生存率差异没有统计学意义（Kumaretal et al.，2019）。

在一项登记系统研究中，Mohan 等（2013）评估了年轻患者（＜ 65 岁）和老年患者（≥ 65 岁）行 APT-TKA 的翻修风险。共纳入 27 657 例 TKA 患者，其中 2306 例（8%）患者使用 APT-TKA，25 351 例（92%）患者使用 MBT 假体。在矫正后的模型中，APT 假体队列的早期全因翻修 [风险比（HR）= 0.5] 和无菌翻修（HR=0.6）的风险低于 MBT 假体队列。在老年患者中，与 MBT 假体队列相比，APT 假体患者进行全因翻修的早期风险为 0.6。在年轻患者中，APT 假体队列的全因翻修的校正风险（HR=0.3）和无菌翻修的校正风险（HR=0.3）低于 MBT 假体组。总而言之，与 MBT 假体相比，APT-TKA 患者早期全因翻修风险降低 49%，无菌翻修风险降低 41%（Mohanetal et al.，2013）。此外，在年轻患者中，无论何种原因进行早期翻修的风险甚至更低（$P < 0.01$）。

■ 为什么笔者不再使用它了

尽管有大量关于 APT 假体寿命和生存率的文献报道，但资深研究者已不再是 APT 假体的常规使用者。在过去的 10 年中，由于 MBT 假体设计改进了聚乙烯制造工艺和胫骨假体的锁定机制，其缺点已经显著减少。尽管 APT 假体的成本效益显著提高，但通过减少假体托的数量以及提升整体工作流程的效率，特别是在手术量较大的中心，该成本可能会被抵消。此外，在大多数地区，APT 假体并不是一种治疗标准。模块化操作的舒适性依然存在，并同样被证明长期可行并获成得功。

要点

- 在 TKA 中使用 APT 假体具有明显的优势，特别是在可复性畸形且胫骨骨缺损少的患者中。
- APT 假体避免了锁定机制的问题和 MBT 假体独有的背面磨损。
- 尽管 APT 的适配性几何形状设计在过去 10 年中有了很大的改进，以减少翘起和边缘负荷，但垂直胫骨机械轴截骨和整体上肢体的 MA 的基本原则仍是至关重要。
- 我们推荐先用骨水泥固定股骨假体，因为先固定胫骨假体可能会阻碍视野，也不方便去除股骨假体后方多余的骨水泥。这在使用后稳定假体时尤为重要，因为 APT 的位置可能会阻挡股骨假体的安放。使用该技术的新手可以考虑在股骨和胫骨侧各用一包骨水泥，以确保假体对线良好且无翘起。
- APT 假体已被证明可显著节约成本，一些研究表明其比 MBT 假体的成本降低了 20% ~ 50%。APT 可降低高达 725 美元的成本，累积起来节省得更多。
- APT 假体没有模块化，在术中和术后不能进行更换聚乙烯衬垫或增加限制性这些简单操作。
- 与 MBT 假体相比，在不同年龄组和不同的 BMI 中，APT 假体具有良好的临床功能结果和远期生存率。

参考文献

（遵从原版图书著录格式）

Bartel DL, Bicknell VL, Wright TM (1986) The effect of conformity, thickness, and material on stresses in ultra-high molecular weight components for total joint replacement. J Bone Joint Surg Am 68(7):1041–1045. https://doi.org/10.2106/00004623-198668070-00010

Bettinson KA, Pinder IM, Moran CG, Weir DJ, Lingard EA (2009) All-polyethylene compared with metal-backed tibial components in total knee arthroplasty at ten years: a prospective, randomized controlled trial. J Bone Joint Surg Am 91(7):1587–1594. https://doi.org/10.2106/JBJS.G.01427

Blumenfeld TJ, Scott RD (2010) The role of the cemented all-polyethylene tibial component in total knee replacement. A 30-year patient follow-up and review of the literature. Knee 17(6):412–416. https://doi.org/10.1016/j.knee.2009.11.008

Bozic KJ, Kinder J, Menegini M, Zurakowski D, Rosenberg AG, Galante JO (2005) Implant survivorship and complication rates after total knee arthroplasty with a third-generation cemented system: 5 to 8 years followup. Clin Orthop Relat Res (430):117–124. https://doi.org/10.1097/01.blo.0000146539.23869.14

Browne JA, Dempsey IJ, Novicoff W, Wanchek T (2018) When would a metal-backed component become cost-effective over an all-polyethylene tibia in total knee arthroplasty? Am J Orthop (Belle Mead NJ). https://doi.org/10.12788/ajo.2018.0039

Cooper HJ, Ranawat AS, Potter HG, Foo LF, Koob TW, Ranawat CS (2010) Early reactive synovitis and osteolysis after total hip arthroplasty. Clin Orthop Relat Res 468(12):3278–3285. https://doi.org/10.1007/s11999-010-1361-1

Doran J, Yu S, Smith D, Iorio R (2015) The role of all-polyethylene tibial components in modern TKA. J Knee Surg 28(5):382–389. https://doi.org/10.1055/s-0035-1551832

Ehrhardt J, Gadinsky N, Lyman S, Markowicz D, Westrich G (2011) Average 7-year survivorship and clinical results of a newer primary posterior stabilized total knee arthroplasty. HSS J 7(2):120–124. https://doi.org/10.1007/s11420-011-9196-1

Faris PM, Ritter MA, Keating EM, Meding JB, Harty LD (2003) The AGC all-polyethylene tibial component: a ten-year clinical evaluation. J Bone Joint Surg Am 85(3):489–493. https://doi.org/10.2106/00004623-200303000-00014

Fipp GJ (1983) Performance of the tibial component in total knee replacement. J Bone Joint Surg Am 64(7):1026–1033. https://doi.org/10.2106/00004623-198365030-00031

Gill GS, Joshi AB, Mills DM (1999) Total condylar knee arthroplasty: 16- to 21-year results. Clin Orthop Relat Res (367):210–215. https://doi.org/10.1097/00003086-199910000-00026

Gioe TJ, Bowman KR (2000) A randomized comparison of all-polyethylene and metal-backed tibial components. Clin Orthop Relat Res (380):108–115. https://doi.org/10.1097/00003086-200011000-00015

Gioe TJ, Killeen KK, Mehle S, Grimm K (2006) Implementation and application of a community total joint registry: a twelve-year history. J Bone Joint Surg Am 88(6):1399–1404. https://doi.org/10.2106/JBJS.E.01198

Gioe TJ, Sinner P, Mehle S, Ma W, Killeen KK (2007a) Excellent survival of all-polyethylene tibial components in a community joint registry. Clin Orthop Relat Res 464:88–92. https://doi.org/10.1097/BLO.0b013e31812f7879

Gioe TJ, Stroemer ES, Santos ERG (2007b) All-polyethylene and metal-backed tibias have similar outcomes at 10 years: a randomized level II evidence study. Clin Orthop Relat Res 455:212–218. https://doi.org/10.1097/01.blo.0000238863.69486.97

Healy WL, Iorio R, Ko J, Appleby D, Lemos DW (2002) Impact of cost reduction programs on short-term patient outcome and hospital cost of total knee arthroplasty. J Bone Joint Surg Am 84(3):348–353. https://doi.org/10.2106/00004623-200203000-00003

Herschmiller T, Bradley KE, Wellman SS, Attarian DE (2019) Early to midterm clinical and radiographic survivorship of the all polyethylene versus modular metal backed tibia component in primary total knee replacement. J Surg Orthop Adv 28(2):108–114. https://doi.org/10.3113/jsoa.2019.0108

Houdek MT, Wagner ER, Wyles CC, Watts CD, Cass JR, Trousdale RT (2016) All-polyethylene tibial components: an analysis of long-term outcomes and infection. J Arthroplasty 31(7):1476–1482. https://doi.org/10.1016/j.arth.2015.12.048

Kumar V, Hasan O, Umer M, Baloch N (2019) Cemented all-poly tibia in resource constrained country, affordable and cost-effective care. Is it applicable at this era? Review article. Ann Med Surg 47:36–40. https://doi.org/10.1016/j.amsu.2019.09.010

Lewis JL, Askew MJ, Jaycox DP (1982) A comparative evaluation of tibial component designs of total knee prostheses. J Bone Joint Surg Am. https://doi.org/10.2106/00004623-198264010-00018

Meftah M, Blum YC, Raja D, Ranawat AS, Ranawat CS (2012a) Correcting fixed varus deformity with flexion contracture during total knee arthroplasty: the "inside-out" technique. AAOS exhibit selection. J Bone Joint Surg Am 94(10):e66. https://doi.org/10.2106/JBJS.K.01444

Meftah M, Ranawat AS, Sood AB, Rodriguez JA, Ranawat CS (2012b) All-polyethylene tibial implant in young, active patients. A concise follow-up, 10 to 18 years. J Arthroplasty 27(1):10–14. https://doi.org/10.1016/j.arth.2011.05.013

Mohan V, Inacio MCS, Namba RS, Sheth D, Paxton EW (2013) Monoblock all-polyethylene tibial components have a lower risk of early revision than metal-backed modular components. Acta Orthop 84(6):530–536. https://doi.org/10.3109/17453674.2013.862459

Muller SD, Deehan DJ, Holland JP et al (2006) Should we reconsider all-polyethylene tibial implants in total knee replacement? J Bone Joint Surg Br 88(12):1596–1602. https://doi.org/10.1302/0301-620X.88B12.17695

Najibi S, Iorio R, Surdam JW, Whang W, Appleby D, Healy WL (2003) All-polyethylene and metal-backed tibial components in total knee arthroplasty: a matched pair analysis of functional outcome. J Arthroplasty 18(7 Suppl 1):9–15. https://doi.org/10.1016/S0883-5403(03)00304-8

Nouta KA, Verra WC, Pijls BG, Schoones JW, Nelissen RGHH (2012) All-polyethylene tibial components are equal to metal-backed components: systematic review and meta-regression. Clin Orthop Relat Res 470(12):3549–3559. https://doi.org/10.1007/s11999-012-2582-2

Pagnano MW, Levy BA, Berry DJ (1999) Cemented all polyethylene tibial components in patients age 75 years and older. Clin Orthop Relat Res (367):73–80. https://doi.org/10.1097/00003086-199910000-00009

Parsch D, Krüger M, Moser MT, Geiger F (2009) Follow-up of 11-16 years after modular fixed-bearing TKA. Int Orthop 33(2):431–435. https://doi.org/10.1007/s00264-008-0543-x

Pomeroy DL, Schaper LA, Badenhausen WE et al (2000) Results of all-polyethylene tibial components as a cost-saving technique. Clin Orthop Relat Res (380):140–143. https://doi.org/10.1097/00003086-200011000-00018

Ranawat CS, Flynn WF, Saddler S, Hansraj KK, Maynard MJ (1993) Long-term results of the total condylar knee arthroplasty: a 15-year survivorship study. Clin Orthop Relat Res (286):94–102. https://doi.org/10.1097/00003086-199301000-00015

Ranawat AS, Rossi R, Loreti I, Rasquinha VJ, Rodriguez JA, Ranawat CS (2004) Comparison of the PFC sigma fixed-bearing and rotating-platform total knee arthroplasty in the same patient: short-term results. J Arthroplasty 19(1):35–39. https://doi.org/10.1016/j.arth.2003.08.010

Rasquinha VJ, Ranawat CS, Cervieri CL, Rodriguez JA (2006) The press-fit condylar modular total knee system with a posterior cruciate-substituting design: a concise follow-up of a previous report. J Bone Joint Surg Am 88(5):1006–1010. https://doi.org/10.2106/JBJS.C.01104

Robinson RP, Green TM (2011) Eleven-year implant survival rates of the all-polyethylene and metal-backed modular Optetrak posterior stabilized knee in bilateral simultaneous cases. J Arthroplasty 26(8):1165–1169. https://doi.org/10.1016/j.arth.2011.01.009

Small SR, Berend ME, Ritter MA, Buckley CA (2010) A comparison in proximal tibial strain between metal-backed and all-polyethylene anatomic graduated component total knee arthroplasty tibial components. J Arthroplasty 25(5):820–825. https://doi.org/10.1016/j.arth.2009.06.018

Stern SH, Insall JN (1992) Posterior stabilized prosthesis. Results after follow-up of nine to twelve years. J Bone Joint Surg Am 74(7):980–986. https://doi.org/10.2106/00004623-199274070-00004

Stiehl JB, Komistek RD, Dennis DA (1999) Detrimental kinematics of a flat on flat total condylar knee arthroplasty. Clin Orthop Relat Res (365):139–148. https://doi.org/10.1097/00003086-199908000-00019

（侯卫坤　李　辉）

第 32 章

非骨水泥型全膝关节置换术

Bradley A. King and Arthur L. Malkani

32.1 引言

在世界范围内，骨水泥固定仍是初次 TKA 的“金标准”，其极好的临床效果和假体生存率可持续长达 20 年（Scuderi et al.，1992；Attar et al.，2008；Falatyn et al.，1995）。非骨水泥型 TKA 从 20 世纪 80 年代开始出现，其结果良莠不齐（Meneghini et al.，2008）。由于存在微多孔涂层、聚乙烯衬垫锁定机制不佳、胫骨螺钉增强导致钉道骨溶解、股骨假体骨折和髌骨失败等诸多因素，非骨水泥型假体并未吸引到人们的目光。新一代的非骨水泥型 TKA 假体纠正了这些设计缺陷，并使用更先进的生物材料。与 THA 的情况一样，由于生物固定牢靠且持久耐用，非骨水泥固定优势明显。

以前接受关节置换的是活动量小、高龄、终末期 OA 患者，现在人口统计学正在发生变化，更年轻、更活跃和肥胖的患者越来越多（Kurtz et al.，2007，2009；Dalury，2016）。1993—2006 年，接受 TKA 治疗的年轻患者比例增加。从 2006—2030 年，45 ~ 54 岁患者对初次 TKA 的需求预计将增加 17 倍。预计到 2030 年，初次或翻修 TKA 的多数患者将＜65 岁（Kurtz et al.，2009）。在过去 20 年中，所有年龄段的 TKA 手术率都有所增加。2015 年，美国 TKA 的估算手术率分别为：50 ~ 59 岁组为 0.68%，60 ~ 69 岁组为 2.92%，70 ~ 79 岁组为 7.29%，80 ~ 89 岁组为 10.38%，90 ~ 99 岁组为 8.48%（Maradit Kremers et al.，2015）。患者预期寿命及 TKA 手术率的增加，意味体内有 TKA 假体的患者更多且寿命更长，因此，导致骨水泥 – 假体界面的应力也相应增加。

肥胖在美国仍是一个大问题。在 TKA 患者中，肥胖及病态肥胖（BMI ≥ 30 kg/m^2）的总占比显著增加，从 1990 年的 42% 上升到 2005 年的 60%。肥胖患者在 TKA 患者中的占比明显高于平均水平，因为 2005 年全国的肥胖患病率为 32%，而在 TKA 患者中可达 60%（Fehring et al.，2007）。据估计，到 2030 年，美国 87% 的成年人将超重或肥胖（Wang et al.，2008）。

无菌性松动是最常见的 TKA 翻修原因之一。据报道，骨水泥 – 骨界面的绞锁强度可随时间而衰减（Miller et al.，2014）。通过对一些尸检取出的膝关节假体进行研究，发现使用时间较长的假体，由于在骨水泥绞锁区的骨小梁再吸收，骨水泥 – 骨界面绞索减少（Miller et al.，2014；Sharkey et al.，2014）。

> 活动量大的年轻患者和肥胖患者对骨水泥型 TKA 构成挑战，因为骨水泥 – 骨界面上的应力更大。

骨水泥本身抗剪切力和张力的能力就较弱，而在超重或活动量大的患者身上，骨水泥 – 骨界面上的这些力更大（Lewis，1997；Harrysson et al.，2004）。Abdel 等（2015）证明，无论年龄或冠状面对线如何，BMI ＞ 35 kg/m^2 的患者与 BMI ＜ 35 kg/m^2 的患者相比，前者由于胫骨侧骨水泥型假体无菌性松动而接受翻修的风险都是后者的两倍。在他们的研究中，胫骨侧无菌性松动的患者更年轻。Meehan 等（2014）证明，术后 1 年因初次骨水泥型 TKA 无菌性松动而进行翻修的风险，年龄＜ 50 岁的患者是年龄＞ 65 岁的患者的 4.7 倍。

> 对于肥胖和年轻患者来说，假体的长期固定仍然是一个问题。

32.2 非骨水泥型全膝关节置换术设计

考虑到年轻和 BMI 大的患者当前和将来对 TKA 需求，重点要提高关节置换术的可靠性和生存率。随着非骨水泥型 THA 的成功，人们对使用非骨水泥型 TKA 的兴趣越来越高，通过提供生物固定而不是机械的骨水泥固定以确保经久耐用。然而，考虑到第一代非骨水泥型 TKA 较高的失败率，在进行新一代或第二代非骨水泥型 TKA 设计时要谨慎对待。

32.2.1 早期非骨水泥型 TKA 设计

> 由于固定和设计的缺陷，20 世纪 80 年代第一代非骨水泥型 TKA 的设计失败率高，临床效果也较差，导致其接受度有限。

早期的非骨水泥型假体存在多个设计缺陷，包括以下几点。

- 微多孔涂层。
- 聚乙烯衬垫锁定机制不佳。
- 胫骨螺钉增强导致钉道骨溶解。

- 股骨假体骨折。
- 髌骨失败。

此外，这些第一代设计的假体机械固定不够，难以保证假体的即刻稳定（Meneghini et al.，2008；Cherian et al.，2014；Berger et al.，2001）。

早期设计的胫骨假体固定不可靠，初始固定就存在问题。Dunbar等（2009）利用放射立体测量分析证明，即刻刚性假体稳定对于非骨水泥型TKA的长期生物固定至关重要。除了假体翘起和沉降问题外，由于多种原因，早期的设计初始机械固定不够，难以有骨长入（Matassi et al.，2014）。假体－骨界面渐进性透亮线可引起无菌性松动，其发生率在这些第一代设计中增多（Rand，1991；Rosenberg et al.，1990）。使用延长杆或螺钉增强初始固定，以实现骨整合。而钉道又成了颗粒碎屑进入胫骨干骺端的通道。颗粒碎屑与第一代聚乙烯和较差的聚乙烯衬垫锁定机制一起，在钉道周围引起骨溶解（图32.1）。据报道，在一些非骨水泥型胫骨假体设计中，钉道骨溶解的发生率＞30%（Lewis et al.，1995；Peters Jr et al.，1992）。Holloway等（2010）在平均7.6年的随访中显示，不使用螺钉的非骨水泥型胫骨基座固定可靠。其他研究也表明，带螺钉的胫骨基座没有任何优势（Ferguson et al.，2008；Schepers et al.，2012；Ritter et al.，2010）。干骺端骨溶解和松动的另一个原因是微多孔涂层的基座，这为颗粒碎屑扩散到干骺端提供了通道（Whiteside，1995）。为防止该问题，随后的设计为完整的全涂层多孔表面。

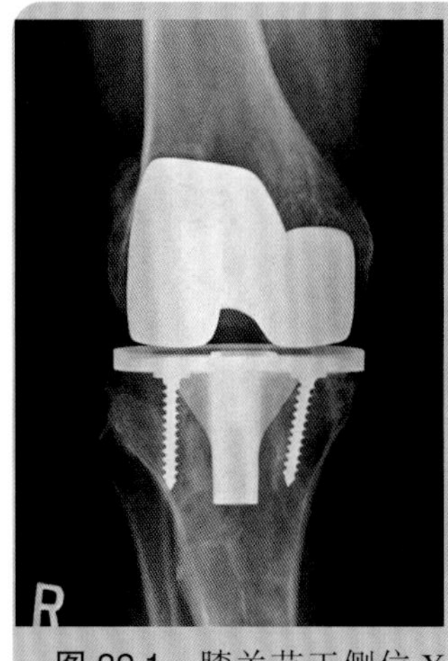

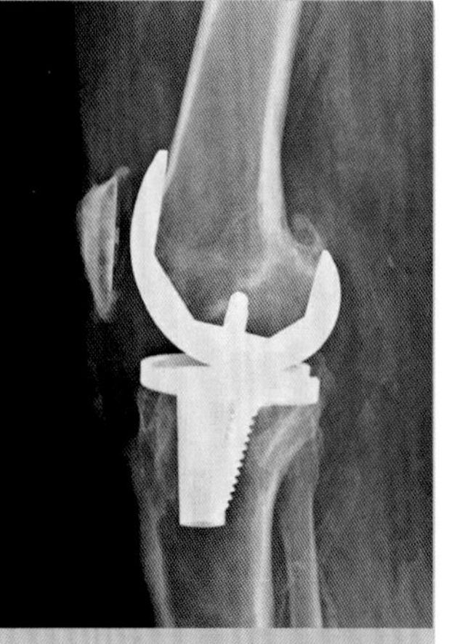

图32.1　膝关节正侧位X线片显示，第一代非骨水泥型TKA术后改变，可见聚乙烯磨损和胫骨干骺端钉道周围的骨溶解

设计缺陷和手术技术共同导致了早期髌骨失败。例如，股骨假体的滑车不是解剖型的（Varadarajan et al.，2011）。对股骨假体旋转重视程度不够，导致对线不良和磨损加剧（Ritter et al.，2010）。使用第一代聚乙烯和金属基座髌骨也加速了聚乙烯磨损，与股骨假体间形成了金属对金属的关节，最终导致金属颗粒病（Berger et al.，2001；Ritter et al.，2010）。由于聚乙烯磨损、骨长入失败以及金属和聚乙烯假体分离，金属基座髌骨的失败是早期非骨水泥型TKA设计中最常见的失败模式（Rosenberg et al.，1988；Lombardi Jr et al.，1988）。

尽管早期设计的非骨水泥型胫骨和髌骨假体存在问题，但股骨假体表现良好。股骨假体通过多平面截骨获得初始机械稳定性，为骨长入提供初始稳定性。

由于顺着假体上的薄弱点而疲劳断裂，一些早期设计的非骨水泥型股骨假体的确也有失败（Whiteside et al.，1993）。无论是骨水泥型还是非骨水泥型的早期股骨假体，都没有优化髌骨轨迹的设计，因而导致髌骨聚乙烯的磨损和金属基座的髌骨假体失败。

尽管金属基座髌骨设计存在一些缺陷和问题，但股骨和胫骨的固定仍取得了成功。Berger等（2001）对采用Miller-Galante 1系统（Zimmer，华沙）的初次非骨水泥型TKA进行了平均11年的随访，结果喜忧参半：非骨水泥型股骨假体的固定效果良好，而金属基座髌骨假体有48%进行了翻修。有12%的股骨翻修原因是髌骨假体失败导致的股骨假体损伤。所有股骨假体均无松动，也无透亮线。非骨水泥固定胫骨假体的无菌性松动率为9%，有12%的胫骨假体尽管固定良好，但有小的溶骨性病变。以无菌性松动为终点，髌骨假体的10年生存率为90.7%，股骨假体为100%，胫骨假体为94.3%。

Ritter和Meneghini（2010）回顾了1984—1986年73例非骨水泥型膝关节，证实在早期的非骨水泥型TKA失败病例中，很多都是由金属基座髌骨引起的。在该系列的15例翻修中，有12例是由髌骨假体失败所致，髌骨假体的20年总生存率为76.4%。非骨水泥型胫骨和股骨假体的生存率为96.8%。

Bassett（1998）回顾了1988—1993年1000例连续使用Performance假体（Biomet/Kirschner，华沙）的初次TKA。其中584例使用的是非骨水泥型股骨

和胫骨假体。所有病例用的都是全聚乙烯骨水泥型髌骨假体。在平均 5.2 年的随访中，非骨水泥组的假体生存率为 99%，非骨水泥组的主观评分和膝关节功能评分略高于骨水泥组。很多早期的非骨水泥型 TKA 设计可获得与骨水泥型 TKA 相似的远期理想疗效，10 年生存率 > 94%（表 32.1）（Ritter et al.，2010；Whiteside，1994；Hofmann et al.，2001；Schroder et al.，2001；Khaw et al.，2002；Hardeman et al.，2006；Watanabe et al.，2004；Tarkin et al.，2005；Buechel Sr et al.，2001）。

表 32.1　第一代非骨水泥型 TKA 的生存率

研究团队	随访时间（年）	生存率（%）	假体设计
Whiteside（1994）	10	94.1	Ortholoc
Hofmann（2001）	10	95.1	Natural
Schroder et al.（2001）	10	97.1	AGC2000
Khaw（2002）	10	95.6	PFC
Hardeman（2006）	10	97.1	Profix
Watanabe（2004）	13	96.7	Osteonics
Tarkin（2005）	17	97.9	LCS-RP
Buechel Sr（2001）	18	98.3	LCS-RP
Ritter and Meneghini（2010）	20	98.6	AGC

32.2.2　第二代非骨水泥型 TKA 设计

> 从早期非骨水泥型 TKA 的设计缺陷中吸取经验教训，结合生物材料和制造工艺的进步，诞生了第二代非骨水泥型 TKA 假体。

新生物材料的出现，如羟基磷灰石（Soballe et al.，1991a，b，1992）、多孔钽（Bobyn et al.，1999；Cohen，2002；Zhang et al.，1999）和多孔钛（Frenkel et al.，2004），先进的制造技术使得假体更容易获得早期机械稳定，进而实现长期的生物骨长入。无须螺钉固定即可达到初始固定强度，从而消除钉道骨溶解的风险。高交联聚乙烯的磨损特性也得到改善，以及聚乙烯胫骨基座锁定机制的改进，从而将聚乙烯磨损和骨溶解的风险降至最低。

现代设计的非骨水泥型 TKA 假体由高孔隙率的金属构成，如钽或钛，与第一代假体相比，孔隙率增加，提高了骨整合的能力（Levine et al.，2006）。在孔径范围为 100 ~ 700 μm，平均孔径为 400 ~ 500 μm，总孔隙度为 55% ~ 65% 时，生物固定效果最佳（Bobyn et al.，1999；Levine et al.，2006）。在没有螺钉固定的情况下，初始固定和即刻稳定来自压配和运动摩擦阻力。为加强初始固定，就需要高摩擦表面（Dimaano et al.，2010）。高孔隙率的钽被用于制造非骨水泥型 TKA（小梁金属 ™，Zimmer Biomet，印第安纳州华沙）（图 32.2）。与第一代设计相比，多孔钽既改善了材料弹性又增加了表面摩擦。多孔钽（0.88 ~ 0.98）的摩擦系数大于之前的非骨水泥型设计，包括多孔涂层或烧结珠（0.66）。钽的弹性模量介于皮质骨和松质骨之间，更多的生理应力可转移到假体周围骨界面上（Lombardi Jr et al.，2007；Karagorgiou et al.，2005）。

多孔钛，通过增材制造工艺采用激光烧结技术制成，也被用于现代设计的非骨水泥型 TKA（Tritanium®，Stryker，Mahwah）（图 32.3）。这种多孔钛胫骨基座的孔隙率为 65% ~ 70%，比传统钛或钴铬珠的孔隙率高。多孔钛的摩擦系数为 1.01 ± 0.18（Dimaano et al.，2010）。制造过程包括激光快速制造，其中的商用纯钛或钛合金粉末，均使用基于计算机设计和激光烧结技术而逐层沉积。增材制造的优点是在任何形状的假体上创造实心的、多孔的或网状的特征，而这些特征采用传统制造技术无法实现。该技术可优化孔隙率以最适合骨长入，并有能力制造复杂的几何结构，包括基座上多孔胫骨固定的实心龙骨，或在特定位置设计的多孔桩。

假体的初始稳定性对于实现骨整合至关重要，是第一代非骨水泥型胫骨假体设计的一个问题。Bhimji 和 Meneghini（2014）研究了 2 种非骨水泥基座设计。

- 一种有两个由多孔钽制成六角钉，但没有龙骨。
- 另一种有 4 个多孔钛十字钉和一个龙骨。

他们的研究结果表明，第一种基座的摇动更大，导致它比第二种的基座更容易受到较大翘起的影响。

羟基磷灰石涂层具有骨传导性，有助于骨结构的形成，时间长了可使固定更牢靠。羟基磷灰石涂层通过促进早期骨长入来增强假体的稳定性，即使在有小

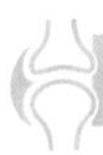

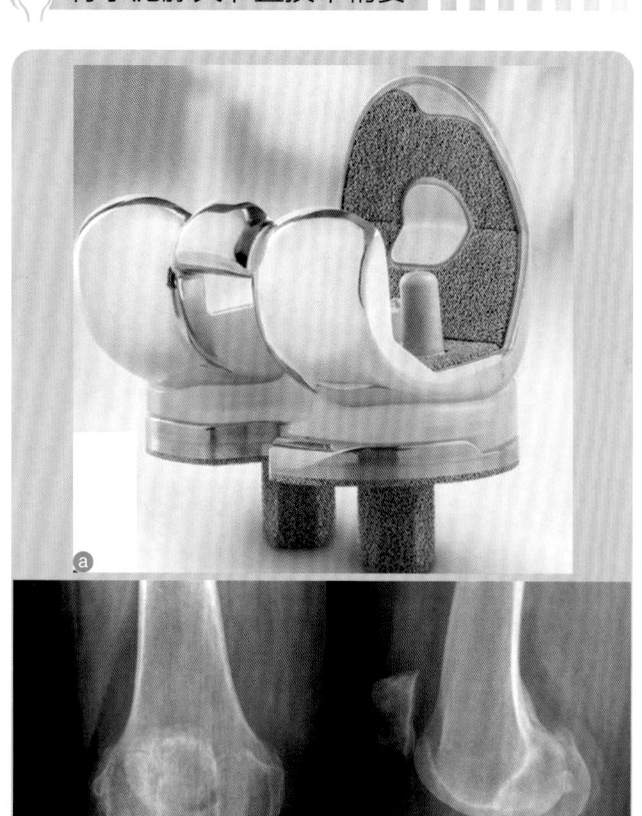

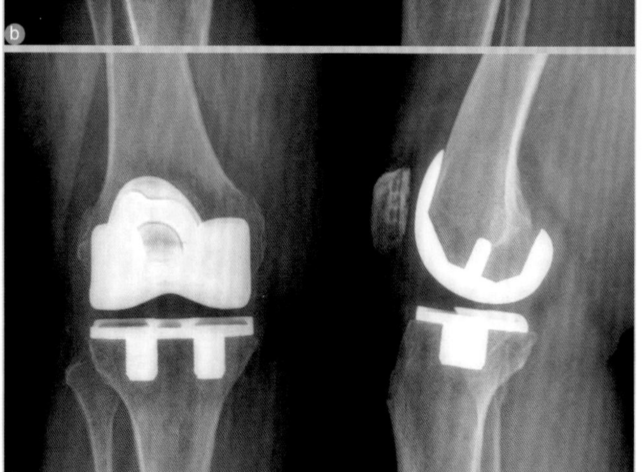

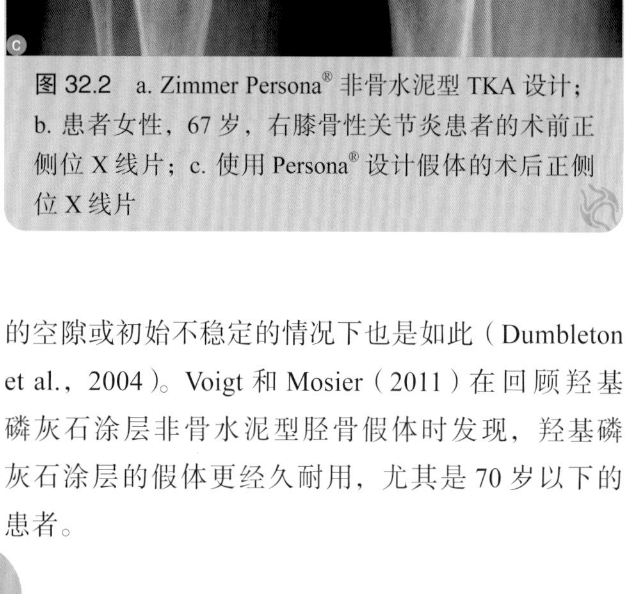

图 32.2 a. Zimmer Persona® 非骨水泥型 TKA 设计；b. 患者女性，67 岁，右膝骨性关节炎患者的术前正侧位 X 线片；c. 使用 Persona® 设计假体的术后正侧位 X 线片

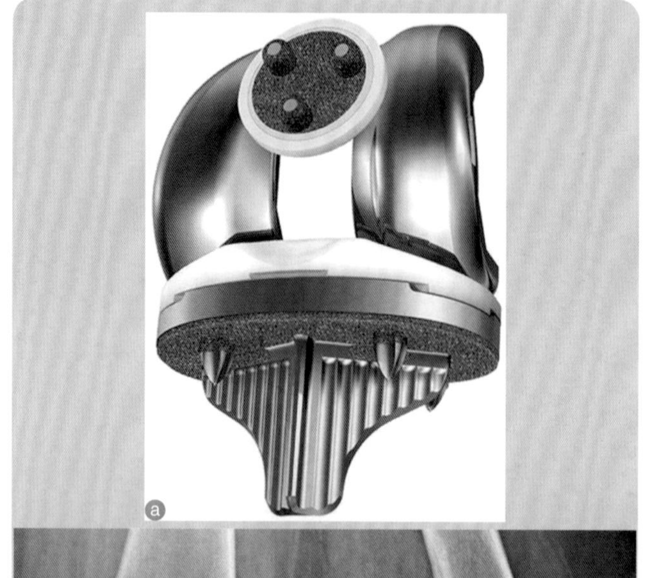

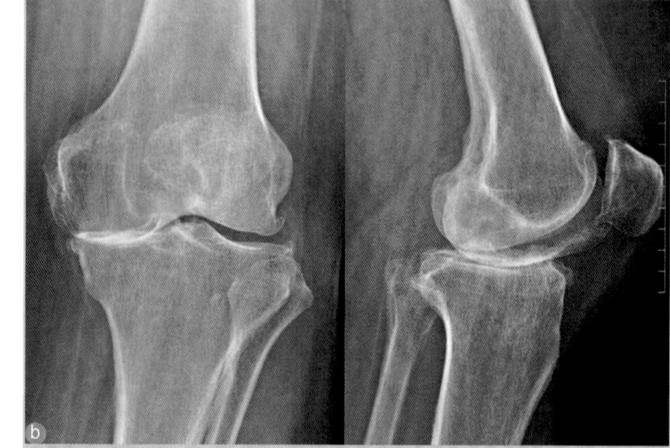

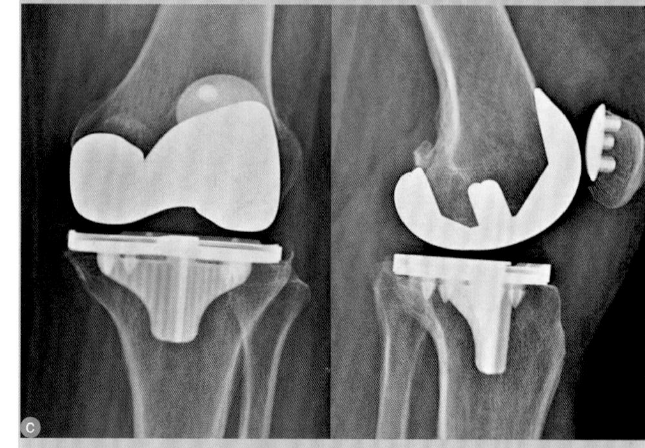

图 32.3 a. 一款史赛克 Triathlon® 非骨水泥型 TKA 设计；b. 患者女性，63 岁，左膝骨性关节炎，术前正侧位片；c. 使用非骨水泥型 Triathlon® 假体术后的正侧位片

的空隙或初始不稳定的情况下也是如此（Dumbleton et al.，2004）。Voigt 和 Mosier（2011）在回顾羟基磷灰石涂层非骨水泥型胫骨假体时发现，羟基磷灰石涂层的假体更经久耐用，尤其是 70 岁以下的患者。

32.3 手术技术

机械稳定性和骨整合的前提是要有充足的骨量。与正常对照组相比，非骨水泥型胫骨假体在疏松骨质中的机械稳定性降低（Meneghini et al.，2011）。

然而，目前对于选择非骨水泥型 TKA 的标准，尚缺乏明确的术前客观研究支撑。研究者认同的适应证包括年轻、活动量大的患者和骨质良好的病态肥胖患者。

患者的骨质先通过术前 X 线片初步确定，但术中必须再进行评估。

禁忌证可能包括骨质疏松症患者、高龄、骨血管受损的 PTA 患者，以及需要植骨或垫块的骨缺损患者。

骨水泥固定对轻度的不完美截骨、骨缺损和不同的骨孔隙率等情况都可包容，而非骨水泥型 TKA 需要边沿适配，以使胫骨假体最大限度地覆盖胫骨近端骨面。在骨质非常坚硬的病例中，由于锯片会刮掉致密的硬化骨，在进行胫骨平台截骨时可能会导致表面不平整。Togsvig-Larsen 和 Ryd（1991）报道，截骨平面的最高点和最低点的高度差值可达 1 ~ 2 mm，这会导致负重时的假体初始不稳定以及随后的固定失败。胫骨截骨可在术中使用 Whiteside 描述的“四角”技术进行评估，即在平整的胫骨基座试模中，对每个角进行数次敲击夯实，以防出现翘起。非骨水泥型 PS-TKA 有另外一个问题，即凸轮 – 立柱接触导致胫骨固定界面微动，可潜在引起无菌性松动（Mikulak et al.，2001）。然而，这些早期的担忧并没有持续多久。Harwin 等（2018）对非骨水泥型 PS-TKA 进行了至少 7 年的随访，其平均约 8 年的生存率为 98%。

32.4 结果

最近有几项研究对骨水泥型和非骨水泥型 TKA 的生存率进行了比较，为现代非骨水泥型 TKA 设计提供了很好的结果。

在一项回顾性研究中，Miller 等（2018）使用相同假体设计的初次 TKA，比较了骨水泥固定与非骨水泥固定，结果显示，使用非骨水泥多孔喷涂胫骨基座的 TKA 术后平均随访 2.4 年，因无菌性松动导致的失败率为 0.5%。而在相同假体设计的配对骨水泥队列中，无菌性松动的失败率为 2.5%。Boyle 等（2018）对 BMI > 30 kg/m^2 的患者进行了类似的回顾性研究，使用单一 CR 系统，对比了骨水泥型 TKA 和非骨水泥型 TKA，平均随访 5.7 年。在他们的研究中，以胫骨假体无菌性松动为终点，154 名非骨水泥型 TKA 患者和 171 名骨水泥型 TKA 患者的生存率分别为 99.3% 和 99.4%。

在一项回顾性研究中，在平均 BMI 为 45 kg/m^2 的病态肥胖患者中，对比了骨水泥型与非骨水泥型 PS-TKA，进行了 5 年随访，结果发现，非骨水泥组的整体翻修率为 5.4%，无菌性松动翻修率为 0.9%，而骨水泥组的整体翻修率为 25.9%，无菌性松动失败率为 11.8%。以无菌性松动为终点的生存率，无骨水泥组的 5 年生存率为 92.9%，而骨水泥组的 8 年生存率为 88.2%（Sinicrope et al.，2019）。在一项该研究所较早的类似研究中，Bagsby 等（2016）证明，以全因翻修和无菌性松动为终点，非骨水泥型 TKA 假体的生存率高于骨水泥型 TKA 假体。他们的研究表明，与骨水泥型 TKA 的患者相比，非骨水泥型 TKA 的病态肥胖患者的无菌性翻修率更低，功能评分改善更多，术后 ROM 相当。

他们的结论是，非骨水泥固定有骨长入，假体 – 骨界面维持时间更久，在这类颇具挑战的患者中，可更好地承受产生的额外机械应力。

在年轻人，非骨水泥型 TKA 也很有效。在对 29 名行非骨水泥型 TKA 的年轻患者（平均年龄 45 岁）进行的回顾研究中，平均随访 4 年，假体的总生存率为 100%。没有失败或翻修手术，也没有影像学上松动的证据（Mont et al.，2017）。在另一项研究中，Kaplan-Meier 生存率分析显示，对于 55 岁以下的初次骨水泥型 TKA 患者，术后 5 年和 10 年因无菌性松动而翻修的比率明显高于非骨水泥型 TKA 患者（McCalden et al.，2013）。

多项研究证实了现代非骨水泥型 TKA 设计有着极好的生存率（表 32.2）（Boyle et al.，2018；Harwin et al.，2015；Kwong et al.，2014；Cross et al.，2005；Tai et al.，2006；Kim et al.，2014）。

在骨整合之前，非骨水泥型假体要经历一段初始迁移期。在一项研究中，将 Stryker Triathlon® 非骨水泥型胫骨基座和金属背面的髌骨均与其下面的骨进行压配固定，大部分假体移位发生在术后前 6 周，在

表 32.2 现代设计的非骨水泥型 TKA 生存率的研究

研究团队	随访时间（年）	生存率（%）	假体设计
Harwin（2015）	4	99.5	Triathlon®
Boyle（2018）	5	99.3	Triathlon®
Kwong（2014）	7	95.7	NexGen®
Cross and Parish（2005）	10	99.6	Active
Tai and Cross（2006）	12	97.5	Active
Kim（2014）	17	98.9	NexGen®

术后 12 个月和 24 个月之间再未观察到明显移位。这显示出非骨水泥型假体为双相迁移模式，其特征是初始迁移量高，随后趋于稳定。表明假体在大约 6 周的时间内会发生骨整合（Nevelos et al.，2019）。非骨水泥型胫骨假体经历微动，说明其初始机械稳定性低于骨水泥型假体。然而，这种初始稳定性的差异可能是十分细微的，因为在一项研究中，平均骨水泥微动和非骨水泥微动之间的差异＜ 150 μm（Crook et al.，2017）。在 Dunbar 等（2009）的一项研究中，70 名患者被随机分为骨水泥组或非骨水泥钽金属胫骨基座组（NexGen®，Zimmer Biomet，华沙，印第安纳州）。在术后第 6 个月、第 12 个月和第 24 个月进行了放射测量分析。非骨水泥型假体有迁移，其中 9/28 的假体在 1 年时迁移＞ 1 mm。这些假体随后稳定下来，无一例有早期无菌性松动的风险，而 4/21 的骨水泥型假体存在早期无菌性松动的风险。

TKA 术后的放射性透亮线与骨溶解和松动有关。在 Aebli 等（2004）的一项研究中，91 例非骨水泥型 TKA 随访 7.5 年的放射学结果显示，放射性透亮线最常出现在胫骨平台周围，大多数放射性透亮线在术后立即出现或在第一年内出现（96%）。放射性透亮线基本上是非进展性的（99%）。对初次非骨水泥型 TKA 进行回顾，均使用 CR RP TKA 系统，几乎所有时间点都有股骨和（或）胫骨的放射性透亮线，包括 6 周、1 年和末次随访，平均末次随访时间是 9.6 年。在末次随访中发现，这些是非进展性的部分稳定和稳定的透亮线。此外，存在这些稳定放射性透亮线，似乎并不影响这些患者在末次随访时的功能结果（Costales et al.，2020）。这些结果表明，如果放射性透亮线术后第一年内出现，但没有进一步增加，可以进行观察或保守治疗。

Nam 等（2017）比较了非骨水泥型与骨水泥型全膝关节假体，发现两组间的失血或血红蛋白变化没有差异，但非骨水泥组的手术时间明确缩短。有人担心，由于使用未固化的水泥进行填塞，导致出血增加。鉴于保险公司正在向替代支付模式过渡，医疗保健的价值仍在评估中。非骨水泥型假体比骨水泥型假体更昂贵。然而，节约手术时间和不用骨水泥所节省的非假体成本抵消了这些较高的假体成本（Yac et al.，2020）。目前有几款现代设计的假体可用于非骨水泥型 TKA 固定（表 32.3）。

表 32.3 美国可用的现代设计的非骨水泥型假体

生产公司	假体系统
DePuy	Attune®
Donjoy	EMPOWR™
Exactech	Truliant®
Medacta	GMK
MicroPort	Evolution®
Stryker	Triathlon®
Zimmer	NexGen®
Zimmer	Persona®

要点

- 活动量大的年轻患者和肥胖患者对骨水泥型假体构成挑战，因为骨水泥 – 骨界面上的应力更大。在该人群中，假体的长期固定仍是一个令人担忧的问题。
- 第一代非骨水泥型膝关节有设计缺陷。从这些缺陷中吸取经验教训，以及材料和制造技术的进步，催生了具有优秀中期效果的现代非骨水泥型假体。
- 现代设计的非骨水泥型 TKA 假体在某些患者群体中，包括年轻人和病态肥胖者，展现出一样甚至更高的生存率。非骨水泥固定有骨长入，假体－骨界面维持时间更久，在这类颇具挑战的患者中，可更好地承受产生的额外机械应力。

- 目前对于选择非骨水泥型 TKA 的标准，尚缺乏明确的术前客观研究支撑。研究者的适应证包括年轻、活动量大的患者和骨质良好的病态肥胖患者。禁忌证可能包括骨质疏松症患者、高龄、骨坏死的 PTA 患者，以及需要植骨或垫块的骨缺损患者。

参考文献

（遵从原版图书著录格式）

Abdel MP, Bonadurer GF, Jennings MT, Hanssen AD (2015) Increasedaseptic tibial failures in patients with a BMI ≥ 35 and well-aligned total knee arthroplasties. J Arthroplasty 30(12):2181–2184

Aebli N, Krebs J, Schwenke D, Hii T, Wehrli U (2004) Progression of radiolucent lines in cementless twin-bearing low-contact-stress knee prostheses: a retrospective study. J Arthroplasty 19(6): 783–789

Attar FG, Khaw FM, Kirk LM, Gregg PJ (2008) Survivorship analysis at 15 years of cemented press-fit condylar total knee arthroplasty. J Arthroplasty 23(3):344–349

Bagsby DT, Issa K, Smith LS, Elmallah RK, Mast LE, Harwin SF, Mont MA, Bhimani SJ, Malkani AL (2016) Cemented vs cementless total kneearthroplasty in morbidly obese patients. J Arthroplasty 31(8):1727–1731

Bassett RW (1998) Results of 1,000 performance knees: cementless versus cemented fixation. J Arthroplasty 13(4):409–413

Berger RA, Lyon JH, Jacobs JJ, Barden RM, Berkson EM, Sheinkop MB, Rosenberg AG, Galante JO (2001) Problems with cementless total knee arthroplasty at 11 years followup. Clin Orthop Relat Res 392(392):196–207

Bhimji S, Meneghini RM (2014) Micromotion of cementless tibial baseplates: keels with adjuvant pegs offer more stability than pegs alone. J Arthroplasty 29(7):1503–1506

Bobyn JD, Stackpool GJ, Hacking SA, Tanzer M, Krygier JJ (1999) Characteristics of boneingrowth and interface mechanics of a new poroustantalumbiomaterial. J Bone Joint Surg Br 81(5):907–914

Boyle KK, Nodzo SR, Ferraro JT, Augenblick DJ, Pavlesen S, Phillips MJ (2018) Uncemented vs cemented cruciate retaining total knee arthroplasty in patients with body mass index greater than 30. J Arthroplasty 33(4):1082–1088

Buechel FF Sr, Buechel FF Jr, Pappas MJ, D'Alessio J (2001) Twenty-year evaluation of meniscal bearing and rotating platform knee replacements. Clin Orthop Relat Res (388):41–50

Cherian JJ, Banerjee S, Kapadia BH, Jauregui JJ, Harwin SF, Mont MA (2014) Cementless total knee arthroplasty: a review. J Knee Surg 27(3):193–197

Cohen R (2002) A porous tantalum trabecular metal: basic science. Am J Orthop 31(4):216–217

Costales TG, Chapman DM, Dalury DF (2020) The natural history of radiolucencies following uncemented total knee arthroplasty at 9 years. J Arthroplasty 35(1):127–131

Crook PD, Owen JR, Hess SR, Al-Humadi S, Wayne JS, Jiranek WA (2017) Initial stability of cemented vs cementless tibial components under cyclicload. J Arthroplasty 32(8):2556–2562

Cross MJ, Parish EN (2005) A hydroxyapatite-coated total knee replacement: prospective analysis of 1000 patients. J Bone Joint Surg Br 87(8):1073–1076

Dalury DF (2016) Cementless total knee arthroplasty: current concepts review. Bone Joint J 98-B(7):867–873

Dimaano F, Hermida J, D'Lima D, Cowell CW, Kulesha G (2010) Comparison of the coefficient of friction of porous ingrowth surfaces. 56th annual meeting of the Orthopaedic Research Society

Dumbleton J, Manley MT (2004) Hydroxyapatite-coated prostheses in total hip and knee arthroplasty. J Bone Joint Surg Am 86(11):2526–2540

Dunbar MJ, Wilson DA, Hennigar AW, Amirault JD, Gross M, Reardon GP (2009) Fixation of a trabecular metal knee arthroplasty component. A prospective randomized study. J Bone Joint Surg Am 91(7):1578–1586

Falatyn S, Lachiewicz PF, Wilson FC (1995) Survivorship analysis of cemented total condylar knee arthroplasty. Clin Orthop Relat Res (317):178–184

Fehring TK, Odum SM, Griffin WL, Mason JB, McCoy TH (2007) The obesityepidemic: its effect on total joint arthroplasty. J Arthroplasty 22(6):71–76

Ferguson RP, Friederichs MG, Hofmann AA (2008) Comparison of screw and screwless fixation in cementless total knee arthroplasty. Orthopedics 31(2):127–110

Frenkel SR, Jaffe WL, Dimaano F, Iesaka K, Hua T (2004) Bone response to a novel highly porous surface in a canine implantable chamber. J Biomed Mater Res B Appl Biomater 71(2):387–391

Hardeman F, Vandenneucker H, Van Lauwe J, Bellemans J (2006) Cementless total knee arthroplasty with Profix: a 8- to 10-year follow-up study. Knee 13(6):419–421

Harrysson OLA, Robertsson O, Nayfeh JF (2004) Higher cumulative revision rate of knee arthroplasties in younger patients with osteoarthritis. Clin Orthop Relat Res 421:162–168

Harwin SF, Elmallah RK, Jauregui JJ, Cherian JJ, Mont MA (2015) Outcomes of a newer-generation cementless total knee arthroplasty design. Orthopedics 38(10):620–624

Harwin SF, Levin JM, Khlopas A, Ramkumar PN, Piuzzi NS, Roche M, Mont MA (2018) Cementless posteriorly stabilized total knee arthroplasty: seven-year minimum follow-up report. J Arthroplasty 33(5):1399–1403

Hofmann AA, Evanich JD, Ferguson RP, Camargo MP (2001) Ten- to 14-year clinical followup of the cementless natural knee system. Clin Orthop Relat Res 388:85–94

Holloway IP, Lusty PJ, Walter WL, Walter WK, Zicat BA (2010) Tibial fixation without screws in cementless knee arthroplasty. J Arthroplasty 25(1):46–51

Karageorgiou V, Kaplan D (2005) Porosity of 3D biomaterial scaffolds and osteogenesis. Biomaterials 26(27):5474–5491

Khaw FM, Kirk LM, Morris RW, Gregg PJ (2002) A randomised, controlled trial of cemented versus cementless press-fit condylar total knee replacement. Ten-year survival analysis. J Bone Joint Surg Br 84(5):658–666

Kim YH, Park JW, Lim HM, Park ES (2014) Cementless and cemented total knee arthroplasty in patients younger than fifty five years. Which is better? Int Orthop 38(2):297–303

Kurtz S, Ong K, Lau E, Mowat F, Halpern M (2007) Projections of primary and revision hip and knee arthroplasty in the United States from 2005 to 2030. J Bone Joint Surg Am 89(4):780–785

Kurtz SM, Lau E, Ong K, Zhao K, Kelly M, Bozic KJ (2009) Future young patient demand for primary and revision joint replacement: national projections from 2010 to 2030. Clin Orthop Relat Res 467(10):2606–2612

Kwong LM, Nielsen ES, Ruiz DR, Hsu AH, Dines MD, Mellano CM (2014) Cementless total knee replacement fixation: a contemporary durable solution--affirms. Bone Joint J 96-B(11 Supple A):87–92

Levine BR, Sporer S, Poggie RA, Della Valle CJ, Jacobs JJ (2006) Experimental and clinical performance of porous tantalum in orthopedic surgery. Biomaterials 27(27):4671–4681

Lewis G (1997) Properties of acrylicbonecement: state of the art review. J Biomed Mater Res 38(2):155–182

Lewis PL, Rorabeck CH, Bourne RB (1995) Screw osteolysis after cementless total knee replacement. Clin Orthop Relat Res (321):173–177

Lombardi AV Jr, Engh GA, Volz RG, Albrigo JL, Brainard BJ (1988)

Fracture/dissociation of the polyethylene in metal-backed patellar components in total knee arthroplasty. J Bone Joint Surg Am 70(5):675–679
Lombardi AV Jr, Berasi CC, Berend KR (2007) Evolution of tibial fixation in total kneearthroplasty. J Arthroplasty 22(4):25–29
Maradit Kremers H, Larson DR, Kremers WK, Crowson CS, Berry DJ, Washington RE, Steiner CA, Jiranek WA (2015) Prevalence of total hip and knee replacement in the United States. J Bone Joint Surg Am 97(17):1386–1397
Matassi F, Carulli C, Civinini R, Innocenti M (2014) Cemented versus cementless fixation in total knee arthroplasty. Joints 1(3):121–125
McCalden RW, Robert CE, Howard JL, Naudie DD, McAuley JP, MacDonald SJ (2013) Comparison of outcomes and survivorship between patients of different age groups following TKA. J Arthroplasty 28(8):83–86
Meehan JP, Danielsen B, Kim SH, Jamali AA, White RH (2014) Younger age is associated with a higher risk of early periprosthetic joint infection and aseptic mechanical failure after total knee arthroplasty. J Bone Joint Surg Am 96(7):529–535
Meneghini RM, Hanssen AD (2008) Cementless fixation in total kneearthroplasty: past, present, and future. J Knee Surg 21(4):307–314
Meneghini RM, Daluga A, Soliman M (2011) Mechanicalstability of cementless tibial components in normal and osteoporoticbone. J Knee Surg 24(03):191–196
Mikulak SA, Mahoney OM, dela Rosa MA, Schmalzried TP (2001) Loosening and osteolysis with the press-fit condylar posterior-cruciate-substituting total knee replacement. J Bone Joint Surg Am 83(3):398
Miller M, Goodheart J, Izant T, Rimnac C, Cleary R, Mann K (2014) Loss of cement-bone interlock in retrieved tibial components from total knee arthroplasties. Clin Orthop Relat Res 472(1):304–313
Miller AJ, Stimac JD, Smith LS, Feher AW, Yakkanti MR, Malkani AL (2018) Results of cemented vs cementless primary total knee arthroplasty using the same implant design. J Arthroplasty 33(4):1089–1093
Mont MA, Gwam C, Newman JM, Chughtai M, Khlopas A, Ramkumar PN, Harwin SF (2017) Outcomes of a newer-generation cementless total knee arthroplasty design in patients less than 50 years of age. Ann Transl Med 5(Suppl 3):S24
Nam D, Kopinski JE, Meyer Z, Rames RD, Nunley RM, Barrack RL (2017) Perioperative and early postoperative comparison of a modern cemented and cementless total knee arthroplasty of the same design. J Arthroplasty 32(7):2151–2155
Nevelos J, Maclean L, Sporer S, Harwin S, Nam D, Nunley R, Malkani A (2019) Design, migration and earlyclinicalresults of the first mass produced 3D printedcementless total knee implants. Scientific Exhibit Presented at AAOS. Las Vegas, NV, 12–16 Mar 2019
Peters PC Jr, Engh GA, Dwyer KA, Vinh TN (1992) Osteolysis after total knee arthroplasty without cement. J Bone Joint Surg Am 74(6):864–876
Rand JA (1991) Cement or cementless fixation in total knee arthroplasty? Clin Orthop Relat Res (273):52–62
Ritter MA, Meneghini RM (2010) Twenty-year survivorship of cementless anatomic graduated component total knee arthroplasty. J Arthroplasty 25(4):507–513
Rosenberg AG, Andriacchi TP, Barden R, Galante JO (1988) Patellar component failure in cementless total knee arthroplasty. Clin Orthop Relat Res (236):106–114
Rosenberg AG, Barden RM, Galante JO (1990) Cemented and ingrowth fixation of the miller-galante prosthesis. clinical and roentgenographic comparison after three- to six-year follow-up studies. Clin Orthop Relat Res (260):71–79
Schepers A, Cullingworth L, van der Jagt DR (2012) A prospective randomized clinical trial comparing tibial baseplate fixation with or without screws in total knee arthroplasty: a radiographic evaluation. J Arthroplasty 27(3):454–460
Schroder HM, Berthelsen A, Hassani G, Hansen EB, Solgaard
Sinicrope BJ, Feher AW, Bhimani SJ, Smith LS, Harwin SF, Yakkanti MR, Malkani AL (2019) Increased survivorship of cementless versus cemented TKA in the morbidly obese. A minimum 5-year follow-up. J Arthroplasty 34(2):309–314
Soballe K, Hansen ES, Brockstedt-Rasmussen H, Hjortdal VE, Juhl GI, Pedersen CM, Hvid I, Bunger C (1991a) Fixation of titanium and hydroxyapatite-coated implants in arthriticosteopenicbone. J Arthroplasty 6(4):307–316
Soballe K, Hansen ES, Brockstedt-Rasmussen H, Hjortdal VE, Juhl GI, Pedersen CM, Hvid I, Bunger C (1991b) Gap healing enhanced by hydroxyapatite coating in dogs. Clin Orthop Relat Res (272):300–307
Soballe K, Hansen ES, Brockstedt-Rasmussen H, Pedersen CM, Bunger C (1992) Bone graft incorporation around titanium-alloy- and hydroxyapatite-coated implants in dogs. Clin Orthop Relat Res (274):282–293
Tai CC, Cross MJ (2006) Five- to 12-year follow-up of a hydroxyapatite-coated, cementless total knee replacement in young, active patients. J Bone Joint Surg Br 88(9):1158–1163
Tarkin IS, Bridgeman JT, Jardon OM, Garvin KL (2005) Successful biologic fixation with mobile-bearing total knee arthroplasty. J Arthroplasty 20(4):481–486
Toksvig-Larsen S, Ryd L (1991) Surface flatness after bone cutting. A cadaver study of tibial condyles. Acta Orthop Scand 62(1):15–18
Varadarajan KM, Rubash HE, Li G (2011) Are current total knee arthroplasty implants designed to restore normal trochlear groove anatomy? J Arthroplasty 26(2):274–281
Voigt JD, Mosier M (2011) Hydroxyapatite (HA) coating appears to be of benefit for implant durability of tibial components in primary total knee arthroplasty. Acta Orthop 82(4):448–459
Wang Y, Beydoun MA, Liang L, Caballero B, Kumanyika SK (2008) Will all Americans become overweight or obese? Estimating the progression and cost of the US obesity epidemic. Obesity 16(10):2323–2330
Watanabe H, Akizuki S, Takizawa T (2004) Survival analysis of a cementless, cruciate-retaining total knee arthroplasty. Clinical and radiographic assessment 10 to 13 years after surgery. J Bone Joint Surg Br 86(6):824–829
Whiteside LA (1994) Cementless total knee replacement. nine- to 11-year results and 10-year survivorship analysis. Clin Orthop Relat Res (309):185–192
Whiteside LA (1995) Effect of porous-coating configuration on tibial osteolysis after total knee arthroplasty. Clin Orthop Relat Res (321):92–97
Whiteside LA, Fosco DR, Brooks JG Jr (1993) Fracture of the femoral component in cementless total knee arthroplasty. Clin Orthop Relat Res (286):71–77
Yayac M, Harrer S, Hozack WJ, Parvizi J, Courtney PM (2020) The use of cementless components does not significantly increase procedural costs in total knee arthroplasty. J Arthroplasty 35(2):407–412
Zhang Y, Ahn PB, Fitzpatrick DC, Heiner AD, Poggie RA, Brown TD (1999) Interfacial frictional behavior: cancellous bone, cortical bone, and a novel porous tantalum biomaterial. J Musculoskelet Res 03(04):245–251

（侯卫坤　李　辉）

第 33 章

个性化全膝关节置换术

Nana O. Sarpong， Darwin Chen， and H. John Cooper

33.1 引言

随着 TKA 患者中年轻和活跃患者群体不断增加，患者对于 TKA 假体使用时间、临床效果、满意度的需求也不断提高。虽然大多数患者表示 TKA 术后满意度尚可，但仍有高达 30% 的患者表示对手术后效果不满意（Bourne et al.，2010）。TKA 后引起患者不满意的因素包括很多，如假体型号、假体置入位置欠佳或假体松动等（Meier et al.，2019；Patil et al.，2015）。

解剖学研究认为，膝关节解剖结构在性别和种族之间存在明显的形态差异，这可能导致传统 TKA 手术假体位置和覆盖不理想的原因（Patil et al.，2015）。因此，基于种族和性别的差异，对假体的设计提出了新的挑战，各制造商以此开发新的不同尺寸的假体（Hirschmann et al.，2018）。然而，研究表明股骨内外髁之间仍存在不对称性差异，性别特异性假体并未有针对性设计（Patil et al.，2015；Mahoney et al.，2010）。因此，这些问题促进个性化 TKA 假体设计的发展，其目标就是改善假体的匹配度，恢复患者的原有解剖结构，并重建正常的膝关节运动轨迹，这才是 TKA 手术的最终理想目标（leyvraz et al.，2000）。

个性化 TKA 的目标是通过提取术前影像资料（如 CT）以获得准确的解剖数据从而恢复膝关节正常解剖结构和运动学，并根据这些数据，个体化定制截骨工具和假体（Arbabet al.，2018）。下面我们以 iTotal CR-TKA 系统（ConforMIS，Bellerica，MA）为例，介绍这种个性化 TKA 的手术方法。

33.2 典型病例

病史和体格检查

患者男性，70 岁，既往有高血压、高脂血症和控制良好的糖尿病等基础病，左膝疼痛并逐渐加重 9 月。术前曾采取保守治疗方法，包括 NSAIDs、对乙酰氨基酚、曲马多、有氧运动、皮质类固醇和透明质酸钠注射。

查体见左膝关节疼痛，无陈旧切口。膝关节内翻畸形，膝关节内侧压痛，有少量积液和弹响声。ROM 为 5° ~ 120°，内外翻应力试验无异常，神经血管正常。

术前影像

术前 X 片检查包括：负重位下肢全长片，左膝关节正侧位片。X 线片示：左膝三间室关节炎伴右下肢内翻畸形（图 33.1）。

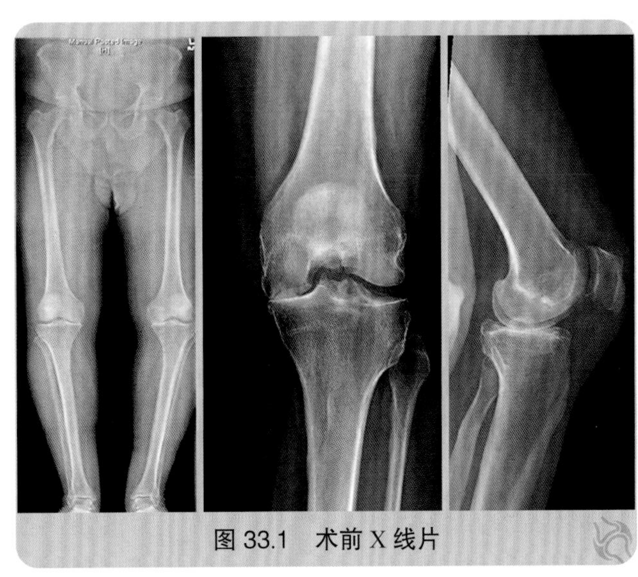

图 33.1　术前 X 线片

使用 iTotal CR ConforMIS 系统行左 TKA 前，首先行下肢 CT 扫描收集患者解剖数据。通过 iView（ConforMIS，Bellerica，MA）获得患者特定术前计划图像，并获得可行的术前手术方案。这些术前计划图像可提供患者个体化的术中胫骨和股骨截骨量、模具放置位置和最终假体型号（图 33.2）。

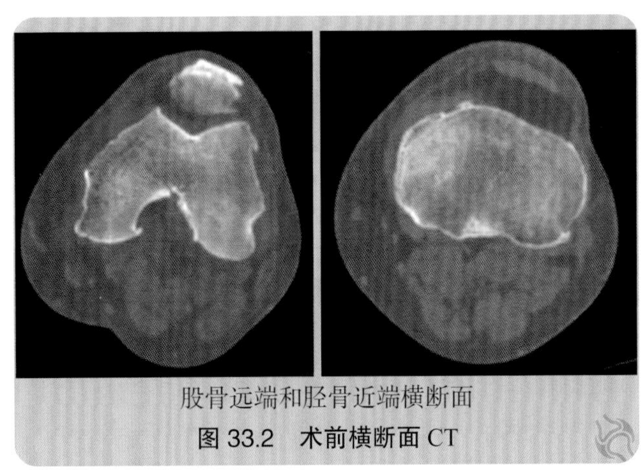

股骨远端和胫骨近端横断面

图 33.2　术前横断面 CT

手术技术

控制性降压，给予内收肌管阻滞麻醉和腰麻，不使用止血带。前正中切口入路，切开皮下组织、选择髌旁内侧显露关节。依次进行膝关节内侧松解、髌下脂肪垫切除和内外侧半月板前角松解。术中可见明显的关节面硬化和骨赘。所有这些都可在术前 CT 扫描中捕获并以此为参考定制模具。

提示

- 此时不要移除骨赘，因为其是放置定制截骨模具的必要标志。
- 首先通过将初始定位模具放置在股骨上，以找到其自然匹配位置（骨赘也是参考标志），以此定位并截取股骨髁上软骨下骨上方的所有软骨。然后放置第二个模具，该模具可以参照股骨远端髁上的周围骨赘和软骨下骨（图 33.3）。第二个模具用于设置远端截骨水平和股骨旋转。股骨远端截骨是通过在股骨远端放置定制的截骨导向器后进行，该导向器可延伸至滑车表面并可能增加或减少截骨。

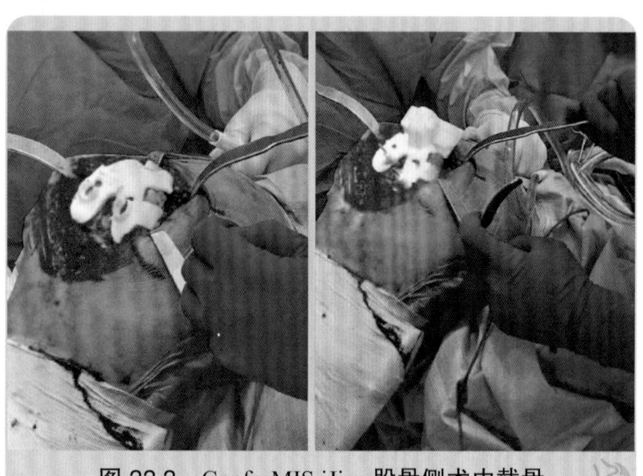

图 33.3　ConforMIS iJigs 股骨侧术中截骨

提示

- 极少数情况下，如果 CT 未捕获到骨赘情况，可能无法将初始模具牢固固定在股骨上。在这种情况下，可以通过 iView 图像规划系统帮助正确放置模具位置。

应仔细检查股骨远端截骨面以确认截骨平面。

初始定制导板设计的旋转孔，进行前、后和斜面截骨。

应注意导板与截骨平面平齐。

应用定制截骨导航模板，选择与患者自体胫骨解剖面相匹配的关节。使用定制的胫骨导板，在截骨之前，可以使用连接的定位杆确认矢状面和冠状面力线。去除胫骨和股骨周围骨赘进行胫骨近端截骨。然后通过膝 ROM 测试膝关节稳定性。在 iTotal CR 系统中，髌骨并没有定制模板，而是应用传统工具操作。

截骨完成后，用脉冲冲洗法对骨表面进行大量冲洗。

最后使用标准骨水泥技术固定假体。作者的标准做法是在这一步中不使用止血带。

提示

- 在骨水泥固定前，确保骨面完全干燥，以实现松质骨的最佳骨水泥交联。
- 在骨水泥聚合的过程中应放置衬垫试模，聚合后去除残留的骨水泥再更换真正的衬垫。值得注意的是，CR 假体使用内外侧独立固定聚乙烯衬垫，而后稳定性假体设计使用整体的聚乙烯假体。

■ 术后病程

患者术后恢复顺利，术后第 1 天在理疗师的帮助下步行 600 m，并进行了爬楼梯，之后出院，术后下肢力线恢复正常（图 33.4）。

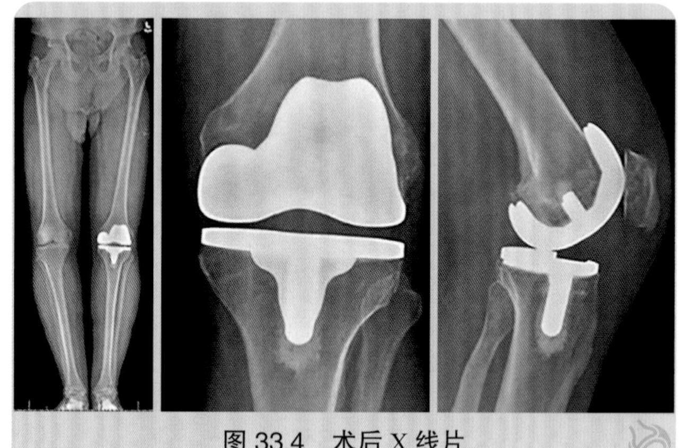

图 33.4　术后 X 线片

33.3 讨论

随着接受 TKA 手术的患者人数持续上升，对手术结果不满意的患者人数也在不断增加。研究表明，术后疼痛是 TKA 患者术后不满意的主要原因，其中约有 30% 的患者膝关节疼痛与假体位置不良有关（Mahoney et al.，2010）。并且，约有一半的 TKA 早期翻修与假体位置不佳、假体不稳以及固定失效有关（Sharkey et al.，2014）。在较早期的研究结果显示，术后力线应保持在 0° ~ 3° 范围（Jeffery et al.，1991）。目前，假体设计商已经做出了许多改进，以提高传统 TKA 假体植入的准确性。但是，膝关节生理解剖结构的差异性、传统模具的局限性和外科医师的医源性错误都可能会导致假体位置不良（Bäthis et al.，2004）。

依据患者个体差异设计的个性化 TKA 是一种区别于传统 TKA 的手术技术。考虑到患者个体之间解剖结构的较大差异，也有关节外科医师认为，相较传统 TKA 假体，个性化 TKA 在种族或性别方面的特异性更为明显（van den Heever et al.，2012）。这些技术旨在通过患者术前 CT 或 MRI 的数据生成符合患者解剖结构的 TKA 假体，从而使用一次性截骨模具安装定制假体来有效改善术后假体与人体的匹配度。ConforMIS 提供的 iTotal CR 和 PS 系统就是现代化个性化 TKA 的代表。

最近的多项研究已经将个性化 TKA 与传统 TKA 系统进行了比较，研究结果显示，与传统 TKA 相比，根据个性化 TKA 理念设计的假体可以更好的实现膝关节运动轨迹（Zeller et al.，2017）。Zeller 等（2017）利用最先进的移动式荧光透视技术，分析了接受过个性化 TKA 与传统 TKA 患者在深蹲和坐姿起过程中胫股关节的运动情况。研究结果显示，与传统 TKA 患者相比，接受个性化 TKA 的患者膝关节屈曲活动度、股骨后滚、轴向旋转程度更大，胫骨假体抬离更小（因此轻度屈曲到高度屈曲假体的稳定性更好）。研究者认为个性化 TKA 的运动学与正常膝关节更接近。

另一项研究调查了个性化 TKA 纠正冠状面力线的准确性。在这项研究中，Levengood 等（2018）利用计算机辅助手术以恢复机械轴力线，结果显示个性化 TKA 中 84% 的患者达到了完美的冠状面力线（0°），其余 16% 的患者表现为 2° 内的机械力线。同时，他们还强调个性化 TKA 术后没有患者出现伸膝困难。研究者认为术后准确度的提高源于依据患者个体差异设计的全套截骨模具和定制假体的使用，而传统的器械技术是在股骨和胫骨上使用标准器械按步骤进行的。

Arbab 等（2018）的另一项研究对接受个性化 TKA（ConforMIS iTotal）与传统 TKA（Triathlon；Stryker，Mahwah，NJ）的患者进行了回顾性分析，评估了术后下肢力线对准情况。研究结果显示，在个性化 TKA 组和传统 TKA 组中，下肢力线 3° 范围外的发生率分别为 16% 和 26%。他们认为，在恢复下肢力线方面，个性化 TKA 技术比传统 TKA 更具优势。

Kay 等（2018）在另一项前瞻性研究中对新一代个性化 TKA 假体麻醉下手法松解操作（manipulation under anesthesia，MUA）比率进行了调查，因为之前的定制假体设计迭代次数被认为促进了关节纤维化（Cates et al.，2009；Chaudhary et al.，2008）。也有研究报道，定制性假体术后关节纤维化和 MUA 需求的发生率显著较高（White et al.，2016）。Kay 等（2018）报告第二代 ConforMIS iTotal TKA 中 MUA 发生率为 3.05%，这也与文献中报告的相一致（1.5% ~ 6%）。最近，Frederick 等（n.d.）对其工作机构内个性化 TKA 和传统 TKA 的短期临床结果进行回顾性分析。研究结果发现，与接受传统 TKA 的患者相比，3 个月时接受个性化 TKA 的患者的 SF-12 PCS 评分和 KSS 评分有统计学差异，而 SF-12 MCS 或 WOMAC 评分没有显著差异。此外，在 1 年时，个性化 TKA 表现出更高的 KSS 评分（Frederick et al.，n.d.）。

尽管上述研究强调了个性化 TKA 可促进下肢力线的改善，但仍存在以下问题：缺乏有关个性化 TKA 对术后临床结果和生存率方面的高质量研究证据。

Tait 等（n.d.）对接受个性化 TKA 的患者进行了一项多中心前瞻性试验，并在中期时进行了患者自我报告结局量表和不良事件的评估。他们报告称，与术前测量相比，平均 ROM、KOOS 和 KSS 4 个领域中的 3 个（目标、功能、满意度）在统计学上有显著改善。此外，他们观察到 MUA 率为 3.1%，1 年和 2 年的总体满意度分别为 92% 和 90%。他们强调，2 年后，观察到的 MUA 率与之前报道的一致（Rubinstein et al.，2010）。

尽管到目前为止，大多数已发表的研究都强调了个性化 TKA 的潜在好处，但其也有并发症的相关报道，尤其是在早期的个性化 TKA 设计中。

在一项回顾性研究中，Meheux 等（2019）将传统 TKA 假体与老一代（ConforMIS iTotal G2）和新一代（ConforMIS iTotal G2 Plus）个性化 TKA 假体进行了比较。研究者强调，在早期失败的报道之后，老一代产品已经停用。同时，他们报道三组之间机械力线比较无差异，但可以观察到，与传统和老一代 TKA 系统相比，新一代个性化 TKA 系统在所有时间点都具有更高的 KSS 分值。此外，与老一代和传统 TKA 系统相比，新一代的 TKA 系统在住院时间和失血量方面更优。而且，与新一代 TKA（失败率 0%）和传统 TKA（失败率 3%）相比，老一代 TKA（失败率 23%）失败率更为明显。而老一代产品中最常见的故障模式是胫骨假体下沉和聚乙烯锁定装置故障，而新一代 TKA 系统中这些问题已被消除。

新一代个性化 TKA 设计大大减少了早期失败的报告，但关节外科医师仍必须认识到，即使是已改进的个性化 TKA 系统也并非没有局限性，仍有部分患者可能不是这项技术的理想人选。

由于个性化 TKA 系统依靠 CT 三维成像进行术前规划，因此，对于屈曲挛缩角度＞20° 或膝关节有内置物的患者，制作定制模具的准确性就会受到显著影响，因为这些因素可能会妨碍膝关节解剖标记的准确规划（Nam et al.，2016）。但是，厂商建议在冠状面力线严重异常（＞15°）、严重骨缺损和（或）副韧带不全导致的膝关节不稳时，不要使用个性化 TKA 假体（ConforMIS iTotal G2 外科技术指南 2015）。此外，与传统 TKA 系统一样，建议在术前检查时注意交叉韧带的情况，根据交叉韧带的稳定性选择 CR 或 PS 假体。

总之，个性化 TKA 在一些研究中已被证明可以改善术后下肢力线和临床结果，这些优势可能会提高 TKA 患者术后资源利用率。

O' Connor 等（2019）比较了接受个性化 TKA 和传统 TKA 的医疗保险费用支出情况。他们报道称，与传统 TKA 相比，接受个性化 TKA 的患者的平均总支出减少了 1695 美元，这是因为个性化 TKA 在住院、护理和家庭服务方面的平均支出较低。因此，他们得出结论，使用个性化 TKA 可能会减少患者的医疗支出。然而，这些结果可能不一定适用于更广泛的医疗保险人群，因为新技术（个性化 TKA）更有可能用于相对健康的人群中。

要点

- 恢复患者正常解剖结构和膝关节运动轨迹是 TKA 手术的目标。
- 与传统 TKA 相比，个性化 TKA 已被证明可改善下肢机械力线。
- 研究表明，与传统 TKA 相比，个性化 TKA 可更好的改善术后临床结果。
- 骨赘在截骨前应保留，因为术前 CT 扫描设计模具时，是将骨赘设计在内的。
- 在极少数情况下，由于 CT 成像中未捕获到骨赘而导致模具不能牢固固定。这种情况下，参考 iView 规划图像有助于正确放置模具。
- 个性化 TKA 手术过程中不使用止血带。
- 研究表明，在医疗保险人群中使用个性化 TKA 假体可以节省潜在的医疗费用。

参考文献

（遵从原版图书著录格式）

Arbab D, Reimann P, Brucker M, Bouillon B, Lüring C (2018) Alignment in total knee arthroplasty - A comparison of patient-specific implants with the conventional technique. Knee 25:882–887. https://doi.org/10.1016/j.knee.2018.05.017

Bäthis H, Perlick L, Tingart M, Lüring C, Zurakowski D, Grifka J (2004) Alignment in total knee arthroplasty. A comparison of computer-assisted surgery with the conventional technique. J Bone Joint Surg Br 86:682–687. https://doi.org/10.1302/0301--620x.86b5.14927

Bourne RB, Chesworth BM, Davis AM, Mahomed NN, Charron KDJ (2010) Patient satisfaction after total knee arthroplasty: who is satisfied and who is not? Clin Orthop Relat Res 468:57–63. https://doi.org/10.1007/s11999-009-1119-9

Cates HE, Schmidt JM (2009) Closed manipulation after total knee arthroplasty: outcome and affecting variables. Orthopedics 32:398. https://doi.org/10.3928/01477447-20090511-10

Chaudhary R, Beaupré LA, Johnston DWC (2008) Knee range of motion during the first two years after use of posterior cruciate-stabilizing or posterior cruciate-retaining total knee prostheses. A randomized clinical trial. J Bone Joint Surg Am 90:2579–2586. https://doi.org/10.2106/JBJS.G.00995

ConforMIS iTotal G2 Surgical Technique Guide 2015

Frederick J, Jennings E, Geller J, Shah R, Cooper H (n.d.) Custom individually-made total knee implants are associated with slightly better improvements in early patient-reported outcomes

Hirschmann MT, Behrend H (2018) Functional knee phenotypes: a call for a more personalised and individualised approach to

total knee arthroplasty? Knee Surg Sports Traumatol Arthrosc 26:2873–2874. https://doi.org/10.1007/s00167-018-4973-8
Jeffery RS, Morris RW, Denham RA (1991) Coronal alignment after total knee replacement. J Bone Joint Surg Br 73:709–714
Kay A, Kurtz W, Martin G, Huber B, Tait R, Clyburn T (2018) Manipulation rate is not increased after custom total knee arthroplasty. Reconstr Rev 8:1–48
Levengood GA, Dupee J (2018) Accuracy of coronal plane mechanical alignment in a custom, individually made total knee replacement with patient-specific instrumentation. J Knee Surg 31:792–796. https://doi.org/10.1055/s-0037-1608946
Leyvraz PF, Rakotomanana L (2000) The anatomy and function of the knee – the quest for the holy grail? J Bone Joint Surg Br 82:1093–1094. https://doi.org/10.1302/0301-620x.82b8.11656
Mahoney OM, Kinsey T (2010) Overhang of the femoral component in total knee arthroplasty: risk factors and clinical consequences. J Bone Joint Surg Am 92:1115–1121. https://doi.org/10.2106/JBJS.H.00434
Meheux CJ, Park KJ, Clyburn TA (2019) A retrospective study comparing a patient-specific design total knee arthroplasty with an off-the-shelf design: unexpected catastrophic failure seen in the early patient-specific design. J Am Acad Orthop Surg Glob Res Rev 3:e10.5435. https://doi.org/10.5435/JAAOSGlobal-D--19-00143
Meier M, Zingde S, Steinert A, Kurtz W, Koeck F, Beckmann J (2019) What is the possible impact of high variability of distal femoral geometry on TKA? A CT data analysis of 24,042 knees. Clin Orthop Relat Res 477:561–570. https://doi.org/10.1097/CORR.0000000000000611
Nam D, Park A, Stambough JB, Johnson SR, Nunley RM, Barrack RL (2016) The Mark Coventry Award: custom cutting guides do not improve total knee arthroplasty clinical outcomes at 2 years followup. Clin Orthop Relat Res 474:40–46. https://doi.org/10.1007/s11999-015-4216-y
O'Connor MI, Blau BE (2019) The economic value of custom versus off-the-shelf knee implants in medicare fee-for-service beneficiaries. Am Health Drug Benefits 12:66–73
Patil S, Bunn A, Bugbee WD, Colwell CW, D'Lima DD (2015) Patient-specific implants with custom cutting blocks better approximate natural knee kinematics than standard TKA without custom cutting blocks. Knee 22:624–629. https://doi.org/10.1016/j.knee.2015.08.002
Rubinstein RA, DeHaan A (2010) The incidence and results of manipulation after primary total knee arthroplasty. Knee 17:29–32. https://doi.org/10.1016/j.knee.2009.07.001
Sharkey PF, Lichstein PM, Shen C, Tokarski AT, Parvizi J (2014) Why are total knee arthroplasties failing today – has anything changed after 10 years? J Arthroplasty 29:1774–1778. https://doi.org/10.1016/j.arth.2013.07.024
Tait H, Kurtz W, Clyburn T (n.d.) Outcomes after custom individually made total knee arthroplasty. ICJR Pan Pacific Congress 2016 Presentation 1632
van den Heever DJ, Scheffer C, Erasmus P, Dillon E (2012) Classification of gender and race in the distal femur using self organising maps. Knee 19:488–492. https://doi.org/10.1016/j.knee.2011.06.009
White PB, Ranawat AS (2016) Patient-specific total knees demonstrate a higher manipulation rate compared to "off-the-shelf implants". J Arthroplasty 31:107–111. https://doi.org/10.1016/j.arth.2015.07.041
Zeller IM, Sharma A, Kurtz WB, Anderle MR, Komistek RD (2017) Custom versus patient-sized cruciate-retaining total knee arthroplasty: an in vivo kinematics study using mobile fluoroscopy. J Arthroplasty 32:1344–1350. https://doi.org/10.1016/j.arth.2016.09.034

（鲁　超　李　辉）

第 34 章

全膝关节置换术中的备选界面

Brian P. Chalmers and Steve B. Haas

34.1 引言

虽然在过去几十年中，初次 TKA 在技术和理论上有了一些进步，但其原则仍然没有改变。那就是实现良好的软组织平衡、下肢力线和长期生存率（Mercuri et al.，2019；Dennis，1991；Donaldson et al.，2015；Nikolaou et al.，2014）。

> 虽然非骨水泥型 TKA 越来越普遍，但水泥型 TKA 仍然是 TKA 手术的“金标准”（Nugent et al.，2019）。正确而精细的手术技术（包括正确的骨水泥技术）对于实现这些手术原则至关重要。

本章节通过列举经验丰富的关节外科专家通过骨水泥技术达到软组织平衡和良好下肢力线的典型病例，并回顾当前有关假体界面在 TKA 中的应用。

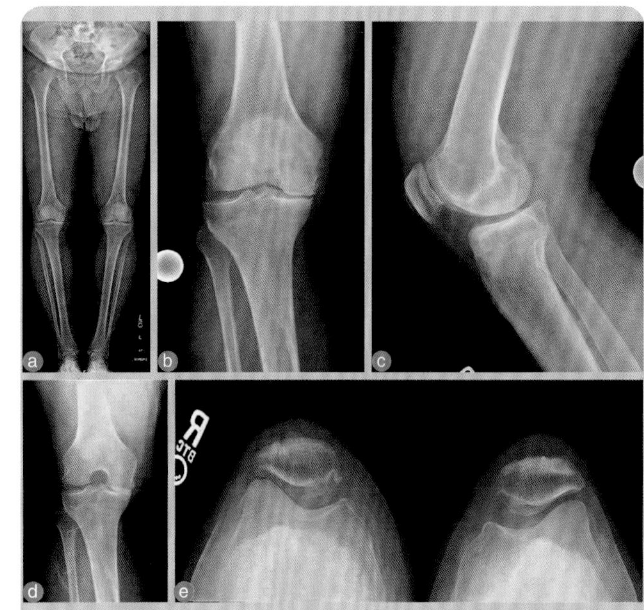

图 34.1　a. 负重全长位片；b. 前后位正位片；c. 前后位侧位片；d. 后前位正位片；e. Merchant 位片

34.2 典型病例

患者男性，62 岁，右膝严重内翻性退行性关节炎，保守治疗效果不佳，需行 TKA 手术（图 34.1）。手术前，拍摄下肢站立位全长 X 线片，以评估下肢力线和对侧膝及双髋关节是否正常（图 34.1a）。同时获得前后正位片、侧位片、后前屈曲位片、Merchant 位片，我们可以注意到后前位片（图 34.1d）中后内侧退行性骨对骨改变比前后位片更为明显（图 34.1b）。我们在全长位片上制作股骨和胫骨模板以更好的规划截骨。为了充分术前准备，术者还准备了 PS 氧化锆 TKA 假体的不同模板尺寸（图 34.2）。

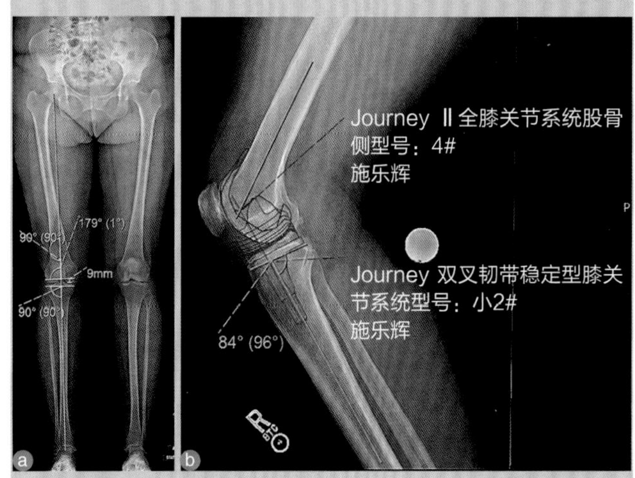

图 34.2　a. 站立位全长片；b. 股骨和胫骨截骨模板，通过侧位片判断假体型号大小

34.3 手术技术

术者使用了一种微创、改良的经股内侧肌微创切口入路，该方法在过去几十年中曾被报道取得了良好的临床效果（Haas et al.，2004，2006）。根据患者术前膝关节畸形程度进行膝关节内侧松解，并依次切除 ACL、PCL 和外侧半月板前角。

测量髌骨厚度后，将髌骨修平以获得良好的显露，并便于 Homann 拉钩牵拉；对于骨质疏松或髌骨较薄的患者，可不进行该操作。然后开口钻钻入股骨髓腔，开口点通常是 PCL 起点上方。冲洗后，设置 5° 外翻角将髓内导向器插入股骨髓腔，可根据术前 X 线片上患者的解剖结构调整，进行 9 mm 截骨。用两个无头钉将截骨板固定在股骨远端内侧髁和外侧髁上。调整导向器进行股骨远端截骨，截骨至滑车沟。如股骨远端内侧髁软骨仍残留的患者需要“+2”截骨，而股骨远端内侧髁缺损过多的话需要“–2”截骨，此时截骨板通常与股骨远端外侧髁平齐。截骨后可以再次插入股骨髓内杆，检查截骨平面是否平整。可再次修整直至平齐。

正常显露胫骨，胫骨面向前半脱位。使用髓外胫骨截骨工具或导航系统，以 3° 后倾和 90° 机械轴进行胫骨平台截骨，参考术前下肢力线片模板，判断内侧和外侧截骨厚度。对于胫骨解剖结构无明显异常的患者，使用带有力线杆的胫骨托来确保力线沿着胫骨嵴，并指向第二趾。然后放入试垫检查膝关节伸直时软组织平衡和下肢力线情况。下肢力线的检查，应放置好力线杆，以确保胫骨嵴力线，股骨侧指向股骨头方向，股骨头大约位于髂前上棘内侧两指。

随后，将膝关节半脱位显露胫骨平台，选择合适的胫骨平台试模后，参考胫骨结节的内侧1/3的标准，适当外旋胫骨平台试模。术者使用了与股骨不同型号的胫骨平台，该型号平台与其胫骨平面相匹配，覆盖范围更好，同时，允许在后外侧裸露的情况下适当外旋（Minoda et al.，2018；Stulberg et al.，2015）。一旦确定了胫骨平台尺寸和旋转角度，就固定胫骨托，并准备好胫骨假体。先正向钻孔，在最后1/3处时使用反向钻孔，可以将骨远端压实，作为后期水泥填充时的塞子。在硬化骨中，在插入龙骨之前使用小摆锯修整，以避免胫骨平台骨折或假体位置移动。

一旦对胫骨整体力线和软组织平衡满意，就可以开始股骨侧。整体力线和屈伸平衡感到满意后，注意力就可以转向股骨。股骨侧手术中最关键的步骤之一就是股骨的旋转，以保证膝关节平衡和良好的髌股活动轨迹及力线。术者根据患者的解剖结构调整外旋角度，以内侧为轴旋转截骨板可保持后内侧截骨量、增加后外侧截骨从而增加外旋，以中间为轴旋转截骨板会通过过度切除后内侧髁以增加股骨外旋（Coyle et al.，2019）。Whiteside线和后髁被用作设定股骨外旋转的参考标志（Poilvache et al.，1996；Arima et al.，1995；Anouchi et al.，1993）。一旦旋转设置后，固定导向器，确定合适尺寸的截骨导板。放置四合一截骨板，进行前、后、前斜和后斜面截骨。

> 注意股骨前髁截骨，以避免损伤股骨前皮质，同时要确保选择合适尺寸的假体。

截骨时应尽量与皮质齐平，以避免髌股关节过度填充，并确保恢复正常后髁偏心距以获得屈曲间隙的平衡。当屈曲膝关节90°并使用撑开器时，将影响后关节囊和软组织平衡的内外侧半月板以及后侧骨赘都可以去除。

放置股骨试模测试，插入不同厚度PS聚乙烯衬垫进行活动度、软组织平衡测试。再次使用力线杆检查股骨、胫骨和整体力线情况。如果此时需要适当调整屈伸平衡或力线，则可以进行额外的胫骨或股骨远端截骨，并重新测试。最后，根据髌骨假体聚乙烯的厚度和之前总髌骨厚度选择适合的髌骨假体。髌骨假体应与胫骨、股骨假体中心化匹配，以确保髌骨的活动轨迹。最后，对膝关节活动再次测试，以确认髌骨中心化，不出现任何方向倾斜或半脱位情况。

一旦对TKA的整体软组织平衡、力线和髌骨活动轨迹感到满意后，就要对膝关节进行充分冲洗，彻底干燥股骨、胫骨和髌骨表面。精细的骨水泥技术对于骨水泥型TKA假体的远期生存至关重要。在硬化骨上钻孔，以增强骨水泥与骨之间的绞锁。按顺序依次固定胫骨、股骨和髌骨。在碗中人工搅拌水泥。ALBC不常规使用，而是为发生PJI风险较高的患者（肥胖、糖尿病等）准备的。继续半脱位显露胫骨，在早期阶段使用HV骨水泥，对龙骨进行指压（图34.3a），直到从胫骨髓腔中看到脂肪和骨髓成分渗出，通过反向扩孔创建的骨塞向胫骨端加压。然后用骨水泥完全覆盖胫骨平台，用手指按压将骨水泥挤压入平台（图34.3b）。

> 在假体植入前，胫骨假体背面涂上骨水泥（图34.3c）。最近的生物力学数据显示，骨水泥在流动相时与面团期固定假体相比，假体初始稳定性高48%～72%（Billi et al.，2019）。
>
> 此外，加固龙骨可将固定强度提高约150%（Billi et al.，2019）。

将真正的胫骨假体安装到位，并夯实后清理周围水泥（图34.3d）。露出股骨，在股骨下方使用撑开器抬高股骨，以便于安装股骨骨水泥型假体，同时该操作可对胫骨假体施加压力，确保其不会松动（图34.3e）。将骨水泥涂抹在股骨截骨面上，并通过手指加压与松质骨结合（图34.3e）。股骨假体背面涂层全部抹上骨水泥（图34.3f），氧化锆股骨假体被夯实到位（图34.3g）。氧化锆股骨假体为黑色（图34.3 g，图34.3 h），具有良好的水泥黏合底面。完全清理假体周围骨水泥（图34.3h）。

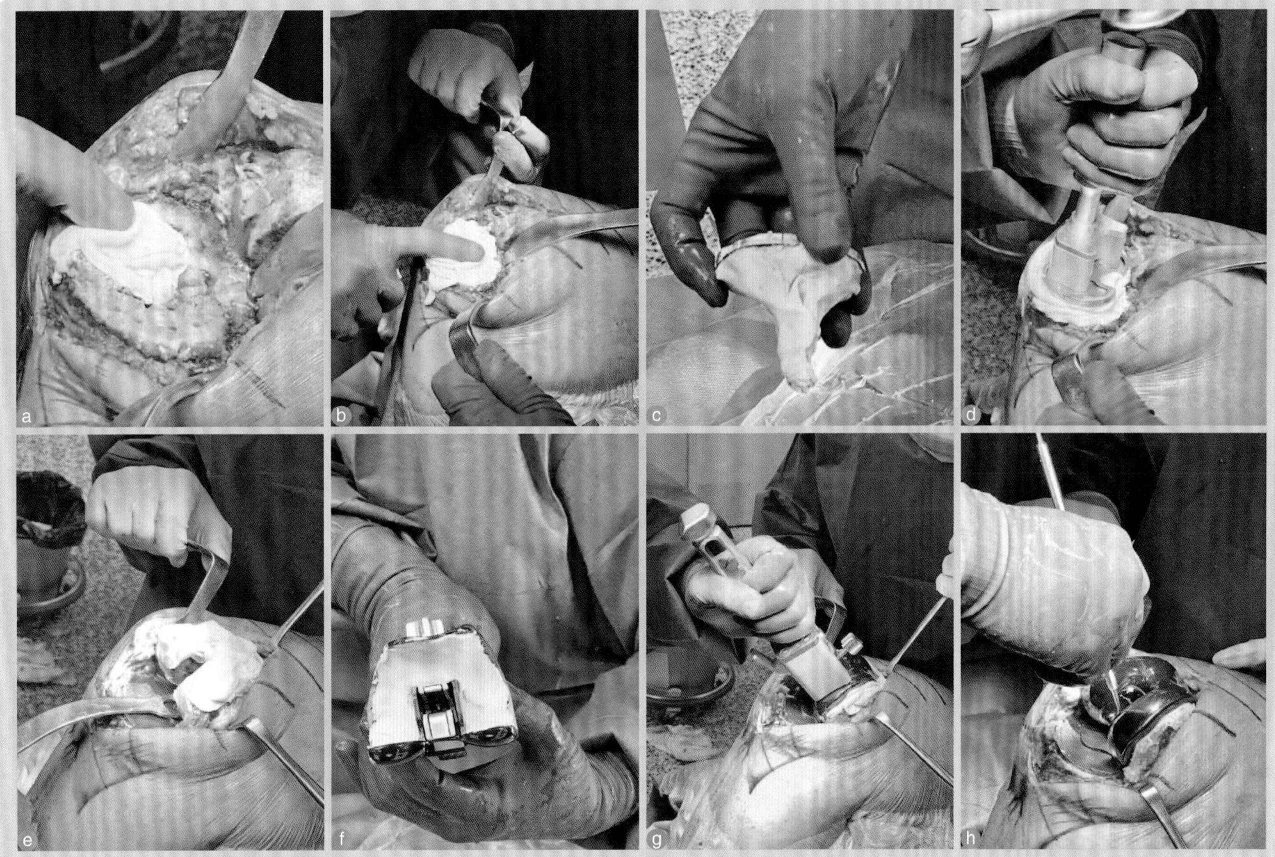

a. 龙骨；b. 胫骨截骨面；c. 胫骨假体表面涂有骨水泥，以确保骨水泥与骨之间的绞锁；d. 夯实骨水泥型假体；e. 去除胫骨假体外多余骨水泥，然后在股骨截骨面上涂抹骨水泥；f. 股骨假体背面涂抹骨水泥，将假体初入髓腔中；g. 夯实股骨骨水泥型假体；h. 清除股骨假体周围多余骨水泥

图 34.3　胫骨和股骨的精细化骨水泥技术对于 TKA 的成功非常重要

我们对假体表面涂层进行了生物力学分析，数据表明，脂肪对假体背面的污染会降低约 90% 的固定强度，而在假体植入前向假体上涂抹水泥会增加 50% 的固定强度（Billi et al.，2019）。

这项技术可使假体（尤其是胫骨部件）产生可靠的骨水泥穿透和绞锁（图 34.4）。为了达到最佳的髌骨骨水泥渗透性，术者为髌骨准备了单独的水泥，以确保水泥处于早期阶段达到更好的固定效果（Billi et al.，2019）。

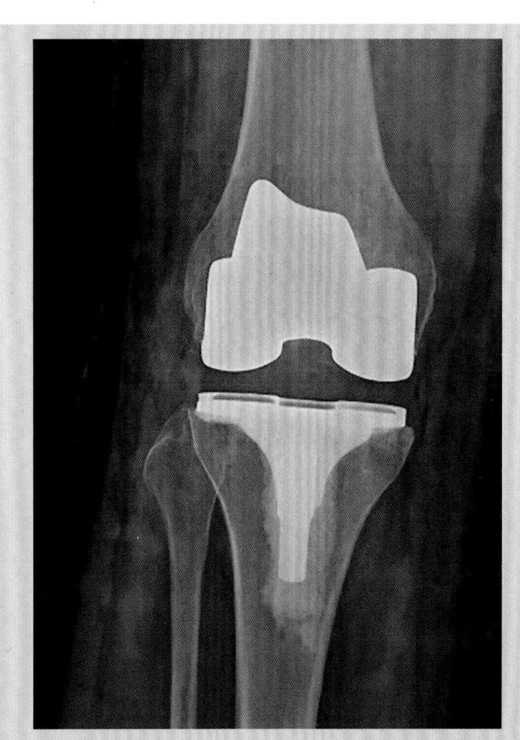

图 34.4　右侧 TKA 的术后正位片显示骨水泥固定覆盖良好

34.4 陶瓷界面

术者之前已经使用氧化锆界面（一种陶瓷化金属）进行 TKA 初次和翻修手术 20 年，并取得了明显的临床效果。1997 年，氧化锆假体被引入膝关节置换术，作为 CoCr 的替代界面，可减少聚乙烯磨损，提高假体长期生存率（Patel et al.，1997）。

> 氧化锆是一种陶瓷化金属，这使其具有良好的陶瓷界面特性，但却没有陶瓷的脆性（Bal et al.，2007）。

虽然其他的陶瓷或陶瓷化全膝关节假体已经开发出来，但与CoCr或氧化锆假体相比，大多数植入物整体效果较差，失败率较高（Song et al.，2020；Lionberger et al.，2019）。

34.5 金属过敏

目前对于患者在TKA后，患者对金属和镍真实的金属过敏发生率仍存在争议（Saccomanno et al.，2019；Innocenti et al.，2017；Schmidt et al.，2019；Bravo et al.，2016；Faschingbauer et al.，2017；Hofer et al.，2014）。虽然一些研究表明，金属过敏与初次TKA后的不良临床结果相关，但其他研究表明，金属过敏或修补试验不会影响临床结果（Saccomanno et al.，2019；Innocenti et al.，2017；Schmidt et al.，2019；Bravo et al.，2016；Faschingbauer et al.，2017；Hofer et al.，2014）。

> 然而，陶瓷化金属，如氧化锆，因其“低过敏性”可作为一种备选的假体界面（Hofer et al.，2014）。因此，对于高度关注金属过敏影响膝关节总体预后的患者，陶瓷化假体是一个有不错的选择（Hofer et al.，2014）。

34.6 磨损性能

大量生物力学研究表明，与CoCr界面相比，氧化锆界面的磨损较低（White et al.，1994；Ezzet et al.，2004，2012；Tsukamoto et al.，2006；Ries et al.，2002）。多项体外研究报告称，与含超高分子量聚乙烯的CoCr相比，在膝关节模型上进行500万次或以上的循环后，氧化锆植入物的磨损减少了42% ~ 85%（White et al.，1994；Ezz et al.，2004，2012；Tsukamoto et al.，2006；Ries et al.，2002）。

Kim等（2010）分析了100名TKA患者的滑液，将患者分为使用氧化锆假体组和使用CoCr假体组。他们之间聚乙烯颗粒大小或形状比较无明显差异。

此外，研究分析，与CoCr界面相比，氧化锆的体外损伤、表面粗糙度和聚乙烯磨损均减少（Heyse et al.，2011a，b，2014）。Heyse等（2011a）对11个氧化锆和11个CoCr股骨假体的配对检索分析研究报告中指出，与CoCr界面相比，在假体植入平均20个月时，氧化锆假体组中股骨假体和聚乙烯衬垫的损伤分数显著降低。此外，在另外一项配对中，检索分析10个氧化锆和10个CoCr股骨假体的表面粗糙度，与氧化锆假体相比，CoCr股骨假体表面粗糙度明显更大（Heyse et al.，2014）。这一证据表明，与TKA中的CoCr界面相比，氧化锆的性能增强。

> 氧化锆的磨损特性的改善因其表面光滑度使得（Bal et al.，2007）摩擦系数降低，与CoCr相比其界面硬度增加，但表面粗糙度降低（Bal et al.，2007）。

为了模拟表面粗糙程度对假体磨损的影响，Ries等（2002）故意对CoCr和氧化锆部件进行粗糙化，并在膝关节模拟器上进行500万次循环后测试其磨损特性。他们报告说，粗糙氧化锆产生的磨损比粗糙CoCr界面少85%。因此，与CoCr界面相比，所有这些因素对于减少氧化锆界面中聚乙烯磨损发挥了作用。

> 令人欣慰的是，与CoCr引起的聚乙烯磨损颗粒相比较，氧化锆并未产生不同的聚乙烯磨损碎屑（Minoda et al.，2014；Kim et al.，2010）。

34.7 临床结果

氧化锆界面有着可靠的临床结果和长久假体生存率（Innocenti et al.，2010，2014；Laskin，2003；Hui et al.，2011；Hofer et al.，2014）。Innocenti等（2014）报告，在平均11年的随访中，98名氧化锆界面患者的假体10年存活率为98%，平均KSS评分为84，平均KFS评分为83。同样，Hofer和Ezzet（2014）也报告了良好的临床结果，109个含氧化锆界面的TKA的平均KSS评分为92，KFS评分为81。

■ 结论

总之，骨水泥型TKA仍然是初次膝关节置换术的主要选择。如本章所述，精细的手术技术和骨水泥技术，避免常见的手术陷阱，对于实现良好下肢力线、软组织平衡和长期生存率至关重要。此外，氧化锆界面在减少聚乙烯磨损方面表现出突出的前景，并可能进一步提高假体的耐久性和使用寿命。

要点

- 术前计划和术中准确评估截骨和力线有助于确保 TKA 术后良好下肢力线。
- 根据患者解剖结构的不同，选择股骨的外旋角度，避免过度截取股骨内后髁，对于 TKA 术后软组织平衡至关重要。
- 精细化的骨水泥技术，包括胫骨截骨面和胫骨假体面的加压，骨水泥与股骨、胫骨的固定，对假体坚强固定和长久使用非常重要。
- 在体外膝关节模拟试验中，与 CoCr 界面相比，初次 TKA 中使用氧化锆界面可减少聚乙烯衬垫磨损。
- 氧化锆界面可使植入物 10 年内的存活率高达 98%，临床疗效可得到长期改善。
- 文献检索分析后表明，与 CoCr 股骨假体相比，氧化锆界面可降低体外损伤、聚乙烯磨损和假体表面粗糙度。

参考文献

（遵从原版图书著录格式）

Anouchi YS, Whiteside LA, Kaiser AD, Milliano MT (1993) The effects of axial rotational alignment of the femoral component on knee stability and patellar tracking in total knee arthroplasty demonstrated on autopsy specimens. Clin Orthop Relat Res (287):170–177

Arima J, Whiteside LA, McCarthy DS, White SE (1995) Femoral rotational alignment, based on the anteroposterior axis, in total knee arthroplasty in a valgus knee. A technical note. J Bone Joint Surg Am 77(9):1331–1334

Bal BS, Garino J, Ries M, Rahaman MN (2007) A review of ceramic-bearingmaterials in total joint arthroplasty. Hip Int 17(1):21–30

Billi F, Kavanaugh A, Schmalzried H, Schmalzried TP (2019) Techniques for improving the initial strength of the tibial tray-cement interface bond. Bone Joint J 101-B(1_Supple_A): 53–58

Bravo D, Wagner ER, Larson DR, Davis MP, Pagnano MW, Sierra RJ (2016) No increased risk of knee arthroplasty failure in patients with positive skin patch testing for metal hypersensitivity: a matched cohort study. J Arthroplasty 31(8):1717–1721

Coyle RM, Bas MA, Rodriguez JA, Hepinstall MS (2019) The effect of femoral cutting jig design on restoration of femoral offset in posterior-referenced total knee arthroplasty. Orthopedics 42(6):316–322

Dennis DA (1991) Principles of total knee arthroplasty. Semin Arthroplasty 2(1):2–11

Donaldson J, Joyner J, Tudor F (2015) Current controversies of alignment in total knee replacements. Open Orthop J 9:489–494

Ezzet KA, Hermida JC, Colwell CW Jr, D'Lima DD (2004) Oxidized zirconium femoral components reducepolyethylene wear in a knee wear simulator. Clin Orthop Relat Res 428:120–124

Ezzet KA, Hermida JC, Steklov N, D'Lima DD (2012) Wear of polyethylene against oxidized zirconium femoral components effect of aggressive kinematic conditions and malalignment in total knee arthroplasty. J Arthroplasty 27(1):116–121

Faschingbauer M, Renner L, Boettner F (2017) Allergy in total knee replacement. Does it exist?: review article. HSS J 13(1):12–19

Haas SB, Cook S, Beksac B (2004) Minimally invasive total knee replacement through a mini midvastus approach: a comparative study. Clin Orthop Relat Res (428):68–73

Haas SB, Manitta MA, Burdick P (2006) Minimally invasive total knee arthroplasty: the mini midvastus approach. Clin Orthop Relat Res 452:112–116

Heyse TJ, Chen DX, Kelly N, Boettner F, Wright TM, Haas SB (2011a) Matched-pair total knee arthroplasty retrieval analysis: oxidized zirconium vs. CoCrMo. Knee 18(6):448–452

Heyse TJ, Davis J, Haas SB, Chen DX, Wright TM, Laskin RS (2011b) Retrieval analysis of femoral zirconium components in total knee arthroplasty: preliminary results. J Arthroplasty 26(3):445–450

Heyse TJ, Elpers ME, Nawabi DH, Wright TM, Haas SB (2014) Oxidized zirconium versus cobalt-chromium in TKA: profilometry of retrieved femoral components. Clin Orthop Relat Res 472(1):277–283

Hofer JK, Ezzet KA (2014) A minimum 5-year follow-up of an oxidized zirconium femoral prosthesis used for total knee arthroplasty. Knee 21(1):168–171

Hui C, Salmon L, Maeno S, Roe J, Walsh W, Pinczewski L (2011) Five-year comparison of oxidized zirconium and cobalt-chromium femoral components in total knee arthroplasty: a randomized controlled trial. J Bone Joint Surg Am 93(7):624–630

Innocenti M, Civinini R, Carulli C, Matassi F, Villano M (2010) The 5-year results of an oxidized zirconium femoral component for TKA. Clin Orthop Relat Res 468(5):1258–1263

Innocenti M, Matassi F, Carulli C, Nistri L, Civinini R (2014) Oxidized zirconium femoral component for TKA: a follow-up note of a previous report at a minimum of 10 years. Knee 21(4):858–861

Innocenti M, Vieri B, Melani T, Paoli T, Carulli C (2017) Metal hypersensitivity after knee arthroplasty: fact or fiction? Acta Biomed 88(2S):78–83

Kim YH, Kim JS, Huh W, Lee KH (2010) Weight of polyethylene wear particles is similar in TKAs with oxidized zirconium and cobalt chrome prostheses. Clin Orthop Relat Res 468(5): 1296–1304

Laskin RS (2003) An oxidized Zr ceramic surfaced femoral component for total knee arthroplasty. Clin Orthop Relat Res 416: 191–196

Lionberger D, Conlon C, Wattenbarger L, Walker TJ (2019) Unacceptable failure rate of a ceramic-coated posterior cruciate-substituting total knee arthroplasty. Arthroplast Today 5(2):187–192

Mercuri JJ, Schwarzkopf R (2019) Coronal and sagittal balancing of total knee arthroplasty old principles and new technologies. Bull Hosp Jt Dis (2013) 77(1):45–52

Minoda Y, Hata K, Iwaki H et al (2014) No difference in in vivo polyethylene wear particles between oxidized zirconium and cobalt-chromium femoral component in total knee arthroplasty. Knee Surg Sports Traumatol Arthrosc 22(3):680–686

Minoda Y, Ikebuchi M, Mizokawa S, Ohta Y, Nakamura H (2018) Asymmetric tibial component improved the coverage and rotation of the tibial component in a medial pivot total knee prosthesis. J Knee Surg 31(5):416–421

Nikolaou VS, Chytas D, Babis GC (2014) Common controversies in total knee replacement surgery: Current evidence. World J Orthop 5(4):460–468

Nugent M, Wyatt MC, Frampton CM, Hooper GJ (2019) Despite improved survivorship of uncemented fixation in total knee arthroplasty for osteoarthritis, cemented fixation remains the gold standard: an analysis of a national joint registry. J Arthroplasty 34(8):1626–1633

Patel AM, Spector M (1997) Tribological evaluation of oxidized zirconium using an articular cartilage counterface: anovelmaterial for potential use in hemi arthroplasty. Biomaterials 18(5): 441–447

Poilvache PL, Insall JN, Scuderi GR, Font-Rodriguez DE (1996) Rotation all and marks and sizing of the distal femur in total knee arthroplasty. Clin Orthop Relat Res (331):35–46

Ries MD, Salehi A, Widding K, Hunter G (2002) Polyethylene wear performance of oxidized zirconium and cobalt-chromium knee components under abrasive conditions. J Bone Joint Surg Am 84-A(Suppl 2):129–135

Saccomanno MF, Sircana G, Masci G et al (2019) Allergy in total knee replacement surgery: is it a real problem? World J Orthop 10(2):63–70. Published 2019 Feb 18

Schmidt KJ, Huang PS, Colwell CW Jr, McCauley JC, Pulido PA, Bugbee WD (2019) Self-reported metal allergy and early outcomes after total knee arthroplasty. Orthopedics 42(6):330–334

Song SJ, Lee HW, Bae DK, Park CH (2020) High incidence of tibial component loosening after total knee arthroplasty using ceramic titanium-nitride-coated mobile bearing prosthesis in moderate to severe varus deformity: a matched-pair study between ceramic-coated mobile bearing and fixed bearing prostheses. J Arthroplasty 35(4):1003–1008

Stulberg SD, Goyal N (2015) Which tibial tray design achieves maximum coverage and ideal rotation: anatomic, symmetric, or asymmetric? An MRI-based study. J Arthroplasty 30(10):1839–1841

Tsukamoto R, Chen S, Asano T et al (2006) Improved wear performance with cross linked UHMWPE and zirconia implants in knee simulation. Acta Orthop 77(3):505–511

White SE, Whiteside LA, McCarthy DS, Anthony M, Poggie RA (1994) Simulated knee wear with cobalt chromium and oxidized zirconium knee femoral components. Clin Orthop Relat Res 309:176–184

（鲁　超　李　辉）

第 35 章

旋转铰链膝在初次全膝关节置换术中的应用

Benjamin M. Wooster and Matthew P. Abdel

35.1 引言

以往铰链膝关节假体常用于复杂的膝关节中，如因严重骨缺损、韧带功能不全和伸膝装置功能障碍等问题而不能使用普通限制性假体（Sculco，2006；Dauwe et al.，2018）。虽然对于复杂翻修膝关节应用铰链膝关节假体可提供良好的初始稳定性，但早期铰链固定的设计方法引起的高失败率限制其广泛使用。而早期铰链式假体失败的原因可能是多因素的，但大多与假体设计缺陷和运动学不佳有关（Dauwe et al.，2018；Chelman et al.，1975）。

第一代固定铰链式假体是在 20 世纪 50 年代早期推出的，由各种金属合金制成的假体部件连接而成，这些假体只允许在矢状面上进行单轴运动（Jones，1973；Shiers，1954；Lettin et al.，1978；Mazas，1973）。这种程度的约束导致向骨水泥界面传递的应力显著增加，从而产生无菌性松动进而造成难以接受的早期假体失败率（Dauwe et al.，2018；Jackson et al.，1973）。20 年后，第二代铰链假体问世，其修改后的设计允许在轴向和冠状面上进行一些运动（Sheehan，1978；Herbert et al.，1973；Matthews et al.，1973；Hoogland et al.，1981；Flynn，1979）。然而，尽管做出了这些修改，其仍存在早期失败和高并发症发生率（Kester et al.，1988；Knutson et al.，1986）。

目前第三代 RH 设计最早出现在 20 世纪 90 年代初的市场上，并将模块化和活动平台纳入设计（Jones，2006；Barrack，2001）。与早期设计相比，新的植入物减少传递至骨水泥表面的应力，从而提高了假体生存率。

因此，RH 式膝关节假体已经在初次和翻修关节置换中被广泛应用。

35.2 典型病例

患者女性，90 岁，既往因原发性 OA 行右侧 THA，现主诉左膝疼痛、行走时不稳和畸形且症状不断加重，经保守治疗后无效。体格检查显示左膝严重外翻畸形约 75°（图 35.1）。被动活动时 ROM 为 10° ~ 100°。侧方应力试验检查韧带显示 MCL 功能完全丧失（图 35.2）。左膝 X 线片显示膝关节严重屈曲外翻畸形，髌骨向外侧半脱位，内侧关节间隙变大（图 35.3）。全长位 X 线片显示，右下肢中度内翻，左下肢显著外翻（图 35.4）。

考虑到患者存在严重的外翻畸形和 MCL 功能不全，术前计划采用 RH 型膝关节假体。术中评估显示胫骨后外侧和髌骨外侧面严重破坏的多间室关节炎（图 35.5）。患者同意接受骨水泥型 RH 进行膝关节置换（Stryker；Mahwah，NJ）。术前准备骨水泥型胫骨和股骨假体。患者术后平稳，恢复良好。

在最近一次随访（术后 3 年）中，患者表示接受旋转铰链膝关节置换后疼痛和功能显著改善。其可以在不使用助步器辅助下行走。体格检查显示患者的左下肢力线恢复正常。左膝关节屈曲范围为 0° ~ 130°。左膝 X 线片显示假体安装和下肢力线良好（图 35.6，图 35.7）。

35.3 手术技术

麻醉方式包括腰麻、单次内收肌管阻滞和关节周围浸润。患者取仰卧位，于麻醉下检查膝关节。在大腿根部放置非无菌气动止血带，然后进行消毒铺巾。给予静脉滴注预防性抗生素，包括基于体重调整的第二代头孢抗生素（如头孢唑林）和 1 g TXA。然后使用弹力绷带驱血后给止血带充气。

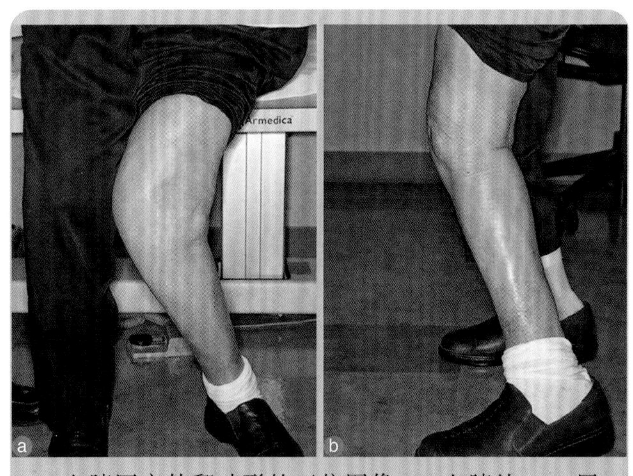

a. 左膝固定外翻畸形的正位图像；b. 左膝约 10° 屈曲挛缩畸形的侧位图像

图 35.1　患者双下肢外观照

35.3.1 显露

膝关节屈曲约 90°，行前正中切口。依次切开皮下组织直到筋膜层。标准髌旁内侧入路切开后显露膝关节。如果显露膝关节有困难，则切开股四头肌和（或）从股骨远端完全切断副韧带，以便于显露关节（图 35.8）。胫骨近端周围进行内侧松解。髌骨半脱位或外侧外翻，并评估膝关节。切除骨赘、半月板和交叉韧带。

35.3.2 胫骨准备

应用髓外力线杆确定下肢力线后进行胫骨截骨。

> 值得注意的是，必须确保胫骨和股骨截骨完成后与铰链假体匹配。

通常情况下，胫骨截骨需 10 ~ 12 mm，但需根据术前 X 线片和术中病变情况灵活改变。用钉子固定胫骨平台截骨导板，再用摆锯进行胫骨截骨。平台截骨时力线杆应与踝关节处于中立屈曲状态的第二足趾对齐以确保力线。用钉子固定最终截骨导板，利用胫骨结节和胫骨嵴作为解剖标志，进行适当旋转。然后，用钻打开胫骨髓腔，用槽形铰刀将髓腔扩孔，直到胫骨干出现适当的微动（铰刀触碰到胫骨皮质）。通常，深度为 175 mm 时，直径为 14 mm。在大多数情况下，允许使用带有 2 mm 水泥套的 12 mm 延长杆。50 ~ 75 mm 的延长杆则通常在初次手术中就可以。

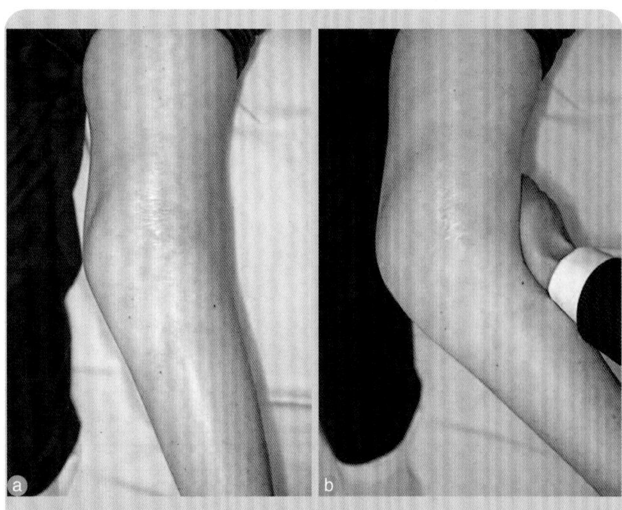

图 35.2 a. 患者左膝固定外翻畸外观照；b. 内外翻应力测试显示 MCL 功能不全

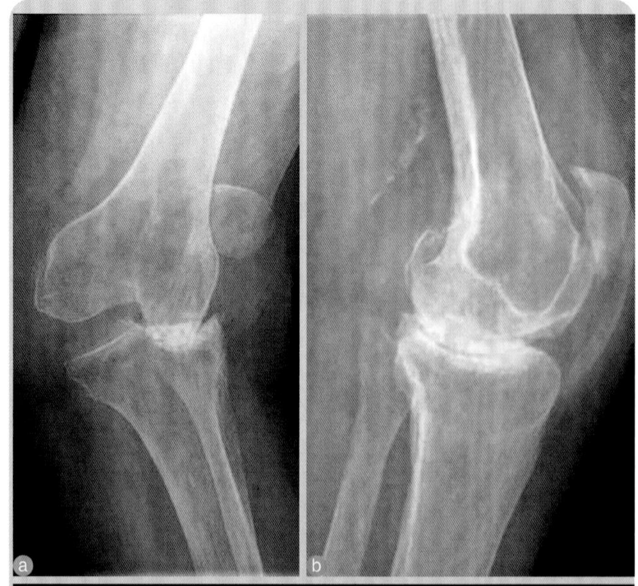

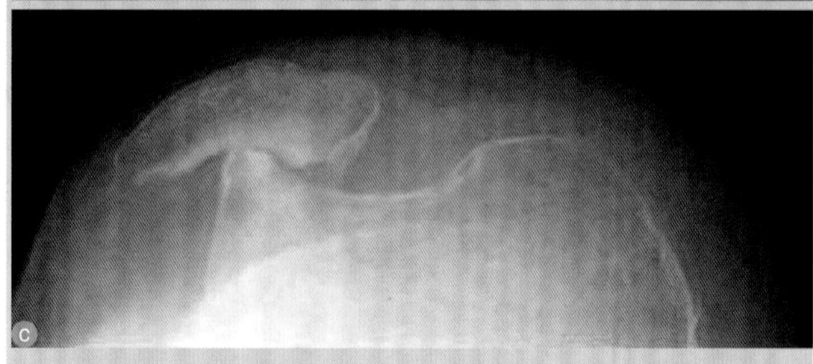

a. 正位片；b. 侧位片；c. sunrise 位片。显示出明显的外翻畸形、外侧和髌股关节间隙明显的终末期关节炎改变、内侧关节间隙增大，韧带功能不全以及髌骨外侧半脱位

图 35.3 术前 X 线片

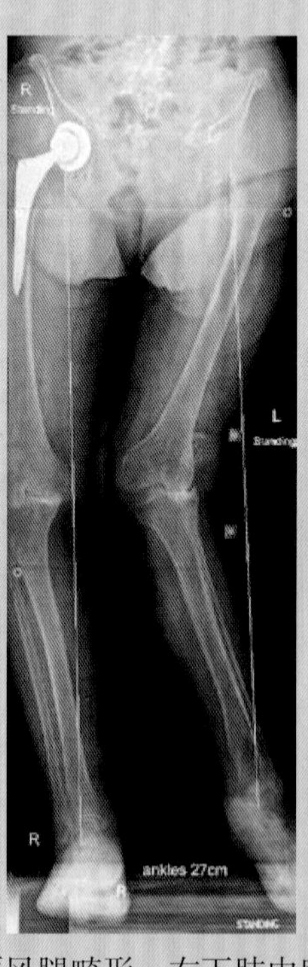

显示双侧下肢顺风腿畸形，右下肢中度内翻，左下肢重度外翻

图 35.4 患者术前站立位全长片

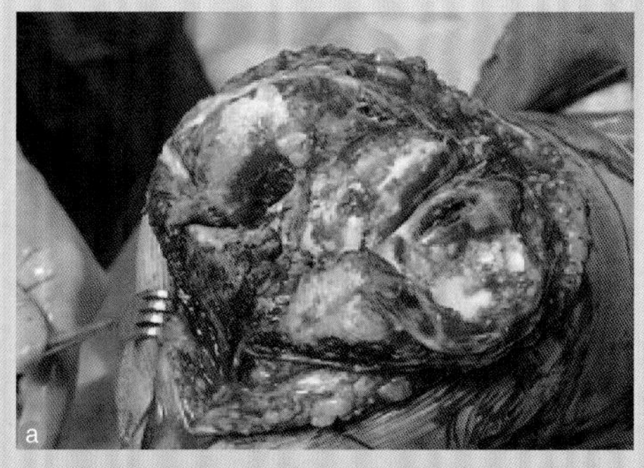

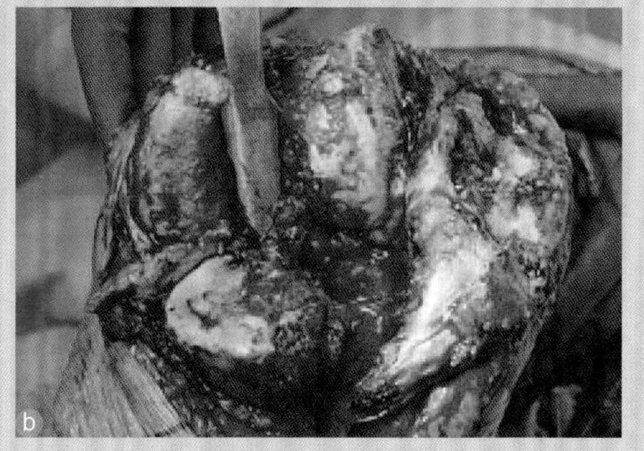

术中显示严重的三间室退行性变，胫骨后外侧和髌骨外侧面严重磨损

图 35.5　术中图像

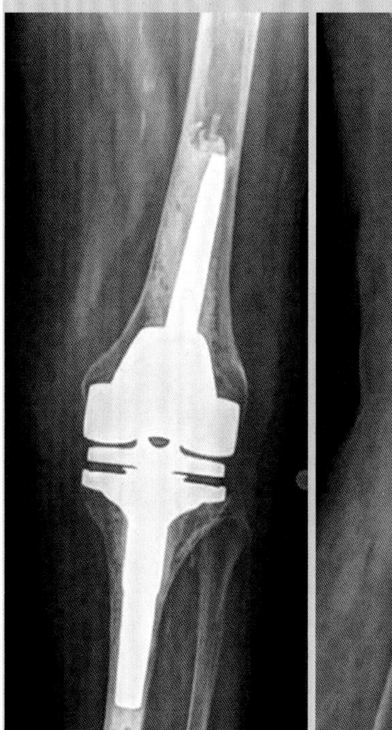

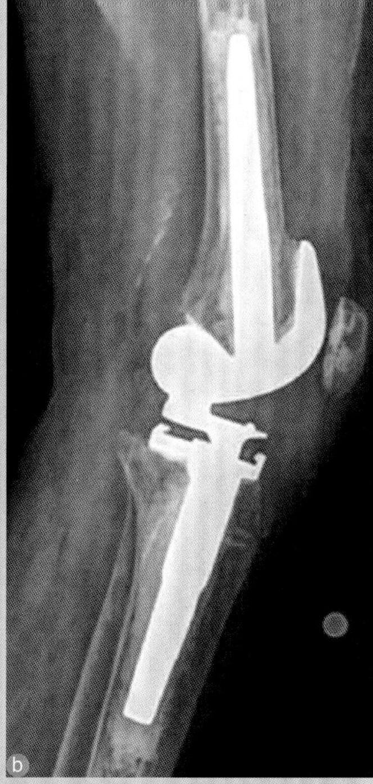

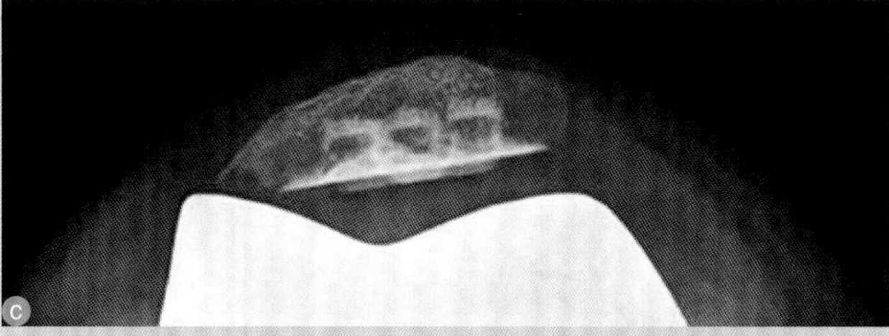

a. 正位片；b. 侧位片；c.sunrise 位片。结果显示骨水泥型 RH 膝假体固定良好、力线良好

图 35.6　术后 X 线片

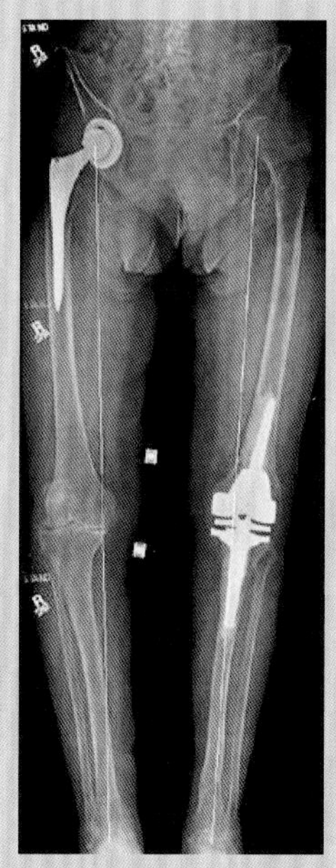

使用 RH TKA 进行左 TKA 后，左下肢的机械力线得到改善

图 35.7　患者下肢力线位片

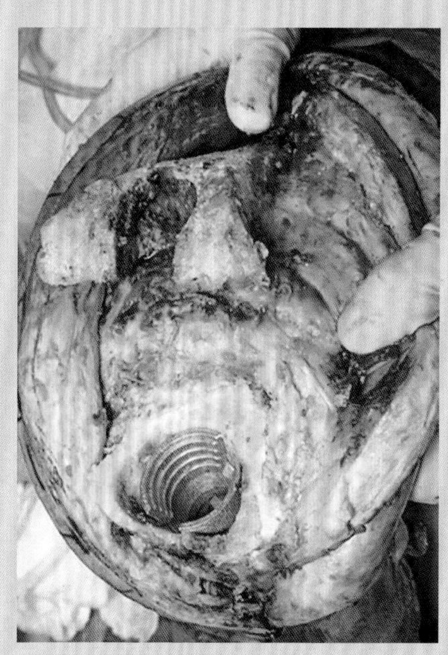

完全从股骨末端处切断副韧带有利于膝关节更好的显露

图 35.8　术中图像

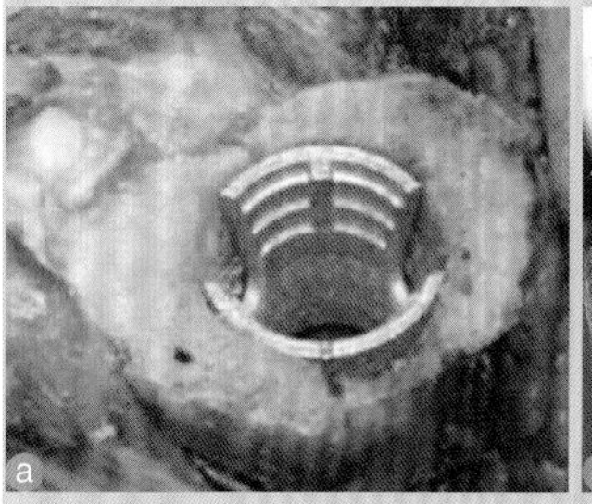

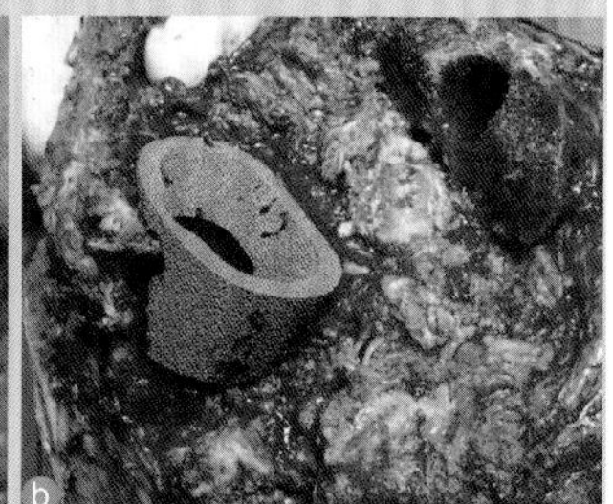

显示两种类型的多孔胫骨链套，包括 Stryker Triathlon®Tritanium 垫块（图 a）、Zimmer 小梁金属™胫骨垫块（图 b）

图 35.9　术中图像

值得注意的是，扩髓时应在髓腔近端间断磨挫，而不能连续磨挫，以防止髓腔内松质骨被完全挫完（从而阻碍髓内骨水泥与骨的绞锁）。

在进行 RH-TKA 时，鉴于骨水泥界面处的载荷增加，术者更倾向于在胫骨上使用袖套（图 35.9）。胫骨链套首先使用铰刀扩髓，扩到足以安装 RH 膝胫骨假体的尺寸。

35.3.3 股骨准备

用钻在股骨后交叉韧带止点稍前方插入导钻。此后，插入髓内导杆，并将股骨远端截骨导杆设置为外翻 6° 。用钉子固定股骨远端截骨导板，摆锯进行截骨。至少应从股骨远端内侧髁截取 10 ~ 12 mm。股骨远端截骨完成后，使用适合 RH 膝的垫块评估肢体机械力线对准情况，并确保膝关节可完全伸直。如果无法完全伸直，则必须进一步行股骨远端截骨。然后用测量器评估股骨尺寸大小，并固定相应的三合一截骨导板于股骨远端。截骨板旋转与通髁线一致，形成矩形，截骨面应垂直于胫骨的冠状面和矢状面。同时可以适当增加外旋，以协助匹配髌股关节轨迹。保护股骨后部的软组织，用摆锯小心地进行股骨前、前斜和后斜面截骨，并保护神经血管束免受锯片的损伤。然后将槽形铰刀依次插入股骨髓腔，直到股骨干出现适当的活动。通常情况下，可应用直径为 15 mm 的长度为 13 mm 杆和 2 mm 骨水泥袖套。此外，初次股骨延长杆的长度通常为 50 ~ 75 mm。与胫骨一样，股骨扩髓时也应间断使用，以避免扩掉所有松质骨。

与胫骨侧类似，鉴于骨水泥界面处的载荷增加，在进行 RH 膝时，术者更倾向于使用股骨袖套（图 35.10）。股骨链套使用铰刀扩髓，扩到足以安装 RH 膝股骨假体的尺寸。

35.3.4 髌骨准备

将髌骨外翻，膝关节伸直，用布巾钳固定。用咬骨钳去除过多的骨赘，电刀灼烧髌周去神经化，游标卡尺测量髌骨厚度，摆锯徒手打磨髌骨以恢复髌骨厚度。厚度＜ 12 mm 的髌骨不要截骨。从不同角度评估髌骨厚度，以确保截骨均匀。髌骨的大小和固定孔应优先钻在髌骨的上内侧。然后放置髌骨试模，用高速磨钻或咬骨钳去除多余部分。

35.3.5 测试

股骨和胫骨试模安装后夯实于骨面上。使用不同厚度的试垫测试膝关节稳定性（可以完全伸直但不要反曲）和髌骨活动轨迹。获得术中 X 线片（正位和侧位），以确认假体大小、位置和力线合适。如果遇到髌骨对位不良，止血带放气后重新评估髌骨轨迹。如果止血带放气后仍有轨迹不佳情况，应小心地进行外侧松解，并保护膝上外侧动脉。再次确定假体大小、位置、力线和髌骨轨迹满意后，取下试模，通过脉冲灌洗无菌生理盐水充分冲洗伤口，并彻底干燥显露骨面。

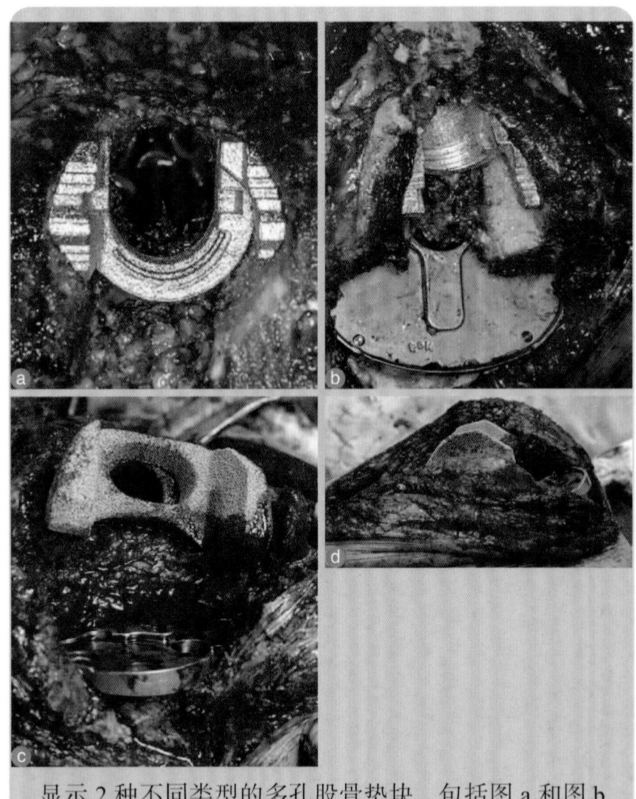

显示 2 种不同类型的多孔股骨垫块，包括图 a 和图 b 中 Stryker Triathlon®Tritanium 股骨垫块；图 c 和图 d 中的 Zimmer 小梁金属假体 ™ 股骨垫块

图 35.10 术中临床图像

35.3.6 假体置入

根据不同厂商假体特点进行安装。骨水泥栓子被放置在胫骨和股骨中，其深度仅超过柄末端几毫米。这使得骨水泥能够很好地加压到松质骨中。然后，加压非骨水泥胫骨和股骨垫块。

分别应用骨水泥固定胫骨和股骨假体，并先进行胫骨假体安装。

将两包 40 g LV 骨水泥与 2 g 万古霉素和 2.4 g 庆大霉素手工混合。在达到糊状稠度后，用水泥枪将大量水泥涂抹在最终胫骨假体底部和胫骨外露的骨面处。最后通过非骨水泥垫块将胫骨假体打压到位，确保胫骨假体旋转与胫骨结节和胫骨嵴的中间保持一致，并清除周围多余骨水泥。然后，再进行股骨和髌骨骨水泥型假体的安装。股骨假体骨水泥固定方式与胫骨一致，但要注意确保股骨假体旋转应与通髁线一致。最后，用手将骨水泥涂抹在髌骨表面，并安装髌骨假体，直到骨水泥完全硬化。

在所有的骨水泥硬化后，膝关节弯曲约 45°，以便于铰链的最终组装。首先将胫骨袖套插入胫骨底板上，最后一个聚乙烯衬垫插入固定到位。然后将旋转的胫骨平台放入聚乙烯嵌件中。股骨袖套小心地插入股骨组件，以确保位于髁间切口内。然后，将旋转胫骨平台与股骨组件袖套对齐，小心地将轴滑动穿过装配壳体，以确保轴凹槽向下对齐后轻轻敲击到位。

用稀释的聚维酮碘溶液充分冲洗伤口，然后通过脉冲灌洗无菌生理盐水。止血带放气，并通过电刀仔细止血。然后将伤口层层缝合，无菌包扎。

35.4 初次全膝关节置换术应用旋转铰链膝的适应证

自 21 世纪初以来，RH 型假体在初次 TKA 中的应用一直在持续增加。根据英格兰和威尔士国家登记系统显示，2003—2010 年，初次 TKA 中使用 RHs 的数量增加了 4 倍（英格兰和威尔士国家登记系统，2010）。同样，根据挪威关节置换术登记系统（2019 年挪威关节置换术和髋部骨折国家登记系统）的数据，从 2010—2018 年，RHs 在初次 TKA 中的使用几乎翻了一番。

尽管 RHs 在初次 TKA 中的使用越来越多，但其在非肿瘤膝关节疾病中的适应证仍存在争议。有研究建议在初次 TKA 中应严格限制 RHs 的使用。Gehrke 等（2014）建议，在初次 TKA 中使用 RHs 的患者应仅限于 75 岁以上且具有以下任一特征的患者。

- 副韧带功能不全者。
- 股骨远端或胫骨近端骨质严重破坏者。
- 膝关节过度松弛者。
- 固定内翻或外翻畸形 > 20° 者。
- 严重 RA 者。

这些适应证是通过观察 Endo Model® 假体（Waldemar Link；Ham-burg，Germany）中期随访假体生存率后，根据年龄和关节畸形的不同生存结果而确定的。该研究的作者回顾性地分析了平均年龄为 67 岁的 238 名患者使用 RH 型假体的中期临床结果和生存率。假体 13 年的总生存率为 90%。然而，在按年龄分层后，60 岁以上患者假体 13 年生存率为 94%，而 60 岁以下患者的 13 年生存率仅为 77%。同样，在对术前畸形进行分层后，术前膝关节内翻畸形的患者 13 年假体生存率为 97%，而术前外翻畸形的患者假体生存率仅为 79%。

基于以上结果认为 RHs 可以安全、有效地用于适合的初次 TKA 中。然而，他们强调，初次 TKA 中对 RHs 的需求极少，1 年内，在他们机构进行的初次 TKA 中，RHs 的使用率不到 2%。

除 Gehrke 等（2014）提出的适应证外，还有其他一些适应证，指导 RHs 在初次 TKA 中应用。特别是患有神经病理性关节病或神经肌肉疾病的患者。神经病理性关节病患者可因各种病因导致痛觉丧失，进而快速引起关节进行性破坏、畸形和不稳定（图 35.11）（Bae et al.，2009；Tibbo et al.，2018）。因此，许多外科医师建议在对这些患者进行 TKA 时，无论年龄大小，都应使用限制性更高的植入物。Tibbo 等（2018）最近研究了因多种潜在疾病引起的神经病理性关节病患者初次 TKA 假体使用情况和中期临床结果。他们的研究纳入 27 名患者（37 膝），平均年龄为 60 岁。19% 的病例（7 膝）使用后稳定性假体，46% 的病例（18 膝）使用内外翻限制性假体（varus-valgus constrained，VVC），35% 的病例（13 膝）使用 RHs，16% 的病例（5 膝）使用多孔干骺端垫块固定。Kaplan–Meier 根据翻修病因估计假体 5 年生存率为 91%，10 年为 70%。然而，根据再手术估计假体生存率要低得多，5 年为 83%，10 年为 65%。该队列中的大多数翻修和再手术病例与术后伤口和 PJI 有

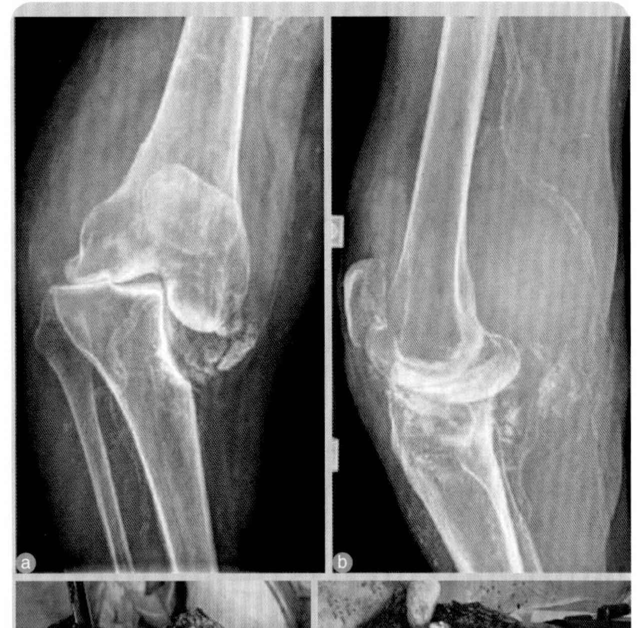

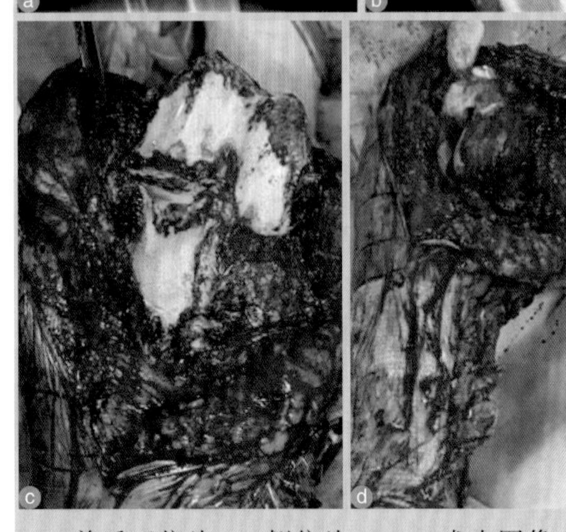

a. 前后正位片；b. 侧位片；c、d. 术中图像，显示股骨远端和胫骨近端大量骨质破坏

图 35.11　右膝神经病理性关节病患者的术前 X 线片

关。相反，由于假体的无菌松动或机械故障导致的翻修是罕见的。事实上，无菌松动的存活率在 5 年时为 100%，10 年时为 88%。作者将这些发现归因于手术条件差或选择多孔垫块所致。

尽管脊髓灰质炎疫苗应用以来，脊髓灰质炎的发病率显著降低，但患有这种疾病的患者会出现不同程度的全身性肌张力减退（Tigani et al.，2009）。肌肉无力通常会造成代偿性步态模式，从而导致膝关节的特征性畸形。具体而言，脊髓灰质炎患者常出现与股四头肌和腘绳肌功能不平衡的膝关节明显屈曲挛缩和反屈畸形（Tigani et al.，2009）。因此，在对这种情况的患者进行初次 TKA 时，同样提倡使用限制性更强的关节。关于脊髓灰质炎患者初次 TKA 治疗结果的文献报道很少。在对 6 个回顾性病例系列进行的系统性评价中，Prasad 等（2018）探讨了 82 例脊髓灰质炎患者植入物使用趋势和初次 TKA 的中期临床结果。患者的平均年龄为 63 岁。36 例（44%）患者术前有 5° ~ 30° 的反曲畸形。24% 的患者使用了 CR 假体，35% 的患者使用了 PS 假体，14% 的患者使用了 VVC 假体，27% 的患者使用了 RHs 假体。在平均 6 年的随访中，只有 6 名患者（7%）需要行翻修手术。翻修的原因包括 PJI（2 例）、不稳定（2 例）、假体周围骨折（1 例）和无菌性松动（1 例）。在 36 例术前有反曲畸形的患者中，有 10 例（28%）在术后出现畸形复发。虽然这种并发症最常见于接受 CR 假体的患者（5 例），但在接受 VVC 假体的 4 例患者和接受 RH 的 1 例患者中也有畸形复发情况出现。但只有 2 例术后再次畸形的患者需要行翻修手术，并通过增加假体的限制性得到成功治疗。

35.5 临床结果

35.5.1 中短期临床结果

大量研究表明，基于 RHs 型假体与低限制性假体的早期临床结果相当，RHs 型假体在初次 TKA 中的应用不断增加，在英格兰和威尔士国家登记系统中进行回顾性研究，贝克等（2014）发现，无论手术适应证如何，RHs 在初次 TKA 中的中期存活率与无限制性假体相当。他们的研究纳入 964 名平均年龄为 73 岁的患者，他们接受了多种类型 RHs 假体进行初次 TKA。根据手术适应证纳入 OA（71%）、炎症性关节炎（10%）和 PTA（8%）。结果显示，5 年时，整个队列假体生存率为 97%。具体而言，OA 患者 5 年生存率为 97%，炎症性关节炎患者为 96%，PTA 患者为 100%（$P = 0.05$）。研究者指出，这些生存率与同一国家注册数据库（96%）和澳大利亚国家注册数据库（95%）中报告的结果 5 年生存率相当。多项研究同样证明，在多种适应证的初次 TKA 中，RHs 的短期和中期生存率值得肯定（Zhang et al.，2014；Bistolfi et al.，2013；Bohler et al.，2017；Sanguineti et al.，2014；Badawy et al.，2019；Efe et al.，2012；Neri et al.，2019；Kowalczewski et al.，2014）。

基于上述结果，许多研究者认为 RHs 不仅是必要的，而且是老年患者进行复杂初次 TKA 安全和有效的选择。

35.5.2　长期临床结果

目前，有关 RHs 在初次 TKA 中的长期临床疗效方面的调查研究较少。据我们所知，Martin 等（2016）发表了唯一一项关于 RHs 在初次关节置换术中生存率的研究报告。他们的研究纳入 246 名平均年龄为 52 岁的患者，他们在 1979—2013 年接受了不同类型 RHs 假体的初次 TKA 治疗。其中包括退行性关节疾病（19%）、先天性或儿科疾病（13%）、PTA（12%）、炎症性关节炎（2%）和其他疾病（53%）。Kaplan-Meier 估计，在再翻修组中 10 年时假体生存率为 75%，但 20 年时降至 40%。但在再手术组中假体生存率 10 年（49%）和 20 年（17%）时更低。

在同一项研究中，作者随后比较了相同病因下接受初次 TKA 的患者中 RHs 与 VVC（n=427）和非限制假体（n=27 994）的生存率。在去除混杂因素后，在 10 年和 20 年时，翻修病例中，RH 组和非限制性假体组之间生存率没有显著差异（HR =1.5；P = 0.05）。然而，在 10 年和 20 年时，再手术病例中，RHs 患者生存率显著低于非限制性假体（HR=2.07；P < 0.001）。RH 组再手术率的增加主要归因于感染（HR=4；P < 0.001）和伤口并发症（HR=2；P < 0.001）的增加。

值得注意的是，本研究中接受 RHs 治疗的患者平均年龄明显低于中短期临床结果良好的平均年龄。

此外，在本研究中，超过一半的患者将先天性和儿科疾病，或者其他一些疾病作为 RH 的主要适应证。这些疾病特点可能导致该队列研究中长期的假体生存率更低。

然而，这些结果表明，与限制较小的假体相比，RHs 假体长期随访结果不佳。因此，在年轻患者群体中使用 RHs 时应谨慎。

35.6　并发症

35.6.1　早期围手术期并发症

虽然在初次 TKA 中使用 RHs，通常只用于膝关节病理情况复杂且同时有多种并发症的患者，但其与限制性较小的假体在 TKA 围手术期的并发症无明显差别。Sodhi 等（2018）最近利用美国外科医师学会国家外科质量改进计划数据库，调查了 2011—2015 年在美国进行的 15.1 万例 TKA 患者 30 天内的围手术期并发症情况，在此项研究中，研究者纳入了 99 名平均年龄为 67 岁的患者，这些患者接受了不同类型 RHs 行初次 TKA。除了需要改变 TKA 手术或翻修手术或因恶性肿瘤接受 RH 治疗的患者外，未指定 RHs 的具体适应证。随后，基于人口统计学和并发症情况，将接受非限制性假体的患者依据倾向性评分与 RHs 组按 1∶3 的比例匹配。尽管 RH 组平均手术时间显著高于非限制组（116∶94 分，P < 0.001），但组间 30 天再入院率（6%∶2%，P=0.1）或并发症发生率（13%∶12%，P = 0.86）无差异。

35.6.2　长期并发症

在早期围手术期并发症方面，使用 RHs 与非限制性膝关节进行初次 TKA 手术的患者差异不大，且不会随着时间的推移而持续存在。Badawy 等（2019）对挪威关节置换登记系统进行了回顾性分析，发现中期随访中 RHs 翻修的风险明显高于限制性较小的假体。在他们的研究中，确定了 197 名平均年龄为 67 岁的患者，他们在 1994—2017 年接受了不同类型 RHs 的初次 TKA 治疗。具体包括 OA（33%）、炎症性关节炎（8%）、PTA（14%）、韧带损伤（19%）、感染后关节炎（5%）、不稳定（6%）、神经系统后遗症（5%）和其他（10%）。研究者比较了在同一时间段内，因相同疾病接受 RH 和 VVC 假体（n=204）和非限制性假体（n=71515）的中期风险。Kaplan-Meier 评估，在翻修病例中非限制性假体的 5 年生存率为 95%，VVC 为 94%，RHs 为 86%。在校正了潜在的混杂因素后，与非限制性假体组相比，接受 RHs 的组别翻修风险更高（HR=2.4；P < 0.001）。感染是所有组别中需要翻修的主要并发症；然而，与 VVC 组（4%）和非限制性假体组（22%）

相比，因并发症导致RH组（73%）翻修的比例要高。有趣的是，当因感染翻修的病例被排除在外后，Kaplan–Meier生存曲线估计所有3组的5年生存率均为96%。

> 在多项研究中，感染一直被认为是RHs翻修的最常见并发症（Bistolfi et al.，2013；Neri et al.，2019；Yang et al.，2012；Guenoun et al.，2009）。

虽然与增加RHs感染风险的因素很多，但宿主特征条件差、疾病复杂，以及手术时间长可能是主要因素。在RHs患者中如何管理PJI具有很大的挑战。成功移除这些假体（长柄和牢固的骨水泥）会使患者出现其他并发症，尤其是术中骨折（Gehrke et al.，2014）。此外，松解后仍然存在大量的骨缺损和韧带不稳定性限制了假体分期再植入的选择。因此，Gehrke等（2014）建议使用较短的柄和模块化的铰链假体，以帮助降低将来因任何原因需要翻修TKA时出现并发症的风险。

> 因此，建议使用较短的带有干骺端锥状填充物的骨水泥型假体。

现在由于无菌性松动导致RHs失败的发生率显著降低，但在中期随访中，这仍然是RHs假体植入物失败的常见因素。Neri等（2019）调查了2006—2011年在14个中心接受初次TKA的112名平均年龄为68岁的患者，分析了不同类型RHs假体的生存率和并发症情况。包括严重畸形（55%）、关节炎及关节病（35%）、韧带缺损或不稳定（10%）。平均随访7年，并发症发生率为25%，其中最常见的并发症是感染（11%），但在中期随访中，4%的患者出现无菌性松动。在本研究中，提到的其他需要翻修的并发症包括僵硬（5%）和髌股关节不稳定（4%）。多项研究表明，在中期随访中，现在的RHs假体无菌性松动率相似（Baker et al.，2014；Bistolfi et al.，2013；Badawy et al.，2019）。

现在在RHs TKA术中应用非骨水泥多孔袖套垫块可能是降低无菌性松动风险的一种有效工具。文献证明，多孔袖套可以通过降低骨水泥界面的应力，成功降低TKA翻修术中无菌性松动的风险（Meneghini et al.，2009；Kamath et al.，2015）。但这些垫块在初次TKA中的研究较少。Cottino等（2017）最近报告了392名患者（408膝）的中期临床结果，这些患者在2002—2012年接受了不同类型的RHs，其中包括复杂的初次TKA（18%）和翻修TKA（82%）。患者平均年龄为69岁。28%的患者使用了多孔干骺端袖套垫块（小梁金属；Zimmer，华沙，IN）。尽管作者报告该队列研究中2年翻修发生率为10%，在10年时为23%，但无菌性松动翻修的累积发生率在2年时仅为2%，在10年时为5%。Kaplan–Meier生存分析显示，在具有多孔干骺端袖套的患者队列中，翻修风险有降低的趋势，但这在统计学上并无差异（$HR = 0.69$；$P = 0.20$）

> 这些结果表明，利用多孔干骺端袖套垫块可以降低中期因无菌性松动导致失败的风险，但需要进一步研究这些垫块在复杂初次TKA中的长期临床结果。

■ 结论

近年来，在复杂的初次TKA中使用RHs的热情高涨。虽然在初次TKA中使用这些假体的适应证仍存在争议，但许多作者一致认为，RHs可以安全、有效地用于患有严重膝关节病变的老年患者群体，从而排除使用非限制性假体。具体来说，严重膝关节不稳定、股骨或胫骨过度骨质破坏、严重冠状或矢状畸形或伸肌功能不全的患者可以选择RHs假体。在初次TKAs中，RHs的中期临床结果和生存率也支持我们在老年患者中使用RHs，因为它们似乎与非限制性假体的结果相当。然而，随着随访时间的延长，RHs的高失败率也表明，在选择这些假体时，尤其是在年轻患者群体中，我们需要谨慎。感染仍然是RHs翻修的主要并发症，这种风险似乎是多因素的。因此，有感染风险因素的患者在手术前必须进行调整以降低感染风险。虽然现在的RHs假体已显著降低了无菌性松动的发生率，但在中期随访中，无菌性松动仍然是其失败的常见因素。同时在RHs中使用高度多孔的干骺端袖套垫块可进一步降低无菌性松动的风险，但还需要进一步研究。

要点

- 初次TKAs中应用RHs的主要适应证包括膝关节严重不稳定、股骨或胫骨过度骨质丢失、严重冠状或矢状畸形或伸肌功能不全的老年患者群体。

- 初次 TKAs 中 RHs 假体和非限制性假体的中期结果显示生存率相当，但这缺乏长期的随访结果。
- PJI 仍然是初次 TKAs 中应用 RHs 假体最常见的翻修原因，对于可改变的风险因素应在进行手术干预之前进行优化。
- 随着假体设计的改进，由于无菌性松动导致 RHs 的失败率已经减少，但在中期随访中其仍然是失败的常见因素。
- 在初次 TKA 中，使用 RHs 的无菌性松动风险可以通过同时使用多孔干骺端垫块进一步降低，但还需要更多的研究。

参考文献

（遵从原版图书著录格式）

Badawy M, Fenstad AM, Furnes O (2019) Primary constrained and hinged total knee arthroplasty: 2- and 5-year revision risk compared with unconstrained total knee arthroplasty: a report on 401 cases from the Norwegian Arthroplasty Register 1994-2017. Acta Orthop 5:467–472

Bae DK, Song SJ, Yoon KH, Noh JH (2009) Long-term outcome of total knee arthroplasty in Charcot joint: a 10- to 22-year follow-up. J Arthroplasty 8:1152–1156

Baker P, Critchley R, Gray A, Jameson S, Gregg P, Port A, Deehan D (2014) Mid-term survival following primary hinged total knee replacement is good irrespective of the indication for surgery. Knee Surg Sports Traumatol Arthrosc 3:599–608

Barrack RL (2001) Evolution of the rotating hinge for complex total knee arthroplasty. Clin Orthop Relat Res 392:292–299

Bistolfi A, Lustig S, Rosso F, Dalmasso P, Crova M, Massazza G (2013) Results with 98 Endo-Modell rotating hinge prostheses for primary knee arthroplasty. Orthopedics 6:e746–e752

Bohler C, Kolbitsch P, Schuh R, Lass R, Kubista B, Giurea A (2017) Midterm results of a new rotating hinge knee implant: a 5-year follow-up. Biomed Res Int 2017:7532745

Chelman B, Walker PS, Shoji H, Erkman MJ (1975) Kinematics of the knee after prosthetic replacements. Clin Orthop Relat Res 108:149–157

Cottino U, Abdel MP, Perry KI, Mara KC, Lewallen DG, Hanssen AD (2017) Long-term results after total knee arthroplasty with contemporary rotating-hinge prostheses. J Bone Joint Surg Am 4:324–330

Dauwe J, Vandenneucker H (2018) Indications for primary rotating-hinge total knee arthroplasty. Is there consensus? Acta Orthop Belg 3:245–250

Efe T, Roessler PP, Heyse TJ, Hauk C, Pahrmann C, Getgood A, Schmitt J (2012) Mid-term results after implantation of rotating-hinge knee prostheses: primary versus revision. Orthop Rev (Pavia) 4:e35

Flynn LM (1979) The noiles hinge knee prosthesis with axial rotation. Orthopedics 6:602–605

Gehrke T, Kendoff D, Haasper C (2014) The role of hinges in primary total knee replacement. Bone Joint J 11(Supple A): 93–95

Guenoun B, Latargez L, Freslon M, Defossez G, Salas N, Gayet LE (2009) Complications following rotating hinge Endo-Modell (Link) knee arthroplasty. Orthop Traumatol Surg Res 7:529–536

Herbert JJ, Herbert A (1973) A new total knee prosthesis. Clin Orthop Relat Res 94:202–210

Hoogland T, Bosma G (1981) The Attenborough total knee arthroplasty. Neth J Surg 5:237–242

Jackson JP, Elson RA (1973) Evaluation of the Walldius and other prostheses for knee arthroplasty. Clin Orthop Relat Res 94: 104–114

Jones GB (1973) Total knee replacement-the Walldius hinge. Clin Orthop Relat Res 94:50–57

Jones RE (2006) Total knee arthroplasty with modular rotating-platform hinge. Orthopedics 9(Suppl):S80–S82

Kamath AF, Lewallen DG, Hanssen AD (2015) Porous tantalum metaphyseal cones for severe tibial bone loss in revision knee arthroplasty: a five to nine-year follow-up. J Bone Joint Surg Am 3:216–223

Kester MA, Cook SD, Harding AF, Rodriguez RP, Pipkin CS (1988) An evaluation of the mechanical failure modalities of a rotating hinge knee prosthesis. Clin Orthop Relat Res 228:156–163

Knutson K, Lindstrand A, Lidgren L (1986) Survival of knee arthroplasties. A nation-wide multicentre investigation of 8000 cases. J Bone Joint Surg Br 5:795–803

Kowalczewski J, Marczak D, Synder M, Sibinski M (2014) Primary rotating-hinge total knee arthroplasty: good outcomes at mid-term follow-up. J Arthroplasty 6:1202–1206

Lettin AW, Deliss LJ, Blackburne JS, Scales JT (1978) The Stanmore hinged knee arthroplasty. J Bone Joint Surg Br 3:327–332

Martin JR, Beahrs TR, Stuhlman CR, Trousdale RT (2016) Complex primary Total knee arthroplasty: long-term outcomes. J Bone Joint Surg Am 17:1459–1470

Matthews LS, Sonstegard DA, Kaufer H (1973) The spherocentric knee. Clin Orthop Relat Res 94:234–241

Mazas FB (1973) Guepar total knee prosthesis. Clin Orthop Relat Res 94:211–221

Meneghini RM, Lewallen DG, Hanssen AD (2009) Use of porous tantalum metaphyseal cones for severe tibial bone loss during revision total knee replacement. Surgical technique. J Bone Joint Surg Am 91:131–138

National Joint Registry for England and Wales (2010) 8th Annual Report. https://www.njrcentre.org.uk/njrcentre/Portals/0/Documents/NJR%208th%20Annual%20Report%202011pdf

Neri T, Boyer B, Papin PE, Martz P, Vaz G, Eichler D, Ehlinger M, Pasquier G (2019) Contemporary rotating hinge arthroplasty can safely be recommended in complex primary surgery. Knee Surg Sports Traumatol Arthrosc

Norwegian National Advisory Unit on Arthroplasty and Hip Fractures; Report June 2019 (2019). http://nrlweb.ihelse.net/eng/Rapporter/Report2019_english.pdf

Prasad A, Donovan R, Ramachandran M, Dawson-Bowling S, Millington S, Bhumbra R, Achan P, Hanna SA (2018) Outcome of total knee arthroplasty in patients with poliomyelitis: a systematic review. EFORT Open Rev 6:358–362

Sanguineti F, Mangano T, Formica M, Franchin F (2014) Total knee arthroplasty with rotating-hinge Endo-Model prosthesis: clinical results in complex primary and revision surgery. Arch Orthop Trauma Surg 11:1601–1607

Sculco TP (2006) The role of constraint in total knee arthoplasty. J Arthroplasty 4(Suppl 1):54–56

Sheehan JM (1978) Arthroplasty of the knee. J Bone Joint Surg Br 3:333–338

Shiers LG (1954) Arthroplasty of the knee; preliminary report of new method. J Bone Joint Surg Br 4:553–560

Sodhi N, Patel YH, George J, Sultan AA, Anis HK, Newman JM, Kryzak TJ, Khlopas A, Moskal JT, Mont MA (2018) Operative time, length of stay, short-term readmission, and complications after hinged primary total knee arthroplasty: a propensity score matched analysis. J Knee Surg 10:940–945

Tibbo ME, Chalmers BP, Berry DJ, Pagnano MW, Lewallen DG, Abdel MP (2018) Primary total knee arthroplasty in patients with neuropathic (Charcot) arthropathy: contemporary results. J Arthroplasty 9:2815–2820

Tigani D, Fosco M, Amendola L, Boriani L (2009) Total knee arthroplasty in patients with poliomyelitis. Knee 6:501–506

Yang JH, Yoon JR, Oh CH, Kim TS (2012) Primary total knee arthroplasty using rotating-hinge prosthesis in severely affected knees. Knee Surg Sports Traumatol Arthrosc 3:517–523

Zhang F, Liu Y, Xiao Y, Liu W (2014) Clinical outcomes of primary rotating-hinge knee arthroplasty for knees with severe deformity. Chin Med J 9:1791–1793

（鲁　超　李　辉）

第 36 章

髌骨假体

Yoav S. Zvi and Eli Kamara

36.1 引言

在本章中，我们回顾了骨水泥型膝关节置换术中髌骨假体。本章节术者选择全聚乙烯骨水泥植入物镶嵌法进行髌骨表面重建。探讨髌骨表面重建的手术技术，包括避免掉入陷阱和减少术后潜在并发症的技巧。在髌骨表面重建时，应考虑截骨和假体位置的相关因素，以优化髌骨固定、髌股轨迹和股四头肌肌肉功能。重要的是将截取的髌骨和假体的总厚度恢复到原髌骨的厚度。外科医师还应该选择能够最大限度地覆盖髌骨骨面的髌骨假体。此外，应确保髌骨假体位于髌骨解剖轴内侧突起。

假体松动、骨折和轨迹不良是髌股关节翻修的主要原因。

36.2 典型病例

患者女性，62 岁，左膝关节疼痛渐进性加重 2 年，负重活动后疼痛明显加重。查体见左膝关节外翻畸形，活动度为 5° ~ 110° ，神经血管无异常。膝关节 X 线片示外翻畸形明显、骨赘、软骨下硬化和关节间隙狭窄（图 36.1）。

前期采取的保守治疗方式包括物理治疗、活动锻炼、NSAIDs，以及封闭疗法。但保守治疗效果不佳。现需要 TKA 治疗。术后，患者疼痛明显缓解；外翻畸形和关节力线恢复正常（图 36.2）。最后一次随访患者功能恢复良好，无假体松动迹象。

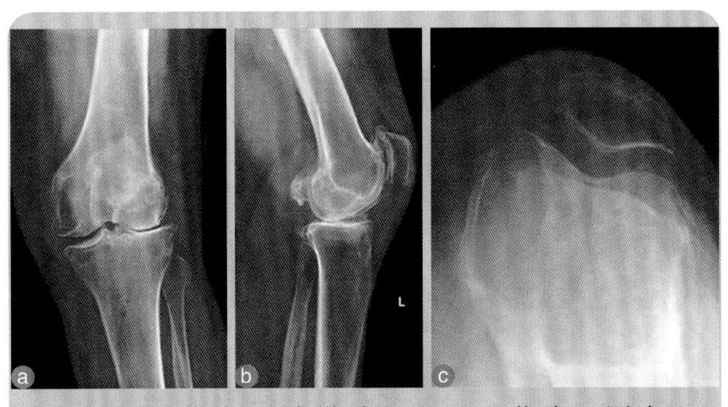

a. 前后位正位片；b. 侧位片；c.sunrise 位片。图片显示出明显的三间室关节炎，外翻畸形，有明显骨赘、软骨下硬化和关节间隙狭窄

图 36.1　术前左膝 X 线片

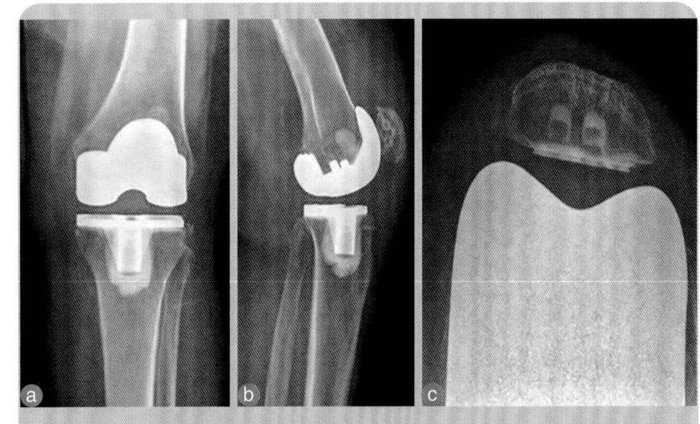

a. 前后正位片；b. 侧位片；c.sunrise 位片。图像显示 TKA 术后关节间隙和轨迹良好

图 36.2　术后左膝 X 线片

36.3 手术技术

作者首选的手术技术是髌骨表面重建。通过内侧髌旁入路显露关节后，进行股骨和胫骨截骨。使用 BG 技术，关节在屈曲和伸直时平衡，确保在活动时力线良好，活动轨迹良好。然后将注意力转移到髌骨的处理上。

> 髌骨表面置换的目标是：
> 恢复截取的髌骨和植入髌骨假体总厚度到原髌骨厚度。
> 确保髌骨轨迹合适且不造成骨与假体的撞击。

用电刀确定髌骨边界，如有髌骨周围骨赘，可以用咬骨钳去除。用手持式卡尺测量髌骨的固有厚度（图 36.3）。髌骨置换假体至少需要 10 mm 的髌骨厚度，以防止嵌入式假体突出髌骨面，因此髌骨厚度最好是 12 ~ 14 mm，以降低髌骨骨折的风险。使用髌骨截骨导向器，用摆锯将髌骨截至 10 ~ 12 mm 厚度，具体取决于假体类型（图 36.4）。

> 应注意保持髌骨厚度均匀水平，这将有助于避免髌骨倾斜。

然后重新测量髌骨截骨量，如有必要，可额外增加截骨（图 36.5）。这样可以防止在最终放置假体时，因对髌骨切除过多或过少，而致髌骨填充过厚或过薄。如假体填充过厚可能导致术后膝前疼痛、屈膝困难、髌骨骨折和（或）早期髌骨假体松动，而填充物过薄可能导致髌骨轨迹不良、髌骨骨折、骨坏死和伸肌功能丧失。

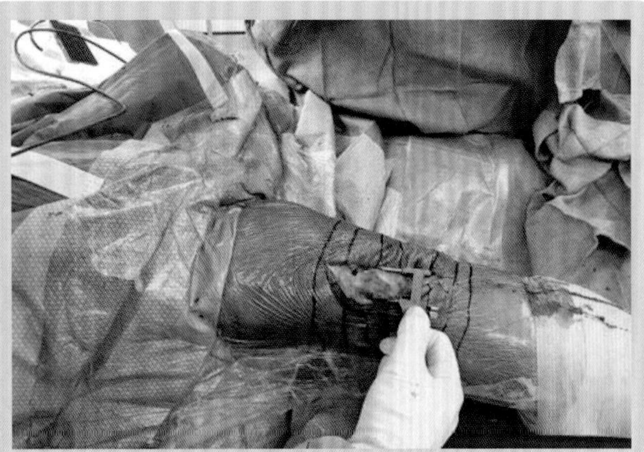
图 36.3　手持式游标卡尺测量髌骨厚度

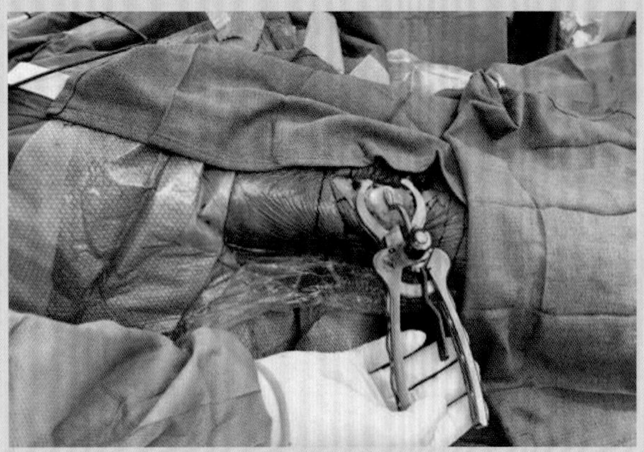
图 36.4　髌骨截骨导向器固定髌骨后，摆锯截骨

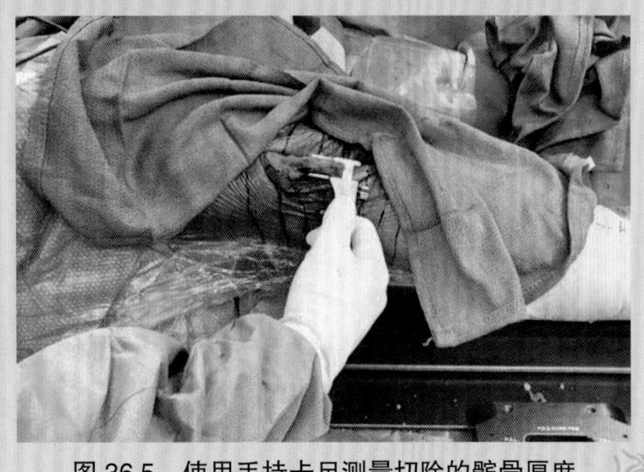
图 36.5　使用手持卡尺测量切除的髌骨厚度

根据测量板确定髌骨的大小和位置（图 36.6）。一般来说，髌骨假体的顶点位置应沿着原髌骨的正中线，同时最大限度地利用髌骨假体提供骨覆盖。如果介于 2 种尺寸之间，则使用较小或适中的尺寸可能会更好点。在确定假体尺寸和放置位置后，使用钻孔导向器在髌骨上钻 1 个或 3 个孔（图 36.7）。放置髌骨试模，并屈曲伸直膝关节，以评估髌骨轨迹（图 36.8）。如有必要，可进行髌侧软组织松解，以缓解术后张力。最后，使用手持式卡尺测量切除的髌骨和假体试模厚度，以确保尽可能恢复髌骨的固有厚度（图 36.9）。

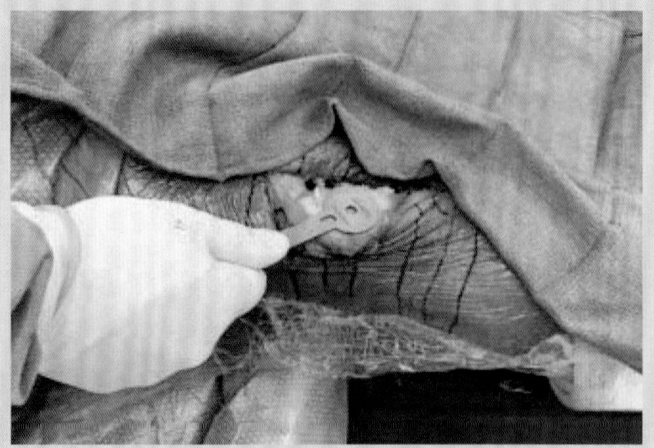
图 36.6　使用测量板测量髌骨的大小

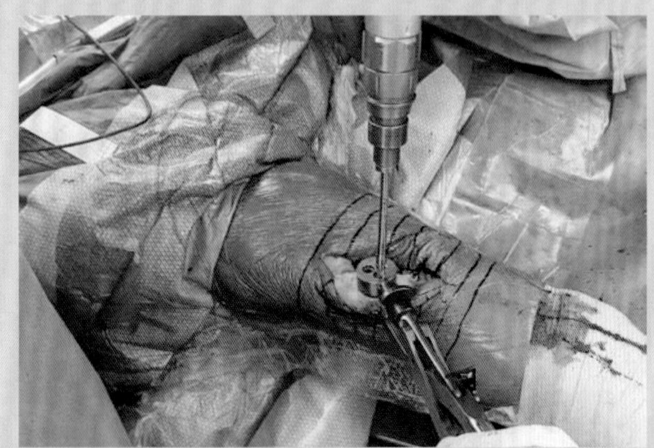
图 36.7　应用钻孔导板在髌骨截骨面上钻 3 个孔

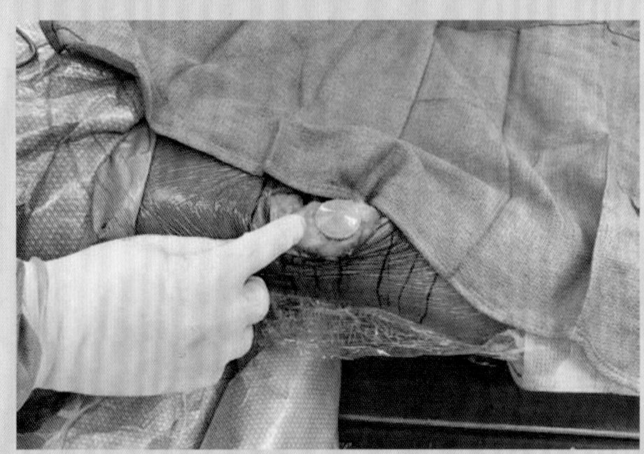
图 36.8　假体放置并充分屈曲伸直测试

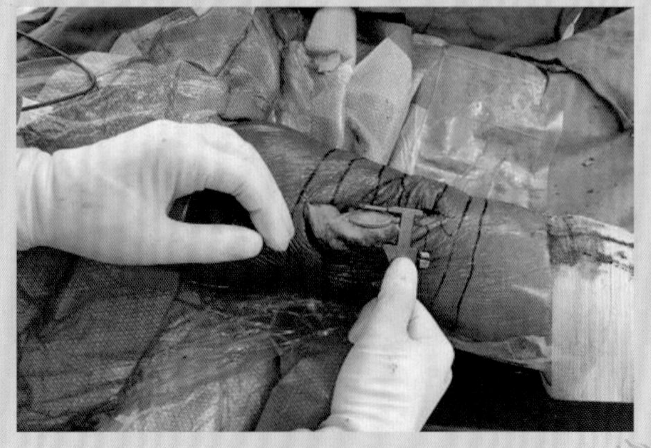
图 36.9　卡尺测量切除的髌骨和假体厚度

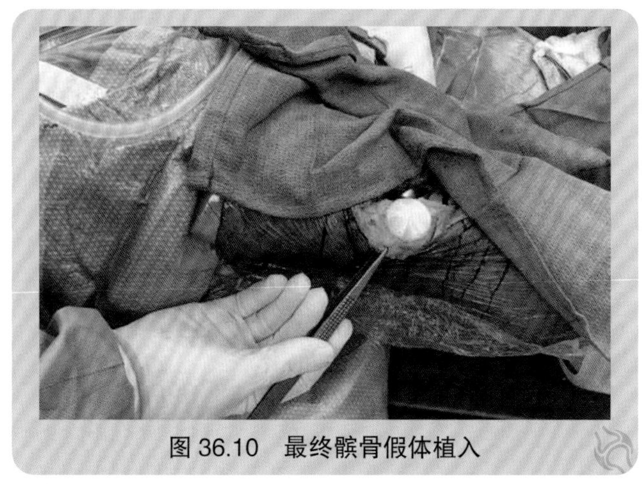

图 36.10　最终髌骨假体植入

完成股骨、胫骨和髌骨测试后，软组织平衡和髌骨轨迹满意后，可用骨水泥安装假体（图 36.10）。骨水泥安装顺序为胫骨、股骨、试垫和髌骨。

笔者倾向于使用全聚乙烯、三钉、圆顶形髌骨假体，但也可以在适当的时候使用解剖型髌骨假体。

36.4 相关文献研究

在 TKA 或髌股关节置换术中，当对髌骨进行表面置换时，通常使用 2 种手术技术：表面型包括截取预先测量的髌骨厚度；嵌入型则使用磨锉在髌骨内创建一个圆形穹顶，将假体放入其中。

无论采用何种技术，仔细观察假体特点、大小和位置对于优化髌骨术后活动轨迹和伸膝装置至关重要。

髌股关节并发症（包括膝前疼痛、轨迹不良、关节异响、假体松动和髌骨骨折等）仍然是关节翻修的主要原因（Schiavone Panni et al.，2014；Abdel et al.，2014），可见外科技术的重要性。回顾文献帮助我们深入了解手术和假体原理，进一步改善疗效并降低术后并发症。

Healy 等（1995）的研究报道了骨水泥髌骨假体固定在髌骨表面时的作用，并报道了 TKA 后并发症和与患者相关的风险因素。在 211 名接受 TKA 的患者中，将 160 名接受骨水泥髌骨假体治疗的患者与 37 名接受非骨水泥髌骨假体治疗的患者进行比较。研究发现髌骨骨折患者 5 名（2.4%）；其中 4 例采用非骨水泥型假体固定。此外，他们发现非骨水泥髌骨假体松动率显著高于骨水泥型假体（13.5% *vs.*1.2%；$P < 0.01$）。

与非骨水泥型假体相比，全聚乙烯穹顶骨水泥髌骨假体的患者预后更好，总体术后并发症发生率较低。

该研究认为，骨水泥对髌骨假体的稳定性有显著作用。虽然该研究时间较早，但大多数关节外科医师仍喜欢用骨水泥髌骨假体固定。

文献中广泛报道了表面型和嵌入型髌骨固定技术。尽管这 2 种技术目前仍在使用，但对于哪种手术技术能最大程度上减少术后并发症并取得良好临床效果，目前仍存在争议。Greenwald 等通过生物力学研究（Rosenstein et al.，2007）比较了表面型和嵌入型假体的固定强度，并制备了直径为 29 mm、高度为 12.5 mm 的合成固体泡沫髌骨，使用 3 枚固定钉辅助表面或嵌入固定。随后将假体加载到力学测试机上，髌前给予垂直压力。然后引入剪切力，并记录髌骨破坏时最大力学荷载。他们的研究发现，嵌入型假体的最大剪切力显著高于表面型假体[平均值：715 磅力（1 磅力 =4.45 牛顿），标准差：41.8 *vs.* 平均值：571 磅力，标准差 52.7；$P < 0.01$]。

作者认为，虽然该力学研究样本量较小，但嵌入式假体抗剪切力的增加可能会提高髌骨固定的长久性。

膝关节弯曲时，髌骨会受到向前的压力。这种机制不仅对我们决定手术技术，而且对于决定手术假体，以及截骨量、假体厚度方面，都有一定的影响。

过度截骨会使髌骨表面张力增加并可能导致髌骨骨折，这就是为什么要考虑髌骨截骨量。

Incavo 等开展了一项生物力学尸体研究（Wulff et al.，2000）。使用带有股四头肌和髌腱的髌骨，分别使用表面型和嵌入型假体重建髌骨表面。然后将其安装在屈曲 50° 的载荷支具上，研究结果显示，膝前表面应变最大，而屈曲角度、负荷率和最大负荷（1000 N）均保持不变。研究表明，2 种假体均增加了髌前张力；然而，当原有髌骨高度重建后，嵌入型假体的应变值明显高于表面型假体（28% *vs.* 22%；$P < 0.05$）。他们还进一步研究表明，以 2 mm 的髌骨截骨量增加与髌骨应变增加直接相关。与嵌入型假体相比，表面型假体能够耐受更多的截骨。最后，他们发现，当髌骨截骨量过大时，无论假体类型如何，通过使用假体的厚度恢复髌骨原有高度都会显著增加髌前应力。髌前应力增加可能会增加假体松动和骨折的可能；然而，在这项研究中并没有报告具体的并发症。

髌骨假体特点不同是影响假体大小和位置选择的另一个因素。Laz 等研究圆形和椭圆形设计的髌骨对大小和覆盖范围的影响（Yang et al.，2017）。他们研究了 100 名接受初次 TKA 的患者，并分析了 3 个参数：

- 术中评估假体大小。
- 精准测量骨的表面覆盖率。
- 髌骨假体与自身髌骨内外侧嵴顶点位置的比较。

他们发现，与圆形假体相比，82% 的患者选择了较大的椭圆形假体。此外，与圆形假体相比，椭圆形假体的髌骨骨覆盖率更高（平均 82.7%，SD 10.7% *vs.* 平均 80.9%，SD 9.7%；$P = 0.02$）。作者还发现，与圆形假体相比，椭圆形假体的尺寸更大，并且手术医师通常更喜欢这种假体。最后，他们证明，相对于圆形假体，椭圆形假体自带的内侧嵴项点位置改善更为明显（平均 0.25 mm，位于不规则中嵴外侧，标准差 2.45 mm *vs.* 平均 1.16 mm，标准差 2.45 mm，解剖正中嵴内侧 2.54 mm；$P < 0.01$）。

> 虽然这些研究结果在统计学上有明显差异，但仍很难确定他们之间的差异对于长期临床结果的影响。

随着髌骨表面重建，恢复髌股固有生物力学至关重要，这样髌骨轨迹、表面应力和股四头肌肌力均会得到改善。Shelburne 等对 20 名患者（每组 10 名）进行了一项体内生物力学研究，比较了中间化穹顶和中间化解剖髌骨假体之间的差别（Ali et al.，2018）。解剖型髌骨假体与圆顶型髌骨假体的不同之处在于，它们更接近髌骨原有内外侧解剖形态。在他们的研究中，患者被要求进行坐姿伸膝和负重弓步练习。在患者进行这些活动时，他们使用高速立体放射成像收集患者特定的参数。基于标记的运动捕捉和测力板收集骨骼肌数据，通过有限元建模对每位患者的髌股力学进行数据分析（图 36.11）。

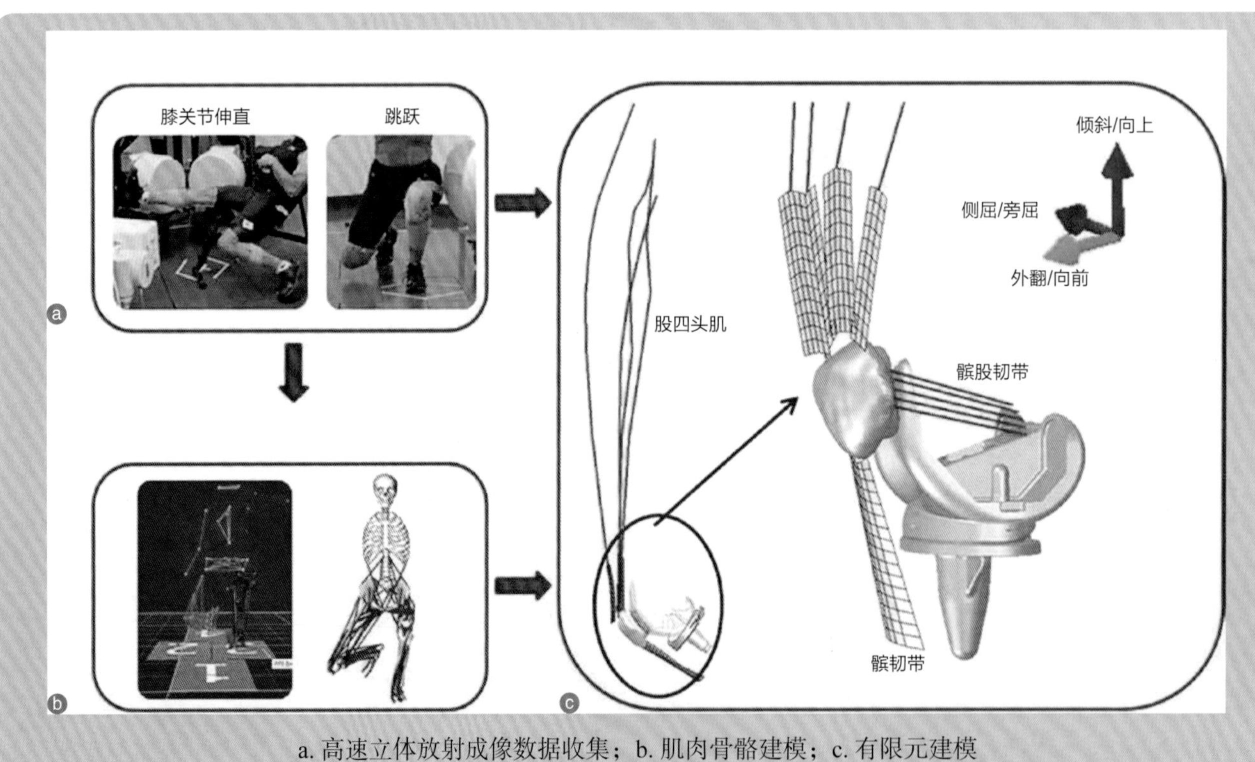

a. 高速立体放射成像数据收集；b. 肌肉骨骼建模；c. 有限元建模

图 36.11　学习流程

研究者指出，膝关节伸展和弓步活动之间的运动学差异并不显著。当比较中间穹顶和中间解剖型受试者时，在弓箭步中可以看到明显的差异。解剖型假体患者的髌股关节屈伸角度较大，平均差异为 11° ± 3°；穹顶型患者的髌骨倾斜平均增加 6° ± 5°。当比较股四头肌力量时，两组之间在伸膝时几乎没有差异，尽管在弓箭步时，穹顶型患者在屈膝 60° 时表现出更大的力量，而解剖型患者在深屈 90° 时表现出更大的力量。

正如预期的那样，膝关节伸直时髌前应力减少，弓箭步时应力增加——弯曲时，应力在髌骨假体上向上转移。在弓箭步活动期间，穹顶型假体患者的接触应比率（定义为髌骨接触产生的应力与股四头肌应力之间的比率）比解剖型假体患者大。髌力比，定义为髌腱力除以股四头肌总力的比值，随着膝关节屈曲度的增加而降低。在伸膝时，穹顶和解剖型患者之间的髌力比相似；然而，在弓箭步中，解剖型患者在深屈（> 75°）时表现出更大的髌力比。

综上所述，作者得出结论，他们的发现意味着解剖型髌骨假体与原有髌股应力更为接近。

总而言之，当髌骨表面重建时，有多种因素会影响术后并发症。髌骨假体有多种不同的设计，在优化髌骨轨迹、股四头肌肌力和假体稳定性方面发挥着关键作用。

外科医师应密切关注有关截骨和假体位置的外科技术，并在选择假体时意识到骨水泥型假体稳定性更高。

在进行髌骨截骨术时考虑到这些因素，可以进一步优化患者的预后。

要点

- 股骨、胫骨和髌骨试模测试，软组织平衡和髌骨轨迹满意后，可安装最终假体。假体的安装顺序为胫骨、股骨、试验衬垫和髌骨。
- 当髌骨表面置换时，尽可能恢复固有解剖结构对于优化髌骨轨迹和股四头肌肌力非常重要。
- 截取的髌骨和假体的总厚度应与原有髌骨厚度相同，以避免髌骨关节填充过多或过少。
- 填充不足（截骨过多）会降低股四头肌的肌肉功能，导致髌骨坏死或骨折，而填充过度（截骨过少）会导致膝前疼痛、ROM 降低、髌骨假体松动或髌骨骨折。
- 截骨后至少需要保留 10 mm 的厚度，以防止表面型假体固定钉超出髌骨面，最好是 12 ~ 14 mm，以降低髌骨骨折的风险。
- 髌骨假体的顶点位置应沿着固有髌骨的正中脊。
- 假体大小应最大限度地覆盖髌骨面。如果介于两种尺寸之间，可以使用较小的尺寸，并进行修整。
- 为了缓解可能出现的术后轨迹不良，需要进行外侧软组织松解。
- 骨水泥已被证明可以减少髌骨骨折和假体松动。
- 操作准确时，表面和嵌入型假体均显示出良好的临床结果。
- 嵌入型假体失效最大剪切力更高，这表明其耐久性优于表面式植入物。
- 与圆形假体相比，椭圆形假体能够实现最大的骨覆盖和内侧嵴定位。
- 与中间化圆顶髌骨植入物相比，中间化解剖髌骨植入物更接近于原有的髌股生物力学。

参考文献

（遵从原版图书著录格式）

Abdel MP, Parratte S, Budhiparama NC (2014) The patella in total knee arthroplasty: to resurface or not is the question. Curr Rev Musculoskelet Med 7(2):117–124

Ali AA et al (2018) In vivo comparison of medialized dome and anatomic patellofemoral geometries using subject-specific computational modeling. J Orthop Res 36(7):1910–1918

Healy WL et al (1995) Patellofemoral complications following total knee arthroplasty. Correlation with implant design and patient risk factors. J Arthroplasty 10(2):197–201

Rosenstein AD, Postak PD, Greenwald AS (2007) Fixation strength comparison of onlay and inset patellar implants. Knee 14(3):194–197

Schiavone Panni A et al (2014) Patellar resurfacing complications in total knee arthroplasty. Int Orthop 38(2):313–317

Wulff W, Incavo SJ (2000) The effect of patella preparation for total knee arthroplasty on patellar strain: a comparison of resurfacing versus inset implants. J Arthroplasty 15(6):778–782

Yang CC et al (2017) Patellar component design influences size selection and coverage. Knee 24(2):460–467

（鲁　超　李　辉）

第七部分

数据背后的数据库

第 37 章

国际登记系统——结局比较

Kevin A. Lawson， Spencer J. Montgomery， and James I. Huddleston

37.1 引言

在经历了关节植入物研发和手术技术改进过程中的多次失败后，目前人工 TKA 取得了巨大的成功（Maloney，2001）。随着 TKA 数量的不断增加（Kurtz et al.，2007；Sloan et al.，2018；Losina et al.，2012），社会财政成本也随之增加，这就要求关节外科医师肩负起随访治疗效果、掌握治疗趋势的责任（Delaunay，2015）。当骨科医师意识到不能仅仅根据自己的经验来选择最佳的手术方式和（或）植入物材料时，收集数据总结大多数医师的经验就显得非常重要（瑞典膝关节置换术登记系统，2018）。正是由于早期 Charnley、Insall 等关节外科先驱所树立的坚持密切、详细随访患者的理念，开发患者随访和记录随访结局的系统，才促成了我们今天所拥有的大型国际登记系统的雏形（Malchau et al.，2018）。在这里，我们报告了许多和 TKA 相关的大型国家登记系统的结局。我们纳入了那些提供英文年度报告的登记系统，并重点关注于基于适应证和患者因素的结局。此外，我们还报告了一些在康复方面值得注意的发展趋势。

37.2 登记系统

登记系统的目的是收集不同机构、地区或国家的数据，以便分析总结与患者、手术技术和植入物有关的因素，确定与患者预后密切相关的因素，进而提供有临床价值的结论。登记系统的目标是对足够多的数据进行深入的统计分析，建立长效随访和质量评估机制，并反复分析以确定整体的康复趋势。正是因为有了足够多的医疗界横断面数据，登记系统的数据才能避免偏倚，并能反映出相对应的医疗界治疗水平（Hughes et al.，2017）。登记系统还可以提供假体上市后的监测，有许多假体召回的案例源自于登记系统的异常发现（Furnes et al.，1997；Craviotto，2001）。此外，登记系统有助于形成科学证据，并可以对大规模成本节约后的效果进行评估（Maloney，2001）。尽管大型临床试验可能会回答其中一些相同的问题，但对外科医师、机构和卫生系统而言，这些临床试验既耗时又耗财。

37.2.1 历史

梅奥诊所的关节登记系统是 1965 年由 Mark Coventry 博士发起的基于医疗机构的登记系统（Berry et al.，1997）。其通常被认为是第一个医疗机构的关节置换登记系统（Delaunay，2015）。其拥有详细的资料，包括影像学资料和患者报告的结局指标，可以用来进行多样性和深度研究，并与大型国家登记系统相辅相成。与目前的国家登记系统相比，由于机构登记系统录入了更多的临床信息，因此其有在特定环境下识别特定植入物性能的能力（Howard et al.，2011；Joglekar et al.，2012）。在 Mayo 登记系统之后，医学博士 William H. Harris 在麻省总医院创建了美国第二家关节登记系统（Malchau et al.，2018）。其与梅奥系统相似，随着数字影像的出现，这个登记系统开始归档患者术前、术后的影像学资料。这个登记系统的主要贡献是评估 Harris 骨科实验室的发展、发明高交联聚乙烯并长期随访其结局（Harris，1995）。1972 年，来自斯坦福大学的 David Schurman 博士创建了第一个由联邦政府资助的髋膝关节置换术登记机构。

1974 年，瑞士膝关节置换术登记系统开始转变功能，其将登记系统从分析一个机构和地区的结局转向分析一个国家的结局（Robertsson et al.，2000a；Knutson et al.，2010）。由于系统转变的差异，这允许纳入更大的患者群体，并能提供更多的可用数据（Herberts et al.，1989）。据估计，目前这个登记系统记录了瑞士 98% 的关节置换数据（瑞典膝关节置换术登记系统，2018）。该系统早期做了一些开创性的工作，包括分析 PJI 的危险因素和流行病学数据，以及对失败率较高的技术或植入物进行了早期分析（Bengston et al.，1989；Knutson et al.，1981）。这些报告显示出国家登记系统积累的数据对大范围内关节置换社区的巨大影响力。

参照瑞典的例子，许多国家已经创建了自己的登记系统，内容如下。

1975—2007 年建立的国家关节置换术登记系统

- 瑞典膝关节置换术登记系统。
  - 1975 年建立。
  - 有史以来第一个全国全膝关节登记系统。
  - > 275 000 例。

- ◆ 瑞典髋关节置换术登记系统。
    - 1979 年建立。
    - 有史以来第一个全国全髋关节登记系统。
    - ＞450 000 例。
- ◆ 芬兰国家关节置换术登记系统。
    - 1980 年建立。
    - ＞400 000 例。
- ◆ 挪威国家关节置换术登记系统。
    - 1987 年建立。
    - ＞200 000 例。
- ◆ 丹麦髋关节置换术登记系统。
    - 1995 年建立。
    - ＞150 000 例。
- ◆ 丹麦膝关节置换术登记系统。
    - 1997 年建立。
    - ＞100 000 例。
- ◆ 新西兰国家关节登记系统。
    - 1998 年建立。
    - ＞130 000 例。
- ◆ 澳大利亚国家关节登记系统。
    - 1999 年建立。
    - ＞1 200 000 例。
- ◆ 英国国家关节登记系统。
    - 2003 年建立。
    - 世界上最大的关节登记系统。
    - ＞2 350 000 例。
- ◆ 斯洛伐克国家关节置换术登记系统。
    - 2003 年建立。
    - ＞40 000 例。
- ◆ 荷兰关节置换术登记系统。
    - 2007 年建立。
    - ＞250 000 例。

这些登记系统大多是由专业协会（瑞典膝关节置换术登记系统，2018；芬兰关节置换术登记系统，2017；AJRR，2019）或者按照国家卫生保健部门的指示建立的（加拿大健康资讯研究所，2020；英国国家关节置换术登记系统，2018）。

关节置换术质量改善及功能比较结局研究（FORCE-TJR）登记系统是在医疗质量和研究机构的支持下创立的，该机构于 2010 年启动，已经被资助了 5 年（Franklin et al.，2013）。这是美国国家登记系统的首批试点之一。同年，AJRR 由美国矫形外科学会 AAOS 建立，收集髋膝关节置换术数据，进行假体特异性生存率分析，并统计风险调整后的患者预后数据，为医院提供质量基准（Etkin et al.，2017）。该登记系统在美国迅速普及，但是其登记量仍不到在美国每年进行的近 100 万例关节置换中的 50%（AJRR 报告）。目前该登记系统拥有两百万髋膝置换手术量，是世界最大的登记系统。

37.2.2 协作

ISAR 是一个自发建立的国际组织，它于 2004 年成立，Stephen 为首任主席（https://www.isarhome.org/）。ISAR 的目标是建立登记系统的发展、维护、合作及结局的报告。鼓励国家登记系统统一收集数据，并可以在世界范围内进行结局比较。其成员国的资格要求是国内 80% 以上的医院参加，并且每个单位至少报告 90% 的手术量。收集的数据必须经过验证。准会员包括覆盖率低于 80% 的登记机构。目前在世界各地有 12 个全职成员（https:// www.isarhome.org/members）。这些成员包括澳大利亚、新西兰、罗马尼亚、英国、荷兰、丹麦、瑞士、斯洛伐克、瑞典、挪威、芬兰及立陶宛等。作为 ISAR 正式成员的唯一美国登记机构是凯萨医疗国家关节登记系统（https://national-implantregistries.kaiserpermanente.org）。

北欧关节置换术登记协会的成立，进一步展示了国际合作的案例（Havelin et al.，2009）。这就创建了一个通用的北欧数据库来比较结局，并进一步汇总数据。

37.2.3 数据采集

传统上，国际 TJA 登记系统关注的是假体翻修率，并跟踪了初次关节置换术和假体移除之间的时间间隔。在这个系统中，国家登记系统纳入了大量的关节置换来确定假体的使用寿命。虽然假体翻修率仍然是一个重要的结局，但假体材料技术已经成熟，患者和保险公司希望了解绝大多数未翻修患者的生活质量。最近，许多登记系统已经开始添加更多的数据，包括记录患者报告的结局。

37.2.4 缺点

尽管国家登记系统取得了成功，但使用大的观察性数据集可能会得出错误的结论。

从这些国家登记系统的数据可以确定相关性，但无法确定其因果关系（Lübbeke et al.，2017）。多种系统偏倚影响到这种关联，包括选择偏倚、实施偏倚，在某些情况下也存在报告偏倚。变量之间的相互作用可能很难区分开来，并且在报告结局时，往往没有进行风险的分层分析或可能只进行了初步分析。最终，如前所述，登记系统一般使用翻修作为终点事件，而其他测量结局，如疼痛缓解程度和功能对许多患者同样重要。

37.3 登记系统及其各自的规模

运行时间最长的国家关节登记系统是瑞典国家登记系统（瑞典膝关节置换术登记系统，2018）。其始建于 1974 年，20 世纪 80 年代早期开始报告结局。紧接着是其他国际登记系统，包括芬兰（芬兰关节置换术登记系统，2017）、挪威（挪威关节置换术登记系统，2019）、丹麦、新西兰（新西兰骨科协会，2018）、澳大利亚（AOANJRR，2018）、英国（英国国家关节置换术登记系统 ，2018）的登记系统。其他在本章描述的包括加拿大（加拿大健康资讯研究所 ，2020）、比利时（比利时髋膝关节置换术登记系统年度报告，2018）、荷兰 [荷兰关节置换术登记系统（LROI），2018] 及 AJRR（2019）。

我们将登记系统的基本信息呈现在表 37.1 中。其中最大的一个数据库是英国国家关节登记系统。登记时间跨度 15 年（2003—2018 年），目前记录的总患者数目是 1 193 830。最近 3 年期间，研究者报告了 274 495 例患者信息。这主要归功于英国庞大的人口规模和系统录入率。AJRR 的最新报告列出了超过 6 年（2002—2018 年）共计 828 999 例膝关节置换手术。随着美国庞大的人口基数和年手术量，即使比其他国家登记系统的纳入率低，AJRR 也可能很快成为最大的国家膝关节登记系统之一（Sloan et al.，2018）。另一个大数据库来自澳大利亚，其拥有 658 596 例 TKA 患者资料。加拿大关节置换术登记系统（CJRR）是一个相对较新的登记系统，2012—2018 年共报告了 202 319 例病例，其有可能会成为规模更大的登记系统之一。瑞典登记系统，是收集膝关节置换数据时间最长的中心（1974—2017 年），共纳入了 270 159 例膝关节置换病例，最近一年登记膝关节的数量为 14 957 例。随着时间推移，大部分数据库收集的数据量呈明显的上升趋势。

欧洲报告的登记率为从荷兰、芬兰和英国的约 95% 到瑞典的 98.1%。

值得注意的是，从 2015 年 9 月 1 日开始，规定只有完成登记才能报销假体费用，所以比利时登记机构的登记率最高，接近 100%（2018 年比利时髋关节和膝关节置换术登记年度报告）。

表 37.1　登记规模和报告的参与情况

登记系统	美国	澳大利亚	比利时	加拿大	荷兰	芬兰	新西兰	挪威	瑞典	英国 / 威尔士
纳入时间（年）	2012—2018	1999—2018	2009—2018	2012—2018	2010—2017	1980—2019	1999—2018	1994—2018	1974—2017	2003—2018
纳入率	尚不清楚	95.9%	估计为 100%[a]	72.1%	＞95.0%（+）	95.0%	＞95.0%	97.1%	98.1%	95.2%
纳入病例规模										
TKA（No.）	828 999	782 600	–	202 319	220 499	230 529	110 678	97 022	270 159	1 193 830
最近几年的初次 TKA（No.）	139 582	56 259	25 915	70 502	32 258	12 679	8392	7567	14 957	105 278

（+）van Steenbergen et al.，（2015）。

[a] 自 2015 年 9 月 1 日起，比利时的假体报销将与假体登记挂钩。

北美的登记率要低得多，估计美国每年 TKA 的手术量为 40 万到 68 万（Sloan et al.，2018；Losina et al.，2012；Singh et al.，2019），但是 2020 年 AJRR 的登记率只接近于 50%。

表 37.2 展示了登记患者的统计学资料，平均年龄为 67 ~ 68.5 岁。TKA 年龄高峰在各登记系统均不相同，瑞典是 80 ~ 85 岁，AJRR 是 60 ~ 65 岁。女性患者占大多数，在新西兰的登记系统中，女性患者占所有患者的 51.8%，而在芬兰的登记系统中，女性患者占 68.3%。

ASA 分级也常在这些登记系统中报告，在登记系统中，大多数患者属于Ⅱ级（52% ~ 72%）。在登记系统中，报告 BMI 的不到一半，尽管许多研究者打算未来将这些数据一并纳入。在包含 BMI 数据

表 37.2　来源于登记系统的患者特征、发病率、固定方法及诊断情况

登记系统	美国	澳大利亚	比利时	加拿大	荷兰	芬兰	新西兰	挪威	瑞典	英国 / 威尔士
平均年龄										
总体登记率	67.0	68.5	67.6	–	68.6	–	–	68.5	68.9	69.0
女性	–	–	68.8	68.5	–	–	68.5	69.1	–	70.0
男性	–	–	68.1	68.1	–	–	67.9	67.5	–	69.0
性别分布										
女性（%）	61.1	56.6	61.3	61.3	64.0	68.3	51.6	62.5	56.0	56.7
男性（%）	38.9	43.4	38.7	38.7	36.0	31.7	48.4	37.5	44.0（2017）	43.3
ASA 分级										
Ⅰ（%）	–	6.0	–	–	12.0	8.0	11.0	14.6	–	11.9
Ⅱ（%）	–	55.5	–	–	68.0	52.0	64.0	66.0	–	72.0
Ⅲ（%）	–	37.4	–	–	20.0	39.9	24.0	19.3	–	15.8
Ⅳ（%）	–	1.1	–	–	–	–	1.0	0.1	–	0.3
BMI										
＜25（%）	–	10.6	–	–	17.0	14.5	11.3	–	–	–
25 ~ 30（%）	–	31.1	–	–	41.0	69.4	32.7	–	–	–
30 ~ 40（%）	–	47.7	–	–	38.0	16.1（BMI ＞30）	46.7	–	–	–
＞40（%）	–	10.6	–	–	4.0	–	9.4	–	–	–
诊断										
OA（%）	–	97.7	94.8	98.8	96.0	93.8	94.9	88[a]	＞96[b]	97.4
PTA（%）（包括韧带损伤）	–	–	2.2	–	2.0	2.6	1.9	10.2[a]	＜2[b]	–
RA（%）	–	1.3	–	–	1.0	2.1	2.1	4.2[a]	＜2[b]	–
其他炎症（%）	–	0.5	0.7	–	–	0.1	0.8	0.5[a]	–	–
缺血性坏死（%）	–	0.3	1.3	–	1.0	0.5	0.3	0.2[a]	–	–
肿瘤（%）	–	–	–	–	–	–	0.1	–	–	–

[a] 在挪威的登记资料中，诊断并不相互排斥；[b] 从最近时间点（1975—2017 年）的折线图估算。

的登记系统中，只有 10.6% ~ 17% 的患者被认为属于 BMI < 25 kg/m^2 的健康体重类别；31.1% ~ 69.4% 的患者 BMI 为 25 ~ 30 kg/m^2，被定义为超重；16.1% ~ 56.1% 的患者 BMI > 30 kg/m^2，被归为肥胖。荷兰和芬兰是仅有的两个大多数患者 BMI < 30 kg/m^2 的登记系统（分别为 58% 和 83.95%）。在澳大利亚登记系统 58.3% 的患者 BMI > 30 kg/m^2。

在所有的登记系统中，大多数手术患者的病因是原发性或特发性 OA（88% ~ 98.8%）。位居第二和第三常见的病因分别是创伤性关节炎和 RA。

37.4 结局报告

在登记系统中，报告的结局各异，但通常包括多个时间点的累积翻修率或无翻修生存率，时间点根据年龄、性别、固定类型和假体设计等来确定。一些登记系统把翻修率作为观察指标的一部分，以标准化随访过程中不同时间点的差异（新西兰骨科协会 2018）。进一步的研究表明每年的翻修费用、整个病例需要翻修的比率，也可以用来作为比较手术成功和质量提升的间接方法（AJRR，2019）。

骨关节炎

由于绝大多数登记的病例诊断为 OA，因此，总体报告的结局与此诊断有关。以随访年限为单位，报告总的累积翻修率。在此以 5 年为单位进行记录（表 37.3）。在术后最早的 5 年，报告的累积翻修率为 2.0% ~ 3.5%，而在最长时间点（18 ~ 20 年），翻修率为从比利时的 5.5% 到芬兰男性的 14.4% 和芬兰女性的 12.5%。较新的登记系统，例如荷兰 LROI 报告了 5 年和 9 年的结局。最近各个登记系统报告的总体翻修率见表 37.3。荷兰登记系统报告的最高翻修率为 9.4%，而瑞典登记系统报告的最低翻修率为 5.2%。

对超过 15 年随访的登记表进行汇总分析，发现 TKA 的 25 年生存率为 82%（Evans et al.，2019）。

表 37.3 各登记系统的翻修数据

登记系统	美国	澳大利亚	比利时	加拿大	荷兰	芬兰	新西兰	挪威	瑞典	英国 / 威尔士
翻修负担										
7.5	8.7	8.0	6.9	9.4	6.9	7.5	8.6	5.2	6.0	
累积翻修率										
5 年（%）	–	3.5	–	2.0	–	3.9 女性 4.3 男性	2.4	–	3.0[a]	2.7
10 年（%）	–	5.3	–	–	5.6（9 年）	6.3 女性 6.8 男性	4.3	–	3.9[a]	4.4
15 年（%）	–	7.3	–	–	–	9.3 女性 10.1 男性	6.3	–	–	6.4
20 年（%）	–	8.6（18 年）	5.5	–	–	12.5 女性 14.4 男性	7.9（19 年）	10.5	7.0[b]	–
按性别划分的翻修率										
时间点	–	18 年	–	–	9 年	10 年 25 年	整体人群	–	–	5 年
女性（%）	–	7.9	–	–	5.8	6.3 15.9	3.1	–	–	6.0
男性（%）	–	9.5	–	–	5.5	6.8 17.9	3.6	–	–	6.3

续表

表 37.3　各登记系统的翻修数据

登记系统	美国	澳大利亚		比利时		加拿大	荷兰	芬兰		新西兰	挪威	瑞典	英国 / 威尔士
按年龄分组的翻修率													
时间点	–	5 年		18 年		–	–	5 年		整体人群	–	5 年	5 年
＜ 55 岁（%）	–	6.6		17.8		–	–	5.0 女性 6.5 男性		6.7	–	4.0[a]（年龄＜ 65）	4.4 女性 5.0 男性
55 ~ 64 岁（%）	–	4.5		11.7		–	–	2.9 女性 3.8 男性		4.4	–		2.8 女性 3.3 男性
65 ~ 74 岁（%）	–	3.3		7		–	–	1.9 女性 2.7 男性		2.9	–	2.7[a]	1.9 女性 2.2 男性
＞ 75 岁（%）	–	2.2		3.6		–	–	1.7 女性 2.1 男性		1.6	–	2.5[a]	1.8 女性 1.4 男性
时间点	3 月	–		5 年	10 年	–	9 年	–		–	5 年	–	–
＜ 50 岁（%）	0.69	–		13[b]	17.5[b]	–	13.3	–		–		–	–
50 ~ 59 岁（%）	0.49	–		7[b]	14[b]	–	9.2	–		–	9.0 女性 10.0 男性	–	–
60 ~ 69 岁（%）	0.41	–		3.5[b]	4.5[b]	–	5.9	–		–		–	–
70 ~ 79 岁（%）	0.38	–		2.5[b]	3[b]	–	4.3	–		–		–	–
80 ~ 89 岁（%）	0.42	–		2[b]	2[b]	–	2.3（年龄＞ 80）	–		–	5.0 女性 4.5 男性	–	–
＞ 89 岁（%）	0.49	–		（年龄＞80）	–	–	–	–		–	–	–	–
按固定类型分组的翻修率													
时间点	5 年	5 年	15 年	–		–	–	10 年	20 年	整体人群	–	–	15 年
水泥型（%）	1.6b	2.9（MS） 3.9（PS） 3.3（MP）	6.5（MS） 7.0（PS） 6.8（MP）	–		–	–	6.0	11.3	3.2	–	–	4.7

续表

表 37.3　各登记系统的翻修数据

登记系统	美国	澳大利亚		比利时	加拿大	荷兰	芬兰		新西兰	挪威	瑞典	英国 / 威尔士
非水泥型（%）	2.1[b]	4.2（MS） 4.9（PS） 5.8（MP）	8.3（MS） 7.0（PS） 7.2（MP）	–	–	–	12.8	27.1	5.2	–	–	6.2
混合型（%）	–	3.0（MS） 5.4（PS） 3.8（MP）	6.5（MS） 9.6（PS）	–	–	–	–		4.5	–	–	4.4
翻修的原因												
无菌性松动（%）	25	25		27.7	26.7	29.8	8.7		35.9	23.3	25[a]	27.5
关节失稳（%）	12.6	8.1		19.2	15.8	27.7	21.9		–	16.6	14[a]	16.5
感染（%）	20.5	23.3		20.5	21.2	20.3	34.5		26.6	18.2	30[a]	25.4
疼痛（%）	–	18		20.2	–	–	10.1		29.5	26.8	–	14.4
其他（%）	22.5 其他机械性并发症	–		11.8 进行性 OA	–	–	非排他性的诊断		非排他性的诊断	–	–	–

MS：微创稳定；PS：后稳定假体；MP：内轴假体。

[a] 表示 2007—2016 年的估算数据。

[b] 表示从生存曲线上估计的百分比。

■ 类风湿关节炎

RA 的预后在澳大利亚和瑞典的文献中有详细的讨论。作为一种诊断，RA 在澳大利亚的病例中只占 1.3%，而在挪威这一比例高达 4.9%。随着 RA 治疗水平的进步，预防了关节的侵蚀破坏，医疗负担的总体趋势也在下降（瑞典膝关节置换术登记系统，2018；AOANJRR，2018）。结局表明 RA 似乎对假体的生存没有影响。澳大利亚的登记表明，尽管类风湿患者的早期翻修率（3 个月内）较高，但在术后 9 个月，假体的累积生存率实际上比 OA 患者要好（图 37.1）。同样的，瑞典的登记资料显示，在 10 年随访中，RA 患者的生存曲线与 OA 的患者相比没有显著差异（图 37.2）。

37.4.1　基于患者特征的结局

■ 年龄效应

在登记系统中，通常会广泛报告基于患者年龄的假体生存评估（表 37.3）。登记系统报告的年龄类别不同，从通常报告的分组，如＜ 55 岁、55 ～ 64 岁、65 ～ 74 岁和 75 岁以上按 10 岁来进行分类。时

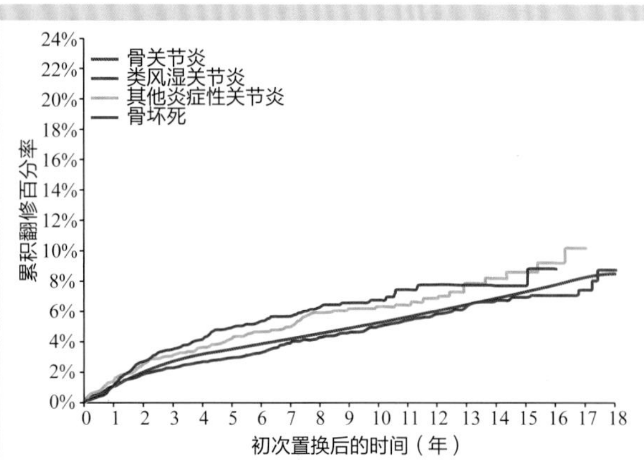

HR – 根据年龄和性别调整

类风湿关节炎 *vs.* 骨关节炎

0 ~ 3个月：*HR*=1.37（1.02, 1.84），*P* = 0.035

3 ~9个月：*HR*=0.75（0.53, 1.06），*P* = 0.100

3个月 ~1.5年：*HR*=0.53（0.39，0.72），*P*<0.001

1.5年+：*HR*=0.72（0.63, 0.83），*P* <0.001

其他炎症性关节炎 *vs.* 骨关节炎

0~ 9个月：*HR*=1.50（1.10，2.05），*P* = 0.010

9个月~ 1.5年：*HR*=0.71（0.45，1.11），*P* = 0.134

1.5年+：*HR*=1.05（0.85, 1.29），*P* = 0.654

骨坏死 *vs.* 骨关节炎

全时间段：*HR*=1.33（1.10，1.62），*P* = 0.003

图 37.1　初次 TKA 的累积翻修百分率

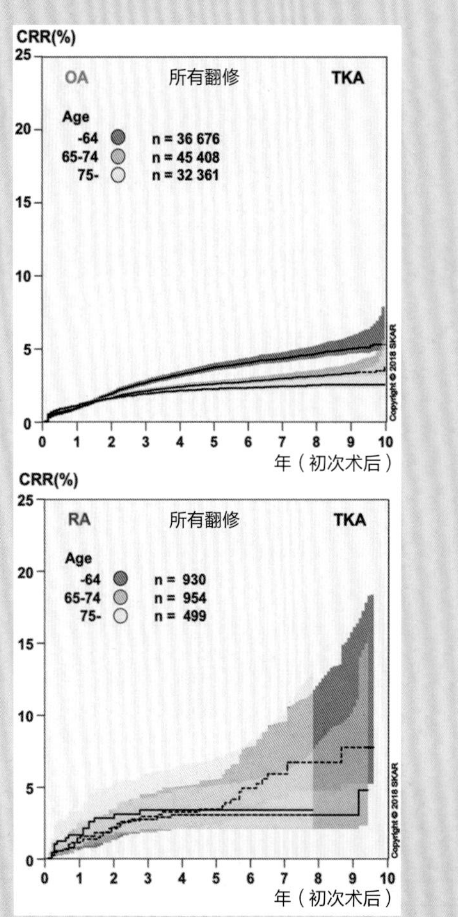

CRR：累积翻修率；TKA：全膝关节置换术

图 37.2　在 10 年随访中，RA 患者与诊断为 OA 患者的生存曲线

间跨度从 AJRR 报告的早期失败（3 个月内）到澳大利亚登记系统的 18 年和芬兰登记系统的 20 年，大多数登记系统能够报告 5 年的结局。一些登记系统提供的是生存曲线图，而不是实际值，在提取数据时需要进行估算。所有的登记系统普遍认为随着年龄的增长，翻修率在降低。在手术时，年龄＜ 55 岁的患者中，5 年翻修率为从英国女性患者最低的 4.4% 到挪威男性患者的最高 9%（＜ 60 岁）。在较长的随访中，这一年龄组翻修率最高，澳大利亚登记的 18 年翻修率为 17.8%，而芬兰登记的 20 年翻修率为 26.9%。55 ~ 64 岁年龄组的 5 年随访翻修率为从英国女性的 2.8% 到芬兰登记的所有性别的 4.8%，长期翻修率接近 18.6%。65 ~ 74 岁年龄组的 5 年翻修率为 1.9% ~ 3.7%，长期翻修率为 7% ~ 10.2%。75 岁或更大年龄组的翻修率较低，为 1.4% ~ 5.0%，在长期随访中表现出相对较低的翻修率，可能是由于假体的寿命超过了患者在这个阶段的剩余寿命，报告的 18 年和 20 年生存率的翻修率介于 3.6% ~ 5.0%。

> 植入假体时更年轻，特别是男性，已被证明会显著提高翻修率，可能是由于此类人群对植入物有更高的活动需求和更大的压力（Bayliss et al.，2017）。

性别的影响

5 个登记系统提供了按性别分类的总累积生存率报告（表 37.3）。在除荷兰以外的所有登记机构中，男性的总体翻修率高于女性，尽管其从未超过 2%。荷兰登记系统报告，在 9 年的随访中，女性和男性患者的翻修率分别为 5.8% 和 5.5%。从报告多个时间点的性别差异来看，随着时间的推移，男性和女性的翻修率差异变得更加明显，在最终的随访中看到了更大的差异。

在终末随访中，性别差异最大的是芬兰登记系统随访 25 年的数据（女性翻修率为 15.9%，男性为 17.9%）和英国登记系统 15 年的数据（女性为 15.5%，男性为 17.5%），差异为 2%。澳大利亚登记系统报告，在18年的随访中，女性的翻修率为7.9%，男性为9.5%。目前还没有基于性别的患者结局报告。以往的研究表明，女性患者报告的术后预后较差，但这可能是继发于术前功能较差和疼痛引起的（Barrack et al.，2014）。

然而，从这些登记数据中可以看出，大量的临床研究提示，在 TKA 术后，男性患者的翻修率较高（O' Connor，2011）。

BMI 的影响

BMI 的影响正日益成为登记系统关注的焦点，然而，只有澳大利亚和新西兰的登记系统在其年度报告中报告了 BMI 相关数据。自 2015 年以来，澳大利亚登记系统一直在收集 BMI 数据。虽然正常体重患者和超重或肥胖 1 级患者之间的翻修率没有发现差异，但肥胖 2 级或以上患者的早期翻修率（前 6 个月内）有所增加（图 37.3）。

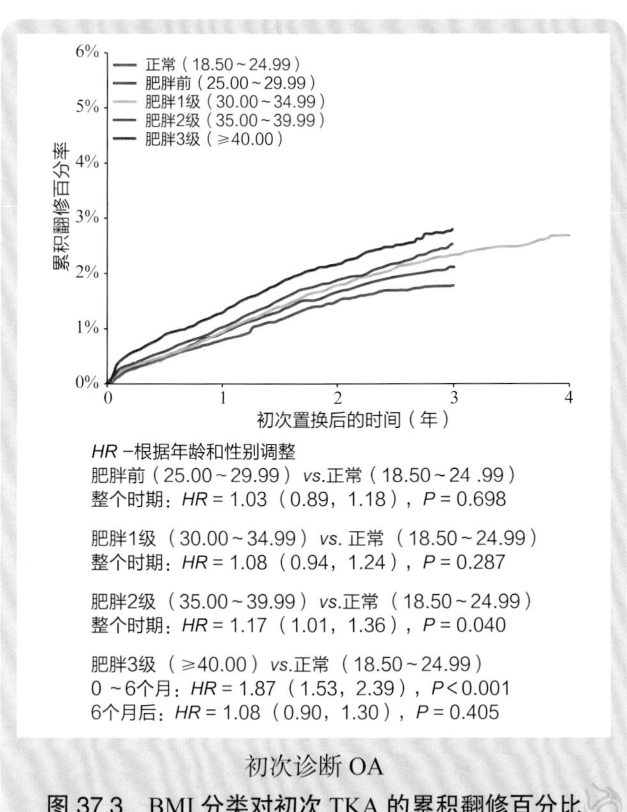

初次诊断 OA

图 37.3　BMI 分类对初次 TKA 的累积翻修百分比

值得注意的是，澳大利亚的登记系统进一步显示，因为感染，BMI 较大的患者经历了更多的翻修次数。

新西兰登记系统从 2010 年开始收集 BMI 数据，并按每 100 个组件 / 年的翻修率进行报告。只有 89 例 BMI ＜ 19 kg/m² 的患者进行了翻修，观察了 331.6 个组件 / 年，报告的翻修率为 0（95% *CI*：0 ～ 1.11）。BMI 19 ～ 24 kg/m² 的患者每 100 个组件 / 年的翻修率为 0.66（95% *CI*：0.54 ～ 0.80），而 BMI 在 25 ～ 29 kg/m² 和 30 ～ 39 kg/m² 的患者翻修率分别为 0.57（95% *CI*：0.50 ～ 0.64）和 0.59（95% *CI*：0.53 ～ 0.65）。BMI ≥ 40 kg/m² 的患者翻修率最高，每 100 个组件 / 年的翻修率为 0.83（95% *CI*：0.26 ～ 1.08）。新西兰登记系统还提供了患者报告的结局数据，通过 OKS 评分与 5 年随访时的 BMI 状态进行比较。OKS 评分范围从 BMI 40+ kg/m² 患者的 36.11 到 BMI 19 ～ 24 kg/m² 患者的 39.81 不等。在之前的多项研究中，病态肥胖患者（BMI ＞ 40 kg/m²）的预后比单纯肥胖患者的预后更差（George et al.，2018）。

ASA 状态的影响

基于 ASA 分级的结局数据可在澳大利亚、荷兰和新西兰的登记系统获得。澳大利亚登记系统报告了 285 168 例，其中 ASA Ⅴ级患者随访时间最长为 4 年，ASA Ⅰ级和Ⅳ级患者随访 5 年，ASA Ⅱ级和Ⅲ级患者随访 6 年。在这些时间点，翻修率报告如下。

- ASA Ⅰ级为 2.9%。
- ASA Ⅱ级为 3.2%。
- ASA Ⅲ级为 3.6%。
- ASA Ⅳ级为 4.4%。
- ASA Ⅴ级为 0（16 例）。

除了累积翻修率，澳大利亚登记系统还提供了一个图表，展示了 ASA 类Ⅰ～Ⅳ级的翻修原因。尽管无法提供确切值和 *CI*，但这也显示了 ASA Ⅲ和Ⅳ级有增加感染等潜在风险，ASA Ⅳ级松动的可能性增加（图 37.4）。

荷兰登记系统提供了一个基于 ASA 分级风险评估的累积生存率示意图，显示 ASA Ⅰ级患者在 9 年的翻修率相比其他所有患者显著增加，然而，在 Kaplan-Meier 评估中，只有 ASA Ⅰ级和Ⅱ级的 95% *CI* 不重叠。

- ASA Ⅰ级为 6.2%（95% *CI*：5.9% ～ 6.5%）。
- ASA Ⅱ级为 5.2%（95% *CI*：5.0% ～ 5.4%）。
- ASA Ⅲ级和Ⅳ级患者为 5.1%（95% *CI*：4.7% ～ 5.5%）（图 37.5）。
- 新西兰登记中心从 2005 年开始收集 ASA 分类数据，并提供每 100 个组件 / 年的翻修率数据。
- ASA Ⅰ级为 0.53（95% *CI*：0.47 ～ 0.59）。
- ASA Ⅱ级为 0.48（95% *CI*：0.48 ～ 0.51）。

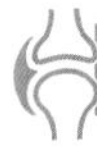

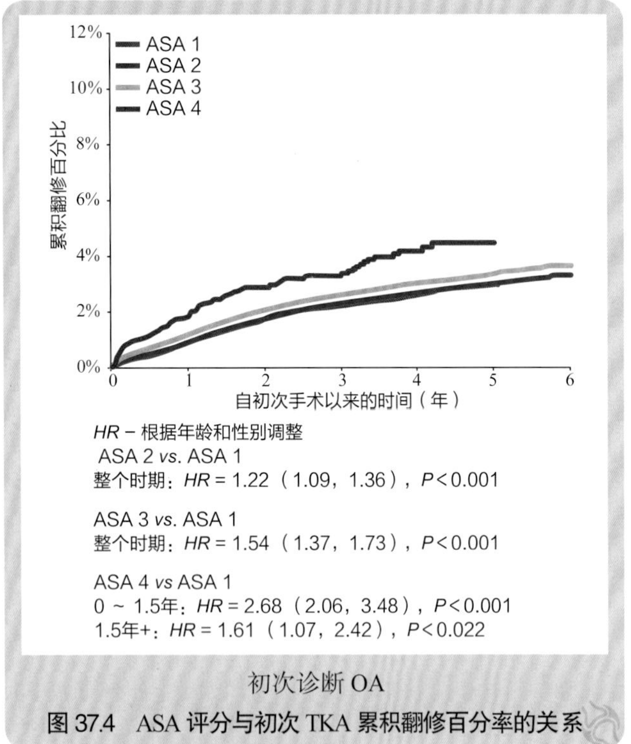

初次诊断 OA

图 37.4　ASA 评分与初次 TKA 累积翻修百分率的关系

- ASA Ⅲ级为 0.56（95% *CI*：0.52～0.60）。
- ASA Ⅳ级为 0.57（95% *CI*：0.26～1.08）。

37.4.2　基于固定方法的结局

大量文献报告了骨水泥、非骨水泥和混合型 TKA（表 37.4）。

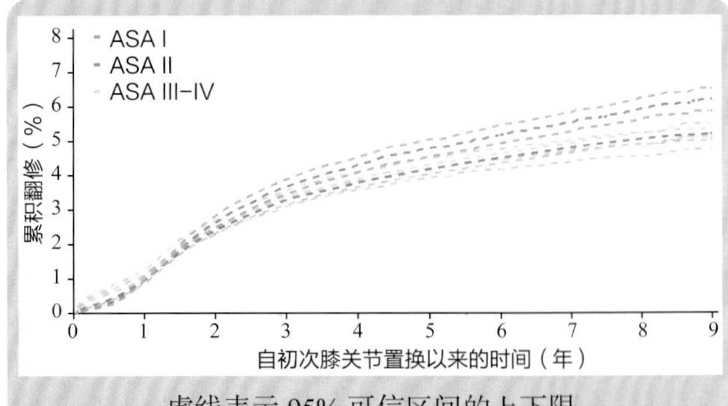

虚线表示 95% 可信区间的上下限

图 37.5　根据 2007—2017 年荷兰 ASA 评分，初次 TKA 的累计翻修百分比（*N*＝206 162）

[© Dutch Arthroplasty Register (LROI), with permission]

> 最值得注意的是澳大利亚，骨水泥 TKA 的登记报告率低于 90%（68.6%）。

表 37.3 报告了美国、澳大利亚、芬兰、新西兰和英国 5～20 年的固定方法。美国登记系统提供了一个生存曲线图，可以估计骨水泥固定方法和非骨水泥/混合固定方法的 5 年翻修率分别约为 1.6% 和 2.1%。

澳大利亚的登记系统将假体生存分析分为固定方法和假体类型。对于后叉保留假体，非骨水泥固定技术有最高的累积翻修率，而骨水泥和混合骨水泥固定技术之间没有差异。在后稳定假体中，基于骨水泥固定

表 37.4　固定方法、导航的使用及髌骨表面置换的登记

登记系统	美国	澳大利亚	比利时	加拿大	荷兰	芬兰	新西兰	挪威	瑞典	英国/威尔士
固定方式（TKA）										
水泥（%）	93.8	68.6	91.1	–	93.2	93.5	92.0	–	92.6	94.9
非骨水泥（%）	6.2	9.9	4.8	–	4.1	5.8	5.0	–	7.0	4.2
混合固定（%）	–	21.5	3.9	–	2.7	0.7	3.0	–	0.1（2017 数据）	0.9
使用导航（%）	–	33.2	–	–	–	–	13.1[a]	–	–	–
髌骨置换（%）	90.6	66.6	–	–	92.8	–	37.0	8.6	2.4	–

TKA：全膝关节置换术。

[a] 包括图像引导和机器人导航的方法。

技术的生存率存在时间依赖性差异，在前 2.5 年的翻修率较低，而在 4.5 年后，非骨水泥固定的翻修率较低。混合固定后稳定假体在所有时间点翻修率都是最高的。

在分析内轴型全膝关节设计时，澳大利亚登记表显示非骨水泥固定比骨水泥固定的翻修率更高，2 种固定和混合固定之间没有发现差异。

芬兰的数据显示，在 10 年时非骨水泥固定的累积翻修率最高，是水泥固定的两倍（6.0% 水泥固定与 12.8% 非水泥固定），随着时间的推移，骨水泥固定 20 年随访的翻修率为 11.3%，而非骨水泥固定的累积翻修率为 27.1%。在新西兰和英国，非骨水泥固定也有较高的平均累积翻修率，但程度相对较低（表 37.3）。

37.4.3　翻修的原因

所有的登记系统都报告了 TKA 的翻修原因，表 37.3 中列了 3 个最常见的原因。大多数的登记系统将无菌性松动列为翻修的首要原因。一个特例是芬兰登记系统报告的无菌性松动翻修率仅为 8.7%，而感染翻修率为 34.5%。然而，新西兰登记系统报告的诊断中，35.9% 的翻修包含至少一个松动的部件。加拿大和瑞典的登记系统将感染列为翻修的首要原因。在挪威，疼痛是翻修最常见的原因，但在挪威数据库中，翻修原因并不互斥。

由于一些登记系统报告的诊断原因并不互斥，总百分比加起来超过 100%，翻修病例提供的详尽程度差别很大。此外，研究表明，最常见的翻修原因在早期和晚期有所不同（Sharkey et al.，2014），而这在登记表中没有明确指出。总的来说，在包含诊断的登记系统中，松动的比率为 8.1% ~ 19.2%，感染的比率为 18.2% ~ 34.5%，报告的主要诊断为疼痛的翻修率为 10.1% ~ 26.8%。

还有一些其他值得注意的翻修原因。比利时登记报告 11.8% 的翻修原因是未置换间室内的进展性 OA，美国登记报告 22.5% 的翻修是除无菌性松动和不稳定以外的机械并发症。

37.4.4　趋势

在这些国际登记中已经反映出一些趋势，其中之一是在我们所纳入的所有登记中，每年的病例数量呈上升趋势。

> TKA 使用率的增加不能简单地用人口的增加来解释，这可能是因为扩大了适应证和患者需求增加（Losina et al.，2012）。

导航的使用已经开始被几个登记系统追踪，并且现在正在报告。澳大利亚报告称，使用导航进行的 TKA 病例从 2003 年的 2.4% 增加到 2018 年的 33.2%（图 37.6）。一些登记机构已经开始采集机器人使用的信息，但目前这项结局还没有在年度报告中汇报。在澳大利亚的登记系统中，使用计算机导航时，年龄＜ 65 岁的患者的翻修率低于不使用导航患者的翻修率。

髌骨的表面置换与不置换也有报告，可以看到一些显著的趋势。在澳大利亚的登记中，髌骨表面置换率在 2003 年仅为 41.5%，而到 2018 年已经上升到 69.1%（图 37.7）。挪威的髌骨表面置换率也有所上升，从 2010 年的 2.2% 上升到目前的 8.6%。挪威登记系统引用他们自己的数据报告显示，较高的 KOOS 评分促使 TKA 中髌骨表面置换的增多（Aunan et al.，2016）。AJRR 报告的髌骨表面置换比例最高，为 90.6%。这比 2012 年报告的 93.6% 的高点有所下降。据报告，瑞典的髌骨置换率最低，为 2.4%，自 20 世纪 80 年代以来一直在下降，最近的高点是 2005 年的 15%。在新西兰，63% 的 TKA 患者没有行髌骨表面置换术，37% 的患者行髌骨表面置换术。

高交联聚乙烯的使用继续增加。在澳大利亚登记的 TKA 中，高交联聚乙烯的使用持续增长，从 7.1% 上升到 64.2%。在目前的 AJRR 报告中，抗氧化剂聚乙烯在 TKA 中的使用量从 2012 年的 2.5% 增加到 23.2%。与 TKA 相比，在瑞典登记的 UKA 的使用随着时间的推移而减少（图 37.8），但在过去 5 年的使用有所增加。

在澳大利亚，部分膝关节置换手术的使用率从 12.3% 的高位下降到 2018 年的 5.8%。然而，2018 年的数据较 2014 年的 4.2% 的低点略有上升。

在英国，NJR UKAs 自 2003 年开始记录数据以来，一直保持相对稳定，约为 10%。

挪威在放置引流管方面呈现下降趋势，从 2011 年的 49% 下降到 2018 年的 15%。

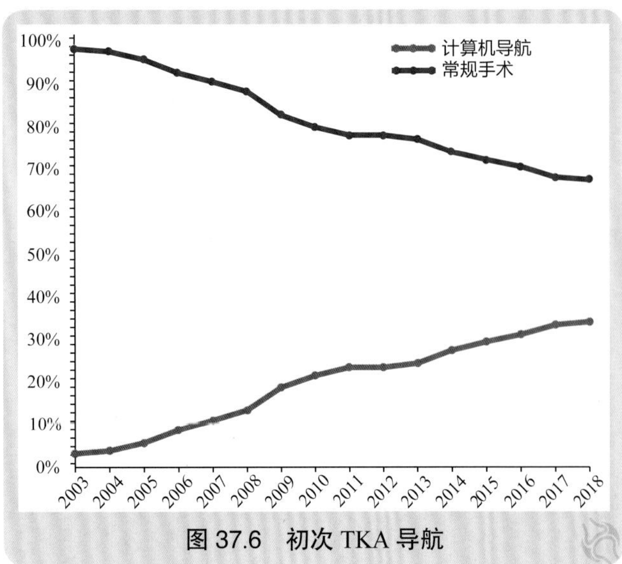

图 37.6 初次 TKA 导航

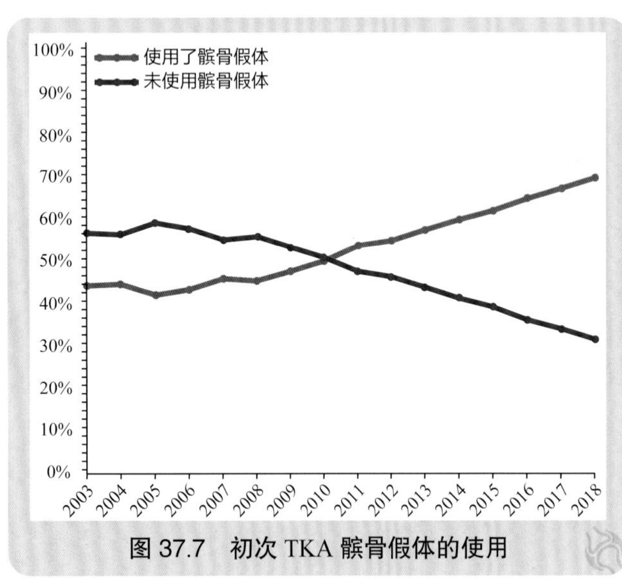

图 37.7 初次 TKA 髌骨假体的使用

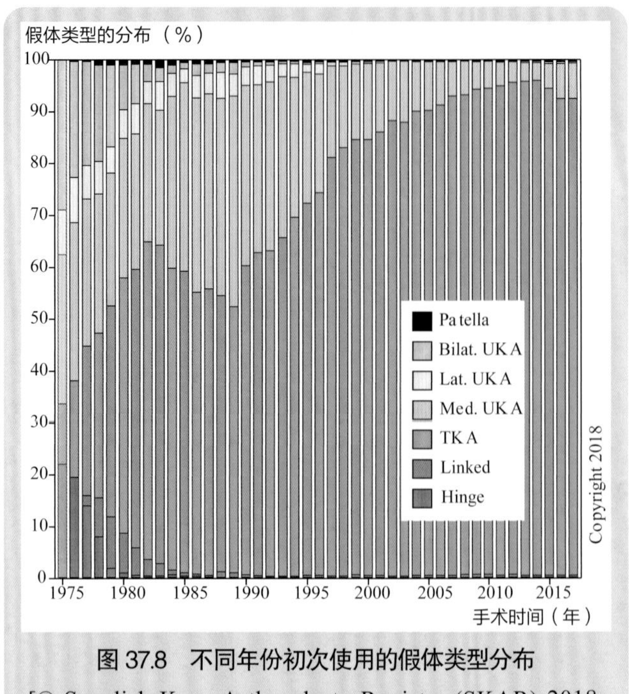

图 37.8 不同年份初次使用的假体类型分布

[© Swedish Knee Arthroplasty Register (SKAR) 2018, with permission]

根据 AJRR 的报告，TKA 患者的平均住院时间较 2012—2018 年显著减少了 0.9 天。部分膝关节置换术的平均住院时间也减少了 1.2 天。

37.4.5 患者报告的结局

传统的 TJA 登记系统旨在收集有用的数据，监测以翻修界定的假体生存和失败的数据（Franklin et al.，2013）。虽然假体翻修率仍然是一个重要的结局，但目前使用 PROMs 可在翻修前了解患者的功能。

> TJA 是为了减少疼痛，恢复功能和生活质量。因此，在评估 TKA 的结局时，衡量这些结局很重要（Wilson et al.，2019）。

翻修本身作为一个终点是相当直接的，但考虑到 1 年 TKA 生存率几乎为 100%，而只有 80% 的患者满意，翻修本身可能不能作为成功与否的衡量标准（Robertsson et al.，2000b）。然而，在国家登记系统实施 PROM 收集存在许多障碍，包括但不限于成本、时间和响应率。鉴于这一困难，ISAR PROMs 工作组根据收集方面的这些外部困难，提出了可接受的 60% 的收集阈值（ISAR Website，2020）。新西兰登记系统在 1998 年最早收集髋和膝关节手术后的 PROMs。2002 年瑞典髋关节登记系统、2009 年英国 NJR 登记系统和 2005 年挪威髋关节骨折登记系统紧随其后（Rolfson et al.，2011）。目前，国家膝关节登记系统的年度报告中体现 PROMs 的有 AJRR、加拿大、荷兰、新西兰和瑞典关节登记系统（表 37.5）。英国 NJR 登记系统在 NHS 网站上单独报告了年度 PROMs（NHS Digital，2020）。

并不是所有的登记系统都收集相同的 PROMs，这是因为所收集的数据类型不同。加拿大、荷兰、英国 NKR 和新西兰的登记机构收集 OKS 评分。加拿大、荷兰、英国 NJR、威尔士和瑞典的登记机构都收集 EQ-5D。瑞典、荷兰和美国的登记系统收集 KOOS。AJRR 也收集 PROMIS 和 VR-12。荷兰收集数值评定量表（NRS）。瑞典和英国的 NJR 也收集视觉模拟量表（VAS）。瑞典登记系统收集 OMERACT-OARSI。

表 37.5　登记系统记录的患者报告的结局

登记系统	美国	澳大利亚	比利时	加拿大	荷兰	芬兰	新西兰	挪威	瑞典	英国 / 威尔士
患者报告结局										
OKS 评分	–	–	–	OKS 评分	OKS 评分	–	OKS 评分	–	–	OKS 评分
KOOS	KOOS JR	KOOS-12	–	–	KOOS PS	–	–	–	KOOS	
EQ-5D	–	–	–	EQ-5D-5L	EQ-5D 指数 EQ-5D 量表	–	–	–	EQ-5D	EQ-5D
PROMIS	PROMIS-10	–	–	–	–	–	–	–	–	–
VR-12	VR-12	–	–	–	–	–	–	–	–	–
NRS	–	–	–	–	疼痛数字等级评定量表（休息时的评分） 疼痛数字等级评定量表（运动时的评分）	–	–	–	–	–
OMERACT-OARSI	–	–	–	–	–	–	–	–	OMERACT-OARSI	–
VAS	–	–	–	–	–	–	–	–	VAS	EQ VAS
收集的时间点										
时间点	术前 术后 1 年	–	–	–	术前 术后 6 个月 术后 1 年	–	术后 6 个月 术后 5 年 术后 10 年 术后 15 年 术后 20 年	–	术前 术后 1 年	术前 术后

注：KOOS：膝关节损伤和 OA 结局评分；EQ-5D：欧洲五维健康量表；PROMIS：患者报告的结局测量信息系统；VR-12：兰德退伍军人 12；NRS：数字评定量表；OMERACT - OARSI：关节炎临床试验的结局测量 - 国际 OA 研究协会；VAS：视觉模拟评分。

> 在这个阶段，绝大多数登记中心的 PROMs 目前被报告为从术前到术后的总体结局，并没有根据患者的人口统计、手术技术或特定的假体进行分析比较。

作为一个例外，新西兰关节登记系统报告了 8663 例患者在术后 6 个月的 OKS 评分。

结论

在这里，我们报告了国际登记系统的现状。我们纳入了每年以英语报告的国家登记系统，试图对登记系统的现状，以及从中可以学到的成果给出一个总体的说明。随着国家登记系统的数量及其登记率的增加，从这些登记系统获得数据的质量持续提高。随着合作的进展，我们将从全球的角度继续了解 TKA 的结局。

要点

- 通过登记中心汇总数据非常有必要，这需要深入的统计分析能力、长期跟踪随访结局并反复分析确定治疗的趋势。
- 1965 年，明尼苏达州罗彻斯特（Rochester）的梅奥诊所（Mayo Clinic）建立了第一个机构登记中心。
- 登记中心现已发展到国家级层面，第一个国家级的登记中心于 1974 年在瑞典成立。
- AJRR 是美国的一个全国性登记中心，由 AAOS 于 2011 年建立和管理。

◆ 尽管国家登记系统取得了成功，但存在着一个风险：使用大量的观察性数据可能得出错误的结论。可以确定相关性，但无法得出因果关系。

◆ 国际登记的汇总数据显示，25 年随访时 TKA 生存率为 82%。

传统的 TJA 登记系统旨在收集有用的数据，监测以翻修率界定的假体生存和失败。虽然假体翻修率是一个重要的结局，但目前登记使用 PROMs 在翻修前了解患者的功能。

参考文献

（遵从原版图书著录格式）

American Joint Replacement Registry (AJRR) (2019) 6th annual report on hip and knee arthroplasty data. http://connect.ajrr.net/2019-ajrr-annual-report. Accessed April 19, 2020

Aunan E, Næss G, Clarke-Jenssen J, Sandvik L, Kibsgård TJ (2016) Patellar resurfacing in total knee arthroplasty: functional outcome differs with different outcome scores: a randomized, double-blind study of 129 knees with 3 years of follow-up. Acta Orthop 87(2):158–164. https://doi.org/10.3109/17453674.2015.1111075

Australian Orthopaedic Association National Joint Replacement Registry (2018) Hip, knee & shoulder annual report 2018. https://aoanjrr.sahmri.com/annual-reports-2018. Accessed April 20, 2020

Barrack RL, Ruh EL, Chen J et al (2014) Impact of socioeconomic factors on outcome of total knee arthroplasty. Clin Orthop Relat Res 472(1):86–97. https://doi.org/10.1007/s11999-013-3002-y

Bayliss LE, Culliford D, Monk AP et al (2017) The effect of patient age at intervention on risk of implant revision after total replacement of the hip or knee: a population-based cohort study. Lancet 389(10077):1424–1430. https://doi.org/10.1016/S0140-6736(17)30059-4

Bengston S, Knutson K, Lidgren L (1989) Treatment of infected knee arthroplasty. Clin Orthop Relat Res 245:173–178

Berry DJ, Kessler M, Morrey BF (1997) Maintaining a hip registry for 25 years. Mayo Clinic experience. *Clin Orthop Relat Res* 344:61–68. https://doi.org/10.1097/00003086-199711000-00007

Canadian Institute for Health Information. Hip and Knee Replacements in Canada, 2017–2018: Canadian joint replacement registry annual report. CIHI, Ottawa. https://www.cihi.ca/sites/default/files/document/cjrr-annual-report-2019-en-web_0.pdf. Accessed April 20, 2020

Craviotto DF (2001) Dissemination of information, among orthopaedic surgeons, regarding early failure of total joint implants. J Bone Joint Surg Am 83(10):1580–1581. https://doi.org/10.2106/00004623-200110000-00019

Delaunay C (2015) Registries in orthopaedics. Orthop Traumatol Surg Res 101(1 Suppl):S69–S75. https://doi.org/10.1016/j.otsr.2014.06.029

Dutch Arthroplasty Register (LROI) (2018) Online LROI annual report 2018. https://www.lroirapportage.nl/media/pdf/PDF%20Online%20LROI%20annual%20report%202019.pdf. Accessed April 20, 2020

Etkin CD, Springer BD (2017) The American joint replacement registry-the first 5 years. Arthroplast Today 3(2):67–69. https://doi.org/10.1016/j.artd.2017.02.002

Evans JT, Walker RW, Evans JP, Blom AW, Sayers A, Whitehouse MR (2019) How long does a knee replacement last? A systematic review and meta-analysis of case series and national registry reports with more than 15 years of follow-up. Lancet 393(10172):655–663. https://doi.org/10.1016/S0140-6736(18)32531-5

Finnish Arthroplasty Register (2017) Total hip and knee arthroplasty report 2017. https://www2.thl.fi/endo/report/#html/open-data. Accessed April 21, 2020

Franklin PD, Harrold L, Ayers DC (2013) Incorporating patient-reported outcomes in total joint arthroplasty registries: challenges and opportunities. Clin Orthop Relat Res 471(11):3482–3488. https://doi.org/10.1007/s11999-013-3193-2

Furnes O, Lie SA, Havelin LI, Vollset SE, Engesaeter LB (1997) Exeter and Charnley arthroplasties with Boneloc or high viscosity cement: comparison of 1, 127 arthroplasties followed for 5 years in the Norwegian Arthroplasty Register. Acta Orthop Scand 68(6):515–520. https://doi.org/10.3109/17453679708999017

George J, Piuzzi NS, Ng M, Sodhi N, Khlopas AA, Mont MA (2018) Association between body mass index and thirty-day complications after total knee arthroplasty. J Arthroplast 33(3):865–871. https://doi.org/10.1016/j.arth.2017.09.038

Harris WH (1995) The problem is osteolysis. Clin Orthop Relat Res 311:46–53

Havelin LI, Fenstad AM, Salomonsson R et al (2009) The Nordic Arthroplasty Register Association: a unique collaboration between 3 national hip arthroplasty registries with 280,201 THRs. Acta Orthop 80(4):393–401. https://doi.org/10.3109/17453670903039544

Herberts P, Ahnfelt L, Malchau H, Strömberg C, Andersson GB (1989) Multicenter clinical trials and their value in assessing total joint arthroplasty. Clin Orthop Relat Res 249:48–55

Howard JL, Kudera J, Lewallen DG, Hanssen AD (2011) Early results of the use of tantalum femoral cones for revision total knee arthroplasty. J Bone Joint Surg Am 93(5):478–484. https://doi.org/10.2106/JBJS.I.01322

Hughes RE, Batra A, Hallstrom BR (2017) Arthroplasty registries around the world: valuable sources of hip implant revision risk data. Curr Rev Musculoskelet Med 10(2):240–252. https://doi.org/10.1007/s12178-017-9408-5

ISAR Website. https://sites.google.com/view/isaropen. Accessed April 25, 2020

Joglekar SB, Rose PS, Lewallen DG, Sim FH (2012) Tantalum acetabular cups provide secure fixation in THA after pelvic irradiation at minimum 5-year followup. Clin Orthop Relat Res 470(11):3041–3047. https://doi.org/10.1007/s11999-012-2382-8

Knutson K, Robertsson O (2010) The Swedish Knee Arthroplasty Register (www.knee.se): the inside story. Acta Orthop 81(1):5–7. https://doi.org/10.3109/17453671003667267

Knutson K, JóSnsson G, Andersen JL, Lárusdóttir H, Lidgren L (1981) Deformation and loosening of the tibial component in knee arthroplasty with unicompartmental endoprostheses. Acta Orthop Scand 52(6):667–673. https://doi.org/10.3109/17453678108992165

Kurtz S, Ong K, Lau E, Mowat F, Halpern M (2007) Projections of primary and revision hip and knee arthroplasty in the United States from 2005 to 2030. JBJS 89(4):780–785. https://doi.org/10.2106/JBJS.F.00222

Losina E, Thornhill TS, Rome BN, Wright J, Katz JN (2012) The dramatic increase in total knee replacement utilization rates in the United States cannot be fully explained by growth in population size and the obesity epidemic. J Bone Joint Surg Am 94(3):201–207. https://doi.org/10.2106/JBJS.J.01958

Lübbeke A, Silman AJ, Prieto-Alhambra D, Adler AI, Barea C, Carr AJ (2017) The role of national registries in improving patient safety for hip and knee replacements. BMC Musculoskelet Disord 18(1):414. https://doi.org/10.1186/s12891-017-1773-0

Malchau H, Garellick G, Berry D et al (2018) Arthroplasty implant registries over the past five decades: development, current, and future impact. J Orthop Res 36(9):2319–2330. https://doi.org/10.1002/jor.24014

Maloney WJ (2001) National Joint Replacement Registries: has the time come? J Bone Joint Surg Am 83(10):1582–1585. https://doi.org/10.2106/00004623-200110000-00020

National Joint Registry (2018) 16th annual report 2018 National

Joint Registry for England, Wales, Northern Ireland and the Isle of Man. https://reports.njrcentre.org.uk/Portals/0/PDFdownloads/NJR%2016th%20Annual%20Report%202019.pdf. Accessed April 19, 2020

New Zealand Orthopaedic Association (2018) The New Zealand Joint Registry. The New Zealand Joint Registry 19 Year Report. https://nzoa.org.nz/system/files/DH8152_NZJR_2018_Report_v6_4Decv18.pdf. Accessed April 20, 2020

NHS Digital. Patient reported outcome measures. https://digital.nhs.uk/data-and-information/data-tools-and-services/dataservices/patient-reported-outcome-measures-proms. Accessed April 22, 2020

Norwegian Arthroplasty Register (2019) Norwegian national advisory unit on arthroplasty and hip fractures. http://nrlweb.ihelse.net/eng/Rapporter/Report2019_english.pdf. Accessed April 20, 2020

O'Connor MI (2011) Implant survival, knee function, and pain relief after TKA: are there differences between men and women? Clin Orthop Relat Res 469(7):1846–1851. https://doi.org/10.1007/s11999-011-1782-5

Orthopride Belgian Hip and Knee Arthroplasty Registry Annual Report (2018). https://www.ehealth.fgov.be/file/view/AXDOTDE0mTlaOSp4Nmeq?filename=Orthopride_Annual_Report_2018.pdf. Accessed April 25, 2020

Robertsson O, Lewold S, Knutson K, Lidgren L (2000a) The Swedish knee arthroplasty project. Acta Orthop Scand 71(1):7–18. https://doi.org/10.1080/000164700052943829

Robertsson O, Dunbar M, Pehrsson T, Knutson K, Lidgren L (2000b) Patient satisfaction after knee arthroplasty: a report on 27,372 knees operated on between 1981 and 1995 in Sweden. Acta Orthop Scand 71(3):262–267. https://doi.org/10.1080/000164700317411852

Rolfson O, Rothwell A, Sedrakyan A et al (2011) Use of patient-reported outcomes in the context of different levels of data. J Bone Joint Surg Am 93(Suppl 3):66–71. https://doi.org/10.2106/JBJS.K.01021

Sharkey PF, Lichstein PM, Shen C, Tokarski AT, Parvizi J (2014) Why are total knee arthroplasties failing today--has anything changed after 10 years? J Arthroplast 29(9):1774–1778. https://doi.org/10.1016/j.arth.2013.07.024

Singh JA, Yu S, Chen L, Cleveland JD (2019) Rates of total joint replacement in the United States: future projections to 2020–2040 using the national inpatient sample. J Rheumatol. https://doi.org/10.3899/jrheum.170990

Sloan M, Premkumar A, Sheth NP (2018) Projected volume of primary total joint arthroplasty in the U.S., 2014 to 2030. J Bone Joint Surg Am 100(17):1455–1460. https://doi.org/10.2106/JBJS.17.01617

Swedish Knee Arthroplasty Register (2018) Swedish Knee Arthroplasty Register 2018 Annual Report. http://www.myknee.se/pdf/SVK_2018_Eng_1.0.pdf. Accessed April 21, 2020

van Steenbergen LN, Denissen GAW, Spooren A et al (2015) More than 95% completeness of reported procedures in the population-based Dutch Arthroplasty Register. Acta Orthop 86(4):498–505

Wilson I, Bohm E, Lübbeke A et al (2019) Orthopaedic registries with patient-reported outcome measures. EFORT Open Rev 4(6):357–367. https://doi.org/10.1302/2058-5241.4.180080

（郭建斌　张斌飞）

第 38 章

美国 AJRR——全膝关节置换术：经验与教训

Paul Hoogervorst and Patrick K. Horst

38.1 引言

1975—1995 年，3 个在纳维亚半岛的国家和芬兰建立了第一批全国性的骨科植入物登记系统，目的是收集 TKA 和 THA 的数据（Delaunay，2015；Malchau et al.，2018）（图 38.1）。

AJRR 自 2010 年由 AAOS 建立，是一个较新的机构。其目标是登记髋关节和膝关节置换术的数据，以进行植入物特异性生存分析，以及生成风险调整后的患者预后数据，并为医院提供质量基准（Etkin et al.，2017）。

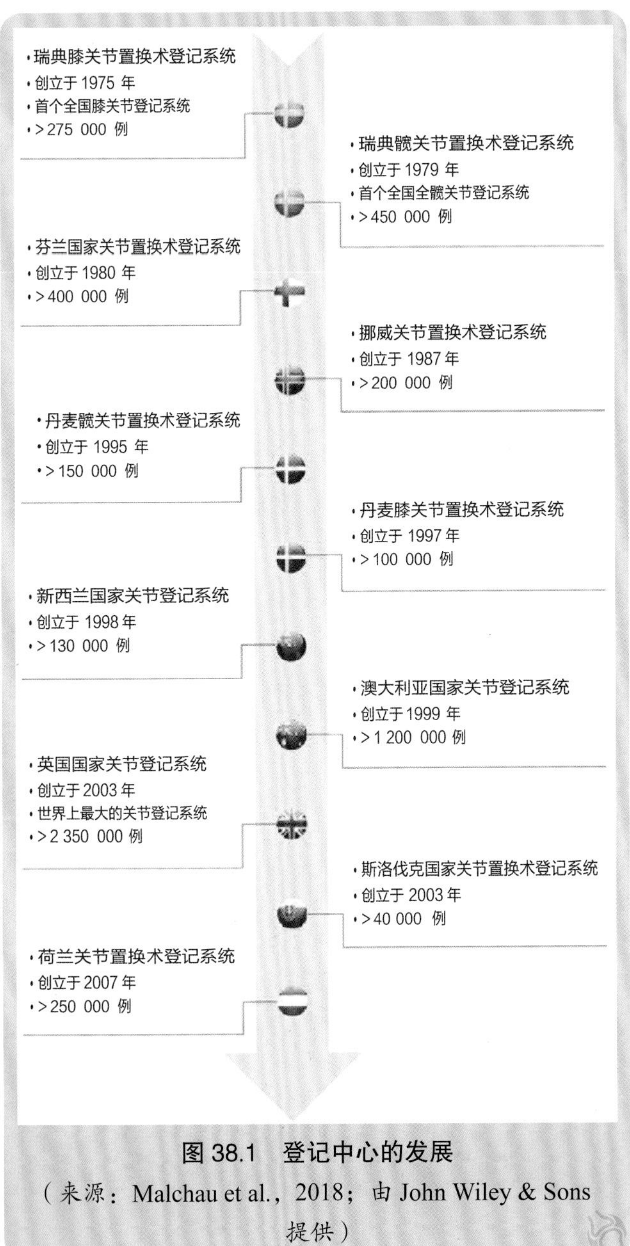

• 瑞典膝关节置换术登记系统
• 创立于 1975 年
• 首个全国膝关节登记系统
• >275 000 例
• 瑞典髋关节置换术登记系统
• 创立于 1979 年
• 首个全国全髋关节登记系统
• >450 000 例
• 芬兰国家关节置换术登记系统
• 创立于 1980 年
• >400 000 例
• 挪威关节置换术登记系统
• 创立于 1987 年
• >200 000 例
• 丹麦髋关节置换术登记系统
• 创立于 1995 年
• >150 000 例
• 丹麦膝关节置换术登记系统
• 创立于 1997 年
• >100 000 例
• 新西兰国家关节登记系统
• 创立于 1998 年
• >130 000 例
• 澳大利亚国家关节登记系统
• 创立于 1999 年
• >1 200 000 例
• 英国国家关节登记系统
• 创立于 2003 年
• 世界上最大的关节登记系统
• >2 350 000 例
• 斯洛伐克国家关节置换术登记系统
• 创立于 2003 年
• >40 000 例
• 荷兰关节置换术登记系统
• 创立于 2007 年
• >250 000 例

图 38.1　登记中心的发展

（来源：Malchau et al.，2018；由 John Wiley & Sons 提供）

目前，AJRR 包含来自所有 50 个州和哥伦比亚特区的 1133 家医院、104 个门诊手术中心和 65 个私人诊所的 150 多万例手术的数据。

它大约涵盖了美国所有关节置换术的 32%。

这一数字明显低于瑞典、芬兰、挪威和英国的登记系统，这些登记系统的覆盖率为 93.8% ~ 98.1%（瑞典膝关节置换术登记系统，2019；英国国家关节置换术登记系统，2019；挪威国家关节置换术和髋部骨折登记系统：年度报告，2019；芬兰关节置换术登记系统，2019）。AJRR 收集了髋关节和膝关节置换术的 3 种数据类型。

- 术中。
- 术后。
- PROMs 数据（表 38.1）（AJRR，2019）。

表 38.1　由 AJRR 提取的数据

术中	患者	姓名 出生日期 社保诊断（ICD-9/10，CPT） 性别 种族或民族 身高 + 体重 / 身体质量指数 患者状态
	服务网站	名称和地址（TIN，NPI）
	外科医师	名称（NPI）实习
	手术	类型（ICD-9/10 CPT） 手术日期 手术时间 手术入路 外科技术 患侧的情况 植入物（制造商，批号 #） 麻醉
	术后	伴随疾病 CJR 风险变量 身高 + 体重 /BMI 住院时间 美国麻醉学协会评分 Charlson 指数 术中及术后并发症
患者报告的测量结局		HOOS Jr. KOOS Jr. PROMIS-10 Global VR-12

38.2 初次全膝关节置换术

2018 年，在 AJRR 登记的初次 TKA 总数为 828 999 例，占所收集的所有手术的 55.1%。

2018 年每位外科医师平均 TKA 的手术量为 44.8 例，四分位范围（IQR）为 7 ~ 56。接受 TKA 的患者平均年龄为 66.7 岁（标准差为 9.6）。这与其他国家记录的平均手术年龄 68 岁基本一致 [英国国家关节置换术登记系统，2019；挪威国家关节置换术和髋部骨折咨询处：年度报告 2019；AOANJRR，2019；新西兰关节登记系统 20 年报告 2019；加拿大行髋关节和膝关节置换手术，2017—2018 2019；Grimberg et al.，2019；荷兰关节置换术登记系统（LROI），2019]。2018 年记录的平均住院时间为 2.0 天（95% *CI* 1.9 ~ 2.0）。接受 TKA 的患者中有 60% ~ 65% 为女性。这在不同的年龄组中是一致的。

> PS 假体（51.6%），后交叉韧带保留型假体（CR）（43.8%）（图 38.2）。

世界各地对这些不同设计的假体使用各不相同。报告显示，PS 型假体在荷兰（49.6%）[荷兰关节置换术登记系统（LROI），2019]、加拿大（62.5%）使用更加普遍（加拿大行髋关节和膝关节置换手术，2017—2018，2019），而 CR 假体在挪威（68.2%）（挪威国家关节置换术和髋部骨折咨询处：年度报告 2019）、英国（69.0%）（英国国家关节置换术登记系统，2019）和瑞典使用更加普遍（90.8%）（瑞典膝关节置换术登记系统，2019）。尽管 AJRR 报告，CR 设计比 PS 设计在 65 岁以上的患者中有更好的假体生存率（*HR* = 0.712，95% *CI* 0.658 ~ 0.770，$P < 0.0001$），但差异很小（< 1%），且分析时没有考虑多重混杂因素。

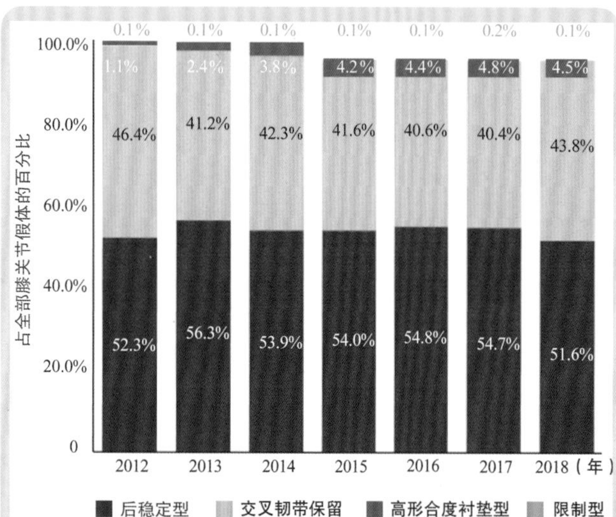

图 38.2 初次 TKA 假体类型，2012—2018（*N* = 591 773）
{Reprinted with permission from American Joint Replacement Registry (AJRR): 2019 Annual Report. Rosemont, IL: American Academy of Orthopaedic Surgeons (AAOS), 2019 [American Joint Replacement Registry (AJRR) 2019]}

为了进一步了解这一发现，比较 2 种类型的结局和并发症的多项系统评价和荟萃分析除了 PS 组术后活动范围可能增加外，没有显示出任何差异（Bercik et al.，2013；Jiang et al.，2016；Li et al.，2014；Longo et al.，2018a; Migliorini et al.，2019）。

在美国，使用活动衬垫的 TKA 病例占 7%，比加拿大报告的病例多（1.9%)[加拿大髋关节和（或）膝关节置换，2017—2018，2019]，但低于德国（15.9%）（Grimberg et al.，2019）。在美国，使用抗氧化聚乙烯衬垫的比例为 23.2%，其他病例则使用了常规聚乙烯（UHMWPE）和高交联聚乙烯衬垫。

> 在美国，90.8% 的患者进行了髌骨表面置换（Heckmann et al.，2019）。

这与其他国家登记机构形成了鲜明对比，如澳大利亚（66.6%）（AOANJRR，2019）、新西兰（37.0%）（新西兰关节登记系统 20 年报告，2019）、荷兰（20.9%)[荷兰关节置换术登记系统（LROI），2019]、德国（11.2%）、挪威（9.5%）（挪威国家关节置换和髋部骨折登记系统：年度报告，2019）和瑞典（2.4%）（瑞典膝关节置换术登记系统，2019）。评估髌骨表面置换潜在益处的多个系统评价尚未得出明确的结论以解释各国间的差异（Arirachakaran et al.，2015；Cheng et al.，2014；Grassi et al.，2018；Longo et al.，2018b）。

> 与其他登记系统相比，以下系统 2018 年绝大多数 TKA（91.6%）使用 PMMA 进行固定 [瑞典膝关节置换术登记系统，2019; 英国国家关节置换术登记系统，2019; 芬兰关节置换登记系统 2019; AJRR，2019; 新西兰关节登记系统 20 年报告，2019; Grimberg et al.，2019; 荷兰关节置换术登记系统（LROI），2019]。

AJRR 还包含使用不同类型 PMMA 的数据（HV 和 LV）。2012 年 HV 骨水泥和 LV 骨水泥的使用比例相同，分别为 46.0% 和 47.9%。

然而，Kelly 等报告，到 2017 年，HV 骨水泥越来越流行，61.3% 的 TKA 中使用了 HV 骨水泥（Kelly et al.，2018）。

这 2 种 PMMA 的不同之处在于：与 LVPMMA 相比，HVPMMA 混合更快，工作相对更长（Hazelwood et al.，2015）。在动物和尸体模型中，HV 骨水泥导致骨小梁水泥杂乱，骨水泥 - 假体剪切强度较弱，因此被认为是无菌性松动发生的因素之一（Rey Jr. et al.，1987；Reading et al.，2000）。2012（46.0%）至 2017 年（61.3%），在 TKA 中 HVPMMA 的使用有所增加（Kelly et al.，2018）。在评估不同类型 PMMA 的使用是否对 TKA 的长期生存率有影响时，AJRR 是一个重要的工具。

与 2017 年相比，非骨水泥固定的使用从 5.7% 增加到 8.4%。

根据 AJRR 的数据，对于诊断为原发性 OA 并以翻修为终点的患者，骨水泥型 TKA 和非骨水泥型 TKA 在生存率上没有差异 [HR = 0.92（0.83 ~ 1.01），P = 0.0917]。

38.3 初次单髁膝关节置换术和髌股关节置换术

根据 AJRR 的数据，2018 年 UKA 仅占所有初次膝关节置换术的 2.2%。

AJRR 的数据远低于挪威报告的 14.5%（挪威国家关节置换和髋部骨折登记系统：年度报告，2019）、德国报告的 12.6%（Grimberg et al.，2019）、荷兰报告的 12.3% [荷兰关节置换术登记系统（LROI），2019]、英国报告的 9.1%（英国国家关节置换术登记系统，2019）和澳大利亚报告的 7.8%（AOANJRR，2019）。

2018 年 PFAs 的使用更有限，仅占所有关节置换手术的不到 0.1%，这与新西兰、英格兰、威尔士和瑞典国家登记的数据一致（瑞典膝关节置换术登记系统，2019；英国国家关节置换术登记系统，2019；新西兰关节登记系统 20 年报告，2019）。

与英国的登记系统（国家关节登记系统，2019）一样，AJRR 在 2012—2018 年，在 65 岁的患者中，TKA 比 UKA 表现出更高的生存率 [HR= 6.71（5.58 ~ 8.07），P < 0.001]。

38.4 基于 AJRR 的全膝关节置换术翻修流行病学

截至 2018 年，AJRR 已经收集了 58 409 个 TKA 翻修的数据。2018 年，AJRR 中记录的所有 TKA 的翻修率为 7.5%（Heckmann et al.，2019）。

这一比例在过去 5 年里一直保持稳定。其他登记系统报告的翻修率稳定在 6.9% ~ 10.3%[挪威国家关节置换和髋部骨折登记系统：年度报告，2019；AOANJRR，2019；新西兰关节登记系统 20 年报告，2019；加拿大髋关节和（或）膝关节置换，2017–2018，2019；荷兰关节置换术登记系统（LROI），2019；McGrory et al.，2016]。

可以使用 ICD-9 或 ICD-10 代码以确定翻修的原因。由于“其他”和“其他机械复杂性”等类别，报告的数字可能难以充分包括所有的数据。据报告，机械松动是所有膝关节翻修手术最常见的原因，占 25.0%（图 38.3）。当关注早期翻修时，即翻修术后 < 3 个月，翻修最常见的原因是感染（63.2%）。松动、感染、髌股疼痛和不稳定在其他国家的登记中被一致报告为最常见的翻修原因 [英国国家关节置换术登记系统，2019；AOANJRR，2019；Grimberg et al.，2019；荷兰关节置换术登记系统（LROI），2019]。2010—2015 年 AJRR 报告 TKA 的感染翻修率为 0.80% ~ 1.08%（Springer et al.，2019）。

在 TKA 翻修中使用抗氧化剂衬垫已增加到 12.8%。在过去 6 年里，活动衬垫设计在翻修中的使用率一直徘徊在 18% 左右。

38.5 未来方向

大型数据库和国家登记系统具有成为强大工具的潜力，不仅可以提高关节置换手术的效果，而且可以作为一种卫生经济工具使用。如果登记包括患者报告的结局，并可与医疗保健和其他保险及社会费用的报销或补偿挂钩，那就非常理想了（Malchau et al.，2018）。然而，在利用这些工具进行研究时，重要的是要认识到，每种数据库的数据获取方法各不相同，这可能会影响研究结局（Bedard et al.，2018）。

> 关节登记中心可用的决定条件之一是病例的覆盖率和完整性大于关节置换手术的 80%。

由于 AJRR 目前只登记了 32% 的病例，因此提高这一点非常重要。

为了使各个国家的登记更加统一，以便对结局进行比较，ISAR 于 2004 年成立。尽管如此，值得注意的是，报告的数据、使用的术语和使用的统计分析仍然存在差异和偏倚。

为了利用这些登记系统所提供的潜在知识宝库，必须继续并支持信息存储和检索的工作，使所纳入和报告的数据更易于互换。

要点

- 为使该报告更可靠、更有代表性，必须将该报告的覆盖率和（或）完整性由原来的 32% 提高到 80%。
- 与加拿大和荷兰等国家类似，后稳定 TKA 设计在美国更常见。
- 与其他国家登记中心不同，在美国的登记体系中，髌骨表面置换术几乎是标准的方法。
- 2018 年，UKAs 仅占所有初次膝关节置换术的 2.2%。
- 在 AJRR 中记录的所有 TKA 需要翻修的比例为 7.5%，并在过去 5 年中保持稳定。

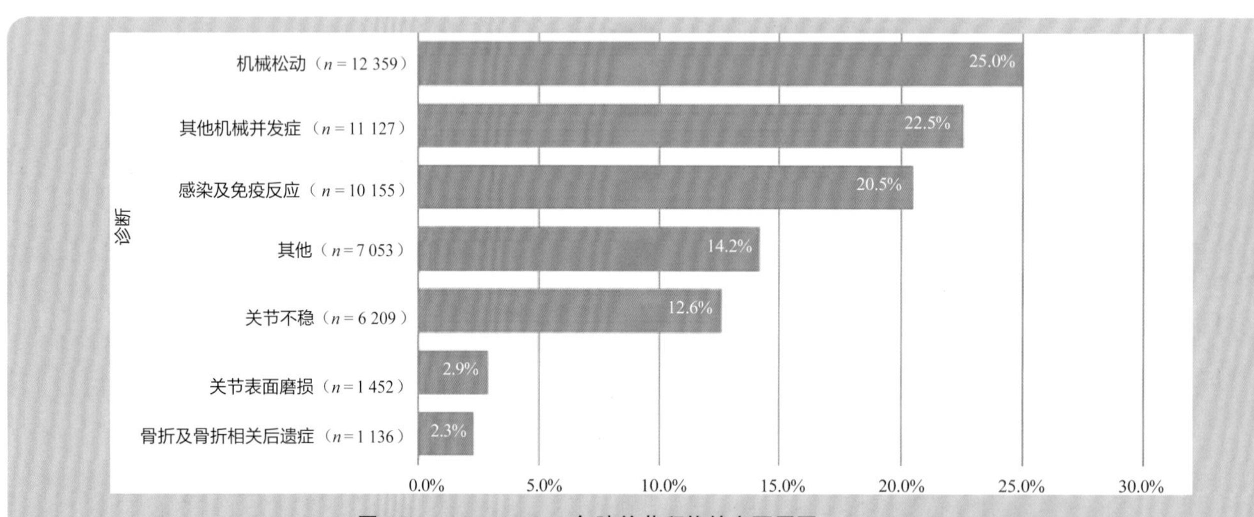

图 38.3　2012—2018 年膝关节翻修的主要原因 (N = 49 491)

{Reprinted with permission from American Joint Replacement Registry (AJRR): 2019 Annual Report. Rosemont, IL: American Academy of Orthopaedic Surgeons (AAOS), 2019 [American Joint Replacement Registry (AJRR) 2019]}

参考文献

（遵从原版图书著录格式）

American Joint Replacement Registry (AJRR) (2019) 2019 Annual report. American Academy of Orthopaedic Surgeons (AAOS), Rosemont. Available from: http://connect.ajrr.net/2019-ajrr-annual-report

Arirachakaran A, Sangkaew C, Kongtharvonskul J (2015) Patellofemoral resurfacing and patellar denervation in primary total knee arthroplasty. Knee Surg Sports Traumatol Arthrosc 23(6):1770–1781. Epub 2014/09/15

Australian Orthopaedic Association National Joint Replacement Registry (2019) Hip, knee & shoulder annual report 2018. [cited 2020 04/24/2020]. Available from: https://aoanjrr.sahmri.com/annual-reports-2018

Bedard NA, Pugely AJ, McHugh M, Lux N, Otero JE, Bozic KJ et al (2018) Analysis of outcomes after TKA: do all databases produce similar findings? Clin Orthop Relat Res 476(1):52–63. Epub 2018/03/13

Bercik MJ, Joshi A, Parvizi J (2013) Posterior cruciate-retaining versus posterior-stabilized total knee arthroplasty: a meta-analysis. J Arthroplasty 28(3):439–444. Epub 2013/02/26

Cheng T, Zhu C, Guo Y, Shi S, Chen D, Zhang X (2014) Patellar denervation with electrocautery in total knee arthroplasty without patellar resurfacing: a meta-analysis. Knee Surg Sports Traumatol Arthrosc 22(11):2648–2654. Epub 2013/06/08

Delaunay C (2015) Registries in orthopaedics. Orthop Traumatol Surg Res 101(1 Suppl):S69–S75. Epub 2015/01/03

Dutch Arthroplasty Register (LROI) (2019) Online LROI annual report 2019

Etkin CD, Springer BD (2017) The American Joint Replacement Registry-the first 5 years. Arthroplast Today 3(2):67–69. Epub 2017/07/12

Finnish Arthroplasty Registry (2019). Available from: https://www.thl.fi/far/#index

Grassi A, Compagnoni R, Ferrua P, Zaffagnini S, Berruto M, Samuelsson K et al (2018) Patellar resurfacing versus patellar retention in primary total knee arthroplasty: a systematic review of overlapping meta-analyses. Knee Surg Sports Traumatol Arthrosc 26(11):3206–3218. Epub 2018/01/18

Grimberg A JV, Melsheimer O, Steinbrück A (2019) Endoprothesenregister Deutschland (EPRD). Mit Sicherheit mehr Qualität

Hazelwood KJ, O'Rourke M, Stamos VP, McMillan RD, Beigler D, Robb WJ 3rd. (2015) Case series report: early cement-implant interface fixation failure in total knee replacement. Knee 22(5):424–428. Epub 2015/03/22

Heckmann N, Ihn H, Stefl M, Etkin CD, Springer BD, Berry DJ et al (2019) Early results from the American Joint Replacement Registry: a comparison with other national registries. J Arthroplasty 34(7S):S125–S34 e1. Epub 2019/02/04

Hip and Knee Replacements in Canada, 2017–2018 (2019) Canadian Joint Replacement Registry Annual Report

Jiang C, Liu Z, Wang Y, Bian Y, Feng B, Weng X (2016) Posterior cruciate ligament retention versus posterior stabilization for total knee arthroplasty: a meta-analysis. PLoS One 11(1):e0147865. Epub 2016/01/30

Kelly MP, Illgen RL, Chen AF, Nam D (2018) Trends in the use of high-viscosity cement in patients undergoing primary total knee arthroplasty in the United States. J Arthroplasty 33(11):3460–3464. Epub 2018/07/31

Li N, Tan Y, Deng Y, Chen L (2014) Posterior cruciate-retaining versus posterior stabilized total knee arthroplasty: a meta-analysis of randomized controlled trials. Knee Surg Sports Traumatol Arthrosc 22(3):556–564. Epub 2012/11/03

Longo UG, Ciuffreda M, Mannering N, D'Andrea V, Locher J, Salvatore G et al (2018a) Outcomes of posterior-stabilized compared with cruciate-retaining total knee arthroplasty. J Knee Surg 31(4):321–340. Epub 2017/07/01

Longo UG, Ciuffreda M, Mannering N, D'Andrea V, Cimmino M, Denaro V (2018b) Patellar resurfacing in total knee arthroplasty: systematic review and meta-analysis. J Arthroplasty 33(2):620–632. Epub 2017/10/17

Malchau H, Garellick G, Berry D, Harris WH, Robertson O, Karrlholm J et al (2018) Arthroplasty implant registries over the past five decades: development, current, and future impact. J Orthop Res 36(9):2319–2330. Epub 2018/04/18

McGrory BJ, Etkin CD, Lewallen DG (2016) Comparing contemporary revision burden among hip and knee joint replacement registries. Arthroplast Today 2(2):83–86. Epub 2016/01/01

Migliorini F, Eschweiler J, Tingart M, Rath B (2019) Posterior-stabilized versus cruciate-retained implants for total knee arthroplasty: a meta-analysis of clinical trials. Eur J Orthop Surg Traumatol 29(4):937–946. Epub 2019/01/17

National Joint Registry (2019) 16th annual report National Joint Registry for England, Wales, Northern Ireland and the Isle of Man 2019; Available from: https://reports.njrcentre.org.uk/Portals/0/PDFdownloads/NJR%2016th%20Annual%20Report%202019.pdf

Norwegian National Advisory Unit on Arthroplasty and Hip Fractures: Annual Report 2019 (2019)

Reading AD, McCaskie AW, Barnes MR, Gregg PJ (2000) A comparison of 2 modern femoral cementing techniques: analysis by cement-bone interface pressure measurements, computerized image analysis, and static mechanical testing. J Arthroplasty 15(4):479–487. Epub 2000/07/07

Rey RM Jr, Paiement GD, McGann WM, Jasty M, Harrigan TP, Burke DW et al (1987) A study of intrusion characteristics of low viscosity cement Simplex-P and Palacos cements in a bovine cancellous bone model. Clin Orthop Relat Res 215:272–278. Epub 1987/02/01

Springer BD, Etkin CD, Shores PB, Gioe TJ, Lewallen DG, Bozic KJ (2019) Perioperative periprosthetic femur fractures are strongly correlated with fixation method: an analysis from the American Joint Replacement Registry. J Arthroplasty 34(7S):S352–S3S4. Epub 2019/03/11

Swedish Knee Arthroplasty Register (2019) Swedish Knee Arthroplasty Register 2018 Annual Report. 2019 [cited 2020 04/24/2020]; Available from: http://www.myknee.se/pdf/SVK_2018_Eng_1.0.pdf

The New Zealand Joint Registry 20 Year Report (2019). Available from: https://nzoa.org.nz/system/files/DH8328_NZJR_2019_Report_v4_7Nov19.pdf

（郭建斌　张斌飞）

第 39 章

美国国家数据库——全膝关节置换术：经验与教训

Christie Bergerson，Derek Holyoak，and Kevin Ong

39.1 引言

为了延长假体的使用寿命，减少并发症及假体取出的概率，斯堪的纳维亚国家在 20 世纪 70 年代建立了国家骨科登记系统，以跟踪外科医师、患者和假体的翻修情况（Malchau et al.，2002）。在过去的几十年里，骨科登记系统已经扩展到欧洲、加拿大、澳大利亚和新西兰。在美国，直到 2011 年初，AJRR 才由 15 个试点站点启动，到 2020 年初，已大幅增长到 50 个州的 1312 个站点（AJRR，2020）。

然而，在此之前，美国没有全国性的登记系统，研究人员不得不依靠其他地区或国家卫生管理数据库或大型临床登记数据来研究各种骨科手术后的流行病学和结局。尽管 AJRR 正逐渐成熟，但目前仍然严重依赖于卫生管理数据库和大型临床登记数据的帮助，以评估不太常见的风险因素，通常这些因素在其他小样本量的数据库中可能很难进行研究。

此外，公众对 AJRR 数据的访问也受到限制。因此，这些索赔数据库和大型临床登记仍然在研究中占有一席之地（Pugely et al.，2015a，b），以帮助进一步推动科学假说的建立，然后在临床研究中进一步验证。

39.2 可用的数据库

许多国家或地区的卫生管理数据库和临床登记系统可用于研究 TKA 的趋势，每个数据库都有其独特的数据结构、收集方法、采集方案和美国境内的地理范围。下面简要介绍其中的一些。

全国医院出院调查（National Hospital Discharge Survey，NHDS）是国家卫生统计中心（National Center for Health Statistics，NCHS）从 1965 年到 2010 年进行的一项年度调查（National Center for Health Statistics，2020）。这已演变为全国医院治疗调查（National Hospital Care Survey，NHCS）。NHCS 是一项相对较新的调查系统，它整合了以前由 NHDS 收集的住院患者数据，包括急诊部（ED）、门诊部（OPD）和由全国医院门诊医疗调查（NHAMCS）收集的门诊手术中心的数据。

将这两个调查与个人身份标识（受保护的健康信息）结合起来，就可以连同 ED、OPD、门诊手术中心和住院部门向同一患者提供医疗服务。2013—2016 年未授权的住院患者和非固定的 NHCS 数据库现在可以通过 NCHS 研究数据中心访问。收集的信息包括患者的一般情况、疾病诊断、所进行的手术类型、机构特征和资源的利用。

国家和（或）全国住院患者样本库（National/Nationwide Inpatient Sample，NIS）由医疗质量研究局的医疗成本和利用项目（Healthcare Cost and Utilization Project，HCUP）于 1988 年建立，与 NHDS 相比 NIS 是一个更大、更接近患者住院和出院数据的数据库，并且 NIS 每年有 500 ~ 800 万份病例，是 NHDS 的 25 倍以上，医院数量也达到 NHDS 的 2 倍。2012 年，NIS 被重新设计，以收集所有参与 HCUP 医院的出院病例，而不是之前只占医院出院病例的 20%。NIS 可以获取患者、付款人、住院因素，以及住院费用信息。

医疗保险数据库可从 CMS 获得，有 5% 和 100% 两种形式。5% 的数据库由 7 个部分组成：医院住院患者、医院门诊患者、居家医护服务机构、疗养院、临终关怀、医师携带的和固定的医疗设备。100% 的数据库包括所有医疗保险受益人，但不包括来自医师携带的和固定的医疗设备的数据。该数据库也可用于跟踪死亡日期和医疗保险受益人的登记信息。患者由加密的医保识别码作为唯一标识，该号码在数据库一段时间内保持一致，从而方便对患者进行随访。2017 年，该数据库纳入了大约 5800 万参保者的数据，其中 85% 的参保者年龄在 65 岁以上，而其余 65 岁以下的参保者因身体残疾或终末期肾病参加医疗保险（Medicare Interactive，2020）。

国家住院患者数据库（State Inpatient Database，SID）由国家出院数据库组成，这些数据库合并成统一的格式并纳入到 NIS 中以便进行比较。这些数据库在 HCUP 的保护下运行，但参与程度可能在各州有所不同。90% 的州都可以从 HCUP 获得州住院患者数据库。尽管数据收集类似于 NIS，但有些州还会收集其他的信息。

PearlDiver 是一家健康数据分析公司，拥有最大的医疗数据库之一，包含了超过 10 亿份美国记录。数据来源包括私人保险索赔（humana and united healthcare）、政府索赔（Medicare）和其他简化的、非识别格式的数据库。PearlDiver 数据库包含有关手术数量、患者一般情况、收费和报销的信息。

ACS-NSQIP 是一个收集 30 天并发症和死亡率数据的前瞻性外科质量提升项目。NSQIP 起源于 20 世纪 90 年代的退伍军人事务部（Veterans Affairs，VA）系统试点项目，目的是收集调控风险后的结局指标。NSQIP 在 1998 年获得了医疗保健研究和质量机构的资助，然后在 2004 年底被美国化学学会采用。自 2005 年 ACS-NSQIP 成立以来，已有 500 多家机构参与了该项目。每个机构都有一个经过独立培训和审计的外科临床审查员。系统性（8 天）的抽样过程用于收集各个病种的子集，NSQIP 收集了超过 250 名患者，含有手术和预后变量的病种子集。就术后而言，NNSQIP 主要报告术后 30 天内那些可能导致严重疾病甚至死亡的的重要并发症。

美国骨科矫形外科委员会（American Board of Orthopaedic Surgery，ABOS）成立于 1934 年，通过委员会认证程序来促使骨科手术的标准化。ABOS 拥有一个数据库，录入了符合纳入条件的医师（第二部分认证），一般在完成住院医师培训后 22 个月内录入。病例信息由每个患者自己报告，并导入到互联网系统。患者必须在限定的时间内提交所有的相关信息。自 1999 年以来，有关患者的一般情况、并发症、实施的手术、随访时间和并发症的信息已被电子化提取。并发症分为内科相关组（脑卒中、心肌梗死等）和外科手术相关组（出血、植入物失败等）。

■ **优点和缺点**

这些数据为研究人员提供了强大的工具，以评估各种各样的临床问题，如骨科疾病的治疗、发病数量、资源利用、成本和并发症相关的问题。

> 尽管其样本规模令人印象深刻，但大规模的数据库有显著的局限性。了解这些数据的细微差别对于外科医师、患者、医院和政策制定者来说至关重要。

许多这些差异与时间趋势、地理差异、患者并发症、住院并发症、长短期并发症、费用等有关。例如，尽管医疗保险索赔包含了用于骨科研究的最可靠的数据，但这些数据主要局限于 65 岁及以上的人群。另一方面，私人索赔数据通常包含了有更大异质性的患者样本，同时其允许类似于 Medicare 索赔所提供的纵向分析，但因雇主和受益人可能会更换保险公司，从而可能限制了数据的访问。

这些数据库有些价格昂贵，使用起来也很复杂，需要大量精力。此外，一些数据库只提供有限的后续调查。NIS 不太适合调查术后不良结局，因为它只包括住院事件，而 NSQIP 由于 30 天的随访时间短而受到限制。

卫生管理数据库的一些缺点包括 ICD-9（国际疾病分类，第九版）编码方案不够精确。尽管临床研究通常有一个更可靠的研究变量清单，具有相对精确的前瞻性数据输入、基础框架管理和报告系统，但它们的患者数量往往较少，随访时间不一致，因此可能无法推广到其他患者群体中。ABOS 的局限性在于其输入的数据来源较窄，这些数据来自于低年资的外科医师，而且报告的并发症、随访时间有限且多变，从几周到 6 个月。ABOS 数据库也不包含非手术病例或临床信息，如特定的患者一般情况、药物和伴随疾病的严重程度。

> 重要的是要了解数据的来源，以及是否使用数据可得出一项研究的可靠结论。

在解释结论或考虑为进一步研究使用数据库时，理解其基本构成是有必要的。

39.3 单髁膝关节置换术

39.3.1 流行病学

使用 2002—2011 年 5% 的医疗保险 B 部分数据库及 2004—2012 年 6 月的商业医疗保险补充数据库研究了 UKA 在老年人（＞65 岁）和年轻人群（＜65 岁）中的使用情况（Hansen et al.，2018）。结果发现在 2008 年之前，UKA 的使用率一直上升，从 2008 年开始下降。然而，数据显示，55 ~ 74 岁的男性是唯一一个 UKA 使用率持续上升的人群。UKA 手术在美国南部和中西部的比例最高。超过 95% 的患者是白种人，其中只有 5.1% 的患者属于社会经济地位较低的阶层。

39.3.2　结果和危险因素

利用各种国家和地区的数据库，可以对患者亚群和风险因素进行广泛的 UKA 结局分析。Sundaram（2019）研究了 NSQIP 数据组中 8209 例患者的 BMI 对 UKA 术后 30 天并发症的影响。结果发现，与正常体重的患者相比，超重和肥胖的患者在接受 UKA 治疗后 30 天内发生并发症的风险并不会增加。病态肥胖患者在 UKA 后发生浅表皮肤感染的风险更大。Bovonratwet 在等（2017）比较了 NSQIP 数据库中 568 名门诊患者和 5312 名住院患者 UKA 的结局，发现门诊组和住院组患者在围手术期并发症或出院后任何并发症（包括 30 天再入院率）方面没有发现显著差异。UKA 的门诊手术患者一般为较低的 ASA 分级。

作者建议，门诊 UKA 在并发症风险方面和住院 UKA 是无明显差异的，因此，如果在术后即刻采取适当的支持措施，更多的患者是安全的。

39.3.3　外科技术

因为在放射学和患者方面具有优势，机器人辅助 UKA（Robotic-assisted UKA，RAUKA）已越来越受到关注。Vakharia 等（2019）比较了 RAUKA 和常规 UKA 技术的初次和翻修比率、翻修手术危险因素和假体生存率。2005—2014 年，在医疗保险数据库中筛选了 13 617 名 RAUKA 患者和 21 444 名 UKA 患者。与传统 UKA 技术相比，RAUKA 的翻修率显著降低（0.99% *vs.* 4.24%）。此外，RAUKA 患者术后 3 年生存率超过 99%，传统 UKA 患者术后 3 年生存率为 97.5%。

39.3.4　UKA 和 TKA

国家数据库也被用来比较 UKA 患者和 TKA 患者的结局。例如，在将 32 379 名 UKA 患者与 250 377 名 TKA 患者从 IBM MarketScan 商业数据库、IBM MarketScan 医疗补充数据库、Optum Clinformatics 数据库和英国的初级保健电子病历数据库（THIN）中匹配后，如下所示。

UKA 翻修的风险较高，但术后持续疼痛和急性 VTE 的风险较低（Prieto-Alhambra et al.，2019）。

作者推测，较高的翻修率主要是因为外科医师更倾向于翻修 UKA。在 UKA 患者术后 3 ~ 12 个月内，阿片类药物的使用也减少了 30%。

Courtney 等研究了是否应该将 TKA 从住院患者体系中删除，类似于 UKA 的政策。为了回答这个问题，他们比较了 65 岁以上接受 TKA 和 UKA 的患者的手术结局。利用 ACS-NSQIP 数据库，他们调查了诸如伴随疾病、30 天并发症和住院时间等因素。基于 49 136 例 TKA 患者和 1351 例 UKA 患者的分析发现，TKA 患者比 UKA 患者住院时间更长（2.97 *vs.* 1.57 天），并发症发生率更高（9% *vs.* 3%）。

作者的结论是，在将 UKA 数据应用于 TKA 患者时应谨慎，并且在医疗保险人群中，这 2 种方法存在明显的风险差异。

Hansen 等试图比较 TKA 和 UKA 患者的并发症风险、翻修风险、再次入院率和死亡率。研究人群包括 2002—2011 年 5% 的医疗保险数据和 2004—2012 年 MarketScan 商业数据库和 Medicare 补充数据库的患者群体，以进一步比较年轻患者和 65 岁以上患者的情况。本研究共纳入了 25 135 例 UKA 患者和 362 589 例 TKA 患者。结果发现与 TKA 患者相比，UKA 患者的伤口并发症、PE、PJI、再次入院和死亡的发生率明显较低（图 39.1）。然而，与 TKA 相比，在所有年龄组中，UKA 的生存率都较低。比如，在术后 7 年，年轻人群 UKA 生存率为 74.4%，TKA 生存率为 91.9%，老年人群 UKA 生存率为 80.9%，TKA 生存率为 95.7%。

研究确定，尽管与 TKA 相比，UKA 有更少的并发症和再次住院率，但在 10 年的随访中，UKA 的生存率低于 TKA。

39.4　初次和全膝关节翻修术

39.4.1　总的结局

TKA 在美国是一种流行的手术方式，其使用率一直在增加。在 1993—2012 年的 NIS 和人口普查调查数据显示，美国共进行了 780 万例初次 TKA，手术量同期增长了 224%（Kurtz et al.，2016）。这种 TKA 的年度增长趋势在 2000 年之后更加明显。在

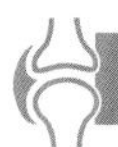

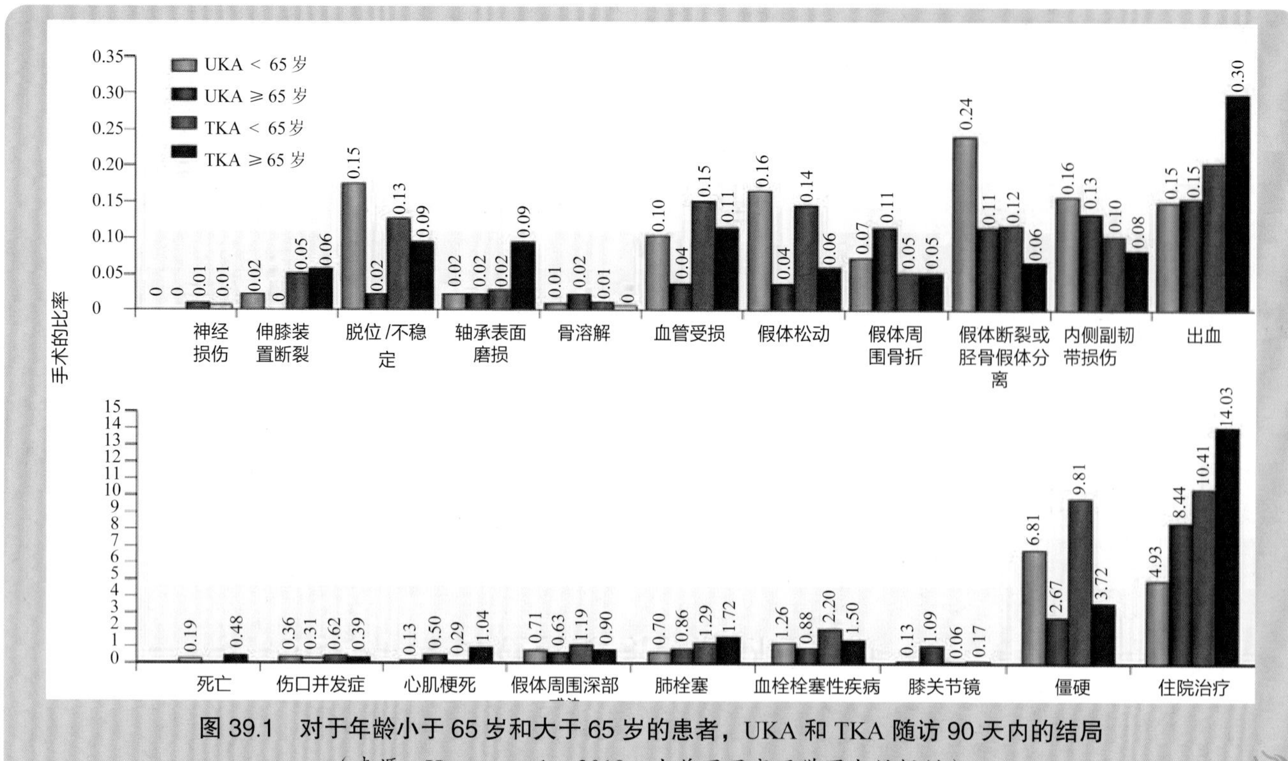

图 39.1　对于年龄小于 65 岁和大于 65 岁的患者，UKA 和 TKA 随访 90 天内的结局

（来源：Hansen et al.，2018；由美国国家医学图书馆提供）

2000 年之前，平均每年增加 10 520 例，在 2000 年之后加速增长到平均每年 32 730 例，几乎增长了 3 倍。作为趋势增加的证据，来自 SID 数据库的马萨诸塞州 TKA 也显示出 80% 的增长，从 2002 年的 10.8 例 /10 000 例到 2011 年的 19.4 例 /10 000 例。马萨诸塞州的趋势与同期的全国整体的趋势相似。从 NIS 的数据库中可以看出，2002 年全国每 10 000 个人中有 12.2 个 TKA，2011 年上升到 20.65 个。这与医疗保险人口在类似时期的调查形成一个有趣的对比。对 PearlDiver 2005—2011 年数据库内的医疗保险数据库的分析显示，年 TKA 手术量从 2006 年的最低 287 006 例上升到 2010 年的最高 301 956 例（Nwachukwu et al.，2015）。

数据库可以客观地衡量不同种族、性别和不同地区的使用情况，并显示 TKA 在使用、并发症和报销方面存在地理、种族、性别和患者年龄的差异。进行手术最多的区域和每年增加最多的区域之间存在差异。与白种人患者相比，许多少数民族患者对 TKA 的使用较少。TKA 后的并发症类型和概率在男性和女性之间是不同的，而且报销和结局在年龄上也有很大差异。下面提供了关于每个变量的更多细节。

39.4.1.1　种族和性别

Zhang 等（2016）研究了来自多个国家的 SID 的使用，以探究初次 TKA 的种族和民族差异。来自亚利桑那州、科罗拉多州、艾奥瓦州、北卡罗来纳州、新泽西州、罗得岛州、威斯康星州和佛罗里达州的 SID 数据表明，从 2002—2008 年，所有种族群体的 TKA 使用率都在增加。然而，少数群体的 TKA 使用率较低。在调整了诸如不同患者的一般情况、健康状况和社会经济地位等协变量后，与白种人患者相比，黑种人、西班牙裔、亚裔、美国原住民和混血患者的 TKA 使用率明显偏低。这意味着医疗系统特征只能解释 TKA 术后在结局方面的部分种族差异。利用 NIS 数据，Gwam 等（2019a）发现 TKA 患者在年龄、健康和收入状况方面存在显著差异。

> 作者发现，黑种人患者接受 TKA 治疗的年龄更小，家庭收入的中位数值较低，年龄调整后的 Charlson 伴随疾病指数也较低。

种族和民族因素对 TKA 结局的影响也已被研究。Zhang 等（2016）使用 2001—2008 年亚利桑那州、科罗拉多州、艾奥瓦州、北卡罗来纳州、新泽西州、罗得岛州、威斯康星州和佛罗里达州 8 个州，这些州种族多样化，他们采用 8 年的 SID 数据来进行研究。

> 在调整了与患者相关的及医保系统相关的特征后，发现死亡率和并发症方面存在种族差异。

与白种人患者相比，黑种人、美国原住民和混血患者的围手术期死亡率显著升高。此外，在这些特定州，黑种人和混血患者的住院并发症发生率明显高于白种人患者。另一方面，利用 62 075 例初次择期 TKA 患者的 ACS-NSQIP 数据，Cram 等（2018）发现白种人和黑种人患者在 TKA 术后 30 天的并发症发生率相似。

至于性别，Cram 等同样检查了 ACS-NSQIP 数据库中的 62 075 个初次择期 TKA，发现尽管女性的并发症发生率明显高于男性，但这种差异几乎完全是由女性较高的输血率造成的。

> 性别问题应在今后的出版物中进一步探讨。

39.4.1.2　地域

基于个别州的数据也被用来评估对应州的使用情况。例如，马萨诸塞州 SID 纳入了 100% 的住院患者数据。2002—2011 年的数据库显示，TKA 发病率增加了 80%，从 2002 年的 10.8 例 /10 000 人增加到 2011 年的 19.4 例 /10 000 人（Kurtz et al.，2016）。Gwam 等（2019a）将中西部地区与东北部、南部和西部地区相比，人均增长最快的是中西部地区。PearlDiver 的医疗保险数据库表明，TKA 手术量最多的地区是南部，但平均报销率最高的地区是东北部，最低的地区是中西部（Nwachukwu et al.，2015）。

39.4.1.3　年龄

Nwachukwu 等（2015）在 2005—2011 年 PearlDiver 的医疗保险数据库中筛选了 2 040 667 例 TKA，发现 TKA 在 65 ~ 69 岁的患者中最常见，这也是每次手术报销费用最低的年龄组（10 956 美元）。84 岁以上的患者进行 TKA 的频率最低，但这个年龄组患者每次手术获得的报销金额最高（11 838 美元）。使用 NIS 数据对接受翻修的 80 岁和 90 岁以上患者的住院并发症发生率进行了分析（Smith et al.，2019）。对 2010—2014 年的 30 471 例 TKA 翻修结局的分析发现，与 80 岁老人相比，90 岁以上的老人住院时间明显延长（5.88 天 *vs.* 4.88 天），总费用更高（98 828 美元 *vs.* 86 203 美元）。90 岁以上的患者住院死亡率也明显高于 80 岁的患者（2.73% *vs.* 0.81%），他们发生肺炎（1.28% *vs.* 0.44%）、UTI（14.06% *vs.* 7.20%）、急性肾损伤（15.28% *vs.* 8.73%）和心源性休克（0.26% *vs.* 0.02%）的概率显著高于 80 岁老人。骨科医师可以预测，在接受 TKA 翻修的 90 岁以上的老年人中，一些并发症的发生率会增加。

> 因此，骨科医师需要警惕 90 岁以上患者的术后管理，以帮助减少术后发生并发症的风险，从而有助于减少住院时间和总费用。

39.4.2　并发症

39.4.2.1　吸烟和营养不良

从 ACS-NSQIP 数据库中筛选出了 2006—2014 年接受 TKA 翻修的患者（Bedard et al.，2018）。在 8776 例 TKA 翻修患者中，11.6% 的患者吸烟。多因素分析发现，吸烟患者在 TKA 翻修后出现伤口并发症和深部感染的风险显著增加。与非吸烟患者相比，吸烟患者再次手术的风险也增高，尽管差异不显著（$P = 0.051$）。

在包括 TKA 在内的初次 TJA 中，低蛋白血症的营养不良已被证实会增加围手术期并发症的发生率。Kamath 等（2017）的 ACS-NSQIP 研究进一步表明，低蛋白血症（< 3.5 g/dL）患者更容易发生手术部位深部感染、手术部位器官间隙感染、肺炎、UTI 和败血症。

可改变的危险因素，如吸烟和营养不良，可对术后并发症产生影响。

> 因此，我们需要更多地关注是否戒烟可以帮助减少这些术后并发症的风险，以及是否可以检测低白蛋白血症来帮助识别高风险患者。

39.4.2.2　阿片类药物滥用和相关不良事件

OUD 与不良健康事件和发生 VTE 的概率相关（Vakharia et al.，2019）。为了确定阿片类药物是否影响初次 TKA 的预后，Vakharia 等（2019）评估了 TKA 后发生 OUD 的患者是否存在 VTE、再次入院和治疗费用增加。该研究使用来自 PearlDiver 数据库的医疗保健标准分析文件，对2005—2014年接受TKA治疗的10 929例OUD患者和43 551例无OUD患者进行了比较。

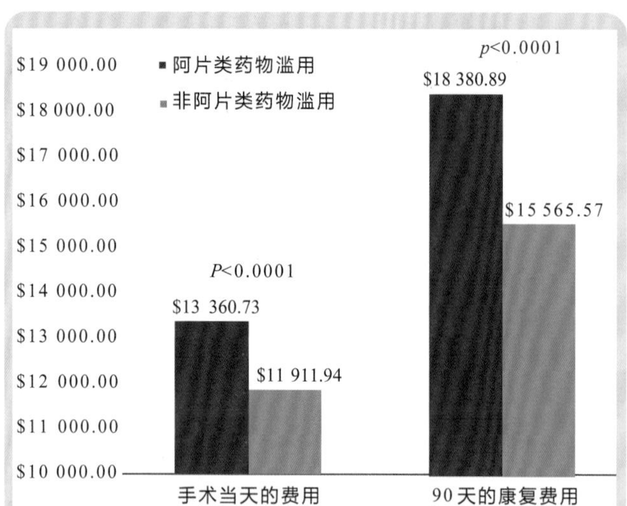

图 39.2 阿片类药物滥用和非阿片类药物滥用患者初次TKA后的手术天数和90天的总治疗费用
(Adapted from Vakharia et al. 2019, with permission from Elsevier) (Vakharia et al. 2019)

与无OUD的患者相比，有OUD的患者在初次TKA手术后90天内发生静脉血栓栓塞的概率更高（2.48% *vs*. 1.10%）。此外，OUD患者的再入院率和治疗费用都增加（图 39.2）。

Jones等试图阐述TKA后阿片类药物镇痛作用的特征。具体而言，他们关注阿片类药物相关不良事件（opioid related adverse events，ORADEs）的发生率对临床和（或）经济的影响（Jones et al.，2019）。研究人群包括2016—2017年来自医疗保险有限的数据库中接受TKA治疗的316 858名患者，约占美国所有住院患者的35%。使用一系列ICD-10编码来确定潜在ORADE发生情况，这些编码包括药物引发便秘、精神状态改变、不同类型的急性呼吸衰竭等事件的编码。ORADE在这些患者中的潜在发生率为8%。经历过至少一次ORADE的患者与未经历ORADE的患者相比，其住院时间更长（3.42天 *vs*. 2.38天）。此外，ORADEs导致医院每天收入降低（4680美元 *vs*. 6014美元）。最后，ORADEs与临床状况如肺炎、休克、败血症、消化道出血和急性心肌梗死的风险增加相关。

Gonzales等（2018）也评估了初次和TKA翻修与潜在ORADES的风险、发生率和费用。用医疗保险5%的有限数据库，对41 702例TKA患者和3817例TKA翻修患者进行了分析。术后90天，呼吸系统并发症、术后恶心、呕吐和尿潴留是初次和TKA翻修后最常见的ORADEs。对于初次TKA患者，ORADE增加了39%的医疗费用，而对于TKA翻修患者，ORADE增加了26%的医疗费用。

39.4.2.3 疾病

Quinlan等（2019）评估了多发性硬化症（multiple sclerosis，MS）是否为TKA术后并发症的潜在危险因素。该研究纳入了6437名有MS病史的患者和来自匹配的64 370名患者作对照队列，他们都在2005—2014年接受了初次TKA治疗，使用的是来自医疗保险数据库的PearlDiver患者数据。与无MS的患者相比，有MS病史的患者在术后30天内再次住院和急诊率显著增高，术后2年内PJI和住院时间更长，总体成本也更高。然而，MS患者术后僵硬、翻修手术或死亡的风险并没有增加。

这项研究表明，对需要TKA的MS患者应提供适当的咨询，要考虑到并发症增加的风险。

Vakharia等（2019）尝试确定精神分裂症对初次TKA的影响。具体来说，他们调查了住院时间、再次入院率、并发症和治疗费用。该研究评估了医疗保险索赔数据库中8196名精神分裂症患者和40 980名匹配的非精神分裂症患者。精神分裂症患者住院时间明显延长（3.73 *vs*. 3.22天），并且有更高的再次入院率（18.3% *vs*. 12.1%）。此外，与对照组相比，精神分裂症患者的医疗并发症和植入物相关并发症都更高。一般来说，精神分裂症患者的总体治疗费用较高。

最终，精神分裂症可能是TKA之后的一个风险因素，如果患者患有精神分裂症，应该告知其风险水平的升高。

39.4.2.4 免疫抑制

Curtis等（2018）评估了2008—2014年ACS-NSQIP数据中3466例接受TKA治疗的慢性免疫抑制OA患者的围手术期和30天的预后，其中108 158例为对照组。慢性免疫抑制组患者多为年轻女性，BMI 较低。免疫抑制患者被定义为需要口服和（或）静脉皮质类固醇或免疫抑制药物，如强的松、地塞米松或环孢素。免疫抑制患者发生器官和（或）手术部位感染、伤口裂开、DVT、肺炎、UTI、全身败血症和再次入院的风险较高。

免疫抑制是手术的一个危险因素，外科医师应该意识到对免疫抑制患者进行手术所涉及的并发症。

39.4.2.5　肥胖

NIS 数据库的出院记录显示，从 2006—2014 年，TKA 患者的病态肥胖比例增加了近 3 倍（Wang et al.，2019）。Sloan 等（2019）利用 2008—2016 年的 ACS-NSQIP 数据研究了肥胖对 VTE 的影响。从 218 997 例初次 TKA 患者中，他们发现超重和肥胖患者初次 TKA 的 PE 风险有所升高，但没有 DVT 风险。BMI 作为一个连续变量，意味着该值有一个范围，每增加 1 个单位 kg/m^2，其比值比约为 1.03。在进行初次 TKA 时，手术后 30 天内联合 VTE（DVT 和 PE）的发生率与患者 BMI 无关。

为了最大限度地降低 PE 风险，提高检测的灵敏性和特异度，接受初次 TKA 的患者 BMI 的最佳临界值为 33.0 kg/m^2。

NIS 数据库也被用于评估 TKA 翻修中的肥胖趋势，基于 2002—2012 年 NIS 数据库的 451 982 例 TKA 翻修患者，TKA 翻修患者的肥胖率在这 10 年期间增加了 1 倍多，从 2002 年的 9.74% 显著增加到 2012 年的 24.57%（Odum et al.，2016）。在对所有因素进行调整后，与 2002 年治疗的翻修患者相比，2011 年或 2012 年治疗的翻修患者肥胖的可能性增加了 4 倍以上。女性翻修者和年龄在 45 ~ 64 岁的翻修者与较高的肥胖率独立相关。这意味着无论研究年份如何，女性翻修者和年龄在 45 ~ 64 岁的翻修者比其他 TKA 翻修患者更有可能肥胖。Sloan 等（2019）利用 ACS-NSQIP 数据从 2008—2016 年检测了肥胖对 VTE 的影响，他们发现 15 286 例 TKA 翻修患者中，肥胖与 PE、DVT 或联合 VTE 风险增加之间没有关联。从 2006—2014 年 NIS 数据库的出院记录中可以看出，2014 年，大约 10% 的病态肥胖 TKA 患者也接受了减肥手术（Wang et al.，2019）。该数据库还显示，有过减肥手术经历的 TKA 患者发生 PE、呼吸并发症、死亡的风险较低，住院时间较短，但输血和贫血的风险较高。随着高 BMI 患者的增多，特别是在 TKA 翻修中，外科医师将受益于本研究，为初次 TKA 手术确定最佳 BMI 临界值，并可降低肥胖的初次 TKA 患者的 PE 风险，也同时宣讲了减肥手术的潜在好处和相关危险因素等知识。

39.4.3　手术技术

39.4.3.1　计算机导航

计算机导航和机器人辅助手术已经被引入到 TJA 中，以提高假体定位的准确性。在 2005—2014 年 NIS 数据库中，我们纳入了 6 060 901 例 TKA 手术，其中 273 922 例（4.5%）使用计算机导航，24 084 例（0.4%）使用机器人辅助（Antonios et al.，2019）。在此期间，机器人辅助或计算机导航在 TKA 中的比例稳步上升，从 2005 年的 1.2% 上升到 2014 年的 7.0%。然而，这些技术的使用与医院费用的增加有关，使用机器人辅助或计算机导航 TKA 平均每项手术的费用为 53 740 美元，而传统的 TKA 为 47 639 美元，但费用的增加似乎是由计算机导航而不是机器人辅助导致的。大多数机器人辅助的 TKA 是在城市医院进行的，对象是受益于医疗保险的白种人患者。尽管目前 TKA 手术中先进技术的普及程度有限，但仍在稳步增长。对先进手术与传统技术相比的翻修率进行更多的研究，将有利于这一领域的发展。

39.4.3.2　双侧 TKA，分期 TKA，THA/TKA 联合手术，住院 *vs.* 门诊手术

比较罕见的手术，如 TKA 和 THA 联合手术，也已经在国家医疗数据库中进行了评估。利用 2005—2014 年 NIS 数据库，Almaguer 等（2019）比较了联合 TJA（定义为在同一住院期间进行的 THA 和 TKA）与双侧 THA、双侧 TKA、单侧 THA 和单侧 TKA 的住院及预后。在同一次住院期间，共有 1690 例（0.0002%）患者接受了联合 TJA 治疗，32 763 例（0.3%）患者接受了双侧 THA 治疗，388 812 例（3.6%）患者接受了双侧 TKA 治疗。3 524 055 例（32.7%）患者进行了单侧 THA，而 6 835 843 例

（63.4%）患者进行了单侧 TKA。

与双侧 THA、双侧 TKA、单侧 THA 和单侧 TKA 相比，联合 TJA 与 DVT、人工关节感染、冲洗和清创术、翻修关节置换术、住院时间延长和住院费用增加相关。

PearlDiver 数据库 Humana 亚组的一项研究显示，与同时双侧 TKA 相比，在 12 个月内进行分期 TKA 的患者出现机械并发症和感染的概率更高，但在 90 天内因任何原因输血和再次入院的概率更低（Richardson et al.，2019）。那些间隔小于 3 个月的分期 TKA 患者进行 MUA 的概率显著增高。该研究包括 7747 例患者，其中 1637 例同时接受双侧 TKA。

基于对美国医疗保健支出的担忧，研究者对住院患者与门诊患者 TKA 的全国趋势和并发症发生率进行了分析。发现门诊手术较住院手术更有可能因非感染性原因、冲洗和清创术、需要麻醉下松解的僵直、术后 DVT 和急性肾衰竭而进行必要的翻修（Arshi et al.，2017）。

在 2007—2015 年，我们使用了 PearlDiver 数据库中的 Humana 子集，并在术后对患者进行了长达 1 年的跟踪。共纳入 4391 例门诊手术和 128 951 例住院手术（图 39.3）。

与膝关节或髋关节置换手术相比，联合 TJA 有更多的风险。此外，门诊 TKA 的并发症发生率高于住院手术。

外科医师在考虑合适的手术方式时要知道这一点很重要，同时对考虑 TJA 或门诊手术的患者，应该告知其相关风险。

39.4.3.3 骨水泥 *vs*. 非骨水泥

选择性使用非骨水泥型 TKA 已经在一些研究中得到证实。Gwam 在 2019 年对 2015 年 10 月 1 日至 12 月 31 日 NIS 数据库中代码为 ICD-10 的病例进行了分析，研究了骨水泥和非骨水泥型 TKA 的流行病学（Gwam et al.，2019b）。在 167 930 例 TKA 中，只有 2.9%（n=4870）为非骨水泥型 TKA。骨水泥型 TKA 患者往往年龄更大，大多数是女性，居住在东北部以外，并有医疗保险。

但他们出院直接回家的概率也明显更高，当然还有其他选择，包括住院康复、出院到专业治疗机构或接受家庭健康治疗。

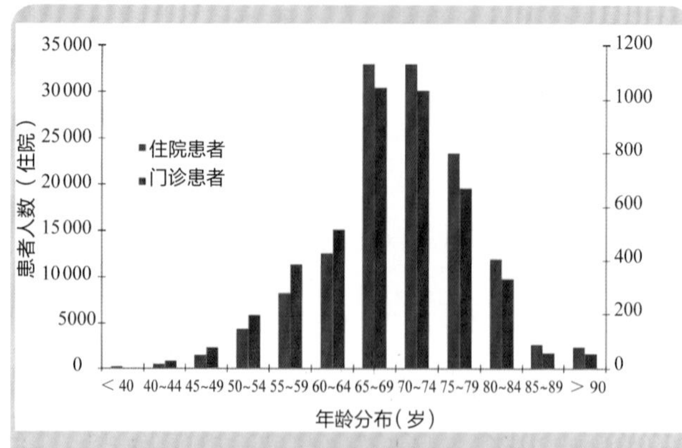

图 39.3 接受 TKA 患者的年龄分布，无论是住院患者（蓝色）还是门诊患者（红色），都有 Humana 保险。两组患者的年龄分布具有统计学上的可比性，中位年龄在 70 ~ 74 岁年龄组

（来源：Arshi et al.，2017，由 Wolters Kluwer Health，Inc. 提供）

非骨水泥型 TKA 手术的总住院平均费用（16 010 美元）明显高于骨水泥型 TKA 手术（15 394 美元）。

未发现固定类型与急性肾衰竭、UTI、PE、手术部位浅表感染、术后肺炎、DVT 之间的关联，这涵盖了本研究范围内的所有并发症。随着更多基于数据库的关于骨水泥固定与非骨水泥固定的翻修率的比较研究将给出进一步答案。

39.4.4 感染

在 TKA 中使用 ALBC 是常见的做法，虽然存在争议，但与潜在的降低感染风险相比，使用 ALBC 的多种不良反应更引人关注。

2006—2016 年，Premier Healthcare 索赔数据库中 1 184 270 例手术的数据显示，2006 年，17.3% 的 TKA 手术使用了 ALBC，2010 年该比例达到了 30.2%，而 2010 年该比例已经达到了稳定水平（Chan et al.，2019）。

基层医院的 ALBC 使用率较低（占手术的 21.4%），但床位超过 500 张的医院的使用率较高（29.4%）。ALBC 的使用与术后早期感染的发生率降低有关，但也增加了急性肾损伤的概率。

Slifka 等（2018）利用 2004—2012 年医疗保险 5% 样本标准分析文件中的索赔数据，研究了 TKA 术后 PJI 对死亡率的影响。共有 80 429 名 TKA 被纳入研究，其中 1% 被诊断为 PJI。TKA 后 PJI 患者的大致死亡率是无 PJI 患者的 3.7 倍。在调整了伴随疾病和其他相关因素后，TKA 后 PJI 患者的死亡风险仍比非 PJI 患者高 2.6 倍。研究结局对了解 TKA 后 PJI 危险因素的重要性给予了肯定。Cancienne 等（2018）调查了初次 TKA 后发生 PJI 患者的临床结局，这些患者取出了假体，并放置了抗生素间隔物。研究使用了 PearlDiver 提供的医疗保险数据，共有 18 533 名患者被纳入了这项研究，抗生素隔离物放置 1 年内的并发症包括在院内死亡（3.7%）、关节融合（4.5%）、截肢（3.1%）和反复的清创术（14.5%）。12.5% 的患者保留间隔物而不再植入假体，61.6% 的患者在 1 年内取出间隔物并再次植入假体。该研究还发现，放置抗生素间隔物后的并发症与多种风险因素有关，包括但不限于肥胖、外周血管疾病、吸烟和（或）酗酒和（或）药物滥用。

最终，该研究为经历 PJI 并需要抗生素间隔物的患者提供了清晰的数据，进一步的研究以降低感染是必要的，同时也要降低这些患者的发病率和死亡率。

39.4.5　术后治疗

数据库信息也有助于观察美国不同地区、不同保险类型和不同固定方法的术后治疗趋势。Gwam 等（2019b）发现，非骨水泥型 TKA 与骨水泥型 TKA 相比，出院直接回家的概率更高。SoleyBori 等（2017）发现，与倾向于出院直接回家的南方患者相比，东北部患者出院到治疗机构的可能性高 2.5 倍。同样，那些参加 HMO/PPOs 私人保险的人比那些参加公共医保的人可能使用更长时间的康复设施，如进行按次收费的康复或到专门的康复机构进行康复，尽管这在东北地区并不适用。本研究使用了 Truven Health Analytics MarketScan 2009—2010 年的住院患者数据库，有 110 643 名患者符合纳入标准。这些患者中只有 10% 的人出院后去了一个治疗机构，并且观察到各州之间存在很大的差异。患者的平均年龄为 45 岁，51% 为女性，30% 有 2 ~ 4 种并发症，15% 被诊断为肥胖。那些出院到治疗机构的人往往是老年人、女性、更肥胖、并发症更多的人和富人。

此外，一项使用 Truven Health MarketScan 数据库在 2009—2013 年的研究表明，初次和翻修 TKA 患者在自我治疗下出院回家的比例大致相同（初次为 40.2%，翻修为 40.6%）（nichols et al.，2016）。家庭保健机构分别治疗了 36.6% 和 37.3% 的初次和翻修 TKA 患者，14.0% 的初次 TKA 患者和 13.4% 的翻修 TKA 患者出院后前往专业的治疗机构。研究发现有并发症、输血和住院时间超过 3 天的患者出院后需要家庭健康服务支持或到专业治疗机构的可能性更大。另外出院到专业治疗机构或有家庭健康服务的患者再次入院的风险更大。初次和翻修后的 TKA 患者中分别有 14.8% 和 23.1% 的患者再次入院，而住院 3 天以上的初次和翻修后 TKA 患者再入院的比例分别为 76.8% 和 75.7%。共有 323 803 名初次 TKA 和 25 354 名翻修 TKA 患者符合纳入标准，随访 90 天。

TKA 术后的家庭保健和物理治疗（PT）的使用率正在增加。Falvey 等试图确定家庭保健、PT 利用与功能恢复之间的关系，并探索任何可能影响 TKA 后 PT 的因素（Falvey et al.，2018）。2012 年共分析了 5967 名接受家庭保健服务的医保患者。在调整诸如年龄、性别和基本身体功能等因素后，接受 6 次或更多 PT 的患者，与接受 5 次或更少 PT 的患者相比，日常生活活动功能得分显著提高。生活在农村地区、呼吸困难和抑郁症状都与低 PT 使用率相关。这些结局表明，6 次以上的家庭保健 PT 促进了功能恢复，因此应该监测某些患者群体，以确保适当的 PT 利用。

这些数据显示，与患者接受初次手术或翻修手术相比，地区和保险类型对患者的术后治疗计划更有影响。

这些研究也显示了术后常规 PT 的重要性，并提供了信息，可用于筛查有风险的患者，以防止其对 PT 的利用不足。

39.4.6 预防静脉血栓栓塞事件

预防 TKA 后 VTE 的理想药物是一个有争议的话题。Bala 等（2017）比较了使用阿司匹林、依诺肝素、华法林或 Xa 因子抑制剂这 4 种药物与 TKA 后 VTE 发生率的关系，Runner 等（2019）比较了相对保守（如阿司匹林）与较积极的（如依诺肝素和华法林等）预防治疗策略的结局。具体来说，Bala 通过调查 2007—2016 年医疗保险和 Humana 数据库中的 18 288 名患者，分析了 DVT 和 PE 的发生情况。Runner 对 2014—2016 年使用 ABOS 数据库进行的 2272 例初次关节置换术（TKA 和 THA）进行了评估。采用较保守治疗的患者术后 90 天 DVT 和 PE 事件发生率较低（Bala et al.，2017），此外，采用较保守治疗的患者发生轻度（0.2% *vs.* 0.9%）和中度（0.4% *vs.* 1.2%）血栓事件的可能性降低，发生轻度、中度和重度出血事件的可能性也降低。不激进的策略也不太可能导致术后 90 天内的感染或死亡（Runner et al.，2019）。在使用阿司匹林或 Xa 因子抑制剂的患者中，只有 3% 或更少的患者在 TKA 后 90 天内发生 DVT 事件，而使用伊诺肝素的患者中有 3.5% 的患者和使用华法林的患者中有 4.8% 的患者在 90 天内发生 DVT 事件，这些差异具有统计学意义。同样，服用阿司匹林、Xa 因子抑制剂或依诺肝素 90 天的患者发生 PE 事件的比例为 0.9% ~ 1.2%，而服用华法林的患者发生 PE 的比例为 1.6%，差异同样具有统计学意义。服用阿司匹林的患者发生出血的风险最低，尽管 2 种治疗方法之间发生出血的差异没有统计学意义。

从 2007—2015 年，TKA 后阿司匹林和 Xa 因子抑制剂的使用率分别增长了 30% 和 43%，而依诺肝素和华法林的使用率在这段时间内保持相对稳定（Bala et al.，2017）。然而，在研究人群中，较保守策略使用频率低于较积极策略的使用频率（45.4% *vs.* 54.6%）。

> 与更积极的预防性治疗策略相比，接受较保守预防性治疗策略的患者并发症可能更少或不出现（95.5% *vs.* 93.0%）。

关于髋关节和膝关节置换术后 PE 的预防和 PE 疗效比较的研究正在进行（Bala et al.，2017）。

39.4.7 TKA 的未来趋势

大型国家数据库的使用为估计未来 TKA 的趋势提供了极好的资源（Inacio et al.，2017）。根据 1993—2012 年 NIS 数据的 logistic 回归模型预测，到 2050 年，TKA 发病率将比 2012 年增加 69%，从 2012 年的 429 例 /10 万人增加到 2050 年的 725 例 /10 万人，与此对应的是，预计 TKA 手术总数将增加 143%（图 39.4）。使用 Poisson 模型，采用一种不太保守的方法，预测 TKA 发生率在同一时间段内将增加 565%，到 2050 年达到 2854 例 /10 万人，与 2012 年相比，预计 TKA 手术总数将增加 855%。Sloan 等（2018）也利用 Poisson 模型进行了估算，并根据 2000—2014 年 NIS 数据预测，到 2030 年，这一数字将增长 147%（至 168 万）（图 39.5）。

其他人也使用了不同的建模方法，如多项式回归和线性投影，以考虑变量之间的非线性和交互作用（Singh et al.，2019）。与 2014 年相比，美国每年初次 TKA 手术总数预计将在 2020 年、2025 年、2030 年和 2040 年分别增长 56%、110%、182% 和 401%。Sloan 等（2018）对 NIS 数据库进行采样，并使用线性投影预测，到 2030 年，TKA 总量将增加 84.9%（至 126 万）（图 39.6）。

> 所有的模型都表明，在未来的几年里，TKA 量将会增加。需要进一步的研究来理解和预测 TKA 的使用，数据库信息提供了适当的样本大小和分布，从中可以做出这些估计。

■ 结论

卫生管理数据和大规模数据库在骨科文献中发挥了重要作用。多年来的大样本量，以及对可收费的手术或并发症（如死亡率）的出色统计，仍然是其主要优势。

要点

- 卫生管理数据库和大型临床登记中心提供了强有力的数据，让人们了解到，即使在考虑到医疗系统的差异之后，医疗实践也会因地区、保险类型和种族而有所不同。这种客观的结论对于识别和解决外科医师和患者所面临的问题是必要的。
- 迄今为止，使用卫生管理数据库和大型临床登

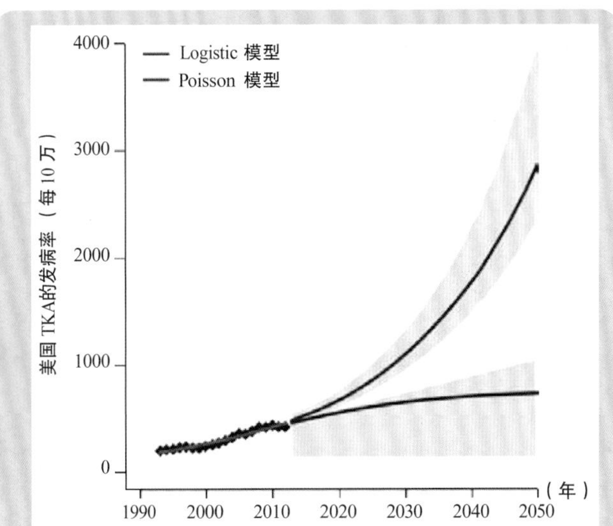

图 39.4 根据 Logistic 和 Poisson 模型，历史（1993—2012 年）和预测（2015—2050 年）40 岁及以上公民每 10 万例初次 TKA 手术的应用率

(From Inacio 2017, with permission from Elsevier) (Inacio et al. 2017)

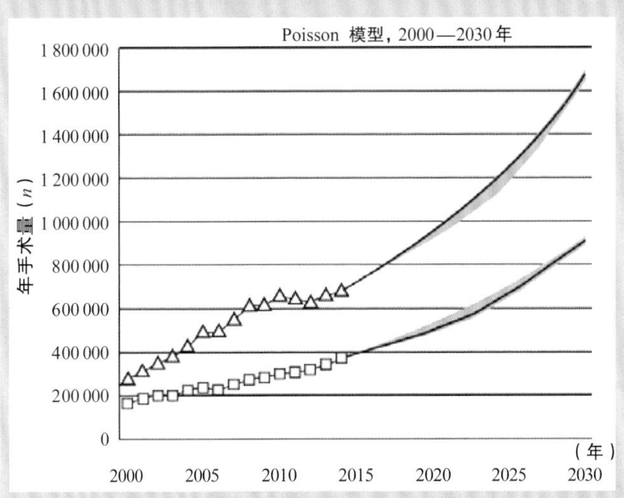

图 39.5 基于 Poisson 模型的 NIS 数据库，预测 2000 —2030 年的手术量

（Sloan et al.，2018）

记系统对非骨水泥型 TKA 的研究有限。然而，目前的研究表明，非骨水泥型 TKA 与骨水泥型 TKA 相比，成本增加，并发症发生率相似。

- 各种疾病和伴随疾病可能与 TKA 后的并发症有惊人的相关性，例如滥用阿片类药物患者比对照组更容易发生 VTE。
- 在性别对 TKA 的影响，机器人手术对 TKA 翻修率的影响，非水泥固定与水泥固定对翻修率的影响等领域开展更多的工作将很有好处。
- 重要的是，这些数据库之间缺乏统一标准常常使数据难以比较。从这些非常有用的数据库中

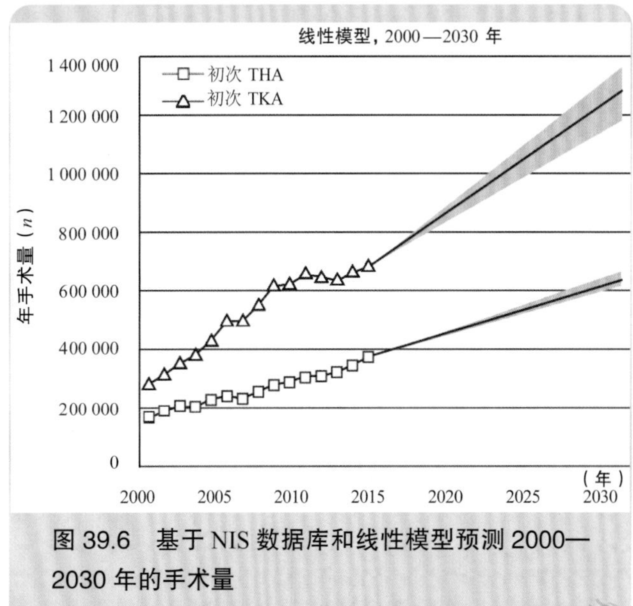

图 39.6 基于 NIS 数据库和线性模型预测 2000—2030 年的手术量

（Sloan et al.，2018）

得出结论时必须小心谨慎。

- 非骨水泥型 TKA 手术的总住院平均费用（16 010 美元）显著高于骨水泥型 TKA 手术（15 394 美元）。在 2006—2016 年，Premier Health 医疗保健声称的 1 184 270 例手术中，ALBC 在 2006 年的 TKA 手术中占 17.3%，2010 年增长到 30.2%，但此后就比较稳定。

参考文献

（遵从原版图书著录格式）

Almaguer AM, Cichos KH, McGwin G Jr, Pearson JM, Wilson B, Ghanem ES (2019) Combined total hip and knee arthroplasty during the same hospital admission: is it safe? Bone Joint J 101-B(5):573–581. https://doi.org/10.1302/0301-620X.101B5.BJJ-2018-1438

American Joint Replacement Registry. http://www.ajrr.net/. Accessed February 11, 2020

Antonios JK, Korber S, Sivasundaram L, Mayfield C, Kang HP, Oakes DA et al (2019) Trends in computer navigation and robotic assistance for total knee arthroplasty in the United States: an analysis of patient and hospital factors. Arthroplast Today 5(1):88–95. https://doi.org/10.1016/j.artd.2019.01.002

Arshi A, Leong NL, D'Oro A, Wang C, Buser Z, Wang JC et al (2017) Outpatient total knee arthroplasty is associated with higher risk of perioperative complications. JBJS 99(23):1978–1986. https://www.jbjs.org

Bala A, Huddleston JI 3rd, Goodman SB, Maloney WJ, Amanatullah DF (2017) Venous thromboembolism prophylaxis after TKA: aspirin, warfarin, enoxaparin, or factor Xa inhibitors? Clin Orthop Relat Res 475(9):2205–2213. https://doi.org/10.1007/s11999-017-5394-6

Bedard NA, Dowdle SB, Wilkinson BG, Duchman KR, Gao Y, Callaghan JJ (2018) What is the impact of smoking on revision total knee arthroplasty? J Arthroplasty 33(7S):S172–S1S6. https://doi.org/10.1016/j.arth.2018.03.024

Bovonratwet P, Ondeck NT, Tyagi V, Nelson SJ, Rubin LE, Grauer JN (2017) Outpatient and inpatient unicompartmental knee arthroplasty procedures have similar short-term complication profiles. J Arthroplasty 32(10):2935–2940. https://doi.org/10.1016/j.arth.2017.05.018

Cancienne JM, Granadillo VA, Patel KJ, Werner BC, Browne JA (2018) Risk factors for repeat debridement, spacer retention, amputation, arthrodesis, and mortality after removal of an infected total knee arthroplasty with spacer placement. J Arthroplasty 33(2):515–520. https://doi.org/10.1016/j.arth.2017.08.037

Chan JJ, Robinson J, Poeran J, Huang H-H, Moucha CS, Chen DD (2019) Antibiotic-loaded bone cement in primary total knee arthroplasty: utilization patterns and impact on complications using a national database. J Arthroplasty 34(7):S188–S94. e1

Cram P, Hawker G, Matelski J, Ravi B, Pugely A, Gandhi R et al (2018) Disparities in knee and hip arthroplasty outcomes: an observational analysis of the ACS-NSQIP clinical registry. J Racial Ethn Health Disparities 5(1):151–161. https://doi.org/10.1007/s40615-017-0352-2

Curtis GL, Chughtai M, Khlopas A, Newman JM, Sultan AA, Sodhi N et al (2018) Perioperative outcomes and short-term complications following total knee arthroplasty in chronically, immunosuppressed patients. Surg Technol Int 32:263–269

Falvey JR, Bade MJ, Forster JE, Burke RE, Jennings JM, Nuccio E et al (2018) Home-health-care physical therapy improves early functional recovery of medicare beneficiaries after total knee arthroplasty. J Bone Joint Surg Am 100(20):1728–1734. https://doi.org/10.2106/JBJS.17.01667

Gonzales J, Lovald ST, Lau EC, Ong KL (2018) Risk of opioid-related adverse events after primary and revision total knee arthroplasty. J Surg Orthop Adv 27(2):148–154

Gwam C, Rosas S, Sullivan R, Luo TD, Emory CL, Plate JF (2019a) The who, what, and where of primary TKAs: an analysis of HCUP data from 2009 to 2015. J Knee Surg. https://doi.org/10.1055/s-0039-1677857

Gwam CU, George NE, Etcheson JI, Rosas S, Plate JF, Delanois RE (2019b) Cementless versus cemented fixation in total knee arthroplasty: usage, costs, and complications during the inpatient period. J Knee Surg 32(11):1081–1087. https://doi.org/10.1055/s-0038-1675413

Hansen E, Ong K, Lau E, Kurtz S, Lonner J (2018) Unicondylar knee arthroplasty in the US patient population: prevalence and epidemiology. Am J Orthop (Belle Mead, NJ) 47(12). https://doi.org/10.12788/ajo.2018.0113

Inacio MCS, Paxton EW, Graves SE, Namba RS, Nemes S (2017) Projected increase in total knee arthroplasty in the United States – an alternative projection model. Osteoarthr Cartil 25(11):1797–1803. https://doi.org/10.1016/j.joca.2017.07.022

Jones MR, Kramer ME, Beutler SS, Kaye AD, Rao N, Brovman EY et al (2019) The association between potential opioid-related adverse drug events and outcomes in total knee arthroplasty: a retrospective study. Adv Ther. https://doi.org/10.1007/s12325-019-01122-1

Kamath AF, Nelson CL, Elkassabany N, Guo Z, Liu J (2017) Low albumin is a risk factor for complications after revision total knee arthroplasty. J Knee Surg 30(3):269–275. https://doi.org/10.1055/s-0036-1584575

Kurtz SM, Lau E, Ong KL, Katz JN, Bozic KJ (2016) Universal health insurance coverage in Massachusetts did not change the trajectory of arthroplasty use or costs. Clin Orthop Relat Res 474(5):1090–1098. https://doi.org/10.1007/s11999-015-4643-9

Malchau H, Herberts P, Eisler T, Garellick G, Soderman P (2002) The Swedish total hip replacement register. J Bone Joint Surg Am 84-A(Suppl 2):2–20. https://doi.org/10.2106/00004623-200200002-00002

Medicare Interactive. https://www.medicareinteractive.org/get-answers/medicare-basics/medicare-eligibility-overview/medicareeligibility-for-those-under-65. Accessed February 11, 2020

National Center for Health Statistics. https://www.cdc.gov/nchs/nhds/index.htm. Accessed February 11, 2020

Nichols CI, Vose JG (2016) Clinical outcomes and costs within 90 days of primary or revision total joint arthroplasty. J Arthroplasty 31(7):1400–1406. e3. https://doi.org/10.1016/j.arth.2016.01.022

Nwachukwu BU, McCormick F, Provencher MT, Roche M, Rubash HE (2015) A comprehensive analysis of Medicare trends in utilization and hospital economics for total knee and hip arthroplasty from 2005 to 2011. J Arthroplasty 30(1):15–18. https://doi.org/10.1016/j.arth.2014.08.025

Odum SM, Van Doren BA, Springer BD (2016) National obesity trends in revision total knee arthroplasty. J Arthroplasty 31(9 Suppl):136–139. https://doi.org/10.1016/j.arth.2015.12.055

Prieto-Alhambra D, Burn E, Weaver J, Sena AG, Stewart HM, Ryan P (2019) OP0174 partial knee replacement is associated with a lower risk of venous thromboembolism and OPIOID use than total knee replacement but increased risk of long-term revision: a multinational, multi-database, propensity score-matched, cohort analysis including over 280,000 patients. BMJ Publishing Group Ltd

Pugely AJ, Martin CT, Harwood J, Ong KL, Bozic KJ, Callaghan JJ (2015a) Database and registry research in orthopaedic surgery: part 2: clinical registry data. J Bone Joint Surg Am 97(21):1799–1808. https://doi.org/10.2106/JBJS.O.00134

Pugely AJ, Martin CT, Harwood J, Ong KL, Bozic KJ, Callaghan JJ (2015b) Database and registry research in orthopaedic surgery: part I: claims-based data. J Bone Joint Surg Am 97(15):1278–1287. https://doi.org/10.2106/JBJS.N.01260

Quinlan ND, Chen DQ, Werner BC, Barnes CL, Browne JA (2019) Patients with multiple sclerosis are at increased risk for postoperative complications following total hip and knee arthroplasty. J Arthroplasty 34(8):1606–1610. https://doi.org/10.1016/j.arth.2019.04.022

Richardson SS, Kahlenberg CA, Blevins JL, Goodman SM, Sculco TP, Figgie MP et al (2019) Complications associated with staged versus simultaneous bilateral total knee arthroplasty: an analysis of 7747 patients. Knee 26(5):1096–1101

Runner RP, Gottschalk MB, Staley CA, Pour AE, Roberson JR (2019) Utilization patterns, efficacy, and complications of venous thromboembolism prophylaxis strategies in primary hip and knee arthroplasty as reported by American Board of Orthopedic Surgery Part II candidates. J Arthroplasty 34(4):729–734. https://doi.org/10.1016/j.arth.2018.12.015

Singh JA, Yu S, Chen L, Cleveland JD (2019) Rates of total joint replacement in the United States: future projections to 2020-2040 using the National Inpatient Sample. J Rheumatol 46(9):1134–1140. https://doi.org/10.3899/jrheum.170990

Slifka KJ, Yi SH, Reddy SC, Baggs J, Jernigan JA (2018) The attributable mortality of prosthetic joint infection after primary hip and knee arthroplasty among medicare beneficiaries, 2005–2012. Open Forum Infect Dis 5(Suppl 1):S118. https://doi.org/10.1093/ofid/ofy210.298

Sloan M, Premkumar A, Sheth NP (2018) Projected volume of primary total joint arthroplasty in the U.S., 2014 to 2030. J Bone Joint Surg Am 100(17):1455–1460. https://doi.org/10.2106/JBJS.17.01617

Sloan M, Sheth N, Lee GC (2019) Is obesity associated with increased risk of deep vein thrombosis or pulmonary embolism after hip and knee arthroplasty? A large database study. Clin Orthop Relat Res 477(3):523–532. https://doi.org/10.1097/CORR.0000000000000615

Smith EL, Dugdale EM, Tybor D, Kain M (2019) Comparing inpatient complication rates between octogenarians and nonagenarians following primary and revision total hip arthroplasty in a nationally representative sample 2010-2014. Geriatrics (Basel) 4(4). https://doi.org/10.3390/geriatrics4040055

Soley-Bori M, Soria-Saucedo R, Youn B, Haynes AB, Macht R, Ryan CM et al (2017) Region and insurance plan type influence discharge disposition after hip and knee arthroplasty: evidence from the privately insured US population. J Arthroplasty 32(11):3286–91 e4. https://doi.org/10.1016/j.arth.2017.06.007

Sundaram K, Warren J, Anis H, George J, Murray T, Higuera CA et al (2019) An increased body mass index was not associated with higher rates of 30-day postoperative complications after unicompartmental knee arthroplasty. Knee 26(3):720–728. https://doi.org/10.1016/j.knee.2019.02.009

Vakharia RM, Sabeh KG, Cohen-Levy WB, Sodhi N, Mont MA, Roche MW (2019) Opioid disorders are associated with thromboemboli following primary total knee arthroplasty. J Arthroplasty 34(12):2957–2961. https://doi.org/10.1016/j.arth.2019.07.042

Wang Y, Deng Z, Meng J, Dai Q, Chen T, Bao N (2019) Impact of bariatric surgery on inpatient complication, cost, and length of stay following total hip or knee arthroplasty. J Arthroplasty 34(12):2884–2889. e4. https://doi.org/10.1016/j.arth.2019.07.012

Zhang W, Lyman S, Boutin-Foster C, Parks ML, Pan TJ, Lan A et al (2016) Racial and ethnic disparities in utilization rate, hospital volume, and perioperative outcomes after total knee arthroplasty. J Bone Joint Surg Am 98(15):1243–1252. https://doi.org/10.2106/JBJS.15.01009

（郭建斌　张斌飞）

第 40 章

关节置换术登记数据——年轻患者膝关节置换术的结局

Nils P. Hailer and Annette W-Dahl

40.1 引言

在报告关节置换术登记系统数据的大多数国家中，接受膝关节置换术的年轻患者数量正在增加，而且年轻患者在所有行膝关节置换术患者中的比例也在增加。在膝关节置换术中，“年轻”通常指的是小于 55 岁，但有时“年轻”的定义也指患者还未退休，例如，65 岁。

与被证实术后可取得良好效果的老年人相比，55 岁以下接受 UKA 或 TKA 的年轻患者有更高的翻修风险。

在老年人群中，发现相对年轻的患者 UKA 术后翻修率明显高于 TKA，这个发现与目前已报告的登记系统的数据结局一致。然而翻修 UKA 的指征比 TKA 宽松，在比较翻修率的时候，要考虑到这 2 种手术翻修的标准不同。尚无登记系统的数据表明非骨水泥型膝关节置换术比骨水泥型 TKA 有更好的结局，不论是假体生存率还是患者报告的结局。年轻的患者往往对他们的人工关节有更高的期望。

在膝关节置换术后，年轻患者可获得与老年患者一样的功能。然而，年轻患者至少在某些方面对他们的手术结局不满意。

总之，年轻患者在全膝或者部分膝关节置换术后发生不良结局的风险更高。骨水泥型膝关节置换术仍然被认为是“金标准”，其他方法也必须对照此标准加以评价。

40.2 膝关节置换术患者的人口统计学趋势

历史上，TKA 主要在老年人群中开展，由于许多患者术后效果优良，此方法迅速获得广泛推广（图 40.1）。然而，自 20 世纪 90 年代以来，流行病学研究和关节置换术登记系统数据显示：接受 TKA 或 UKA 治疗的年轻患者数量和比例大幅增加（瑞典膝关节置换术登记系统，2019）。1994 年，瑞典接受 TKA 患者的平均年龄为 71 岁，到 2018 年仅略下降至 69 岁。

然而，年龄小于 55 岁的年轻手术患者的比例已从 1.8% 上升到 7%（W-Dahl et al.，2010）。

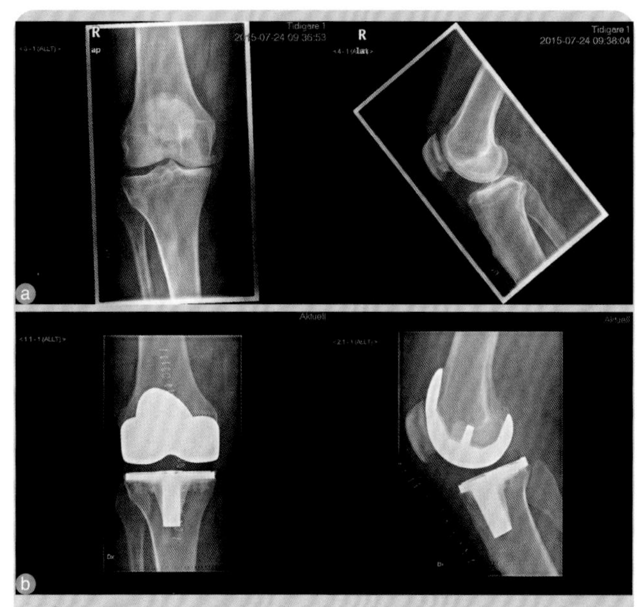

图 40.1　患者男性，49 岁，原发性 OA，行骨水泥 TKA 术后 X 线片。a. 术前正侧位片；b. 术后正侧位

在绝对数量上，年轻患者比例的增加显而易见。1994—2018 年，在瑞典，接受 TKA 手术的患者数量增加了近 8 倍（Swedish Knee Arthro plasty Register，2019）。这个结果与北欧国家的结果一致，在北欧国家年轻患者膝关节置换术的增长率最高（Niemelainen et al.，2017）。

一般来说，UKA 是一种更常用于年轻患者的手术，这种类型手术的患者平均年龄比接受 TKA 的患者约小 5 岁。

英格兰和威尔士国家关节登记系统（NJR）虽然没有北欧关节置换术登记系统的时间久远，但它纳入了北欧接受 TKA 与 UKA 患者的统计数据。根据 NJR 的数据，接受 UKA 手术的患者年龄通常在 64 岁左右，而接受 TKA 手术患者的年龄在 70 岁。此外，在接受 TKA 手术的患者中，女性占多数，而在 NJR 接受 UKA 手术的患者中，53% 为男性（National Joint Registry，2019）。“年轻膝关节置换术患者”与普通膝关节置换术患者的区别不仅在于年龄，而且在于手术的适应证。

虽然膝关节 OA 在老年和年轻膝关节置换术中占主要原因，然而在 55 岁以下的膝关节置换术患者中，由于 RA 或先前骨折而手术的患者比例更高。

在既往接受过膝关节手术的患者中，年轻患者的比例也远高于老年患者。这一观察结果反映了这样一个事实，即膝关节软组织损伤和胫骨髁状突骨折经常发生在 20 ~ 30 岁患者身上，而早发的 RA 在相对年轻时就会导致严重的关节破坏（Wennergren et al.，2018；Innala et al.，2014）。膝关节置换术的适应证很重要，因为大多数登记数据一致报告：因 OA 以外的原因行 TKA 的结局均不如因 OA 进行手术的结局，因此，年轻的患者比一般的老年患者有更高的假体植入风险。

然而，即使只分析 OA 患者，接受 TKA 的年轻患者仍比老年患者有更高的翻修风险，这表明除了潜在的适应证，年龄本身也是早期失败的风险因素（Harrysson et al.，2004）。

40.3 “结局”是什么?

假体翻修的问题引出了下一个重要的问题：哪些参数对“膝关节置换术后的结局”有影响？显然，由于假体松动或其他原因（如感染或不稳定）而进行翻修手术是一个重要的结局衡量指标，也是所有英国国家关节置换术登记系统所报告的主要结局。然而，自千禧年以来，患者报告的治疗结局理所当然地成了人们关注的焦点。这些数据是由患者直接报告自己的健康状况而产生的，无须外科医师或其他医疗专业人员的参与,PROM 是一种特殊的工具，通常是一份问卷，用于测量患者结局的不同方面（Wilson et al.，2019）。PROM 已经被使用了 20 多年，目前作为膝关节置换术后评估的一个部分，其权重正在增加。PROMs 评价膝关节置换术包括通用的一般卫生评价工具，如完善的 EQ-5D、SF-36，以及疾病特定的评分工具，如 OKS、KOOS、WOMAC。术前期望值和术后满意度是其他常用的主观预后评价指标。

至于翻修手术的结局，我们将看到年轻患者与普通老年患者在 PROMs 结局的几个方面有所不同，如疼痛、功能或者重返工作或运动的能力。

影响 PROMs 的一个重要因素是术前期望值，这在年轻和老年患者之间也是不同的。

因此，在接下来的文章中，我们将重点分析年轻的膝关节置换术患者的假体生存率和 PROMs。我们将比较 TKA 和 UKA 的结局，并评估骨水泥固定或非骨水泥固定哪个效果更好。

40.4 假体生存率

40.4.1 年轻患者的 TKA 和 UKA

根据经验，大多数已建立的关节置换术登记中心报告显示，骨水泥型 TKA 后 10 年假体的总体生存率超过 95%。

当假体的生存率按年龄组进行分层时，在最年轻的年龄组中，未调整的生存率较低，在初次关节置换术时，年龄小于 55 岁的瑞典患者中，10 年生存率下降到略高于 90%（Swedish Knee Arthro-Plasty Register，2019），这个结局起初看似乎相当令人满意（图 40.2a）。

然而，当转化为翻修的相对风险时，很明显，年轻患者与 65~74 岁的患者相比，前者假体翻修的调整风险约为后者的 2.1 倍。65~74 岁这个年龄段是瑞典膝关节置换术登记系统的主要年龄分段。

同样，这一观察结果在包括挪威、丹麦和芬兰在内的整个北欧关节置换术登记中也是相当一致的。在丹麦膝关节置换术登记系统中，40 岁以下的患者 TKA 术后翻修的风险比 70 ~ 79 岁的患者高 4.6 倍（Dansk Knaealloplastikregister，2019）。NJR 的数据也证实了年轻患者翻修风险更高的观点，无论是女性还是男性，其中 55 岁以下的患者在 TKA 后翻修风险最高。在这个年龄组中，NJR 的平均 10 年假体生存率约为 89%。

年轻和老年患者 TKA 术后翻修的原因不同。在芬兰的一项研究中，年轻的 TKA 患者比老年患者有更高的翻修风险，而因感染以外的其他原因翻修的风险显著增加（Julin et al.，2010）。在大多数关节登记系统中，翻修手术的麻醉方式并没有登记，由于该手术可以在门诊实施，因此在这个问题上经常缺乏可靠的数据。然而，一项对瑞典患者初次膝关节置换术后风险发生的分析表明，年轻女性患者术后发生膝关节僵硬的风险相当高，需要治疗（Thorsteinsson et al.，2019）。

与 TKA 相比，UKA 后假体生存率较差。对此，下面我们将进行更详细的讨论。在瑞典膝关节置换术登记数据中所有 UKAs 的 10 年假体生存率约为 86%（瑞典膝关节置换术登记系统，2019），NJR 报告称，UKA 后的 10 年假体生存率约为 89%，而骨水泥型 TKA 后的 10 年假体生存率高于 96%（英国国家关节置换术登记系统，2019）。这与挪威和丹麦的发现一致，丹麦登记数据报告：UKA 翻修的风险约为 TKA 的 2 倍（Dansk Knaealloplastikregister，2019）。

我们仔细观察了行 UKA 时年龄小于 55 岁的瑞典患者（图 40.2b），发现与 65 ~ 74 岁年龄组的患者相比，这些患者转而行 TKA 的风险要高出 1.6 倍（瑞典膝关节置换术登记系统，2019）。

> NJR 证实，接受 UKA 的年轻患者比老年患者的假体植入失败率更高。

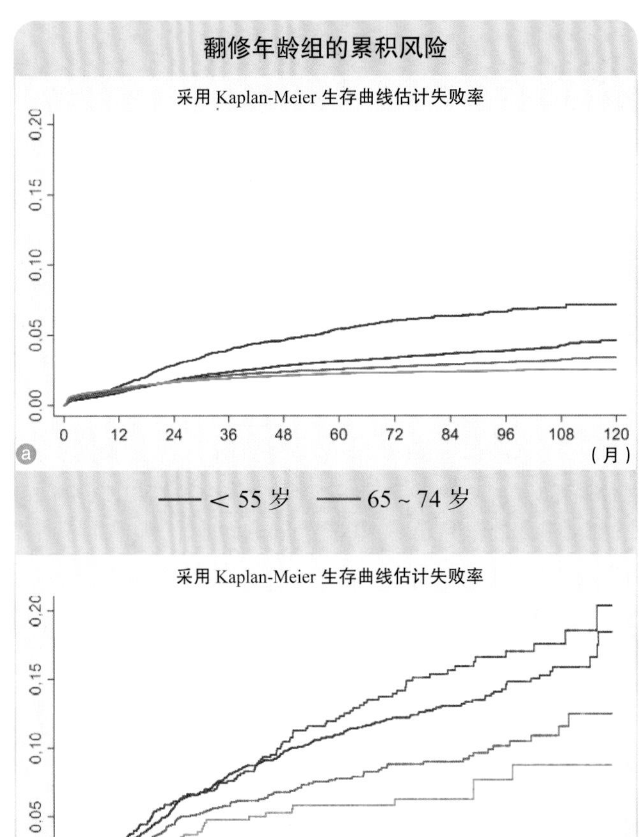

图 40.2　TKA（图 a）和 UKA（图 b）后的累积翻修率（按年龄组划分）

在初次手术时，年龄小于 55 岁行 UKA 的患者 10 年假体生存率为 84%，而在同一年龄组中，骨水泥固定型 TKA 患者的 10 年假体生存率为 91%（英国国家关节置换术登记系统，2019）。

对于 UKA 和 TKA 后翻修率的讨论很激烈。有人建议，对 UKA 不满意的患者更应该考虑进行翻修手术。在行 UKA 的患者如果对侧间室出现进展性的病变，那么再次行 UKA 或者转而行 TKA 可能是个很好的方案。相比之下，对于 TKA 术后不满意的患者，在做翻修手术决定时要更慎重，因为翻修手术更复杂。此外，UKA 患者的平均年龄更小，潜在的并发症也更少。

> 因此，与 TKA 患者相比，UKA 患者行翻修术的适应证更宽松，从而导致累积翻修率更高，假体生存率更低。

40.4.2　骨水泥固定与非骨水泥固定比较

历史上，TKA 中股骨和胫骨假体均使用骨水泥固定，但 TKA 中胫骨假体的非骨水泥固定在 20 世纪 80 年代末才开始普及，这一概念后来被称为逆向混合固定（Rosenberg et al.，1989）。对瑞典膝关节置换术登记系统中这类队列的长期随访显示，非骨水泥胫骨固定后的结局较差，与骨水泥型假体相比，翻修的相对风险为 1.6。然而，在瑞典，近 10 年胫骨假体骨水泥固定和非骨水泥固定之间的假体生存率没有统计学上的显著差异，但在所有瑞典膝关节置换术中，非骨水泥固定的比例仍然低于 10%（瑞典膝关节置换术登记系统，2019）。

在丹麦，非骨水泥固定 TKA 后翻修的风险比骨水泥固定 TKA 高 1.4 倍（Dansk Knaealloplastikregister，2019），在挪威，尽管没有统计学意义，但非骨水泥固定 10 年以上的失败率也略高（Nasjonalt Register For Leddproteser，2019）。与上述逆向混合固定相比，在 TKA 中，非骨水泥股骨假体与骨水泥胫骨托的结合被称为“混合”固定。根据挪威的一项登记报告，与完全骨水泥型 TKA 相比，一些混合设计可略微提高假体的生存率（Petursson et al.，2015）。

> 最近一项与北欧登记中心合作的研究表明，混合和逆向混合固定技术可以为 65 岁以下的患者提供 93% 或更高的 10 年假体生存率。

然而，完全非骨水泥固定股骨和胫骨部件的翻修风险更高（Niemelainen et al.，2020）。在北欧国家，对股骨和胫骨假体均以骨水泥固定为主。

与北欧的情况相一致，NJR 报告完全非骨水泥或混合固定在膝关节置换中占比不到 4%，接受混合或非骨水泥膝关节置换的患者平均年龄与接受骨水泥膝关节置换术的患者年龄基本一致。同样，NJR 报告在大多数北欧国家，非骨水泥固定与 10 年假体生存率略低（英国国家关节置换术登记系统，2019）。新西兰的一项登记研究也表明，与骨水泥和混合 TKA 相比，非骨水泥的假体生存率更低（Nugent et al.，2019）。

> 尽管现在不太常用，但在瑞典、英格兰和威尔士，使用全聚乙烯骨水泥胫骨托已经被证明是相当成功的（Gudnason et al.，2014；英国国家关节置换术登记中心，2019）。

随着 TKA 非骨水泥固定的发展，这种固定方式在 UKA 中也得到了广泛的应用。

> 最近一项基于芬兰登记中心的对非骨水泥固定型与骨水泥固定型 UKA 的比较表明，非骨水泥固定 5 年后的翻修风险略低。

然而，在该研究中非骨水泥和骨水泥固定的 UKA 假体生存率均明显低于骨水泥固定的 TKA（Knifsund et al.，2019）。一项来自 NJR 的研究报告称：同样的 UKA 设计，非骨水泥固定比骨水泥固定后的 10 年假体生存率高（Mohammad et al.，2020）。

大量的观察性研究，包括基于登记系统的研究和较小的队列研究，都支持在骨水泥中添加抗生素可以提高 TKA 后长期假体生存率这一观点，这一发现能降低感染导致翻修的风险（Engesaeter et al.，2003）。在北欧国家，ALBC 常规用于 TKA 和 UKA。然而，有证据表明，与 THA 相比，使用了含 ALBC 与使用普通骨水泥型 TKA 相比，术后感染翻修风险的降低并不明显。根据最近一项来自 NJR 的大型队列研究，与非骨水泥型 TKA 固定相比，接受骨水泥固定的患者因 PJI 而被翻修的风险似乎更高（Lenguerrand et al.，2019）。在加拿大一项登记研究中，相比非 ALBC THA，在 PMMA 骨水泥中添加抗生素后感染翻修风险似乎并未明显降低（Bohm et al.，2014）。

40.5 患者报告的结局

与年龄在 55 岁以下的患者相比年长患者不仅寿命长，而且年轻患者在退休前要重返工作岗位 10 年左右。因此，年轻患者的工作量、闲暇时间、家庭、经济状况等与即将退休或已退休的患者相比，存在很大的差异。年轻患者期望在日常生活中有更好的表现，有时这颇具挑战性（Witjes et al.，2017）。在年轻患者中，不同的生活状况和对自己高期望不仅反映在他们翻修风险增加上，也反映在他们报告的结局上。

与老年人群相比，年轻患者膝关节置换术后报告的结局没有被进行广泛的调查研究。来自年轻患者膝关节置换术队列研究的结局也不一致。不一致的原因可能是选择偏倚、样本量较小、问卷的回收率较低、使用 PROM 的类型，以及调查的时间范围。此外，从临床角度解释组间 PROMs 差异存在争议，因为在大的登记队列研究中显著的统计差异与临床之间可能没有相关性。

虽然一些针对年轻患者的研究报告显示 TKA 后出现更多疼痛和功能受限，但其他研究报告结局显示年轻患者 TKA 后疼痛和功能受限与老年人相似（Wood et al.，2013；Williams et al.，2013；Haynes et al.，2017；Townsend et al.，2018;Clement et al.，2018）。另一方面，即使年轻患者报告的术前疼痛和功能受限比老年患者明显（Nyvang et al.，2019），然而，其他研究表明他们在关节置换术后可以经历类似甚至更好的 PROMs 改善（Williams et al.，2013；Street et al.，2013）。

然而，就 PROMs 而言，膝关节置换术后的成功结局还没有定义，这主要是因为患者因年龄、性别、诊断、健康状况等而异。PROMs 通常的报告形式为无法形容离群值的平均值，并且当以算术平均值表示时，PROMs 也不能提示手术后患者改善的比例。这一比例往往比统计学上的均差更有意义，OMERACT-OARSI 应答者标准可用于评估这一差异（Pham et al.，2004）。标准是基于术后 1 年疼痛、功能和 WOMAC 总评分的绝对和相对变化。这些标准并没有经常被用来比较年轻和老年患者，然而，结局似乎与年龄没有明确的相关性（Weber et al.，2018）。

与老年患者相比，年轻患者报告他们对 TKA 手术满意的比例较低，年轻患者为 83% ~ 86%，老年患者为 91% ~ 92%（Williams et al.，2013；Scott et al.，2016；Lange et al.，2018；Clement et al.，2018）。

UKA 的患者与 TKA 相比，UKA 患者是否报告了更好的结局这个观点仍存在争议。最近发表的一篇系统综述和荟萃分析，对患者报告的 TJA 与 UKA 术后的结局进行了分析，结局表明 TJA 与 UKA 在术后疼痛方面没有差异，但 UKA 患者的术后功能更好（Wil son et al.，2019）。相比之下，一项随机对照试验的 5 年随访显示，TJA 与 UKA 相比，OKS 评分在统计上或临床意义上没有显著差异（Beard et al.，2019）。在该研究中，82% 接受 UKA 的患者和 77% 接受 TKA 的患者对手术满意，二者间无统计学差异。

一些国家的关节置换术登记系统收集患者报告的结局作为手术后评估的一部分（Wilson et al.，2019）。然而，很少有医师在他们的年度报告中报告患者报告的结局。自 2012 年以来，SKAR 从越来越多的参与单位收集和报告了患者报告的结局（瑞典膝关节置换术登记系统，2019）。一项对近 15 000 名行 TKA 患者（其中 800 名患者年龄小于 55 岁）的分析表明，55 岁以下的患者与老年患者相比，术后有相同程度的疼痛和日常活动。然而，使用 KOOS 评估发现，与手术后 1 年的老年组相比，年轻患者报告了更多的其他症状，如更多的运动和娱乐活动功能问题，与膝关节相关的生活质量较低。在 55 岁以下的患者中，88% 的患者被认为是达到了 OMERACT-OARSI 应答者标准，这一比例与老年患者（89% ~ 90%）非常相似。但 SKAR 没有充分考虑患者期望值的问题，这可能会影响患者术后的满意度、疼痛及功能。

55 岁以下的患者中有 12% 的人对手术有很高的期望，但对手术不满意，而 65 ~ 74 岁的患者中有 7% 的人对手术不满意。

独立于年龄组，高期望的患者在 KOOS 量表的 5 个维度上报告了相当低的结局。

结论

从登记系统的结局来看，TKA 和 UKA 即使在年轻患者中也有良好的假体生存率，但无论采用 TJA 还是部分关节置换术，年轻患者翻修的风险始终高于老年患者。与 TKA 相比，UKA 具有更高的翻修风险，同样在较年轻的年龄组中也是如此。TKA 中骨水泥固定在假体生存率方面提供了最可靠的长期结局，但一些混合和逆向混合技术似乎也能达到类似的结局。在 55 岁以下的患者中，尚未对患者报告的结局进行广泛研究，但在缓解疼痛和改善功能方面，年轻患者似乎与老年患者取得了类似的结局。然而，与老年人群相比，年轻患者对术后结局满意的比例较低，可能是因为年轻患者对膝关节功能的要求和期望高于老年人群。

总之，登记系统数据支持这一观点：尽管 TKA 和 UKA 效果良好，但年轻患者假体植入失败、功能低下和不满意的风险较高，这些观点应该在年轻患者行膝关节置换术前咨询时就加以权衡考虑。

要点

- 越来越多的年轻患者接受全膝关节或部分膝关节置换术。
- 在年轻患者中，既往接受过膝关节手术的患者比例较高，而原发性 OA 的比例低于老年人，这 2 种情况都可能导致较差的预后。
- 55 岁以下行膝关节置换术的患者有较高的假体翻修风险。
- UKA 术后的翻修率高于 TKA 后，即使在年轻患者中也是如此。
- 年轻患者术后的膝关节功能恢复和老年人一样。
- 然而，年轻患者比老年患者更容易对其手术结果不满意。

参考文献

（遵从原版图书著录格式）

Beard DJ, Davies LJ, Cook JA, et al for the TOPKAT Study Group (2019) The clinical and cost-effectiveness of total versus partial knee replacement in patients with medial compartment osteoarthritis (TOPKAT): 5-year outcomes of a randomized controlled trial. Lancet 394:746–756

Bohm E, Zhu N, Gu J et al (2014) Does adding antibiotics to cement reduce the need for early revision in total knee arthroplasty? Clin Orthop Relat Res 472(1):162–168. https://doi.org/10.1007/s11999-013-3186-1

Clement ND, Walker LC, Bardgett M et al (2018) Patient age of less than 55 years is not an independent predictor of functional improvement or satisfaction after total knee arthroplasty. Arch Orthop Trauma Surg 138(12):1755–1763

Dansk Knaealloplastikregister (2019) Årsrapport. 2019. https://www.sundhed.dk/

Engesaeter LB, Lie SA, Espehaug B et al (2003) Antibiotic prophylaxis in total hip arthroplasty: effects of antibiotic prophylaxis systemically and in bone cement on the revision rate of 22,170 primary hip replacements followed 0–14 years in the Norwegian Arthroplasty Register. Acta Orthop Scand 74(6):644–651. https://doi.org/10.1080/00016470310018135

Gudnason A, Hailer NP, W-Dahl A et al (2014) All-polyethylene versus metal-backed tibial components – an analysis of 27,733 cruciate-retaining total knee replacements from the Swedish Knee Arthroplasty Register. J Bone Joint Surg Am 96(12):994–999. https://doi.org/10.2106/jbjs.m.00373

Harrysson OL, Robertsson O, Nayfeh JF (2004) Higher cumulative revision rate of knee arthroplasties in younger patients with osteoarthritis. Clin Orthop Relat Res 421:162–168. https://doi.org/10.1097/01.blo.0000127115.05754.ce

Haynes J, Sassoon A, Nam D et al (2017) Younger patients have less severe radiographic disease and lower reported outcome scores than older patients undergoing total knee arthroplasty. Knee 24(3):663–669

Innala L, Berglin E, Möller B et al (2014) Age at onset determines severity and choice of treatment in early rheumatoid arthritis: a prospective study. Arthritis Res Ther 16(2):R94

Julin J, Jamsen E, Puolakka T et al (2010) Younger age increases the risk of early prosthesis failure following primary total knee replacement for osteoarthritis. A follow-up study of 32,019 total knee replacements in the Finnish Arthroplasty Register. Acta Orthop 81(4):413–419. https://doi.org/10.3109/17453674.2010.501747

Knifsund J, Reito A, Haapakoski J et al (2019) Short-term survival of cementless Oxford unicondylar knee arthroplasty based on the Finnish Arthroplasty Register. Knee 26(3):768–773. https://doi.org/10.1016/j.knee.2019.03.004

Lange JK, Lee YY, Spiro SK, Haas SB (2018) Satisfaction rates and quality of life changes following total knee arthroplasty in age-differentiated cohorts. J Arthroplast 33(5):1373–1378

Lenguerrand E, Whitehouse MR, Beswick AD et al (2019) Risk factors associated with revision for prosthetic joint infection following knee replacement: an observational cohort study from England and Wales. Lancet Infect Dis 19(6):589–600. https://doi.org/10.1016/s1473-3099(18)30755-2

Mohammad HR, Matharu GS, Judge A, Murray DW (2020) Comparison of the 10-year outcomes of cemented and cementless unicompartmental knee replacements: data from the National Joint Registry for England, Wales, Northern Ireland and the Isle of Man. Acta Orthop 91(1):76–81. https://doi.org/10.1080/17453674.2019.1680924

Nasjonalt Register For Leddproteser (2019) Rapport. 2019. https://www.kvalitetsregistre.no

National Joint Registry (2019) 16th Annual Report. 2019. https://reports.njrcentre.org.uk/Portals/0/PDFdownloads/NJR%2016th%20Annual%20Report%202019.pdf

Niemelainen MJ, Makela KT, Robertsson O et al (2017) Different incidences of knee arthroplasty in the Nordic countries. Acta Orthop 88(2):173–178. https://doi.org/10.1080/17453674.2016.1275200

Niemelainen MJ, Makela KT, Robertsson O et al (2020) The effect of fixation type on the survivorship of contemporary total knee arthroplasty in patients younger than 65 years of age: a register-based study of 115,177 knees in the Nordic Arthroplasty Register Association (NARA) 2000–2016. Acta Orthop:1–7. https://doi.org/10.1080/17453674.2019.1710373

Nugent M, Wyatt MC, Frampton CM, Hooper GJ (2019) Despite improved survivorship of uncemented fixation in total knee arthroplasty for osteoarthritis, cemented fixation remains the gold standard: an analysis of a National Joint Registry. J Arthroplast 34(8):1626–1633. https://doi.org/10.1016/j.arth.2019.03.047

Nyvang JS, Naili JE, Iversen MD et al (2019) Younger age is associated with greater pain expression among patients with knee or hip osteoarthritis scheduled for a joint arthroplasty. BMC Musculoskelet Disord 20:365

Petursson G, Fenstad AM, Havelin LI et al (2015) Better survival of hybrid total knee arthroplasty compared to cemented arthroplasty. Acta Orthop 86(6):714–720. https://doi.org/10.3109/17453674.2015.1073539

Pham T, van der Heijde D, Altman RD et al (2004) OMERACT–OARSI initiative: osteoarthritis Research Society International set of responder criteria for osteoarthritis clinical trials revisited. Osteoarthr Cartil 12(5):389–399

Rosenberg AG, Barden R, Galante JO (1989) A comparison of cemented and cementless fixation with the Miller-Galante total knee arthroplasty. Orthop Clin North Am 20(1):97–111

Scott CEH, Bugler KE, Clement ND et al (2016) Patient expectations of arthroplasty of the hip and knee. Bone Joint J 98-B(12):1625–1634

Street BD, Wong W, Rotondi M, Gage W (2013) Younger patients report greater improvement in self-reported function after knee joint replacement. J Orthop Sports Phys Ther 43(9):666–672

Swedish Knee Arthroplasty Register (2019) Annual Report. 2019. researchgate.net

Thorsteinsson H, Hedstrom M, Robertsson O et al (2019) Manipulation under anesthesia after primary knee arthroplasty in Sweden: incidence, patient characteristics and risk of revision. Acta Orthop 90(5):484–488. https://doi.org/10.1080/17453674.2019.1637177

Townsend LA, Roubion RC, Bourgeois DM et al (2018) Impact of age on patient-reported outcome measures in total knee arthroplasty. J Knee Surg 31(6):580–584

W-Dahl A, Robertsson O, Lidgren L (2010) Surgery for knee osteoarthritis in younger patients. Acta Orthop 81(2):161–164. https://doi.org/10.3109/17453670903413186

Weber M, Craiovan B, Woerner ML et al (2018) Predictors of outcome after primary total joint replacement. J Arthroplast 33:431–435

Wennergren D, Bergdahl C, Ekelund J et al (2018) Epidemiology and incidence of tibia fractures in the Swedish Fracture Register. Injury 49(11):2068–2074. https://doi.org/10.1016/j.injury.2018.09.008

Williams DP, Price AJ, Beard DJ et al (2013) The effects of age on patient-reported outcome measures in total knee replacements. Bone Joint J 95-B(1):38–44

Wilson I, Bohm E, Lübbeke A et al (2019) Orthopaedic registries with patient-reported outcome measures. EFORT Open Rev 4(6):357–367

Witjes S, van Geenen RCI, Koenraadt KLM et al (2017) Expectations of younger patients concerning activities after knee arthroplasty: are we asking the right questions? Qual Life Res 26(2):403–417

Wood AM, Keenan ACM, Arthur CHC et al (2013) The functional outcome of total knee replacement in young patients: a 10-year matched case control study. Open J Orthop 3(2):128–132

（郭建斌　张斌飞）

第八部分
经济学

第 41 章

膝关节炎手术治疗的经济学——美国视角

J. Parker Chapman, David P. Hagan, and Chancellor F. Gray

41.1 引言

症状性膝关节 OA 是患者寻求治疗的常见病症。一项 2012 年的瑞典研究报告显示，在 45 岁以上的人群中，症状性膝关节 OA 患病率为 13.8%，预计到 2032 年将增加到 15.2%（Turkiewicz et al.，2014）。目前，美国关于膝关节症状性、放射学 OA 患病率最权威的研究来自全美第三次国家健康与营养调查（NHANES-Ⅲ），调查队列共有 2394 名，参与者在 1991—1994 年接受了随访，年龄均在 60 岁以上。研究显示 12.1% 的参与者除了报告膝关节 OA 的影像学改变外还存在膝关节症状（Dillon et al.，2006）。但由于研究队列的参与者年龄均高于 60 岁，且仅对膝关节正位片进行影像学评估会使影像学上的 OA 病例报告不全，会导致研究结论不够准确。因此，随着过去 25 年的人口增长及当下肥胖的流行，同时 60 岁以下人群中也存在症状性膝关节 OA 患者，可以认定美国症状性膝关节 OA 的患病率比 1991—1994 年观察到的病例增长了 12.1%。虽然保守治疗对症状性膝关节 OA 具有一定作用和经济影响，但大部分经济影响和医疗资源的利用主要来自手术治疗（Bedard et al.，2017）。

41.2 膝关节骨关节炎的经济负担

膝关节 OA 手术治疗有多种术式可选择，但终末期膝关节 OA（三间室病变）最有效的手术方式仍为 TKA。TKA 是发达国家最常见的手术选择之一，原因包括：老年人期望继续保持活力，以及膝关节置换越来越安全、有效。在工业化国家中，美国是 TKA 假体使用率最高的国家，且未来 10 年美国 TKA 手术例数预计将呈指数增长（Pabingeret al.，2015）。

> 从成本角度来看，经济影响将是巨大的。预计到 2030 年，初次 TKA 的比率将增加 673%，翻修 TKA 的比率将增加 601%（Kurtz et al.，2007）。

骨科植入物、手术室利用率、术后住院时间和随访都是影响关节置换手术费用的重要因素。未来 10 年，随着 TKA 手术数量的指数式增长，其成本的核算和质量控制变得更为重要。为了应对庞大的支付压力，美国医疗系统的支付方式已经发生了变化（通过打包付费和其他替代支付模式），并且这些支付方式的使用将会继续增长。

所有相关方的共同目标是创建一个可持续的模式，以降低成本并提高医疗质量，并且让那些手术风险高患者，以及没有私人保险的患者也能获得 TKA 治疗的机会。创建一个满足这些目标的系统需要处理好这些因素间的微妙平衡。

> 尽管这一转变可能存在困难，但如果操作得当，每个参与者都可以通过提高医疗质量、简化医院和外科医师的支付方式，以及增加对大众的价值而受益。

41.2.1 非 TKA 治疗

依据膝关节 OA 分级，在进行 TKA 之前有很多其他可选方案（图 41.1）。通常，TKA 适用于症状难以忍受、严重影响生活质量的中重度关节炎（Kellgren-Lawrence 分级为Ⅲ级或Ⅳ级）。外科医师承担着为患者做出正确选择的义务，除了临床医师的判断之外，没有其他更加可靠的诊疗指南来决定患者是否需要进行手术治疗。外科医师对患者及整个医疗保健系统的职责之一：为患者提供最具价值的治疗方案——无论是手术还是非手术，以及在进行治疗过程中控制成本。

从历史经验来看，在任何手术干预之前，应对现有的保守治疗方案进行充分尝试，并记录治疗进展。虽然非手术治疗方案很多，但重要的是要甄别出有效的方案及其在当前诊疗过程中的作用。AAOS 临床诊疗指南是骨科疾病循证治疗最具权威的参考标准。对于非手术方案，只有物理治疗（低强度有氧运动、力量练习、神经肌肉理疗等）及非甾体类消炎镇痛药和曲马多的使用得到了极力推荐。目前，分析手术干预前非手术治疗影响成本效益的研究报告较少。2012 年的一项荟萃分析评价了非手术和非药物方案作为髋关节、膝关节 OA 干预措施的成本效益的现有调查。他们的结论是当以质量调整寿命年（quality-adjusted life-years，QALY）作为观察指标时，以运动为主的康复方案似乎最具有价值。采取这种方案，每增加 0.022 ~ 0.045 个 QALY 仅增加医疗保健系统 769 ~ 796 美元的额外成本，这一数字被认为具有成本效益。

值得注意的是，分析中包含的证据是有限的，因为其在结果测量方面不够标准化，具有很高的偏倚风险。

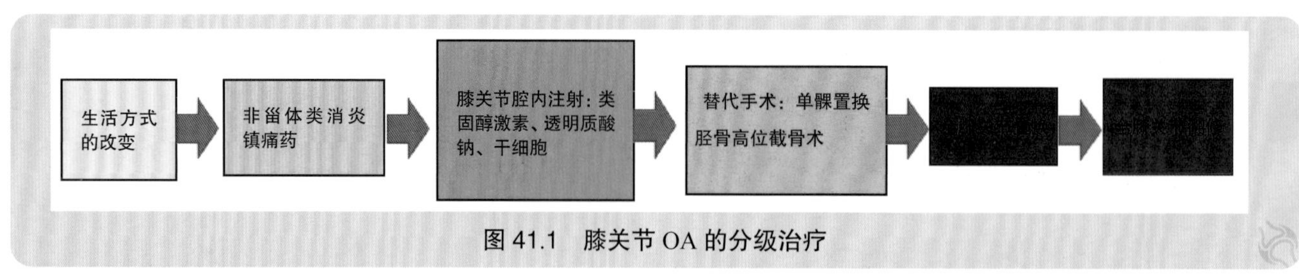

图 41.1　膝关节 OA 的分级治疗

针对中度关节炎（Ⅱ级，Ⅲ级），通常会对膝关节进行持续大量的药物注射治疗，治疗药物包括类固醇激素类、HA、富血小板血浆，以及最近使用的干细胞。AAOS 临床实践指南对注射类固醇激素和富血小板血浆没有定论，且没有明确提出支持或反对使用这些方法的具体建议。虽然对于（肾上腺）皮质激素类注射的使用没有共识，但由于其能够暂时缓解疼痛的困扰，在某些情况下可能会延迟 TKA，故可继续作为一种可选的治疗方案使用。基于 14 项研究（3 项高质量和 11 项中等质量）的荟萃分析，强烈反对使用 HA 注射来治疗症状性 OA，分析结果表明，在结局评分方面很少有患者获得临床上的益处。

生物制剂的应用前景也并不明朗。AAOS 已经正式成立了一个委员会来调查生物疗法在肌肉骨骼治疗方面的科学性，但 AAHKS（2019）表示："我们的立场是，生物疗法，包括干细胞和 PRP 注射，目前还不推荐用于治疗晚期的膝关节炎。"

关节镜治疗可改善膝关节 OA 的机械性症状，然而，支持关节镜在症状或预后指标方面有临床显著改善功效的证据依然十分有限（Hutt et al.，2015）。尽管每一种形式的保守治疗方案在轻度至中度关节炎中都具有不同的疗效，但在晚期膝关节 OA（Ⅳ级）的众多治疗方案中，TKA 才是最适宜的选择。

此外，还应关注 TKA 的手术替代方案（图 41.1）。胫骨高位截骨术（high tibial osteotomy，HTO）和 UKA 已被广泛用于某些特定情况下的治疗。比如 HTO 对患有单间室病变、内翻畸形和韧带完整稳定的年轻患者（通常为＜ 50 岁）有益（Smith et al.，2017）。UKA 除以上特定情况外同样适用于年龄更大的患者（Fabre-Aubrespy et al.，2016）。

> 虽然这些替代手术方案能够保留更多的天然解剖结构，但成本指数却是相似的，因存在转化为 TKA 的潜在需求，成本问题依旧得不到较大改善。

41.2.2　TKA 的健康生活质量和社会效益

如上所述，TKA 之所以成为降低成本的方向，是因为它在所有健康保险公司的预算费用中权重较大——这种情况反映了其高利用率及高成本。这种手术方案被持续广泛运用，应归功于其良好的治疗效果，也由于同样的原因而持续得到补偿。

以任何标准来看，TKA 都为患者的生命增加了成本效益价值。QALY 是目前确定干预措施对患者价值的标准。QALY 能有效地反映患者生命中增加的时间，以及该时间段的生存质量，例如，1 个 QALY 代表完全健康状态下的 1 年。QALY 效用值的计算基于患者的健康状态及在该健康状态下所花费的时间（Wu et al.，2014）。效用值基于诸如疼痛、功能水平和进行日常生活的活动能力（activities of daily living，ADLs）等因素。管理机构在这一个伦理和经济上都具有挑战性的领域进行探索为 QALY 设定价值。在美国，每一个 QALY 的附加价值为 5 万 ~ 15 万美元。

> 尽管 TKA 增加了膝关节 OA 治疗的终生治疗费用（TKA 的平均治疗成本约为 5 万美元），但 QALY 的增加使这项费用物超所值，完全在 QALY 附加价值的可接受范围内（图 41.2）。

QALY 考虑的是患者生命中增加的时间及该时间段的生存质量，并确定收获额外生命时间与生命质量的相关成本。完全健康状态的生命值被赋值为 1，而死亡赋值为 0。

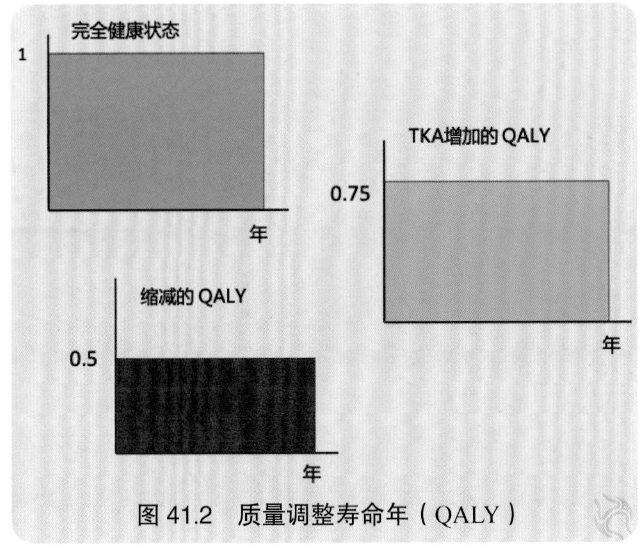

图 41.2　质量调整寿命年（QALY）

更具体地讲，接受 TKA 治疗后，患者终身医疗成本从 37 100 美元（没有接受 TKA 治疗）上升到 57 900 美元。低风险患者每个 QALY 成本为 18 300 美元，而高危患者每个 QALY 成本为 28 100 美元（Losina et al.，2009），综合测算下来的成本效益比依然有利。

此外，TKA 在使患者 RTW 方面也具有一定经济效益。例如，对于一个 50 岁有症状性膝关节 OA 的患者来说，在他的一生中，与非手术治疗相比，TKA 预计会为社会节省近 7 万美元。这些成本效益可以快速实现并保持不变（Bedair et al.，2014）。

由于如此有利的经济效益，在可预见的未来，TKA 仍将是晚期膝关节 OA 的标准治疗方案。

41.3　全膝关节置换术经济因素的考量

TKA 经济因素的考量周期应包含患者就诊前到患者术后 90 天，甚至更久的时间。每个阶段错综复杂的因素都会影响 TKA 在人群中的经济可行性。

41.3.1　术前评估与患者选择

在患者初次 TKA 术前评估时，医师必须考虑每个患者的全身并发症和其他因素，以确定患者是否可以在最大获益的情况下安全地接受手术。众所周知，一些合并症，如肥胖症和糖尿病会增加术后感染和其他术后并发症的风险。如个人或家族有血栓栓塞疾病或其他血栓前状态的病史会增加术后 PE 或 DVT 的风险，一般需要更积极的抗凝治疗策略。研究表明对于接受 TKA 的大多数患者来说，阿司匹林还是具有成本效益的（Parvizi et al.，2017）。

另一个需要重点考虑的因素是患者的生活习惯，如吸烟、饮酒和使用精神兴奋类药物，都有可能对手术产生不良影响。

手术并发症会导致骨科诊所、医院、卫生系统、患者和整个社会的成本增加，必须通过优化策略来减少潜在的可避免的并发症。术前，应采集每位患者的详细病史，并对所有并发症进行确诊与评估（Santaguida et al.，2008）。一旦明确患者需行 TKA，术前应在其他职能科室（如麻醉科、心脏病科等）的协助下对每个风险因素进行优化。查尔森合并症指数（charlson comorbidity index，CCI）考虑了年龄、心脏病、血管疾病、内分泌疾病（如糖尿病）、肺部疾病（如慢性阻塞性肺疾病）、肾脏疾病等因素，是 TKA 文献中术前评估和评价结果常用的量化指标（Baumgartner et al.，2018）。不同的外科医师在对患者的评估分类和手术方案的选择方面差异较大。总的来说，尽管高龄和多种合并症会增加手术风险，但研究表明，即便考虑到成本增加，大部分患者通过 TKA 的获益超过了这些风险。另外，在支付模式中需要解决患者的特定治疗事项，以防止风险因素增加导致患者被条款限制无法支付。

大数据和人工智能的创新为此提供了一种解决方案，通过分级系统去创建针对不同患者的报销模式——当遇到情况复杂的患者时，报销模式可以反映出这种复杂性（Navarro et al.，2018）。目前，CMS 仅对绝大多数患者与那些有“重度合并症”的患者进行了区分，而这些重度合并症患者占 TKA 患者总量的比例很低，美国约为 6%（Vizient Inc，2020）。这种缺乏风险粒度的做法阻碍了管理复杂病例的积极性。

> 尽管经济成本会因合并症及术后并发症而增加，但这一领域未来的工作将有助于确保外科医师能够为患者提供 TKA 手术治疗。

当 TKA 患者术后需再次住院治疗时，治疗费用开始增加，常会超过标准捆绑支付模式和 CMS 标准的报销额度。尤其对于术后并发 PE 或 DVT、入住重症监护室和进行其他医疗和（或）精神病学咨询的患者来说更是如此（Baumgartner et al.，2018）。

41.3.2 术后康复和出院注意事项

自从采用捆绑支付模式以来，关节外科医师的目标一直是管理与关节置换术相关的整个诊疗过程，并尽量减少低性价比的治疗措施（Gray et al.，2018）。其中一个内容是出院后的康复计划，大多数情况下，无论有无家庭医疗，出院回家都是一个越来越受欢迎的选择，这直接改善了预后和经济成本（Keswani et al.，2016）。出院后接受包括专业护理或亚急性康复治疗在内的替代方案会大大增加 TKA 的成本，并会增加出院后不良事件的发生率。

“风险评估和预测工具”（risk assessment and prediction tool，RAPT）是用于预测 TKA 患者在住院时间方面需求的常用评估工具。RAPT 考虑了以下几点。

- 年龄。
- 性别。
- 移动一定距离的能力。
- 步行所需的协助程度。
- 社区支持水平。
- 家庭支持水平（Dibra et al.，2019）。

它可以预测患者是否适合出院，是否需要延长康复治疗的时间。未来的报销模式需要考虑某些患者由于社会支持和功能状态的影响而无法顺利出院的情况。

关于 TKA，新的证据表明，对于大多数患者来说，接受门诊手术与短暂住院手术在并发症或再入院率方面几乎没有差别（Courtney et al.，2015；Bovonratwet et al.，2019；Gogineni et al.，2019）。由于临床预后相似，且成本大幅降低，门诊手术已经成为优化患者 TKA 治疗价值的有利途径。越来越多的患者和外科医师选择进行前景不错的门诊手术。

> 值得注意的是，与那些没有明确管理路径的医院和外科医师相比，明确的术后管理路径明显降低经济成本和外科医师使用率（Tessier et al.，2016）。

TKA 术后出院的再入院率为 4% ~ 10%（Gray et al.，2018；Keswani et al.，2016；Iorio et al.，2016），这些再入院的情况一般是由于手术或医疗并发症导致的，极大地增加了治疗成本（Clair et al.，2016）。一项关于 TKA 术后的再入院率和相关费用的大中心研究表明，再入院率为 8%，手术并发症（感染、伤口并发症、术后疼痛）的总平均费用为 27 979 美元（范围为 4790 ~ 40 774 美元），医疗并发症的平均费用为 11 682 美元（范围为 3306 ~ 24 076 美元）（Clair et al.，2016）。此外，大约 4% 的 TKA 患者需要再次手术。最常见的手术并发症包括感染和假体周围骨折，而最常见的医疗并发症是心血管或肺部相关的疾病（Luzzi et al.，2018）。

41.3.3 TKA 翻修

未来的几十年里，TKA 翻修的发生率和复杂性将持续增加。引起 TKA 翻修最常见的原因为 PJI，其次是无菌性松动、假体周围骨折、植入物磨损或断裂，以及其他人工关节的机械性并发症（Postler et al.，2018）。TKA 翻修术后再次入院需要高昂的费用。最近的一项研究表明，在一个大型队列中，TKA 翻修术后并发症发生率为 37.2%，而初次 TKA 仅为 2.5%；最常见的并发症仍是 PJI（24.1%）。此外，值得注意的是，与初次 TKA 再入院相比，TKA 翻修术后再入院的治疗成本为每个病例大约高出 7000 美元（Nichols et al.，2016）。

41.4 报销

> 美国的医疗保障费用高昂，占国内生产总值（GDP）的近 18%（Papanicolas et al.，2018），这种增长很大一部分是由人口老龄化和日益复杂的就医选择造成的。

由于接受 TKA 手术的患者年龄较大，CMS 仍然是 TKA 手术的主要支付者。在美国，外科手术属于按项目付费模式，在这种模式下，需要对每个项目以及后续随访服务进行单独付费（医师打包服务期除外，即 90 天的随访服务费用仍在支付范围内）。

传统的按项目付费，造成医院更加注重医疗服务而非患者的健康水平，几乎没有经济方面的激励机制用以改善健康结果或降低医疗成本，因为每种并发症或再次住院都会为医院系统带来更多的收入。在这种情况下，协同护理并不常见，同样也很少使用急性后护理措施，因为这些措施需要另外收费。自从替代支付模式和打包支付出现以来，这些趋势已经发生了变化，开始强调在 TKA 期间医疗服务提供者和各个岗位之间的协调服务，包括外科医师、麻醉师、职业治疗师和护理人员（Rozell et al.，2016）。

41.4.1　支付模式

关节置换综合治疗（the comprehensive care for joint replacement，CJR）医保支付模型由 CMS 于 2016 年 4 月发起，并已在美国大都市统计区（metropolitan statistical areas，MSAs）中使用。此外，根据《捆绑式服务改善支付计划（bundled payments for care improvement initiative，BPCI）2013》，捆绑付费计划包括了 4 种打包支付模式，其中模式 2 是最常用的形式（图 41.3）。

事实证明，打包支付对患者在内的所有主要参与者都有益。通过减少患者术后住院时间和再入院次数来降低成本，并促使医师更有效选择患者进行 TKA 和为患者术后需求制订计划，从而降低总体成本，使得 TKA 对患者的相对价值增加。

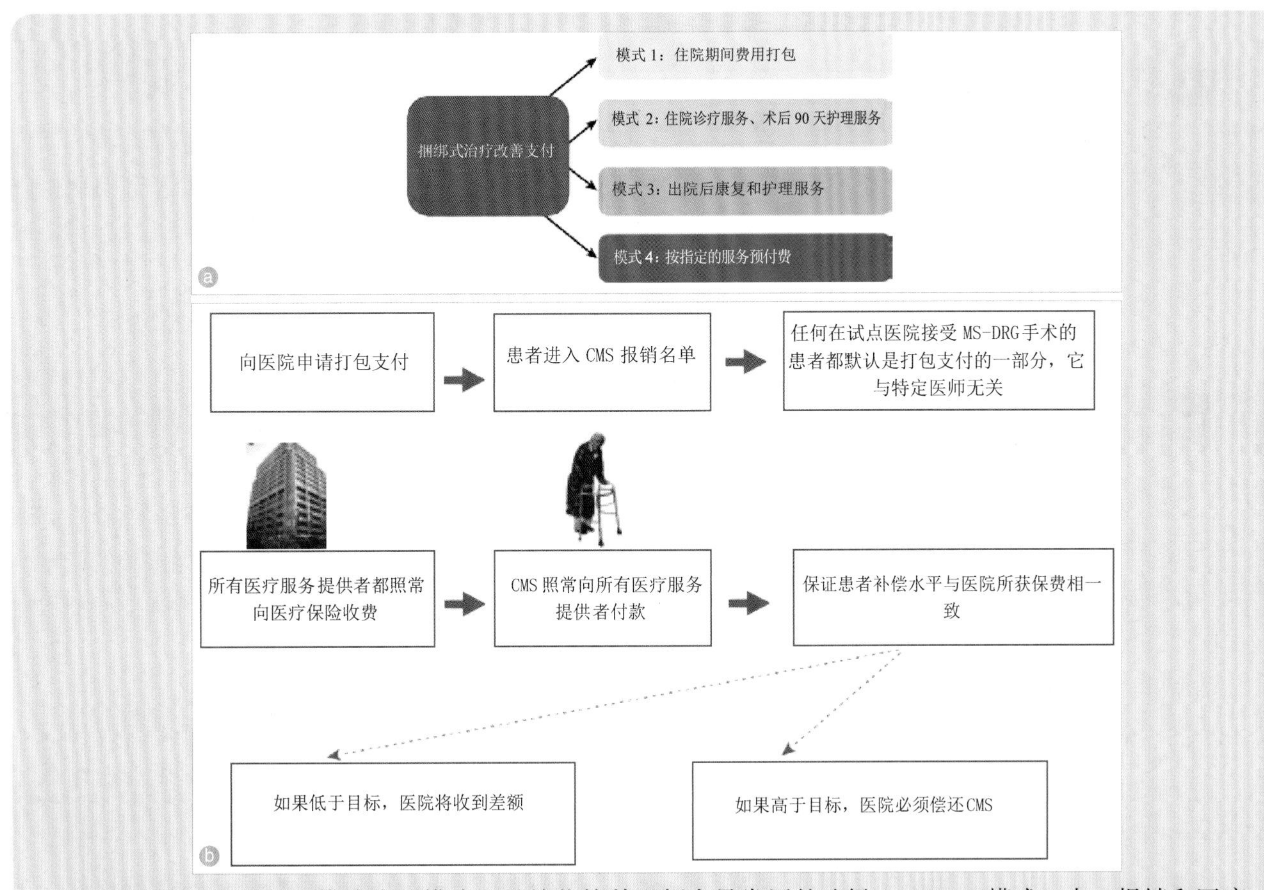

图 41.3　a. BPCI 4 个模式中，模式 2 是关节外科医师中最常用的选择；b. BPCI 模式 2 中，报销和医疗服务照常进行，并对支出进行监督，参与主体（医院）有资格根据整个计划年度的表现获得还款或罚款

> 值得注意的是，自 2018 年 1 月起，TKA 已从 CMS 仅限住院患者报销的名单中剔除，并且根据 BPCI，报销计划将于 2020 年开始。随着关节置换手术进入门诊环境，这些变化将对卫生系统产生深远影响。

41.4.2 新支付模式的局限性

捆绑支付机制也存在潜在的问题。学者们最初的担忧是，捆绑支付可能会导致持续报销水平降低，从而影响医院，进而可能造成医疗服务质量下降，但通过对捆绑支付和传统支付模式的多重比较研究发现捆绑支付并不会影响医疗质量，这在很大程度上缓解了这种担忧（Grayet al.，2018；Iorio et al.，2016；Dummit et al.，2016）。除此之外，由于越来越严格的患者选择，捆绑支付体制可能会限制就诊患者的数量，这种现象有时被称为“摘樱桃”和“挑柠檬”（比喻挑选患者）（Luzzi et al.，2018）。捆绑支付机制最重要的两个模式——BPCI 和 CJR，对医师执业和医院有不同的财务风险，目前尚不清楚这些模式中的哪一个可以维持医疗服务价值的长期增长。

> 有学者认为，一种自愿的、授权医师决策和领导的模式，如 BPCI，会产生更成功的长期变化，但只有时间会证明一切。

毫无疑问，这样的机制会降低成本，但它们是否也会危及骨科医师的自主权（创新和冒险精神），以及对基于价值服务的影响会持续吗？随着捆绑支付模式逐渐成为美国的标准，这些问题将在未来几年得到解答。将捆绑支付模式延伸到较小的医院和密度较低的 MSA 可能需要进行修改，因为这些基层地区无法承受捆绑支付模式带来的财务风险。政策制定者在将捆绑支付标准扩展到病例多样化、亚专科较少的小型社区医院时，需要考虑到这一风险。

如前所述，大多数 TKA 手术是针对 60 岁以上的患者开展的。因此，CMS 是这些程序的主要支付者。未来几年私人支付者将会关注捆绑支付领域。虽然不太可能对关节置换产生重大影响，但私人支付者对涉及年轻人群的捆绑支付非常感兴趣，例如产科模式（George，2018）。

41.4.3 收益分享

通过识别和调整关键利益相关者以实现收益共享，对于捆绑支付模式的成功至关重要（Bosco et al.，2018）。必须在各个领域共享以节约成本，以保持足够持续改进的动力。财务风险必须是各种规模的医疗机构可以接受的，且收入流必须保持稳定。除非有持续足够的收入来源，否则医院无法正常营业。

41.5 全膝关节置换术中的大数据

在大数据的时代背景下，医学领域必须做出相应的改变，才能跟上时代步伐。像 TKA 这样量大的术式需要可靠的数据收集，这些大数据在未来几年可被用于支付模式的持续改进。大数据不仅有助于持续改进，如果支付模型应用太广泛导致关节置换的可用性降低，大数据还可以在模型中进行必要的检查与平衡（Navarro et al.，2018）。一些有力的研究已经被用于证明了一些研究结果，如与手术数量少的医院相比，手术数量多的医院 TKA 的翻修率明显降低（Jeschke et al.，2017），研究还表明，在手术数量少的医院进行 TKA 会增加早期并发症的发生率。从多个研究中收集数据发表荟萃分析和 I 级证据，对临床诊疗同样重要，便捷地获取到这些数据对于持续提供高级别临床证据至关重要。

41.6 全膝关节置换术植入物

四大人工关节制造公司——史赛克（Stryker）、捷迈邦美（Zimmer-Biomet）、强生（DePuy-Synthes）、施乐辉（Smith & Nephew）在 TKA 内植物领域占据了大部分市场份额。在一个以植入物为主导的亚专业领域，解读结果数据往往比较困难，因为这些数据往往和公司的营销手段息息相关。

> 因此，这愈发凸显了第三方机构的重要性，因为其可以对植入物特征进行公正评价地客观研究。

TKA 植入物的费用在总费用中占很大比例；在改良型 TKA 中，人工关节的相关费用则更高。研究发现，在美国，人工关节成本差异很大，位于成本的第 90 百分位的医院所花费的费用大约是位于成本的第 10 百分位的医院的 2 倍（Haas et al.，2017）。通用植入物在降低成本方面有很大的潜力。就像阿司匹林和对乙酰氨基酚仿制药一样，通用的人工关节将为医院和人群提供一种可持续、更实惠的模式。研究表明，与供应商提供的高成本植入物相比，医师所有的分销渠道提供的低成本关节假体在手术结果和并发症方面并没有明显差异（Baumgarten et al., 2019）。

遗憾的是，植入物商品化也存在局限性。商品化可能会导致对假体更新不及时，以及治疗晚期膝关节 OA 新技术资助规模的缩小。尽管如此，在不断变化的医疗报销环境中，对通用 TKA 人工关节疗效的数据分析仍是有益的。

41.7 骨水泥型全膝关节置换术

尽管最近在压配技术、非骨水泥型 TKA 方面取得了一定的进展，但截至 2020 年，骨水泥型 TKA 仍然是"金标准"。

尽管骨水泥型、混合型和非骨水泥型 TKA 都获得了相似的患者报告的结局，但根据目前可用的注册数据，非骨水泥型膝关节假体的翻修率仍高于骨水泥型假体（Nugent et al., 2019）。虽然标准的骨水泥技术已经很成熟，但在不同机构之间仍存在差异。

41.7.1 骨水泥技术

目前，在笔者的机构中，医师主要使用骨水泥型假体，压配式生物型假体的使用要视具体情况而定，由主治医师来决定。在切皮前，静脉注射 TXA。采用标准的髌骨旁内侧入路。在植入骨水泥之前，给止血带充气达到适合患者体型的压力（通常为 250 ~ 300 mmHg），然后取出测试部件。对于大多数 TKA 来说，2 盒 40 g 的骨水泥就足够了。用脉冲枪冲洗清除骨表面的碎屑，以提高骨与骨水泥的绞索状态。在植入物的最终固定和骨水泥的固化过程中，我们用 DellaValle 等所述的稀释型必妥碘溶液浸泡膝关节，以尽量减少感染的风险，这个方法既节约成本，又有显著的临床效果（Brown et al., 2012）。采用标准的缝合方式，伤口闭合后使用浸银胶体敷料。在以上的工作模式下，大多数患者在医院的停留时间只有 1 晚或不到 1 晚。

笔者发现这种方法在时间、费用和临床结果方面都是最有效的，包括患者的满意度和感染的预防，手术并发症也是最少的。

41.7.2 抗生素骨水泥

骨水泥可以洗脱抗生素，洗脱特性取决于骨水泥混合物的孔隙率。这使得局部高浓度的抗生素可以持续数小时至数天（Nugent et al., 2019）。在美国，初次 TKA 中使用 ALBC 不符合标准，因为单从美国的情况来看，ALBC 在一些临床研究中并没有被证实有效。然而，欧洲和澳大利亚的关节登记数据却表明，市售的 ALBC 可被用于初次 TKA。例如，英国几乎所有的 TKA 使用的骨水泥为 ALBC，而欧洲高达 90% 的初次 TKA 使用的是 ALBC（Anagnostakos, 2017）。

在美国，ALBC 最常被用于分期翻修病例的治疗。在使用 ALBC 时，必须考虑几个因素（特别在混合使用的情况下）：存在过敏的风险，骨水泥特性因添加抗生素而发生改变，以及可能出现的耐药性（尽管这个可能性很小）。笔者认为，初次关节置换术中 ALBC 应该有选择地用于感染风险较高的患者，如糖尿病患者、免疫功能低下的患者或既往行开放性手术并存在内固定装置的患者。

41.8 外科医师和全膝关节置换术的经济前景

随着技术的进步及管理和监督的加强，间接产生的变化是，关节外科医师必须能够适应环境，并在为膝关节炎患者提供诊疗相关的经济决策中积极地发挥作用。尽管计算医学已经被证明在预防错误和简化治疗方面是有益的，但正确治疗每一位独特的患者仍然是关节科医师的责任。关节科医师不能在 TKA 的经济前景中袖手旁观；必须与其医院、专业组织共同倡导，并努力为患者群体做正确的事情——必须继续开创新的医疗服务模式，提供越来越高价值的治疗。

如前所述，"一刀切"的捆绑支付模式，在不考虑特定患者的风险因素情况下，将损害 TKA 的普及性和价值。

一些研究侧重于为患者特定的、高价值的支付模式开发适当的方法，使患者重要的结果能得到持续改善，同时最大限度地减少使用低效治疗。其中一种模式是治疗膝关节疼痛的“基于条件的捆绑”模式，该模型最近在德克萨斯州和北卡罗来纳州以略微不同的形式实施（Andrawis et al.，2019；O’Donnell et al.，2018）。这些模式的目标是利用一个医疗团队，根据患者的个人健康和社会历史背景，提供以患者为中心、最有利于缓解患者膝关节疼痛的长期治疗方案。

共同决策也将对膝关节炎的未来管理产生重大影响。通过共同决策流程，外科医师可以确保患者的需求得到满足，而不是单纯满足医师或医疗机构的计划需求。在某些情况下，这将涉及替代疗法，而在某些情况下，甚至可以绕过许多传统的“保守”治疗流程（Sambare et al.，2017）。

> 在过去几十年里，关节置换术的显著增长刺激了持续改进的需要。随着发达国家人口的不断老龄化，创建可持续的经济模式至关重要。

患者、外科医师、其他服务的提供者、管理者和政策制定者都应该继续努力，通过提高质量、降低成本及提高患者和整个医疗系统的价值来实现收益共享。

要点

- 症状性膝关节 OA 的管理成本很高，在手术和非手术阶段都会产生巨大的经济成本；然而，使患者 RTW 的社会效益通常会降低 TKA 的成本，特别是对于 50 岁或更年轻的患者。
- 虽然 TKA 的经济成本很高，但该手术在恢复 QALY 方面是非常有效的，这是衡量医学治疗成本效益的一个指标；每一个 QALY 的成本估算费用为 18 000 美元到 28 000 美元，远远低于 50 000 美元的门槛，显然这是具有经济优势的。
- 在美国，TKA 一直是成本控制的目标，因为它的使用率很高，在卫生系统和支付方的成本中所占的比例也很高；控制措施导致了替代支付模式的引入，如捆绑支付模式，供应商被要求为每个病例的成本设定一个目标价格。
- 尽管在早期的研究中，替代性支付模式似乎在降低成本和保持医疗质量方面很有前景，但人们仍然会担心医疗服务可能会受到影响，持续降低的成本最终会削弱治疗症状性膝关节炎患者的经济可行性；未来基于价值的方案需要确定如何以经济形式去奖励这些患者的高价值治疗方法。
- TKA 植入假体是与手术相关的一项重大费用，需要客观的结果数据来显示其有效性。
- 尽管非骨水泥型假体的使用越来越多，但骨水泥型假体在美国仍然是标准配置；在美国，关于 ALBC 是否比普通骨水泥更具成本效益的争论仍在继续，特别是考虑到与人工关节感染相关的高成本。

参考文献

（遵从原版图书著录格式）

American Academy of Hip and Knee Surgeons (2019) Biologics for advanced hip and knee arthritis. American Association of Hip and Knee Surgeons. http://www.aahks.org/position-statements/biologics-for-advanced-hip-and-knee-arthritis/. Accessed 20 Dec 2019

American Academy of Orthopaedic Surgeons (2013) Clinical practice guideline on treatment of osteoarthritis of the knee. https://www.aaos.org/quality/quality-programs/lower-extremity-programs/osteoarthritis-of-the-knee/

Anagnostakos K (2017) Therapeutic use of antibiotic-loaded bone cement in the treatment of hip and knee joint infections. J Bone Jt Infect 2(1):29–37

Andrawis JP, McClellan M, Bozic KJ (2019) Bundled payments are moving upstream. In: NEJM Catalyst, Boston

Baumgarten KM, Chang PS, Looby PA, McKenzie MJ, Rothrock CP (2019) Do more expensive total knee arthroplasty prostheses provide greater improvements in outcomes over less expensive prostheses sold by a physician-owned distributorship? J Am Acad Orthop Surg 27(23):e1059–e1067

Baumgartner BT, Karas V, Kildow BJ et al (2018) Inpatient consults and complications during primary total joint arthroplasty in a bundled care model. J Arthroplast 33(4):973–975

Bedair H, Cha TD, Hansen VJ (2014) Economic benefit to society at large of total knee arthroplasty in younger patients: a Markov analysis. J Bone Joint Surg Am 96(2):119–126

Bedard NA, Dowdle SB, Anthony CA et al (2017) The AAHKS clinical research award: what are the costs of knee osteoarthritis in the year prior to total knee arthroplasty? J Arthroplast 32(9S):S8–S10. e11

Bosco JA, Harty JH, Iorio R (2018) Bundled payment arrangements: keys to success. J Am Acad Orthop Surg 26(23):817–822

Bovonratwet P, Fu MC, Tyagi V, Gu A, Sculco PK, Grauer JN (2019) Is discharge within a day of total knee arthroplasty safe in the octogenarian population? J Arthroplast 34(2):235–241

Brown NM, Cipriano CA, Moric M, Sporer SM, Della Valle CJ (2012) Dilute betadine lavage before closure for the prevention of acute postoperative deep periprosthetic joint infection. J Arthroplast 27(1):27–30

Bundled Payments for Care Improvement (BPCI) Initiative: General Information. In: (CMS) CfMaMS, ed 2013

Center for Medicare and Medicaid Innovation. Comprehensive care for joint replacement model. In: Services CfMaM, ed 2016

Clair AJ, Evangelista PJ, Lajam CM, Slover JD, Bosco JA, Iorio R (2016) Cost analysis of total joint arthroplasty readmissions in a bundled payment care improvement initiative. J Arthroplast 31(9):1862–1865

Courtney PM, Rozell JC, Melnic CM, Lee GC (2015) Who should not undergo short stay hip and knee arthroplasty? Risk factors associated with major medical complications following primary total joint arthroplasty. J Arthroplast 30(9 Suppl):1–4

Dibra FF, Silverberg AJ, Vasilopoulos T, Gray CF, Parvataneni HK, Prieto HA (2019) Arthroplasty care redesign impacts the predictive accuracy of the risk assessment and prediction tool. J Arthroplast 34(11):2549–2554

Dillon CF, Rasch EK, Gu Q, Hirsch R (2006) Prevalence of knee osteoarthritis in the United States: arthritis data from the Third National Health and Nutrition Examination Survey 1991-94. J Rheumatol 33(11):2271–2279

Dummit LA, Kahvecioglu D, Marrufo G et al (2016) Association between hospital participation in a medicare bundled payment initiative and payments and quality outcomes for lower extremity joint replacement episodes. JAMA 316(12):1267–1278

Fabre-Aubrespy M, Ollivier M, Pesenti S, Parratte S, Argenson JN (2016) Unicompartmental knee arthroplasty in patients older than 75 results in better clinical outcomes and similar survivorship compared to total knee arthroplasty. A matched controlled study. J Arthroplast 31(12):2668–2671

George J (2018) IBC, Rothman sign long-term deal. In: Philadelphia Business Journal, Philadelphia

Gogineni HC, Gray CF, Prieto HA, Deen JT, Boezaart AP, Parvataneni HK (2019) Transition to outpatient total hip and knee arthroplasty: experience at an academic tertiary care center. Arthroplast Today 5(1):100–105

Gray CF, Prieto HA, Duncan AT, Parvataneni HK (2018) Arthroplasty care redesign related to the Comprehensive Care for Joint Replacement model: results at a tertiary academic medical center. Arthroplast Today 4(2):221–226

Haas DA, Kaplan RS (2017) Variation in the cost of care for primary total knee arthroplasties. Arthroplast Today 3(1):33–37

Hutt JR, Craik J, Phadnis J, Cobb AG (2015) Arthroscopy for mechanical symptoms in osteoarthritis: a cost-effective procedure. Knee Surg Sports Traumatol Arthrosc 23(12):3545–3549

Iorio R, Clair AJ, Inneh IA, Slover JD, Bosco JA, Zuckerman JD (2016) Early results of medicare's bundled payment initiative for a 90-day total joint arthroplasty episode of care. J Arthroplast 31(2):343–350

Jeschke E, Citak M, Gunster C et al (2017) Are TKAs performed in high-volume hospitals less likely to undergo revision than TKAs performed in low-volume hospitals? Clin Orthop Relat Res 475(11):2669–2674

Keswani A, Tasi MC, Fields A, Lovy AJ, Moucha CS, Bozic KJ (2016) Discharge destination after Total joint arthroplasty: an analysis of postdischarge outcomes, placement risk factors, and recent trends. J Arthroplast 31(6):1155–1162

Kurtz S, Ong K, Lau E, Mowat F, Halpern M (2007) Projections of primary and revision hip and knee arthroplasty in the United States from 2005 to 2030. J Bone Joint Surg Am 89(4):780–785

Losina E, Walensky RP, Kessler CL et al (2009) Cost-effectiveness of total knee arthroplasty in the United States: patient risk and hospital volume. Arch Intern Med 169(12):1113–1121; discussion 1121–1112

Luzzi AJ, Fleischman AN, Matthews CN, Crizer MP, Wilsman J, Parvizi J (2018) The "bundle busters": incidence and costs of postacute complications following total joint arthroplasty. J Arthroplast 33(9):2734–2739

Navarro SM, Wang EY, Haeberle HS et al (2018) Machine learning and primary total knee arthroplasty: patient forecasting for a patient-specific payment model. J Arthroplast 33(12):3617–3623

Nichols CI, Vose JG (2016) Clinical outcomes and costs within 90 days of primary or revision total joint arthroplasty. J Arthroplast 31(7):1400–1406. e1403

Nugent M, Wyatt MC, Frampton CM, Hooper GJ (2019) Despite improved survivorship of uncemented fixation in total knee arthroplasty for osteoarthritis, cemented fixation remains the gold standard: an analysis of a National Joint Registry. J Arthroplast 34(8):1626–1633

O'Donnell J, Saunders RS, Japinga M et al (2018) Expanding payment reforms to better incentivize chronic care for degenerative joint disease. In: Health affairs blog, vol 2020. Health Affairs

Pabinger C, Lothaller H, Geissler A (2015) Utilization rates of knee-arthroplasty in OECD countries. Osteoarthr Cartil 23(10):1664–1673

Papanicolas I, Woskie LR, Jha AK (2018) Health care spending in the United States and other high-income countries. JAMA 319(10):1024–1039

Parvizi J, Huang R, Restrepo C et al (2017) Low-dose aspirin is effective chemoprophylaxis against clinically important venous thromboembolism following total joint arthroplasty: a preliminary analysis. J Bone Joint Surg Am 99(2):91–98

Pinto D, Robertson MC, Hansen P, Abbott JH (2012) Cost-effectiveness of nonpharmacologic, nonsurgical interventions for hip and/or knee osteoarthritis: systematic review. Value Health 15(1):1–12

Postler A, Lutzner C, Beyer F, Tille E, Lutzner J (2018) Analysis of total knee arthroplasty revision causes. BMC Musculoskelet Disord 19(1):55

Rozell JC, Courtney PM, Dattilo JR, Wu CH, Lee GC (2016) Should all patients be included in alternative payment models for primary total hip arthroplasty and total knee arthroplasty? J Arthroplast 31(9 Suppl):45–49

Sambare T, Uhler L, Bozic KJ (2017) Shared decision making: time to get personal. In: NEJM Catalyst. New England Journal of Medicine, Boston

Santaguida PL, Hawker GA, Hudak PL et al (2008) Patient characteristics affecting the prognosis of total hip and knee joint arthroplasty: a systematic review. Can J Surg 51(6):428–436

Smith WB 2nd, Steinberg J, Scholtes S, McNamara IR (2017) Medial compartment knee osteoarthritis: age-stratified cost-effectiveness of total knee arthroplasty, unicompartmental knee arthroplasty, and high tibial osteotomy. Knee Surg Sports Traumatol Arthrosc 25(3):924–933

Tessier JE, Rupp G, Gera JT, DeHart ML, Kowalik TD, Duwelius PJ (2016) Physicians with defined clear care pathways have better discharge disposition and lower cost. J Arthroplast 31(9 Suppl):54–58

Turkiewicz A, Petersson IF, Bjork J et al (2014) Current and future impact of osteoarthritis on health care: a population-based study with projections to year 2032. Osteoarthr Cartil 22(11):1826–1832

Vizient Inc (2020) Vizient DRG Compare- 469 470. Vizient, Inc. https://www.vizientinc.com. Accessed 6 Feb 2020

Wu CH, Gray CF, Lee GC (2014) Arthrodesis should be strongly considered after failed two-stage reimplantation TKA. Clin Orthop Relat Res 472(11):3295–3304

（胡守业　杨　治　许　珂）

第 42 章

骨水泥型全膝关节置换术成本问题的思考

Kenoma Anighoro and Kevin J. Bozic

42.1 引言

近年来，科学研究和社交媒体的关注点主要集中于探讨促使医疗保健费用增加的因素上。在美国，医疗卫生部门的开支占国内生产总值的近 1/5（Papanicolas et al.，2018）。有学者指出，许多人的医疗费用负担过重，甚至有患者因支付医疗费用而破产（Brill，2015）。与其他经济合作与发展组织国家相比，美国在健康管理方面明显缺乏优势。这些现实是相互交织在一起，但又不可互换。在一些出版物中，"成本"是指医疗卫生部门的整体经济活动（如社会成本）；或者指通过医疗报销给予卫生系统的补偿（如支付成本）；或者是患者自己承担的费用（如自付费用）。然而，值得注意的是，这些对于在经济产出中占很大比例的其他行业来说并不被视为"成本"。例如，当引用这些行业里公司的总市值时，通常不会用"汽车成本"或"食品和饮料成本"来指代。这些市场中的消费价格并不被称为成本。

> 医疗保健系统中的不同利益相关者——患者、付款方、购买者、医师、供应商、医疗保健系统和社会——对成本有不同的体验。当成本的类型和相关的利益相关者没有被指定时，可能会出现成本、收入和收益的混淆。

任何关于成本的讨论都必须从确定承担成本的利益攸关者开始。

> 从商业的角度来看，产品或服务的成本包括其生产过程所需的原材料供应成本和人力成本。

因为其他利益相关方的成本本质上是"下游"的，充分了解提供服务实体的真实成本是很有用的。

本章将探讨 TKA 的成本。TKA 的成本是指医疗机构提供服务所必需的基本投入。

42.2 评估全膝关节置换术成本的办法

从医疗机构的角度分析，TKA 成本可通过多种方式进行评估。在许多文献中根据保险费用和支付方报销费用推断成本，这些数据可以被轻易地提取出来（Ong et al.，2006）。汇总某一特定时期内支付的报销金额，再乘以预期的支出和（或）收入比率便可以得到一可行的成本估算值（Stargardt，2008）。这些费率、报销金额、支出和（或）收入比率是机构收费计算的重要组成部分，是医疗卫生系统中成本、支出和收入信息的特有评量指标。因为不同机构之间差异很大，收费和报销标准通常存在很大的差异，报销和实际花销之间的差异甚至更大。这些差异的存在是由于供应商、支付方和提供者之间成本转换和多边合同谈判，以及第三方支付者存在支付问题。因为这些规则的不同，使得以上因素成为普遍适用金融信息的不良来源。为了简化这里的成本问题讨论，将避免引入收费、报销和收入的参考文献，反而会尝试确定真正的成本。

直观地说，TKA 的成本取决于直接或间接的供应成本和人员成本（如工资）。

> 医疗服务的真实成本一般难以准确衡量，因为提供医疗服务需要更专业的人工治疗，以及在治疗过程中所采用的治疗措施存在差异。

幸运的是，在 TKA 领域中，很多收费项目已经标准化，可以进行某些一般性的预测。许多研究仍在继续探究潜在的可以标准化的项目，以减少在 TKA 治疗过程中的差异。因此，我们希望未来以多种评估方式进行 TKA 成本的评估。

健康卫生机构中核算成本的方法主要有 2 种。

- 传统的成本计算方式。
- 时间驱动的作业成本法（Palsis et al.，2018；Akhavan et al.，2016）。

> 传统的成本计算方式，总费用是从一给定时间内的所有行业活动中计算出来的，这些成本按照平均利用率的占比分配给被称为成本中心的各个部门。

这是一种"自上而下"的计算方式，计算过程基于各部门产生某些费用的设定。

> 时间驱动的作业成本法，通过观察创建详细的流程图，所有业务流程都被分解成为它的组成步骤。通过确定每个步骤的人力和资源成本计算出整个流程的成本。

确定每种资源（如手术室、手术台等）和人力（如巡回护士、外科技术人员等）的每分钟成本，便能以这种“自下而上”且更为精细的方式计算出整体的治疗成本。

虽然这种方法提供了一个更为精准的成本估算办法，但这种核算方法的一个缺点是总成本只会和它们所参照的流程图一样稳固，由所有患者共同分担的费用可能会被忽略，例如维持消毒供应中心、快速反应信息中心、常备手术室或环境清洁的费用。因为这些成本很难被划分到特定患者的日常服务中去。

为简化外科手术资源利用方面的成本讨论，Childers 等（2018）发表在《美国医学会杂志》上的一份报告试图确定每个手术室每分钟的平均成本。其估算手术室时间成本的办法是根据加利福尼亚州 302 家医院的手术和康复部门每年的总费用除以同年各自的手术总台数得出的。其得出手术室所有项目平均每分钟花费 36 ~ 37 美元。需要注意的是，费用不包括外科医师、麻醉、放射科、植入物或特殊设备的费用。

42.3 骨水泥型和非骨水泥型全膝关节置换术成本的对比

> 对比骨水泥型和非骨水泥型 TKA 成本情况，最显著的差异来自材料。

假设在医护团队的组成和其他设备保持不变的情况下，成本差异主要来自所使用的工具、一次性耗材和植入物成本。骨水泥型 TKA 需要使用骨水泥、相关的一次性耗材，以及骨水泥型假体。

非骨水泥型 TKA 不需要使用骨水泥固定，但制造商需要通过改变假体特性以增强假体稳定性。如钽金属增强、多孔设计和（或）羟基磷灰石涂层等（Kamath et al.，2011；Harwin et al.，2013）。

> 非骨水泥型假体因为其生产过程需要更高水平的专业化制作而售价昂贵。

Lawrie 等（2019）的研究提供了关于对比骨水泥型和非骨水泥型 TKA 成本估算和分析的可行性办法。在其研究中，结论显示非骨水泥型假体贵 366 美元（因不同制造商和协商价格协议而变化）。另一方面，PMMA 骨水泥和相关的一次性耗材可能要花费 325 美元左右。如果外科医师认为有必要使用 ALBC，意味着每 40 gALBC 的成本将增加 175 美元。

一些研究表明，通过减少患者骨水泥的用量可显著降低成本。Yan 等（2018）研究发现在常规 TKA 手术中仅使用了 30 g 左右骨水泥，却浪费了约 90 g，所以减少浪费可以降低成本。优化骨水泥使用方案在取得预期效果的同时可以降低成本（Kee et al.，2018）。

Lawrie 等证实当植入物和材料的前期成本相同时，即使考虑到手术时间成本，忽略骨水泥固化过程也是有好处的。

> 在其研究中，生物型 TKA 手术时间缩短了约 10 分钟（Harwin et al.，2013）。因此，当以手术室时间来量化成本时，这就产生了成本差异，并从人员和设备成本中节省了总成本。

减少手术时间可以减少不良事件的发生率，一些研究报告称，TKA 手术时间的减少与感染率和住院时长的减少有关（George et al.，2018；Sodhi et al.，2019）。其他研究表明，当手术时间达到 100 ~ 120 分钟后，这些节省的时间可能不会影响临床效果（Pugely et al.，2015；Ravi et al.，2019）。从医疗机构的角度来看，每台手术节约 10 分钟可降低其运行成本，并使在特定时间内完成更多手术成为可能（Chatterjee et al.，2009）。工作人员可以利用节省的时间从事其他必要的活动，最大限度地减少人员疲劳，并改善患者的预后。

> 植入费用通常占 TKA 总费用的很大一部分，即使包括围手术期管理费用在内，仍占总费用的 1/3（Carducci et al.，2019）。

这方面的费用在很大程度上取决于医院和供应商之间的谈判协议。Robinson 等（2012）的研究表明，医院内部或者各医院之间 TKA 成本的很大一部分差异（总差异的 97.5%）可归因于如手术数量、医院培训状况或外科手术偏好的这些非患者因素。同一植入物在不同地区的价格存在显著差异。除了植入物的特性和相对的生产成本之外，通过协调供应商与医疗机构之间的交易可以实现成本节约。一些医院通过规定多名外科医师订购特定供应商的植入物和供应商达成了更优惠的购买协议，完成了成功的商业谈判（Boylan et al.，2019）。

考虑到使用有效年限时，骨水泥型 TKA 既往表现更好，更多的数据支持使用骨水泥型 TKA（Fricka et al.，2019）。

然而最近的研究发现，骨水泥型和非骨水泥型 TKA 的长期生存率相似（Fricka et al.，2019）。这可能是因为骨科基础科学的进步及人工关节的不断创新。

最近的研究表明，生物型假体具有较高的 5～10 年生存率(>91%)和良好的满意率(>98%)，但长期的随访数据有限（Drexler et al.，2012；Hardeman et al.，2006）。

与非骨水泥型 TKA 组相比，骨水泥型 TKA 组有 15～20 年更长期的随访数据，这表示骨水泥型假体生存率超过 85%（Ranawat et al.，2012）。

正如预期的那样，关节翻修术因比初次手术项目增多而成本增加。TKA 翻修比初次关节置换技术要求更高，且需要更多的人力和物力。植入物的费用可能要高出近 200%，平均手术时间也可能翻倍（Weber et al.，2018）。膝关节翻修术通常与较长的住院时间和较高的感染率有关，这些都导致了额外的费用成本。

骨水泥型假体的生存率即便有一个小的提高，当扩散到整个患者群体时，也会带来一个实质性的长期成本优势。非骨水泥型假体的长期生存率是否与骨水泥型假体的长期生存率一致还有待观察。

阐明两种类型的假体在长期疗效和翻修率方面的差异，并确定哪类患者人群最能从哪种假体类型中获益，将是未来研究的关键。

42.4 特殊患者群体的成本考虑

在减少术后感染方面，ALBC 可能有利于一些感染风险较高的人群（如关节翻修），但是否常规用于初次 TKA 仍存在争议（Tayton et al.，2016；King et al.，2018）。此外，使用 ALBC 可能会引起特异性的并发症，如肾衰竭（Chan et al.，2019）。ALBC 目前仅被 FDA 批准用于关节置换术后感染患者的治疗，特别是处于二期翻修术清创术后二次翻修的患者（如妥布霉素 ALBC 占位器被批准临时使用于髋关节感染翻修）。但并不被批准用于初次关节置换的感染预防（Nelson，2004）。

另外，水凝胶或银这些可吸收的抗生素涂层可被用来作为降低感染率的材料。在 Romano 等（2016）的研究中，其发现总体结果没有显著差异，但使用水凝胶降低了手术浅表部位的感染率。由于随访时间有限（平均 14.5 个月），这一方法的长期效果尚不清楚。如果这项研究中发现的差异是真实存在的，这相当于减少了大约 6% 的感染风险，对应于 17 位感染患者。根据这些材料商谈的价格来看，常规使用会产生巨大费用。可能会有人提出质疑，当患者出现感染时，短期口服抗生素治疗会更划算。然而，在某些亚群体中，有必要提前干预：Trentinaglia 等（2018）探索了 ALBC、水凝胶和银涂层在初次 TKA 中的经济效益，发现如果术前感染风险分别不超过 1.5%、2.6% 和 19.2%，这些干预措施对整体成本影响不明显。

有些 TKA 假体系统提供了 APT 组件作为标准金属假体的代替物。

APT 组件的价格比金属组件低 33%。APT 组件的假体存活率与金属假体相当，特别是在老年人群中（Gustke et al.，2017）。

Browne 等（2018）使用灵敏性分析研究表明，与金属假体相比，除非 APT 组件假体失败率高于 9%，APT 组件假体才具有成本效益，在合适的患者人群中更是有效的选择。

一些研究者详细分析了 TKA 后不良结果，发现金属过敏可能是一个 TKA 术后发生不良结局事件的潜在因素。

据推测，对镍、铬、钴或 PMMA 骨水泥过敏可能导致 TKA 术后假体早期无菌性松动。

为了解决这些问题，外科医师已经考虑采用可替代的支撑面，尽量减少过敏源暴露以改善预后。

钛合金和氧化锆（oxinium）假体的出现可以避免

致敏材料的使用。一些制造商还生产对“过敏体质”友好的氧化氮化钛或氮化锆涂层钴铬钼假体，此类假体既有较好的光滑表面还能减少过敏源暴露（Ajwani et al.，2016）。尽管这些特殊的假体比常规假体更昂贵，且假体长期失败率可能更高（Vertullo et al.，2017），但在某些患者亚群中，成本增加是合理的。

> 目前，还没有可靠的方法来确定哪些患者会从低过敏性假体中受益。一项回顾性研究表明，自我报告金属过敏与患者术后功能结局没有相关性（Schmidt et al.，2019）。

皮肤斑点试验和淋巴细胞试验可以更准确地鉴别患者的过敏反应，但是以目前的形式，这些试验作为日常检测是比较昂贵的。即便使用了致敏性假体，过敏反应阳性结果也并没有被证明与不良预后有关（Münch et al.，2015；Yang et al.，2019）。然而，也有病例报告显示，严重过敏的患者使用低敏性假体获得了实质性的帮助（Stathopoulos et al.，2017）。未来的研究能否阐明 TKA 中金属过敏的临床意义还有待观察。

42.5 综合质量评估的重要性

价值是成本评估必不可少的考虑因素。

> 价值应该从医疗服务的最终客户——患者的角度来定义。在考虑降低医疗系统的成本时，必须注意确保医疗质量不受损害。

在目前的关节置换术文献中，许多研究将医院收治结果（住院时间、出院后回家等）或不良事件发生率（如翻修、输血和感染等）作为替代因素进行价值评估，但这些未必符合患者对医疗质量的认知（Andrawis et al.，2013）。具有相似并发症发生率的治疗措施实际上可能具有显著不同的临床或功能效果。

> 在理想情况下，价值评估应该基于 PROMs 或健康状态评估工具，这些报告能更好地从患者的角度评判治疗的有效性（Franklin et al.，2013）。

现有的量表工具包括 WOMAC 和 KOOS。然而，通过 PROMs 评估不同 TKA 治疗方式没有被常规应用于已发表的文献中。因此，真正比较诸多 TKA 治疗方案的价值是不切实际的（Makhni et al.，2015）。假设这些方案对患者的价值或多或少是相似的，选择何种方案都可以。但重要的是要意识到这并不是现实存在的，尽管这些方案有相似的临床治疗效果或不良事件发生率。

在本章对成本的讨论中，我们理所当然地认为医疗质量不变。如果更深入地探索，可能发现一些选择的改变会促使价值转移，从患者的角度来看是不令人满意的，未来的研究需要同时考虑成本和价值。

要点

- 利益相关者的不同，对成本可能会有不同的解释，所以成本分析必须首先确定分析视角。
- 医疗的成本核算是易变的，也并不可靠，这有可能影响了成本计算的初衷。时间驱动的作业成本法提供了一种提高成本核算精细度的解决方案，但具有高度资源密集型的特点。
- 骨水泥型 TKA 应用历史较长，根据最近发表的研究，非骨水泥型 TKA 被证明是一种可行的替代方案。非骨水泥型假体比骨水泥型假体略贵一些，但避免了骨水泥以及其他相关的费用。
- 特殊人群可能受益于更昂贵的替代材料，如 ALBC、抗生素涂层或低镍生物材料，但需要进一步的研究来确定使用这些材料的时机。
- 价值是所有成本分析中必须考虑的因素。单纯考虑成本时，降低医疗成本可能会无意间损害患者的治疗效果。

参考文献

（遵从原版图书著录格式）

Ajwani SH, Charalambous CP (2016) Availability of total knee arthroplasty implants for metal hypersensitivity patients. Knee Surg Relat Res 28(4):312

Akhavan S, Ward L, Bozic KJ (2016) Time-driven activity-based costing more accurately reflects costs in arthroplasty surgery. Clin Orthop Relat Res 474(1):8–15

Andrawis JP, Chenok KE, Bozic KJ (2013) Health policy implications of outcomes measurement in orthopaedics. Clin Orthop Relat Res 471(11):3475–3481

Boylan MR et al (2019) Preferred single-vendor program for total joint arthroplasty implants: surgeon adoption, outcomes, and cost savings. JBJS 101(15):1381–1387

Brill S (2015) America's bitter pill: money, politics, backroom deals, and the fight to fix our broken healthcare system. Random House Trade Paperbacks

Browne JA et al (2018) When would a metal-backed component become cost-effective over an all-polyethylene tibia in total knee

arthroplasty? Am J Orthop (Belle Mead NJ) 47(6):1–8
Carducci MP et al (2019) Variation in the cost of care for different types of joint arthroplasty. J Bone Joint Surg Am 102(5):404–409
Chan JJ et al (2019) Antibiotic-loaded bone cement in primary total knee arthroplasty: utilization patterns and impact on complications using a national database. J Arthroplast 34(7): S188–S194
Chatterjee A et al (2009) Opportunity cost: a systematic application to surgery. Surgery 146(1):18–22
Childers CP, Maggard-Gibbons M (2018) Understanding costs of care in the operating room. JAMA Surg 153(4):e176233–e176233
Drexler M et al (2012) Cementless fixation in total knee arthroplasty: down the boulevard of broken dreams–opposes. J Bone Joint Surg 94(11_Supple_A):85–89
Franklin PD, Harrold L, Ayers DC (2013) Incorporating patient-reported outcomes in total joint arthroplasty registries: challenges and opportunities. Clin Orthop Relat Res 471(11):3482–3488
Fricka KB, McAsey CJ, Sritulanondha S (2019) To cement or not? Five-year results of a prospective, randomized study comparing cemented vs cementless total knee arthroplasty. J Arthroplast 34(7):S183–S187
George J et al (2018) How fast should a total knee arthroplasty be performed? An analysis of 140,199 surgeries. J Arthroplast 33(8):2616–2622
Gustke KA, Gelbke MK (2017) All-polyethylene tibial component use for elderly, low-demand total knee arthroplasty patients. J Arthroplast 32(8):2421–2426
Hardeman F et al (2006) Cementless total knee arthroplasty with Profix: a 8-to 10-year follow-up study. Knee 13(6):419–421
Harwin SF et al (2013) Excellent fixation achieved with cementless posteriorly stabilized total knee arthroplasty. J Arthroplast 28(1):7–13
Kamath AF et al (2011) Prospective results of uncemented tantalum monoblock tibia in total knee arthroplasty: minimum 5-year follow-up in patients younger than 55 years. J Arthroplast 26(8):1390–1395
Kee JR et al (2018) Standardization of acrylic bone cement mixing protocols for total knee arthroplasty results in cost savings. Orthopedics 41(5):e671–e675
King JD et al (2018) The hidden cost of commercial antibiotic-loaded bone cement: a systematic review of clinical results and cost implications following total knee arthroplasty. J Arthroplast 33(12):3789–3792
Lawrie CM et al (2019) The cost of implanting a cemented versus cementless total knee arthroplasty. Bone Joint J 101(7_Supple_C):61–63
Makhni EC et al (2015) What are the strength of recommendations and methodologic reporting in health economic studies in orthopaedic surgery? Clin Orthop Relat Res 473(10):3289–3296
Münch HJ et al (2015) The association between metal allergy, total knee arthroplasty, and revision: study based on the Danish Knee Arthroplasty Register. Acta Orthop 86(3):378–383
Nelson CL (2004) The current status of material used for depot delivery of drugs. Clin Orthop Relat Res 427:72–78
Ong KL et al (2006) Economic burden of revision hip and knee arthroplasty in Medicare enrollees. Clin Orthop Relat Res 446:22–28
Palsis JA et al (2018) The cost of joint replacement: comparing two approaches to evaluating costs of total hip and knee arthroplasty. JBJS 100(4):326–333
Papanicolas I, Woskie LR, Jha AK (2018) Health care spending in the United States and other high-income countries. JAMA 319(10):1024–1039
Pugely AJ et al (2015) The incidence of and risk factors for 30-day surgical site infections following primary and revision total joint arthroplasty. J Arthroplast 30(9):47–50
Ranawat CS et al (2012) Cementless fixation in total knee arthroplasty: down the boulevard of broken dreams–affirms. J Bone Joint Surg 94(11_Supple_A):82–84
Ravi B et al (2019) Surgical duration is associated with an increased risk of periprosthetic infection following total knee arthroplasty: a population-based retrospective cohort study. EClinicalMedicine 16:74–80
Robinson JC et al (2012) Variability in costs associated with total hip and knee replacement implants. JBJS 94(18):1693–1698
Romanò CL et al (2016) Does an antibiotic-loaded hydrogel coating reduce early post-surgical infection after joint arthroplasty? J Bone Joint Infect 1:34
Schmidt KJ et al (2019) Self-reported metal allergy and early outcomes after total knee arthroplasty. Orthopedics 42(6):330–334
Sodhi N et al (2019) Operative times can predict and are correlated with lengths-of-stay in primary total knee arthroplasty: a nationwide database study. J Arthroplast 34(7):1328–1332
Stargardt T (2008) Health service costs in Europe: cost and reimbursement of primary hip replacement in nine countries. Health Econ 17(S1):S9–S20
Stathopoulos IP et al (2017) Revision total knee arthroplasty due to bone cement and metal hypersensitivity. Arch Orthop Trauma Surg 137(2):267–271
Tayton ER et al (2016) The impact of patient and surgical factors on the rate of infection after primary total knee arthroplasty: an analysis of 64 566 joints from the New Zealand Joint Registry. Bone Joint J 98(3):334–340
Trentinaglia MT et al (2018) Economic evaluation of antibacterial coatings on healthcare costs in first year following total joint arthroplasty. J Arthroplast 33(6):1656–1662
Vertullo CJ et al (2017) Twelve-year outcomes of an oxinium total knee replacement compared with the same cobalt-chromium design: an analysis of 17,577 prostheses from the Australian Orthopaedic Association National Joint Replacement Registry. JBJS 99(4):275–283
Weber M et al (2018) Revision surgery in total joint replacement is cost-intensive. Biomed Res Int 2018:8987104
Yan JR et al (2018) Cement waste during primary total knee arthroplasty and its effect on cost savings: an institutional analysis. Cureus 10(11):e3637
Yang S et al (2019) Lymphocyte transformation testing (LTT) in cases of pain following total knee arthroplasty: little relationship to histopathologic findings and revision outcomes. JBJS 101(3):257–264

（胡守业　杨　治　许　珂）

第九部分

骨水泥技术

第 43 章

聚甲基丙烯酸甲酯骨水泥在人工关节中的应用

Klaus-Dieter Kühn

43.1 引言

PMMA 骨水泥用于固定人工关节已超过 60 年。其也可作为局部药物载体应用于外科手术中。PMMA 骨水泥由两部分组成，即液态单体和聚合物粉末，在使用时将二者在一个合适的碗或混合工具中混合，形成一个均匀的面团。骨水泥分为 3 种（高粘度、中粘度、低粘度），这取决于所用骨水泥的成分（Lewis，1997；Kühn et al.，2005a；Kühn，2014；Bistolfi et al.，2019）。LV 骨水泥最常用于脊柱外科，用细针注入以填充椎体（Lewis，2006）。少数国家人工膝关节置换术中也使用 LV 骨水泥，尽管登记系统数据指出 LV 骨水泥的假体生存率较低。"大西洋悖论"表明美国和欧洲外科医师对于 ALBC 有不同看法。如初次置换时，在欧洲常规使用 ALBC，而在美国则使用普通骨水泥（PBC）（SanzRuiz et al.，2017）。英格兰和威尔士国家关节登记系统的一项研究显示，在 70 多万例的 TKA 中，与 PBC 相比，使用 ALBC 可以降低约为 19% 的翻修手术风险（包括感染性或无菌性翻修）（Jameson et al.，2019）。当然，与 PBC 相比使用 ALBC 时每例 TKA 的费用会增加 300 ~ 500 美元。但是每例 PJI 的平均医疗花费约为 10 万美元，而 115 个使用 ALBC 患者的费用合计才增加 34 000 ~ 57 000 美元，可见使用 ALBC 能节省大量成本（Jameson et al.，2019；Sanz-Ruiz et al.，2020）。

全世界 90% 以上的人工关节都使用 HV 和 MV 骨水泥作固定材料，因此，HV 骨水泥是人工关节固定材料的"金标准"，特别是在配合抗生素预防假体周围感染方面（Colas et al.，2015；Chan et al.，2019）。

> 大关节主要用 HV 骨水泥，而较少应用 LV 骨水泥。
>
> ALBC 用于大多数初次手术中，以预防假体周围感染。ALBC 可以减少植入物表面形成生物膜的风险。抗生素只有辅助作用，手术才是关键！

现代骨水泥技术允许临床医师在部分（如 SMART Mix®，CEMVAC®，MixeVac®）或完全封闭的水泥系统（如 PALAMIX®，PALACOS® R+G PRO，CEMVAC®）中混合骨水泥。对于外科医师来说，准确把握骨水泥的准备时间是至关重要的。此外，大多数外科医师都希望留有足够的术区处理时间。由于手术时间对治疗效果有很大的影响，所以骨水泥完全凝固的时间不应过长。然而，在手术实践中，不同的操作是同时进行的，因此，有些看似关键的指标是没有太大意义的。此外，质量应优于时效，有效性最终是由整体成功率来衡量的。对于人工关节来说，它体现在植入物的长期生存率上。

> 现代骨水泥技术包括完全封闭的骨水泥混合系统，应用该系统时，骨水泥面团期更加明确。

术中使用含广谱抗生素的骨水泥，并辅以全身使用抗生素的患者的假体生存率最高。全身使用抗生素可有效减少血源播散的细菌和在皮肤上定植的细菌，而局部使用抗生素则在植入物周围建立起一个定植屏障。这种合理的预防方法使 TKA 的感染率至今仍保持在一个相对较低的水平（Buchholz et al.，1981；Phillips et al.，2006；Jameson et al.，2019；Zhang et al.，2019）（详见 43.2）。在用法上，抗生素的局部使用通常与全身使用联合。窄谱抗生素可与广谱抗生素结合使用，因为二者的协同作用可以显著提高洗脱效率（Kühn，2014）。商用 ALBC 的洗脱特性也有很大的不同，只有少数产品能提供有效的药物释放数据。20 世纪 60 年代末，PALACOS®R+G 被批准作为一种药物，同时水泥基质中的庆大霉素具有相对较好的洗脱行为也已发表，并获得卫生局批准。在测定洗脱行为时，必须使用一种可重复的方法。

不幸的是，文献中的许多数据难以进行比较。抑菌试验的次数受微生物限制，这一点经常被忽视。最近的研究表明，PMMA 水泥的抑菌峰值试验有轻微的差异（Squire et al.，2008），并且 24 小时后抗生素释放低于最低抑菌浓度（minimal inhibitory concentration，MIC）（Meyer et al.，2011）。对洗脱和抑菌试验的研究显示，市场上的 PMMA 水泥之间存在很大差异（Kühn，2018）。

> 预防性应用广谱抗生素，可全身使用（如头孢菌素）和局部使用（如氨基糖苷类）；治疗使用窄谱抗生素（如用万古霉素治疗 MRSA）。

目前，ALBCs（尤其含有多种抗生素且用于翻修的骨水泥）尚未被批准为第三类医疗器械，主要是因为其认证要求高，这对患者和外科医师非常不利。因此，在外科手术中，抗生素是手动添加到骨水泥中的，最好的效果取决于患者和医院的抗生素谱。然而，手动混合也有一些风险，外科医师要对这种“超说明书”使用负责。

> PMMA 骨水泥曾经是药用产品，1998 年被重新定义为医疗设备。当手动添加抗菌剂时，即改变了医疗设备特性，外科医师要对这种“超说明书”的使用承担责任。

43.2 历史

PMMA 骨水泥是作为牙科材料发展起来的（Smith，2005；Smith et al.，1956；Kühn，2014）。起初，在材料配方上的变化很小。然而，随着骨科医师的深入研究，原始的牙科材料越来越适合作为人工关节固定材料。在过去几十年中，PALACOS®R 和 Simplex®P 两个旧产品的材料配方没有明显改变。相比之下，市场上的许多其他产品的配方发生了改变，有时甚至变化很大。由于医药立法的限制，这些改变只能在非常有限的程度上实现。然而，医疗设备管理部门批准了一些制造商提交的配方变更通知后，这一现状已经得到了改善。如仅仅更换聚合物就会导致 80% ~ 90% 配方改变，从而形成全新的产品。化学性质相似的聚合物，其性能并不完全相同，因此，在没有临床数据的情况下改变聚合物，也会带来相当大的风险。正因如此，在 1998 年之前，市场上可以购买的 PMMA 骨水泥种类很少，而且其配方必须在包装和说明书中详细说明。

> 化学上相似的聚合物或共聚物的性质并不完全相同。

当时，所有液态单体和聚合物粉体被视为药品。这些药品的需求和使用都受到制造规范（GPM）的严格监管。所以只有少数骨水泥制造商具有制药公司的许可证，可以生产和销售此类产品。随着医疗器械法令的出台，PMMA 骨水泥不再受制于药品法规。如今，市场上有许多种类的骨水泥，虽然它们看起来都非常相似，但它们唯一的共同点是都应用了自由基聚合的基本化学原理。

> PMMA 骨水泥是在牙科材料的基础上开发的。较早的产品，如 Simplex®P 和 Palacos®R 至今仍保留其基本配方。

第一个 ALBC 是添加了庆大霉素的 Palacos®R。20 世纪 60 年代末，Buchholz 等（1984）与 Heraeus（Kulzer）在 Palacos 粉末中添加了不同剂量的庆大霉素粉末，并测试了庆大霉素的释放特性。结果证实，Palacos 基质中的庆大霉素释放得非常好。Heraeus（Kulzer）通过 Palacos®R+G（former Refobacin®，Palacos®R，Palacos®R cum Gentamicin and Palacos®R with Gentamicin）在假体固定中的大获成功而得到广泛应用，此后其开始销售自己的产品，后来将营销工作外包给各种分销伙伴（Merck，Schering-Plough，Smith&Nephew，Biomet，Zimmer）（Kühn，2007；2014）。2017 年，澳大利亚骨科协会（AOA）发表了一份关于髋关节和膝关节置换术中骨水泥的补充报告，该报告涵盖了 1999—2015 年 293 025 例初次 TKA 手术和 9753 例翻修手术（AOA，2019）。

> Palacos®R+G（同义词 Refobacin®，Palacos®R，Palacos®R with Gentamicin）是第一个上市的 ALBC（1969）。Palacos®R+G 的使用将最初几乎两位数的感染率降低到了 1% 以下（Buchholz et al.，1981；Phillips et al.，2006）（图 43.1）。

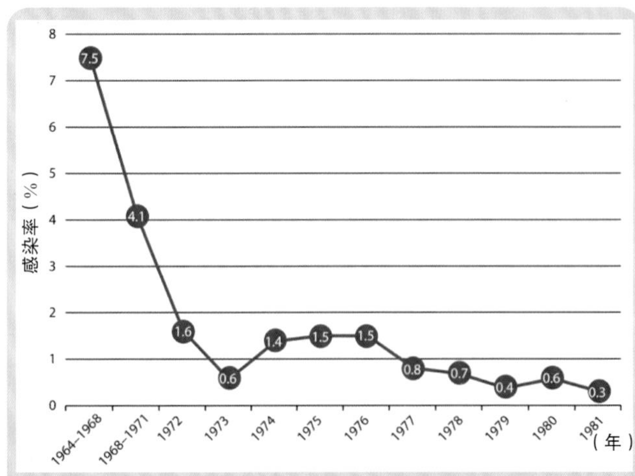

图 43.1 市场上引入 Palacos®R+G 后的感染率低于 1%（来源：Buchholz et al.，1981；Phillips et al.，2006），使用局部抗生素也大大降低了感染的风险

除了加入庆大霉素外（PALACOS®，Simplex®，SmartSet® 等），妥布霉素（Simplex®）、红霉素和多黏菌素（Simplex®）、克林霉素（PALACOS®）和万古霉素（PALACOS®）和其他抗生素等也都加入 ALBC 中使用。所谓“翻修骨水泥”包括 Copal®G+C、Copal®G+V、含有红霉素和多黏菌素的单纯抗生素，以及万古霉素、庆大霉素。特别是 Copal® 骨水泥，直到现在仍被用于一期和多期翻修手术中（Kendoff et al.，2015；Sprowson et al.，2016；Kühn，2018）。这些组合适用于外科手术。抗生素图谱中的微生物分析显示哪些活性成分可以清除检测到的病菌。有效组合包括庆大霉素与万古霉素、庆大霉素与克林霉素。可以观察到庆大霉素和万古霉素的不同协同作用。尤其是万古霉素，在庆大霉素存在时对某些病菌更有效，而万古霉素的洗脱效率在庆大霉素存在的情况下也会增加。庆大霉素分子就像一个“背包”，将大分子的万古霉素带出水泥基质。

含有复合抗生素的翻修骨水泥可以发挥良好的协同作用，以提高临床疗效和洗脱性能。

克林霉素与庆大霉素联合应用具有协同作用，在混合感染中其对 90% 的相关病菌有效。由于这种复合抗生素的良好效果，促使外科医师在高风险患者的初次手术中应用 ALBC（Adelaziz et al.，2019）。作为低分子量的亲水剂，庆大霉素和克林霉素在 PMMA 水泥中的洗脱效率也特别高。

由于不同的抗生素作用于细菌的不同靶点，这种联合用药能有效防止耐药性的产生。

联合多种活性成分已经成功治疗许多严重的疾病。在微生物学上，基于不同抗生素作用于细菌的靶点不同，联合使用不同作用靶点的抗生素在手术中也有重要的作用。尽管每次使用抗生素都有可能导致细菌进化出耐药菌。然而同时以两种抗生素作用于细菌不同的靶点时，细菌耐药性的出现概率就会大大降低。

43.3 骨水泥的黏度

PMMA 骨水泥由两种基本成分组成，即液态单体和聚合物粉末。前者包括 PMMA 骨水泥的所有基本物质，PMMA、自由基聚合的激活剂、二甲基对甲苯胺（DmpT）、作为自由基清除剂的对苯二酚（HQ），必要时还可作为染料（如叶绿素）。聚合物粉末包含均聚物或共聚物，这对以下几个方面具有重大影响。

- 用于固定作用的骨水泥的性质。
- 过氧化苯甲酰（BPO）与液体的 DmpT 引发聚合反应。
- X 光显影剂［二氧化锆（ZO）或硫酸钡（BS）］。
- 染料。
- 在使用 ALBCs 的情况下，加入一种或两种抗生素（Bistolfi et al.，2019）。

聚合物粉末和液态单体的混合比例通常为 2∶1，聚合物粉末装在无菌袋中，液体装在无菌琥珀色玻璃安瓿中。聚合物粉末经 γ- 射线或环氧乙烷灭菌，液态单体经过无菌过滤。聚合物粉末的灭菌过程对聚合物的特性有很大的影响。聚合物的分子量在 γ- 射线的作用下会明显降低，其手感和黏度也会受到影响（Lewis et al.，1998；Deb，2008；Kühn et al.，2005b）。另一方面，环氧乙烷（Eto）灭菌几乎不与聚合物发生作用。通过 γ- 辐照粉末（灭菌），以下参数发生变化。

γ－辐照对聚合物粉末的影响

- 粉末颜色：略有变化（从白色到略带灰色）。
- 面团期（更晚）。
- 操作期（延长）。
- 硬化期（更晚）。
- 黏度曲线（已改变）。
- 分子量（明显减少，约 50%）。
- ASTM/ISO 标准机械性能（最初是高，然后因老化而显著减少）。
- 老化（增加）。

搅拌这些成分可以得到均匀的面团。然而，混合也意味着能量输入：混合力度越强，所用水泥的工作时间越短。此外，PMMA 骨水泥的黏度主要受以下情况的影响。

影响 PMMA 黏度的因素

- 环境温度。
- 温度（例如，冷却水泥）。
- 搅拌程序（例如，搅拌速度）。
- 粉末－液体比例。

- BPO（启动剂）-DmpT（激活剂）比率。
- 聚合物粉末的物理特性（珠子表面）。
- 粉末与 MMA 的膨胀行为。
- 化学性质（聚合物或共聚合物的组成）。
- 搅拌装置（例如，真空、速度、喷嘴形状等）。

> 聚合物粉末的灭菌会对骨水泥性能有显著影响。γ-射线会永久性地改变聚合物并加速其老化；环氧乙烷灭菌不会改变聚合物性能。

Charnley（1970）认为搅拌骨水泥的力度越大，时间越长，骨水泥在面团期就会形成更多的气孔。这尤其适用于 LV 骨水泥。其可以迅速混合均匀，不需要额外的能量输入。在真空条件下搅拌 LV 骨水泥时，应注意真空度过高会导致液态单体沸腾，从而在水泥中形成大量气泡，有时甚至是大气泡。

> 使用 LV 骨水泥时，液体单体可以在真空中达到沸点，并且在水泥面团中可以形成许多气泡。

Buller 等（2020）的一项研究表明，与产热更强的 LV 骨水泥相比，HV 骨水泥的无菌性松动概率更高（Webb et al.，2007）。虽然名义上是 HV 骨水泥，但是与 PALACOS®R 相比，Simplex®HV 的黏度明显更低，因此 LV 材料有无菌松动的倾向，而 HV 骨水泥则没有。

Buller 等（2020）的结果与 NJR（Jameson et al.，2019）和北欧国家登记系统形成强烈对比，但后者显示使用 HV PMMA 水泥的假体生存率（Kaplan-Mayer 曲线）最佳（Espehaug et al.，2002）（图 43.2）。

> 约有 90% 的关节手术使用 HV PMMA 骨水泥，因此被认为是“金标准”。登记数据显示，与 LV 骨水泥相比，HV 骨水泥的假体生存率更高。

水泥的最大 T 值取决于所用 PMMA 水泥的 MMA 和 BPO 含量。虽然许多水泥的 MMA 含量相似（粉液比为 2∶1），但 BPO 含量可能有很大差异，尤其是 Simplex®P 具有市场上最高的 BPO 含量，因此往往具有较高的固化温度。

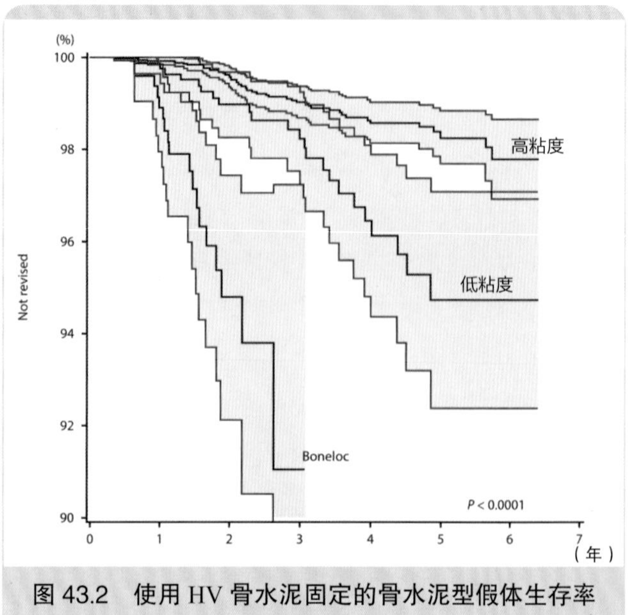

图 43.2　使用 HV 骨水泥固定的骨水泥型假体生存率最高

> PMMA 水泥的 Tmax 不是由黏度决定的，而是由 MMA 和 BPO 的含量决定的。

43.4　骨水泥的流动特性和渗透性

理想情况下，当骨水泥不再有黏性时就可以使用。PMMA 骨水泥的标准即 ASTM 451（美国材料与试验协会）和 ISO 5833（国际标准化组织）指定使用“医师手指测试”测试骨水泥黏度（ASTM F451-99a，2014；ISO 5833，2002）（图 43.3）。ASTM 标准试验在 20 ℃下进行，ISO 标准试验在 23 ℃下进行（表 43.1）。每个包装（40 g/20 mL）两次测定后的平均值被确定为面团时间。

> 面团形成时间是骨水泥可以应用于体内的时间节点，其定义为骨水泥面团不再具有黏性的时刻。

面团时间曾被当作骨水泥应用于人体的理想时间。当该标准被引入时，就已经注意到此理想时间的确定存在相当大的波动范围。这是由于在欧洲是用玻璃棒测量骨水泥的面团时间，而在美国是用戴着乳胶手套的手指来测量。此外，测量也是在不同的环境温度下进行的。

在不同的骨水泥之间发现了相当大的差异。当时，Simplex®P 的 DT 比 Palacos®R 长约 4 分钟。标准委员

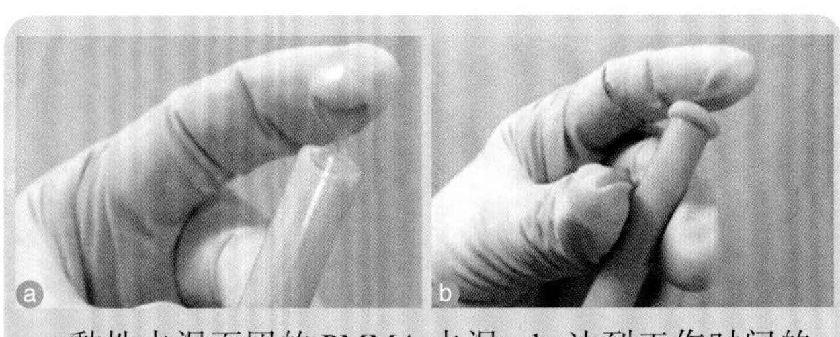

a. 黏性水泥面团的 PMMA 水泥；b. 达到工作时间的 PMMA 水泥

图 43.3　符合 ASTM F451/ISO 5833 的“医师手指测试”

表 43.1　根据 ASTM 451 和 ISO 5833，4 种商用 PMMA 水泥的平均成团时间

Cement	ASTM 451 at 20℃	ISO 5833 at 23℃
Palacos® R	75s	55s
SmartSet® HV	75s	65s
Palacos® MV	135s	80s
Simplex® P	300s	220s

会解释说，这是由骨水泥的黏度变化不同所导致。

历史上，人们曾对面团时间进行过测试，确定为从开始搅拌至骨水泥面团不再有黏性的时间。当使用封闭式骨水泥混合系统时，面团时间再次变得重要。

随着现代水泥技术的引入，面团时间不再像起初认为的那么重要了。然而，随着许多性能未知的新型 PMMA 水泥的引入，面团时间也是对水泥生产质量的一种检查。此外，当使用封闭式骨水泥混合系统时，不可能与骨水泥面团直接接触，因此只能直接人工判断或估计面团何时无黏性。

43.5 骨水泥的面团时间和渗透性

PMMA 水泥的面团时间采用无粉乳胶手套进行两次测定。为此，水泥不会被挤出，而只是在喷嘴顶部挤出，这样液态单体就不会蒸发得太快而扭曲结果（图 43.3）。将环境温度控制在 20 ℃ /23 ℃ ±1 ℃。随后，根据 ASTM F451/ISO 5833 标准测定面团时间。在确定面团时间后的 1 分钟、2 分钟和 3 分钟分别测试骨水泥的渗透性。

与其他 3 种被研究的 PMMA 水泥相比，PALACOS®MV 的混合比不同，为 44 g/20 mL。这 10% 的质量差异可能会显著影响测试结果。

众所周知，Simplex®P 水泥面团的表面开始是无黏性的，而面团内部仍有黏性。因此，Simplex®P 的面团时间不能确定。制造商在说明书中也提到了这种现象，并建议外科医师在 3 ~ 4 分钟后使用 Simplex®P 水泥。

根据 ASTM 451 和 ISO 5833 标准，面团时间值不具有可比性，因为测量是在不同成分和环境温度下进行的。此外，水泥表面可能已经没有黏性，而面团内部仍然有黏性（如 Simplex®P）。

渗透性的确定主要基于面团时间的测量结果，并受面团时间测定结果的影响，因为渗透性的测量是在达到面团时间后 1 分钟进行的。为此，将水泥放置在一个 4 个直径为 1 mm 孔的圆柱形中，用 49 N 的压力将其压入 4 个孔中。测量是根据 ISO 标准在 23 ℃下进行，或根据 ASTM 标准在 20 ℃下进行。水泥的渗透性即 4 个孔中水泥的深入深度，测量时以 mm 为单位（图 43.4）。

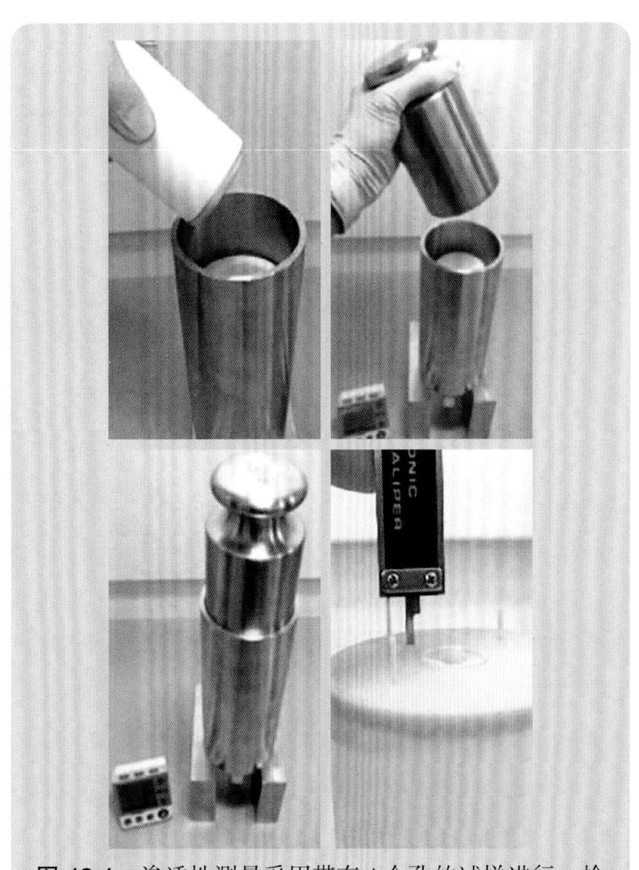

图 43.4　渗透性测量采用带有 4 个孔的试样进行，检测 4 次（单位 mm）

然而，如上所述，并非每一种水泥在达到面团时间后都可以使用。这是由于某些聚合物或共聚合物的特性，以及它们与启动剂（BPO-DmpT）的聚合作用导致的。例如，Simplex®P 含有一种苯乙烯共聚物，BPO 被聚合成聚合物珠。这降低了 BPO 的快速可用性。在许多其他 PMMA 水泥中，BPO 自由存在于聚合物中，并且可以立即使用。Simplex®P 被液态单体浸润有一个时间延迟，这也可能是发生水泥浆体最初干燥的一个原因。根据 ASTM 或 ISO 标准，干燥的面团表层导致 Simplex®P 没有表面黏性，而面团的内部仍然有黏性。因此，建议在应用时增加等待时间，以使水泥能够得到最佳应用。

> 骨水泥的最佳使用时间与黏性有关。面团应无黏性，并能抵御渗血压力。

然而，这也意味着根据 ASTM 或 ISO 标准，不能确定 Simplex®P 的面团时间和水泥的渗透性，只能在制造商推荐的过渡性等待阶段（延后 3 ~ 4 分钟）确定。由于水泥的渗透能力代表应用时水泥渗入松质骨的能力（+1 分钟），只有在手术（术中使用水泥开始）使用时，才能准确比较渗透结果。

理论上，所有 PMMA 骨水泥在最佳使用时间内都应该具有相同的黏度，这使得其对松质骨的渗透能力相当（表 43.2）。

表 43.2　根据 ASTM F451/ISO 5833，在 20 ℃条件下进行渗透性测量（mm），达到面团期的渗透时间（min）

Product	1 min	2 min	3 min
Palacos® R	11.4 mm	10.1 mm	3.1 mm
SmartSet® HV	11.7 mm	4.8 mm	2.9 mm
Palacos® MV	16.8 mm	8.2 mm	2.1 mm
Simplex® P	15.4 mm	7.5 mm	2.2 mm

虽然手术室使用的混合系统可能影响面团时间和渗透性，但到达面团时间后的等待时间是非常重要的。对于 HV Palacos®R、ASTM/ISO 侵入范围为 4 ~ 6 mm。如果不考虑等待时间，Simplex®P 有 8 ~ 12 mm 的渗透深度（图 43.5a）。

然而，如果在面团时间后考虑等待制造商推荐的 3 ~ 4 分钟时间，则 Simplex®P 的渗透性与 HV Palacos®R 水泥（图 43.5b）相同（约 4 mm），因为这两种水泥的黏度是相同的（表 43.2）。

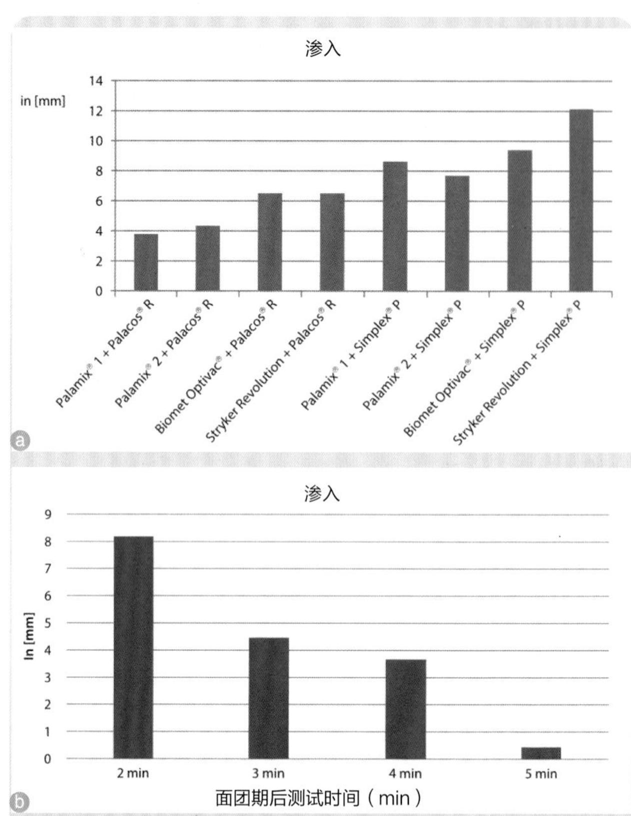

图 43.5　a. 在不同混合系统中混合 Palacos®R 和 Simplex®P 后，根据 ASTM F451/ISO 5833 对渗透性进行比较；b. 达到 DT 后，Simplex®P 2、3、4 和 5 分钟的渗透性

> 如果正确使用，Simplex®P 和 Palacos®R 在松质骨中显示出类似的渗透能力。

LV 骨水泥的使用需充分考虑骨水泥的混合及其与松质骨的互融性（Lewis et al.，2002）。从理论上讲，LV 骨水泥只有在过早植入人体，即没有正确使用的情况下，才能有更好的骨渗透深度。不管 HV、MV 或 LV 骨水泥的分类如何，这些骨水泥在体内的使用总是与相应的黏度有关。其技术基础是面团时间的测定。如果 LV 骨水泥使用得过早（在达到面团时间之前），则有面团溢出的风险。在这个阶段，LV 骨水泥还不能抵御出血压力，水泥和血液很容易混合。这会导致水泥基质的机械强度减弱。此外，这样的骨水泥成分更容易进入静脉系统，从而增加栓塞的风险。

LV 骨水泥过早植入人体，会增加栓塞和坏死风险，并且血液很容易与水泥团混合，导致水泥凝固后机械强度减低。

Lee（2005）通过一个出血装置模型证实：出血压力会迫使 LV 骨水泥离开骨质，同时血液可能会滞留在水泥面团中。由于低面团时间和短暂的工作时间，致使 LV 骨水泥通常过早的植入人体。此外，LV 骨水泥的真空混合只能在大约 550 mbar 的低真空下进行。然而，如此低的真空不足以完全消除面团中的孔隙（Draenert et al.，1999）。由于液态单体的蒸汽压是温度的函数，在室温 15 mbar 的压力下进行真空混合，将导致单体沸腾。

此外，水泥渗透骨质过深，会导致骨表面水泥过厚，增加额外的骨坏死风险。释放的热量无法通过血液、金属假体、组织来中和。

43.6 加载抗生素聚甲基丙烯酸甲酯骨水泥作为活性药物载体降低感染率和死亡率

关节置换术后 PJI 和癌症有类似的特征（Benharroch et al.，2012）。癌症死亡率已被详细记录并有降低的趋势。而 PJI 的死亡率往往鲜有报道。2013 年，美国癌症协会发布了一份比较各种癌症和 PJI 后死亡人数的报告。该报告指出，死于 PJI 并发症的患者比例与死于乳腺癌的患者比例相当（图 43.6）。PJI 患者接受治疗的 5 年死亡率约为 25%（Zmistowski et al.，2013；Hotchkiss et al.，2014）。

PJI 的死亡率与乳腺癌相当。

Zmistowski 等（2013）通过与其他严重疾病相比较，分析了 PJI 的 1 年死亡率。其结论是与因非感染原因接受关节翻修术的患者相比，PJI 患者的再手术死亡率明显更高（$P < 0.001$）。二者相比（PJI *vs.* 非感染翻修），不同时间点的死亡率分别为：90 天死亡率（3.7% *vs.* 0.8%）、1 年死亡率（10.6% *vs.* 2.0%）、2 年死亡率（13.6% *vs.* 3.9%）及 5 年死亡率（25.9% *vs.* 12.9%）。

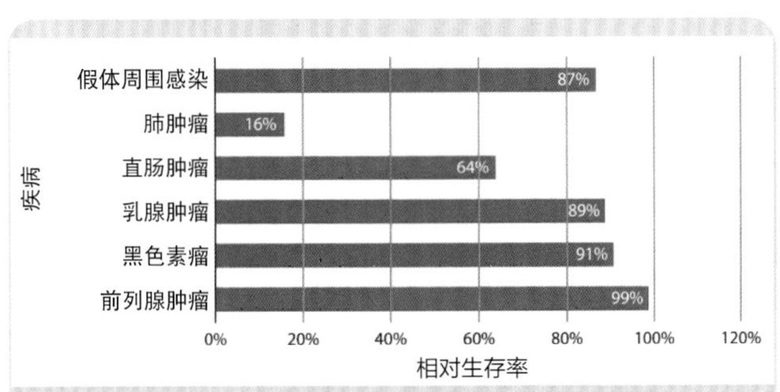

图 43.6　PJI 与其他严重疾病死亡率的比较

PJI 和肿瘤性疾病有共同的特点。在许多情况下，还包括营养不良的因素，因为营养不良会导致疾病进一步发展，而这种情况往往没有被给予足够重视。

43.7 营养不良是一个被低估的可导致深部感染的危险因素

研究证实，营养不良是 TJA 术后多种并发症的独立危险因素，还会增加术后死亡率（Kamath et al.，2017）。此外，营养不良也通过减少胶原蛋白的合成和成纤维细胞的增殖影响伤口愈合并延长炎症反应。

入院时，30% ~ 55% 的住院患者营养不良（Támer et al.，2009）。

更糟糕的是，70% 的患者出院后营养不良加重（表 43.3）。

表 43.3　营养不良作为独立危险因素：4551 例翻修全膝关节置换术患者的回顾性研究（Kamath et al.，2017）

白蛋白 < 3.5 g/dL	*OR*
任何并发症	2.74
伤口感染	2.57
深部创口 SSI	2.30
肺炎	2.84
尿路感染	3.01
急性肾衰竭	7.89
败血症	5.3

营养不良是一个可改变的危险因素，会导致伤口感染增加 2.5 倍，急性肾衰竭增加 8 倍。

通常情况下，PJI 是在术中或术后立即开始的（Nasser，1999）。PJI 的隐患通常是在围手术期埋下的，受手术室卫生条件和医院操作规程的影响很大。因此，预防感染是重中之重，尤其是预防生物膜的形成（Shahi et al.，2015；Althans et al.，2017）。除了抗生素的全身性使用外，ALBC 还发挥着特殊而有意义的作用。Parvizi 等（2008）在纳入大量患者的荟萃分析后指出，在使用 ALBC 的初次关节置换中，感染的风险可以降低 50% 以上（图 43.7）。Colas 等（2015）也认为使用 ALBC 时感染风险最低。

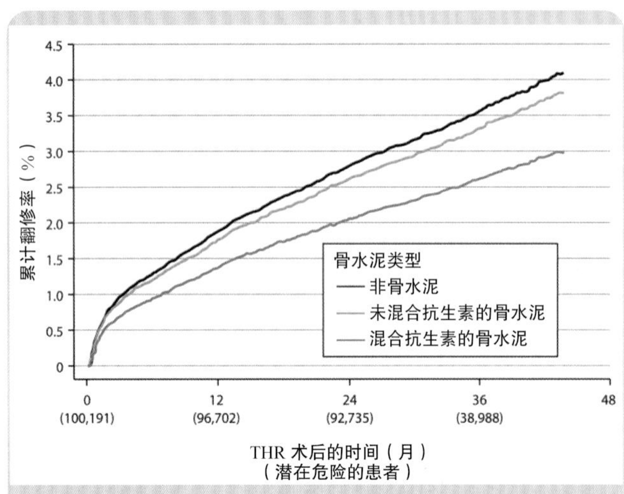

在最初的 3 年中，每年给予高危患者基础治疗，共 5378 例患者处于危险中，最长随访时间为 44 个月

图 43.7　骨水泥类型的进行分裂的 THA 的累积翻修风险

> PJI 通常在围手术期已经开始。感染的隐患是在围手术期埋下的。预防性使用全身性抗生素可以减少血源性的病菌传播。局部应用 ALBC 可以减少生物膜形成的风险。

切开皮肤前 20 ~ 30 分钟，全身注射抗生素（1.5 ~ 2.0 g）。可以降低血液中存在的细菌数量，从而显著降低感染风险。全身性使用的抗生素很容易被人体吸收，通过血流迅速分布。然而，对于血液循环不良的区域，抗生素渗透的程度较低，到达这些区域的抗生素数量较少。这在关节附近的骨骼中尤其明显，在健康状态下，这些骨骼也可能从软骨的运动中获得营养。反过来，软骨对抗生素反应敏感，并可能被某些活性物质迅速破坏。

然而，退变的关节（软骨大量磨损）需要抗生素来预防感染。全身应用抗生素通常是不够的，因此需要局部应用抗生素（0.5 ~ 2.0 g），以穿透血液供应不足的关节区域。局部抗生素可直接长期输送到关节内，并在一段时间内保持抗生素水平稳定。

在世界各地可用的 PMMA 水泥中，抗生素在各个水泥基质中的洗脱量差异很大。洗脱良好的不是抗生素剂量最高（1 g/40 g）的骨水泥，而是抗生素含量特别低（0.5 g/40 g）的骨水泥。所用药物活性成分的质量（表面的物理性质）和亲水性（水泥中的聚合物或共聚合物）起着核心作用（Kühn，2007；Kühn，2014）。

43.8　抗生素的代谢

抗生素对细菌生物转化的作用可以是抑菌（抑制细菌繁殖）或杀菌（杀灭细菌）。抗生素攻击细菌结构并影响菌细胞的代谢机制，即抗生素可以直接攻击菌细胞的免疫结构或影响免疫层的结构。蛋白质合成机制可能受到干扰，这是菌细胞繁殖所必需的。抗生素通过大量减少致病细菌来支持免疫系统。因此，免疫系统能够持续对抗感染。

> 抗感染药物可以减少细菌的数量，从而支持免疫系统，但它们不能治愈感染。

ALBC 只洗脱出添加抗生素的大约 10%。水泥基质深处的抗生素不能以扩散的方式释放出来，因为距离太长或者体液很难穿透硬化水泥。体液对基质的吸收越好（这主要取决于所用聚合物或共聚物的亲水性），抗生素的释放越好。因此，加入水泥（1 g/40 g 聚合物或 0.5 g/40 g 聚合物）的抗生素浓度非常低。添加 1 g 抗生素后，几周内仅释放 0.1 g，而添加 0.5 g 后仅释放 0.05 g。

> PMMA 骨水泥只释放 10% 的活性成分。

体内的抗生素代谢可能会有很大差异。例如，氨基糖苷类化合物不会代谢，化学性质非常稳定，对热和氧含量不敏感。庆大霉素和妥布霉素与细菌蛋白质发生相互作用，结合其核糖体的 30-S 亚单位，并在细菌崩解后再次进入人体。与其他抗生素相比，氨基糖苷类抗生素有效性持久，通过肾脏排泄的时间也更长。由于缺乏代谢，氨基糖苷类药物具有肾毒性和耳毒性，可在血液和尿液中检测到低浓度。糖肽类抗生素，如万古霉素，可引起与氨基糖苷类相似的毒性作用。Amerstorfer 等（2017）使用了一种新的外科技术来增加局部万古霉素浓度（表面万古霉素涂层，SVC），并没有系统性不良反应的风险。

局部应用氨基糖苷类抗生素不会发生肾毒性反应。当浓度很低时，排泄被延迟并会持续一段时间。此外，在骨骼和血液凝固剂中，各种局部施用的抗生素形成了抗生素池。Chan 等（2019）分析了 1 180 270 名接受 ALBC 治疗的美国患者，并假设肾脏损伤风险增加。然而，虽然原始数据可能与 ALBC 相关，但在控制了导致肾衰竭等其他已知变量后，ALBC 与肾衰竭的相关性不再具有统计学意义。

> 抗生素联用是一种对抗感染的微生物智能解决方案。协同效应不仅扩大了抗菌谱，也扩大了效应范围。

相比之下，β- 内酰胺类抗生素的代谢非常迅速。它们与侧链结合，形成不可逆键。4- 碳环是所有 β- 内酰胺抗生素的特征，它被水解，分子被灭活。因此，不再具有活性的分子残基被排出体外。

要点

- PMMA 骨水泥是在牙科材料的基础上开发的，直到 1998 年才被视为药品。Simplex®P 和 Palacos®R 等旧产品至今仍保留其基本配方。含有抗生素的 HV PMMA 骨水泥主要用于大关节，被认为是“金标准”。独立登记数据显示，与 LV 骨水泥相比，HV 骨水泥的假体生存率更高。
- LV 骨水泥通常过早渗入人体，会增加栓塞和骨坏死的风险。
- PMMA 水泥的 T_{max} 不是由黏度决定的，而是由 MMA 和 BPO 的含量决定的。
- 面团时间是确定水泥植入人体的理想时间，由水泥的表面黏性定义。面团时间的黏度足以承受排气压力。
- 正确使用时，Simplex®P 和 PALACOS®R 对骨骼的渗透程度相当。
- PALACOS®R+G（Refobacin®，Palacos®R，Palacos®R+G）是市场上第一种 ALBC（1969 年）。证据是几乎两位数的感染率迅速下降到 1% 以下。
- 外科医师应对向骨水泥添加抗生素而产生的法律后果及产品质量负责。
- 围手术期为感染埋下隐患。全身性预防性使用抗生素可减少细菌的血液传播风险。在骨水泥中局部应用抗生素可降低细菌生物膜形成的风险。
- 商用骨水泥以不同的方式释放抗感染药物。扩散量取决于基体的表面特性和流体吸收能力。
- PMMA 骨水泥仅释放所用活性成分的 10%。活性成分洗脱率越高（间隔物、手动添加），不良反应的可能性越大。
- 广谱抗生素应用于全身（如头孢菌素）和局部（如氨基糖苷类）预防；靶向治疗应使用窄谱抗生素（如万古霉素）。
- 改良骨水泥含具有智能协同效应的抗生素组合，可提高疗效和洗脱效果。
- 活性物质联用对耐药性的发展有持久的影响，因为不同的抗生素可在不同的靶点破坏细菌细胞。
- PJI 与乳腺癌的死亡率相当。
- 营养不良是术后感染的危险因素。

43.9 手动混合抗菌药物

作为认证过程的一部分，制造商必须对添加的活性成分及其在水泥中的均匀性及对水泥性能（机械强度、处理性能、硬化和洗脱行为）的影响进行有效评估。对于批准上市的 ALBC，活性成分的浓度较低（低剂量），而对用于翻修的骨水泥，聚合物中的活性成分含量较高。

通常无法提供人工添加抗感染药物的有效数据，因为各医疗机构的用量不同。在人工添加的情况下，每 40 g 聚合物中应添加不超过 4 g 抗感染药物，因为其均匀分布困难，且机械强度显著降低（Frommelt，2007；Kühn et al.，2016）。然而，该规则也有例外：比如一些活性成分联合使用时（哌拉西林 / 他唑巴坦 8 g 和 PALACOS®R+G 40 g），其对机械稳定性的影响较小，而添加万古霉素即使在低浓度下也会对机械特性产生负面影响。

人工添加抗感染剂会显著影响骨水泥的性能。然而，这种情况不是一成不变的，因为一些药物改善了骨水泥性能，而另一些则降低了骨水泥性能。归根结底，外科医师所采取的方法导致了不同的结果。

人工添加有效成分也并不意味着药物释放就差（Bistolfi et al.，2019）。活性成分的不均匀分布（特别是基体表面的大颗粒活性成分），甚至可以促进释放。然而，在这样的“活性成分巢”中，PMMA 水泥更容易断裂，根本不符合骨水泥的相关标准。

参考文献

（遵从原版图书著录格式）

Adelaziz H, von Förster G, Kühn KD et al (2019) Minimum 5 years follow-up after gentamicin and clindamycin loaded PMMA cement in total joint arthroplasty. J Med Microbiol 68:475–479

Althans V, Veve MP, Davis SL (2017) Trowels and tribulations: a review of antimicrobial-impregnated bone cements in prosthetic joint surgery. Pharmacotherapy 37:1565–1577

Amerstorfer F, Fischerauer S, Sadoghi P et al (2017) Superficial vancomycin coating of bone cement in orthopedic revision surgery: a safe technique to enhance local antibiotic concentrations. J Arthroplast 32(5):1618–1624. https://doi.org/10.1016/j.arth.2016.11.042

AOA (Australian Orthopaedic Association National Joint Registry) (2019) Figures KT34–35: cumulative percent revision of primary total knee replacement by fixation (primary diagnosis OA), pp 246–249

ASTM F451-99a (2014) Standard specification for acrylic bone cement. ASTM International, West Conshohocken. www.astm.org. https://doi.org/10.1520/F0451-99AR07E01

Benharroch D, Osyntsov L (2012) Infectious diseases are analogous with cancer. Hypothesis and implications. J Cancer 3:117–121. https://doi.org/10.7150/jca.3977

Bistolfi A, Ferracini R, Albanese C et al (2019) PMMA-based bone cements and the problem of joint arthroplasty infection: status and new perspectives. Materials (Basel) 12(23):4002. https://doi.org/10.3390/ma12234002

Buchholz HW, Elson RA, Engelbrecht E et al (1981) Management of deep infection of total hip replacement. J Bone Joint Surg Br 63-B(3):342–353

Buchholz HW, Elson RA, Heinert K (1984) Antibiotic-loaded acrylic cement: a current concept. Clin Orthop Relat Res 190:96–108

Buller LT, Rao V, Chiu Y et al (2020) Primary total knee arthroplasty performed using high-viscosity cement is associated with higher odds of revision for aseptic loosening. J Arthroplast 35(6S):S182–S189. https://doi.org/10.1016/j.arth.2019.08.023

Chan FY, Robinson J, Poeran J et al (2019) Antibiotic-loaded bone cement in primary total knee arthroplasty: utilization patterns and impact on complications using a national database. J Arthroplast 34:188–194

Charnley J (1970) Acrylic cement in orthopaedic surgery. Churchill Livingstone, London

Colas S, Collin C, Piriou P, Zureik M (2015) Association between total hip replacement characteristics and 3-year prosthetic survivorship. A population-based study. JAMA Surg 150(10):979–988. https://doi.org/10.1001/jamasurg.2015.1325

Deb S (2008) Orthopaedic bone cements. Kings College/Woodhead Publishing, London/Cambridge

Draenert K, Dreanert Y, Garde U, Ulrich C (1999) Manual of cementing technique. Springer, Berlin/Heidelberg/New York

Espehaug B, Furnes O, Havelin LI et al (2002) The type of cement and failure of total hip replacements. J Bone Joint Surg Br 84(6):832–838

Frommelt L (2007) Antibiotic choices in the surgery – local therapy using antibiotic-loaded bone cement. In: Walenkamp GHIM (ed) Local antibiotics in arthroplasty. State of the art from an interdisciplinary view. Thieme, Stuttgart, pp 59–64

Hotchkiss R, Moldawer L (2014) Parallels between cancer and infectious disease. N Engl J Med 371(4):380–383. https://doi.org/10.1056/NEJMcibr1404664

ISO 5833 (2002) Implants for surgery – acrylic resin cements. Orthopaedic application. Beuth. https://www.beuth.de

Jameson E, Asaad A, Diament M et al (2019) Antibiotic-loaded bone cement is associated with a lower risk of revision following primary cemented total knee arthroplasty. Bone Joint Surg Br 101(B):1331–1347

Kamath AF, Nelson CL, Elkassabany N et al (2017) Low albumin is a risk factor for complications after revision total knee arthroplasty. J Knee Surg 30(03):269–275. https://doi.org/10.1055/s--0036-1584575

Kendoff DA, Gehrke T, Stangenberg P et al (2015) Bioavailability of gentamicin and vancomycin released from an antibiotic containing bone cement in patients undergoing a septic one-stage total hip arthroplasty (THA) revision: a monocentric open clinical trial. Hip Int 26(1):90–96. https://doi.org/10.5301/hipint.5000307

Kühn KD (2007) Antibiotic loaded bone cements – antibiotic release and influence on mechanical properties. In: Walenkamp GHIM (ed) Local antibiotics in arthroplasty. State of the art from an interdisciplinary view. Thieme, Stuttgart, pp 47–58

Kühn KD (2014) PMMA cements. Springer, Berlin/Heidelberg/New York

Kühn KD (ed) (2018) Management of periprosthetic joint infection. A global perspective on diagnosis, treatment options, prevention strategies and their economic impact. Springer, Berlin/Heidelberg/New York

Kühn KD, Ege W, Gopp U (2005a) Acrylic bone cements: composition and properties. J Orthop Clin North Am 36(1):17–28

Kühn KD, Ege W, Gopp U (2005b) Acrylic bone cements: mechanical and physical properties. Composition and properties. J Orthop Clin North Am 36(1):29–39

Kühn KD, Lieb E, Berberich C (2016) PMMA bone cement: what is the role of local antibiotics. Matrise Orthopaedic, Proceeding of N°243, commission paritaire 1218T86410. ISSN:1148 2362, pp 12–18

Lee C (2005) Properties of acrylic bone cement: the mechanical properties of PMMA bone cement. In: Breusch S, Malchau H (eds) The well-cemented total hip arthroplasty. Springer, Berlin/Heidelberg/New York, pp 119–124

Lewis G (1997) Properties of acrylic bone cement: state of the art review. J Biomed Mater Res 38:155–182

Lewis G (2006) Injectable bone cements for use in vertebroplasty and kyphoplasty: state-of-the-art review. J Biomed Mater Res Part B App Biomater 76(2):456–468. https://doi.org/10.1002/jbm.b.30398

Lewis G, Carroll M (2002) Rheological properties of acrylic bone cement during curing and the role of the size of the powder particles. J Biomed Mater Res 63(2):191–199. https://doi.org/10.1002/jbm.10127

Lewis G, Mladsi S (1998) Effect of sterilization method on properties of Palacos R acrylic bone cement. Biomaterials 19:117–124

Meyer J, Piller G, Spiegel CA et al (2011) Vacuum-mixing significantly changes antibiotic elution characteristics of commercially available antibiotic impregnated bone cements. J Bone Joint S 93(22):2019–2056

Nasser S (1999) The incidence of sepsis after total hip replacement arthroplasty. Semin Arthroplast 5(4):153–159

Parvizi J, Saleh KJ, Ragland PS et al (2008) Efficacy of antibiotic-impregnated cement in total hip replacement. Acta Orthop 79(3):335–341. https://doi.org/10.1080/17453670710015229

Phillips JE, Crane TP, Noy M et al (2006) The incidence of deep prosthetic infections in a specialist orthopaedic hospital:

a 15-year prospective survey. J Bone Joint Surg Br 88(7): 943–948

Sanz-Ruiz S, Matas-Dies JA, Sanchez-Somolinos M et al (2017) Is the commercial antibiotic-loaded bone cement useful in prophylaxis and cost saving after knee and hip joint arthroplasty? The transatlantic paradox. J Arthroplast 32(4):1095–1099

Sanz-Ruiz P, Matas-Diez JA, Villanueva-Martínez M et al (2020) Is dual antibiotic-loaded bone cement more effective and cost-efficient than a single antibiotic-loaded bone cement to reduce the risk of prosthetic joint infection in aseptic revision knee arthroplasty? J Arthroplast 35(12):3724–3729. https://doi.org/10.1016/j.arth.2020.06.045.2020.06.045

Shahi A, Eajazi (2015) A prevention of periprosthetic joint infection. Pre- and intraoperative considerations. Orthopedics 38(4): 219–221

Smith DC (2005) The genesis and evolution of acrylic bone cement. Orthop Clin North Am 36(1):1–10. https://doi.org/10.1016/j.ocl.2004.06.012. PMID: 15542117

Smith DC, Bains MED (1956) The detection and estimation of residual monomer in polymethyl methacrylate. J Dent Res 35:16–24

Sprowson AP, Jensen C, Chambers S et al (2016) The use of high-dose dual-impregnated antibiotic-laden cement with hemiarthroplasty for the treatment of a fracture of the hip. Bone Joint J 98(B):1534–1541

Squire MW, Ludwig BJ, Thompson JR et al (2008) Premixed antibiotic bone cement: an in vitro comparison of antimicrobial efficacy. J Arthroplast 23(6):1104

Támer LG, Ruiz López MD, Pérez de la Cruz AJ (2009) Desnutrición hospitalaria: relación con la estancia media y la tasa de reingresos prematuros [Hospital malnutrition: relation between the hospital length of stay and the rate of early readmissions]. Med Clin (Barc) 132(10):377–384. https://doi.org/10.1016/j.medcli.2008.06.008. Epub 2009 Mar 5. PMID: 19268323

Webb JCJ, Spencer RF (2007) The role of polymethylmethacrylate bone cement in modern orthopaedic surgery. J Bone Joint Surg Br 89(B):851–857. https://doi.org/10.1302/0301-620X.89B7.19148

Zhang J, Zhang XY, Jiang FL et al (2019) Antibiotic-impregnated cement for preventing infection in patients receiving total hip and knee replacement. Medicine (Baltimore) 98(49):e18068

Zmistowski B, Parvizi J (2013) A quarter of patients treated for PJI dead within 5 years (01/2013). Orthopedics Today. https://www.healio.com/news/orthopedics/20130104/a-quarter-of-patients-treated-for-pji-dead-within-5-years

Zmistowski B, Karam JA, Durinka JB et al (2013) Periprosthetic joint infection increases the risk of one-year mortality. J Bone Joint Surg Am 95(24):2177–2184. https://doi.org/10.2106/JBJS.L.00789

（梁　虎　王　波　许　鹏）

第 44 章

全膝关节置换术骨水泥技术的应用原则——日本视角

Takao Kodama

44.1 引言

在日本，TKA 是一种常见手术，每年约进行 80 000 例。但不幸的是，与 THA 中更复杂的骨水泥技术相比，TKA 骨水泥技术的标准化方法尚未出现在任何培训课程中，这一现象是客观存在的。据推测，许多骨科医师只是从其前辈那里学到了这种技术，并一直以同样的方式使用它。掌握骨水泥类型和特性是必不可少的。而对骨水泥技术的深入了解可以提高 TKA 骨水泥的临床效果，尤其是对固定强度有影响。其中重要因素包括以下几种。

- 在内植物和骨面上使用骨水泥的时间。
- 对骨髓充分预处理的前体下，将水泥加压填入骨中。
- 防止在水泥应用部位和水泥界面出现脂肪或血液的污染。

本章将逐步介绍 TKA 骨水泥的技术要点。

44.2 全膝关节置换术长期效果的影响因素

首先，让我们审阅一下最近国家关节登记系统的数据（AOANJRR，2017；英格兰和威尔士国家关节登记系统，2017）。可以看出，大多数主要制造商的植入物在随访 10 年以上后报告的长期假体生存率超过 90%。这主要是与 10 年前相比，由于材料和固定机制的改进，聚乙烯衬垫磨损和骨溶解显著减少（Sharkey et al.，2014）。此外，随着手术技术的改进，对线不良和不稳定导致的 TKA 翻修也有所减少（Sharkey et al.，2014）。另一方面，松动和感染作为翻修的原因相对增加（AOANJRR，2017；Sharkey et al.，2014）。术后第 1 年内行翻修手术的主要原因是 PJI，但手术 1 年后，松动成为主要原因（英格兰和威尔士国家关节登记系统，2017）。总之，近年来骨水泥技术对 TKA 长期结果的影响最为显著。

> 因此，正确应用骨水泥技术来预防假体松动，可以进一步提高 TKA 的效果。

44.2.1 松动类型

松动分为 2 种类型。

- 骨与骨水泥之间松动。
- 假体与骨水泥之间松动。

骨与骨水泥之间的松动是 X 线上的透亮影线，主要原因是水泥对骨的渗透不足。

> 换句话说，骨床准备得不充分和缺乏充分加压是松动的主要原因（Guha et al.，2008）。

与此相反，假体与骨水泥之间的松动以剥离形式出现，通常用 X 线诊断很困难。当骨水泥与假体的黏附不充分时，会发生剥离。一部分外科医师认为剥离是假体的问题（Foran et al.，2011；Arsoy et al.，2013；Bonutti et al.，2017）或骨水泥的问题（Hazelwood et al.，2015），但事实并非如此，这是骨水泥技术的问题。

> 剥离的原因是骨水泥应用于安装假体时时间延迟、骨水泥覆盖范围不足或骨髓液体的污染。

44.2.2 骨水泥的特性

首先必须明白，骨水泥不仅仅是一种黏合剂，也是一种填充材料。必须认识到，PMMA 面团是一种具有微观绞锁机制的材料。骨水泥渗入细小的缝隙后，一旦凝固则不会脱落。例如，在硬化过程中，水泥不与聚乙烯的光滑表面或关节置换物的表面结合。它渗透到松质骨和假体的粗糙表面后就会在那里固化。

> 有必要了解到，骨水泥是一种具有“不会自行松动”特性的填充材料。

44.2.3 污染的概念

骨水泥是一种能够渗入小间隙、固化且不能再次松动的填充材料，从这一概念上很容易理解它可以附着在粗糙的表面而不是光滑的表面上。即使表面粗糙，但如果其上有一层液体膜介入，固定强度也会明显降低。

水、血液和脂肪混合的骨髓液会使骨水泥的固定效果变差。如果骨水泥锚定表面被骨髓液浸湿，则被称为污染。脂肪和血液污染能够显著降低骨水泥自身的固定能力（Biomet 骨水泥的拉伸黏附性能报告，2017）。

因此，有必要在骨水泥固定时将污染物降至最低。

44.2.4 骨水泥的类型和养护

PMMA 骨水泥的黏度存在明显不同，根据其黏度，骨水泥分为 3 种类型。

- LV 骨水泥。
- MV 骨水泥。
- HV 骨水泥。

由于骨水泥特性不同（取决于黏度），其操作难易程度、工作时间和在松质骨中的渗透性也不相同。目前，在日本应用最广泛的骨水泥是 MV 的 surgical Simplex P、CMW Endurance 和 HV 的 Palacos，均未添加抗生素。随着黏度降低，渗透到松质骨中的效果更好；随着注射时压力的增加，渗透深度也会增加（Rey et al.，1987）（图 44.1）。早期对 HV 骨水泥进行用力按压，骨水泥渗透也会更深。骨水泥的固化过程分为 4 个阶段（图 44.2）。

第一阶段：从搅拌开始至骨水泥仍大部分处于液态。

第二阶段：液相或等待阶段，此时，骨水泥仍然可黏在手套上。

第三阶段：随着时间的推移，骨水泥进入工作阶段，在此阶段，骨水泥不会黏在手套上，易于操作。

第四阶段：固化阶段，骨水泥向固化状态进展，MV 骨水泥的等待阶段较长但进入工作阶段时间较短，相反,HV 骨水泥的等待期较短，并可以立即进入工作期。

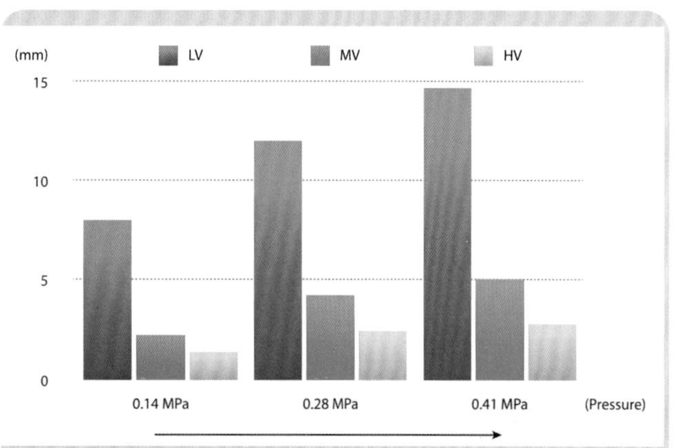

加压 LV 骨水泥的渗透性最高。LV：低黏度；MV：中黏度；HV：高黏度

图 44.1　骨水泥对骨的渗透性

（来源：Rey et al.，1987）

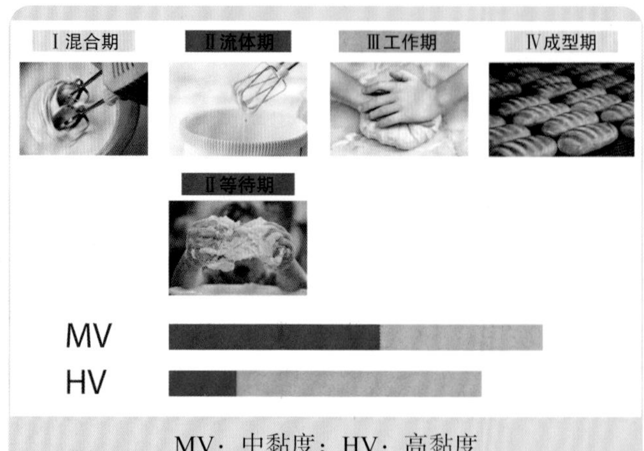

MV：中黏度；HV：高黏度

图 44.2　中高黏度骨水泥的不同特性

许多外科医师认为在假体上应用骨水泥时，骨水泥必须处于工作阶段，这是错误的。应在等待阶段完成这一步骤的操作。这就意味着骨水泥有必要在仍具有黏性的阶段就开始应用。

44.2.5 骨水泥准备——混合

虽然骨水泥通常在开放的容器中完成搅拌，但这种方法存在医务工作者暴露于液态单体的问题。因此，推荐在真空条件下进行搅拌。而且，在真空条件下搅拌可以减少骨水泥中的气泡，从而改善骨水泥的力学性能。在以较高的速度搅拌时，骨水泥中容易形成气泡和空隙。因此，有必要每隔一秒移动一次手柄并使其缓慢混合均匀。此外，混合过快会因摩擦增强而产生更多热量，从而加速聚合过程，最终导致骨水泥凝固过快。而且在真空下搅拌不需要用手接触骨水泥，可以最大限度地防止污染，还可以对骨髓施加压力，套筒真空混合型骨水泥枪已被广泛应用。

44.2.6 骨水泥的固定强度

为了增强固定时的整体强度，应同时增加骨水泥和假体之间，以及骨水泥和骨之间的固定强度。假体和骨水泥之间的黏结强度取决于假体表面的材质和骨水泥应用时间的把握。

在等待阶段对假体预涂骨水泥可增强固定强度（Biomet 骨水泥的拉伸－黏附性能报告，2017；Billi et al.，2014）（图 44.2），当同时应用于柄和假体时，也会使固定强度增加（Billi et al.，2014）。

为增强固定强度，在加压填充骨水泥之前进行骨面钻孔并对骨髓进行彻底清洗和干燥非常重要（详见 44.2.8）。

44.2.7 植入水泥的过程中使用止血带

作者做 TKA 手术时不使用止血带。不使用止血带，不仅可以防止 DVT，确保手术过程中止血效果可靠，而且还有一个好处就是可以充分提高局部抗生素的浓度。另一方面，由于存在被骨髓液污染的问题，止血带只在清洗、干燥和使用水泥时充气 20 分钟。

44.2.8 骨水泥骨床的准备

骨水泥骨床的准备包括清洗、钻孔和干燥，以增强骨水泥和骨之间的固定强度。

钻孔截骨表面可有效增加骨水泥和骨之间的固定强度。

由于骨水泥不会渗入到硬化骨中，因此必须对硬化骨进行充分钻孔。为了增加骨和骨水泥之间的接触面积，还需要用钻对硬质骨表面进行钻孔处理（图 44.3）。

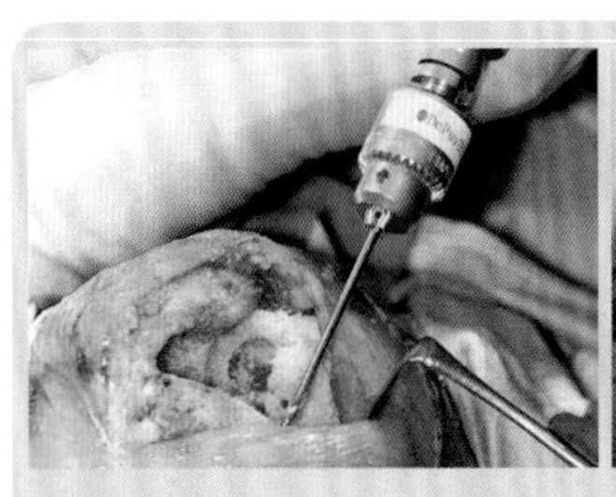

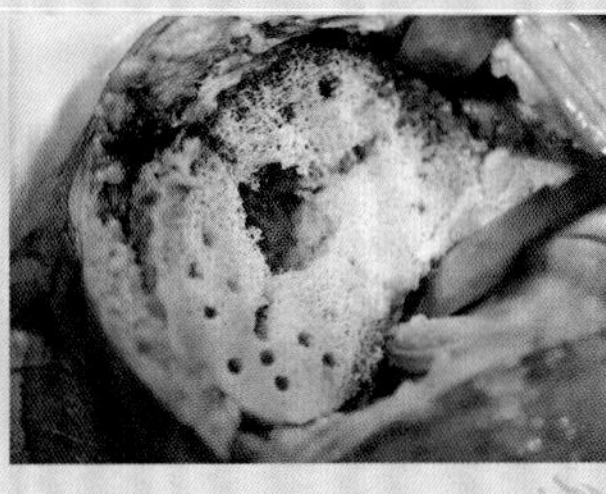

图 44.3 钻孔

对骨床进行充分的清洗是必要的，可以防止骨髓液的污染，脉冲灌洗是一种有效的方法。

据报告，脉冲灌洗增加了骨水泥鞘的厚度，因此假体抗拔出时的强度增加 1 倍（Schlegel et al.，2011）。

清洗后，重要的是充分干燥髓腔，包括钻孔的底部。

骨床要充分干燥，可以使用海绵从松质骨表面吸除骨髓液，但不能在股骨柄孔处使用，因此需要充分地吸引。使用 Carbo Jet 吹走更深部位的骨髓液，从而实现骨和骨水泥之间更强的结合。

在骨床清洗和干燥过程完成后，应用骨水泥固定前更换手套以防止污染。

44.2.9 假体骨水泥涂层

44.2.9.1 假体

在没有污染的情况下，将骨水泥在面团期之前应用于假体，会使骨水泥和假体之间的固定力变得最强（Biomet 骨水泥的拉伸 – 黏附性能报告，2017；Billi et al.，2014）。

因此，当骨水泥还柔软时（等待阶段），通过骨水泥枪直接将骨水泥应用于假体表面非常重要（图 44.4）。

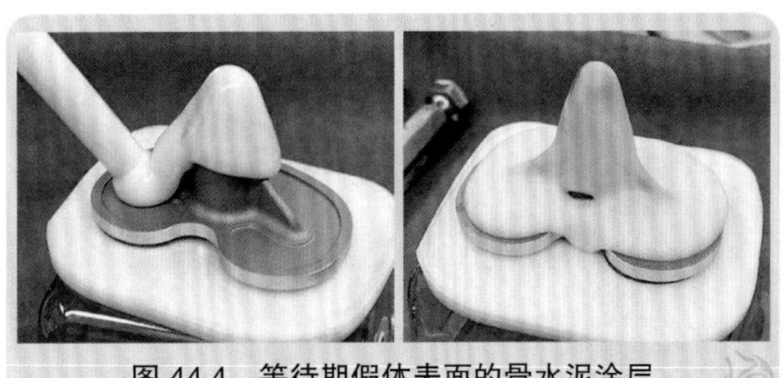

图 44.4 等待期假体表面的骨水泥涂层

此时，禁止用手接触假体表面的骨水泥，防止被手套上的骨髓液污染。在骨水泥等待阶段对假体表面预涂骨水泥可增强固定强度，并且假体表面的骨水泥涂层可保护其免受骨髓液污染。有些外科医师不在胫骨干和假体上应用骨水泥，因为他们担心翻修手术期间假体取出困难。但骨水泥不预涂于杆和假体是错误的，因为它会使松动的风险增加。

实际上用骨水泥固定假体和柄的效果会更好，这种方法可以提高固定强度并减少假体松动。

44.2.9.2 骨床

尝试彻底清洗并干燥骨床后将骨水泥涂抹到骨的切割表面。在胫骨侧使用骨水泥固定时，用喷嘴枪直接将处于等待阶段的骨水泥加压注入，然后用手指填塞（图 44.5）。手指填塞可能会增加骨水泥表面污染，导致无菌性松动的风险，为防止任何类似风险，避免使用受污染的手套直接接触骨水泥。

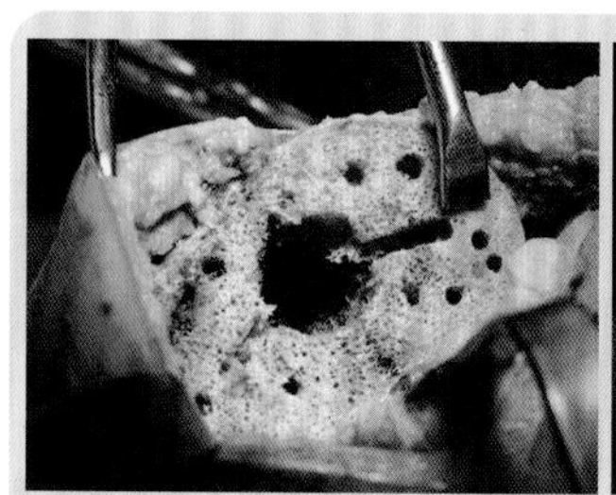
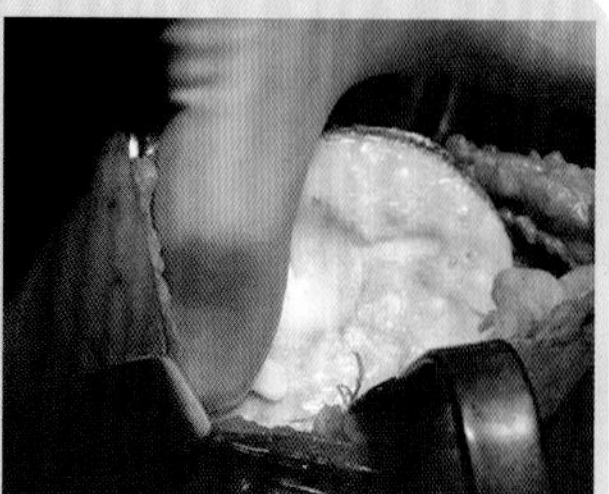

图 44.5 经过仔细清洗和干燥后，用手指涂骨水泥

如果需要手指操作，请更换手套。

在按压骨水泥之前，用湿海绵轻微润湿拇指腹部可以防止骨水泥黏在手套上。虽然手套上涂抹脂肪也能防止骨水泥黏附，但不能如此操作，因为骨水泥填塞后，用干海绵轻轻拍打可以清除骨水泥表面的水分，但不能清除脂肪，这样可能会造成污染。如上所述，如果骨髓液已被二氧化碳喷射器清除则在按压骨水泥时骨髓液就不会渗出。在处理髌骨和股骨时操作也相同。

44.2.10 骨水泥使用技术

44.2.10.1 胫骨

由于胫骨表面有一个与骨髓相连的柄孔，在假体植入时骨髓压力有所增加，若在胫骨柄孔内有积聚骨髓液或松质骨内有骨髓液残留的情况下植入假体，会使骨髓内的压力升高，骨髓液将穿过骨水泥鞘层并造成污染。

在使用骨水泥时，残留在松质骨中的骨髓液通过通气孔排出，可以防止污染。作者通常从胫骨结节的近端内侧瞄准延长杆孔的尖端钻一个通气孔（图 44.6）。

44.2.10.2 股骨

胫骨和股骨的不同在于股骨通常没有柄孔，所以在植入股骨假体时，污染的可能性较低，因为植入胫骨假体时松质骨压力升高非常小。然而在钻孔、清洗并干燥以后，用骨水泥固定植入物时，HV 骨水泥通常处于工作阶段，难以从骨水泥枪中注入。因此，应使用洁净的手套将骨水泥用手指直接加压填充到松质骨上。骨水泥填充后，再用干海绵轻轻拍打骨水泥表面以清除骨水泥表面渗出的骨髓液。

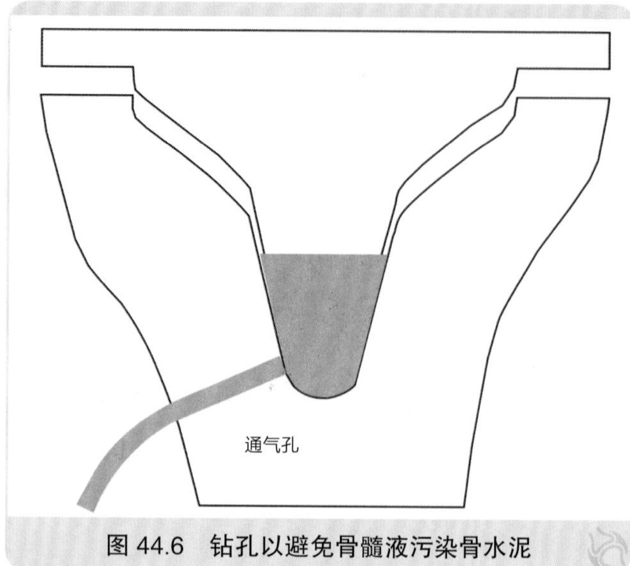

图 44.6 钻孔以避免骨髓液污染骨水泥

将骨水泥直接应用于股骨后髁时应小心谨慎，因为骨水泥可以被推挤向后上方，同时在植入假体时可能会使骨水泥体变得松散。因此，仅在股骨假体后髁上（不直接将骨水泥填充在股骨后髁截骨面上）涂抹骨水泥进行固定是一种较为安全的方式。

对于 PS 假体，大多数外科医师不会在 PS 假体髁间窝应用骨水泥。作者也没有在 PS 假体髁间窝应用骨水泥，尽管如此，也不会引起假体松动。

44.2.10.3 骨水泥加压及其去除

将股骨假体植入到股骨末端是困难的，可以在一定程度的击打后，插入试模垫片，伸展膝关节，施加一些轴向压力。

在施加轴向压力时，避免内翻或外翻压力，避免屈曲膝关节。当施加内翻或外翻压力且骨水泥仍然柔软时（等待期），内侧和外侧之间的骨髓压力会出现差异，由于泵注作用，骨髓液可能会被挤压到假体侧。如果骨水泥在液相时不预涂于假体，挤压向上的骨髓液将进入到假体 - 骨水泥界面。可能会导致污染也可能成为剥离源，所以在此步操作时应尤其注意。当施加轴向压力时，如果骨髓液不是从

骨水泥 – 骨界面流出，而是仅从通气孔流出，可以说明操作者有很好的骨水泥使用技术，使污染降低到最小化。

不能以拔出的方式清除残留骨水泥，而应使用切割的方式。作者通常使用剥离脊柱黄韧带的刮刀来清除残留的骨水泥。

44.2.10.4　髌骨

如果很熟练可以用 80 g 的骨水泥包对胫骨、股骨和髌骨进行固定。但是如果不熟悉该手术，首先使用 40 ~ 50 g 的骨水泥对胫骨进行固定，并在其固化后使用另一个骨水泥包固定股骨和髌骨。先使用脉冲灌洗，可以在骨水泥固定前于髌骨上使用 Carbo Jet，然后彻底干燥骨髓，手指填充骨水泥擦拭表面以减少污染，将已涂抹骨水泥的假体推入使其黏合，然后使用髌骨夹，耐心等待骨水泥固化。

44.3　讨论

与 THA 不同的是，TKA 没有系统性骨水泥培训课程。许多骨科医师已经从上级医师那里学习过骨水泥技术（并不一定是正确的），并一直以相同的方式进行操作。这就是为什么有很多外科医师只相信错误的信息。

- "认为仅在截骨面或假体上应用骨水泥这种方式是正确的。"
- "最好不要在柄和假体上应用骨水泥，因为这样操作的话在翻修时比较难取出。"
- "需要有等待阶段，当骨水泥还具有黏性时不使用骨水泥固定。"
- "在手套上涂抹一些脂肪后会容易处理骨水泥。"

可能没有一种绝对正确的方法来固定 TKA，但在本章中作者介绍了目前似乎最正确的方法。普遍认为骨水泥鞘越厚其固定强度就越高（Uhlenbrock et al.，2012）。Walker 等（1984）认为横向骨小梁所需的骨水泥厚度至少为 2 ~ 3 mm，因此，建议使用 3 ~ 4 mm 的骨水泥鞘。

> 骨水泥鞘厚度为 2.4 mm 时的透光率（透 X 线）要高于 5 mm 时的透光率（Lutz et al.，2009），所以理想的骨水泥鞘厚度为 3 ~ 5 mm。

Huiskes 等在 1981 年的 ORS 科学会议上提出骨水泥鞘厚度超过 5 mm 时会引起热性骨坏死的理论。但 Vertullo 等（2016）所报告骨水泥鞘的平均最高温度保持在 39.13 ℃，它与骨水泥鞘的厚度无关，有报告称温度需要低于 47 ℃，高于该温度时会导致骨坏死。根据经验，日本骨质疏松患者骨水泥鞘＞ 5 mm，但该区域周围并没有出现任何骨坏死，所以在临床上尚不能确定当水泥鞘的厚度＞ 5 mm 时就一定会导致热性骨坏死。

除使用 Carbo Jet 进行脉冲灌洗和干燥后应用骨水泥固定外，使用骨水泥枪也有肯定的效果。有报告指出，与单独手指填塞相比，当用骨水泥枪加压时，骨水泥鞘的厚度会增加 1 倍（Lutz et al.，2009）。因此由于胫骨侧的骨水泥容易被污染，在进行骨水泥固定时可以先使用骨水泥枪，而后使用手指填充，股骨和髌骨的骨水泥固定使用手指填充即可。对于并不熟悉 TKA 操作步骤的外科医师来说，分两个阶段对骨水泥进行固定要更安全一些。

表 44.1 总结报告了胫骨假体松动的情况。假体类型多样，以 HV 骨水泥为主，文献（Foran et al.，2011；Arsoy et al.，2013；Hazelwood et al.，2015；Kopinski et al.，2016；Bonutti et al.，2017）指出所有松动原因均与假体或 HV 骨水泥有关。其描述了骨水泥 – 假体界面之间的松动，即所谓的剥离，技术操作出现的错误与本章节中再三强调的剥离有关。剥离发生率达 0.36%（Hazelwood et al.，2015）和 1.9%（Arsoy et al.，2013），剥离的发生可能涉及一些技术操作层面的错误。Crawford 等提到了骨水泥固定操作时的详细信息，其骨水泥固定方式是正确的。正确操作骨水泥固定时松动的发生率会降低至 0.054%（Crawford et al.，2017）。

最后，表 44.2 列出了在我院进行翻修手术的原因。手术是在 2005 年 4 月以后进行的，评估了 1943 例至少随访 1 年的 TKA 患者。感染是翻修的最常见原因（频率为 0.26%）。在日本，ALBC 只用于翻修病例，所以作者的翻修率（0.26%）是以没有使用 ALBC 的感染病例计算的。股骨假体的松动出现在一个病例中（骨水泥和植入物之间剥离，频率为 0.05%），胫骨假体的松动出现在一个病例中（骨水泥和骨之间松动，频率为 0.05%）。这两个病例是在引入 Carbo Jet 之前发生的，2012 年 3 月引入 Carbo Jet 后，没有再出现任何松动。

总结

正确掌握骨水泥固定技术是防止假体松动的关键问题，在应用骨水泥过程中对于时间的把握是 TKA 骨水泥技术的主要部分。假体和骨水泥之间的有效固定可增加机械稳定性。在骨水泥固定前对骨髓进行严格清洁和干燥可获得肯定的效果，早期阶段用手指进行填充。骨水泥鞘的厚度应控制在 3 ~ 5 mm，骨和骨水泥之间的结合强度可增加以防止发生松动。防止血液和脂肪混合物污染骨水泥表面是非常重要的。如果发生污染则假体稳定性会降低。所谓的剥离不是由假体导致的，而是由于假体和骨水泥之间所形成的空隙导致的，换句话说是由于骨水泥技术导致的。骨水泥不仅是一种黏合剂，也是一种具有微绞锁机制的材料，同时也是一种空间填充材料，渗入到填充空间并硬化，使其难以拔出。

表 44.1 胫骨假体松动

	作者（年）	数量 频率	假体	固定松动	骨水泥类型	骨水泥应用
1	Foren（2011）	8/529 1.5%	Nex Gen MIS tibia	假体 – 骨水泥界面	HV Palacos	骨
2	Arsoy（2013）	25/1337 1.9%	Nex Gen LPS 3°	假体 – 骨水泥界面	MV Smplex	未知
3	Hazlewood（2015）	11/3048 0.36%	Genesis Legion PFC Sigma RPF	假体 – 骨水泥界面	HV Depuy&Palacos	骨 & 假体
4	Kopinski（2016）	13 未知	Vanguard CR8，PS5	假体 – 骨水泥界面	HV Cobalt 12，Depuy 1	未知
5	Bonutti（2017）	15 未知	ATTUNE	假体 – 骨水泥界面	未知	未知
6	Crawford（2017）	1/1851 未知	Vanguard	未知	HV Cobalt&Palacos	骨 & 假体

表 44.2 翻修原因

TKA 数量	1943
内衬脱位	1
不稳定	1
假体周围骨折	1
感染	5
股骨假体松动	1
胫骨假体松动	1

因假体松动导致返修率 2/1943=0.1%；因使用 Carbo Jet 导致假体松动率为 0

要点

- 为了提高骨水泥的固定强度，硬化骨钻孔处理是重要的，并且，需彻底清洗和干燥骨髓，包括柄孔的底部。
- 在柄的远端钻一个引流孔，以排出骨髓液。
- 切勿接触内植物的骨水泥表面。
- 当骨水泥仍然为等待期时，从骨水泥枪中直接将骨水泥涂抹到植入物上，包括柄和假体表面。

- 在使用水泥前换上手套，用手指包住骨水泥，用干燥的海绵轻触表面以清除骨髓液。
- 插入一个试垫，伸直膝关节，在不移动的情况下施加轴向压力。

参考文献

（遵从原版图书著录格式）

Arsoy D et al (2013) Aseptic tibial debonding as a cause of early failure in a modern total knee arthroplasty design. Clin Orthop Relat Res 471:94–101

Australian Orthopaedic Association National Joint Replacement Registry Annual report (2017)

Billi F et al Transactions of the ORS 2014. Annual meeting, New Orleans, LA, #1854. Factors influencing the initial strength of the tibial tray-PMMA cement bond

Bonutti PM et al (2017) Unusually high rate of early failure of tibial component in ATTUNE total knee arthroplasty system at implant-cement interface. J Knee Surg 30:435–439

Crawford DA et al (2017) Low rates of aseptic tibial loosening in obese patients with use of high-viscosity cement and standard tibial tray: 2-year minimum follow up. J Arthroplast 32: S183–S186

Foran JR et al (2011) Early aseptic loosening with a precoated low-profile tibial component. J Arthroplast 26(8):1445–1450

Guha AR et al (2008) Radiolucent lines below the tibial component of a total knee replacement (TKR) – a comparison between single and two-stage cementation techniques. Int Orthop 32(4): 453–457

Hazelwood KJ et al (2015) Case series report: early cement-implant interface fixation failure in total knee replacement. Knee 22: 424–428

Hazelwood KJ et al (2015) Case series report: early cement-implant interface fixation failure in total knee replacement. Knee 22: 424–428

Huiskes R et al (1981, February) Thermal injury of cancellous bone following pressurized penetration of acrylic cement. Proc. Orthop Res Soc Las Vegas, Nevada. p 134

Kopinski JE et al (2016) Failure at the tibial cement-implant interface with the use of high-viscosity cement in total knee arthroplasty. J Arthroplast 31:2579–2582

Lutz MJ et al (2009) The effect of cement gun and cement syringe use on the tibial cement mantle in total knee arthroplasty. J Arthroplast 24:461–467

National Joint Registry for England and Wales, 14th Annual Report (2017)

Report Tensile-adhesion properties of Biomet Bone Cement R on 30 grit blasted CoCr, test number ATS LAB#17–25539, issued Dec 2017. Data on file at Zimmer Biomet, Internal Laboratory Testing. Laboratory testing is not necessarily indicative of clinical performance

Rey RM et al (1987) A study of intrusion characteristics of low viscosity cement Simplex-P and Palacos Cements in a bovine cancellous bone model. Clin Orthop Relat Res 215:272–278

Schlegel UJ et al (2011) Pulsed lavage improves fixation strength of cemented tibial components. Int Orthop 35:1165–1169

Sharkey PF et al (2014) Why are total knee arthroplasties failing today- has anything changed after 10 years? J Arthroplast 29:1774–1778

Uhlenbrock AG et al (2012) Influence of time in-situ and implant type on fixation strength of cemented tibial trays- a post mortem retrieval analysis. Clin Biomech 27:929–935

Vertullo CJ et al (2016) Thermal analysis of tibial cement interface with modern cementing technique. Open Orthop J 10:19–25

Walker PS et al (1984) Control of cement penetration in total knee arthroplasty. Clin Orthop Relat Res 185:155–164

（梁　虎　王　波　许　鹏）

第 45 章

全膝关节置换术中骨水泥储存温度对其黏度和胫骨渗透深度的影响

Maarten Verheyden, Dries Van Doninck, Frank Verheyden and Klaus-Dieter Kühn

45.1 引言

骨水泥型 TKA 仍然是治疗膝关节终末期 OA 的"金标准"，在 15 年的随访中假体生存率超过 90%（Dixon et al., 2005；Fetzer et al., 2002；Furnes et al., 2002；Parsch et al., 2009；Berger et al., 2001）。无菌性松动是 TKA 失败的主要原因之一。早期无菌性松动可归于手术失误，因此这方面仍有提升的空间。在早期无菌性松动中，胫骨假体经常受到影响，也是骨水泥或骨水泥－假体界面微动的结果（Jacobs et al., 1994）。由于越来越多的 TKA 手术在更年轻、活动能力需求更高的患者中进行，因此减少由于无菌性松动而导致 TKA 翻修手术的次数就显得非常重要。

PMMA 骨水泥在 TKA 中的使用时间超过了半个多世纪（Ahmad and Kohl., 2015；Haboush, 1953）。这种骨水泥的化学成分是 PMMA 或 PMMA 共聚物。PMMA 骨水泥是以聚合物粉末和液态单体的形式进行混合使用的。当这两种成分混合时，会发生聚合反应。混合后，随着时间的推移，黏度从液态变为可操作的面团状，最后，骨水泥完全固化（Jaeblon, 2010；Knets et al., 2007；Kühn et al., 2005a, 2005b）。

> 在 TKA 中，完美的骨水泥技术非常重要（Ritter et al., 1994；Miskovsky et al., 1992）。该技术的一个关键环节是在使用过程中对骨水泥黏度的把握。

骨水泥黏度很重要，它是影响骨水泥渗透松质骨深度的因素之一。Bert 等（1998）在体外模型中测量了骨水泥界面的微动，当胫骨假体下骨水泥鞘的厚度为 1 mm 时，发现骨水泥界面有明显的微动。将骨水泥鞘厚度增加至 3 mm 时，可使胫骨假体固定稳定，微动消失。Walker 等指出，为了实现骨水泥与至少一层横向骨小梁固定，并在垂直骨通道中充分接合，从而能在骨水泥界面实现微锁，需要达到 3 mm 的骨水泥渗透才能实现（Walker et al., 1984）。

此外，PMMA 聚合是一种放热反应，在黏接 TKA 假体时，可能会导致热性骨坏死。动物模型显示，当施加温度＞53 ℃时，1 分钟后即出现骨热坏死（Albrektsson et al., 1985）。THA 中的热性骨坏死已被广泛报道（Whitehouse et al., 2014）。1981 年，Huiskes 等（1981）指出，当骨水泥渗透超过 5 mm 时，出现热性骨坏死的风险很大。Vertullo 等（2016）最近表示，采用现代骨水泥技术，水泥渗透深度与水泥涂层最高温度之间没有相关性。开发这些技术是为了在不产生热坏死的情况下增加水泥的渗透性，包括负压渗透（Banwart et al., 2000）、水泥加压（Kim et al., 1984）和脉冲灌洗以降低骨温度（Walker et al., 1984）。然而，Vertullo 等建议进行进一步研究，因为热诱导的骨重建会导致一些骨水泥胫骨假体移位。

> 综上所述，目前普遍认为水泥渗透深度为 3 ~ 5 mm 是理想的。

由于初始骨水泥温度会影响聚合反应的速度，它会随着时间的推移影响骨水泥黏度，最终影响水泥渗透深度。以下研究的目的是评估 TKA 手术期间骨水泥储存温度对胫骨渗透深度的影响。

45.2 材料和方法

该研究采用专门开发的开孔复合锯骨模型进行（item 1117-130, Sawbones, Malmo, Sweden），模拟胫骨近端松质骨的开放孔隙结构。在试验中使用了 35 个骨骼模型，每个模型的大小和成分都相同。该模型是将纤维填充的环氧树脂注射在开孔聚氨酯泡沫周围形成皮质，进而制成胫骨近端的解剖复制品。该模型已在结构特性方面得到验证（Cristofolini et al., 2000；Heiner et al., 2001）。所有模型的孔隙结构都相同（孔隙大小 1.5 ~ 2.5 mm，孔隙率＞95%）。

使用标准切割块，按照标准外科技术，为 Genesis II®PS 膝关节假体（Smith&Nephew, Memphis, TN, USA）的 5 号胫骨部件制备截骨面（*n*=35）。

评估两组骨水泥储存温度对胫骨近端穿透深度的影响。

HV 组：单体和粉末（Palacos®R, Heraeus Medical, Wehrheim, Germany）储存在 18 ℃（*n*=18）。

LV 组：单体和粉末（Palacos®R, Heraeus Medical, Wehrheim, Germany）在 6 ℃下储存，在水泥搅拌前立即从温控环境中取出（*n*=17）。

制造商提示 Palacos®R 骨水泥的储存温度应低于 25 ℃（Heraeus Medical GmbH，2017）。

应在 18 ℃和 70% 相对湿度的可控环境中制备。PMMA 水泥聚合从搅拌到凝固分为 4 个阶段。

- 混合阶段。
- 面团期。
- 操作期。
- 硬化阶段。

面团期的特点是骨水泥黏度低，即混合物无法与戴手套的手指分离（根据 ISO 5833 进行的医师手指试验）。操作期的特点是骨水泥不再黏附手套，可进行骨水泥的植入操作。硬化阶段的特点是骨水泥开始凝固、无法再塑形并逐渐形成固体结构（Haas et al.，1975）。按制造商提供的说明，不使用真空混合系统时，将 20 g 骨水泥粉末和 10 mL 液态单体进行手动混合，并用抹刀将 10 g 骨水泥涂抹在胫骨假体和胫骨截骨面上。在使用骨水泥之前，应在胫骨底板下表面涂抹凡士林，以便于移除假体进行分析。一旦骨水泥进入操作期（医师手指试验呈阳性），立即涂抹水泥。LV 组，从第 3 分钟开始使用水泥并最终对假体进行固定；HV 组在第 6 分钟时开始进行骨水泥固定。将每个假体放置在胫骨截骨面上并敲击 12 次，直到其完全固定在胫骨表面。所有敲击均由同一名研究人员进行。Van Lommel 等（2010）研究指出，以一种可重复的方式进行一系列敲击是可能的。在骨水泥凝固阶段，使用砝码垂直于胫骨长轴施加 50 N 的恒定压力 15 分钟。所有模型均使用刮匙去除多余的骨水泥。骨水泥完全聚合后（20 分钟）轻敲移除假体。

对于“室温”骨水泥组，在第 3 分钟、3.5 分钟、3.75 分钟、4 分钟、4.5 分钟、5.25 分钟、6 分钟、6.5 分钟时分别重复此操作，对于“低温”骨水泥组，在第 6 分钟、7.25 分钟、8 分钟、8.25 分钟、8.5 分钟、9 分钟时分别重复此操作。

然后用摆锯对样本沿矢状面进行切割。为了完成这项操作，将模型固定到专门制作的夹具中，以便在切割过程中将胫骨保持在正确的方向和位置，以最大限度地提高可重复性。采用缓慢的速度切割以防止表面受损。随后用压缩空气清洁切割表面，并用砂纸（800 目）研磨以去除碎屑。

使用尼康 D200 相机和 105 mm 1：2.8 G 物镜，拍摄了所有截面的数字高分辨率（600 dpi）照片和测量标尺。将图像导入 CorelDRAW，骨外表面存在的骨水泥被排除在分析之外（因为不应将其视为已穿透松质骨结构）。

最后，将所有合成图片导入 Corel PHOTO-PAINT 9 中，测量内侧和外侧矢状切口的水泥渗透深度。使用 Magic Wand 工具手动识别每个区域的水泥层。该工具能自动定义形状不规则的备选区，其中包括与选定像素颜色（由其色调定义）相似的所有相邻像素，色调公差被选为 10。操作员对预定区域进行评估，如有必要，添加或移除额外区域，以尽可能紧密地贴合水泥层。最终选中的像素数用于计算研究区域中水泥层的面积，并通过将该面积除以该区域的切割长度来计算平均穿透深度。图 45.1 显示了截骨切面。

使用 Minitab 中的非配对双尾 student-t 检验进行统计分析。Vaninbrouckx 等（2009）进行的重复性研

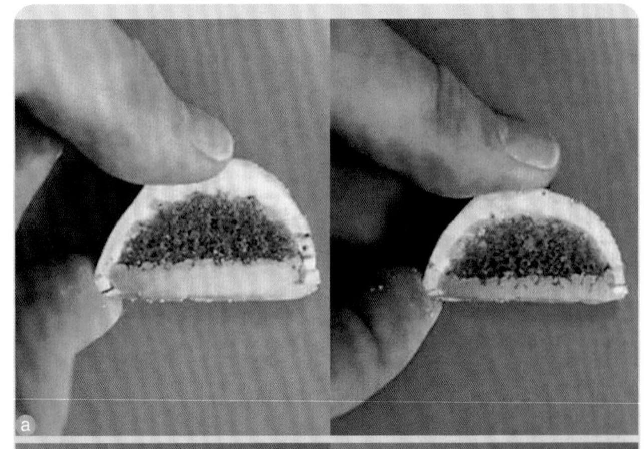

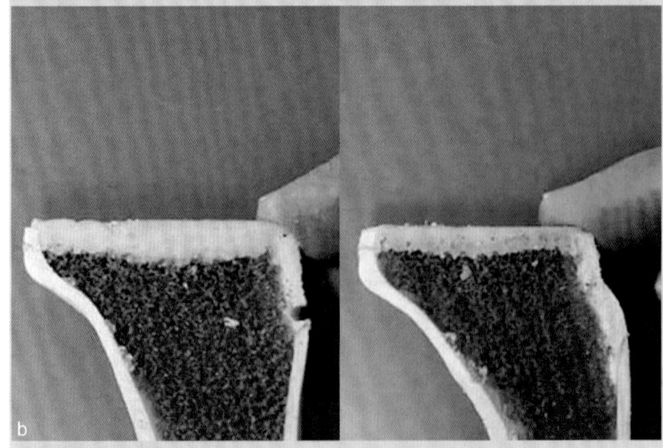

图 45.1 a. 骨水泥锯骨，内侧切割，厚水泥覆盖层（左），薄水泥覆盖层（右）；b. 骨水泥锯骨，侧面切割，厚水泥覆盖层（左），薄水泥覆盖层（右）

究表明，可以使用所述程序评估骨水泥渗透深度，平均操作者间精度差异小于 0.5 mm。

45.3 结果

图 45.2 显示了两种温度组的骨水泥从混合结束到涂抹的时间间隔与胫骨近端渗透深度的关系。随着时间的延长，骨水泥渗透有降低的趋势，但这种相关性仅对室温下的水泥具有统计学意义（R^2=0.49，P=0.001）。该组骨水泥渗透之间的关系为：d_p=4.94–0.39 · t。式中，d_p 是渗透深度，单位为 mm，t 是开始搅拌后的时间量，单位为分钟。

在内侧和外侧的渗透深度之间没有发现显著差异（P=0.37），这表明采用了对称的固定技术。图 45.1 显示了每个截骨层面内侧和外侧之间的平均渗透深度。内侧和外侧测量之间没有进一步的差异。

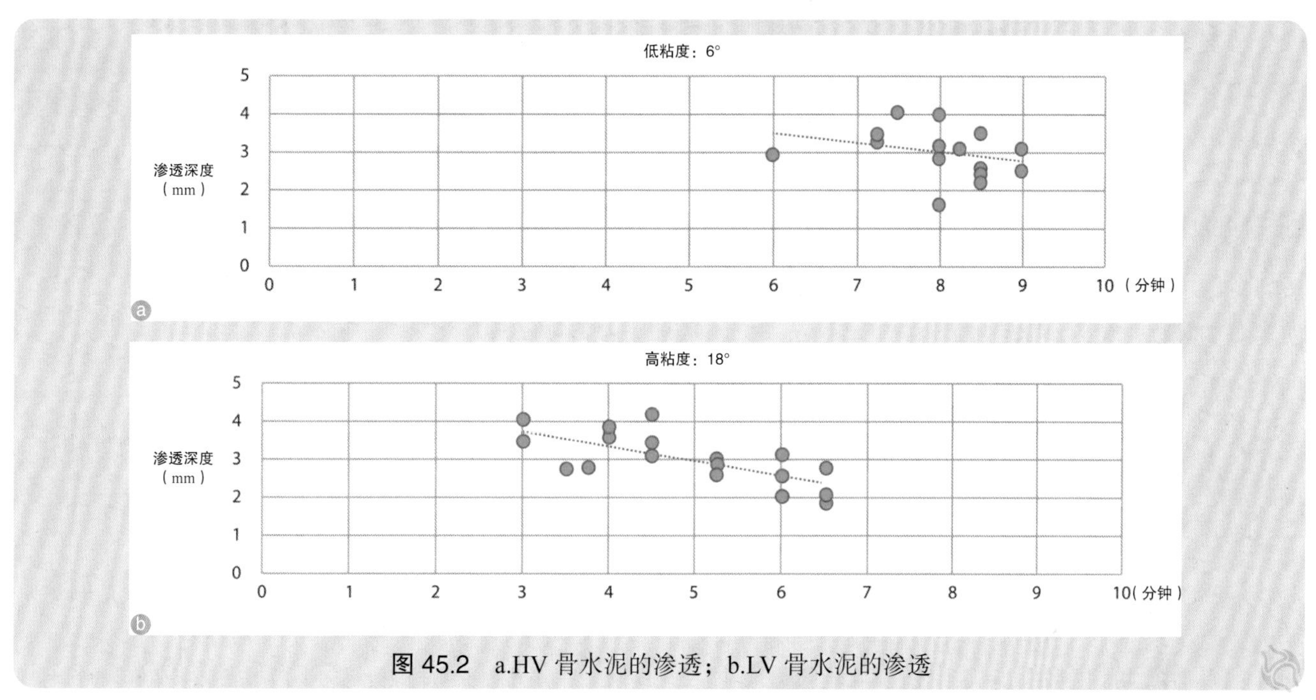

图 45.2　a.HV 骨水泥的渗透；b.LV 骨水泥的渗透

如前所述，面团期定义为混合结束和操作期之间的时间。在这个阶段，骨水泥还不能使用。操作期被定义为操作骨水泥而不黏附的时间窗口。在这一阶段，假体可以黏在骨质表面上。最佳操作期即骨水泥可以达到最佳渗透深度（3 ~ 5 mm）的阶段。根据实验数据的拟合曲线，在 LV 组中，在 6 ~ 8.3 分钟，渗透深度达到 3 ~ 5 mm。HV 组达到最佳渗透深度的时间为 3.1 ~ 5 分钟。低温水泥组的最佳工作阶段持续时间为 2.3 分钟，而室温水泥组为 1.9 分钟。两组工作阶段之间的差异为 24 秒。然而，这种差异在统计学上并无差异。

两组在面团形成阶段有明显差异。低温水泥组的面团形成期为 6 分钟，而室温水泥组为 3 分钟。

图 45.2 显示了随时间变化的渗透深度。这表明 LV 组的面团形成阶段较长，而两组的最佳操作期差异较小。在操作期结束时，HV 组的渗透深度变化较大。

45.4 讨论

在这项体外研究中，能够实现胫骨假体固定的可重复性。使用相同的开孔截骨，以及相同的击打和施加水泥植入后 50 N 的标准轴向压力。在所有测量中，骨水泥界面上没有血液和脂肪是很重要的，因为这会影响骨水泥界面的拉伸和剪切强度（Majkowski et al.，1993；Majkowski et al.，1994）。在体内，不同的血压和对骨表面的清洁会导致骨水泥界面产生不同数量的血液和脂肪。之前的研究表明，该模型能够准确模拟胫骨近端正常松质骨结构，因此本研究使用了该模型（Cristofolini et al.，2000；Heiner et al.，2001）。

这一点很重要，因为渗透深度与松质骨的孔径成正比（Walker et al.，1984）。

在两种黏度组中，想要实现相似渗透深度的目标，就必须在骨水泥具有足够黏度时完成植入。市面上大多数骨水泥的面团时间对外科医师确定骨水泥的使用时机很重要。有些水泥具有黏性，他们只出现表面的面团期，而内部的水泥面团是黏性的，尚不能使用。Simplex®P（Stryker）是一种中等黏度的水泥，根据 ASTM 或 ISO 5833 进行的测试，在达到面团期后大约 1 分钟可渗透 7 mm。不幸的是，由于 Simplex®P 内部的 LV，不应在早期阶段使用。Stryker 告知外科医师不要过早使用 Simplex®P，并建议等待 3 ~ 4 分钟，直到面团成型。Simplex®P 的内部黏度与其他 HV 水泥相当。其结果是，渗透性与其他 PMMA 水泥没有区别。

骨水泥渗透进松质骨的深度与骨水泥和骨均相关。在骨水泥聚合过程中，导致骨坏死的风险将增加，因为更多的骨水泥渗入骨骼，凝固热不容易排出（Kühn，2014）。

经研究发现，最佳操作期延长 24 秒，这是有利于 HV 组（6 ℃），尽管差异在统计学上不显著。这与使用低温水泥工作时间更长的常见假设相矛盾。另一方面，在 HV 组中，等待期明显更长，这意味着在该组中，在开始黏合假体之前，要等待更长的时间。洗手护士应该意识到这一事实，并调整开始准备水泥的时间。在 6 ℃下储存水泥的优点是，工作阶段延长了近半分钟，并提供了独立于储存室温度的恒定工作条件。储存室内的室温可能会随时间而变化，从而改变 PMMA 水泥的特性。因此，该组的固定条件可能不同。

因为“储存温度”会影响面团形成阶段的时长，我们强调需要将骨水泥储存在温度可控的环境中。

在手术期间，重要的是要知道从混合到开始操作期有多长时间。由于手术室温度也会影响骨水泥的聚合速度，因此保持该温度的稳定也很重要。阳光直射可以将储存的骨水泥加热到 25 ℃以上，从而缩短等待期和操作期，这可能会导致黏结过程中出现问题。因此，重要的是不要在阳光直射下储存骨水泥。在这项研究中，研究者只检查和比较了骨水泥在 6 ℃和 18 ℃下储存时的渗透深度。对于其他储存温度，结果可能不同。

总之，与非冷却水泥（LV 组）相比，低温水泥（HV 组）明显具有更长的面团期，且使用时间延长 24 秒。这项研究比较了使用 6 ℃或 18 ℃的水泥对胫骨假体进行黏结的情况。结果表明，虽然两组的工作时间不同，但是最终达到相同的水泥渗透深度。

使用在冰箱中冷却至 6 ℃的水泥的优点是：它提供了与储存室温度无关的均质水泥状态，储存室温度可能会随着季节的变化而变化，并且工作时间延长了近半分钟。

要点：

- 与 LV 水泥相比，HV 水泥的成团时间更短。
- 与 LV 水泥相比，HV 水泥的操作期更长。
- 冷却 HV 水泥会推迟面团期，对其工作性能影响较小。
- HV 水泥和低温水泥的渗透性相当。
- 根据 ASTM 或 ISO 标准，一些高渗透性骨水泥在达到成团时间后仍不能使用，因其内部黏度太低，制造商通常会相应地告知外科医师。
- 渗入松质骨过深可能有更高的骨坏死风险。

参考文献

（遵从原版图书著录格式）

Ahmad SS, Kohl S (2015) 48 The optimal cementing technique in total knee replacement. In: The unhappy total knee replacement. Springer, pp 575–580

Albrektsson T, Eriksson A (1985) Thermally induced bone necrosis in rabbits: relation to implant failure in humans. Clin Orthop Relat Res 195:311–312

Banwart JC, McQueen DA, Friis EA, Graber CD (2000) Negative pressure intrusion cementing technique for total knee arthroplasty. J Arthroplast 15(3):360–367

Berger RA, Rosenberg AG, Barden RM, Sheinkop MB, Jacobs JJ, Galante JO (2001) Long-term followup of the Miller-Galante total knee replacement. Clin Orthop Relat Res 388:58–67

Bert JM, McShane M (1998) Is it necessary to cement the tibial stem in cemented total knee arthroplasty? Clin Orthop Relat Res 356:73–78

Cristofolini L, Viceconti M (2000) Mechanical validation of whole bone composite tibia models. J Biomech 33(3):279–288

Dixon MC, Brown RR, Parsch D, Scott RD (2005) Modular fixed-bearing total knee arthroplasty with retention of the posterior cruciate ligament. J Bone Joint Surg Am 87(3):598–603

Fetzer GB, Callaghan JJ, Templeton JE, Goetz DD, Sullivan PM, Kelley SS (2002) Posterior cruciate–retaining modular total knee arthroplasty: a 9-to 12-year follow-up investigation. J

Arthroplast 17(8):961–966

Furnes O, Espehaug B, Lie SA, Vollset SE, Engesæter LB, Havelin LI (2002) Early failures among 7,174 primary total knee replacements: a follow-up study from the Norwegian Arthroplasty Register 1994-2000. Acta Orthop Scand 73(2):117–129

Haas SS, Brauer GM, Dickson G (1975) A characterization of polymethylmethacrylate bone cement. J Bone Joint Surg Am 57(3):380–391

Haboush EJ (1953) A new operation for arthroplasty of the hip based on biomechanics, photoelasticity, fast-setting dental acrylic, and other considerations. Bull Hosp Joint Dis 14(2):242–277

Heiner AD, Brown TD (2001) Structural properties of a new design of composite replicate femurs and tibias. J Biomech 34(6): 773–781

Heraeus Medical GmbH. PALACOS® R+G pro – instruction for use. Retrieved 12 Feb 2017 from https://www.heraeus.com/media/media/hme/doc_hme/products_hme/palacos_bone_cement/pro/PALACOS_RG_pro_IFU.pdf

Huiskes R, Sloof TJ (1981) Thermal injury of cancellous bone, following pressurised penetration of acrylic bone cement. In: Proc 27th Orthop Res Soc, Las Vegas. p 134

Jacobs JJ, Shanbhag A, Glant TT et al (1994) Wear debris in total joint replacements. J Am Acad Orthop Surg 2:212

Jaeblon T (2010) Polymethylmethacrylate: properties and contemporary uses in orthopaedics. J Am Acad Orthop Surg 18(5): 297–305

Kim YH, Walker PS, Deland JT (1984) A cement impactor for uniform cement penetration in the upper tibia. Clin Orthop Relat Res 182:206–210

Knets I, Krilova V, Cimdins R, Berzina L, Vitins V (2007) Stiffness and strength of composite acrylic bone cements. J Achiev Mater Manuf Eng 20(1–2):135–138

Kühn K-D (2014) PMMA cements. Springer, Heidelberg, ISBN 978-3-642-41535-7

Kühn K-D, Ege W, Gopp U (2005a) Acrylic bone cements: composition and properties. Orthop Clin North Am 36:17–28

Kühn K-D, Ege W, Gopp U (2005b) Acrylic bone cements: mechanical and physical properties. Orthop Clin North Am 36:29–39

Majkowski RS, Miles AW, Bannister GC, Perkins J, Taylor GJ (1993) Bone surface preparation in cemented joint replacement. Bone Joint J 75(3):459–463

Majkowski RS, Bannister GC, Miles AW (1994) The effect of bleeding on the cement-bone interface: an experimental study. Clin Orthop Relat Res 299:293–297

Miskovsky C, Whiteside LA, White SE (1992) The cemented unicondylar knee arthroplasty. An in vitro comparison of three cement techniques. Clin Orthop Relat Res (284):215–220

Parsch D, Krüger M, Moser MT, Geiger F (2009) Follow-up of 11–16 years after modular fixed-bearing TKA. Int Orthop 33(2):431–435

Ritter MA, Herbst SA, Keating EM, Faris PM (1994) Radiolucency at the bone-cement interface in total knee replacement. The effects of bone-surface preparation and cement technique. J Bone Joint Surg Am 76(1):60–65

Vaninbroukx M, Labey L, Innocenti B, Bellemans J (2009) Cementing the femoral component in total knee arthroplasty: which technique is the best? Knee 16(4):265–268

Vanlommel J, Porteous AJ, Hassaballa MA, Luyckx JP, Bellemans J (2010) Iatrogenic surface damage during femoral component impaction in total knee arthroplasty. Knee 17(1):43–47

Vertullo CJ, Zbrojkiewicz D, Vizesi F, Walsh WR (2016) Thermal analysis of the tibial cement interface with modern cementing technique. Open Orthop J 10:19–25

Walker PS, Soudry M, Ewald FC et al (1984) Control of cement penetration in total knee arthroplasty. Clin Orthop Relat Res 185:155–164

Whitehouse MR, Atwal NS, Pabbruwe M, Blom AW, Bannister GC (2014) Osteonecrosis with the use of polymethylmethacrylate cement for hip replacement: thermal-induced damage evidenced in vivo by decreased osteocyte viability. Eur Cell Mater 27: 50–62

（梁 虎 王 波 许 鹏）

第 46 章

抗生素骨水泥：支持的观点

Matthew W. Squire

46.1 引言

TKA 是迄今为止最成功的骨科手术之一（Price et al.，2018）。全世界 TKA 数量持续成倍增长，估计每年超过 200 万例（Kurtz et al.，2011）。对符合适应症的患者实施 TKA，可以很好地减轻疼痛，改善功能，并提高患者的生活质量（Rocha de Silva et al.，2014）。

TKA 假体与骨的固定仍然是一个需要积极研究和改进的领域。使用 PMMA 骨水泥仍然是 TKA 假体固定的最常见方法（Abdel et al.，2019；国家关节登记系统，2019；AOANJRR，2019），并且 PMMA 在 TKA 中的应用已显示出优异的效果。目前，TKA 假体固定的"金标准"是骨水泥固定，且全世界范围内使用骨水泥固定的 TKA 占总数的 95% 以上（国家关节登记系统，2019；澳大利亚矫形协会关节置换术登记系统，2019b；Nugent et al.，2019）。

不幸的是，小部分骨水泥固定的 TKA 会由于感染性和非感染性的原因导致早期失败，需要进行翻修手术。尽管需要翻修的 TKA 的比例很小，但由于每年的 TKA 总数量巨大，因此翻修的绝对数量很大。TKA 翻修手术成本高，并发症发生率高，而且不一定成功（Bozic et al.，2010；Salah et al.，2003）。因此，能够减少翻修率的手术技术和材料是非常重要的。ALBC 是一种有潜力的材料，有可能大大减少 TKA 翻修负担，因此，成为目前研究和讨论的焦点。

46.2 历史背景

早期的关节外科医师认为 PJI 是 THA 和 TKA 的一个相对常见和灾难性的并发症。在 20 世纪 70 年代，普遍认为在 THA 术中使用 ALBC 可以减少 PJI 的发生（Buchholz et al.，1984）。ALBC 随即被用于治疗 THA 术后的 PJI，并取得了巨大的成功（Buchholz et al.，1981）。此后 ALBC 在现代骨水泥的发展过程中被广泛使用。因此，在现代骨水泥型 TKA 的发展过程中，将 ALBC 用于预防和治疗 PJI 就不足为奇了（Best et al.，1998）。

在 20 世纪 70 年代末和 80 年代初，由于假体设计、生物材料和手术技术的改进和发展，早期 THA 和 TKA 失败的发生率稳步下降（Moran and Horton.，2000）。此外，THA 和 TKA 术前预防性抗生素的应用及其标准化显著降低了 PJI 的发病率（Lidgren，2001）。在此期间，出现了不同的 ALBC 使用模式。

自 20 世纪 80 年代起，鉴于 ALBC 在预防 THA PJI 和翻修方面的显著效果，许多外科医师强烈主张在所有 THA 和 TKA 中常规使用 ALBC。相比之下，其他外科医师则认为，PJI 和翻修手术的发生率降低主要归因于手术技术的改进和预防性抗生素的使用，这些外科医师主张在 THA 和 TKA 中不使用添加抗生素的骨水泥（plain bone cement，PBC）。有关 ALBC 使用适应条件上的意见分歧一直存在，仍待继续讨论（Parvizi et al.，2013）。

应该注意的是，ALBC 和 PBC 的使用和意见分歧存在一定的地理分布特点。一般来说，欧洲的大多数外科医师在所有 THA 和 TKA 手术中常规使用 ALBC，而美国的大多数外科医师则选择使用 PBC。欧洲的 PMMA 生产商主要生产 ALBC，而美国的生产商则主要生产 PBC，这应该不是巧合。这种商业力量很可能促成了目前骨水泥的"大西洋悖论"，即 ALBC 在欧洲常规使用，而在美国则少见（Sanz-Ruiz et al.，2017；Sanz-Ruiz et al.，2020）。

> 关于 ALBC 的观点和使用上的分歧成为 THA 和 TKA 中的一个主要问题和争论焦点：是否应该将 ALBC 常规用于所有的 THA 和 TKA？

本章的后续章节基于循证医学的证据，赞成常规使用 ALBC 用于骨水泥固定的 TKA，并简要介绍了目前 TKA 中抗菌剂局部输送方法的效果。

46.3 目前的共识

在常规使用 ALBC 预防 THA 和 TKA PJI 的问题上，学术界存在很大的意见分歧。这一点在第二届 PJI 国际共识会议（International Consensus Meeting，ICM）上达成了共识，500 多名 PJI 治疗专家对 ALBC 进行了长时间的辩论。与会议讨论的所有议题一样，一个专家议题作者团队（Fillingham et al.，

2019）对 ALBC 进行了系统的文献回顾，并对 Delphi 问题做了询证论述。然后，基于循证的结论被提交给与会者进行现场共识投票。2018 ICM 流程和会议文件可在以下位置访问：▶ www.ICMPhilly.com.

2018 年 ICM 关于 ALBC 的问题，具体答复和现场与会者投票详述如下。

- 问题：是否有足够的证据支持在初次 TKA 或 THA 中使用 ALBC，以降低手术部位感染或假体周围感染（SSI/PJI）的风险？
- 答复：没有确凿的证据可以证明在初次 TKA 或 THA 中常规使用 ALBC 可以减少 SSI/PJI 的风险。最近的高等级证据和注册数据并没有证明 SSI/PJI 的减少。此外，增加的费用、耐药性病原菌出现的可能性，以及抗生素对宿主的潜在不利影响，为在初次 TJA 中避免常规使用抗生素水泥提供了充分的理由。
- 与会者投票：38% 同意，58% 不同意，4% 弃权。

最初的现场投票表明，大多数出席的 PJI 治疗专家认为 ALBC 可以降低 PJI 的发病率。另外表明，大多数参会者认为在 THA 和 TKA 术中常规使用 ALBC 是可以接受的或恰当的。由于未能对第一个问题达成共识，肌肉骨骼感染协会（Musculoskeletal Infection Society，MSIS）ICM 组委会选择修改该问题，希望澄清参会者对 ALBC 用于初次 THA 和 TKA 的看法。修改后的问题和与会者投票的回答如下。

- 问题：在初次 TJA 中使用 ALBC 是否有作用？
- 答复：初次 TJA 期间可使用 ALBC，以降低 SSI/PJI 的风险。ALBC 的优点及其成本和其他潜在不良反应的关系，在感染风险高的患者中最有依据。
- 与会者投票：93% 同意，7% 不同意。

> 这次投票的绝对多数和强烈共识无疑表明，2018 年 ICM 与会者同意 ALBC 在初次 THA 和 TKA 中发挥作用。

此外，它表明 THA 和 TKA PJI 专家一致认为，ALBC 的使用可以降低 PJI 的发病率。最后，它表明 ALBC 使用的潜在成本和其他理论上的负面影响被 ALBC 的益处所抵消。

46.4 产品和法规

目前市场上有许多商业性预混 ALBC 产品。不同产品所含的抗生素类型及浓度有很大的差异。因此，这些预混抗生素的商用骨水泥洗脱特性、每个特定产品的术中混合方法都是独一无二的，这一点并不令人惊讶（Kuehn，2014）。

有研究已经比较了商业化预混 ALBC 的洗脱特性。Squire 等证明，5 种不同的市售 ALBC 产品的体外抗生素洗脱特性随时间迅速变化，与 LV 的 ALBC 品牌相比，HV 品牌产生的抗微生物活性时间明显更长（图 46.1）（Squire et al.，2008）。

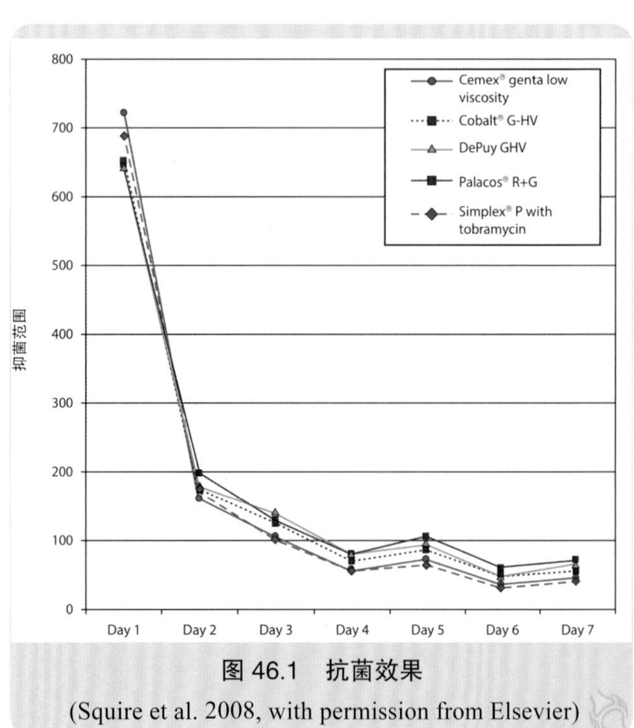

图 46.1　抗菌效果

(Squire et al. 2008, with permission from Elsevier)

此外，Meyer 等对 6 种市售 ALBC 产品的抗生素洗脱特性的研究显示，ALBC 品牌和混合方案（真空与普通）对抗生素洗脱强度和持续时间有显著影响（Meyer et al.，2011）。这项研究表明，许多 ALBC 产品在 24 小时后的抗生素洗脱量低于产生抗菌效果所需的 MIC，而其他一部分产品的抗生素洗脱浓度高于 MIC，持续 3 天或更长时间（图 46.2）。

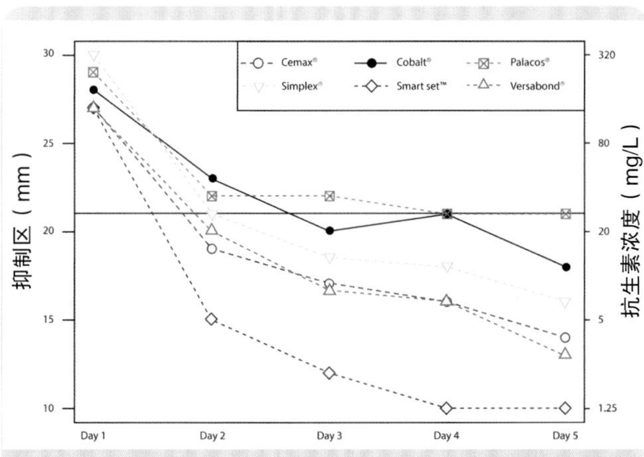

图 46.2　在为期 5 天的洗脱研究中，比较真空混合骨水泥的平均细菌生长抑制区（左）和抗生素浓度（右），水平线代表 32 mg/L 的灵敏性阈值

假设上述体外研究可转化为体内环境，ALBC 产品抗生素洗脱强度和持续时间的差异可能会对其预防 SSI 和（或）PJI 的能力产生重大影响。

对商业化预混 ALBC 产品的监管批准因国家而异。虽然在欧洲和其他许多地区，使用预混合 ALBC 是初次 THA 和 TKA 的标准应用，但在美国，预混 ALBC 的使用只被食品药品监督管理局批准用于明确诊断为感染性 THA 和 TKA 的第二阶段翻修手术。因此，在美国，初次 THA 和 TKA 的常规使用 ALBC 是“超说明书”使用。

ALBC 可以通过将粉末状抗生素“手动混合”到不含抗生素的 PMMA 中来构建。

手动混合的 ALBC 存在人为因素导致的不一致性，造成 PMMA 具有不同的洗脱和机械特性（Ferraris et al.，2010；Dunne et al.，2007；Neut et al.，2003）。

尤其注意的是，医师对 FDA 批准的器械进行改造的审查结论指出，“由于该器械在制造完成后被改造了，并存在“超说明书”使用的情况，制造商基本上免除了任何产品责任索赔”（Starnes，2013），这可能会在患者受到伤害的情况下增加医师的责任。由于目前市面上有很好的预混合商用产品，因此将手动混合的 ALBC 常规用于初次 THA 和 TKA 预防 PJI 的效用值得怀疑。

作者认为，手动混合 ALBC 应保留用于罕见的临床情况，这些情况需要使用比商业预混合 ALBC 产品更多或不同的抗生素。

46.5 证据

46.5.1 回顾性研究

2003 年，法国一家医院的研究人员比较了他们在初次 TKA 期间使用 ALBC 和 PBC 的经验（Eveillad et al.，2003）。其研究的 TKA 使用了含有未知浓度庆大霉素的 ALBC。所有患者使用层流手术室、切皮前静脉使用抗生素和碘伏酒精消毒皮肤。PJI 发病率的具体增加情况在不同组中没有详细说明。但至少随访 12 个月后发现 PJI 的组间差异有意义。根据外科医师的判断，83 名患者使用了 ALBC，84 名患者使用了 PBC。ALBC 组的 PJI 发病率为 1.21%，而 PBC 组的 PJI 发病率为 9.52%。

在本研究中，ALBC 对 PJI 具有保护作用（P=0.03）；然而，值得注意的是，PBC 组的 PJI 发病率远高于初次 TKA 的预期。

在 2009 年的一项非随机研究中，加拿大一所医疗机构连续纳入了 1625 例 TKA 手术患者，评估了 ALBC 在 TKA 中减少 PJI 的能力（Gandhiet al.，2009）。对 ALBC 组和 PBC 组的分析表明，它们在人口统计学和临床上是相似的。ALBC 组（814 例 TKA）PJI 发生率为 2.2%，PBC 组（811 例 TKA）PJI 发生率为 3.1%。ALBC 组在 1 年内 PJI 减少了 7 例，这意味着 PJI 减少了 30%。尽管如此，ALBC 组和 PBC 组之间的 PJI 差异并无统计学差异。对所使用的统计方法的研究表明，该调查是为了检测 50% 的 PJI 发生率变化。

因此，未能将观察到的 30% 的 PJI 减少率归结为统计学意义，这很可能是第二类错误，其结论仍是不能认为 ALBC 在预防 PJI 方面有显著功效。

Kaiser Permanente Registry 登记系统使用他们的大型美国社区数据库，报告了 2003—2007 年的 22 889 例 TKA 病例，这些 TKA 病例均应用 ALBC

预防 PJI（Namba et al.，2009）。结果表明，8.9% 的 TKA 手术（2030）医师决定使用 ALBC，ALBC 组的 TKA PJI 发生率为 1.4%，而 PBC 组为 0.7%，并且发现使用 ALBC 是 TKA PJI 发生的独立危险因素。

仔细检查该研究发现，ALBC 队列和 PBC 队列间存在显著差异。ALBC 队列中的糖尿病患者（14.5% *vs*. 10.3%）、年龄小于 55 岁的个人（10.3% *vs*. 7.0%）、除 OA 以外的诊断（10.8% *vs*. 7.3%）、ASA Ⅲ类患者（41.9% *vs*. 35.3%）。多变量分析也表明，所有这些患者的共同特征都是发生 TKA 后 PJI 的独立危险因素。在 PJI 高风险的患者中，选择性增加 ALBC 的使用，会造成重大的方法学和统计学偏倚，这很可能增加了 ALBC 队列中 PJI 的发病率。

尽管这是一个大型登记系统开展的研究，但不控制上述队列组间差异得到的统计结果使人们对比较 ALBC 和 PBC 组得出的结论产生了严重质疑。

最近发表在 *Journal of Arthroplasty* 上的一项研究详细介绍了一家欧洲医院从 PBC 转变为商业预混合 ALBC时的PJI经验（Sanz-Ruiz et al.，2017）。据报道，PMMA 类型是研究期间机构内唯一改变的与手术或感染相关的控制变量，2009—2010 年统一使用 PBC，2011—2012 年统一使用 ALBC。所有接受初次 TKA、THA 或半髋关节置换术的患者都是连续入组的，并在至少 2 年随访后评估 PJI。尽管采用了回顾性设计，本研究还是将同期非骨水泥半髋关节置换术和 THA 中的 PJI 发生率作为对照组。ALBC 的使用显著降低了所有骨水泥组（TKA、THA 和半髋关节置换术）的 PJI 发生率。

TKA PJI 风险从 3.3% 下降到 1.3%，总体风险降低了 60%，具有统计学意义。

在水泥型 THA 和半髋关节置换术中，PJI 发生率也有类似的具有统计学意义的下降。对照组（非骨水泥 THA 和非骨水泥半髋关节置换术）的 PJI 发生率在整个研究期间没有显示出统计学上的变化。这项研究表明，使用 ALBC 可以显著降低 PJI 的发生率。

发表在 *Journal of Orthopedics*（2020）（Qadir et al.，2014）上的类似文章对 ALBC 的使用风险进行了分层研究。在这篇对单一中心进行的回顾性研究中，作者将患者分为 3 组：PBC TKA、ALBC TKA 和选择性 ALBC TKA（当患者被认为是高风险时，由外科医师决定使用）。从统计学上看，这 3 个组的糖尿病患者和炎症性关节炎患者的数量相似；然而，选择性 ALBC 组有一个特点，即其中更多的患者有明显的肥胖症。

其他患者特征（如营养不良）的组间差异分布没有详细列出，而这些特征被认为会增加 PJI 的发病率。

该研究指出，不同组间 PJI 在 30 天、6 个月和 1 年发病率是确定的，第 3 组的肥胖患者表现出 PJI 升高的趋势，尽管差异在统计学上并不显著。研究结论是 ALBC 并没有降低 PJI 的发病率，甚至选择性使用也可能不合理。对这一数据的另一种解释是，选择性 ALBC 组发生 PJI 的理论风险最高，但结果并没有显示该组 PJI 的风险增加。因此，选择性使用 ALBC 可能会减轻 PJI 的额外风险，从这个角度讲，ALBC 的使用确实是合理的。

最近对 1 180 270 名接受 TKA 治疗的美国患者进行的研究强烈支持选择性使用 ALBC（Chan et al.，2019）。这项研究利用了 Premier Healthcare 数据库包含 20% ~ 25% 的美国住院患者的行政索赔数据。27% 的患者使用 ALBC，并且 ALBC 与 PJI 预防和术后早期感染率降低相关（*OR*=0.89；95%*CI*：0.83 ~ 0.96）。该研究的独特之处在于其庞大的患者队列和稳健的多变量分析，包括大量已知的增加 PJI 风险的变量，如年龄、麻醉方式、联合用药、吸烟、肥胖和 Charlson-Deyo 指数的适应性。本研究中的原始数据分析表明，ALBC 的使用可能与不需要透析的急性肾衰竭相关（*OR*=1.06；95%*CI*：1.02 ~ 1.11）。

然而，在控制了导致肾衰竭的其他已知变量后，ALBC 与肾衰竭的相关性不再具有统计学意义。同样，ALBC 的使用并没有导致具有统计学意义的过敏并发症或微生物菌群破坏。

46.5.2 随机对照研究

有限的前瞻性随机对照研究证实了 ALBC 对初

次 TKA 后 PJI 预防的功效。而现有的研究结果参差不齐，且容易出现第二类统计错误，因为 PJI 发生率整体上偏低，且需要非常大的患者群来证明 ALBC 对 PJI 的预防有积极作用。

> 不幸的是，在不同的研究中使用了不同的 ALBC 产品，这可能是作者得出不同结果和结论的原因。

Chiu 等进行了一项可首次证明 ALBC 疗效的前瞻性随机研究，其研究对象为接受 TKA 手术治疗的糖尿病患者。其指出，ALBC 将该队列中的 PJI 风险降低了 13%（Chiu et al.，2001）。其另一项前瞻性随机研究指出，ALBC 显著降低了非糖尿病患者队列中 PJI 的发病率（Chiu et al.，2002）。这两项研究都表明 ALBC 的使用降低了 PJI 的发病率，但对这两项研究的评论都指出，研究对象的基础感染率相对较高。

相比之下，在一项由西班牙研究人员进行的随机对照研究中，发现含有黏菌素和红霉素的手动混合 ALBC 对减少 TKA 后 PJI 无明显作用（Hinarejos et al.，2013）。在这项合理且设计良好的研究中，ALBC 组和 PBC 组的 PJI 发病率非常相似（分别为 1.37% 和 1.35%）。然而，作者多次指出，尽管这是一项循证医学等级为Ⅰ级的研究，但该研究的结果仅针对含有黏菌素和红霉素的 ALBC，用不同的 ALBC 配方重复该研究可能会证明 ALBC 能够降低 PJI 的发生率。

目前，一项名为“ALBC 预防初次 TKA 后 PJI”的大型前瞻性研究正在招募患者。在这项随机研究中，患者将接受初次 TKA 手术，使用 ALBC 或 PBC，主要目的是确定两组因 PJI 导致的翻修发生率，以及 ALBC 的成本效益。该研究试图招募超过 11 000 名患者，基于分析，证明 PJI 发病率分别为 1.0%（ALBC）和 1.5%（PBC）。

> 本研究结果对提高我们理解 ALBC 在初次 TKA 中的作用是非常宝贵的。

46.5.3　系统综述和荟萃分析

关于使用 ALBC 的系统评价和荟萃分析较多，但其结论相互矛盾（Wang et al.，2013；Zhou et al.，2015；Schiavone Panni et al.，2016；King et al.，2018；Zhang et al.，2019）。由于现有的研究缺乏对照组和存在科学严谨性方面的缺陷，很少有研究能证明 ALBC 对 PJI 发病率的影响符合纳入系统评价或荟萃分析的条件。仔细研究这些文献发现，这些文献跨越了一个广泛的时间范围（1987—2015 年），在此期间，手术环境和技术的巨大改变都会导致偏倚的产生。此外，研究中使用的 ALBC 类型也多种多样（不同的产品、抗生素、抗生素浓度及 ALBC 制作方法），可能会对结果产生不良影响。最后，由于可用的高质量研究数量较少，研究排除和纳入标准的细微差异可能会导致结果和结论的巨大差异。

2016 年，Schiavone Panni 等（2016）发表了一项系统性综述，主要评价 ALBC 在降低 TKA 后 PJI 发生率方面的作用。文献检索出 260 篇文章，最后纳入 6 篇。纳入的患者总数为 6300 人。结果发现这些研究有显著的方法学缺陷，主要包括但不限于 ALBC 产品类型的差异、患者差异，以及较差的患者随机化和盲法实践。该综述得出结论，ALBC 对预防 TKA 后 PJI 没有保护作用。其中两项研究证明 ALBC 对 TKA 后 PJI（Chiu，Evillard）有保护作用，而 4 项研究显示没有保护作用（Gandhi，Namba，Hinarejos，Wang）。只有两项随机对照研究纳入该系统评价，其中一项证明了 ALBC 能有效预防 TKA 后 PJI（Chiu），另一项则不能预防（Hinarejos）。值得注意的是，纳入本次综述的所有患者中，超过 2/3 的患者来自方法学质量分数最低的回顾性研究，这两项研究均未证明 ALBC 预防 TKA 后 PJI 的有效性（Namba，Wang）。

关于 ALBC 预防 PJI 作用的最新荟萃分析发表于 2019 年（Zhang et al.，2019）。这项研究从最初 1049 项潜在研究筛除到 10 项随机对照试验或队列研究，共纳入 13 909 名 THA 和 TKA 患者进行分析。纳入研究的日期范围为 1981—2017 年。在该荟萃分析中，有 3 项随机对照试验共纳入了 2287 名患者，比较了手术时使用全身性抗生素的患者组与手术时使用 ALBC 但未使用全身性抗生素的患者组之间 SSI/PJI 的发病率。虽然该 ALBC 组的 PJI 发病率较低（OR = 0.34，CI：0.14 ~ 0.89），但与全身性抗生素组相比，ALBC 组的 SSI 发病率较高（OR = 1.53，CI：1.11 ~ 2.11）。

- 当去除不提供全身预防性抗生素的研究，并将ALBC＋预防性抗生素与单独使用预防性抗生素进行比较时，ALBC＋预防性抗生素组的SSI优势比为0.68（*CI*：0.52 ~ 0.88）。
- 当纳入的10项研究，比较接受ALBC的患者与未接受ALBC患者的THA和TKA的PJI发生率时，*OR*明显倾向于ALBC组（*OR* = 0.52，*CI*：0.39 ~ 0.71）。
- 当只考虑TKA的PJI时，优势比同样有利于ALBC（*OR* = 0.62，*CI*：0.45 ~ 0.87）

46.5.4 登记系统数据

2017年，AOANJRR（澳大利亚骨科协会，2017）发布了一份关于髋关节和膝关节置换术中骨水泥的补充报告。该报告涵盖了1999—2015年的293 025例初次TKA和9753例翻修病例。

> 在这项对TKA的分析中，与ALBC相比，普通骨水泥的翻修率更高（*HR*=1.06；*P*=0.038），差异具有统计学意义。

最近，英格兰和威尔士国家关节登记系统的一项审查显示，与使用PBC的TKA相比，使用ALBC的翻修风险更低（Jameson et al.，2019）。在这项研究中，许多变量是存在偏倚的，应进行变量控制和单独审查。

> 文章的结论是，与PBC相比，ALBC与感染性和无菌性翻修率低19%相关。

本研究的意义在于确定是否需要采取预防PJI的措施之前，明确必须接受ALBC的患者数量。所谓的需要治疗的人数（NNT）是115，即每115个接受ALBC的患者就可以预防一次PJI。根据这个NNT，可以估计出大量人群的成本效益。

> 假设与PBC相比，每个TKA病例的ALBC的额外费用是300 ~ 500美元，那么115名患者的ALBC的额外费用将是34 000 ~ 57 000美元。因为治疗一个PJI的平均费用约为100 000美元，在本研究中使用ALBC可节省巨大的成本。

一项来自芬兰登记系统纳入了43 149例TKA病例的研究，分析了抗生素对初次TKA或TKA翻修术后感染需再行手术治疗的作用（Jamsen et al.，2009）。研究人员还观察了不同抗生素的洗脱特点。结果显示，无论是初次TKA还是翻修手术，使用ALBC的PJI风险最低。ALBC组与全身抗生素相比，使用全身性抗生素进行初次TKA的再次手术（因PJI）的风险比仅为1.42（95%*CI*：1.08 ~ 1.88）。对于TKA翻修手术，仅使用全身性抗生素可使PJI再次手术的概率增加2.12（95%*CI*：1.14 ~ 3.92）。

通过加拿大和新西兰登记系统有关ALBC在初次TKA的应用数据可以发现，这些重要的数据可证明使用ALBC并不能预防PJI或改善TKA的结果。了解ALBC的使用情况、统计上的细微差别，以及这些登记系统的特殊发现对于更好地理解ALBC在初次TKA中的作用是很重要的。

加拿大登记系统检查了2003—2008年的36 681例初次TKA病例，其中45%使用了ALBC（Bohm et al.，2013）。对该登记系统的数据进行多变量分析，并在校正了年龄、性别、糖尿病和Charlson并发症指数评分等因素后，结果表明使用ALBC对TKA术后2年内翻修率没有显著的影响（*HR*=1.066，95%*CI*：0.90 ~ 1.27）。然而，重要的是，针对PJI的再手术而言，使用ALBC的外科医师与选择性使用ALBC的外科医师相比，初次TKA后的翻修风险更低。（*HR*=1.04，95% *CI*：0.86 ~ 1.44）。

> 这个奇怪的悖论表明，在登记数据分析过程中，所有的混杂变量可能没有被充分识别或控制，并可能被用来促进加拿大TKA人群中ALBC使用的增加。

新西兰登记系统分析了1999—2012年进行的64 566例初次TKA手术。约有2/3的患者接受了LV的ALBC产品，其抗生素洗脱特性不理想。对该登记数据的多变量分析表明，ALBC是TKA术后6个月（而不是12个月）时PJI的一个重要预测因素（*OR*=1.93；*P*=0.008）。不幸的是，这项研究包含的与PJI相关的患者危险因素很少（BMI和既往手术史），笔者承认使用ALBC增加的PJI危险率可能是在PJI风险较高的患者中选择性地使用ALBC的直接结果。

> 由于所使用的 ALBC 产品和对 PJI 相关的混杂变量控制不佳，从这项研究中得出 ALBC 疗效的结论应审慎对待。

46.6 成本效益

ALBC 使用的经济效果因地域差异而不同。计算 ALBC 的成本效益所需的主要变量如下。

- PJI 发病率 [医院和（或）卫生系统]。
- PJI 治疗费用（100 000 美元）。
- ALBC 产品与 PBC 产品的成本对比。

一般来说，随着 ALBC 和 PBC 的绝对价格差的减少，要求医疗机构根据其 PJI 的发生率评判使用 ALBC 的成本效益，确保成本效益比处于中性或盈利状态。从地理上讲，美国医保市场的 ALBC 成本是最大的，这很可能解释了美国与非美国报告的 ALBC 成本效益的差异。

在美国医疗市场上，ALBC 的定价一直呈下降趋势，因此，2 包 ALBC 与 2 包 PBC 的平均成本差异现在不到 300 美元（Mendenhall& Associates）。从理论上讲，在这种成本下，ALBC 必须使 PJI 的发生率在每 333 个 TKA 中减少一个（0.3%），才能使其使用不影响成本或可节约成本。

46.7 安全问题

使用 ALBC 的主要安全问题与肾脏损伤和抗生素耐药性有关。如前所述，一项对 1 184 270 份美国 TKA 保险索赔的研究发现，ALBC 的使用与急性肾衰竭的轻微增加有关（*OR*=1.06；95%*CI*：1.02 ～ 1.11），但这一发现在随后的灵敏性分析中无法重复，ALBC 与急性透析需求的显著增加无关（Chan et al.，2019）。

2015—2016 年在北爱尔兰贝尔法斯特进行的纳入 2775 例 TKA 的研究中发现，接受非骨水泥型 TKA 的患者接受静脉注射头孢呋辛和庆大霉素，而接受骨水泥型 TKA 的患者接受静脉注射头孢呋辛并通过 ALBC 局部给予庆大霉素（Tucker et al.，2018）。

> 与接受含有庆大霉素的 ALBC 患者相比，接受全身庆大霉素的患者的急性肾损伤发生率是前者的 2 倍（*OR*=2.118；*P*=0.004）。

Rothman 研究所在 2003 年从使用 PBC 转为使用 ALBC，在整个研究期内对非骨水泥型 THA 队列、2003 年前的 PBC 队列和 2003 年后的 ALBC 队列进行比较。随着改用 ALBC，其观察到骨水泥型关节置换术的 PJI 发生率减少了 65%（2.0% ～ 0.7%）。在同一时期，非骨水泥型髋关节的 PJI 发生率只下降了 33%（0.6% ～ 0.4%）。

研究人员还分析了培养阳性 PJI 患者（n_{TKA}= 120；n_{THA}=54）的感染菌和抗生素耐药谱的变化。在开始常规使用 ALBC 后，致病菌并无明显变化（$P > 0.1$）。此外，虽然 2003 年后非骨水泥型髋关节对甲氧西林的耐药性增加，但在接受 ALBC 的患者中，MRSA 的发病率显著降低（40%*vs*.18%，*P*=0.048）。耐甲氧西林的表皮葡萄球菌的发生率在这段时间内没有变化（*P*=0.6）。还观察到四环素和红霉素耐药性的非显著下降。

2019 年 AAOS 年会的一份报告支持 Rothman 研究所的发现（Schmitt et al.，2019）。Loyola 大学的这项研究还调查了在其学术医疗中心治疗了 20 多年的 PJI 患者的致病微生物和抗生素耐药性模式。

> 在 32 例（36 个关节）PJI 患者中，未观察到 ALBC 显著改变 PJI 的病原菌、增加耐药性的风险，或改变耐药性的模式。

46.8 替代性局部治疗

在 TKA 假体植入后，但在关节囊关闭前，关节腔内使用抗菌和抗微生物化合物是一个热门的研究领域。从本质上讲，这些治疗的目标与 ALBC 相似，即对关节进行灭菌，根除手术时进入伤口的任何细菌。迄今为止，关于这类治疗的疗效，证据有限（Edmiston et al.，2018；Heckmann et al.，2019）。

> 大多数推广这种治疗方法的研究都存在患者数量少、随访时间不长、回顾性研究设计等问题，大大限制了从这些研究中得出可靠的具有统计学意义结论的能力。

讨论的最热门话题包括以下几种方法。

- 聚维酮碘浸泡。
- 万古霉素粉末的关节内应用。

◆ 稀释的氯己定灌洗。

所有的治疗方法都有文献支持或反对它们改变SSI发生率的能力，也有一些文献评估它们在改变PJI发生率方面的有效性（Brown et al.，2012；Cichos et al.，2019；Hart et al.，2019；Heckmann et al.，2019；Iorio et al.，2020）。所有的治疗方法都有倡导者和反对者，其主要基于专家意见和个人经验。

最近指出，TKA术后关节内应用万古霉素会增加伤口愈合率，但无法降低PJI的发生率，这与支持其用于THA和脊柱手术的文献意见相反（Dial et al.，2018；Ghobrial et al.，2015）。用于THA和TKA的聚维酮碘灌洗已被广泛接受，但对其制备和疗效的担忧仍然存在（Hart et al.，2019）。最近一项研究报道对高危THA患者关节内进行聚维酮碘灌洗，然后在伤口闭合前应用万古霉素，笔者认为这种方法能降低PJI的发生率（Iorio et al.，2020）。稀释的氯己定灌洗液有可能减少伤口的细菌污染，但其降低PJI发生率的能力迄今尚未得到证实（Smith et al.，2015；Frisch et al.，2017；Driesman et al.，2020）。

由于膝关节周围的软组织包膜比髋关节要脆弱得多，对上述关节内治疗的不良组织反应是灾难性的（Osei et al.，2016）。万古霉素粉末、聚维酮碘和氯己定局部用药导致的过敏、敏感和软组织损害都已被注意到，尽管很罕见（Krautheim et al.，2004；Ghobrial et al.，2015；Su et al.，2016）。

> 采用这些减少PJI的策略时，应平衡其减少PJI的潜在能力与准备过程中无菌损害的可能性，以及治疗可能导致的并发症。

要点

◆ 手动混合的ALBC存在人为的不一致性，进而导致PMMA的洗脱和机械特性不一致。

◆ 商业预混的ALBC具有可预测的、均匀的释放特性。

◆ 根据澳大利亚矫形外科协会（2017）的登记数据，与ALBC相比，使用普通骨水泥的翻修率更高（HR=1.06；P=0.038）。

◆ 由于治疗一个PJI的平均成本约为100 000美元，因此使用ALBC将显著节约成本。

◆ 在随后的灵敏性分析中，经常讨论的急性肾功能不全的结果与之前的研究结果不一致，ALBC与肾损伤需要急性透析事件的显著增加无关。

◆ 未观察到ALBC显著改变PJI的病因、增加耐药性的风险或改变耐药性的模式。

参考文献

（遵从原版图书著录格式）

Abdel MP, Berry DJ (2019) Current practice trends in primary hip and knee arthroplasties among members of the American Association of Hip and Knee Surgeons: a long-term update. J Arthroplast 34(7S):S24–S27

Australian Orthopaedic Association (2017) Supplementary report: cement in hip & knee arthroplasty. Figure C7: Cumulative percent revision of cemented primary total knee replacement by cement type (Primary Diagnosis OA). p 13

Australian Orthopaedic Association National Joint Registry (2019a) Annual report 2019. Figure KT4: Primary total knee replacement by fixation, p 210. https://aoanjrr.sahmri.com

Australian Orthopaedic Association National Joint Registry (2019b) Annual report 2019. Figures KT34–35: Cumulative percent revision of primary total knee replacement by fixation (Primary Diagnosis OA), pp 246–249. https://aoanjrr.sahmri.com

Best AJ, Fender D, Harper WM et al (1998) Current practice in primary total hip replacement: results from the National Hip Replacement Outcome Project. Ann R Coll Surg Engl 80(5): 350–355

Bohm E, Zhu N, de Guia N et al (2013) Does adding antibiotics to cement reduce the need for early revision in total knee arthroplasty. Clin Orthop Relat Res 472(1):162–168

Bozic KJ, Kurtz SM, Lau E et al (2010) The epidemiology of revision total knee arthroplasty in the United States. Clin Orthop Relat Res 468:45–51

Brown NM, Cipriano CA, Moric M et al (2012) Dilute betadine lavage before closure for the prevention of acute postoperative deep periprosthetic joint infection. J Arthroplast 27(1):27–30

Buchholz HW, Elson RA, Engelbrecht E et al (1981) Management of deep infection of total hip replacement. J Bone Joint Surg Br 63-B(3):342–353

Buchholz HW, Elson RA, Heinert K (1984) Antibiotic-loaded acrylic cement: current concepts. Clin Orthop Relat Res 190:96–108

Chan JJ, Robinson J, Poeran J et al (2019) Antibiotic-loaded bone cement in primary total knee arthroplasty: utilization patterns and impact on complications using a national database. J Arthroplast 34(7S):S188–S194

Chiu FY, Lin CF, Chen CM et al (2001) Cefurozime-impregnated cement at primary total knee arthroplasty in diabetes mellitus: a randomized, prospective study. J Bone Joint Surg Br 839b:691–695

Chiu FY, Chen CM, Lin CFJ, Lo WH (2002) Cefuroxime-impregnated cement in primary total knee arthroplasty; a prospective, randomized study of three hundred and forty knees. J Bone Joint Surg Am 84(5):759–762

Cichos KH, Andrews RM, Wolschendorf F et al (2019) Efficacy of intraoperative antiseptic techniques in the prevention of periprosthetic joint infection: superiority of betadine. J Arthroplast 34(7S):S312–S318

Dial BL, Lampley AJ, Green CL, Hallows R (2018) Intrawound vancomycin powder in primary total hip arthroplasty increases rate of sterile wound complications. Hip Pelvis 30(1):37–44

Driesman A, Shen M, Feng JE et al (2020) Perioperative chlorhexidine gluconate wash during joint arthroplasty has equivalent periprosthetic joint infection rates in comparison to betadine wash. J Arthroplast 35(3):845–848

Dunne N, Hill J, Mcafee P et al (2007) In vitro study of the efficacy of acrylic bone cement loaded with supplementary amounts of gentamicin: effect on mechanical properties, antibiotic release, and biofilm formation. Acta Orthop 78(6):774–785

Edmiston CE, Spencer M, Leaper D (2018) Antiseptic irrigation as an effective interventional strategy for reducing the risk of surgical site infections. Surg Infect 19(8):774–780

Eveillard M, Mertl P, Tramier B, Francois EB (2003) Effectiveness of gentamicin-impregnated cement in the prevention of deep wound infection after primary total knee arthroplasty. Infect Control Hosp Epidemiol 24(10):778–780

Ferraris S, Miola M, Bistolfi A et al (2010) In vitro comparison between commercially and manually mixed antibiotic-loaded bone cements. J Appl Biomater Biomech 8(3):166–174

Fillingham Y, Greenwald AS, Grenier J et al (2019) Hip and knee section, local antimicrobials: proceedings of international consensus on orthopedic infections. J Arthroplast 34(2S):S289–S292

Frisch NB, Kadri OM, Tenbrunsel T et al (2017) Intraoperative chlorhexidine irrigation to prevent infection in total hip and knee arthroplasty. Arthroplast Today 3(4):294–297

Gandhi R, Razak F, Pathy R et al (2009) Antibiotic bone cement and the incidence of deep infection after total knee arthroplasty. J Arthroplast 24(7):1015–1018

Ghobrial GM, Cadotte DW, Williams K et al (2015) Complications from the use of intrawound vancomycin in lumbar spine surgery: a systematic review. Neurosurg Focus 39(4):E11

Hansen EN, Adeli B, Kenyon R, Parvizi J (2014) Routine use of antibiotic laden bone cement for primary total knee arthroplasty: impact on infecting microbial patterns and resistance profiles. J Arthroplast 29(6):1123–1127

Hart A, Hernandez NM, Abdel MP et al (2019) Povidone-iodine wound lavage to prevent infection after revision total hip and knee arthroplasty: an analysis of 2,884 cases. J Bone Joint Surg Am 101(13):1151–1159

Heckmann ND, Mayfield CK, Culvern CN et al (2019) Systematic review and meta-analysis of intrawound vancomycin in total hip and total knee arthroplasty: a call for a prospective randomized trial. J Arthroplast 34(8):1815–1822

Hinarejos P, Guirro P, Leal J et al (2013) The use of erythromycin and colistin-loaded cement in total knee arthroplasty does not reduce the incidence of infection: a prospective randomized study in 3000 knees. J Bone Joint Surg Am 95(9):769–764

Iorio R, Yu S, Anoushiravani AA et al (2020) Vancomycin powder and dilute povidone-iodine lavage for infection prophylaxis in high-risk total joint arthroplasty. J Arthroplast 35(7):1933–1936

Jameson SS, Asaad A, Diament M et al (2019) Antibiotic-loaded bone cement is associated with a lower risk of revision following primary cemented total knee arthroplasty. Bone Joint Surg Br 101-B:1331–1347

Jamsen E, Huhtala H, Puolakka T, Moilanen T (2009) Risk factors for infection after knee arthroplasty. J Bone Joint Surg Am 91(1):38–47

King JD, Hamilton DH, Jacobs CA, Duncan ST (2018) Antibiotic-loaded bone cement: a systematic review of clinical results and cost implications following total knee arthroplasty. J Arthroplast 33(12):3789–3792

Krautheim AB, Jermann THM, Bircher AJ (2004) Chlorhexidine anaphylaxis: case report and review of the literature. Contact Dermatitis 50(3):113–116

Kuehn KD (2014) PMMA cement as a drug carrier in PMMA cements. Springer, Berlin/Heidelberg/New York

Kurtz SM, Ong KL, Lau E et al (2011) International survey of primary and revision total knee replacement. Int Orthop 35(12):1783–1789

Lidgren L (2001) Joint prosthetic infections: a success story. Acta Orthop Scand 72:553

Meyer J, Piller G, Spiegel CA et al (2011) Vacuum-mixing significantly changes antibiotic elution characteristics of commercially available antibiotic-impregnated bone cements. J Bone Joint Surg 93(22):2049–2056

Moran CG, Horton TC (2000) Total knee replacement: the joint of the decade. BMJ 320(7328):820

Namba RS, Chen Y, Paxton EW et al (2009) Outcomes of routine use of antibiotic-loaded bone cement in primary total knee arthroplasty. J Arthroplast 24(6S):44–47

National Joint Registry for England, Wales, Northern Ireland and the Isle of Man (2019) Table 3.26: Kaplan-Meier estimates of cumulative revision (95% CI) by gender, age, fixation, constraint and bearing. 16th Annual Report 2019. p 128

Neut D, van de Belt H, van Horn JR et al (2003) The effect of mixing on gentamicin release from polymethylmethacrylate bone cements. Acta Orthop 74(6):670–676

Nugent M, Wyatt MC, Frampton CM, Hooper GJ (2019) Despite improved survivorship of uncemented fixation in total knee arthroplasty for osteoarthritis, cemented fixation remains the gold standard: an analysis of a National Joint Registry. J Arthroplast 34(8):1626–1633

Osei DA, Rebehn KA, Boyer MI (2016) Soft-tissue defects after total knee arthroplasty: management and reconstruction. J Am Acad Orthop Surg 24(11):769–779

Parvizi J, Gehrke T, Chen AF (2013) Proceedings of the international consensus on periprosthetic joint infection. Bone Joint J 95-B(11):1450–1452

Price AJ, Alvand A, Troelsen A et al (2018) Knee replacement. Lancet 392(10158):1672–1682

Qadir R, Sanbir S, Ochsner JL et al (2014) Risk stratified usage of antibiotic-loaded bone cement for primary total knee arthroplasty: short term infection outcomes with a standardized cement protocol. J Arthroplast 29(8):1622–1624

Rocha de Silva R, Santos AAM, Carvalho JS Jr, Matos MA (2014) Quality of life after total knee arthroplasty: systemic review. Rev Bras Ortop 49(5):520–527

Salah KJ, Hoeffel DP, Kassim RA, Burstein G (2003) Complications after revision total knee arthroplasty. JBJS 85-A(Suppl 1):71–74

Sanz-Ruiz S, Matas-Dies JA, Sanchez-Somolinos M et al (2017) Is the commercial antibiotic-loaded bone cement useful in prophylaxis and cost saving after knee and hip joint arthroplasty? The transatlantic paradox. J Arthroplast 32(4):1095–1099

Sanz-Ruiz P, Matas-Diez JA, Villanueva-Martínez M et al (2020) Is dual antibiotic-loaded bone cement more effective and cost-efficient than a single antibiotic-loaded bone cement to reduce the risk of prosthetic joint infection in aseptic revision knee arthroplasty? J Arthroplast 35(12):3724–3729. https://doi.org/10.1016/j.arth.2020.06.045

Schiavone Panni A, Corona K et al (2016) Antibiotic-loaded bone cement reduces risk of infections in primary total knee arthroplasty? A systematic review. Knee Surg Sports Traumatol Arthrosc 24(10):3168–3174

Schmitt D, Killen C, Murphy M et al (2019) The impact of antibiotic-loaded bone cement on antibiotic resistance in periprosthetic knee infections. AAOS Annual Meeting. Las Vegas, 12–16 March 2019; Abstract 3595

Smith DC, Maiman R, Schwechter EM et al (2015) Optimal irrigation and debridement of infected total joint implants with chlorhexidine gluconate. J Arthroplast 30(10):1820–1822

Squire MW, Ludwig BJ, Thompson JR et al (2008) Premixed antibiotic bone cement: an in vitro comparison of antimicrobial efficacy. J Arthroplast 23(6):1104

Starnes BW (2013) A surgeon's perspective regarding the regulatory, compliance, and legal issues involved with physician-modified devices. J Vasc Surg 57(3):829–831

Su D, Zhao H, Hu J et al (2016) TRPA1 and TRPV1 contribute to iodine antiseptics-associated pain and allergy. EMBO Rep 17(10):1422–1430

Tucker A, Hegarty P, Magill PJ et al (2018) Acute kidney injury after prophylactic cefuroxime and gentamicin in patients undergoing primary hip and knee arthroplasty – a propensity score-matched study. J Arthroplast 33:3009–3015

Wang J, Zhu C, Cheng T et al (2013) A systematic review and meta-analysis of antibiotic-impregnated bone cement use in primary total hip or knee arthroplasty. PLoS One 8(12):e82745

Zhang J, Zhang XY, Jiang FL et al (2019) Antibiotic-impregnated cement for preventing infection in patients receiving primary total hip and knee replacement. Medicine (Baltimore) 98(49):e18068

Zhou Y, Li L, Zhou Q, Yuan S et al (2015) Lack of efficacy of prophylactic application of antibiotic-loaded bone cement for prevention of infection in primary total knee arthroplasty: results of a meta-analysis. Surg Infect 16(2):183–187

（梁 虎 王 波 许 鹏）

第47章

抗生素骨水泥：反对的观点

Shayan Hosseinzadeh，Hugh Gorman，and Antonia F. Chen

47.1 引言

TKA 术后的总体感染率为 1% ~ 2%（Garvin et al.，2011；Kurtz et al.，2010；Zimmerli et al.，2004），但在过去 10 年中，由于患者优化管理、全身和局部抗生素的适当使用，以及实施去除细菌定植方案，TKA 的术后感染率有所下降（Hansen et al.，2014）。有关深部感染率的讨论尚存争议，因为即使不使用 ALBC，深部感染率也可能低至 1% ~ 2%（Hinarejos et al.，2015；Qadir et al.，2014）。ALBC 具有直接在手术部位局部递送抗生素的潜力，广泛用于 TKA 术后感染的预防和治疗。自 Bucholz 和 Engelbrecht 于 1970 年首次引入该概念（Kleppel et al.，2017）以来，ALBC 已成为 TKA 术后治疗 PJI 的一种常用方法，其结果是使 PJI 的感染率显著降低（Abdelaziz et al.，2019；Espehaug et al.，1997）。传统上，ALBC 用于一期或两期翻修术，使用静态或关节占位器、杆、珠或其他定制占位器（Chan et al.，2019）。

骨水泥中加入适当抗生素的理想特性如下。

- 以粉末形式提供。
- 低浓度杀菌效果。
- 广谱细菌覆盖率。
- 长时间的高浓度洗脱。
- 热稳定性。
- 低血清蛋白结合。
- 迟发性过敏的风险较低。
- 对水泥机械性能的影响较小（Anagnostakos et al.，2009）。

通常与 PMMA 手动混合的糖肽类和氨基糖苷类抗生素是符合大多数标准的抗生素组合。有趣的是，它们的组合提供了广泛的细菌谱覆盖，同时保持了适当的药物释放动力学（Anagnostakos，2017）。

然而，缺乏表明在初次 TKA 中常规使用 ALBC 能降低感染率的临床证据，这导致近年来 ALBC 的使用有所下降，尤其是在中大型医院中（Chan et al.，2019）。虽然 ALBC 能够在初次 TKA 中提供抗生素预防，但它并非没有缺陷。再次感染或耐药性产生、过敏反应、肾或肝衰竭都是可能的并发症（Anagnostakos，2017）。此外，成本增加、机械松动和随后的 TKA 失败是其他问题之一（Chan et al.，2019）。在本章中，将描述美国初次 TKA 在骨水泥中加入抗生素药物后的潜在缺点。

47.2 机械强度下降

骨水泥聚合反应期间的温度升高始于水泥中的气泡形成，导致水泥结构中出现孔隙（Hinarejos et al.，2015）。最终的水泥孔隙度取决于水泥成分、操作方法和水泥黏度（Van De Belt et al.，2001）。虽然水泥孔隙增加了抗生素释放能力，但如果在其结构中添加抗生素，会导致其机械性能下降（Alen-Geli et al.，2015）。ALBC 可以手动混合，增加抗生素的孔隙率和释放动力学，也可以在真空条件下以标准化方式混合，提高水泥的抗拉伸疲劳强度（Chen et al.，2014）。

> 添加抗生素的法律后果由外科医师负责，而不是制造商，因此在添加抗生素后，医师应对产品质量承担责任（Kühn et al.，2018）。

图 47.1 总结了 ALBC 中每种抗生素剂量水平的不同机械效应（Gogus et al.，2002；Lautenschlager et al.，1976；Moran et al.，1979）。

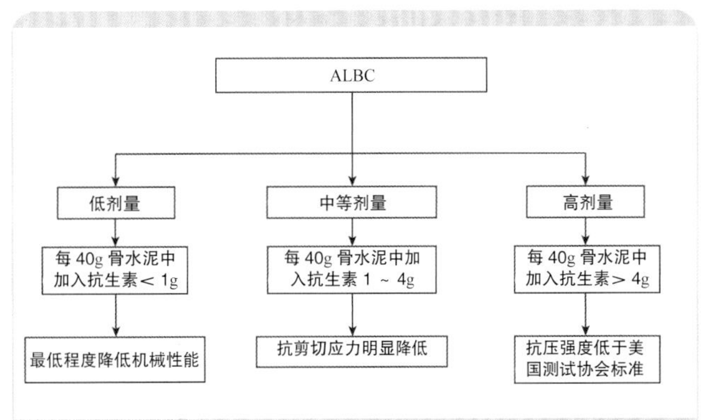

图 47.1　不同抗生素剂量水平下机械性能的变化

体外研究表明，即使向 PMMA 中添加少量抗生素粉末，也会降低骨水泥的抗拉伸和压缩强度，随着抗生素剂量的增加，骨水泥的抗拉伸和压缩强度继续下降（Lautenschlager et al.，1976）。

> 不幸的是，ALBC 中理想的抗生素用量尚未确定（Kleppel et al.，2017）。

然而，研究表明，在水泥垫片中注入更多剂量的抗生素（每 40 g 骨水泥＞ 4 g 抗生素粉末）可能会导致更大的机械问题，如假体松动、断裂或衬垫脱位（Anagnostakos，2017）。较低剂量（每 40 g 骨水泥＜ 1 g 抗生素粉末）的抗生素添加会减少发生机械松动的可能，但会导致不良释放和较弱的抗菌性能，最终导致抗生素耐药性和感染（Anagnostakos，2017），以及在进行后续检查时获得阴性培养的可能性增加（Chen et al.，2014）。鉴于这种对水泥机械性能的不利影响，人们普遍认为，高剂量 ALBC（每 40 g 骨水泥＞ 4 g 抗生素粉末）只能用于治疗假体周围感染的临时水泥占位器或微珠，而低剂量（每 40 g 水泥＜ 1 g 抗生素粉末）可用于预防性的 ALBC，因为植入物的主要目的是固定和维持机械性能（Bistolfi et al.，2011；Dunne et al.，2008；Klekamp et al.，1999）。抗生素对骨水泥力学性能的上述负面影响甚至可能在较低剂量的亚胺培南中出现。同样重要的是要考虑到不同的骨水泥品牌其释放能力不同。

47.3 抗生素耐药性

对于局部使用的抗生素，产生抗生素耐药性的风险相对较小，因为与全身性使用抗生素相比，局部抗生素药物代谢后的全身药物水平通常较低。

> 然而，大多数局部使用的抗菌药物在植入 2 天后会下降到可检测阈值以下，尽管不同的水泥品牌之间可能存在差异（Kendoff et al.，2016；Wahlig et al.，1980），如果任何耐药菌株在初始释放峰值后仍存活，则会发生选择过程。

Hendriks 等（2005）研究了 ALBC 和骨组织间的空隙处的耐药性产生情况，结果发现，所有易感的表皮葡萄球菌都被骨水泥释放的抗生素杀死，但是，如果受到耐药表皮葡萄球菌突变株的挑战，细菌就会存活。

在另一项研究中，Thornes 等（2002）在一个动物模型中证明，当感染没有根除时，ALBC 中的感染减少会导致抗生素耐药性的增加。研究表明，ALBC 中约 8% 的抗菌成分在手术后立即释放，随后，在允许细菌产生突变抗性的 MIC 以下进行无效的低剂量释放（Hendriks et al.，2005；Hinarejos et al.，2015；Van De Belt et al.，2001）。在另一项研究中，使用含庆大霉素的骨水泥治疗耐药凝固酶阴性葡萄球菌感染（Neut et al.，2001）。如果在分期进行的翻修术中使用占位器，氨基糖苷类药物的耐药率较高，这证实了使用 ALBC 时有出现耐药突变株的风险（Corona et al.，2014）。然而，Sprowson 等（2016）描述了在联用作用机制不同的抗生素时，耐药性显著降低的趋势。

导致再次感染或感染持续的因素包括如下。

- 患者的一般情况。
- 致病菌的毒性。
- 全身抗生素治疗不足。
- 感染和坏死组织清创不足。
- 怀孕时选择了错误的抗生素。
- 植入物表面生物膜的形成。
- 假体重新植入前缺乏明确的感染根除。

此外，残留的 ALBC 也可能与感染的持续性显著相关，感染最终通过关节切除术治疗（Buttaro et al.，2004；Mcdonald et al.，1989）。这些患者中的大多数（90%）可以在清除残留的 ALBC 后彻底清除感染（Anagnostakos，2017）。Tyas 等（2018）观察到，与低剂量单 – 抗生素骨水泥（low-dose single-antibiotic cement，LDSAC）相比，使用高剂量双重抗生素骨水泥（high-dose dual-antibiotic cement，HDDAC）的感染率显著降低，其耐药发生率也有降低的趋势。然而，耐药病例的比例有所增加，最显著的是革兰阳性菌中对克林霉素和环丙沙星的耐药病例（表 47.1），这可能反映了 HDDAC 组中表皮葡萄球菌的数量增加。虽然研究中的差异在统计学上并不显著，但对于在髋关节置换术中使用HDDAC预防SSI的患者来说，研究结果是可靠的（Tyas et al.，2018）。

在 1980 年（Josefsson et al.，1981）到 2016 年（Amerstorfer et al.，2017），即使局部应用大剂量万古霉素也不会导致肾毒性。Amerstorfer 等（2017）证明，骨水泥的高表面万古霉素涂层是一种有效的技术，可以提高局部万古霉素浓度，而不会导致系统性不良反应。

表 47.1　革兰阳性菌和革兰阴性菌对低剂量单 – 抗生素及高剂量双重抗生素骨水泥的微生物耐药性百分比

抗生素	LDSAC 抗性（%）	HDDAC 抗性（%）
	革兰阳性菌	
Amoxicillin 阿莫西林	60.00	40.00
Ciprofloxacin 环丙沙星	64.00	100.00
Clindamycin 克林霉素	36.36	96.30
Daptomycin 达托霉素	0	0
Erythromycin 红霉素	69.70	100.00
Flucloxacillin 氟氯西林	81.48	95.24
Fusidic acid 梭状酸	33.33	50.00
Gentamicin 庆大霉素	65.63	92.59
High-level gentamicin 高浓度庆大霉素	100.00	50.00
Linezolid 利奈唑胺	0	0
Rifampicin 利福平	11.11	13.64
Teicoplanin 科普兰	22.58	26.92
Tetracycline 四环素	46.43	60.00
Tigecycline 替加环素	0	0
Trimethoprim 甲氧苄啶	78.57	81.48
Vancomyci 万古霉素	0	3.70
	革兰阴性菌	
Amoxicillin 阿莫西林	66.64	83.33
Aztreonam 氨曲南	14.29	0
Ceftazidime 头孢他啶	30.00	16.67
Cefuroxime 头孢呋辛	33.33	60.00
Ciprofloxacin 环丙沙星	15.38	12.50
Co-amoxiclav 复方阿莫西拉夫	330.00	50.00
Ertapenem 厄他培南	0	20.00
Gentamicin 庆大霉素	35.71	12.50
Meropenem 美罗培南	0	0
Piperacillin-Tazobactam 他佐巴坦	0	14.29
Tigecycline 替加环素	37.50	50.00
Trimethoprim 甲氧苄啶	50.00	33.33

47.4 急性肾衰竭

在使用高剂量抗生素时，有些病例会发生急性肾衰竭。Chan 等（2019）发现，ALBC 的使用率约为 30%，降低了术后早期感染的概率，增加了肾损伤的概率。

> 葡萄球菌是引起骨科相关感染最常见的细菌。

在 ALBC 中，最常加入的 3 种抗生素是万古霉素、庆大霉素和妥布霉素，它们都有可能引发肾毒性（Eveillad et al.，2003；Randelli et al.，2010）。

实验研究还发现，庆大霉素降低了骨小梁中成骨细胞的碱性磷酸盐水平，这表明其存在细胞毒性效应（Edin et al.，1996；Ince et al.，2007）。

一项研究发现，大约一半的患者在使用 ALBC 后会在血清中检测到氨基糖苷类药物，包括一些使用了低剂量 ALBC 的初次 TKA 患者（Kalil et al.，2012）。由于许多患者的血清肌酐水平升高，建议对这些患者术后早期测量氨基糖苷类抗生素血清浓度并开始处理，尽管这在文献中仍有争议。其他作者，如 Buchholz and Engelbrecht（1970）、Reed（Reed et al.，2014）、Wahlig（Wahlig et al.，1980）、Jämeson（Jameson et al.，2019）和 Josefson（Josefsson et al.，1981）没有发现使用 ALBC 会导致肾损伤。应考虑抗生素的肠外应用，因为局部抗生素可能会减少血清抗生素的使用。

围手术期全身性肾毒性抗生素的应用会增加初次髋、膝关节置换术急性肾衰竭发生率，这一点已经通过文献得到证实（Bailey et al.，2014；Courtney et al.，2015）。由于 ALBC 中的抗生素释放明显更高，术后释放时间长达 30 天，此类患者发生 ARF 的风险则更高（Chan et al.，2019）。文献中已经明确了 ALBC 在 TKA 翻修术后 ARF 发生中的作用（Edelstein et al.，2018；Patel et al.，2018）。ARF 患者在去除 ALBC 后，血清抗生素和肌酐水平恢复正常，肾功能恢复正常。

> 然而，以往的研究大多只关注住院期间的事件，但 ALBC 洗脱时间较长，慢性肾衰竭的发生时间可能更长，尚需进一步研究。

47.5 感染风险

与 ALBC 应用于 PJI 后翻修术的优点相反，Kleppel 等（2017）的系统性综述和荟萃分析发现，ALBC 的使用并不能降低初次 TKA 术后的感染率。此外，文献综述发现 ALBC 不会显著降低浅表感染率（Panni et al.，2016；Voigt et al.，2016；Wang et al.，2013）。在没有肾毒性或过敏反应证据的情况下，使用全身性预防性抗生素（1.6%）的患者感染率高于局部使用含庆大霉素的 ALBC 患者（0.4%）。有趣的是，实际上，根据一个大型澳大利亚登记数据库，Tayton 等（2016）发现 ALBC 的使用反而会增加 PJI 的翻修率。一些人认为，TKA 使用的水泥量通常低于翻修中抗生素占位器的水泥用量，这会降低整个关节的耐久性和有效抗生素水平，也可能会增加 PJI（Bohm et al.，2014）。

47.6 过敏反应

> 一般来说，抗生素可能会引发过敏反应。因此，应在任何 ALBC 植入前获得每位患者的过敏史。

考虑到青霉素的交叉反应性，如果使用含头孢菌素的骨水泥，发生过敏反应的可能性更高。青霉素很少与 PMMA 骨水泥联合使用，因为它们的耐热性能较低。众所周知，对万古霉素加载量极高的骨水泥可能会发生全身过敏反应，从而导致弥漫性脱皮和皮疹（Cummins et al.，2009）。

47.7 适应证

考虑到较高的成本、尚存争议的有效性和潜在的并发症，我们只建议在高危人群中使用 ALBC，如免疫力低下的患者和糖尿病患者（Dowsey et al.，2009；Jämsen et al.，2010；Mraovic et al.，2011）、病态肥胖（Dowsey et al.，2009；Malinzak et al.，2009；Pulido et al.，2008）、RA（Liu et al.，2003）、有膝关节感染或骨折的病史，以及那些接受过长时间手术的患者（Jämsen et al.，2009；Kurtz et al.，2010；Namba et al.，2013；Willis-Owen et al.，2010）。然而，最近的一项研究表明，在初次 TKA 中使用 ALBC 是不合理的，即使是在上述高风险的患者群体中（Qadir et al.，2014）。

注意事项

尽管对骨科医师进行了现代高等教育，他们的专业化，改善了手术领域的卫生标准，并且手术时间更短，但感染率并未降低，这可能是没有常规使用 ALBC 导致的。

要点

- 人工将抗生素与 PMMA 混合会产生潜在的不良影响，在美国，不应在初次 TKA 中常规使用。但是，如果使用，每 40 g（低剂量）骨水泥中应< 1 g 抗生素。
- 产生抗生素耐药性的风险取决于微生物环境中抗生素的治疗浓度。根据抗生素、骨水泥及抗生素浓度的选择，当感染未被正确根除时，ALBC 可导致抗生素耐药性增加。
- 人工将抗生素与 PMMA 混合会降低机械强度，并可能导致抗生素耐药性、急性肾衰竭、感染风险和过敏反应。
- 鉴于这些并发症和较高的成本，以及初次 TKA 的基础感染率约为 1%，通常不建议在 TKA 患者的低风险组中使用 ALBC。
- 对于高危患者，包括免疫功能低下患者、糖尿病患者、病态肥胖患者、RA 患者，以及有膝关节感染或骨折病史的患者，可以考虑在初次 TKA 中使用适当的手动混合 ALBC。
- 急性肾衰竭主要发生在血清和尿液中检测到较高浓度的抗生素时。TKA 中全身应用的抗生素通常在血清和尿液中可以检测到，而通过 ALBC 应用的抗生素通常在局部浓度较高。
- 添加抗生素的法律后果由外科医师负责，而不是制造商，因此添加抗生素后医师应对产品质量承担责任。

参考文献

（遵从原版图书著录格式）

Abdelaziz H, Von Förster G, Kühn KD et al (2019) Minimum 5 years' follow-up after gentamicin- and clindamycin-loaded PMMA cement in total joint arthroplasty. J Med Microbiol 68:475–479

Alentorn-Geli E, Pelfort X, Mingo F et al (2015) An evaluation of the association between radiographic intercondylar notch narrowing and anterior cruciate ligament injury in men: the notch angle is a better parameter than notch width. Arthroscopy 31:2004–2013

Amerstorfer F, Fischerauer S, Sadoghi P et al (2017) Superficial vancomycin coating of bone cement in orthopedic revision surgery: a safe technique to enhance local antibiotic concentrations. J Arthroplast 32:1618–1624

Anagnostakos K (2017) Therapeutic use of antibiotic-loaded bone cement in the treatment of hip and knee joint infections. J Bone Jt Infect 2:29–37

Anagnostakos K, Kelm J (2009) Enhancement of antibiotic elution from acrylic bone cement. J Biomed Mater Res B Appl Biomater 90:467–475

Bailey O, Torkington MS, Anthony I et al (2014) Antibiotic-related acute kidney injury in patients undergoing elective joint replacement. Bone Joint J 96-b:395–398

Bistolfi A, Massazza G, Verné E et al (2011) Antibiotic-loaded cement in orthopedic surgery: a review. ISRN Orthop 2011:290851

Bohm E, Zhu N, Gu J et al (2014) Does adding antibiotics to cement reduce the need for early revision in total knee arthroplasty? Clin Orthop Relat Res 472:162–168

Buchholz HW, Engelbrecht H (1970) Depot effects of various antibiotics mixed with Palacos resins. Der Chirurg; Zeitschrift fur alle Gebiete der operativen Medizen 41:511–515

Buttaro M, Valentini R, Piccaluga F (2004) Persistent infection associated with residual cement after resection arthroplasty of the hip. Acta Orthop Scand 75:427–429

Chan JJ, Robinson J, Poeran J et al (2019) Antibiotic-loaded bone cement in primary total knee arthroplasty: utilization patterns and impact on complications using a National Database. J Arthroplast 34:S188–S194.e181

Chen AF, Parvizi J (2014) Antibiotic-loaded bone cement and periprosthetic joint infection. J Long-Term Eff Med Implants 24:89–97

Corona PS, Espinal L, Rodríguez-Pardo D et al (2014) Antibiotic susceptibility in gram-positive chronic joint arthroplasty infections: increased aminoglycoside resistance rate in patients with prior aminoglycoside-impregnated cement spacer use. J Arthroplast 29:1617–1621

Courtney PM, Rozell JC, Melnic CM et al (2015) Who should not undergo short stay hip and knee arthroplasty? Risk factors associated with major medical complications following primary total joint arthroplasty. J Arthroplast 30:1–4

Cummins JS, Tomek IM, Kantor SR et al (2009) Cost-effectiveness of antibiotic-impregnated bone cement used in primary total hip arthroplasty. JBJS 91:634–641

Dowsey MM, Choong PF (2009) Obese diabetic patients are at substantial risk for deep infection after primary TKA. Clin Orthop Relat Res 467:1577–1581

Dunne N, Hill J, Mcafee P et al (2008) Incorporation of large amounts of gentamicin sulphate into acrylic bone cement: effect on handling and mechanical properties, antibiotic release, and biofilm formation. Proc Inst Mech Eng H J Eng Med 222:355–365

Edelstein AI, Okroj KT, Rogers T et al (2018) Nephrotoxicity after the treatment of periprosthetic joint infection with antibiotic-loaded cement spacers. J Arthroplast 33:2225–2229

Edin ML, Miclau T, Lester GE et al (1996) Effect of cefazolin and vancomycin on osteoblasts in vitro. Clin Orthop Relat Res (333):245–251

Espehaug B, Engesaeter LB, Vollset SE et al (1997) Antibiotic prophylaxis in total hip arthroplasty. Review of 10,905 primary cemented total hip replacements reported to the Norwegian arthroplasty register, 1987 to 1995. J Bone Joint Surg 79:590–595

Eveillard M, Mertl P, Tramier B et al (2003) Effectiveness of gentamicin-impregnated cement in the prevention of deep wound infection after primary total knee arthroplasty. Infect Control Hosp Epidemiol 24:778–780

Garvin KL, Konigsberg BS (2011) Infection following total knee arthroplasty: prevention and management. J Bone Joint Surg Am 93:1167–1175

Gogus A, Akman S, Goksan SB et al (2002) Mechanical strength of antibiotic-impregnated bone cement on Day 0 and Day 15: a biomechanical study with Surgical Simplex P and teicoplanin. Acta Orthop Traumatol Turc 36:63–71

Hansen EN, Adeli B, Kenyon R et al (2014) Routine use of antibiotic laden bone cement for primary total knee arthroplasty: impact on infecting microbial patterns and resistance profiles. J Arthroplast 29:1123–1127

Hendriks J, Neut D, Van Horn J et al (2005) Bacterial survival in the interfacial gap in gentamicin-loaded acrylic bone cements. J Bone Joint Surg 87:272–276

Hinarejos P, Guirro P, Puig-Verdie L et al (2015) Use of antibiotic-loaded cement in total knee arthroplasty. World J Orthop 6:877–885

Ince A, Schütze N, Karl N et al (2007) Gentamicin negatively influenced osteogenic function in vitro. Int Orthop 31:223–228

Jameson SS, Asaad A, Diament M et al (2019) Antibiotic-loaded bone cement is associated with a lower risk of revision following primary cemented total knee arthroplasty: an analysis of 731,214 cases using National Joint Registry data. Bone Joint J 101-b:1331–1347

Jämsen E, Huhtala H, Puolakka T et al (2009) Risk factors for infection after knee arthroplasty: a register-based analysis of 43,149 cases. JBJS 91:38–47

Jämsen E, Nevalainen P, Kalliovalkama J et al (2010) Preoperative hyperglycemia predicts infected total knee replacement. Eur J Intern Med 21:196–201

Josefsson G, Lindberg L, Wiklander B (1981) Systemic antibiotics and gentamicin-containing bone cement in the prophylaxis of postoperative infections in total hip arthroplasty. Clin Orthop Relat Res 159:194–200

Kalil GZ, Ernst EJ, Johnson SJ et al (2012) Systemic exposure to aminoglycosides following knee and hip arthroplasty with aminoglycoside-loaded bone cement implants. Ann Pharmacother 46:929–934

Kendoff DO, Gehrke T, Stangenberg P et al (2016) Bioavailability of gentamicin and vancomycin released from an antibiotic containing bone cement in patients undergoing a septic one-stage total hip arthroplasty (THA) revision: a monocentric open clinical trial. Hip Int 26:90–96

Klekamp J, Dawson JM, Haas DW et al (1999) The use of vancomycin and tobramycin in acrylic bone cement: biomechanical effects and elution kinetics for use in joint arthroplasty. J Arthroplast 14:339–346

Kleppel D, Stirton J, Liu J et al (2017) Antibiotic bone cement's effect on infection rates in primary and revision total knee arthroplasties. World J Orthop 8:946–955

Kühn KD, Berberich C, Bösebeck H (2018) Bone substitute materials as local drug carriers: current status of substitutes of various origins. Der Orthopade 47:10–23

Kurtz SM, Ong KL, Lau E et al (2010) Prosthetic joint infection risk after TKA in the Medicare population. Clin Orthop Relat Res 468:52–56

Lautenschlager E, Jacobs J, Marshall G et al (1976) Mechanical properties of bone cements containing large doses of antibiotic powders. J Biomed Mater Res 10:929–938

Liu H-T, Chiu F-Y, Chen C-M et al (2003) The combination of systemic antibiotics and antibiotics impregnated cement in primary total knee arthroplasty in patients of rheumatoid arthritis--evaluation of 60 knees. J Chin Med Assoc: JCMA 66:533–536

Malinzak RA, Ritter MA, Berend ME et al (2009) Morbidly obese, diabetic, younger, and unilateral joint arthroplasty patients have elevated total joint arthroplasty infection rates. J Arthroplast 24:84–88

Mcdonald DJ, Fitzgerald JR, Ilstrup D (1989) Two-stage reconstruction of a total hip arthroplasty because of infection. J Bone Joint Surg Am 71:828–834

Moran JM, Greenwald AS, Matejczyk MB (1979) Effect of gentamicin on shear and interface strengths of bone cement. Clin Orthop Relat Res (141):96–101

Mraovic B, Suh D, Jacovides C et al (2011) Perioperative hyperglycemia and postoperative infection after lower limb arthroplasty. J Diabetes Sci Technol 5:412–418

Namba RS, Inacio MC, Paxton EW (2013) Risk factors associated with deep surgical site infections after primary total knee arthroplasty: an analysis of 56,216 knees. JBJS 95:775–782

Neut D, Van De Belt H, Stokroos I et al (2001) Biomaterial-associated infection of gentamicin-loaded PMMA beads in orthopaedic revision surgery. J Antimicrob Chemother 47:885–891

Panni AS, Corona K, Giulianelli M et al (2016) Antibiotic-loaded bone cement reduces risk of infections in primary total knee arthroplasty? A systematic review. Knee Surg Sports Traumatol Arthrosc 24:3168–3174

Patel RA, Baker HP, Smith SB (2018) Acute renal failure due to a tobramycin and vancomycin spacer in revision two-staged knee arthroplasty. Case Rep Nephrol 2018:6579894–6579894

Pulido L, Ghanem E, Joshi A et al (2008) Periprosthetic joint infection: the incidence, timing, and predisposing factors. Clin Orthop Relat Res 466:1710–1715

Qadir R, Sidhu S, Ochsner JL et al (2014) Risk stratified usage of antibiotic-loaded bone cement for primary total knee arthroplasty: short term infection outcomes with a standardized cement protocol. J Arthroplast 29:1622–1624

Randelli P, Evola FR, Cabitza P et al (2010) Prophylactic use of antibiotic-loaded bone cement in primary total knee replacement. Knee Surg Sports Traumatol Arthros 18:181–186

Reed EE, Johnston J, Severing J et al (2014) Nephrotoxicity risk factors and intravenous vancomycin dosing in the immediate postoperative period following antibiotic-impregnated cement spacer placement. Ann Pharmacother 48:962–969

Slane J, Gietman B, Squire M (2018) Antibiotic elution from acrylic bone cement loaded with high doses of tobramycin and vancomycin. J Orthop Res 36:1078–1085

Sprowson AP, Jensen C, Chambers S et al (2016) The use of high-dose dual-impregnated antibiotic-laden cement with hemiarthroplasty for the treatment of a fracture of the hip: the fractured hip infection trial. Bone Joint J 98-B:1534–1541

Tayton ER, Frampton C, Hooper GJ et al (2016) The impact of patient and surgical factors on the rate of infection after primary total knee arthroplasty: an analysis of 64,566 joints from the New Zealand Joint Registry. Bone Joint J 98-b:334–340

Thornes B, Murray P, Bouchier-Hayes D (2002) Development of resistant strains of Staphylococcus epidermidis on gentamicin-loaded bone cement in vivo. J Bone Joint Surg 84:758–760

Tyas B, Marsh M, Oswald T et al (2018) Antibiotic resistance profiles of deep surgical site infections in hip hemiarthroplasty; comparing low dose single antibiotic versus high dose dual antibiotic impregnated cement. J Bone Jt Infect 3:123–129

Van De Belt H, Neut D, Schenk W et al (2001) Staphylococcus aureus biofilm formation on different gentamicin-loaded polymethylmethacrylate bone cements. Biomaterials 22:1607–1611

Voigt J, Mosier M, Darouiche R (2016) Antibiotics and antiseptics for preventing infection in people receiving revision total hip and knee prostheses: a systematic review of randomized controlled trials. BMC Infect Dis 16:749

Wahlig H, Dingeldein E (1980) Antibiotics and bone cements: experimental and clinical long-term observations. Acta Orthop Scand 51:49–56

Wang J, Zhu C, Cheng T et al (2013) A systematic review and meta-analysis of antibiotic-impregnated bone cement use in primary total hip or knee arthroplasty. PLoS One 8:e82745

Willis-Owen C, Konyves A, Martin D (2010) Factors affecting the incidence of infection in hip and knee replacement: an analysis of 5277 cases. J Bone Joint Surg 92:1128–1133

Zimmerli W, Trampuz A, Ochsner PE (2004) Prosthetic-joint infections. N Engl J Med 351:1645–1654

（梁　虎　王　波　许　鹏）

第 48 章

关于增强抗生素骨水泥（用于全关节置换术的聚甲基丙烯酸甲酯）中的抗生素释放的最新进展

Takao Kodama

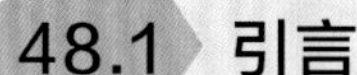

48.1 引言

目前的临床实践中，常使用 ALBC 预防或管理 / 治疗 TJA 后的 PJI，所使用的 ALBC 主要有 2 种：一种是使用经相关监管机构（如美国食品药物监督管理局）批准的商业配方品牌（以下简称“批准的骨水泥品牌”）(Jiranek et al.，2006)；另一种是外科医师自行定制的配方（Lewis et al.，2010）。

无论采用何种 ALBC，其缺点已被广泛承认。那就是抗生素的释放情况（释放量和释放时间），并不是最优的。

抗生素释放曲线特点如下。

- 最初的爆发阶段（高释放率阶段），在此阶段，表面持有的抗生素颗粒被释放。
- 其后，释放速率显著降低。
- 无效释放阶段（释放降低到非常低的非有效治疗水平，最终停止）。

通常，爆发阶段发生在 0.33 ~ 8 天，无效释放阶段约开始于 4 天后，持续到约 67 天（Kuechle et al.，1991；Penner et al.，1999；van de Belt et al.，2000；Neut et al.，2003；Kaplan et al.，2012；Samuel et al.，2012；Lee et al.，2016；Paz et al.，2015；AL Thaher et al.，2018；Meeker et al.，2019；Miller et al.，2011）（图 48.1）。此外，抗生素的累积释放量非常低［37 ℃条件下，在 1X 磷酸盐缓冲盐水溶液中释放约 168 小时后，水泥粉末中抗生素初始质量≤ 5%］（Kuechle et al.，1991；Penner et al.，1999；van de Belt et al.，2000；Neut et al.，2003；Kaplan et al.，2012；Samuel et al.，2012；Lee et al.，2016；Paz et al.，2015；AL Thaher et al.，2018；Meeker et al.，2019；Miller et al.，2011））。

换句话说，大部分抗生素仍被留置在骨水泥中（可能是基质中）。

因此，提高抗生素释放水平的空间很大（图 48.1）。

这篇综述对文献中关于增强抗生素释放曲线的各种方法的最新进展进行了全面概述。综述中强调了 2 个注意事项。第一，虽然该综述主要关注的是结构性应用 ALBC 的文献（主要用于翻修 TJA 的固定），其中简要介绍了 ALBC 在间置器和骨水泥串珠中的应用，因为这些装置常用于翻修手术来治疗 PJI（Guild et al.，2014；Likine et al.，2019）。其次，该综述不包括含有一种以上抗生素的 ALBC 的文献（Parra Ruiz et al.，2017；Boelch et al.，2018）。

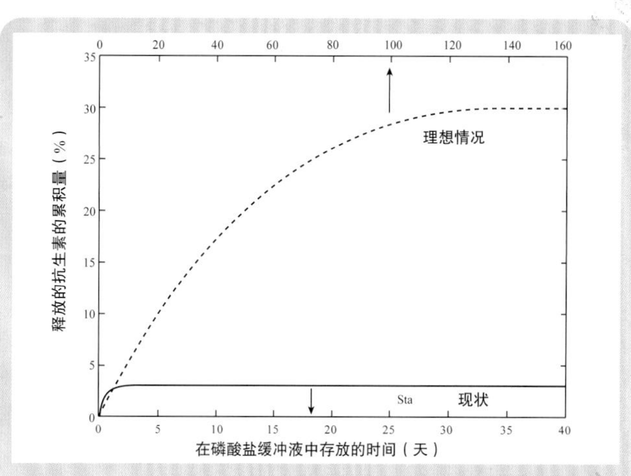

图 48.1　ALBC 样本抗生素释放的最新进展和理想情况

本综述首先总结了商业配方 ALBC 样本中抗生素释放的 3 个指数（“基线指数”），建立了一个可用于评估增强抗生素释放方法的基线参照。然后介绍了 10 种增强抗生素释放的方法，本章最后简要介绍了这些方法中最有应用前景的方法并总结了关键点。

48.2 抗生素基线释放特征

提出了抗生素释放的 3 个指标。

- 爆发阶段的持续时间（duration of burst phase，DBPH）。
- 无效释放阶段开始时的时间（time at start of exhaustion phase，TSEP）。
- 试验结束时抗生素的累积释放量（normalized cumulative amount of antibiotic released at end of test，NCAR）。

这些指数的基线值相差较大（表 48.1）。

抗生素释放是大量内在变量（如使用的抗生素、基础水泥粉末的成分，以及用于混合抗生素和水泥粉末的方法）和外在变量［如水泥储存条件（温度和时间）、混合固体成分（抗生素 + 水泥粉末混合物）和液态单体的方法］的函数。

表 48.1　商业配方 ALBC 样本中抗生素释放的 3 项指标值汇总

Index	Value	Reference
爆发阶段的持续时间（天）	0.33 ~ 8.00	Kuechle et al. (1991) Penner et al.(1999) van de Belt et al. (2000) Neut et al. (2003) Kaplan et al. (2012) Samuel et al.(2012) Lee et al. (2016) Paz et al. (2015) Al Thaher et al. (2018) Meeker et al. (2019)
无效释放阶段开始时的时间（天）	3 ~ 67	Kuechle et al. (1991) Penner et al.(1999) van de Belt et al. (2000) Neut et al. (2003) Kaplan et al. (2012) Samuel et al. (2012) Lee et al. (2016) Paz et al. (2015) Al Thaher et al. (2018)
测试期末平均累积抗生素释放量 [mg $mL^{-1}\%^{-1}$]	0.004	Samuel et al. (2012)
	0.02	Paz et al. (2015)
	0.12	Lee et al. (2016)
	0.70	Kaplan et al.(2012)
	1.31	Penner et al. (1999)
测试期末平均累积抗生素释放量 [c] [wt./wt.%]	0.001	Samuel et al. (2012)
	0.025	Paz et al. (2015)
	0.50	Kaplan et al. (2012)
	0.75	Lee et al.(2016)
	0.80	Miller et al. (2011)
	1.55	Penner et al. (1999)

此外，使用的释放量测定程序存在很大差异，尤其是在以下方面。

- 试验溶液的成分（例如磷酸盐）– 缓冲盐水溶液、含 Tween20® 的生理盐水溶液和林格溶液。
- 试验溶液的体积（如 1 mL、3 mL 和 5 mL）。
- 测定抗生素释放量的方法（如高效液相色谱法、紫外可见光谱法和带有同基因酶免疫分析的临床分析仪）。
- 表示确定的抗生素释放量的参数［非标准化（如 mg）或标准化（如 μg/mL，$\mu g/cm^2h$，以及释放的抗生素量与起始粉末中抗生素量的比率，表示为 wt./wt.%）］。

48.3 促进抗生素释放的方法

48.3.1 水泥粉末的添加剂

使用了各种各样的添加剂，如下。

水泥粉末的添加剂

- 可溶性致孔剂［如右旋糖酐、木糖醇、甘氨酸、蔗糖、二甲醚乳糖、碳酸钙、吸收性明胶海绵、陶瓷胶囊、生物活性硼酸盐玻璃颗粒、抗菌肽（Dhvar-5）］。
- 表面活性稳定的乳化剂。
- 含干燥二氧化硅纳米颗粒（MSNP）的浆料。
- 聚（D，L- 乳酸 - 羟基乙酸共聚物）纳米微粒。
- 加载抗生素的二氧化硅纳米颗粒（硫酸庆大霉素）（McLaren et al.，2006；McLaren et al.，2007；Virto et al.，2003；Frutos et al.，2010；Matos et al.，2015；Nugent et al.，2010；Salehi et al.，2013；Slane et al.，2014；Chang et al.，2014；Bitsch et al.，2015；Wu et al.，2016；Funk et al.，2018；Faber et al.，2005；Shen et al.，2011；Letchmanan et al.，2017；Perni et al.，2019）。

上述这些制剂增强药物释放效果的机制如下。

- 增加水泥的孔隙率，从而产生一个多孔网格，通过多孔网格，供试验溶液渗透到水泥基质中，溶解基质深处的抗生素（Kuechle et al.，1991；McLaren.，2007；Nugent et al.，2010；Salehi et al.，2013；Slane，2014）。
- 抗生素释放的调节（添加剂使水泥表面变得不规则，其特征是一系列的“墨迹”孔隙和空隙）（Virto et al.，2003；Frutos et al.，2010）。
- 溶解存在于标本表面的抗生素颗粒（Matos et al.，2015）。
- 水泥基质溶解后在基质中形成一个多孔网络，这反过来又允许抗生素从基质深处释放出来（Virto，2003；Faber et al.，2005）。
- 表面活性稳定的配方，允许聚合过程中无须分离即可装载抗生素，从而形成均质基质，进而促进抗生素的释放（Miller et al.，2011）。
- 纳米颗粒促进抗生素从水泥基质中释放（Shen et al.，2011；Letchmanan et al.，2017）。
- 聚合物的微粒降解而导致基质孔隙度降低（Parra Ruiz et al.，2017）。
- 抗生素从二氧化硅纳米颗粒的涂层上释放出来，然后这些颗粒通过骨水泥基质再转移（Al Thaher et al.，2018）。

48.3.2 液态单体的添加剂

一种实验性 ALBC 配方，将经批准的负载有庆大霉素的 ALBC 的液态单体加入到涂有无毒中性表面活性剂的挤出脂质体，其粉末与经批准的 ALBC 产品（LIPO-cement）的粉末相同（Ayre et al.，2016）。从脂质体骨水泥标本中释放的累积庆大霉素量多于对照骨水泥标本（未添加脂质体庆大霉素）。这些结果可以解释为，脂粘固剂有一系列小而分散的孔隙，最终促进了庆大霉素平稳和可控的释放；相比之下，对照组骨水泥大而随机的孔隙（由抗生素表面结块的释放引起），使得庆大霉素的释放不那么可控。两组样本的 DBPH（约 6 小时）与 TSEP（约 30 天）大致相同（Ayre et al.，2016）。

48.3.3 抗生素的直接浸渍

通过将庆大霉素装入埃洛石纳米管［“装载庆大霉素的埃洛石纳米管”（GHNs）］（GHN 水泥）中获得实验性 ALBC（Wei et al.，2012）。GHN 水泥试样中庆大霉素的释放明显低于对照水泥试样（未添加 GHN）（Wei et al.，2012）。由此推测埃洛石纳米管可将庆大霉素从水泥液中分离出来，并充当庆大霉素缓释的纳米容器（Wei et al.，2012）。

通过将庆大霉素装入4种纳米结构材料［MSNP、羟基磷灰石纳米棒（HANRs）、碳纳米管（CNTs）和TiO_2纳米管（TNTs）］（Shen et al.，2016；Shen et al.，2019）中，获得了一系列负载庆大霉素的骨水泥实验配方，然后，将加载的纳米颗粒干燥、研磨，并添加到商业配方的普通水泥品牌（纳米水泥）粉末中。对照用水泥为商用ALBC品牌。

在研究过程中的每个时间点，纳米水泥样品释放的庆大霉素明显多于对照水泥样品。

对于含有MSNP或TNT的水泥实验结果，其解释与早期报告中给出的含有MSNP的水泥的解释相同（Shen et al.，2011），但对于含有HANR或CNT水泥，没有给出明确的解释。此外，与对照水泥试样相比，纳米水泥试样的DBPH长约7倍，TSEP长约3倍（Shen et al.，2016；Shen et al.，2019）。

48.3.4 混合抗生素粉和水泥粉末的方法

当使用专有方法（"工业添加剂"）将水泥粉末和庆大霉素混合时，释放的庆大霉素明显多于使用手动方法混合时释放的庆大霉素（Neut et al.，2003）。无论抗生素加载量（2.1或4.2 wt./wt.%）如何，这种趋势都是相同的，其归因于手动混合产生的混合物比使用专有方法混合时获得的混合物更不均匀（Neut et al.，2003）。

制备了两种高抗生素加载的实验配方。第一种是将万古霉素粉手动与经批准的普通水泥粉混合（MAN方法）。第二种是用手动方法将水泥粉末和液态单体混合在一起，形成一个面团，在面团中加入抗生素，而不破坏大块［"面团相混合"（DPM）方法］（Miller et al.，2012）。

使用DPM标本时，抗生素的累积释放量明显高于使用MAN方法时（Miller et al.，2012），这是因为在DPM方法中，抗生素块起到了空隙来源的作用（Miller et al.，2012）。

48.3.5 混合水泥粉末和液态单体的方法

当使用机械装置混合加载头孢唑林的实验性骨水泥粉末和液态单体时，1周内释放的头孢唑林累积量明显高于在开放容器中手动混合时的释放量（Shiramizu et al.，2008）。样本总孔隙率与头孢唑林的累积释放量呈中度相关（Shiramizu et al.，2008）。

对于6个商业配方的庆大霉素品牌（每个品牌的抗生素含量为2.1 wt./wt.%，或4.2 wt./wt.%），用混合水泥粉末和液态单体的方法［在开放向周围大气的容器中（HM混合）*vs.* 在真空混合系统的搅拌系统中（VM混合）］对庆大霉素累积释放量的影响取决于品牌（Neut et al.，2003）。因此，对于其中3个品牌，HM样品中释放的庆大霉素明显多于VM样品中释放的庆大霉素；对于其中2个品牌，HM样本中的庆大霉素释放量大于VM样本，但差异没有统计学意义；对于1个品牌，VM样本释放的庆大霉素多于HM样本（Neut et al.，2003）。最后的结果归因于样品（直径< 1 mm）中微孔数量和分布的增加，这是在聚合过程中形成的（Neut et al.，2003）。有人认为，结果与事实相符。

- 观察发现，VM显著减少了试样中大孔隙的数量和大小。
- 抗生素的长期释放由大孔决定（Neut et al.，2003）。

分析6个商业配方品牌ALBC（5个加载庆大霉素，1个加载妥布霉素）（加载量：2.5 wt./wt.%）中混合方法对抗生素释放的影响，结果发现对于低抗生素加载量品牌，真空混合对2个HV品牌中的1个有利，但对LV品牌不利，其对3个MV品牌中的2个影响不佳，具体原因尚不清楚（Meyer et al.，2011）。

48.3.6 超声波的应用

多种类型的超声波（US）已被用于混合骨水泥，这些是。

- 低频强度。
- 脉冲波。
- 连续波。
- 延迟脉搏波。
- 连续瓦特电平。
- 微泡介导（向抗生素释放试验溶液中添加微泡造影剂，并在释放试验期间定期补充）（MBMUS）（Hendriks et al.，2003；Ensing

et al.，2005；Yan et al.，2005；Cai et al.，2007；Cai et al.，2008；Cai et al.，2017；Lin et al.，2015；Wendling et al.，2019）。

此外，超声频率和持续时间的影响一直是一项研究主题（Wendlin et al.，2019）。总的来说，据报道，超声处理后样本的抗生素释放量显著增加，从 25% 到 400%（Hendriks et al.，2003；Ensing et al.，2005；Yan et al.，2005；Cai et al.，2007；Cai et al.，2008；Cai et al.，2017；Lin et al.，2015；Wendling et al.，2019）。

通过超声作用后抗生素释放增强的机制可总结如下：由流体中低压和高压区域引起的空化导致微流的形成（Yan et al.，2005）。

微流：①可以促进试验溶液通过水泥基质中的孔隙运输；②在抗生素－水泥基质界面产生高剪切应力，导致抗生素颗粒脱落（Hendriks et al.，2003；Cai et al.，2008；Cai et al.，2017；Lin et al.，2015）。间歇瓦特级超声波增强万古霉素释放被认为与稳定的空化和辐射压力有关，从而产生多方向的声学微流（Cai et al.，2008）。这些微流在万古霉素粉末－水泥基质界面产生了高剪切应力，有助于万古霉素颗粒从表面分离，然后在静止期，这些颗粒从试样中形成的坑和孔中扩散出来（Cai et al.，2008）。当使用 MBMUS 样本时，万古霉素释放增强归因于稳定的空化和超声产生的相关压力（Cai et al.，2017），水泥基质的传输速率增加（Cai et al.，2017），以及微气泡破裂会增加微流的应力和剪切力（Lin et al.，2015）。

48.3.7 表面特性的改变

样品的表面积－体积比的增加（通过在矩形样品的两侧应用半球形脊实现）会导致万古霉素释放量的增加，尽管这种增加仅在 8 周测试周期的第 1 周显著，这和爆发期的持续时间差不多（Masri et al.，1995）。

48.3.8 向水泥粉末中添加抗生素粉的时机

制作了两组样本，第一组使用标准方法制备的骨水泥［即手动混合批准的普通水泥品牌的粉末和万古霉素，再添加批准的普通水泥品牌的液态单体，然后在真空下混合产生的面团（标准方法）］（Amin et al.2012）。对于第二组，在真空下混合纯水泥品牌的粉末和液态单体，然后去除真空，将抗生素添加到面团中，然后在真空下再混合一段时间（“延迟抗生素添加法”）（Amin et al.，2012）。

延迟添加法组释放的万古霉素累积量显著高于标准方法组。

这一结果归因于延迟添加抗生素可能会减少万古霉素对初始聚合过程的干扰，从而增加样本的孔隙率（Amin，2012）。

在 Wendling 等（2016）的研究中，两个研究组由以下方法制备的水泥制成的试样组成。

- 将万古霉素粉末与水泥粉末混合，然后添加该品牌的液态单体（标准组）。
- 经批准的普通水泥的粉末和液态单体品牌混合 60 秒，添加万古霉素，然后继续混合 30 秒（延迟组）。

延迟组样本的初始万古霉素释放量（试验 1 天后测定）明显高于标准组样本。然而，从第 2 天开始直到释放试验期结束（10 天），两组样本释放的万古霉素量几乎相同（Wendling et al.，2016）。

48.3.9 加入液态单体后的抗生素状态

使用水泥制备的两组样本如下。

- 将万古霉素粉末与一种经批准的普通水泥品牌水泥粉末混合，然后添加普通品牌的液态单体（固体组）。
- 将万古霉素粉末加入蒸馏水溶液混匀 30 秒，然后添加到普通水泥的液体中，整个混合物手动混合，添加普通水泥品牌的粉末，并手动混合最终混合物 2 分钟（溶液组）（Chang et al.，2014）。

虽然溶液组样本的 NCAR 显著高于固体组样本，但 DBPH 的差异并不显著。

48.3.10 组合技术

Wendling 等（2016）的研究把两个组的样本都暴露在低频超声下，作用时间不同（t）。在 t=5 分钟或 45 分钟时，延迟组标本释放的万古霉素明显多于标准组标本（Wendling et al.，2016）。

两种实验性水泥配方是 Frutos 等（2002）研究的子项目。

- 首先，将庆大霉素粉末添加到溶液中，经批准的普通水泥品牌的粉末（“GS- 粉末混合物”控制水泥），液态单体为普通水泥品牌的液体。
- 对于第二种情况，粉末由 GS 组成粉末混合物和聚合物［聚（N- 乙烯基 -2- 吡咯烷酮）（PVP）］，液体由普通水泥品牌的液态单体和另一种单体（甲基丙烯酸 2- 羟乙酯）［（HEMA）PVP+HEMA 水泥］组成。

研究释放过程中的每个时间点，从 PVP+HEMA 水泥样品中释放的庆大霉素明显多于从对照水泥样品中释放的庆大霉素。

> 这是由于 PVP 在 HEMA 基质中溶解，形成一系列相互连接的孔，庆大霉素通过这些孔释放（Frutos et al.，2002）。

48.4 总结

上述回顾的各文献报告提供了相关数据，并分别计算了使用增强方法和不使用增强方法时的 TSEP 和 NCAR 值。根据这些结果，并考虑到每一种增强方法的研究报告数量，似乎两种增强方法最有效，即水泥粉末的添加剂（TSEP 平均增加 200%；NCAR 平均增加 420%）和直接将抗生素浸渍到水泥粉中（TSEP 平均增加 120%；NCAR 平均增加 1100%）。

要点

- 目前这一代 ALBC 的一个缺点（也许是主要缺点）是在体外抗生素释放试验中，从骨水泥样本中释放抗生素的效果不佳。包括两个要素：
  - 最初的爆发阶段（发生在几个小时到几天），随后释放率显著降低，然后释放耗尽（通常大约在 25 天后）。
  - 试验结束时释放的抗生素累积量（通常约 40 天）不超过水泥中抗生素起始质量的 5%。
- 从文献中介绍的用于增强抗生素释放曲线的各种方法来看，最有效的方法似乎是将添加剂加入水泥粉末中，或将抗生素直接浸渍到水泥粉末中。

参考文献

（遵从原版图书著录格式）

Al Thaher Y, Yang L, Jones SA, Perni S, Prokopovich P (2018) LbL-assembled gentamicin delivery system for PMMA bone cements to prolong antimicrobial activity. PLoS One 13(12):e0207753. https://doi.org/10.1371/journal.pone.0207753

Amin TJ, Lamping JW, Hendricks KJ, McIff TE (2012) Increasing the elution of vancomycin from high-dose antibiotic-loaded bone cement: a novel preparation technique. J Bone Joint Surg Am 94:1946–1951

Ayre WN, Birchall JC, Evans SL, Denyer SP (2016) A novel liposomal drug delivery system for PMMA bone cements. J Biomed Mater Res Part B 104B:1510–1524

Bitsch RG, Kretzer JP, Vogt S, Buchner H, Thomsen MN, Lehner B (2015) Increased antibiotic release and equivalent biomechanics of a spacer cement without hard radio contrast agents. Diagnos Microbiol Infect Dis 83:203–209

Boelch SP, Rueckl K, Fuchs C, Jordan M, Knauer M, Steinert A, Rudert M, Luedemann M (2018) Comparison of elution characteristics and compressive strength of biantibiotic-loaded PMMA bone cement for spacers: Copal® Spacem with gentamicin and vancomycin versus Palacos® R+G with vancomycin. Biomed Res Int 2018:1–5. Article ID: 4323518

Cai X-Z, Yan S-G, Wu H-B, Dai X-S, Chen H-X, Yan R-J, Zhao X-H (2007) Effect of delayed pulse-wave ultrasound on local pharmokinetics and pharmodynamics of vancomycin-loaded acrylic bone cement in vivo. Antimicrob Agents Chemotherap 51:3199–3204

Cai X-Z, Chen X-C, Yan S-G, Ruan Z-R, Yan R-J, Ji K, Xu J (2008) Intermittent watt-level ultrasonication facilitates vancomycin release from therapeutic acrylic bone cement. J Biomed Mater Res Part B Appl Biomater 90B:11–17

Cai Y, Wang J, Liu X, Wang R, Xia L (2017) A review of the combination therapy of low frequency ultrasound with antibiotics. BioMed Res Int 2017:1–14. Article ID: 2317846

Chang YH, Tai CL, Hsu HY, Hsieh PH, Lee MS, Ueng SWN (2014) Liquid antibiotics in bone cement: an effective way to improve the efficiency of antibiotic release in antibiotic loaded bone cement. Bone Joint Res 3:246–251

Ensing GT, Hendriks JGE, Jongsma JE, van Horn JR, van der Mei HC, Busscher HJ (2005) The influence of ultrasound on the release of gentamicin from antibiotic-loaded acrylic beads and bone cements. J Biomed Mater Res Part B Appl Biomater 75B:1–5

Faber C, Hoogendoorn RJW, Lyaruu DM, Stallman HP, van Marle J, van Nieuw AA, Smit TH, Wuisman PIJM (2005) The effect of the antimicrobial peptide, Dhvar-5, on gentamicin release from a polymethyl methacrylate bone cement. Biomaterials 26:5717–5726

Frutos P, Diez-Pena E, Frutos G, Barrales-Rienda JM (2002) Release of gentamicin sulphate from a modified commercial bone cement. Effect of (2-hydroxyethyl methacrylate) comonomer and poly(N-vinyl-2-pyrrolidone) additive on release mechanism and kinetics. Biomaterials 23:3787–3792

Frutos G, Pastor JY, Martinez N, Virto MR, Torrado S (2010) Influence of lactose addition to gentamicin-loaded acrylic bone cement on the kinetics of release of the antibiotic and the cement properties. Acta Biomater 6:804–811

Funk GA, Burkes JC, Cole KA, Rahaman MN, McIff TE (2018) Antibiotic elution and mechanical strength of PMMA bone cement loaded with borate bioactive glass. J Bone Joint Infect 3:187–196

Guild GN, Baohua W, Scuderi GR (2014) Articulating vs. static antibiotic impregnated spacers in revision total knee arthroplasty for sepsis; a systematic review. J Arthroplast 29:558–563

Hendriks JGE, Ensing GT, van Horn JR, Lubbers J, van der Mei HC, Busscher HJ (2003) Increased release of gentamicin from acrylic bone cements under influence of low-frequency ultrasound. J Control Release 92:369–374

Jiranek WA, Hanssen AD, Greenwald AS (2006) Antibiotic-loaded bone cement for infection prophylaxis in total joint replacement.

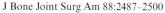

J Bone Joint Surg Am 88:2487–2500

Kaplan L, Kurdziel M, Baker KC, Verner J (2012) Characterization of daptomycin-loaded antibiotic cement. Orthopedics 35:e503–e509

Kuechle DK, Landon GC, Musher DM, Noble PC (1991) Elution of vancomycin, daptomycin, and amikacin from acrylic bone cement. Clin Orthop Relat Res 264:302–308

Lee S-H, Tai C-L, Chen S-Y, Chang C-H, Chang Y-H, Hsieh P-H (2016) Elution and mechanical strength of vancomycin-loaded bone cement: in vitro study of the influence of brand combination. PLoS One 11(11):e0166545. Published 2016 Nov 17. https://doi.org/10.1371/journal.pone.0166545

Letchmanan K, Shen S-C, Ng WK, Kingshuk P, Shi Z, Wang W, Tan RBH (2017) Mechanical properties and antibiotic release characteristics of poly(methyl methacrylate)-based bone cement formulated with mesoporous silica nanoparticles. J Mech Beh Biomed Mater 72:163–170

Lewis G, Brooks JL, Courtney HS, Li Y, Haggard WO (2010) An approach for determining antibiotic loading for a physician-directed antibiotic-loaded PMMA bone cement formulation. Clin Orthop Relat Res 468:2092–2100

Likine EF, Seligson D (2019) Rifampin and tobramycin combination with PMMA antibiotic cement. Eu J Orthop Surg Traumatol 29:499–500

Lin T, Cai X-Z, Shi M-M, Ying Z-M, Hu B, Zhou C-H, Wang W, Shi Z-L, Yan S-G (2015) In vitro and in vivo evaluation of vancomycin-loaded PMMA bone cement in combination with ultrasound and microbubbles-mediated ultrasound. BioMed Res Int 2015:1–7. Article ID: 309739

Masri BA, Duncan CP, Beauchamp CP, Paris NJ, Arntorp J (1995) Effect of varying surface patterns on antibiotic elution from antibiotic-loaded bone cement. J Arthroplast 10:453–459

Matos AC, Ribeiro IAC, Guedes RC, Pinto R, Vaz MA, Goncalves LM, Almeida AJ, Bettencourt AF (2015) Key-properties outlook of a levofloxacin-loaded acrylic bone cement with improved antibiotic delivery. Int J Pharm 485:317–328

McLaren AC, McLaren SG, Smeltzer M (2006) Xylitol and glycine fillers increase permeability of PMMA to enhance elution of daptomycin. Clin Orthop Relat Res 451:25–28

McLaren AC, McLaren SG, Hickmon MK (2007) Sucrose, xylitol, and erythritol increase PMMA permeability for depot antibiotics. Clin Orthop Relat Res 461:60–63

Meeker DG, Cooper KB, Renard RL, Mears SC, Smeltzer MS, Barnes CL (2019) Comparative study of antibiotic elution profiles from alternative formulations of polymethylmethacrylate bone cement. J Arthroplast 34:1458–1461

Meyer J, Piller G, Spiegel CA, Hetzel S, Squire M (2011) Vacuum-mixing significantly changes antibiotic elution characteristics of commercially-available antibiotic-impregnated bone cements. J Bone Joint Surg 93:2049–2056

Miller RB, McLaren A, Leon CM, Vernon BL, McLemore R (2011) Surfactant-stabilized emulsion increases gentamicin elution from bone cement. Clin Orthop Relat Res 469:2995–3001

Miller R, McLaren A, Leon C, McLemore R (2012) Mixing method affects elution and strength of high-dose ALBC: a pilot study. Clin Orthop Relat Res 470:2677–2683

Neut D, van de Belt H, van Horn JR, van der Mei HC, Busscher HJ (2003) The effect of mixing on gentamicin release from polymethylmethacrylate bone cements. Acta Orthop Scand 74:670–676

Nugent M, McLaren A, Vernon B, McLemore R (2010) Strength of antimicrobial bone cement decreases with increased poragen fraction. Clin Orthop Relat Res 468:2101–2106

Parra-Ruiz FJ, Gonzalez-Gomez A, Fernandez-Gutierrez M, Parra J, Garcia-Garcia J, Azuara G et al (2017) Development of advanced biantibiotic loaded bone cement spacers for arthroplasty associated infections. Int J Pharm 522:11–20

Paz E, San-Ruiz P, Abenojar J, Vaquero-Martin J, Forriol F, Del Real JC (2015) Evaluation of elution and mechanical properties of high-dose antibiotic-loaded bone cement: comparative "in vitro" study of the influence of vancomycin and cefazolin. J Arthroplast 30:1423–1429

Penner MJ, Duncan CP, Masri BA (1999) The in vitro elution characteristics of antibiotic-loaded CMW and Palacos-R bone cements. J Arthroplast 14:209–213

Perni S, Caserta S, Pasquino R, Jones SA, Prokopovich P (2019) Prolonged antimicrobial activity of PMMA bone cement with embedded gentamicin-releasing silica nanocarriers. ACS Appl Bio Mater 2:1850–1861

Salehi A, Cox Parker A, Lewis G, Courtney HS, Haggard WO (2013) A daptomycin-xylitol-loaded polymethylmethacrylate bone cement: how much xylitol should be used? Clin Orthop Relat Res 471:3149–3157

Samuel S, Mathew BS, Veeraraghavan B, Fleming DH, Chittaranjan SB, Prakask JAJ (2012) In vitro study of elution kinetics and bio-activity of meropenem-loaded acrylic bone cement. J Orthopaed Traumatol 13:131–136

Shen S-C, Ng WK, Shi Z, Chia L, Neoh KG, Tan RBH (2011) Mesoporous silica nanoparticle-functionalized poly(methyl methacrylate)-based bone cement for effective antibiotics delivery. J Mater Sci Mater Med 22:2283–2292

Shen S-C, Ng WK, Dong Y-C, Ng J, Tan RBH (2016) Nanostructured material formulated acrylic bone cements with enhanced drug release. Mater Sci Eng C 58:233–241

Shen S-C, Letchmanan K, Chow PS, Tan RBH (2019) Antibiotic elution and mechanical property of TiO_2 nanotubes functionalized PMMA-based bone cements. J Mech Beh Biomed Mater 91:91–98

Shiramizu K, Lovric V, Leung A, Walsh WR (2008) How do porosity-inducing techniques affect antibiotic elution from bone cement? An in vitro comparison between hydrogen peroxide and a mechanical mixer. J Orthopaed Traumatol 9:17–22

Slane JA, Vivano JF, Rose WE, Squire MW, Ploeg H-L (2014) The influence of low concentrations of a water soluble poragen on the material properties, antibiotic release, and biofilm inhibition of an acrylic bone cement. Mater Sci Eng C 42:168–176

van de Belt H, Neut D, Uges DRA, Schenk W, van Horn JR, van der Mei HC, Busscher HJ (2000) Surface roughness, porosity and wettability of gentamicin-loaded bone cements and their antibiotic release. Biomaterials 21:1981–1987

Virto MR, Frutos P, Torrado S, Frutos G (2003) Gentamicin release from modified acrylic bone cements with lactose and hydroxypropylmethylcellulose. Biomaterials 24:79–87

Wei W, Abdullayev E, Hollister A, Mills D, Lvov YM (2012) Clay nanotube/poly(methyl methacrylate) bone cement composites with sustained antibiotic release. Macromol Mater Eng 297:645–653

Wendling A, Mar D, Wischmeier N, Anderson D, McIff T (2016) Combination of modified mixing technique and low frequency ultrasound to control the elution profile of vancomycin-loaded acrylic bone cement. Bone Joint Res 5:26–32

Wendling AC, Mar DE, Burkes JC, McIff TE (2019) Effect of ultrasound frequency and treatment duration on antibiotic elution from polymethylmethacrylate bone cement. Kans J Med 12:45–49

Wu K, Chen Y-C, Hsu Y-M, Chang C-H (2016) Enhancing drug release from antibiotic-loaded bone cement using porogens. J Am Acad Orthop Surg 24:188–195

Yan SY, Cai X, Yan W, Dai X, Wu H (2005) Continuous wave ultrasound enhances vancomycin release and antimicrobial efficacy of antibiotic-loaded acrylic bone cement *in vitro* and *in vivo*. J Biomed Mater Res Part B Appl Biomater 82B:57–64

（梁 虎 王 波 许 鹏）

第 49 章

止血带在骨水泥型全膝关节置换术中的应用

Carl L. Herndon and H. John Cooper

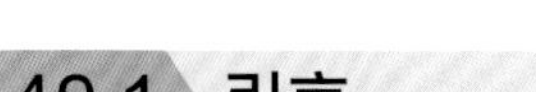

49.1 引言

止血带（Tourniquet）一词源于法语 tourner，意为转向“turn”，用来描述任何限制血液流向肢体的装置。历史上，止血带在古罗马帝国的战争中首次被用于控制出血（Noordin et al.，2009；Welling et al.，2012）。Cushing（1904）于 1904 年首次描述了气动止血带的使用，目的是维持止血并不过度压迫肢体，以防止与当时的弹性止血带相关的周围神经压迫损伤。从那时起，止血带就运用于各种手术中，并且在骨科医师中运用非常普遍。本章将特别关注其在骨水泥 TKA 中的应用。

近年来，在 TKA 中使用止血带是一个相当有争议的话题，许多文章阐述了使用止血带的好处、风险和替代方法（Arthur et al.，2019）。

建议使用止血带的好处包括以下几点。

- 更好的手术视野。
- 更少的血液流失。
- 缩短手术时间。
- 可能更深的水泥渗透（Goel et al.，2019；Alcelik et al.，2012；Zhou et al.，2017；Pfitzner et al.，2016）。

使用止血带的缺点包括以下几点。

- 延迟出血和伤口并发症。
- 术后疼痛增加，功能减退。
- 肌肉炎症增加。
- 肌肉力量下降。
- 血栓栓塞。
- 周围神经损伤。
- 髌骨轨迹不良。
- 皮肤损伤。
- 大腿脂肪组织坏死（Zhang et al.，2017；Alcelik et al.，2012；Ozkunt et al.，2018；Huang et al.，2015；Dennis et al.，2016；Tai et al.，2011；Berman et al.，1998；Husted et al.，2010；Husted et al.，2005）。

49.2 失血

直观地说，止血带可以减少 TKA 期间的失血。然而，这个事实已经被充分研究过了，结果并不确定。当回顾关于 TKA 血液丢失的文献时，重要的是要强调在不同的文献中所描述的不同的方法。失血量通常只是外科医师估计的——在术中有多少血液被纱布吸收并从伤口中吸出。术后失血量通常通过伤口闭合后留下的关节内引流来测量。最后，隐性失血通常指的是在无菌巾单上或残留在膝关节腔的血。这 3 种损失的总和通常被称为总失血量。除了这些经验性的测量方法外，也有几种计算失血量的公式（Gross，1983）。

> 在讨论 TKA 中的失血时，应用不同方法来确定失血量非常重要。

一些系统综述和荟萃分析对 TKA 用止血带和不用止血带的失血量进行了研究。其中 Alcelik 等（2012）的研究发现使用止血带的术中失血量和总失血量均低于不使用止血带组。类似地，Smith 等（2010）对 1000 多例 TKA 进行了汇总分析，发现不用止血带的 TKA 术中失血量平均多 269 mL。虽然这些结果表明使用止血带可以减少术中失血量，但术后失血量和总失血量却不太清楚。在另一项系统综述和荟萃分析中，Jiang 等（2015）纳入了 1450 例 TKA 的数据，并注意到术后、总失血量或计算失血量没有差异。同样，Li 等（2014）在对 15 项随机对照试验的回顾中发现，使用止血带虽然术中失血量更少，但术后失血量更高，所以在总失血量上没有差异。Zhang 等（2014）在另一项荟萃分析中指出，两组在术后或总失血量上没有差异，输血率相当。Schnettler 等（2017）实际证明了使用止血带与不使用止血带相比总失血量的矛盾增加。然而，Goel 等（2019）在最近的一项研究中发现，与非止血带组相比，止血带组的计算总失血量更少。

这些研究都专门评估了是否使用止血带的失血情况，但也有几种使用止血带的时机策略，在病例中有选择性地使用，而不是在整个过程中使用。同样，人们会直觉地认为，在手术过程中的任何时候松开止血带都会增加失血。Huang 等（2015）进行的一项荟萃分析证实了这一观点，即止血带在骨水泥 TKA 中的应用，显示在伤口闭合前释放止血带显著增加了失血。此外，Mittal 等进行了一项随机对照试验，仅在骨水泥期间使用止血带，而在切口之前使用止血带直至骨水泥结束。由于选择性止血组输血率较高，其在试验早期便停止了研究，并发现10周时OKS没有显著差异，功能也没有改善。

> 根据其发现，得出结论，止血带至少应该在患者的骨水泥阶段使用。

然而，手术中止血带放气的时机也可能影响结果。在最后闭合时保留止血带充气的一个问题是延迟性出血，在这种情况下，未被识别的小血管没有凝固，可能会在术后立即继续发生关节内出血。这种关节积血可引起并发症，如伤口破裂和裂开，以及由于疼痛、肿胀和随之而来的康复训练困难而导致患者预后较差。Rama等（2007）的一项荟萃分析发现：在关闭伤口之前，松开止血带以实现细致的止血，虽然术中出血量增加，但术后并发症减少了3%。Zhang等（2014）一项类似的荟萃分析发现，止血带的早期释放与失血较多但并发症较少相关。Fan等（2014）在一项随机对照试验中发现，在整个手术过程中使用止血带的TKA患者与从固定到闭合过程中使用止血带的患者相比，测量的总失血量或血红蛋白方面没有差异。

另外，Wang等（2017）对50名患者进行了分阶段双侧TKA，其将每个膝关节随机分为长时间止血带（通过骨水泥开始）和短时间止血带（仅在骨水泥期间）。他们发现，长时间组的总失血量和术中失血量较少，而短时间组的隐性失血量和术后失血量较高。在汇集440例TKA的荟萃分析中，另一组研究人员也发现，长时间使用止血带可减少术中失血量和总失血量，但短时间使用止血带不会增加输血需求或手术时间（Wang et al.，2018）。Tarwala等（2014）的一项随机对照试验显示，整个过程中使用止血带的患者组与不使用止血带的患者组在手术时间、术后疼痛评分、止痛药物用量、血红蛋白变化、活动范围或总失血量方面没有差异。该试验中值得注意的是，有1例与止血带相关的骨筋膜室综合征，而非止血带组未报告并发症。

> 更令人困惑的是，在止血带充气的情况下，不仅有不同的时间策略，还有充气压力的差异。

压力必须足够高，以限制血流，但压力过高可能会导致其他不良反应，如肌坏死或术后疼痛增加（Dennis et al.，2016）。Ishii和Matsuda（2005）对非骨水泥型TKA患者进行了随机对照试验评估，他们根据止血带压力将患者随机分为300 mmHg和比患者收缩压高100 mmHg两组，并没有发现术中或术后两组的失血量存在差异，表明只要止血带充气限制血液流动，压力对失血的影响是不显著的。

> 在研究TKA止血带使用的文献中发现存在临床异质性。从不同的时间到不同的压力，以及这些因素的不同组合，很难得出任何强有力的结论。

尽管如此，目前的文献确实表明，使用止血带可能确实减少了术中失血量，但其对术后和总失血量的影响尚不清楚。还需要更标准化的研究来评估这些问题。

49.3 清晰的手术视野

如果没有清晰的手术视野，任何外科医师都不可能进行良好的TKA。使用止血带可以减少手术视野中的血液，从而帮助外科医师准确地识别解剖标志和正确地定位假体。Goel等（2019）最近在一项随机对照试验中研究了使用止血带和不使用止血带的TKA患者。其指出，与那些不使用止血带的外科医师相比，使用止血带"视野没问题"的比例更高。值得注意的是，不使用止血带一半以上的医师"视野没问题"或"视野轻微受影响"，但不影响手术，这让人不禁质疑研究本身的重要性。这在关节镜文献中得到了进一步的证实，Kirkley等（2000）报道，进行膝关节镜检查的外科医师报告，使用止血带可改善手术视野。

在医师的经验中，不使用止血带的情况下，想要获得清晰的手术视野是很难的，也可能会妨碍病例的康复或影响术后效果。

> 事实上，止血带有时会进一步妨碍视野，因为它是静脉止血带，会使更多的血液在手术肢体中聚集。

49.4 骨水泥

水泥的渗透对TKA的长期成功是至关重要的（图 49.1）。更大的骨水泥穿透力已被证明可以增加假体的生存率和稳定性（Bert et al.，1998；Peters et al.，2003；Walker，1984）。无菌性松动是翻修 TKA 的主要原因（Dalury et al.，2013），是一种破坏性并发症，通常发生在骨水泥界面（Maistrelli et al.，1995）。

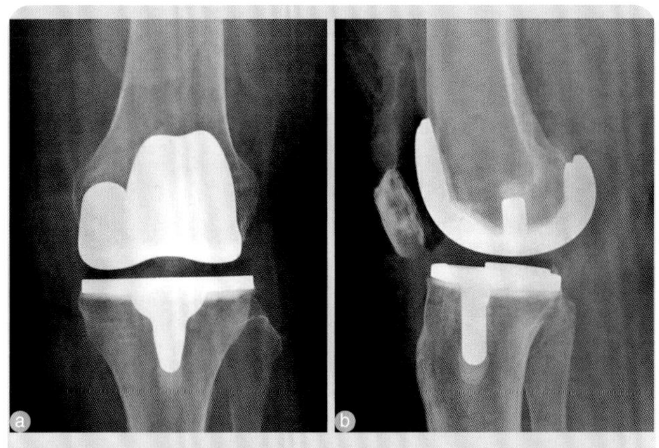

图 49.1　a. 初次置换 TKA 的前后位；b. 侧位 X 线显示良好的骨水泥层并渗透

为了避免这种情况，外科医师在准备骨床时必须一丝不苟和系统化，以尽量减少骨表面的血液，并使骨水泥结合牢固（Ritter et al.，1994；Bannister et al.，1988；Clarius et al.，2009；Gruen et al.，1976；Krause et al.，1982；Majkowski et al.，1994）。

过去使用止血带的一个原因就是为了减少失血。然而，随着现代围手术期管理和 TXA 在 TKA 中的广泛应用（Franchini et al.，2018），失血量减少，输血率下降，可能不再需要止血带来维持无血骨水泥界面（Zhang et al.，2012；Gomez-Barrena et al.，2014；Shemshaki et al.，2015；Huang et al.，2015；Herndon et al.，2019；Ozkunt et al.，2018；Jawhar et al.，2018）。此外，新型干预措施，如添加无菌二氧化碳气体，以进一步帮助干燥截骨面，也很有应用前景（Gapinski et al.，2019）。然而，由于深层骨水泥套的固定需要，以及为了干净的手术视野，仍鼓励外科医师至少在骨水泥固定时继续使用止血带。

Pfitzner 等（2016）进行了一项随机对照试验，通过观察使用止血带和不使用止血带的 TKA 患者的骨水泥渗透情况，评估止血带使用的作用和时间。其发现，使用止血带确实使骨水泥平均累积渗透深度增加了 1.2 mm，但术后疼痛评分更高。在最近的一项队列研究中，Herndon 等（2019）发现了相反的结论，Herndon 等（2019）的研究结果表明在接受 TXA 的患者中，无论是否使用止血带，骨水泥的渗透深度没有显著性差异。类似地，Ozkunt 等（2018）的一项随机对照试验将患者随机分为 3 组：在整个手术中使用止血带，仅在使用骨水泥时使用止血带，或者完全不使用止血带。发现在骨水泥渗透深度、术后引流或输血方面没有差异。然而研究者注意到，与其他两组相比，在整个手术中使用止血带组的疼痛评分更高，膝关节协会评分更低。最后，Vertullo 和 Nagarajan（2017）还注意到，在水泥固化过程中使用膨胀止血带的患者与完全不使用止血带的患者在水泥渗透方面没有差异。

为了进一步量化骨水泥对假体移位的影响，使用了 X 射线 RSA。该方法使用 1 mm 不透射线的钽珠植入假体周围的骨中，检测假体位置的微小变化和随时间的微运动。Lejaz 等（2012）和 Ejaz 等（2015）在 2 项研究中均使用 RSA 技术对术后 2 年胫骨假体进行评估，发现无论是否使用止血带，胫骨组件的微动或移动均无差异。同样，Molt 等（2014）也发现，使用止血带的 TKA 患者与不使用止血带的 TKA 患者相比，胫骨假体的平移或旋转没有差异。这些结果表明，在手术时使用止血带和不使用止血带 TKA 对骨水泥套的影响是相同的，并且短期内稳定性是一致的。

目前的文献表明，在手术过程中的任何时候，包括在重要的骨水泥固定步骤中，止血带的使用对骨水泥渗透或假体稳定性几乎没有影响，可能不是必需的。

49.5 疼痛与临床结果

目前普遍认为，在手术过程中使用的止血带会对大腿造成持续和强烈的压迫，这可能对术后疼痛、肌肉力量和功能产生有害影响，从而对患者 TKA

的预后产生负面影响。关于这些问题也有很好的研究。Dennis 等（2016）的研究表明，当不使用止血带时，术后 3 周股四头肌强度增加 14%，3 个月时增加 7%。Guler 等（2016）发现，与对侧肢体相比，使用止血带的 TKA 患者术后 1 个月的股四头肌体积减小了 20%，而不使用止血带的 TKA 患者没有发现差异。Chen 等发现，与仅在截骨后使用止血带的患者相比，在整个手术过程中使用止血带的患者在术后第 3 天大腿疼痛明显更严重。此外，Huang 等（2017）发现使用止血带的患者在术后 5 天内的膝关节疼痛更严重，这与活动范围减小有关。Li 等（2009）也发现使用止血带可以减少术后 1 天和术后 3 天的膝关节屈曲活动度，但术后 7 天时没有发现差异。这些患者在各时间点也能更好地进行直腿抬高。

与这些结果相反，Singh 等（2015）发现选择性使用止血带的患者和未使用止血带的患者在术后 ROM 上没有差异。此外，Goel 等（2019）发现，与不使用止血带的 TKA 患者相比，使用止血带的 TKA 患者在术后任何时间点、4 ~ 6 周或 6 ~ 8 个月的术后疼痛、ROM、患者报告的结果评分或功能测试（包括定时起床测试和爬楼梯测试）都没有差异。最后，Jawhar 等研究显示，使用止血带和不使用止血带在任何患者报告的测量结果、强度测量或满意度方面都没有差异。

> 这些相互矛盾的研究结果让医师很难抉择。根据经验，与使用止血带的患者相比，不使用止血带的 TKA 患者术后恢复得更快，大腿疼痛更少，但有必要对这一问题进行更多研究。

49.6 使用止血带的并发症

和任何工具一样，止血带的使用也有潜在的并发症。DVT、PE、周围神经受压损伤、代谢性疾病和伤口愈合不佳都是潜在的并发症。

在血栓栓塞方面，研究表明止血带释放后血栓和纤维蛋白溶解率增加（Reikerås et al.，2009），但其他研究表明使用止血带具有保护作用。Aglietti 等（2000）在对 20 名 TKA 患者的研究中发现，未使用止血带的患者凝血酶浓度更高，使用止血带的患者纤维蛋白溶解水平更高（血栓形成更少）。在临床上，Fahmy 和 Patel（1981）表示使用止血带进行 TKA 后 DVT 发生率降低，这归因于纤维蛋白溶解活性的增加。

许多研究也评估了使用止血带和不使用止血带的 TKA 患者的 DVT 发生率，结果是不一致的。有些研究的组间 DVT 发生率没有差异（Alcelik et al.，2012；Li et al.，2014；Tie et al.，2016；Zan et al.，2015），而其他研究则显示使用止血带后 DVT 发生率略有增加（Jiang et al.，2015；Huang et al.，2015；Goel et al.，2019）。如前所述，这些研究是存在组间异质性的，包含多种使用止血带的方法，这使得要得出异质性结论变得具有挑战性。

除了血栓栓塞事件外，使用止血带也可能导致局部并发症。几项动物研究表明，长时间使用止血带会导致周围神经损伤，包括髓鞘损伤和 Schwann 细胞肥大，以及肌肉损伤导致肌力降低（Nitz et al.，1982；Ochoa，1972；Mohler et al.，1999）。在临床研究中，Olivecrona 等（2013）注意到，止血带充气至 294 mmHg 后，20 名患者中有 1 名出现肌电图变化。此外，在一项对 1000 多名患者的回顾性研究中，Horlocker 等（2006）指出，在累积止血带时间超过 150 分钟的患者中，腓神经和胫神经麻痹的概率明显增加，即使在这段时间中放松止血带 20 ~ 30 分钟以允许肢体再灌注。

> 尽管如此，据笔者所知，目前还没有研究明确在周围神经损伤方面的最佳止血带使用时间。

除了神经损伤外，TKA 创面也会受到止血带使用的影响，有理论认为灌注减少可能会对局部愈合过程产生不利影响。Clarke 等（2001）研究了止血带压力是否对局部组织氧合产生影响。其研究了 3 种情况：无止血带、低压止血带（225 mmHg）和高压止血带（350 mmHg）。结果发现，术后第 1 周，所有患者伤口处的氧压都有所降低，但与其他两组相比，使用高压止血带的患者氧压明显降低。然而，伤口表面氧压的降低可能与临床相关，也可能与临床无关。其他多项研究评估了围手术期并发症，包括伤口愈合问题和需要返回手术室进行进一步手术处理，并发现使用止血带和不使用止血带之间没有差异（Goel et al.，2019；Jawhar et al.，2019），但这些研究不足以充分回答这一临床问题，因为此类并发症非常罕见。

49.7 笔者现在的观点

笔者目前的做法是在初次或翻修 TKA 时完全不放置或止血带先不充气。切口前，给予 1 g TXA，并在缝合伤口时给予第 2 次 TXA。笔者更倾向于使用骨水泥 TKA，并在使用骨水泥前利用吸力和干纱布的结合来干燥骨床，然后手动加压骨水泥进入松质骨。不常规放置引流管，阿司匹林是预防 DVT 的首选药物，除非患者有禁忌证或因为另一种疾病（如房颤）已经在使用另一种抗凝药物。

结论

止血带在 TKA 中的使用仍有争议。许多研究试图解决关于它的使用、使用时机、好处和陷阱等各种问题。目前绝大多数文献存在较大的异质性，这导致很难得出确定的结论。无论是否使用止血带，正确安放假体和良好的骨水泥技术对 TKA 术后的短期和长期结果都是至关重要的。

要点

- 使用止血带可能会减少 TKA 手术中的失血量。对术后和总失血量的影响则不太清楚。
- 使用止血带可能会改善术中视野，不使用止血带并不一定会使视野困难到影响手术的结果。
- 随着 TXA 的使用、加压骨水泥至截骨面的新方法，止血带已不再是获得高质量骨水泥应用的必要条件。短期内的 RSA 研究表明，不使用止血带不会增加内植物的微动或移位。
- 尽管基础科学数据显示，止血带的使用会增加大腿疼痛及降低患者治疗效果，但在最近的文献中并没有得到证明。
- 关于止血带使用的并发症，即 DVT、神经损伤，以及伤口愈合问题的研究是不充分和不确定的。
- 无论手术医师对使用止血带作何选择，确保正确的内植物位置和高质量的骨水泥技术是最重要的。由于缺乏明确的证据，外科医师应该采用他们认为合适的方法，并确保能够完成最好的手术。

参考文献

（遵从原版图书著录格式）

Aglietti P, Baldini A, Vena LM, Abbate R, Fedi S, Falciani M (2000) Effect of tourniquet use on activation of coagulation in total knee replacement. Clin Orthop Relat Res 371:169–177

Alcelik I, Pollock RD, Sukeik M, Bettany-Saltikov J, Armstrong PM, Fismer P (2012) A comparison of outcomes with and without a tourniquet in total knee arthroplasty: a systematic review and meta-analysis of randomized controlled trials. J Arthroplast 27(3):331–340

Arthur JR, Spangehl MJ (2019) Tourniquet use in total knee arthroplasty. J Knee Surg 32(8):719–729. https://doi.org/10.1055/s-0039-1681035

Bannister GC, Miles AW (1988) The influence of cementing technique and blood on the strength of the bone-cement interface. Eng Med 17(3):131–133

Berman AT, Parmet JL, Harding SP, Israelite CL, Chandrasekaran K, Horrow JC, Singer R, Rosenberg H (1998) Emboli observed with use of transesophageal echocardiography immediately after tourniquet release during total knee arthroplasty with cement. JBJS 80(3):389–396

Bert JM, McShane M (1998) Is it necessary to cement the tibial stem in cemented total knee arthroplasty? Clin Orthop Relat Res 356:73–78

Clarius M, Hauck C, Seeger JB, James A, Murray DW, Aldinger PR (2009) Pulsed lavage reduces the incidence of radiolucent lines under the tibial tray of Oxford unicompartmental knee arthroplasty: pulsed lavage versus syringe lavage. Int Orthop 33(6):1585–1590. https://doi.org/10.1007/s00264-009-0736-y

Clarke MT, Longstaff L, Edwards D, Rushton N (2001) Tourniquet-induced wound hypoxia after total knee replacement. J Bone Joint Surg 83(1):40–44

Cushing H (1904) Pneumatic tourniquets with special reference to their use in craniotomies. Med News 84:557–557

Dalury DF, Pomeroy DL, Gorab RS, Adams MJ (2013) Why are total knee arthroplasties being revised? J Arthroplast 28(8):120–121

Dennis DA, Kittelson AJ, Yang CC, Miner TM, Kim RH, Stevens-Lapsley JE (2016) Does tourniquet use in TKA affect recovery of lower extremity strength and function? A randomized trial. Clin Orthop Relat Res 474(1):69–77

Ejaz A, Laursen AC, Jakobsen T, Rasmussen S, Nielsen PT, Laursen MB (2015) Absence of a tourniquet does not affect fixation of cemented TKA: a randomized RSA study of 70 patients. J Arthroplast 30(12):2128–2132

Fahmy NR, Patel DG (1981) Hemostatic changes and postoperative deep-vein thrombosis associated with use of a pneumatic tourniquet. J Bone Joint Surg Am 63(3):461–465

Fan Y, Jin J, Sun Z, Li W, Lin J, Weng X, Qiu G (2014) The limited use of a tourniquet during total knee arthroplasty: a randomized controlled trial. Knee 21(6):1263–1268

Franchini M, Mengoli C, Marietta M, Marano G, Vaglio S, Pupella S, Mannucci PM, Liumbruno GM (2018) Safety of intravenous tranexamic acid in patients undergoing majororthopaedic surgery: a meta-analysis of randomised controlled trials. Blood Transfus 16(1):36–43. https://doi.org/10.2450/2017.0219-17

Gapinski ZA, Yee EJ, Kraus KR, Deckard ER, Meneghini RM (2019) The effect of tourniquet use and sterile carbon dioxide gas bone preparation on cement penetration in primary total knee arthroplasty. J Arthroplast 34(8):1634–1639. https://doi.org/10.1016/j.arth.2019.03.050

Goel R, Rondon AJ, Sydnor K, Blevins K, O'Malley M, Purtill JJ, Austin MS (2019) Tourniquet use does not affect functional outcomes or pain after total knee arthroplasty: a prospective, double-blinded, randomized controlled trial. J Bone Joint Surg Am 101(20):1821–1828. https://doi.org/10.2106/jbjs.19.00146

Gomez-Barrena E, Ortega-Andreu M, Padilla-Eguiluz NG, Pérez-Chrzanowska H, Figueredo-Zalve R (2014) Topical intra-articular compared with intravenous tranexamic acid to reduce blood loss in primary total knee replacement: a double-blind, randomized, controlled, noninferiority clinical trial. J Bone Joint Surg Am 96(23):1937–1944. https://doi.org/10.2106/JBJS.N.00060

Gross JB (1983) Estimating allowable blood loss: corrected for dilution. Anesthesiology 58:277–280

Gruen TA, Markolf KL, Amstutz HC (1976) Effects of laminations and blood entrapment on the strength of acrylic bone cement. Clin Orthop Relat Res 119:250–255

Guler O, Mahirogullari M, Isyar M, Piskin A, Yalcin S, Mutlu S, Sahin B (2016) Comparison of quadriceps muscle volume after unilateral total knee arthroplasty with and without tourniquet use. Knee Surg Sports Traumatol Arthrosc 24(8):2595–2605

Herndon CL, Grosso MJ, Sarpong NO, Shah RP, Geller JA, Cooper HJ (2019) Tibial cement mantle thickness is not affected by tourniquetless total knee arthroplasty when performed with tranexamic acid. Knee Surg Sports Traumatol Arthrosc. https://doi.org/10.1007/s00167-019-05559-3

Horlocker TT, Hebl JR, Gali B, Jankowski CJ, Burkle CM, Berry DJ, Zepeda FA, Stevens SR, Schroeder DR (2006) Anesthetic, patient, and surgical risk factors for neurologic complications after prolonged total tourniquet time during total knee arthroplasty. Anesth Analg 102(3):950–955

Huang Z, Ma J, Zhu Y, Pei F, Yang J, Zhou Z, Kang P, Shen B (2015) Timing of tourniquet release in total knee arthroplasty. Orthopedics 38(7):445–451. https://doi.org/10.3928/01477447-20150701-06

Huang Z, Xie X, Li L, Huang Q, Ma J, Shen B, Kraus VB, Pei F (2017) Intravenous and topical tranexamic acid alone are superior to tourniquet use for primary total knee arthroplasty: a prospective, randomized controlled trial. JBJS 99(24):2053–2061

Husted H, Jensen TT (2005) Influence of the pneumatic tourniquet on patella tracking in total knee arthroplasty: a prospective randomized study in 100 patients. J Arthroplast 20(6):694–697

Husted H, Hansen HC, Holm G, Bach-Dal C, Rud K, Andersen KL, Kehlet H (2010) What determines length of stay after total hip and knee arthroplasty? A nationwide study in Denmark. Arch Orthop Trauma Surg 130(2):263–268. https://doi.org/10.1007/s00402-009-0940-7

Ishii Y, Matsuda Y (2005) Effect of tourniquet pressure on perioperative blood loss associated with cementless total knee arthroplasty: a prospective, randomized study. J Arthroplast 20(3):325–330

Jawhar A, Stetzelberger V, Kollowa K, Obertacke U (2018) Tourniquet application does not affect the periprosthetic bone cement penetration in total knee arthroplasty. Knee Surg Sports Traumatol Arthrosc 27(7):2071–2081

Jawhar A, Skeirek D, Stetzelberger V, Kollowa K, Obertacke U (2019) No effect of tourniquet in primary total knee arthroplasty on muscle strength, functional outcome, patient satisfaction and health status: a randomized clinical trial. Knee Surg Sports Traumatol Arthrosc 28(4):1045–1054

Jiang F-z, Zhong H-m, Hong Y-c, Zhao G-f (2015) Use of a tourniquet in total knee arthroplasty: a systematic review and meta-analysis of randomized controlled trials. J Orthop Sci 20(1):110–123

Kirkley A, Rampersaud R, Griffin S, Amendola A, Litchfield R, Fowler P (2000) Tourniquet versus no tourniquet use in routine knee arthroscopy: a prospective, double-blind, randomized clinical trial. Arthroscopy: J Arthrosc Relat Surg 16(2):121–126

Krause WR, Krug W, Miller J (1982) Strength of the cement-bone interface. Clin Orthop Relat Res 163:290–299

Ledin H, Aspenberg P, Good L (2012) Tourniquet use in total knee replacement does not improve fixation, but appears to reduce final range of motion: a randomized RSA study involving 50 patients. Acta Orthop 83(5):499–503

Li B, Wen Y, Wu H, Qian Q, Lin X, Zhao H (2009) The effect of tourniquet use on hidden blood loss in total knee arthroplasty. Int Orthop 33(5):1263–1268

Li X, Yin L, Chen Z-Y, Zhu L, Wang H-L, Chen W, Yang G, Zhang Y-Z (2014) The effect of tourniquet use in total knee arthroplasty: grading the evidence through an updated meta-analysis of randomized, controlled trials. Eur J Orthop Surg Traumatol 24(6):973–986

Maistrelli GL, Antonelli L, Fornasier V, Mahomed N (1995) Cement penetration with pulsed lavage versus syringe irrigation in total knee arthroplasty. Clin Orthop Relat Res 312:261–265

Majkowski RS, Bannister GC, Miles AW (1994) The effect of bleeding on the cement-bone interface. An experimental study. Clin Orthop Relat Res 299:293–297

Mittal R, Ko V, Adie S, Naylor J, Dave J, Dave C, Harris IA, Hackett D, Ngo D, Dietsch S (2012) Tourniquet application only during cement fixation in total knee arthroplasty: a double-blind, randomized controlled trial. ANZ J Surg 82(6):428–433

Mohler LR, Pedowitz RA, Lopez MA, Gershuni DH (1999) Effects of tourniquet compression on neuromuscular function. Clin Orthop Relat Res 359:213–220

Molt M, Harsten A, Toksvig-Larsen S (2014) The effect of tourniquet use on fixation quality in cemented total knee arthroplasty a prospective randomized clinical controlled RSA trial. Knee 21(2):396–401

Nitz AJ, Matulionis DH (1982) Ultrastructural changes in rat peripheral nerve following pneumatic tourniquet compression. J Neurosurg 57(5):660–666

Noordin S, McEwen JA, Kragh CJF Jr, Eisen A, Masri BA (2009) Surgical tourniquets in orthopaedics. JBJS 91(12):2958–2967

Ochoa J, Fowler TJ, Gilliatt RW (1972) Anatomical changes in peripheral nerves compressed by a pneumatic tourniquet. J Anat 113(Pt 3):433

Olivecrona C, Blomfeldt R, Ponzer S, Stanford BR, Nilsson BY (2013) Tourniquet cuff pressure and nerve injury in knee arthroplasty in a bloodless field: a neurophysiological study. Acta Orthop 84(2):159–164

Ozkunt O, Sariyilmaz K, Gemalmaz HC, Dikici F (2018) The effect of tourniquet usage on cement penetration in total knee arthroplasty: a prospective randomized study of 3 methods. Medicine 97(4):e9668

Peters CL, Craig MA, Mohr RA, Bachus KN (2003) Tibial component fixation with cement: full- versus surface-cementation techniques. Clin Orthop Relat Res 409:158–168. https://doi.org/10.1097/01.blo.0000058638.94987.20

Pfitzner T, von Roth P, Voerkelius N, Mayr H, Perka C, Hube R (2016) Influence of the tourniquet on tibial cement mantle thickness in primary total knee arthroplasty. Knee Surg Sports Traumatol Arthrosc 24(1):96–101. https://doi.org/10.1007/s00167-014-3341-6

Rama KRBS, Apsingi S, Poovali S, Jetti A (2007) Timing of tourniquet release in knee arthroplasty: meta-analysis of randomized, controlled trials. J Bone Joint Surg Am 89(4):699–705

Reikerås O, Clementsen T (2009) Time course of thrombosis and fibrinolysis in total knee arthroplasty with tourniquet application. Local versus systemic activations. J Thromb Thrombolysis 28(4):425

Ritter MA, Herbst SA, Keating EM, Faris PM (1994) Radiolucency at the bone-cement interface in total knee replacement. The effects of bone-surface preparation and cement technique. J Bone Joint Surg Am 76(1):60–65

Schnettler T, Papillon N, Rees H (2017) Use of a tourniquet in total knee arthroplasty causes a paradoxical increase in total blood loss. JBJS 99(16):1331–1336

Shemshaki H, Nourian SM, Nourian N, Dehghani M, Mokhtari M, Mazoochian F (2015) One step closer to sparing total blood loss and transfusion rate in total knee arthroplasty: a meta-analysis of different methods of tranexamic acid administration. Arch Orthop Trauma Surg 135(4):573–588. https://doi.org/10.1007/s00402-015-2189-7

Singh G, Han F, Kaki RR, Shen L, Nathan SS (2015) Does limited tourniquet usage in primary total knee arthroplasty result in bet-

ter functional outcomes? Ann Acad Med Singap 44(8):302–306
Smith TO, Hing CB (2010) Is a tourniquet beneficial in total knee replacement surgery?: a meta-analysis and systematic review. Knee 17(2):141–147
Tai T-W, Lin C-J, Jou I-M, Chang C-W, Lai K-A, Yang C-Y (2011) Tourniquet use in total knee arthroplasty: a meta-analysis. Knee Surg Sports Traumatol Arthrosc 19(7):1121–1130
Tarwala R, Dorr LD, Gilbert PK, Wan Z, Long WT (2014) Tourniquet use during cementation only during total knee arthroplasty: a randomized trial. Clin Orthop Relat Res 472(1):169–174
Tie K, Qi Y, Hu D, Wang H, Chen L (2016) Effects of tourniquet release on total knee arthroplasty. Orthopedics 39(4):e642–e650
Vertullo CJ, Nagarajan M (2017) Is cement penetration in TKR reduced by not using a tourniquet during cementation? A single blinded, randomized trial. J Orthop Surg 25(1): 2309499016684323
Walker PS, Soudry M, Ewald FC, McVickar H (1984) Control of cement penetration in total knee arthroplasty. Clin Orthop Relat Res 185:155–164
Wang K, Ni S, Li Z, Zhong Q, Li R, Li H, Ke Y, Lin J (2017) The effects of tourniquet use in total knee arthroplasty: a randomized, controlled trial. Knee Surg Sports Traumatol Arthrosc 25(9):2849–2857. https://doi.org/10.1007/s00167-015-3964-2
Wang C, Zhou C, Qu H, Yan S, Pan Z (2018) Comparison of tourniquet application only during cementation and long-duration tourniquet application in total knee arthroplasty: a meta-analysis. J Orthop Surg Res 13(1):216. https://doi.org/10.1186/s13018-018-0927-6
Welling DR, McKay PL, Rasmussen TE, Rich NM (2012) A brief history of the tourniquet. J Vasc Surg 55(1):286–290
Zan PF, Yang Y, Fu D, Yu X, Li GD (2015) Releasing of tourniquet before wound closure or not in total knee arthroplasty: a meta-analysis of randomized controlled trials. J Arthroplast 30(1):31–37
Zhang H, Chen J, Chen F, Que W (2012) The effect of tranexamic acid on blood loss and use of blood products in total knee arthroplasty: a meta-analysis. Knee Surg Sports Traumatol Arthrosc 20(9):1742–1752. https://doi.org/10.1007/s00167-011-1754-z
Zhang W, Li N, Chen S, Tan Y, Al-Aidaros M, Chen L (2014a) The effects of a tourniquet used in total knee arthroplasty: a meta-analysis. J Orthop Surg Res 9(1):13
Zhang W, Liu A, Hu D, Tan Y, Al-Aidaros M, Pan Z (2014b) Effects of the timing of tourniquet release in cemented total knee arthroplasty: a systematic review and meta-analysis of randomized controlled trials. J Orthop Surg Res 9:125. https://doi.org/10.1186/s13018-014-0125-0
Zhang P, Liang Y, He J, Fang Y, Chen P, Wang J (2017) Timing of tourniquet release in total knee arthroplasty: a meta-analysis. Medicine (Baltimore) 96(17):e6786. https://doi.org/10.1097/MD.0000000000006786
Zhou K, Ling T, Wang H, Zhou Z, Shen B, Yang J, Kang P, Pei F (2017) Influence of tourniquet use in primary total knee arthroplasty with drainage: a prospective randomised controlled trial. J Orthop Surg Res 12(1):172

（梁　虎　王　波　许　鹏）

第十部分

并发症

第 50 章

围手术期栓塞事件

Steven D. Donohoe and Jeremy Gililland

50.1 引言

脂肪栓塞综合征（fat embolism syndrom，FES）和骨水泥植入综合征（bone cement implantation syndrome，BCIS）是因创伤或手术时髓腔内容物进入循环系统引起的两种栓塞性疾病，主要表现为低氧、低血压、心律失常和肺动脉压增高，偶尔会发生心脏骤停（Eriksson et al.，2011）。人们通常认为这是两个独立的疾病，但没有明确的证据表明这两种疾病的本质有所不同。

Parvizi 等（1999）回顾了在其医院接受髋关节置换术时猝死的 23 名患者，其观察到，所有这些死亡都发生在骨水泥 THA 或骨水泥半髋关节置换术中。对其中 13 名患者进行尸检发现，其中 11 名患者肺部存在骨髓微栓子，3 名患者肺部存在甲基丙烯酸甲酯。Markel 等（1999）对狗进行 TKA 手术，在狗的肺脏检测栓塞微粒。虽然他们推测将会在肺脏中发现骨髓和骨水泥的混合栓子，然而他们发现的栓子主要是骨髓，几乎没有骨水泥微粒。同样，通过查阅文献，很少有文献将骨水泥植入综合征视为一个独立的临床并发症（Donaldson et al.，2009）。因此，本章将脂肪栓塞（fat embolism，FE）和骨水泥栓塞统称为 FES。

需对该综合征的历史进行回顾才能了解其全貌。FES 的研究始于数百年前，Lower 在 300 年前通过向狗静脉注射牛奶并研究其结果，创建了一个 FES 动物模型。19 世纪初，Magendie 将油注入动物模型然后描述了肺毛细血管中脂滴栓塞的特征。该文献发表后不久，Virchow 证明了类似的注射可能导致肺水肿（Tzioupis et al.，2011）。Zenker 首次在人体内描述了这种现象，当时其报道了一名因挤压伤死亡的铁路工人，在其肺部毛细血管中存在脂滴（Bulger et al.，1997）。到目前为止，所有该领域的文献都报道了尸检后发现肺部存在脂滴的事实。

> 有一点很重要，FE 和 FES 之间存在区别。

FE 指任何时间在内循环或肺组织中发现脂滴。FES 指的是一种临床综合征，其特征是临床症状和体征一致，包括呼吸窘迫、神经损害和瘀点。在 1873 年，Von Bergmann 首次描述 FES 的症状，当时其报告了一名从屋顶上摔下来致股骨粉碎性骨折的患者，伤后两天，患者出现烦躁、呼吸困难、瘀点，最终在症状出现后不到 1 天内死亡。尸检时在其肺部发现一个巨大的脂肪栓子（Tzioupis et al.，2011）。

> 尽管人们对 FES 的兴趣和研究由来已久，但对它仍然知之甚少。

50.2 临床表现和病理生理学

FES 的主要表现

- 呼吸窘迫。
- 神经系统改变。
- 瘀点皮疹。

FES 有一系列肺部症状表现。首先，可能会发生急性心肺功能不全，其原因是大量 FE 导致肺血管阻力改变、全身血压和心脏输出量降低，以及术中动脉血氧饱和度下降（Christie et al.，1995；Winn et al.，1987）。其次，FES 的其他肺部表现通常比较隐蔽。在 12 ~ 72 小时后，患者才出现呼吸功能障碍和低氧血症。这是因为肺脏是第一个过滤栓塞的器官，同时存在局部机械和生化两种应答机制，导致氧气转运到血红蛋白的功能受限。同样，肺泡毛细血管被脂滴机械性堵塞导致肺泡无效腔（通气但未灌注的肺泡）的增加，但这并不是引起低氧血症的唯一因素。动脉血和静脉血在肺部的混合也很不正常。这种机制尚不清楚，可能是由细胞因子级联反应导致肺泡实变，以及灌注但不通气的肺泡出现大量血液渗出或水肿所致（Moore et al.，1995）。

FES 在神经方面的表现也千差万别。从手术结束时无法唤醒患者到术后全身性脑病，再到类似急性缺氧的局部神经症状。这些症状较常见，但通常会在一定时间后，随着支持治疗和护理得到缓解，但可能会出现持续的认知、性格和语言交流障碍（Byrick et al.，2001；Dive et al.，2002；Sulek et al.，1999；Yeon et al.，2003）。即使术后没有肺部和皮肤的病理生理改变，精神失常和谵妄也仍可能是由 FE 引起的（Cox et al.，2011）。研究表明，在关节置换术后脑 FE 的发生率在 60% ~ 100%，其中 40% ~ 75% 的患者可在术后早期出现认知功能的明显下降（Sulek et al.，1999；Rodriguez et al.，2005）。

FES 的皮肤症状可能与该综合征的严重程度有关。瘀点皮疹被认为是 FES 的特征性表现，通常是三联征中最后出现的临床表现。皮疹一般不会出现在身体背侧，推测是由于患者的脂滴密度低，仰卧位导致它们"上浮"所致。瘀点皮疹也最常见于眼结膜、口腔黏膜、颈前部和腋窝的皮肤皱褶处。这可能是因为脂肪滴积聚在主动脉弓中，并通过锁骨下血管和颈动脉血管输送到躯体前方和头部（图 50.1）（Tachakra，1976）。

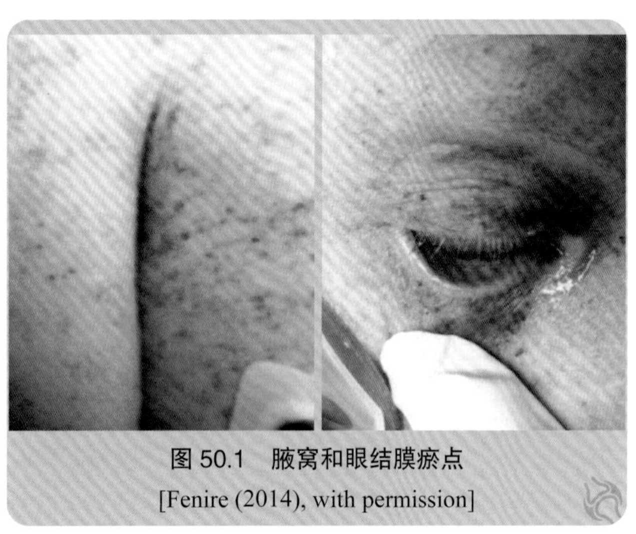

图 50.1　腋窝和眼结膜瘀点
[Fenire (2014), with permission]

> FES 的病理生理学尚不明确。已经有人试图阐述该综合征发生和发展到全身表现的机制，但仍有很多机制不确定。

一些死亡患者在尸检时，其肺部经常可见残存骨髓内容物，但这些患者死亡前并未出现任何 FES 迹象，这就很难确定哪些 FE 患者会发展为 FES。因此，人们试图阐述这种并发症的病理生理学机制。1924 年，Gauss 提出了力学理论。其认为内脏创伤和长骨创伤或手术操作会引起 3 个不同的发病阶段。

- 第 1 阶段，损伤造成一些组织基质的严重破坏，从而将游离脂肪释放到一个不受机体调控的区域。
- 第 2 阶段，损伤导致该部位静脉损伤。
- 第 3 阶段，释放的脂肪从损伤端进入血管，并产生一系列的反应。

Gauss 也承认，鉴于静脉壁柔韧，因此很难将脂滴加压进入到静脉损伤部位，这一理论似乎没有意义。然而，其认为长骨中的静脉是不同的，因为它们包含在钙化的骨质内，即便它们有坚硬的血管外鞘，但血管收缩弹性欠佳。这样使得受损的静脉端保持开放状态，外力（受伤）产生的正压和静脉系统固有的负压都会将脂肪滴带入循环系统。在关节置换术中，手术操作使得骨内膜后髓内压力迅速增加，迫使脂肪进入静脉和体循环（Gauss，1924）。

Lehman 和 Moore 挑战了 Gauss 的理论。他们报道了非创伤性死亡患者的 FE 病例，其中包括死于心肾疾病、流感后肺炎、子痫、糖尿病和不同类型的中毒。他们提出，系统性损伤会导致身体将其储存的脂肪动员到循环中，从而导致系统性炎症反应（Lehman et al.，1927）。自这些文献发表以来，大量的研究结果支持其理论。肺毛细血管中的骨髓脂肪会导致局部肺水肿、缺氧和低灌注。这个过程导致细胞紊乱，进而导致脂肪酶的释放，脂滴被降解成甘油和游离脂肪酸。随后出现细胞因子级联反应，TNF-α、IL-1、IL-6 和 IL-8 水平升高，进而可导致急性呼吸窘迫综合征（acute respiratory distress syndrome，ARDS）。这些促炎细胞因子还可作用于血管活性介质、补体级联系统和凝血级联系统。在极端情况下，这可能会发展为弥散性血管内凝血（disseminated intravascular coagulation，DIC）（Peltier，1988；Botha et al.，1995；Colotta et al.，1992；Rose et al.，1998）。

> 值得注意的是，这些极端病例通常发生在多发伤的患者中。据我们所知，目前还没有关于髋关节或膝关节置换术后 FES 导致 ARDS 或 DIC 的报道。

长期以来，人们一直认为 FES 的全身效应只能发生在卵圆孔未闭（patent foramen ovale，PFO）的情况下。据估计，普通人群中 20% ~ 25% 存在 PFO，但只有约 6% 的人具有临床意义。也有人认为，肺外表现的发生不仅仅是因为心脏从右向左分流，也可能是因为脂肪被迫通过肺毛细血管屏障（Palmovic et al.，1965）。这就是为什么在没有 PFO 的患者中也可以观察到 FES（Gurd，1970）。

50.3 诊断和流行病学

FES 没有确切的诊断标准。临床上最常见的诊断方法是基于 3 种症状：呼吸窘迫、神经症状和瘀点皮疹。尽管许多学者已经建立了客观的诊断标准，但这通常是一种排除性诊断。

1970 年，Gurd 根据其对 100 例长骨骨折患者的处置经验，率先提出了诊断标准（指定了主要标准和次要标准，并建议至少需要符合 1 项主要标准和 4 项次要标准）。

Gurd 标准（Tzioupis et al.，2011）

◆ 主要标准：
- 瘀点皮疹：腋窝或结膜下瘀点。
- 呼吸系统症状：影像学阳性改变；低氧血症（PaO_2 < 60 mmHg，FiO_2 < 0.4）。
- 与低氧血症不相符合的中枢抑制。
- 肺水肿。

◆ 次要标准：
- 心动过速（> 110 次 / 分）。
- 发热（< 38.5 ℃）。
- 视网膜脂肪或瘀点。
- 尿液存在脂滴。
- 血红蛋白或血小板值突然下降。
- ESR 增快。
- 痰中有脂滴。
- 尿失禁。

FES=1 个主要标准 +4 个次要标准 + 脂肪巨球蛋白血症。

Lindeque 研究了 55 名长骨骨折患者，并根据呼吸系统症状制定了诊断标准（Tzioupis et al.，2011）。

Lindeque 标准（Tzioupis et al.，2011）

◆ 持续 PaO_2 < 8 kpa。
◆ 持续 PCO_2 < 7.3 kPa 或 pH < 7.3。
◆ 持续呼吸频率 > 35 次 / 分，包括在镇静的情况下。

呼吸负荷增加：呼吸困难、需要辅助呼吸、心动过速和焦躁。

Schonfeld 根据他对 FES 最重要特征的研究制定了标准。他根据观察到的特异性表现，以及对这些表现进行变量加权，并设定了一个临界值，高于该值，患者可被诊断为 FES（Tzioupis et al.，2011）。

Schonfeld 标准（Tzioupis et al.，2011）——分数 > 5 是 FES 的诊断标准

◆ 弥漫性瘀点。
◆ 胸部 X 线片改变（肺泡浸润）。
◆ 低氧血症（PaO_2 < 9.3 kPa）。
◆ 意识不清。
◆ 发热（> 38℃）。
◆ 心率增快（120 次 / 分）。
◆ 呼吸急促（> 30 bpm）。

FE 指数 =5 或更高得分。

> 值得注意的是，这些诊断标准都没有经过前瞻性研究验证。

目前尚未找到实验室检查中对 FES 有诊断价值的生化指标。患者术后通常会表现出贫血、血小板减少和炎症标志物升高，但尚未建立一套生化标准，比如通过某一项检测结果的具体数值或变化进行进一步诊断。有很多类似的生化指标变化，如由于血清脂肪酶能结合钙，患者可能会出现低钙血症。白蛋白还与游离脂肪酸（FFA）结合，因此血清白蛋白可能会降低（Markel et al.，1999）。Prakash 等（2013）根据 Gurd 标准测量了 FES 患者的血清 IL-6 水平升高。他们认为，这可能是一项诊断 FES 的辅助技术。

虽然肺部脂肪的存在是非特异性的，支气管肺泡灌洗可用于发现肺脏是否存在脂肪微粒。Karagiorga 等比较了 FES 和 ARDS 患者的支气管肺泡灌洗结果，发现 FES 患者中肺泡巨噬细胞脂质包裹体的比例 > 30%，而 ARDS 患者的肺泡巨噬细胞数量仅为其一半左右。他们还报告，与 ARDS 患者相比，FES 患者的总胆固醇和脂酯水平显著升高（Prakash et al.，2013）。

影像学检查也有助于 FES 的诊断。胸片显示双侧弥漫性或斑片状阴影（图 50.2），但是该表现为非特异性，可以在许多其他临床疾病中看到类似的影像学表现（Newbigin et al.，2016a）。CT 有更具体的发现。Newbigin 等（2016a）描述了一种“暴风雪”式改变，其特征是斑块状“毛玻璃样”混浊改变，并伴有小叶间质增厚（图 50.3）。该研究同时表明，CT 表现改变的严重程度与疾病的严重程度呈正相关（Newbigin et al.，2016b）。由于很多病例中出现了神经症状，头颅影像学检查也常用来辅助诊断。头颅 CT 是常规检查，MRI 有一些敏感发现，T_2WI 通常显示“星场模式”，在脑室周围、皮质下和深部白质有多个小的高信号病变。这种表现与弥漫性轴索损伤（diffuse axonal injury，DAI）描述相似，只是 DAI 的病变位置常位于灰质 – 白质交界处（Kuo et al.，2014）。

FES 的流行病学调查是基于多个小样本量患者的研究进行。骨科手术中，在外周血液循环中出现脂肪和其他栓塞物质是常见的情况。经食管超声心动图（trans-esophageal echocardiography，TEE）已用于骨科手术中，以观察栓子通过心脏时心脏负荷的情况。

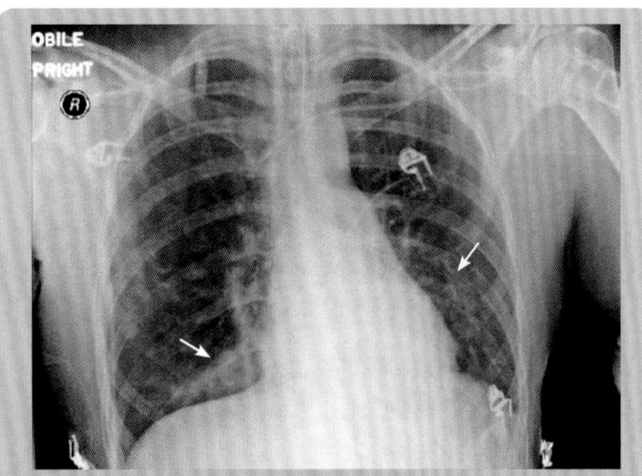

图 50.2　胸片显示肺门周围和肺下叶区域有斑片状、界限不清的阴影

[Reprinted from Newbigin et al. © 2016, with permission from Elsevier (Newbigin et al. 2016b)]

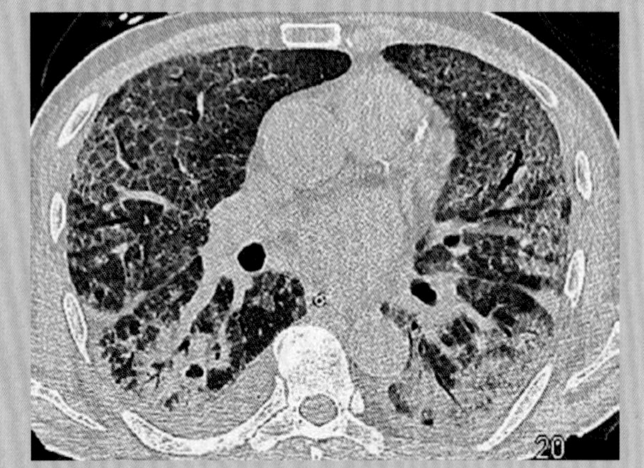

图 50.3　胸部 CT 显示“毛玻璃样”阴影和小叶间隔增厚，表现为“暴风雪”式改变

[Reprinted from Newbigin et al. © 2016, with permission from Elsevier (Newbigin et al. 2016b)]

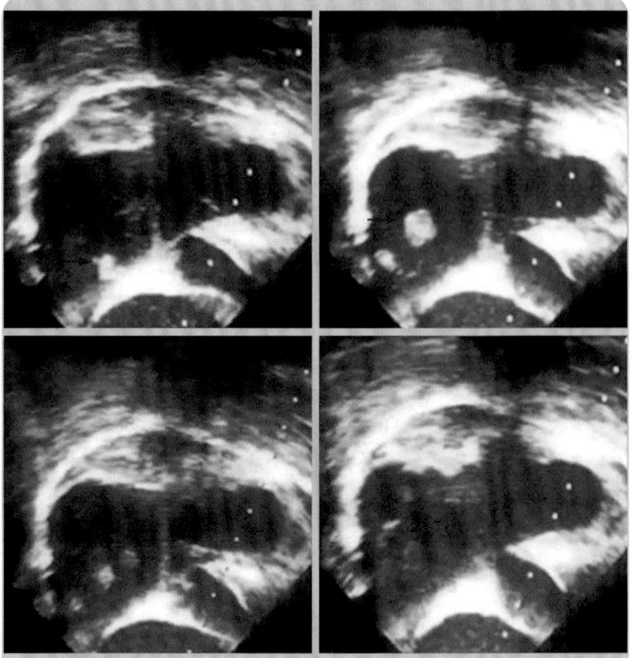

图 50.4　TEE 显示在 TKA 术中释放充气式止血带后出现多个大的栓塞颗粒

（Lu et al.，2017）

Christie 等报告了他们在 111 例置换手术中使用 TEE 的情况，包括骨水泥和非骨水泥髋关节置换术。他们在 87% 的手术过程中发现有回声物质进入心脏循环。他们从一部分患者的右心房采血，证实这些物质是 FE 颗粒。其中 43% 的患者有超过 1 cm 的栓子（Rodriguez et al.，2005）。另一组在 59 例 TKA 中进行 TEE 检查（Berman et al.，1998），观察到止血带释放后，所有患者的右心房和右心室都出现回声信号，同时混合静脉血的血氧饱和度降低，肺动脉压升高，肺血管阻力指数增加（图 50.4）（Berman et al.，1998）。遗憾的是这两项研究均未对患者是否出现 FES 发表进一步评论。

Kim 等（2002）研究了患者单侧或双侧同时行 THA 出现 FE、血流动力学改变、低氧血症和精神状态变化的发生情况，其中对骨水泥和非骨水泥组、双侧组与单侧 THA 组进行了比较。其分析了这些患者的右心房血液样本，并报告双侧组中 54% 的患者存在脂滴，而单侧组中 49% 的患者存在脂滴。另外报告了骨水泥组中 34% 的患者和非骨水泥组中 44% 的患者存在脂滴。4 名血液样本中含有骨髓细胞的患者术后出现了弥漫性脑病、烦躁和意识障碍等临床症状，持续时间约 24 小时。

虽然 FE 是常见的，但 FES 的发病率要低得多。

Kim（2001）发表了 100 名同时接受双侧骨水泥或非骨水泥型 TKA、单侧骨水泥或非骨水泥型 TKA 的患者的研究结果。其从右心房和桡动脉的不同部位采集了血液样本，观察到单侧 TKA 组中有 2 名患者、双侧 TKA 组中有 4 名患者的神经系统出现改变，以及血液样本中出现骨髓细胞。除了该研究之外，关于关节置换术文献报道中 FES 发病率更低。Bulger 等（1997）回顾性地分析了 10 年来机构数据库中的长骨骨折患者，符合 Gurd 诊断标准的 FES 发生率为 0.9%。Stein 等（2008）回顾了 26 年来全国医院出院患者调查，在超过 10 亿名患者中，所有骨折患者的 FES 发生率仅为 0.17%。

50.4 预防

在关节置换术中有预防 FE 和 FES 的方法。

由于在 THA 术中髓腔内骨髓组织多被广泛性地损伤，因此大多数已发表的文献都集中在如何降低 THA 术中 FES 的风险。但现在有许多研究正在寻找预防 TKA 术中发生 FES 的方法。

研究表明，栓塞活动的峰值出现在止血带释放后的 1 分钟内（Kato et al.，2002；Parmet et al.，1994）。此时患者在肺部循环系统中遭遇大栓塞的风险最高。

人们为了降低这一关键时期发生 FES 的风险，已经进行了几项研究。其中已经发表的一种方法是尝试降低髓内压力，从而减少栓塞风险。Amro 等（2001）在尸体上进行了 TKA 研究，一半的标本在股骨髓腔内没有抽吸内容物的情况下放置了股骨髓内导杆，另一半在放置导杆之前抽吸了股骨髓腔内内容物。其记录到，使用髓腔内抽吸后，髓内压力显著降低。随后，他们将 24 名接受 TKA 的患者随机分为抽吸组和非抽吸组，通过 TEE 确认是否有栓子脱落，结果发现抽吸组的栓子出现减少。此外，非抽吸组的 2 名患者术后出现短暂的意识障碍。Zhao 等（2005）在此基础上，随机选择了 30 名患者，以常规方式进行骨水泥型 TKA 治疗，部分患者在假体植入前进行了髓腔冲洗吸引，并用 TEE 记录了心脏的栓塞活动，并发现灌洗组的栓塞风险显著降低。Van Gorp 等（2009）研究了在 TKA 期间插入股骨髓内定位杆之前使用铰刀冲洗吸引的研究，他们在 14 具尸体股骨上模拟 TKA，并测量髓内管压力。其报告使用铰刀冲洗吸引后，近端髓内压降低 86%，远端髓内压降低 87%。

同样，已经进行了多项关于计算机辅助导航对栓塞可能性影响的研究。

理论上，导航膝关节手术不需要进入股骨髓腔，这应该会降低栓塞风险。

关于这方面的文献结果差异较大。Kim 等（2008）分析了 26 例导航 TKA 和 210 例常规 TKA 患者右心房和桡动脉的血液样本，发现两组患者样本中的脂滴和骨髓含量没有差异。O' Connor 等（2010）在止血带释放后使用 TEE 监测导航和常规 TKA 患者的右心房。其使用标准化分级系统对栓塞风险进行分级，发现两组之间没有差异。Church 等（2007）进行了一项类似的研究，采用了更长的 TEE 记录时间，分级系统与 O' Connor 略有不同，最终发现导航 TKA 组的栓塞风险显著降低。Kalairajah 等（2006）证明，常规 TKA 患者和导航 TKA 患者在脑微栓子的出现和数量上存在显著差异。有趣的是，其报告中有一半的导航组出现了脑部微栓子，但这发生在测试假体试模时。这表明即使使用导航，栓子的产生可能也不会减少到零。Malhotra 等（2015）将患者随机分为 2 组，一组是常规器械组，另一组是计算机导航辅助组。其使用 TEE 和肺动脉导管进行有创性监测。计算机导航辅助组的栓塞风险在统计学上显著降低。此外，研究者在常规组的 5/28 名患者和计算机导航辅助组的 1/29 名患者的血液中发现了 FE。其得出的结论是，虽然两组的栓塞风险在统计学上存在显著差异，但两组之间没有临床差异。

50.5 治疗

FES 的治疗主要是支持治疗。

目前 FES 的治疗是基于典型病例和生理学原理，对疑似 FES 患者应接受纯氧治疗；对存在心血管衰竭患者，则应将其视为右侧心力衰竭，并进行对症治疗（Byrick，1997；Pietak et al.，1997），同时建立静脉通道、输液等药物积极治疗（Pietak et al.，1997；Patterson et al.，1991）。最近有更多的研究试图阐明肾素－血管紧张素这一途径的作用，以及该途径的改变是否可以预防或治疗 FES。肺中的巨噬细胞吸收脂肪分子，并释放肾素，这导致促纤维化、促炎症的血管紧张素水平升高。Fletcher 等（2017）用肾素抑制剂阿利吉仑治疗大鼠，然后诱导 FES。他们发现，与对照组大鼠相比，阿利吉仑治疗组大鼠的血管中脂肪含量降低。其他研究小组研究了预防性皮质类固醇激素在降低 FES 发病率和损伤严重程度方面的作用。2009 年进行的一项荟萃分析表明，类固醇激素预防性治疗可将 FES 风险降低 78%（Bederman et al.，2009）。2012 年的一项系统评价显示，223 名接受类固醇激素治疗的患者中有 9 名出现 FES，而对照组为 60/260。这一差异在统计学上具有显著性。但不严谨的是，在不同的研究中，预防方案存在明显的异质性，无法提出明确的建议（Sen et al.，2012）。然而，最近的数据表明，围手术期使用类固醇激素对术后疼痛和恶心（Xing et al.，2017；Kardash et al.，2008；Samona et al.，2017）以及减少术后急性期反应（Samona et al.，2017；Brekke et al.，2019；Smith et al.，2006）有益处。

虽然荟萃分析和系统评价不能对常规使用类固醇激素预防 FES 给出明确的建议，但因围手术期使用类固醇激素对 FES 有额外的保护作用，因此，在初次膝关节置换术中使用类固醇激素类药物变得越来越常见。

■ 结论

FES 在 TKA 中很少见，临床表现也通常包括呼吸系统的抑制、神经系统的损害表现和瘀点皮疹。FES 可能是 TKA 中安装股骨时髓腔压力过高的结果，但也可能是安装假体时击打挤压骨水泥的结果。止血带释放后的第一分钟是最有可能观察到栓塞的时间窗。治疗应以支持治疗为主，症状通常会随着时间的推移而消失。预防措施包括在假体植入前冲洗或抽吸股骨髓腔内容物；使用计算机导航可避免髓内杆进入股骨髓腔内；使用类固醇激素药物可能有保护作用。虽然 FES 多发生在心脏正常的患者中，但对于 PFO 或其他右向左分流的这类患者应格外小心。

要点

- TKA 术中的 FES 很少见。
- 病理生理学仍不完全清楚，但在没有 PFO 的情况下，可能会出现全身表现。
- 这是一个排除诊断，但一般有典型的呼吸系统抑制、神经系统改变和瘀点皮疹三联征临床表现。
- 治疗以支持性治疗为主，处理可按照出现右侧心力衰竭的患者进行治疗。
- 预防措施包括在假体植入前吸除股骨管腔内容物，在高危患者中使用导航或机器人，使用皮质类固醇激素药物可能起到预防作用。

参考文献

（遵从原版图书著录格式）

Amro RR, Nazarian DG, Norris RB et al (2001) Suction instrumentation decreases intramedullary pressure, pulmonary embolism during total knee arthroplasty. Univ Penn Orthop J 14:55–59

Bederman SS, Bhandari M, McKee MD, Schemitsch EH (2009) Do corticosteroids reduce the risk of fat embolism syndrome in patients with long-bone fractures? A meta-analysis. Can J Surg 52:386–393

Berman AT, Parmet JL, Harding SP et al (1998) Emboli observed with use of transesophageal echocardiography immediately after tourniquet release during total knee arthroplasty with cement. J Bone Joint Surg Am 80:389–396

Botha AJ, Moore FA, Moore EE et al (1995) Post-injury neutrophil priming and activation: an early vulnerable window. Surgery 118:358–365

Brekke AC, Amaro EJ, Posey SL et al (2019) Do corticosteroids attenuate the peri-operative acute phase response after total knee arthroplasty? J Arthroplast 34:27–35

Bulger EM, Smith DG, Maier RV, Jurkovich GJ (1997) Fat embolism syndrome: a 10-year review. Arch Surg 132:435–439

Byrick RJ (1997) Cement implantation syndrome: a time limited embolic phenomenon. Can J Anaesth 44:107–111

Byrick RJ, Korley RE, McKee MD et al (2001) Prolonged coma after unreamed, locked nailing of femoral shaft fracture. Anesthesiology 94:163–165

Christie J, Robinson CM, Pell AC, McBirnie J, Burnett R (1995) Transcardiac echocardiography during invasive intramedullary procedures. J Bone Joint Surg Br 77:450–455

Church JS, Scadden JE, Gupta RR et al (2007) Emboli phenomena during computer-assisted and conventional total knee replacement. J Bone Joint Surg Br 89:481–485

Colotta F, Re F, Polentarutti N et al (1992) Modulation of granulocyte survival and programmed cell death by cytokines and bacterial products. Blood 80:2012–2020

Cox G, Tzioupis C, Calori GM, Green J et al (2011) Cerebral fat emboli: a trigger of post-operative delirium. Injury S4:S6–S10

Dive AM, Dubois PE, Ide C et al (2002) Paradoxical cerebral fat embolism: an unusual cause of persistent unconsciousness after orthopedic surgery. Anesthesiology 96:1029–1031

Donaldson AJ, Thomson HE, Harper NJ, Kenny NW (2009) Bone cement implantation syndrome. Br J Anaest 102:12–22

Eriksson EA, Pellegrini DC, Vanderkolk WE, Minshall CT et al (2011) Incidence of pulmonary fat embolism at autopsy: an undiagnosed epidemic. J Trauma 71:312–315

Fenire M (2014) Fat embolism syndrome. SWRCCC 2(5):21–23

Fletcher AN, Molteni A, Ponnapureddy R et al (2017) The renin inhibitor aliskiren protects rat lungs from the histopathologic effects of fat embolism. J Trauma Acute Care Surg 82:338–344

Gauss H (1924) The pathology of fat embolism. Arch Surg 9:593–605

Gurd AR (1970) Fat embolism: an aid to diagnosis. J Bone Joint Surg Br 52:732–737

Kalairajah Y, Cossey AJ, Verrall GM et al (2006) Are systemic emboli reduced in computer-assisted knee surgery? A prospective, randomized clinical trial. J Bone Joint Surg Br 88:198–202

Kardash KJ, Sarrazin F, Tessler MJ, Velly AM (2008) Single-dose dexamethasone reduces dynamic pain after total hip arthroplasty. Anesth Analg 106:1253–1257

Kato N, Nakanishi K, Yoshino S, Ogawa R (2002) Abnormal echogenic findings detected by transesophageal echocardiography and cardiorespiratory impairment during total knee arthroplasty with tourniquet. Anesthesiology 97:1123–1128

Kim YH (2001) Incidence of fat embolism syndrome after cemented or cementless bilateral simultaneous and unilateral total knee arthroplasty. J Arthroplast 16:730–739

Kim YH, Oh SW, Kim JS (2002) Prevalence of fat embolism following bilateral simultaneous and unilateral hip arthroplasty performed with or without cement: a prospective, randomized clinical study. J Bone Joint Surg Am 84:1372–1379

Kim YH, Kim JS, Hong KS et al (2008) Prevalence of fat embolism after total knee arthroplasty performed with or without computer navigation. J Bone Joint Surg Am 90:123–128

Kuo KH, Pan YJ, Lai YJ, Cheung WK, Chang FC, Jarosz J (2014) Dynamic MR imaging patterns of cerebral fat embolism: a systematic review with illustrative cases. AJNR Am J Neuroradiol 35:1052–1057

Lehman EP, Moore RM (1927) Fat embolism: including experimental production without trauma. Arch Surg 14:621–662

Lu K, Xu M, Li W et al (2017) A study on dynamic monitoring, components, and risk factors of embolism during total knee arthroplasty. Medicine 96(51):e9303. https://journals.lww.com/md-journal/pages/default.aspx

Malhotra R, Singla A, Lekha C, Kumar V et al (2015) A prospective randomized study to compare systemic emboli using computer-assisted and conventional techniques of total knee arthoplasty. J Bone Joint Surg Am 97:889–894

Markel DC, Femino JE, Farkas P, Markel SF (1999) Analysis of lower extremity embolic material after total knee arthroplasty in a canine model. J Arthroplast 14:227–232

Moore FA, Moore EE (1995) Evolving concepts in the pathogenesis of postinjury multiple organ failure. Surg Clin North Am 75:257–277

Newbigin K, Souza CA, Torres C et al (2016a) Fat embolism syndrome: state-of-the-art review focused on pulmonary imaging findings. Respir Med 113:93–100

Newbigin K, Souza CA, Armstrong M et al (2016b) Fat embolism syndrome: do the CT findings correlate with clinical course and severity of symptoms? A clinical radiological study. Eur J Radiol 85:422–427

O'Connor MI, Broderson MP, Feinglass NG et al (2010) Fat emboli in total knee arthroplasty: a prospective randomized study of computer-assisted navigation versus standard surgical technique. J Arthroplast 25:1034–1040

Palmovic V, McCarroll JR (1965) Fat embolism in trauma. Arch Pathol 80:630–635

Parmet JL, Horrow JC, Singer R, Berman AT, Rosenberg H (1994) Echogenic emboli upon tourniquet release during total knee arthroplasty: pulmonary hemodynamic changes and embolic composition. Anesth Analg 79:940–945

Parvizi J, Holiday AD, Ereth MH, Lewallen DG (1999) Sudden death during primary hip arthroplasty. Clin Orthop Relat Res 369:39–48

Patterson B, Healey J, Cornell C, Sharrock N (1991) Cardiac arrest during hip arthroplasty with a cemented long-stem component. A report of seven cases. J Bone Joint Surg 73:271–277

Peltier LF (1988) Fat embolism. A perspective. Clin Orthop Relat Res 232:263–270

Pietak S, Holmes J, Matthews R, Petrasek A, Porter B (1997) Cardiovascular collapse after femoral prosthesis surgery for acute hip fracture. Can J Anesth 44:198–201

Prakash S, Sen RK, Tripathy SK, Sen IM, Sharma RR, Sharma S (2013) Role of interleukin- 6 as an early marker of fat embolism syndrome: a clinical study. Clin Orthop Relat Res 471:2340–2346

Rodriguez RA, Tellier A, Grabowski J et al (2005) Cognitive dysfunction after total knee arthroplasty: effects of intraoperative cerebral embolization and postoperative complications. J Arthroplast 20:763–771

Rose S, Marzi I (1998) Mediators in polytrauma-pathophysiological significance and clinical relevance. Langenbeck's Arch Surg 383:199–208

Samona J, Cook C, Krupa K, Swatsell K, Jackson A, Dukes C et al (2017) Effect of intraoperative dexamethasone on pain scores and narcotic consumption in patients undergoing total knee arthroplasty. Orthop Surg 9:110–114

Sen RK, Tripathy SK, Krishnan V (2012) Role of corticosteroid as a prophylactic measure in fat embolism syndrome: a literature review. Musculoskelet Surg 96:1–8

Smith C, Erasmus P, Myburgh K (2006) Endocrine and immune effects of dexamethasone in unilateral total knee replacement. J Int Med Res 34:603–611

Stein PD, Yaekoub AY, Matta F, Kleerekoper M (2008) Fat embolism syndrome. Am J Med Sci 336:472–477

Sulek CA, Davies LK, Enneking K, Gearen PA, Lobato EB (1999) Cerebral microembolism diagnosed by transcranial Doppler during total knee arthroplasty: correlation with transesophageal echocardiography. Anesthesiology 91:672–676

Tachakra SS (1976) Distribution of skin petechiae in fat embolism rash. Lancet 7954:284–285

Tzioupis CC, Giannoudis PV (2011) Fat embolism syndrome: what have we learned over the years? Trauma 13:259–281

Van Gorp CC, Falk JV, Kmiec SJ, Siston RA (2009) The reamer/irrigator/aspirator reduces femoral canal pressure in simulated TKA. Clin Orthop Relat Res 467:805–809

Winn R, Maunder R, Harlan J (1987) Lung lymph flow after bone marrow injection into goats was reduced by indomethacin. J Appl Physiol 62:762–767

Xing LZ, Li L, Zhang LJ (2017) Can intravenous steroid administration reduce postoperative pain scores following total knee arthroplasty? Medicine 96:e7134

Yeon HB, Ramappa A, Landzberg MJ, Thornhill TS (2003) Paradoxic cerebral embolism after cemented knee arthroplasty: a report of 2 cases and prophylactic option for subsequent arthroplasty. J Arthroplast 18:113–120

Zhao J, Zhang J, Ji Z et al (2015) Does intramedullary canal irrigation reduce fat emboli? A randomized clinical trial with transesophageal echocardiography. J Arthroplast 30:450–455

（梅玉峰　李　辉　许　鹏）

第 51 章

全膝关节置换术术后血栓栓塞症预防的现状

Jean-Yves Jenny

51.1 引言

在较大的外科手术，尤其是 TKA 术后，抗凝药物通常是术后预防 VTE 的必备药物。在大多数国家，建议使用低分子肝素（low molecular weight heparin，LMWH）或直接口服抗凝剂（direct oral anticoagulant，DOA）等药物。但是，这可能会增加皮下出血、隐匿性失血等医源性并发症，从而削弱抗凝药物带来的益处。同样，快速康复（“快速手术路径”）的理念也会降低术后发生 VTE 的风险。目前，不少外科医师建议术后 VTE 的预防不能仅靠强效抗凝剂来预防，而是需要找到可替代药物的治疗方法。本章的目的是通过现有文献，分析关于 TKA 后 VTE 事件预防的方案，并为临床实践提供理论依据。

51.2 目前观点

根据法国麻醉和重症监护学会（Société Françaisc d’Anesthésie-Réanimation，SFAR）及其 2011 年更新后的建议，TKA 术后的血栓预防应以 LMWH 或直接口服抗凝剂等药物作为基本治疗（Samama et al.，2006；Samama et al.，2011）。美国胸科医师学会（American College of Chest Physicians，ACCP）在之前的建议中也是同样的治疗方案。然而，该协会最近更新了这些观点，目前建议使用相同强度的 LMWH、普通肝素、DAOs、阿司匹林或常规口服抗凝剂，也建议常规使用间歇性气压泵装置（Falk-Ytter et al.，2012）。AAOS 没有针对这些治疗选项之间的优缺点进行选择（Mont et al.，2011；Jacobs et al.，2012）。欧洲麻醉学学会（European Society for Anaesthesiology，ESA）最近发布的建议指出，阿司匹林预防血栓的疗效可能略低于标准的 LMWH 或 DOA 疗法，但其发生轻微或严重出血并发症很少（Jenny et al.，2018；Venclauskas et al.，2018）。当阿司匹林用作血栓预防剂时，应使用间歇性气压泵治疗（Venclauskas et al.，2018）。

51.3 选择阿司匹林的原因

目前，阿司匹林被广泛用于预防脑卒中或心肌梗死等动脉血栓性疾病（Vandvik et al.，2012），它价格低廉，不需要进行药物浓度及相关生化指标的监测，同时阿司匹林不会在肾功能不全患者中出现药物积累（Eikelboom et al.，2012）。然而，在第九届 ACCP 指南出版之前，大多数国际指南并不建议在 TKA 术后将阿司匹林作为 VTE 预防的药物（Samama et al.，2006；Geerts et al.，2008）。

> 尽管早期并不推荐使用阿司匹林，但其可能对 VTE 预防还是有效的。最近的两篇综述总结了阿司匹林的不同药物作用机制，并阐述了其可能预防 VTE 的作用机制（Becattini et al.，2014；Undas et al.，2014）。

阿司匹林的主要经典作用表现为其对环氧化酶（COX-1）活性的不可逆灭活作用。此外，阿司匹林可能干扰凝血酶的形成；可能影响单核细胞 / 巨噬细胞中组织因子的表达；还可能通过乙酰化凝血酶原和（或）血小板膜成分，减少凝血酶的生成。

低剂量阿司匹林还可以改变纤维蛋白的大小，同时导致形成更厚的纤维和更大的纤维孔，增加血凝块渗透性，直接口服抗凝剂也观察到了这一改变。阿司匹林可能会损害纤维蛋白原的乙酰化并诱导血凝块溶解，尽管尚未在所有临床中得到证实，例如糖尿病患者。阿司匹林还抑制因子XⅢ活化，这可能导致纤维蛋白凝块的稳定性降低。

51.4 全膝关节置换术术后应用阿司匹林的有效性

2012 年第九届 ACCP 指南建议 TKA 患者术后使用阿司匹林至少 10 ~ 14 天（Falk-Ytter et al.，2012）。有学者对 THA 和髋部周围骨折手术（hip fracture surgery，HFS）后使用阿司匹林进行对比研究发现，使用阿司匹林后出现症状性 DVT 的相对风险明显降低了 28%，但致死性 PE 与对照组相比并未减少，出血量也没有差异（试验协作组，2000）。ACCP 的指南也主要根据该试验结果而给出建议。

自 2012 年后，2015 年发表了一篇系统性综述，包含 3 项荟萃分析和 3 项前瞻性随机对照试验，纳入共有 46 254 名患者，其术式主要为 THA、TKA 和 HFS（Sahebaly et al.，2015）。所有研究及 PEP 试验均在 2012 年之前发表。尽管一些研究结果相互矛盾，但该文献还是认为阿司匹林比安慰剂在早期 VTE 预防方面更有效。从那之后，关于阿司匹林在 TKA 术后的应用并未得到其他的结果支持。

最近，Wilson 等在 2016 年对 13 项研究再一次进行了系统评价，其中一些研究发表于 2012—2015 年。他们回顾分析显示，没有足够的证据表明阿司匹林在预防 TKA 或 THA 患者 VTE 方面比 LMWH、华法林或达比加群酯更有效或更无效，但是这些试验存在中度至重度偏倚风险。与阿司匹林相比，利伐沙班可以降低 TKA 中无症状 DVT 的发生率，但没有足够的证据证明利伐沙班对症状性 DVT 的发生率有影响。有证据表明与阿司匹林相比，达比加群酯在 THA 和 TKA 术后，以及利伐沙班在 TKA 术后的伤口并发症更多。当然，也有一些研究强调了阿司匹林引起的出血并发症和有效性（Ogonda et al.，2016）。

结论：阿司匹林可能是 THA 和 TKA 术后其他血栓预防药物的合适替代品。

51.5 全膝关节置换术术后应用阿司匹林的效价比

在 ACCP 2012 指南中，在接受 TKA（2C 级证据级别）的患者中，建议使用 LMWH 而非阿司匹林（Falk-Ytter et al.，2012）。这些建议基于两个低质量的临床试验（含一篇发表的文章和一篇仅有摘要的文献），包括 469 名患者（Westrich et al.，2006）。汇总结果显示阿司匹林组术后出现症状性 DVT 的风险增加（*RR*=1.87；95% *CI* 为 1.3 ~ 2.7）。该试验未对 PE 进行评估，同时没有死亡或大出血的报告。

自 2012 年以来，Drescher 等（2014）共发表了 3 篇系统性综述，这些研究均在 2012 年之前发表。包括 8 项前瞻性随机对照试验，共 1408 名患者。其研究结果显示：阿司匹林和其他抗凝剂之间 DVT 的发生率没有差异。与其他抗凝剂相比，髋部骨折固定后服用阿司匹林的出血风险更低。因此，人们在髋部骨折术后逐渐偏向于使用阿司匹林。而在关节置换术后服用阿司匹林的出血风险与其他抗凝剂无显著性差异。PE 因发生率太低，没有参考价值。与其他抗凝治疗相比，尽管阿司匹林在髋部骨折固定后出血率显著降低，但在关节置换中发生 DVT 的风险更高。而在下肢关节置换术后使用阿司匹林同样有效，这可能与其较低的出血风险有关。

Sahebaly 等（2015）发表了 2 项研究结果，包括 1 项荟萃分析、5 项前瞻性随机对照试验和 1 项针对 9599 名患者的前瞻性研究。虽然研究的结果存在一些矛盾，但其都认为阿司匹林在早期 VTE 预防中和 LMWH 一样有效，并可以减少术后出血。

Lieberman 等（2017）收集了 21 项研究，包括 34 764 名患者。预防性治疗方法包括 LMWH（13 590 名患者）、口服Ⅹa 因子抑制剂（6609 名患者）、口服直接凝血酶抑制剂（5965 名患者）、间接Ⅹa/Ⅱa 因子抑制剂（3444 名患者）、阿司匹林（2427 名患者）、华法林（489 名患者）、移动式气压泵（199 名患者）和安慰剂（2041 名患者）。在所有纳入的研究中，PE 发生率约为 0.21%，在 17 年中这些随机对照试验的结果是一致的。作者认为，没有预防性治疗能够显著降低 PE 的风险。

Intermountain 关节置换中心编写委员会（2012）在 696 例择期 THA 或 TKA 中，将阿司匹林与华法林或 LMWH 进行了比较。调查方法是通过问卷调查，及影像学检查并确诊 DVT。结果发现阿司匹林组的 DVT 发生率增加（8% *vs*. 1%，*P*=0.001）。但两组在大出血、小出血或死亡方面的并发症没有差异。

Anderson 等（2013）在 778 例择期 THA 手术后，将阿司匹林与 LMWH 进行比较，但没有明确描述术后 DVT 的诊断方法。两组术后 DVT 发生率相当，但阿司匹林组出血并发症较少。Parvizi 等（2017）在 120 例择期 TKA 手术后，将阿司匹林联合机械性气压泵治疗（60 例）与 LMWH 和利伐沙班联合机械性气压泵治疗（60 例）进行比较。前者术后 DVT 发生例数为 10 例（17%），后者术后 DVT 发生例数为 11 例（18%）（*P*=0.500）。整个随访期间无症状性 VTE 或死亡事件发生。

51.6 全膝关节置换术术后应用阿司匹林的不良反应

PEP 试验（试验协作组，2000）显示阿司匹林和安慰剂在术后出血方面没有差异。2012 年以来，已有 2 项系统性研究发表，包括 Drescher 等（2014）纳入 8 项前瞻性随机对照试验和 1408 名患者，其研究文献均在 2012 年之前发表。髋部骨折内固定后，服用阿司匹林的出血风险低于抗凝剂，关节置换术后使用阿司匹林并未出现出血明显增多的情况。与抗凝治疗相比，阿司匹林更多地表现出较低的出血风险。同样，阿司匹林用于下肢关节置换术后可能也与其较低的出血风险有关。Sahebally 等（2015）发表了一篇文献，包括 1 项荟萃分析、5 项前瞻性随机对照试验和 1 项涉及 9599 名患者的前瞻性研究（2 项近期研究）。虽然有些结果相互矛盾，但还是证实了阿司匹林可以减少术后出血。

Intermountain 关节置换中心编写委员会（2012）对 696 例择期 THA 或 TKA 进行研究，并将阿司匹林与华法林或 LMWH 进行了比较。在大出血、小出血或死亡等并发症方面没有差异。Anderson 等（2013）纳入了 778 例选择性 THA 患者，并将阿司匹林与 LMWH 进行了比较。阿司匹林组的临床相关出血并发症较少。Jiang 等（2014）纳入了 120 例择期 TKA 患者，并于术后将阿司匹林联合机械性预防血栓措施相结合（60 例）与 LMWH 和利伐沙班联合机械性预防血栓措施（60 例）进行了比较，发现服用阿司匹林患者的失血量显著降低。两组均未观察到需要输血的病例。

51.7 全膝关节置换术术后应用阿司匹林的适应证

自 2012 年来，ACCP 指南（Falck-Ytter et al.，2012）建议 TKA 患者术后均使用阿司匹林进行 DVT 和 FE 的预防（1B 级证据）。当然，也有一些研究报告，表达了对该治疗方案可能增加 DVT 风险的担忧。

> 虽然目前尚无关于无区别地使用阿司匹林预防性治疗的数据，但将发生 DVT 风险较高的患者排除在使用阿司匹林患者以外可能是有益的。

在出血风险较高的患者中，ACCP 建议不采取任何预防措施或使用间歇性气动按压装置，而不进行药物预防（2C 级）。该观点目前没有其他新文献进一步来证实。

尽管目前尚无前瞻性随机对照试验研究，但前瞻性队列研究表明，在 THA 术和 TKA 术后无论使用何种 DVT 的预防方法，快速康复治疗方法都可以降低术后 DVT 的风险。

Husted 等（2010）分析了从 2004—2008 年，使用标准化的快速康复治疗模式，持续对随机选择的 1977 名患者进行了初次 THA、TKA 或双侧同时 TKA 手术的观察。患者在术后 6 ~ 8 小时开始使用 LMWH 预防 DVT，直到出院。使用国家健康登记系统对所有 30 天和 90 天内的再次入院和死亡病例进行分析，尤其重点关注临床发生的 DVT（经超声和 D-二聚体升高确诊）、FE 或猝死。总共发现 11 例临床 DVT（0.56%）和 6 例 FE（0.30%），其中 3 例死亡（0.15%），均与血栓有关。在研究的最后两年共 854 名患者中，患者在术后 4 小时内早期活动，DVT 预防的持续时间则缩短至 1 ~ 4 天，术后死亡率均为 0，TKA 术后 DVT 发生率为 0.60%，THA 术后 DVT 发生率为 0.51%，双侧一期 TKA 术后 DVT 发生率为 0。TKA 术后 FE 发生率为 0.30%，THA 术后 FE 发生率为 0，双侧同时 TKA 术后 FE 发生率为 0。

> 这些数据表明，在包含早期康复运动、缩短住院时间和短期 DVT 预防的快速康复模式设置后，THA 和 TKA 术后出现临床 DVT 及致命性或非致命性 FE 的风险较低。

Jørgensen 等（2013）前瞻性随访了 4924 例初次单侧 THA 和 TKA 的患者。DVT 预防包括使用 LMWH 或Ⅹa 因子抑制剂，住院时间仅为 5 天或更短。在 90 天的随访中，0.84% 的患者出现症状性血栓栓塞，0.41% 的患者出现 VTE，其中包含 5 例 FE（0.11%）和 14 例 DVT（0.30%）。术后院内死亡 4 例（0.09%），其中 1 例（0.02%）死于 FE。6 例（0.13%）院外死亡，原因不明。

> 数据表明，在快速康复模式下，住院时间不超过 5 天的 THA 和 TKA 患者中，血栓栓塞发生率较低。

许多医师认为，进行快速康复模式后，THA 和 TKA 后发生症状性 VTE 的风险较低，这就弥补阿司匹林可能出现较高血栓发生率的劣势，而阿司匹林又有较低的出血风险。因此建议，在 THA 和 TKA 术后进行的快速康复计划中，常规使用阿司匹林进行 VTE 的预防。

ACCP 推荐在接受联合抗血栓药物（2C 级证据）的重大骨科手术患者中使用间歇性气压装置（Falck-Ytteretal.，2012）。这一建议是基于对 5 项试验，包括超过 2400 名患者的分析得出的结论，这些试验结果表明在使用间歇性气压装置时，DVT 发生率降低了 70%。

Westrich 等（2006）对 275 名单侧 TKA 患者进行了前瞻性随机研究，所有患者麻醉方式均为硬膜外麻醉，比较了依诺肝素与阿司匹林联合间歇性充气泵的疗效。所有患者在术后 3 ~ 5 天进行院内首次血管超声筛查，并在术后 4 ~ 6 周进行了第 2 次血管超声检查。依诺肝素组和阿司匹林组的 DVT 发生率分别为 14.1% 和 17.8%，二者无统计学意义差异。当气压泵装置和硬膜外麻醉联合使用时，在 TKA 术后预防 DVT 方面，依诺肝素并不优于阿司匹林。

51.8 全膝关节置换术术后应用阿司匹林的剂量和持续时间

关于阿司匹林在 TKA 术后预防 DVT 的使用剂量和时间方面，文献中描述了许多不同的治疗方案（Wilson et al.，2016）。剂量（75 ~ 1000 mg/d）和治疗持续时间（术后 2 天到术后 6 周）有着相当大的波动范围。目前尚未有明确的绝对使用标准。2013 年 Jørgensen 等推荐阿司匹林的治疗剂量逐渐减小，2017 年 Parvizi 等则推荐术后使用阿司匹林的治疗时间逐步减少。然而，目前的文献没有足够的证据就治疗剂量、治疗时间及患者选择给出明确的建议。

阿司匹林究竟是否适用于TKA术后VTE的预防？

一些学者仍然不推荐使用阿司匹林预防 VTE（Cohen et al.，2015）。因为阿司匹林预防 VTE 的能力不如 LMWH 和新型抗凝药物，但阿司匹林术后诱发出血的风险也较低。此外，不同手术患者有着不同的 VTE 风险，其获益风险比和治疗持续时间也有所不同，因此无法给出绝对统一的抗凝方案。Sharrock 等（2008）提出，在抗凝时必须更多地关注术后的出血风险。阿司匹林可用于 VTE 评估为中度风险的骨科患者；或经严格筛选拟行 THA 或 TKA，且术后可行加速康复的高风险患者；或具有高出血风险的髋部骨折患者。当 TKA 术后单独使用阿司匹林时，应常规使用间歇性充气泵装置，进行机械性预防血栓治疗。然而，目前的文献并没有提供关于阿司匹林的治疗剂量、持续时间、随访参数，以及其他疾病和药物相互作用的数据，也未给予选择哪些患者和哪些手术适合使用阿司匹林的准确理由，同时也缺乏在非骨科手术患者和重症监护患者中临床应用的数据。

51.9 结论

TKA 术后的快速康复缩短了患者的住院时间（Guerra et al.，2015），也降低了血栓栓塞事件的风险。因此，在 TKA 术后的快速康复理念的指导下，阿司匹林可作为TKA术后抗凝治疗单独使用的药品。

要点

- ◆ 不同血栓预防治疗方案的选择必须针对不同患者，因为不同的患者存在着不同的血栓风险因素。
- ◆ 与患者及其手术相关的血栓栓塞的风险因素包括（非完整列表）。
  - 患者的年龄和性别、手术时年龄、病态肥胖、个人或家族的血栓栓塞史、癌症、手术持续时间超过 120 分钟、下地时间较晚等。
  - 选择 LMWH 还是 DOA 治疗，取决于患者存在一个或多个风险因素。
- ◆ 可能存在与患者相关的出血风险因素。
  - 如果患者存在一个或多个出血风险因素，则术后更倾向于阿司匹林治疗。
- ◆ 由于文献中存在各种各样不同的研究方法和结果，因此无法给出准确统一的治疗方案（包括剂量、治疗时间等）。

参考文献

（遵从原版图书著录格式）

Anderson DR, Dunbar MJ, Bohm ER et al (2013) Aspirin versus low-molecular-weight heparin for extended venous thromboembolism prophylaxis after total hip arthroplasty: a randomized trial. Ann Int Med 158:800–806

Becattini C, Agnelli G (2014) Aspirin for prevention and treatment of venous thromboembolism. Blood Rev 28:103–108

Cohen AT, Imfeld S, Markham J, Granziera S (2015) The use of aspirin for primary and secondary prevention in venous thromboembolism and other cardiovascular disorders. Thromb Res 135:217–225

Drescher FS, Sirovich BE, Lee A et al (2014) Aspirin versus anticoagulation for prevention of venous thromboembolism major lower extremity orthopedic surgery: a systematic review and meta-analysis. J Hosp Med 9:579–585

Eikelboom JW, Hirsh J, Spencer FA et al (2012) Antiplatelet drugs: antithrombotic therapy and prevention of thrombosis, 9th edn: American College of Chest Physicians evidence-based clinical practice guidelines. Chest 141(suppl 2):e89S–e119S

Falck-Ytter Y, Francis CW, Johanson NA, Curley C, Dahl OE, Schulman S, Ortel TL, Pauker SG, Colwell CW Jr (2012) Prevention of VTE in orthopedic surgery patients: antithrombotic therapy and prevention of thrombosis, 9th ed: American College of Chest Physicians evidence-based clinical practice guidelines. Chest 141(2 Suppl):e278S–e325S. https://doi.org/10.1378/chest.11-2404

Geerts WH, Bergqvist D, Pineo GF et al (2008) Prevention of venous thromboembolism: American College of Chest Physicians evidence-based clinical practice guidelines (8th edition). Chest 133(suppl 6):381S–453S

Guerra ML, Singh PJ, Taylor NF (2015) Early mobilization of patients who have had a hip or knee joint replacement reduces length of stay in hospital: a systematic review. Clin Rehabil 29:844–854

Guyatt GH, Akl EA, Crowther M, Gutterman DD, Schünemann HJ; for the American College of Chest Physicians Antithrombotic Therapy and Prevention of Thrombosis Panel (2012) Antithrombotic therapy and prevention of thrombosis, 9th ed: American College of Chest Physicians. Evidence-based clinical practice guidelines. Chest 141(Suppl):7S–47S

Husted H, Otte KS, Kristensen BB et al (2010) Low risk of thromboembolic complications after fast-track hip and knee arthroplasty. Acta Orthop 81:599–605

Intermountain Joint Replacement Center Writing Committee (2012) A prospective comparison of warfarin to aspirin for thromboprophylaxis in total hip and total knee arthroplasty. J Arthroplast 27:1–9

Jacobs JJ, Mont MA, Bozic KJ, Della Valle CJ, Goodman SB, Lewis CG, Yates AC Jr, Boggio LN, Watters WC 3rd, Turkelson CM, Wies JL, Sluka P, Hitchcock K (2012) American Academy of Orthopaedic Surgeons clinical practice guideline on: preventing venous thromboembolic disease in patients undergoing elective hip and knee arthroplasty. J Bone Joint Surg Am 94(8):746–747. https://doi.org/10.2106/JBJS.9408.ebo746

Jenny JY, Pabinger I, Samama CM, ESA VTE Guidelines Task Force (2018) European guidelines on perioperative venous thromboembolism prophylaxis: aspirin. Eur J Anaesthesiol 35(2):123–129. https://doi.org/10.1097/EJA.0000000000000728

Jiang Y, Du H, Liu J, Zhou Y (2014) Aspirin combined with mechanical measures to prevent venous thromboembolism after total knee arthroplasty: a randomized controlled trial. Chin Med J 127:2201–2215

Jørgensen CC, Jacobsen MK, Soeballe K et al (2013) Thromboprophylaxis only during hospitalisation in fast-track hip and knee arthroplasty, a prospective cohort study. BMJ Open 3:e003965

Lieberman JR, Cheng V, Cote MP (2017) Pulmonary embolism rates following total hip arthroplasty with prophylactic anticoagulation: some pulmonary emboli cannot be avoided. J Arthroplast 32:980–986

Mont MA, Jacobs JJ, Boggio LN (2011) Preventing venous thromboembolic disease in patients undergoing elective hip and knee arthroplasty. J Am Acad Orthop Surg 19:768–776

Ogonda L, Hill J, Doran E et al (2016) Aspirin for thromboprophylaxis after primary lower limb arthroplasty: early thromboembolic events and 90 day mortality in 11,459 patients. Bone Joint J 98-B:341–348

Parvizi J, Huang R, Restrepo C et al (2017) Low-dose aspirin is effective chemoprophylaxis against clinically important venous thromboembolism following total joint arthroplasty. J Bone Joint Surg 99:91–98

Pulmonary Embolism Prevention, PEP. Trial Collaborative Group (2000) Prevention of pulmonary embolism and deep vein thrombosis with low dose aspirin: pulmonary embolism prevention (PEP) trial. Lancet 355:1295–1302

Sahebally SM, Healy D, Walsh SR (2015) Aspirin in the primary prophylaxis of venous thromboembolism in surgical patients. Surgeon 13:348–358

Samama CM, Albaladejo P, Benhamou D, Bertin-Maghit M, Bruder N, Doublet JD, Laversin S, Leclerc S, Marret E, Mismetti P, Samain E, Steib A, Committee for Good Practice Standards of the French Society for Anaesthesiology and Intensive Care (SFAR) (2006) Venous thromboembolism prevention in surgery and obstetrics: clinical practice guidelines. Eur J Anaesthesiol 23(2):95–116

Samama CM, Gafsou B, Jeandel T, Laporte S, Steib A, Marret E, Albaladejo P, Mismetti P, Rosencher N (2011) Recommandations formalisées d'experts. Prévention de la maladie thromboembolique veineuse postopératoire. Actualisation 2011. Annales Françaises d'Anesthésie et de Réanimation 30:947–951

Sharrock NE, González Della Valle A, Go G et al (2008) Potent anticoagulants are associated with a higher all-cause mortality rate after hip and knee arthroplasty. Clin Orthop Relat Res 466:714–721

Undas A, Brummel-Ziedins K, Mann KG (2014) Why does aspirin decrease the risk of venous thromboembolism? On old and novel antithrombotic effects of acetyl salicylic acid. J Thromb Haemost 12:1776–1787

Vandvik PO, Lincoff AM, Gore JM et al (2012) Primary and secondary prevention of cardiovascular disease: antithrombotic therapy and prevention of thrombosis, 9th edn: American College of Chest Physicians evidence-based clinical practice guidelines. Chest 141(suppl 2):e637S–e668S

Venclauskas L, Llau JV, Jenny JY, Kjaersgaard-Andersen P, Jans Ø, ESA VTE Guidelines Task Force (2018) European guidelines on perioperative venous thromboembolism prophylaxis: day surgery and fast-track surgery. Eur J Anaesthesiol 35(2):134–138. https://doi.org/10.1097/EJA.0000000000000706

Westrich GH, Bottner F, Windsor RE et al (2006) VenaFlow plus Lovenox vs VenaFlow plus aspirin for thromboembolic disease prophylaxis in total knee arthroplasty. J Arthroplast 21(6 Suppl 2):139–143

Wilson DGG, Poole WEC, Chauhan SK, Rogers BA (2016) Systematic review of aspirin for thromboprophylaxis in modern elective total hip and knee arthroplasty. Bone Joint J 98-B:1056–1061

（梅玉峰　李　辉　许　鹏）

第 52 章

无菌性松动——美国视角

Ahmed Siddiqi and Atul F. Kamath

52.1 引言

在过去的十年中，美国的 TKA 手术量增长了一倍，其中年轻患者的数量增长最明显（Weinstan et al.，2013）。而在接受 TKA 的年轻患者中，发生手术并发症和翻修手术的风险则会增加。这些患者一般体重较大，而且活动量要求更多，因此大大增加了 TKA 翻修的风险。2005—2030 年，预计 TKA 翻修数量将增长 601%（Schroer et al.，2013；Kurtz et al.，2007）。越来越多的学者认为假体无菌性松动仍然是初次 TKA 术后失败的主要原因之一（Schroer et al.，2013；Kulshrestha et al.，2019；Calliess et al.，2015；Dalury et al.，2013；Sharkey et al.，2002；Sharkey et al.，2013）。而越来越多的 TKA 翻修手术会给医保系统带来越重的经济负担（Losina et al.，2012；Bhandari et al.，2012）。因此，对假体无菌性松动的准确判断、诊断及其处理是非常重要的。尽管无菌性松动是 TKA 术后常见并发症，由于变化隐匿其诊断具有挑战性，需要应用系统综合方法加以诊断（图 52.1）。本章重点介绍依据病史、体格检查诊断无菌性松动，围手术期患者自身风险因素和外科手术风险因素的处理，以及无菌性松动翻修后的临床效果。

52.2 典型病例

患者女性，75 岁，既往有 RA、糖尿病、肥胖病史，6 年前行右侧 TKA，术后右膝关节疼痛逐渐加重，并反复出现关节腔积液。经过一个疗程的理疗后，效果不佳。X 线片检查结果见图 52.2。血清 ESR 和 CRP 分别为 29 mm/h 和 1.2 mg/dL。为了排除 PJI，行右膝关节腔穿刺术进一步检查，细菌培养阴性，白细胞计数为 788 个 /mL，多形核白细胞占 68%，最终因 X 线检查假体周围逐渐出现的透亮带及假体逐渐下沉被确诊为假体无菌性松动。

52.3 病理生理学

无菌性松动理论上是因为假体过度磨损产生的微粒，进一步引发了炎性反应（Jiang et al.，2013；Cherian et al.，2015）。炎症环境刺激细胞产生应答，增加宿主细胞因子的分泌，如肿瘤坏死因子（TNF）、核因子 κB 受体激活物配体（RANKL）、白细胞介

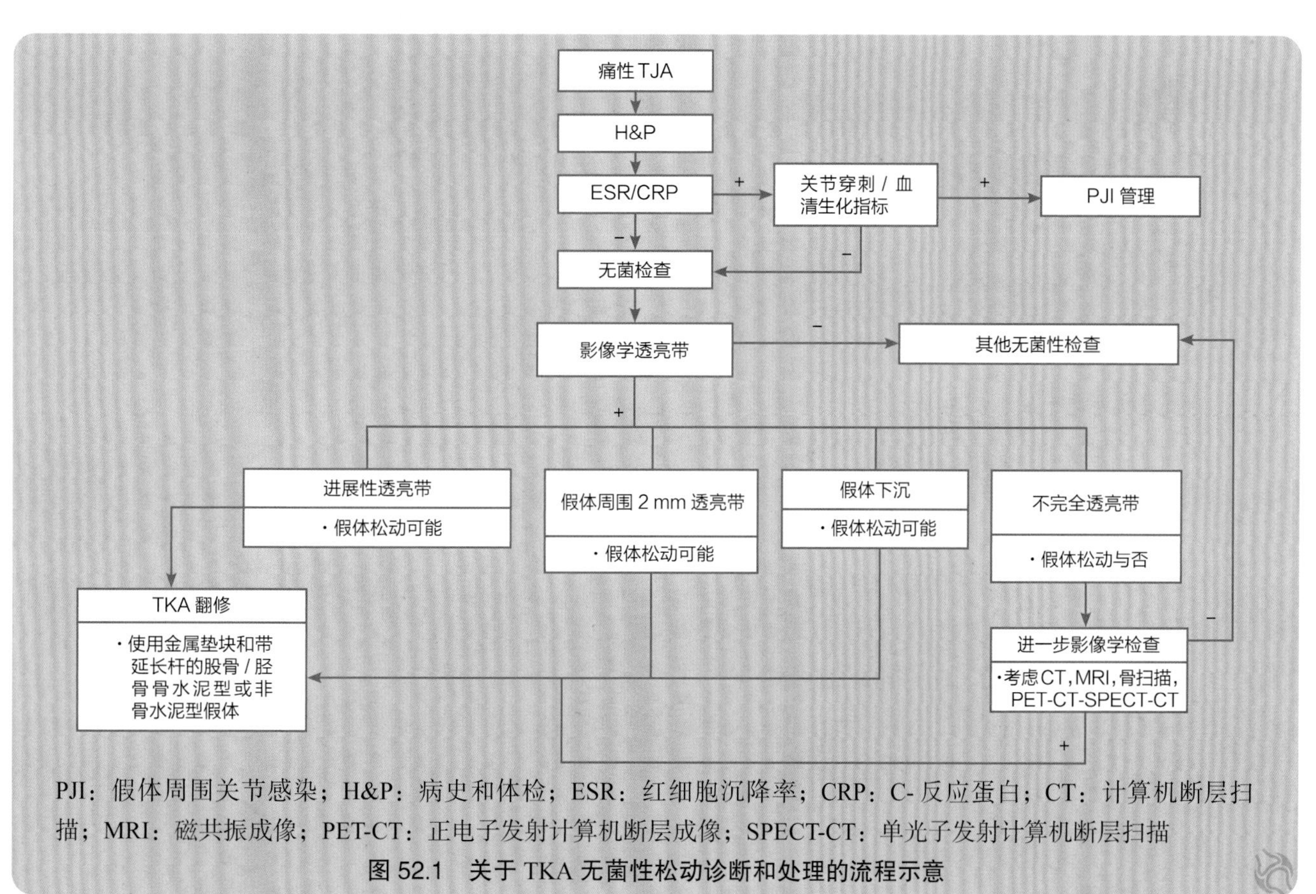

PJI：假体周围关节感染；H&P：病史和体检；ESR：红细胞沉降率；CRP：C- 反应蛋白；CT：计算机断层扫描；MRI：磁共振成像；PET-CT：正电子发射计算机断层成像；SPECT-CT：单光子发射计算机断层扫描

图 52.1 关于 TKA 无菌性松动诊断和处理的流程示意

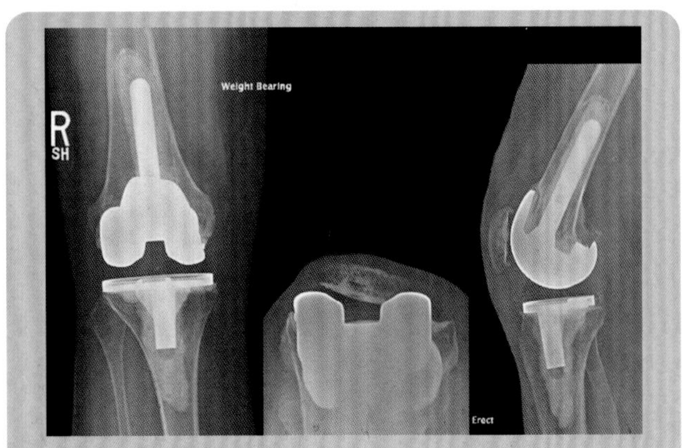

图 52.2　膝关节正位、侧位和髌骨切线位片下显示的股骨和胫骨假体

素 -6（IL-6）、IL-1 和 IL-11 等，这些细胞因子大多影响成骨细胞和破骨细胞的分化（Abu-Amer et al.，2007），同时导致巨噬细胞数量增加，致使局部骨溶解，逐渐地导致假体松动（Cherian et al.，2015；McLaughlin et al.，2006）。无菌性松动的其他因素可能与假体初始固定不坚强或随着时间的推移机械固定不稳有关（Abu-Amer et al.，2007）。此外，还有一部分原发或继发性因素引起的松动，比如假体旋转不良、韧带松弛导致膝关节不稳。还有一些能短时间内引起无菌性松动的病因，比如金属过敏反应（Granchi et al.，2008；Teo et al.，2017；Eftekhary et al.，2018）。

52.4 病史和体格检查

全面的术前评估对于诊断和确定 TKA 失败的原因非常重要。

TKA 患者术后出现不适症状，常表现为疼痛、肿胀、不稳定和（或）僵硬（Flierl et al.，2019；Higuera-Rueda et al.，2015）。TKA 术后疼痛应首先排除 PJI。TKA 术后早期出现松动、假体快速下沉和持续性疼痛等临床表现，无论其活动量如何，都提示可能存在感染。若 ESR 或 CRP 等血清标志物升高，需行关节穿刺术进一步检查并排除 PJI《2019 年围手术期结核菌感染临床实用指南》。

TKA 术后患者若出现症状，那么早期评估应集中于症状的类型、持续时间，以及导致症状加重和缓解的原因。TKA 术前存在的不适症状术后未能减轻，该现象可能与该手术外的因素有关，如术前存在腰椎退行性病变、神经根病、髋关节疾病或周围血管疾病（Flierl et al.，2019）。TKA 术后早期 2 年内出现的不适症状首先要排除 PJI，待 PJI 排除后主要原因为假体不稳定和假体安装位置不良，而因骨溶解和无菌性松动所导致的临床症状往往会在手术数年后出现（Higuera-Rueda et al.，2015）。无菌性松动的患者发病症状较隐匿，且不适症状出现前有一段时间无明显临床表现。无菌性松动表现为疼痛和步态不稳，随着活动量和负重的增加而症状加重，休息后改善（Higuera-Rueda et al.，2015；Lonner et al.，2009）。TKA 术后的机械性问题可能会导致膝关节长期积液、在不平的地面或上下楼梯时行走困难，以及其他与活动相关的症状等。此外，站立痛（从坐到站立的瞬间）与假体松动密切相关，而机械性症状如进行性的“异响”或“绞锁”可能源于膝关节自身的不稳定因素（Lonner et al.，2009）。若活动时使用辅助支撑工具或改变体位会改善疼痛，这可能也与膝关节不稳定有关。

其他需要关注的问题应该集中在患者的围术期管理上，包括术后并发症、延长抗生素的使用时间和伤口愈合不良。

必须尽可能获取原来的病历信息，包括手术记录、假体相关信息、出院记录和临床病历记录，从而明确术前的活动范围、畸形以及其他可能的疼痛原因。

已有报道，严重的僵硬性内翻畸形和屈曲挛缩畸形是胫骨假体早期松动的危险因素（Higuera-Rueda et al.，2015；Windsor et al.，1989；Gonzalez et al.，2004）。某些类型的假体也会造成早期的假体松动，如金属底座的髌骨假体早期失败率就较高（Bayley et al.，1988），早期的非骨水泥型 TKA 假体（Berger et al.，2001）、一些高屈曲设计的 TKA 假体（Choi et al.，2018；Kim et al.，2017），以及一些活动平台的 TKA 假体（Namba et al.，2012；Namba et al.，2014；Gøthesen et al.，2013）等均有早期松动的报道。因此，围术期对假体类型的熟悉也至关重要，这样更容易判断发生松动的是假体哪部分，避免术中不必要地去除固定良好的假体，既增加手术的复杂性，还会进一步加重骨量的丢失。

■ 体格检查

体格检查时应仔细观察术后切口周围是否有红肿，以及关节是否有积液、肿胀和被动活动时出现疼痛等现象。若存在新鲜或已愈合的窦道，表明存在 PJI。渐进性僵硬、因疼痛导致活动受限、肿胀等现象可能也是 PJI 的现象。查体时还应仔细触诊膝关节各主要部位是否存在压痛。当然，随着屈曲和半屈曲不稳定的进一步发展，膝关节周围软组织应力增加，如髌腱、鹅足、股二头肌和 Gerdy 结节等挛缩，反而有助于增加膝关节的稳定。

体格检查的关键步骤应将膝关节在伸直、屈曲 30°、60° 和 90° 等角度下，评估膝关节在冠状面和矢状面的整个运动过程中的稳定性，同时还需要对步态分析，以及检查同侧髋和腰椎有无问题（Flierl et al.，2019；Park et al.，2016）。

52.5 影像学检查

52.5.1 平片

影像学评估首先应包括负重正位、侧位及 Merchant 位。应仔细分析影像图片，评估固定假体的类型，是骨水泥型还是非骨水泥型假体，评估聚乙烯衬垫磨损程度，是否存在假体周围骨溶解和透亮带，评估髌骨轨迹，以及假体的大小和位置。还需对比术后早期和后期随访复查的 X 线片，这更有利于判断进行性出现的放射性透亮带或假体移位。在 X 线片上观察到假体周围透亮带对诊断假体松动非常敏感，若假体出现 4° 以上的倾斜，同样可以诊断为假体松动（Ecker et al.，1987）。拍片时平行于假体投照，能更容易发现其细微的透亮带（Yamazaki et al.，2005；Vyskocil et al.，1999）。透亮带通常从股骨 / 胫骨假体 – 骨水泥界面处开始逐渐进展（Guha et al.，2008；Smith et al.，1999）。通过与术后即刻非骨水泥型假体在假体 – 骨连接处透亮带对比，可从后续的平片中发现是否存在假体松动和（或）病情进一步的发展。

重要的是要将影像学检查结果与患者的病史及症状结合起来，综合分析。

并非所有平片上假体周围的透亮带都必然意味着假体松动（Higuera-Rueda et al.，2015；Smith et al.，1999），尤其是在术后后续的检查中透亮带未进一步加重。关节置换术后，股骨或胫骨假体下小于 2 mm 无进展的放射性线透亮带可能是由松质骨中骨水泥填充不良所致（Guha et al.，2008），而大于 2 mm 的透亮带则意味着假体松动的可能性更大，或将出现不好的预后（Ecker et al.，1987）。

膝关节协会 TKA　X 线评估和评分系统（KSRES）提供了评估 TKA 假体位置和影像学表现的统一指南。在影像学评估时，KSRES 建议将胫骨的正位片和股骨的侧位片上的 TKA 分为 7 个区（图 52.3）（Ewald，1989）。从 7 个区中的每部分透亮线的宽度（mm）加到最后的得分中，评估出最终的得分。

- 无内固定松动（得分≤ 4）。
- 需要更密切的临床随访（得分 5 ~ 9）。
- 假体松动（得分≥ 10）（Ewald，1989）。

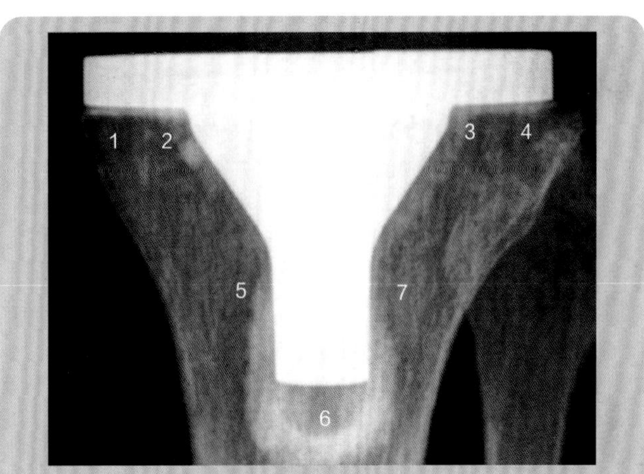

图 52.3　KSRES 将胫骨分为 7 个区域，用于评估不同的假体周围松动的情况
[Adapted from Chalmers et al. (2017), with permission from Elsevier]

尽管研究表明使用 KSRES 进行区域评估具有良好的可靠性和重复性，但单纯放射学评估的可靠性较差（Bach et al.，2001，2005）。

Chalmers 等（2017）开发了一种基于百分比的新评估体系，并对 KSRES 的建议进行了修改，并尝试通过界面分离这一观点，来发现更多的 TKA 无菌性松动的原因。作者确定了胫骨假体 – 骨水泥或骨水泥 – 骨界面的任意透亮带，之后确定了该透亮带与整个假体界面透亮带的比例。然后，作者分别为正位和侧位片计算出一个百分比分数。其与 KSRES 类似，每个胫骨部分被分类为以下几种。

- 无松动（植入物界面的 10% 或更少）。

◆ 更密切的临床随访进展（种植体界面的 11% ~ 24%）。

◆ 松动（植入物界面的 25% 或以上）（Chalmers et al.，2017）。

随着过去十年假体复杂性和多样性的增加，Meneghini 等（2015）开发了一个现代膝关节协会评分系统，该评分系统更详细而且可描述，从而能够对多种假体设计进行评估（图 52.4）。当然，这种评估体系在很大程度上仍然是描述性的，而不是当前预测性或前瞻性的形式。

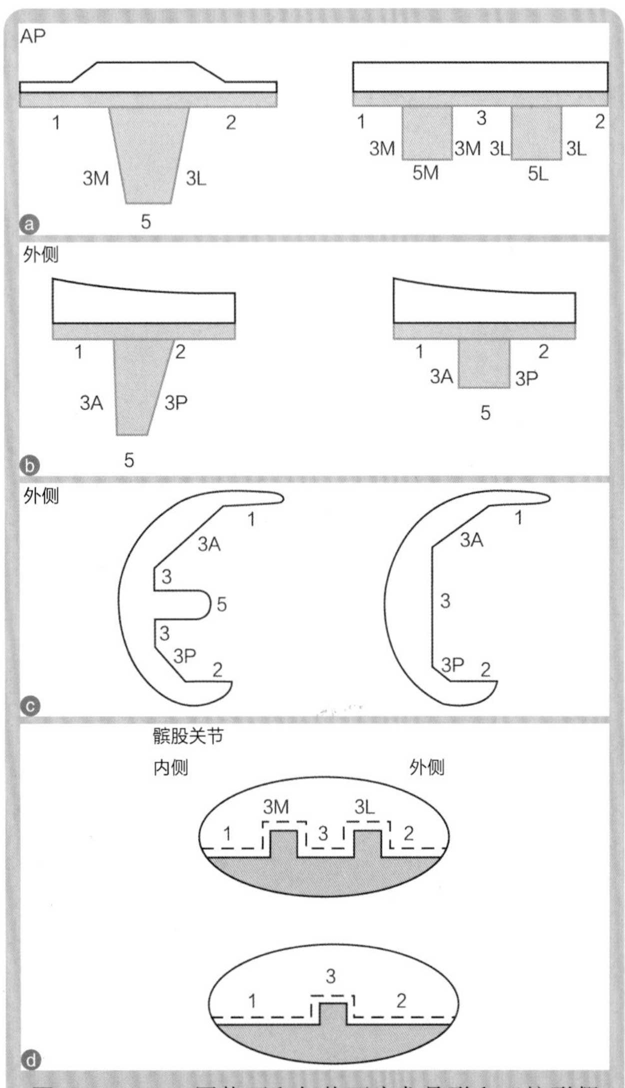

图 52.4 a、b. 冠状面和矢状面为龙骨形和双柱形假体透亮带和骨溶解分区的 X 线示意图；c. 矢状面为股骨假体透亮带和骨溶解分区的 X 线示意图；d. 为髌股关节投照面单柱或多柱髌骨假体透亮带和骨溶解分区的 X 线示意图。透射带应以“部分”或“完全”表示，骨溶解记录单位为 mm

[Adapted from Meneghini et al. (2015), with permission from Elsevier]

52.5.2 放射性核素骨显像

在关节置换术后，合理使用三相同位素骨扫描（骨血流、血池、静态）或核素骨扫描可能有助于诊断假体松动。但是要得到更高诊断价值的扫描结果，需要术后数年时间（Claassen et al.，2014；Hochman et al.，2017；French et al.，2013；Holst et al.，2019），因为膝关节置换术后无症状患者中有 20% 的人在术后 1 年和 12.5% 的人在术后 2 年出现假阳性骨扫描结果（Duus et al.，1990；Kantor et al.，1990）。有学者认为单纯延迟相放射性同位素摄取量增加，而血池相不增加，这可能更多地提示假体松动，而不是感染（Smith et al.，2001）。

然而，这些发现局限性很强，研究报告称，放射性核素骨显像往往无法区分感染性松动和无菌性松动（Palestro，2014；Aliabadi et al.，1989）。

白细胞分类和其他核医学检查方法的使用，大大改善了鉴别无菌性松动和 PJI 的能力。正常骨扫描灵敏性最高，具有很高的排除预测值（Smith et al.，2001；Hofmann et al.，1990）。

52.5.3 CT 和 MRI 检查

CT 可以帮助发现平片上不明显的骨溶解的范围和程度（Higuera-Rueda et al.，2015；Hochman et al.，2017）。

在没有透亮带的情况下，传统的 CT 扫描对假体松动的判断作用有限（Hochman et al.，2017）。CT 扫描在评估股骨和胫骨假体在旋转方面更具判断力，该旋转的判断方法是相对于经股骨髁 / 后髁连线和胫骨结节内侧 1/3 的相对关系。

MRI 作为传统检查方法，其判断假体松动的有效性没有得到验证。因存在金属伪影，MRI 在评估假体松动和骨溶解方面的应用价值较低。有趣的是，Fritz 等在 2015 年研究认为在 MRI 去金属伪影后，可在 MRI 上明显显示骨 – 骨水泥和骨水泥 – 假体界面之间存在的纤维膜。

然而，值得注意的是，MRI 对人工产品非常容易产生伪影，常规通过 MRI 呈现出骨 – 骨水泥和骨水泥 – 假体界面的真实形态不太可能。

52.5.4 PET-CT 检查

在出现假体内置物明显松动和在 X 线上明显改变之前，因骨 – 骨水泥和骨水泥 – 假体界面处的微动引起疼痛，通常很难诊断假体松动（Koob et al.，2019）。X 线片和传统骨扫描成像由于其空间分辨率低（Koob et al.，2019），无法检测到假体早期微动这一并发症。氟代脱氧葡萄糖（fluorodeoxyglucose，FDG）PET-CT 是一种新兴的替代方法。放射性药物 FDG 显示出对骨的高度亲和力和快速的血液代谢，与标准放射性同位素示踪剂相比，能在较短的时间内产生较高的对比度（Koob et al.，2019；Sapir et al.，2007）。Sterner 等（2007）检查了 14 例 TKA 术后疼痛的患者，发现通过 FDG PET-CT 诊断无菌性松动的灵敏性为 100%，而特异度非常低，为 56%。该研究首次展示了 FDG PET-CT 成像在无菌性松动诊断中的应用。此后，少数的研究表明类似的高灵敏性和较低的特异度，表明 PET-CT 可能是一种排除无菌性松动的手段，但不是一种可靠的确诊方法（Koob et al.，2019；Delank et al.，2006；Barnsley et al.，2019）。

然而，对 12 项研究（401 名患者）进行荟萃分析和系统评价，比较了骨扫描、FDG PET-CT、SPECT-CT 和放射性核素关节造影术，发现 SPECT-CT 关节造影术是检测 TKA 无菌性松动最准确的方法（Barnsley et al.，2019）。然而，作者发现，该文献引用的证据有很高的偏倚风险，而且每组队列中纳入的患者总数很小，结论还需进一步证实。

> 需要进一步研究评估 FDG PET-CT 和 SPECT-CT 在 TKA 无菌性松动诊断中的价值。

52.6 风险因素

52.6.1 体重指数

很多研究者发现，较大的 BMI 与初次 TKA 术后无菌性松动率增高有关（Schroer et al.，2013；Dewan et al.，2009；Issa et al.，2016；Ranawat et al.，1993；Vazquez-VelaJohnson et al.，2003；Wagner et al.，2016）。Foran 等（2004）报告了 30 例肥胖患者（平均 BMI 34 kg/m^2）与 30 例非肥胖患者行 TKA 相对比，在平均 15 年的长期随访中发现：与肥胖组相比，非肥胖组的聚乙烯磨损翻修的患者更多，这可能归因于非肥胖队列中有更高的活动水平，因为术后非肥胖组膝关节社会功能评分更高（非肥胖组：肥胖组 =89 ：81，P=0.019）。研究者还发现，虽然没有统计学意义，但肥胖有影响假体无菌性松动率的趋势。研究者认为，BMI 的增加会在骨 – 假体界面处产生更高的应力，从而导致假体早期松动。同样，Lim 等也认为初次 TKA 后体重持续增加会对假体产生有害影响（Lim et al.，2017）。其回顾性分析了 160 例初次 TKA 患者，他们根据从初次 TKA 到翻修术后 BMI 的大小变化进行分类，发现在初次 TKA 术后保持稳定的体重可以防止各种原因所致的迟发性翻修（P=0.004）。体重增加的患者在 5 年内因无菌性松动而进行早期翻修（P=0.020），而 BMI 降低的患者需要翻修的时间往往在 10 年之后（P=0.004）。

相反，其他多个研究并未显示肥胖（BMI ＞ 30 kg/m^2）与无菌性松动率之间有任何关联（Griffin et al.，1998；Krushell et al.，2007；Mont et al.，1996；Naziri et al.，2013；Whiteside et al.，Viganò 2007）。Naziri 等（2013）评估 101 例最低 BMI 为 50 kg/m^2 的 TKA 患者与 101 例 BMI ＜ 30 kg/m^2 的 TKA 患者。两组假体生存率无差异（94% *vs*. 98%，P=0.28）；但超级肥胖患者的手术并发症发生率明显高于非肥胖对照组（14% *vs*. 5%，P=0.037）。同样，Cherian 等（2015）对 20 项研究（16 项 THA 和 5 项 TKA 研究；纳入 288 名 TKA 患者）进行的系统评价和荟萃分析发现，BMI ＞ 30 kg/m^2 的患者与 BMI ＜ 30 kg/m^2 的患者在无菌性松动发生率方面没有差异（优势比 2.28；95% 可信区间 0.60 ~ 8.62；P=0.22）。虽然在这项荟萃分析中，肥胖与假体无菌性松动之间没有关联，但作者分析得出的结果可能与纳入的标本量过小有关。

> 需要进一步研究肥胖的类型，区分肥胖、病理性肥胖和超级肥胖的不同类型，并确定不同的类型是否会对假体的生存率和无菌性松动率产生不良影响。

52.6.2 糖尿病

糖尿病患者在 TKA 术后围手术期发生并发症的可能性显著增加，再次入院、关节翻修、PJI 发生率更高（Marchant et al.，2009；Martínez-Huedo et al., 2017; Gu et al., 2019; Lenguerrand et al., 2018; Meding et al., 2003)。部分文献的数据虽然有限，但其结果表明糖尿病对初次 TKA 术后无菌性松动和翻修有着长期的影响（Meding et al., 2003; Papagelopoulos et al., 1996; Maradit Kremers et al., 2017; Watts et al., 2016）。在对 64 017 名初次 TKA 患者进行的 Kaiser Permanente 登记研究中，糖尿病被确定为 TKA 无菌性松动的危险因素（P=0.003）（Namba et al., 2013）。同样，在平均 52 个月的随访中，Meding 等（2003）报告显示，糖尿病患者的股骨和胫骨假体无菌性松动率高于非糖尿病患者（分别为 3.6% 和 0.4%; $P < 0.05$）。术前即刻的高血糖也会增加初次 TKA 术后无菌性松动和翻修的风险（Maradit Kremers et al., 2017）。这些并发症可能归因于血糖升高后，对骨 - 骨水泥 / 骨水泥 - 假体界面产生的全身和局部影响（Maradit Kremers et al., 2017; Berenbaum, 2011）。

52.6.3 活动平台 TKA

假体内植物的设计也可能会影响术后无菌性松动的发生率。例如，在几项注册研究中（Namba et al., 2012; Namba et al., 2014; Gøthesen et al., 2013; Graves et al., 2011），某些设计的活动平台膝关节假体与固定平台膝关节假体相比，活动平台则具有更高的无菌性松动风险。挪威的一项研究（Gøthesen et al., 2013）报告，尤其是 LCS 活动平台膝关节（美国华沙 DePuy Synthes）的无菌性松动风险是固定平台假体的 7 倍。美国登记系统的一项研究发现，与固定平台 TKA 设计相比，LCS 活动平台胫骨托的无菌性松动翻修率与挪威相似（Namba et al., 2012）。另一项比较挪威关节置换术登记系统与 Kaiser Permanente 关节置换术登记系统报告了类似发现（Paxton et al., 2011）。尽管在挪威队列中，33% 以上的关节置换术常规使用 LCS 设计活动平台，而在 Kaiser Permanente 组中，只有 10% 的关节置换术中使用 LCS 设计活动平台，但两个登记系统数据都显示 LCS TKA 设计的无菌性松动率较高。而造成这种较差效果的可能原因是胫骨假体骨水泥接触面的制造工艺和较差的假体骨水泥粘连技术（Namba et al., 2012, 2014; Gøthesen et al., 2013; Kutzner et al., 2018）。

52.6.4 高黏度骨水泥

PMMA 骨水泥在 TKA 和假体固定中起着不可或缺的作用（Cawley et al., 2013）。骨水泥将假体和宿主骨粘连，形成牢固的结构，同时将假体受力均匀分布到宿主骨上（Cawley et al., 2013）。

> 据报道，骨水泥渗透于松质骨中，至少需要 3 ~ 4 mm 的渗透深度，这是最佳固定所需的最小深度（Cawley et al., 2013; Incavo et al., 1994; Johnson et al., 1983; Janssen et al., 2008）。HV 水泥具有工作期长和抗压强度高的优点，但其也有渗透深度不够和固定强度低的相关报道（Eriksson et al., 1984; Crawford et al., 2017; Rey et al., 1987）。

AJRR 显示，HV 骨水泥的使用率稳步上升，从 2012 年的 46% 增加到 2017 年的 61.3%（Kelly et al., 2018）。

目前尚未有确凿证据表明 HV 骨水泥优于 LV 骨水泥。然而，研究者越来越担心在初次 TKA 使用 HV 骨水泥后，假体无菌性松动的风险增加（Kopinski et al., 2016; Hazelwood et al., 2015; Buller et al., 2019）。

2019 年 Buller 等在对 10 014 例 TKA 患者的回顾性研究中发现，在多种不同的假体类型中，在 HV 骨水泥组 4790 例中有 91 例发生无菌性松动，约占 1.9%。在 LV 骨水泥组 5224 例中有 48 例发生无菌性松动，约占 0.92%。HV 骨水泥组无菌性松动明显高于 LV 骨水泥组（$P < 0.001$）。

> 作者的结论是，他们的研究只证实了 HV 骨水泥与无菌性松动风险之间的关系，但并未说明其发生的原因。
>
> 要证明在初次 TKA 时，使用 HV 骨水泥比 LV 骨水泥发生无菌性松动的风险更高，就需要进一步开展前瞻性大样本队列研究。

52.7 全膝关节置换术翻修的临床效果

从历史上看，TKA 术后无菌性松动翻修的总体效果与感染性翻修相似，与初次膝关节置换术相比，翻修的成功率则较低（Ahlberg et al., 1981; Bargar et al., 1980; Cameron et al., 1982; Kim et al., 1983; Bryan et al., 1985; Thornhill et al., 1982）。此外，与初次膝关节置换术相比，TKA 翻修术后患者满意度显著降低（Greidanus et al., 2011）。据报

道，术后一些评估指标，如一般健康指标（例如，Shortform-12）和膝关节特异性评分（例如，OKS、WOMAC），在无菌 TKA 翻修术后这些评分结果均较低（Greidanus et al.，2011；Saleh et al.，2002；Hanssen et al.，1988；Hartley et al.，2002）。

随着假体技术的发展和手术技术的进步，无菌性松动后行 TKA 翻修的结果有所改善（Friedman et al.，1990；Baker et al.，2012；Cherian et al.，2016；Pun et al.，2008；Sachdeva et al.，2019；Bertin et al.，1985；Schwab et al.，2005；Haas et al.，1995）。Haas 等报告，在平均 3.5 年的随访中，84%（67 名患者中的 56 名）在使用现代组配型水泥型假体进行翻修后，取得良好的效果。Mabry 等报告了 72 名患者，发现在 10 年的长期随访中，假体生存率为 92%。

除了假体使用寿命延长外，通过欧洲生活质量评分（EuroQol-5D）和患者满意度评分，将无菌性松动翻修与其他无菌原因翻修的结果进行比较，无菌性松动翻修组患者满意度较高，可能和高 OKS 相关（Baker et al.，2012）。Sachdeva 等于 2019 年回顾性对比分析了 100 例无菌性翻修 TKA 患者与 100 例使用相同假体进行初次 TKA 的患者。在翻修组的平均 57 个月随访和初次 TKA 队列的 67 个月随访中，两组术后的 KSS 功能评分的平均改善相似（改善 28 分，$P < 0.05$）。作者得出结论，在植入相同假体时，因无菌性松动而接受 TKA 翻修的患者与初次 TKA 相比，在临床功能和结果评分方面可得到相似的改善（Sachdeva et al.，2019）。同样，2017 年 Hamilton 等（2017）也报道了 53 例无菌 TKA 翻修，其中 39 例因无菌性松动而翻修，约占 74%。在术前和术后第 6、26、52 和 104 周，使用 OKS、ROM、疼痛分级量表和定时功能评估对患者进行评估。在相同随访时间点进行统一评估，将翻修 TKA 与初次 TKA 患者行队列对比研究（Hamilton et al.，2017）。术后 2 年时最终活动范围、疼痛评分、PROMs 和定时功能评估，翻修组术后结果与初次 TKA 相似（所有指标均 $P > 0.05$）。回顾分析发现，这两个队列在早期（术后 6 周和术后 26 周）所有 4 项结果指标存在统计学显著差异。然而，在术后 6 个月后，二者没有差异。

总之，TKA 翻修术是一种成本高昂且复杂的外科手术。

尽管在过去十年中，因非感染 TKA 翻修术后生存率、患者健康和功能评分有所改善，但由于翻修原因的复杂性和膝关节重建的不确定性，TKA 翻修术的效果特别难以量化。关节翻修术的范围从简单的聚乙烯衬垫更换，到因大量骨丢失和软组织损伤所需的限制性假体或铰链假体。患者预后会随着个体差异、手术方法、适应证而有所不同。因此，除了评估假体生存率外，还需要进一步研究来评估 TKA 翻修术后患者的功能结果，以及不同程度复杂 TKA 翻修的手术并发症的发生率。

52.8 病例跟踪

本章开头（52.2）介绍的患者，在股骨和胫骨干骺端放置锥形金属骨小梁垫块，以及骨水泥型股骨和胫骨延长杆，成功地实施了 TKA 翻修。股骨和胫骨锥形金属骨小梁垫块用于填充干骺端的骨缺损（图 52.5 和图 52.6）。重建技术包括常规使用锥形金属垫块，因为锥形金属骨小梁垫块可长期用非骨水泥固定，以及使用短的骨水泥型股骨和胫骨延长杆，因为其可为假体提供初始即刻稳定性（图 52.7）（Lachiewicz et al.，2014）。锥杆联合技术可以弥补非骨水泥型延长杆的不足。关节翻修术后，患者在术后 3 年仍无症状（图 52.8）。

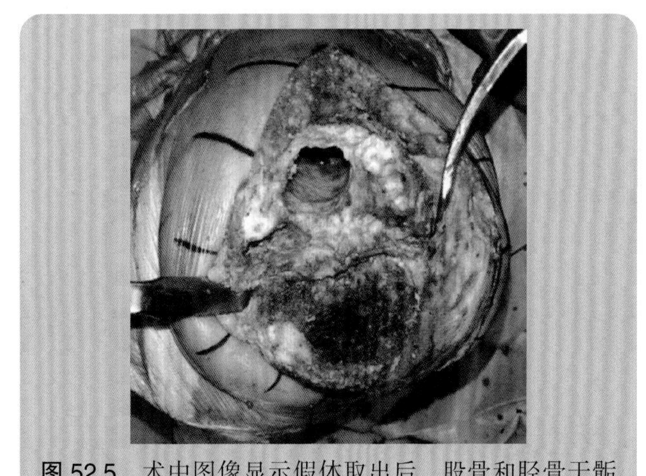

图 52.5　术中图像显示假体取出后，股骨和胫骨干骺端骨缺损范围较大

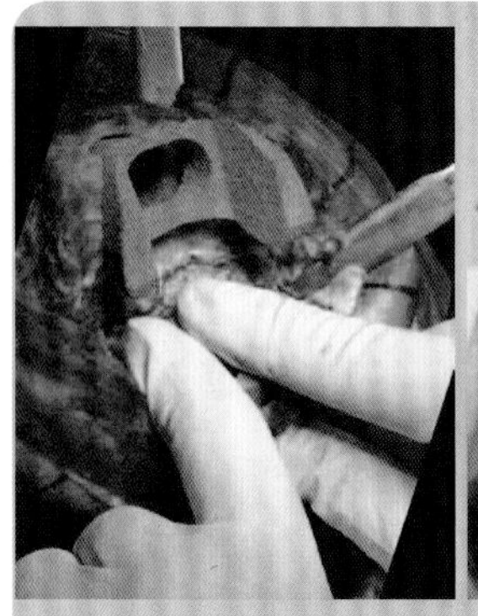
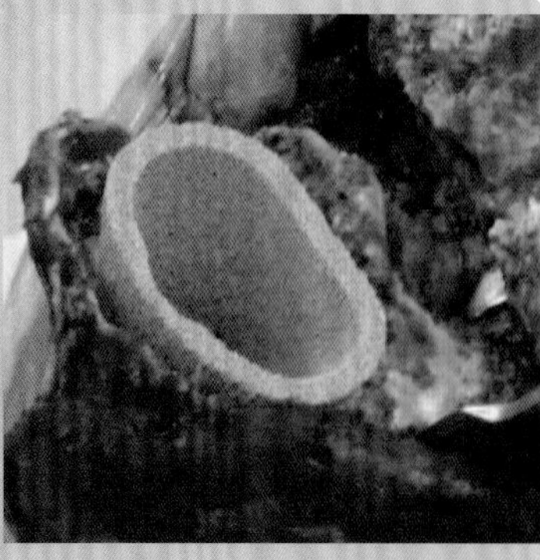

图 52.6 术中图像显示，股骨和胫骨干骺端安装人工金属骨小梁锥形垫块

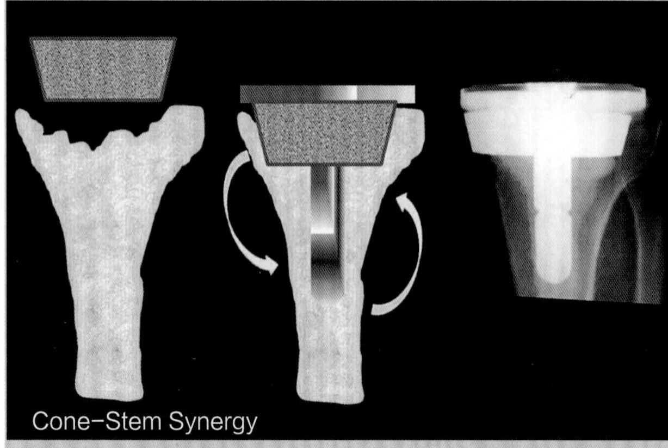

多孔金属锥形垫块可长期用非骨水泥固定，为骨水泥延长杆提供初始稳定性，垫块在关节水平的非骨水泥固定可以减轻延长杆骨水泥在胫骨干的应力

图 52.7 联合使用垫块延长杆

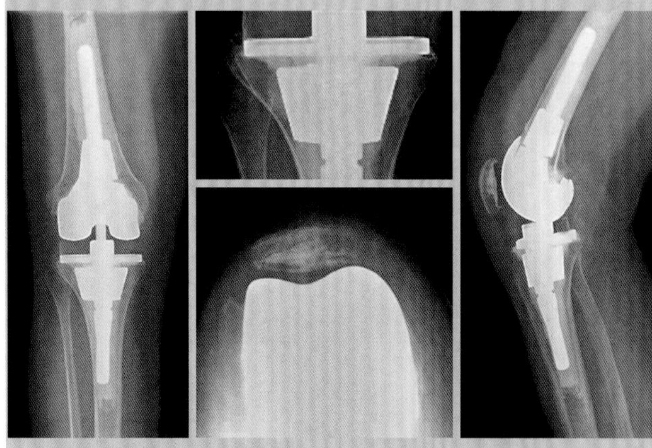

图 52.8 膝关节正位、侧位和髌骨轴位平片显示，在股骨、胫骨两侧同时使用锥形垫块、短的骨水泥延长杆行 TKA 翻修

要点

- 无菌性松动仍然是初次 TKA 术后失败的主要原因之一。
- 无菌性松动的患者通常表现出时间依赖性。无菌性松动伴有疼痛和进行性不稳，活动和负重后会更严重，而休息后改善。
- 放射学检查的透亮带通常从植入物 - 水泥界面处的股骨 / 胫骨组件周围开始评估，然后进行检查。重要的是将影像学检查结果与患者的病史和症状结合起来。并非所有的透亮带都必然意味着组件松动，尤其是在非进行性的情况下。
- 肥胖和糖尿病是无菌性松动的风险因素。一些研究强调与糖化血红蛋白升高相比，围手术期高血糖是无菌性松动和 PJI 的一个更大的风险因素。
- 一些活动平台 TKA 假体和 HV 骨水泥可能是增加无菌性松动的风险因素。
- 松质骨中 3 ～ 4 mm 的骨水泥浸入深度是最佳固定所需的最小深度。HV 骨水泥具有工作期长、抗拉强度高的优点，但有报道称其渗透深度不足和固定强度低。
- 没有确凿的证据表明 HV 骨水泥优于 LV 骨水泥。这需要进一步实施前瞻性大样本队列研究，以确认在初次 TKA 期间，HV 骨水泥与 LV 骨水泥相比，无菌性松动的风险更高。
- TKA 翻修术是一种昂贵而复杂的外科手术。与初次关节置换术结果相比，TKA 翻修术的总体效果较差，成功率和患者满意度评分也较低。
- 随着假体技术的发展和手术技术的提高，无菌性松动后 TKA 翻修的效果有所好转，但仍需要进一步改善。
- 需要进一步的研究来评估 TKA 翻修术后患者的功能，除了假体生存率外，还要评估不同复杂程度 TKA 翻修手术并发症的发生率。

参考文献

（遵从原版图书著录格式）

Abu-Amer Y, Darwech I, Clohisy JC (2007) Aseptic loosening of total joint replacements: mechanisms underlying osteolysis and potential therapies. Arthritis Res Ther. https://doi.org/10.1186/ar2170

Ahlberg A, Lunden A (1981) Secondary operations after knee joint replacement. Clin Orthop Relat Res. https://doi.org/10.1097/00003086-198105000-00022

Aliabadi P, Tumeh SS, Weissman BN, McNeil BJ (1989) Cemented total hip prosthesis: radiographic and scintigraphic evaluation. Radiology. https://doi.org/10.1148/radiology.173.1.2675184

Bach CM, Steingruber IE, Peer S, Nogler M, Wimmer C, Ogon M (2001) Radiographic assessment in total knee arthroplasty. Clin Orthop Relat Res. https://doi.org/10.1097/00003086-200104000-00022

Bach CM, Biedermann R, Goebel G, Mayer E, Rachbauer F (2005) Reproducible assessment of radiolucent lines in total knee arthroplasty. Clin Orthop Relat Res. https://doi.org/10.1097/01.blo.0000153077.79573.a4

Baker P, Cowling P, Kurtz S, Jameson S, Gregg P, Deehan D (2012) Reason for revision influences early patient outcomes after aseptic knee revision knee. Clin Orthop Relat Res. https://doi.org/10.1007/s11999-012-2278-7

Bargar WL, Cracchiolo A, Amstutz HC (1980) Results with the constrained total knee prosthesis in treating severely disabled patients and patients with failed total knee replacements. J Bone Jt Surg Ser A. https://doi.org/10.2106/00004623-198062040-00003

Barnsley L, Barnsley L (2019) Detection of aseptic loosening in total knee replacements: a systematic review and meta-analysis. Skelet Radiol. https://doi.org/10.1007/s00256-019-03215-y

Bayley JC, Scott RD, Ewald FC, Holmes GB (1988) Failure of the metal-backed patellar component after total knee replacement. J Bone Jt Surg Ser A. https://doi.org/10.2106/00004623--198870050-00005

Berenbaum F (2011) Diabetes-induced osteoarthritis: from a new paradigm to a new phenotype. Ann Rheum Dis. https://doi.org/10.1136/ard.2010.146399

Berger RA, Lyon JH, Jacobs JJ et al (2001) Problems with cementless total knee arthroplasty at 11 years followup. Clin Orthop Relat Res. https://doi.org/10.1097/00003086-200111000-00024

Bertin KC, Freeman MAR, Samuelson KM, Ratcliffe SS, Todd RC (1985) Stemmed revision arthroplasty for aseptic loosening of total knee replacement. J Bone Jt Surg Ser B. https://doi.org/10.1302/0301-620x.67b2.3980534

Bhandari M, Smith J, Miller LE, Block JE (2012) Clinical and economic burden of revision knee arthroplasty. Clin Med Insights Arthritis Musculoskelet Disord. https://doi.org/10.4137/CMAMD.S10859

Bryan RS, Rand J (1985) Indications, results, and complications of revision of total knee arthroplasty for mechanical failure. In: Total-condylar knee arthroplasty: technique, results, and complications. Springer, New York, pp 249–267

Buller LT, Rao V, Chiu YF, Nam D, McLawhorn AS (2019) Primary total knee arthroplasty performed using high-viscosity cement is associated with higher odds of revision for aseptic loosening. J Arthroplast. https://doi.org/10.1016/j.arth.2019.08.023

Calliess T, Ettinger M, Hülsmann N, Ostermeier S, Windhagen H (2015) Update on the etiology of revision TKA – evident trends in a retrospective survey of 1449 cases. Knee. https://doi.org/10.1016/j.knee.2015.02.007

Cameron HU, Hunter GA (1982) Failure in total knee arthroplasty. Mechanisms, revisions, and results. Clin Orthop Relat Res. https://doi.org/10.1097/00003086-198210000-00018

Cawley DT, Kelly N, McGarry JP, Shannon FJ (2013) Cementing techniques for the tibial component in primary total knee replacement. Bone Joint J. https://doi.org/10.1302/0301-620x.95b3.29586

Chalmers BP, Sculco PK, Fehring KA, Trousdale RT, Taunton MJ (2017) A novel percentage-based system for determining aseptic loosening of total knee arthroplasty tibial components. J Arthroplast 32(7):2274–2278. https://doi.org/10.1016/j.arth.2017.02.020

Cherian JJ, Jauregui JJ, Banerjee S, Pierce T, Mont MA (2015) What host factors affect aseptic loosening after THA and TKA? Clin Orthop Relat Res. https://doi.org/10.1007/s11999-015-4220-2

Cherian JJ, Bhave A, Harwin SF, Mont MA (2016) Outcomes and aseptic survivorship of revision total knee arthroplasty. Am J Orthop (Belle Mead NJ) 45:79–85

Choi Y-J, Lee KW, Ha J-K et al (2018) Comparison of revision rates due to aseptic loosening between high-flex and conventional knee prostheses. Knee Surg Relat Res. https://doi.org/10.5792/ksrr.17.071

Claassen L, Ettinger M, Plaass C, Daniilidis K, Calliess T, Ezechieli M (2014) Diagnostic value of bone scintigraphy for aseptic loosening after total knee arthroplasty. Technol Health Care. https://doi.org/10.3233/THC-140850

Crawford DA, Berend KR, Nam D, Barrack RL, Adams JB, Lombardi AV (2017) Low rates of aseptic tibial loosening in obese patients with use of high-viscosity cement and standard tibial tray: 2-year minimum follow-up. J Arthroplast. https://doi.org/10.1016/j.arth.2017.04.018

Dalury DF, Pomeroy DL, Gorab RS, Adams MJ (2013) Why are total knee arthroplasties being revised? J Arthroplast. https://doi.org/10.1016/j.arth.2013.04.051

Delank KS, Schmidt M, Michael JWP, Dietlein M, Schicha H, Eysel P (2006) The implications of 18F-FDG PET for the diagnosis of endoprosthetic loosening and infection in hip and knee arthroplasty: results from a prospective, blinded study. BMC Musculoskelet Disord. https://doi.org/10.1186/1471-2474-7-20

Dewan A, Bertolusso R, Karastinos A, Conditt M, Noble PC, Parsley BS (2009) Implant durability and knee function after total knee arthroplasty in the morbidly obese patient. J Arthroplast. https://doi.org/10.1016/j.arth.2009.04.024

DIAGNOSIS AND PREVENTION OF PERIPROSTHETIC JOINT INFECTIONS CLINICAL PRACTICE GUIDELINE – American Academy of Orthopaedic Surgeons; 2019

Duus BR, Boeckstyns M, Stadeager C (1990) The natural course of radionuclide bone scanning in the evaluation of total knee replacement – a 2 year prospective study. Clin Radiol. https://doi.org/10.1016/S0009-9260(05)81699-X

Ecker ML, Lotke PA, Windsor RE, Cella JP (1987) Long-term results after total condylar knee arthroplasty. Significance of radiolucent lines. Clin Orthop Relat Res. https://doi.org/10.1097/00003086-198703000-00023

Eftekhary N, Shepard N, Wiznia D, Iorio R, Long WJ, Vigdorchik J (2018) Metal hypersensitivity in total joint arthroplasty. JBJS Rev. https://doi.org/10.2106/JBJS.RVW.17.00169

Eriksson RA, Albrcktsson T, Magnusson B (1984) Assessment of bone viability after heat trauma: a histological, histochemical and vital microscopic study in the rabbit. Scand J Plast Reconstr Surg Hand Surg. https://doi.org/10.3109/02844318409052849

Even-Sapir E, Mishani E, Flusser G, Metser U (2007) 18F-Fluoride positron emission tomography and positron emission tomography/computed tomography. Semin Nucl Med. https://doi.org/10.1053/j.semnuclmed.2007.07.002

Ewald FC (1989) The Knee Society total knee arthroplasty roentgenographic evaluation and scoring system. Clin Orthop Relat Res. https://doi.org/10.1097/00003086-198911000-00003

Flierl MA, Sobh AH, Culp BM, Baker EA, Sporer SM (2019) Evaluation of the painful total knee arthroplasty. J Am Acad Orthop Surg. https://doi.org/10.5435/JAAOS-D-18-00083

Foran JRH, Mont MA, Rajadhyaksha AD, Jones LC, Etienne G, Hungerford DS (2004) Total knee arthroplasty in obese patients: a comparison with a matched control group. J Arthroplast. https://doi.org/10.1016/j.arth.2004.03.017

French TH, Russell N, Pillai A (2013) The diagnostic accuracy of radionuclide arthrography for prosthetic loosening in hip and knee arthroplasty. Biomed Res Int. https://doi.org/10.1155/2013/693436

Friedman RJ, Hirst P, Poss R, Kelley K, Sledge CB (1990) Results of revision total knee arthroplasty performed for aseptic loosening. Clin Orthop Relat Res. https://doi.org/10.1097/00003086--199006000-00031

Fritz J, Lurie B, Potter HG (2015) MR imaging of knee arthroplasty implants. Radiographics. https://doi.org/10.1148/rg.2015140216

Gonzalez MH, Mekhail AO (2004) The failed total knee arthroplasty: evaluation and etiology. J Am Acad Orthop Surg. https://doi.org/10.5435/00124635-200411000-00008

Gøthesen EB, Havelin L et al (2013) Survival rates and causes of revision in cemented primary total knee replacement: a report from the Norwegian arthroplasty register 1994–2009. Bone Jt J. https://doi.org/10.1302/0301-620X.95B5.30271

Granchi D, Cenni E, Tigani D, Trisolino G, Baldini N, Giunti A (2008) Sensitivity to implant materials in patients with total knee arthroplasties. Biomaterials. https://doi.org/10.1016/j.biomaterials.2007.11.038

Graves SE, Davidson D, Tomkins A (2011) Australian Orthopaedic Association National Joint Replacement Registry: annual report

2011
Greidanus NV, Peterson RC, Masri BA, Garbuz DS (2011) Quality of life outcomes in revision versus primary total knee arthroplasty. J Arthroplast. https://doi.org/10.1016/j.arth.2010.04.026
Griffin FM, Scuderi GR, Insall JN, Colizza W (1998) Total knee arthroplasty in patients who were obese with 10 years followup. Clin Orthop Relat Res. https://doi.org/10.1097/00003086--199811000-00006
Gu A, Wei C, Robinson H et al (2019) Postoperative complications and impact of diabetes mellitus severity on revision total knee arthroplasty. J Knee Surg. https://doi.org/10.1055/s-0038-1677542
Guha AR, Debnath UK, Graham NMK (2008) Radiolucent lines below the tibial component of a total knee replacement (TKR) – a comparison between single-and two-stage cementation techniques. Int Orthop. https://doi.org/10.1007/s00264-007-0345-6
Haas SB, Insall JN, Montgomery W, Windsor RE (1995) Revision total knee arthroplasty with use of modular components with stems inserted without cement. J Bone Jt Surg Ser A. https://doi.org/10.2106/00004623-199511000-00009
Hamilton DF, Simpson PM, Patton JT, Howie CR, Burnett R (2017) Aseptic revision knee arthroplasty with total stabilizer prostheses achieves similar functional outcomes to primary total knee arthroplasty at 2 years: a longitudinal cohort study. J Arthroplast. https://doi.org/10.1016/j.arth.2016.10.028
Hanssen AD, Rand JA (1988) A comparison of primary and revision total knee arthroplasty using the kinematic stabilizer prosthesis. J Bone Jt Surg Ser A. https://doi.org/10.2106/00004623--198870040-00003
Hartley RC, Barton-Hanson NG, Finley R, Parkinson RW (2002) Early patient outcomes after primary and revision total knee arthroplasty. A prospective study. J Bone Jt Surg Ser B. https://doi.org/10.1302/0301-620X.84B7.12607
Hazelwood KJ, O'Rourke M, Stamos VP, McMillan RD, Beigler D, Robb WJ (2015) Case series report: early cement-implant interface fixation failure in total knee replacement. Knee. https://doi.org/10.1016/j.knee.2015.02.016
Higuera-Rueda C, Parvizi J (2015) Causes and diagnosis of aseptic loosening after total knee replacement. In: Hirschman M, Becker R (eds) The unhappy total knee replacement: a comprehensive review and management guide. Springer, Cham
Hochman MG, Melenevsky YV, Metter DF et al (2017) ACR appropriateness criteria® imaging after total knee arthroplasty. J Am Coll Radiol. https://doi.org/10.1016/j.jacr.2017.08.036
Hofmann AA, Wyatt RW, Daniels AU, Armstrong L, Alazraki N, Taylor A Jr (1990) Bone scans after total knee arthroplasty in asymptomatic patients. Cemented versus cementless. Clin Orthop Relat Res (251):183–188
Holst DC, Angerame MR, Dennis DA, Jennings JM (2019) What is the value of component loosening assessment of a preoperatively obtained bone scan prior to revision total knee arthroplasty? J Arthroplast. https://doi.org/10.1016/j.arth.2019.02.065
Incavo SJ, Ronchetti PJ, Howe JG, Tranowski JP (1994) Tibial plateau coverage in total knee arthroplasty. Clin Orthop Relat Res. https://doi.org/10.1097/00003086-199402000-00011
Issa K, Harwin SF, Malkani AL, Bonutti PM, Scillia A, Mont MA (2016) Bariatric orthopaedics: Total hip arthroplasty in super-obese patients (those with a BMI of ≥50 kg/m2). J Bone Jt Surg Am Vol. https://doi.org/10.2106/JBJS.O.00474
Janssen D, Mann KA, Verdonschot N (2008) Micro-mechanical modeling of the cement-bone interface: the effect of friction, morphology and material properties on the micromechanical response. J Biomech. https://doi.org/10.1016/j.jbiomech.2008.08.020
Jiang Y, Jia T, Wooley PH, Yang SY (2013) Current research in the pathogenesis of aseptic implant loosening associated with particulate wear debris. Acta Orthop Belg 79(1):1–9
Johnson JA, Krug WH, Nahon D, Miller JE, Ahmed AM (1983) Evaluation of the load bearing capability of the cancellous proximal tibia with special interest in the design of knee implants. In: Transactions of the Annual Meeting of the Society for Biomaterials in Conjunction with the Interna
Kantor SG, Schneider R, Insall JN, Becker MW (1990) Radionuclide imaging of asymptomatic versus symptomatic total knee arthroplasties. Clin Orthop Relat Res. https://doi.org/10.1097/00003086-199011000-00021
Kelly MP, Illgen RL, Chen AF, Nam D (2018) Trends in the use of high-viscosity cement in patients undergoing primary total knee arthroplasty in the United States. J Arthroplast. https://doi.org/10.1016/j.arth.2018.07.007
Kim L, Finerman G (1983) Results of revision for aseptic failed knee arthroplasties. Orthop Trans 7:535
Kim YH, Park JW, Kim JS (2017) Do high-flexion total knee designs increase the risk of femoral component loosening? J Arthroplast. https://doi.org/10.1016/j.arth.2017.01.026
Koob S, Gaertner FC, Jansen TR et al (2019) Diagnosis of periprosthetic loosening of total hip and knee arthroplasty using 18F-Fluoride PET/CT. Oncotarget. https://doi.org/10.18632/oncotarget.26762
Kopinski JE, Aggarwal A, Nunley RM, Barrack RL, Nam D (2016) Failure at the tibial cement–implant interface with the use of high-viscosity cement in total knee arthroplasty. J Arthroplast. https://doi.org/10.1016/j.arth.2016.03.063
Krushell RJ, Fingeroth RJ (2007) Primary total knee arthroplasty in morbidly obese patients. A 5- to 14-year follow-up study. J Arthroplast. https://doi.org/10.1016/j.arth.2007.03.024
Kulshrestha V, Datta B, Mittal G, Kumar S (2019) Epidemiology of revision total knee arthroplasty: a single center's experience. Indian J Orthop. https://doi.org/10.4103/ortho.IJOrtho_127_17
Kurtz S, Mowat F, Ong K, Chan N, Lau E, Halpern M (2005) Prevalence of primary and revision total hip and knee arthroplasty in the United States from 1990 through 2002. J Bone Jt Surg Ser A. https://doi.org/10.2106/JBJS.D.02441
Kurtz S, Ong K, Lau E, Mowat F, Halpern M (2007) Projections of primary and revision hip and knee arthroplasty in the United States from 2005 to 2030. J Bone Jt Surg Ser A. https://doi.org/10.2106/JBJS.F.00222
Kutzner I, Hallan G, Høl PJ et al (2018) Early aseptic loosening of a mobile-bearing total knee replacement: a case-control study with retrieval analyses. Acta Orthop. https://doi.org/10.1080/17453674.2017.1398012
Lachiewicz PF, Watters TS (2014) Porous metal metaphyseal cones for severe bone loss: when only metal will do. Bone Jt J. https://doi.org/10.1302/0301-620X.96B11.34197
Lenguerrand E, Beswick AD, Whitehouse MR, Wylde V, Blom AW (2018) Outcomes following hip and knee replacement in diabetic versus nondiabetic patients and well versus poorly controlled diabetic patients: a prospective cohort study. Acta Orthop. https://doi.org/10.1080/17453674.2018.1473327
Lim CT, Goodman SB, Huddleston JI et al (2017) Weight gain after primary total knee arthroplasty is associated with accelerated time to revision for aseptic loosening. J Arthroplast. https://doi.org/10.1016/j.arth.2017.02.026
Lonner JH, Fehring TK, Hanssen AD et al (2009) Revision total knee arthroplasty: the preoperative evaluation. J Bone Jt Surg [Am]. https://doi.org/10.1016/S0021-9355(09)73915-3
Losina E, Thornhill TS, Rome BN, Wright J, Katz JN (2012) The dramatic increase in total knee replacement utilization rates in the United States cannot be fully explained by growth in population size and the obesity epidemic. J Bone Jt Surg Ser A. https://doi.org/10.2106/JBJS.J.01958
Maradit Kremers H, Schleck CD, Lewallen EA, Larson DR, Van Wijnen AJ, Lewallen DG (2017) Diabetes mellitus and hyperglycemia and the risk of aseptic loosening in total joint arthroplasty. J Arthroplast. https://doi.org/10.1016/j.arth.2017.02.056
Marchant MH, Viens NA, Cook C, Vail TP, Bolognesi MP (2009) The impact of glycemic control and diabetes mellitus on perioperative outcomes after total joint arthroplasty. J Bone Jt Surg Ser A. https://doi.org/10.2106/JBJS.H.00116
Martínez-Huedo MA, Jiménez-García R, Jiménez-Trujillo I, Hernández-Barrera V, del Rio LB, López-de-Andrés A (2017) Effect of type 2 diabetes on in-hospital postoperative complica-

tions and mortality after primary total hip and knee arthroplasty. J Arthroplast. https://doi.org/10.1016/j.arth.2017.06.038

McLaughlin JR, Lee KR (2006) The outcome of total hip replacement in obese and non-obese patients at 10- to 18-years. J Bone Jt Surg Ser B. https://doi.org/10.1302/0301-620X.88B10.17660

Meding JB, Reddleman K, Keating ME et al (2003) Total knee replacement in patients with diabetes mellitus. Clin Orthop Relat Res. https://doi.org/10.1097/01.blo.0000093002.90435.56

Meneghini RM, Mont MA, Backstein DB, Bourne RB, Dennis DA, Scuderi GR (2015) Development of a modern knee society radiographic evaluation system and methodology for total knee arthroplasty. J Arthroplast 30(12):2311–2314. https://doi.org/10.1016/j.arth.2015.05.049

Mont MA, Mathur SK, Krackow KA, Loewy JW, Hungerford DS (1996) Cementless total knee arthroplasty in obese patients: a comparison with a matched control group. J Arthroplast. https://doi.org/10.1016/S0883-5403(05)80009-9

Namba RS, Inacio MCS, Paxton EW et al (2012) Risk of revision for fixed versus mobile-bearing primary total knee replacements. J Bone Jt Surg Ser A. https://doi.org/10.2106/JBJS.K.01363

Namba RS, Cafri G, Khatod M, Inacio MCS, Brox TW, Paxton EW (2013) Risk factors for total knee arthroplasty aseptic revision. J Arthroplast. https://doi.org/10.1016/j.arth.2013.04.050

Namba R, Graves S, Robertsson O et al (2014) International comparative evaluation of knee replacement with fixed or mobile non-posterior-stabilized implants. J Bone Jt Surg Am Vol. https://doi.org/10.2106/JBJS.N.00466

Naziri Q, Issa K, Malkani AL, Bonutti PM, Harwin SF, Mont MA (2013) Bariatric orthopaedics: Total knee arthroplasty in super-obese patients (BMI > 50 kg/m 2). Survivorship and complications. Clin Orthop Relat Res. https://doi.org/10.1007/s11999-013-3154-9

Palestro CJ (2014) Nuclear medicine and the failed joint replacement: past, present, and future. World J Radiol. https://doi.org/10.4329/wjr.v6.i7.446

Papagelopoulos PJ, Idusuyi OB, Wallrichs SL, Morrey BF (1996) Long term outcome and survivorship analysis of primary total knee arthroplasty in patients with diabetes mellitus. Clin Orthop Relat Res. https://doi.org/10.1097/00003086-199609000-00015

Park CN, White PB, Meftah M, Ranawat AS, Ranawat CS (2016) Diagnostic algorithm for residual pain after total knee arthroplasty. Orthopedics. https://doi.org/10.3928/01477447-20160119-06

Paxton EW, Furnes O, Namba RS, Inacio MCS, Fenstad AM, Havelin LI (2011) Comparison of the Norwegian knee arthroplasty register and a United States arthroplasty registry. J Bone Joint Surg Am. https://doi.org/10.2106/jbjs.k.01045

Pun SY, Ries MD (2008) Effect of gender and preoperative diagnosis on results of revision total knee arthroplasty. Clin Orthop Relat Res. https://doi.org/10.1007/s11999-008-0451-9

Ranawat CS, Flynn WF, Saddler S, Hansraj KK, Maynard MJ (1993) Long-term results of the total condylar knee arthroplasty: a 15-year survivorship study. Clin Orthop Relat Res. https://doi.org/10.1097/00003086-199301000-00015

Rey RM, Paiement GD, McGann WM et al (1987) A study of intrusion characteristics of low viscosity cement Simplex-P and Palacos cements in a bovine cancellous bone model. Clin Orthop Relat Res. https://doi.org/10.1097/00003086-199702000-00039

Sachdeva S, Baker JF, Bauwens JE et al (2019) Can revision TKA patients achieve similar clinical functional improvement compared to primaries. J Knee Surg. https://doi.org/10.1055/s-0039-1693415

Saleh KJ, Dykes DC, Tweedie RL et al (2002) Functional outcome after total knee arthroplasty revision: a meta-analysis. J Arthroplast. https://doi.org/10.1054/arth.2002.35823

Schroer WC, Berend KR, Lombardi AV et al (2013) Why are total knees failing today? Etiology of total knee revision in 2010 and 2011. J Arthroplast. https://doi.org/10.1016/j.arth.2013.04.056

Schwab JH, Haidukewych GJ, Hanssen AD, Jacofsky DJ, Pagnano MW (2005) Flexion instability without dislocation after posterior stabilized total knees. Clin Orthop Relat Res. https://doi.org/10.1097/01.blo.0000185449.51246.d6

Sharkey PF, Hozack WJ, Rothman RH, Shastri S, Jacoby SM (2002) Why are total knee arthroplasties failing today? Clin Orthop Relat Res. https://doi.org/10.1097/00003086-200211000-00003

Sharkey PF, Lichstein PM, Shen C, Tokarski AT, Parvizi J (2013) Why are total knee arthroplasties failing today-has anything changed after 10 years? J Arthroplast. https://doi.org/10.1016/j.arth.2013.07.024

Smith S, Naima VSN, Freeman MAR (1999) The natural history of tibial radiolucent lines in a proximally cemented stemmed total knee arthroplasty. J Arthroplast. https://doi.org/10.1016/S0883--5403(99)99999-0

Smith SL, Wastie ML, Forster I (2001) Radionuclide bone scintigraphy in the detection of significant complications after total knee joint replacement. Clin Radiol. https://doi.org/10.1053/crad.2000.0620

Sterner T, Pink R, Freudenberg L et al (2007) The role of [18F]fluoride positron emission tomography in the early detection of aseptic loosening of total knee arthroplasty. Int J Surg. https://doi.org/10.1016/j.ijsu.2006.05.002

Teo WZW, Schalock PC (2017) Metal hypersensitivity reactions to orthopedic implants. Dermatol Ther (Heidelb). https://doi.org/10.1007/s13555-016-0162-1

Thornhill TS, Dalziel RW, Sledge CB (1982) Alternatives to arthrodesis for the failed total knee arthroplasty. Clin Orthop Relat Res. https://doi.org/10.1097/00003086-198210000-00017

Vazquez-Vela Johnson G, Worland RL, Keenan J, Norambuena N (2003) Patient demographics as a predictor of the ten-year survival rate in primary total knee replacement. J Bone Jt Surg Ser B. https://doi.org/10.1302/0301-620X.85B1.12992

Vyskocil P, Gerber C, Bamert P (1999) Radiolucent lines and component stability in knee arthroplasty. Standard versus fluoroscopically-assisted radiographs. J Bone Jt Surg Ser B. https://doi.org/10.1302/0301-620X.81B1.9213

Wagner ER, Kamath AF, Fruth K, Harmsen WS, Berry DJ (2016) Effect of body mass index on reoperation and complications after total knee arthroplasty. J Bone Jt Surg Am Vol. https://doi.org/10.2106/JBJS.16.00093

Watts CD, Houdek MT, Wagner ER, Abdel MP, Taunton MJ (2016) Insulin dependence increases the risk of failure after Total knee arthroplasty in morbidly obese patients. J Arthroplast. https://doi.org/10.1016/j.arth.2015.08.026

Weinstein AM, Rome BN, Reichmann WM et al (2013) Estimating the burden of total knee replacement in the United States. J Bone Jt Surg Ser A. https://doi.org/10.2106/JBJS.L.00206

Whiteside LA, Viganò R (2007) Young and heavy patients with a cementless TKA do as well as older and lightweight patients. Clin Orthop Relat Res. https://doi.org/10.1097/BLO.0b013e31815a052c

Windsor RE, Scuderi GR, Moran MC, Insall JN (1989) Mechanisms of failure of the femoral and tibial components in total knee arthroplasty. Clin Orthop Relat Res. https://doi.org/10.1097/00003086-198911000-00005

Yamazaki T, Watanabe T, Nakajima Y et al (2005) Visualization of femorotibial contact in total knee arthroplasty using X-ray fluoroscopy. Eur J Radiol. https://doi.org/10.1016/j.ejrad.2003.09.018

（梅玉峰 李 辉 许 鹏）

第 53 章

全膝关节置换术后伸膝装置断裂的处理

Krit Boontanapibul, Stuart B. Goodman, and Derek F. Amanatullah

53.1 引言

伸膝装置断裂是 TKA 术后一种严重且具有灾难性后果的并发症。TKA 术后伸膝功能的丧失会严重损害膝关节的功能和患者的生活质量。伸膝装置的重建对手术技术要求很高，伸膝装置断裂后若选择不恰当的治疗，可能会导致膝关节持续的伸膝迟滞、进行性股四头肌无力、活动功能降低和严重的功能残疾。

53.2 典型病例

患者老年女性，60 岁，6 个月前因初次膝关节置换术后感染，行二期关节翻修术，主诉 4 个月前右膝关节在屈曲位摔倒后出现膝前痛和行走障碍，同时不能主动伸膝，行走极度不稳。在膝关节固定支具保护下，其可在室内行短距离的简单移动，比如从床旁到椅子或从椅子移动到卫生间，因此活动时不得不依靠轮椅。否认伤口有渗出、红肿和发热等并发症。既往有脑梗死、2 型糖尿病、肥胖、高血压和高脂血症等病史。

体格检查可见，其右膝皮温正常，末梢血运正常，膝前原手术切口愈合良好，没有红斑或窦道形成。被动活动范围从 0° ~ 95°，伴有轻微疼痛。患者有 65° 的伸膝迟滞，不能进行主动伸膝和直腿抬高，检查同时发现股四头肌肌腱有可触及的断裂区域。

下肢全长负重正位片上显示右膝关节 TKA 假体及胫骨延长杆位置良好，右膝关节内侧应力下显示 LCL 损伤，虽然假体位置良好，但膝关节不稳定。膝关节侧位片上可见 PS 股骨假体及表面置换的髌骨假体位置良好，但严重的低位髌骨提示存在股四头肌肌腱的慢性软组织损伤（图 53.1）。在超声引导下膝关节穿刺检查、常规多形核白细胞计数和百分比检查、有氧和厌氧细菌培养、ESR 和 CRP 等指标均为阴性，提示没有 PJI 复发的迹象。

考虑到患者股四头肌肌腱及 LCL 功能不全，在 PJI　TKA 翻修后有明显的摔倒外伤机制，因此考虑诊断为术后慢性伸膝装置断裂，遂进行铰链式 TKA 翻修治疗，同时使用人工合成补片进行伸肌装置重建。手术采用内侧髌旁入路，皮下游离内外侧全厚皮瓣。术中可见，股四头肌肌腱远端、髌骨和髌腱缺血坏死，长度为 15 cm；股骨附着处的 LCL 完全断裂，胫骨假体极度内旋转超过 30°（图 53.2）。切除含髌骨在内的所有坏死组织，取出既往翻修假体，骨缺损处给予多孔金属垫块填充，并更换骨水泥型旋转铰链假体（图 53.3，图 53.4）。

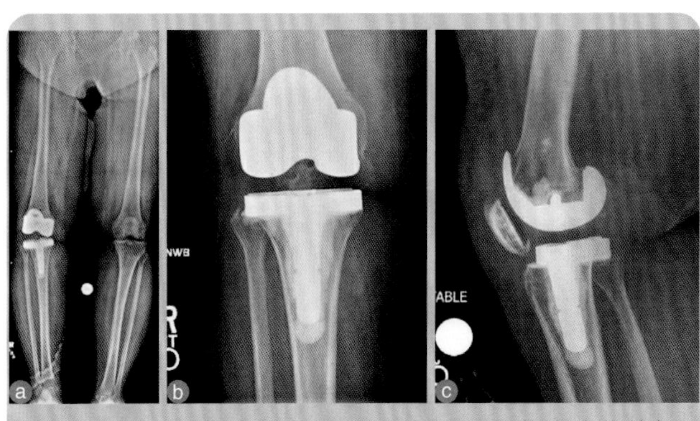

图 53.1　a. 下肢站立全长 X 线片显示右全膝关节外侧不稳；b. 右膝关节负重正位片显示翻修的胫骨假体良好；c. 右膝侧位 X 线片显示严重的低位髌骨，后稳定型股骨假体和髌骨表面置换良好

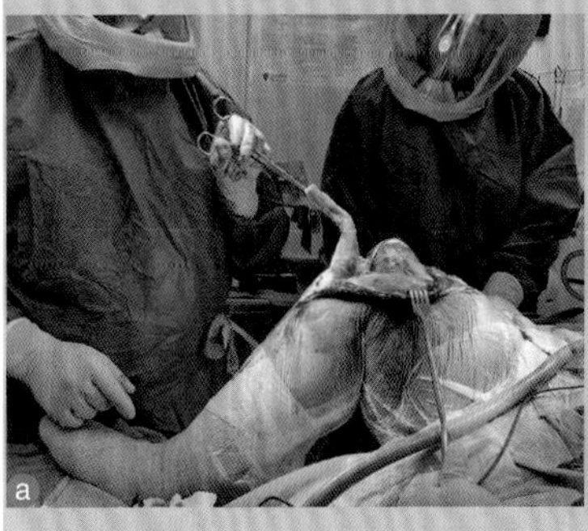

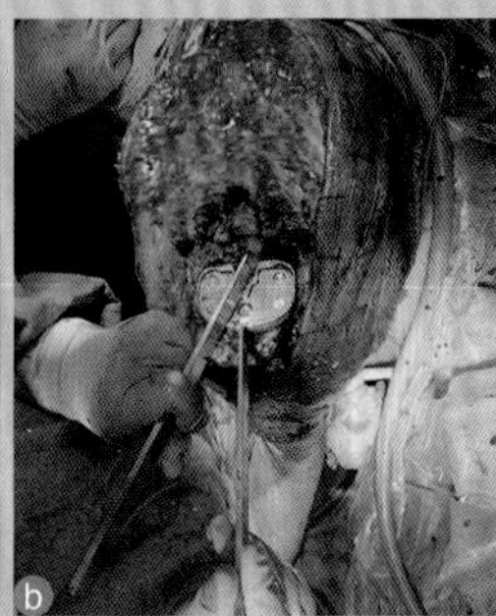

图 53.2　a. 股四头肌肌腱远端、髌骨和髌腱坏死导致伸膝装置的慢性损伤；b. 胫骨假体严重内旋

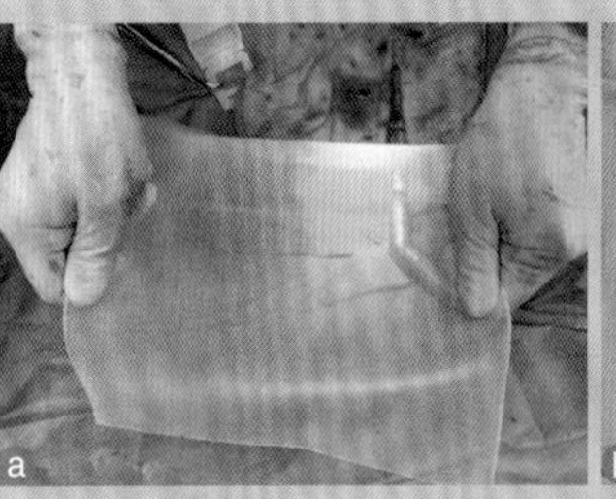

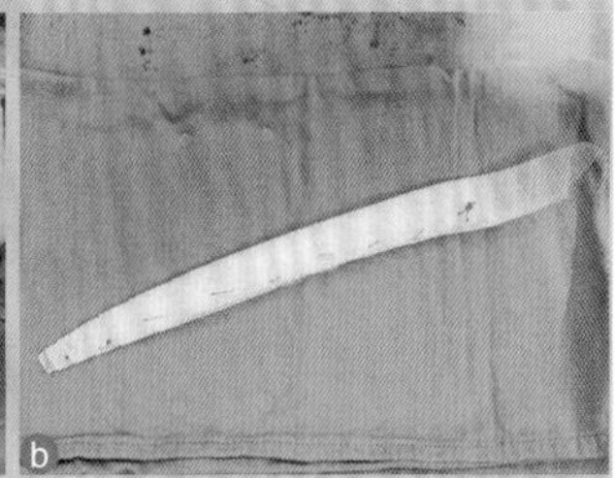

图 53.3　a. 固定人工合成补片无弹性一边；b. 沿着人工合成补片固定的一侧将其卷起，形成一个 10 层管状物，宽度为 1.5 ~ 2 cm，并用 5 号爱普邦缝线固定

传统操作方法都是在胫骨假体 – 骨水泥固定后，使用 6.5 mm 的皮质螺钉固定合成补片，并通过胫骨开槽进一步行骨水泥固定。然而，当合成补片与胫骨假体同时通过骨水泥在胫骨骨槽安装时，就不需要使

用螺钉固定。同时分离外侧支持带残余部分，并将其置于合成补片和胫骨假体之间，以避免聚乙烯衬垫和合成补片之间的磨损（图 53.5）。然后，合成补片的近端部分穿过残余外侧支持带下方的一个隧道，从深部到外侧支持带的表面，然后再通过皮下隧道与股外侧肌和股内侧肌包裹式缝合。需在膝关节完全伸直位下使用 5 号爱普邦不可吸收缝线进行缝合，膝关节伸膝装置的肌张力可由合成补片近端的牵拉力量决定（图 53.6）。

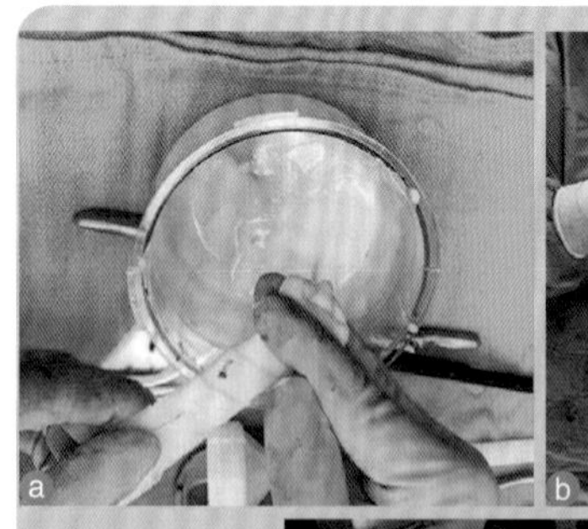
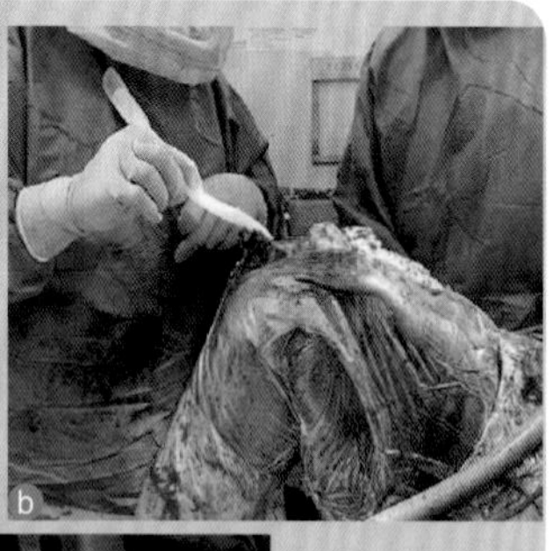
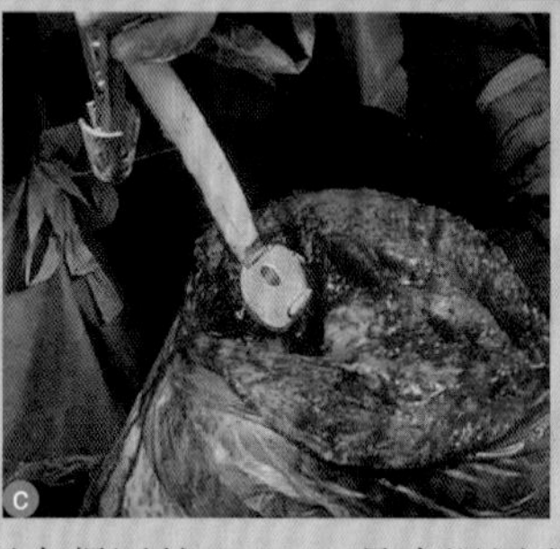

图 53.4 a. 用未凝固的 PMMA 骨水泥层黏合合成补片的远端；b. 将骨水泥黏合的合成补片插入胫骨近端的骨槽内；c. 胫骨假体－骨水泥固定，并将合成补片进一步固定在胫骨骨槽内

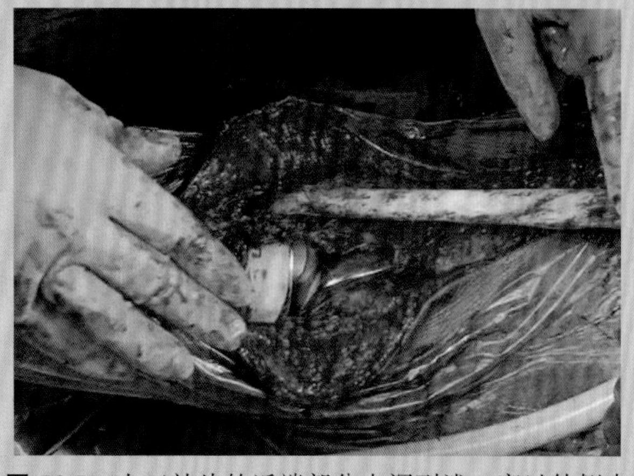

图 53.5 人工补片的近端部分由深到浅，穿过外侧支持带残余部分的通道，走形于外侧支持带的表面，防止在固定 3 个月后膝关节活动时，合成补片与聚乙烯衬垫之间发生磨损

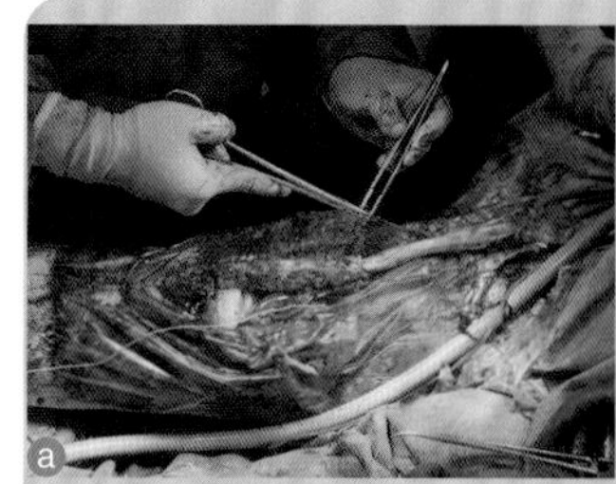
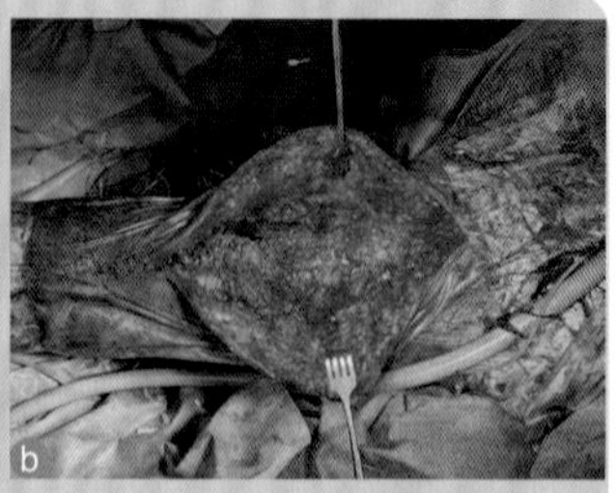

图 53.6 a. 在膝关节完全伸直位设置伸膝装置的张力，用不可吸收的 5 号爱普邦缝线将合成补片的近端缝合到股四头肌肌腱残余部分，以及股外侧肌和股直肌；b. 向前推移股内侧肌覆盖合成补片，以 pants-over-vest 方式覆盖它

术后，膝关节长腿石膏固定 3 个月，在非负重状态下进行股四头肌的等长收缩锻炼。

53.3 发病率、病因学和危险因素

初次 TKA 伸膝装置断裂的发生率在 0.2% ~ 2.5%（Schoderbek et al.，2006），股四头肌肌腱断裂的发生率为 0.1% ~ 1.1%（Dobbs et al.，2005；Lynch et al.，1987），髌腱断裂的发生率为 0.2% ~ 1.0%（Schoderbek et al.，2006；Lynch et al.，1987；Nam et al.，2014；Papalia et al.，2015；Rand et al.，1989），髌骨骨折的发生率为 0.7%。TKA 翻修术后伸膝装置断裂的发生率为 1.8%（Berry，1999）。

与 TKA 术后伸膝装置断裂相关的危险因素有 3 类。

- 患者自身因素。
- 术中危险因素。
- 术后危险因素。

患者自身因素

与 TKA 术前膝关节无手术史的患者相比，TKA 术前膝关节进行多次手术的患者发生伸膝装置断裂的风险最高（Crossett et al.，2002；Jaureguito et al.，1997；Nazarian et al.，1999）。

低位髌骨会伴有髌韧带挛缩。长时间保持膝关节伸直状态或手术可能会导致低位髌骨，如胫骨近端截骨术。低位髌骨增加了初次 TKA 后髌腱断裂的风险（Nam et al.，2014；Dalury et al.，2003）。

长期全身性糖皮质激素治疗和多次关节内皮质类固醇激素注射，会间接损伤肌腱和韧带，但不会直接

导致伸膝装置的断裂（Dobbs et al.，2005；Lynch et al.，1987；Springer et al.，2008）。

> 包括 RA、SLE、糖尿病、慢性肾病、甲状腺功能亢进症、肥胖和骨质疏松症在内的基础疾病增加了初次 TKA 后伸膝装置断裂或髌骨骨折的风险（Lynch et al.，1987；Rorabeck et al.，1998；Meding et al.，2008；Sheth et al.，2007）。

■ 术中危险因素

在 TKA 术中，广泛的软组织剥离可能会损伤伸膝装置的血液供应。术中行股四头肌 V-Y 成形或外侧支持带松解时可能会损伤膝上外侧动脉，而该血管可能是内侧髌旁入路时髌骨唯一的血供（Lynch et al.，1987；Pawar et al.，2009；Barrack，1999）。术中使用电刀剥离髌骨周围的软组织会导致髌骨血运进一步受损，并增加髌骨坏死和髌骨骨折的风险（Ortiguera et al.，2002）。过度手法松解僵硬的膝关节，或术中显露时对粘连松解不足，尤其是 TKA 翻修前行胫骨近端截骨术或先前已经进行伸肌重建的患者，在胫骨结节止点处易发生髌韧带断裂（Nam et al.，2014；Papalia et al.，2015；Pagnano，2003；Schoderbek et al.，2006；Rand et al.，1989；Dalury et al.，2003；Parker et al.，2003；Schoderbek et al.，2006；Nam et al.，2014；Dalury et al.，2003；Schoderbek et al.，2006；Lynch et al.，1987；Nam et al.，2014；Pagnano，2003；Bates et al.，2015）。僵硬膝在术中显露时，外翻髌骨可能会增加髌骨在膝关节上的牵张力，并导致髌韧带的断裂（Crossett et al.，2002；Nazarian et al.，1999）。

髌骨表面置换过度切除髌骨会增加髌骨骨折的风险（Schoderbek et al.，2006；Nam et al.，2014；Papalia et al.，2015；Parker et al.，2003；Emerson et al.，1994；Lie et al.，2005）。在髌骨表面置换中，与保留髌骨厚度为 13 mm 或 16 mm 的患者相比，髌骨厚度为 11 mm 的患者具有更高的髌骨骨折风险（Lie et al.，2005）。TKA 术后髌骨厚度< 12 mm 的患者与髌骨厚度≥ 12 mm 的患者相比，髌骨骨折的风险增加了 60%。

TKA 术后髌骨倾斜可能会增加髌骨骨折的风险，因为倾斜的髌骨在股骨滑车内受力不均衡（Berger et al.，1998；Figgie et al.，1989；Seo et al.，2012）。连续几个病例报道证明股骨或胫骨假体的内旋安装及髌骨假体的偏外侧安装增加了髌股关节的压力，增加髌骨向外侧半脱风险，从而导致伸膝装置断裂或髌骨骨折的可能（Crossett et al.，2002；Nazarian et al.，1999；Seo et al.，2012；Jaureguito et al.，1997）。

■ 术后危险因素

TKA 术后伸膝装置断裂可能是由于膝关节处于屈曲位时摔倒，或由肌肉或肌腱组织病理性退变所致。

53.4 诊断和治疗方案

伸膝装置完全断裂后会出现较严重的伸膝迟滞，因此相对容易诊断。患者在屈膝位摔倒后易出现创伤性伸膝装置断裂，通常会出现突然的膝前疼痛和肿胀的临床表现。同时患者不能进行直腿抬高，出现伸膝迟滞后，但膝关节可以被动完全伸直，且在疼痛和肿胀的部位通常可以感觉到伸膝装置皮下连续性中断。

伸膝装置不完全断裂通常较难诊断，因为只有患者在爬楼梯或步行等活动时，才会出现症状。体格检查可有膝前疼痛、肿胀、股四头肌肌力减退或轻度伸膝迟滞。

通过和健侧 X 线片的对比，患侧正位片、屈曲 30° 的侧位片以及髌骨切线位片上可以诊断出髌骨骨折或肌腱断裂。Insall–Salvati 比率测量髌腱长度和髌骨对角线长度之间的比率。如果髌腱长度 / 髌骨对角线长度的值> 1.2，则表示高位髌骨，通常可发生在髌韧带断裂后；如果髌腱长度 / 髌骨对角线长度的值< 0.8，则表明低位髌骨，但这并不完全意味股四头肌肌腱撕裂。髌骨切线片上显示了髌骨的厚度、滑车内髌骨的位置，以及因股内侧肌止点不完全断裂导致的髌骨倾斜。

超声或 MRI 有助于诊断髌骨韧带或股四头肌肌腱的不完全断裂。但这两种技术有一定的局限性，我们必须要注意到，超声依赖于操作者的技术水平，而 MRI 可能因为没有去金属伪影技术而不能清晰显示各组织结构。

> 伸肌装置断裂的治疗取决于断裂的解剖位置（髌腱、髌骨骨折和股四头肌肌腱）、断裂的时间（术中或术后）及伸膝迟滞的严重程度（完全或不完全）。

53.5 髌韧带断裂

术中髌韧带断裂往往发生在僵硬膝显露期间，可通过钻孔缝合、螺钉固定或铆钉直接修复断裂髌腱，但这些直接修复方法往往无法提供足够的强度。若不进一步行加强固定，那将会导致伸膝迟滞和较高的再断率（Schoderbek et al.，2006；Rand et al.，1989；Browne et al.，2011）。目前在临床中已有多种加强修复的技术，包括自体或同种异体肌腱移植、局部肌肉转移和人工补片的应用。

> 髌腱重建是术后髌腱急性或慢性完全断裂治疗的“金标准”。

因为股四头肌牵拉髌骨后，髌骨会明显回缩，同时髌腱周围软组织会有缺血性改变，因此急慢性髌腱完全断裂的直接修复效果不佳。

髌腱断裂——重建方法

- 自体半腱肌伴或不伴有股薄肌肌腱移植（Rand et al.，1989；Cadambi et al.，1992；Järvelä et al.，2005）。
- 腓肠肌内侧肌瓣转移（Jaureguito et al.，1997；Busfield et al.，2004）。
- 同种异体跟腱移植（Crossett et al.，2002；Nazarian et al.，1999；Parker et al.，2003；Emerson et al.，1994；Lim et al.，2017；Ares et al.，2014；Diaz-Ledezma et al.，2014；Barrack et al.，2003；Burnett et al.，2006；Emerson et al.，1990；Rosenberg，2012；Leopold et al.，1999）。
- 同种异体伸膝装置移植（Crossett et al.，2002；Nazarian et al.，1999；Parker et al.，2003；Emerson et al.，1990；Emerson et al.，1994；Lim et al.，2017；Ares et al.，2014；Diaz-Ledezma et al.，2014；Barrack et al.，2003；Burnett et al.，2006；Rosenberg，2012；Leopold et al.，1999）。
- 人工合成补片（Jaureguito et al.，1997；Busfield et al.，2004；Browne et al.，2011；Aracil et al.，1999；Fernandez-Baillo et al.，1993；Fujikawa et al.，1994；Fukuta et al.，2003）。

53.5.1 非手术治疗

伸膝装置完全断裂患者的非手术治疗效果往往不尽人意（Rand et al.，1989）。然而，对于高龄患者、功能需求较低的久坐患者、依赖行走辅助装置的患者，或者无法耐受手术的患者，可以考虑使用伸直位的固定支具进行非手术治疗。

术后髌腱不完全断裂，没有伸膝迟滞，表明膝关节周围的支持带是完整的，可以考虑非手术治疗。其方法是用长腿石膏或可调支具固定 8 ~ 12 周，非负重休息至少 8 周，同时进行股四头肌等长收缩锻炼。8 周后，将石膏移除，患者可在膝关节可调支具保护下，开始从 0° ~ 30° 的主动功能锻炼，每 2 周增加 30°，直到超过 90°。

53.5.2 自体半腱肌肌腱移植

半腱肌起点位于坐骨结节，止点位于鹅足。Cadambi 等（1992）报告了通过使用自体半腱肌肌腱移植来加强髌韧的直接修复。通过后内侧切口切开并牵拉缝匠肌筋膜后暴露出半腱肌，使用取腱器插入半腱肌后，切断半腱肌近端并将其取出。然后横行在髌骨下极水平钻一个 0.625 cm（1/4 英寸）的孔以便半腱肌穿过。

> 若患者已行髌骨表面置换，那要注意避免损伤髌骨假体。

半腱肌近端从内向外横向穿过髌骨钻孔处，待半腱肌通过后，将穿过的自体半腱缝合至半腱肌止点处，形成一个强化三角形支持带（图 53.7 a）。

当半腱肌肌腱的长度不足以重建时，可以从大腿中部分离股薄肌肌腱的近端，并将其缝合到髌骨外侧的半腱肌末梢，以延长和加强半腱肌肌腱，同样形成一个强化的三角支持带。

如果髌骨没有足够的钻孔空间，那么自体肌腱可以穿过股四头肌肌腱。然而，这可能过度牵拉髌骨上极导致髌骨倾斜。为了避免倾斜，外科医师可以加强缝合股中间肌和股四头肌内侧头，以加强重建髌骨位置和纠正任何形式的髌骨倾斜。

膝关节完全伸直时，将髌骨与股骨髁上膨大处顶点对齐，并使其位于股骨滑车中心，再调整自体肌腱移植重建的张力。自体肌腱移植重建髌韧带可取得令人满意的结果，平均残余 4° 的伸膝迟滞，膝关节平均活动度为 80°（Cadambi et al.，1992）。

然而，自从 Cadambi 等（1992）描述了这种方法后，仅有 Jarvela 等（2005）发表了一篇个案报道，他们采用半腱肌和股薄肌双肌腱加强重建了髌腱。双肌腱通过髌骨隧道后，用加压螺钉由外向内固定在胫骨隧道上。这种改良技术在 1 年时未出现伸膝迟滞，术后平均膝关节屈曲活动度为 80°（图 53.7b）。

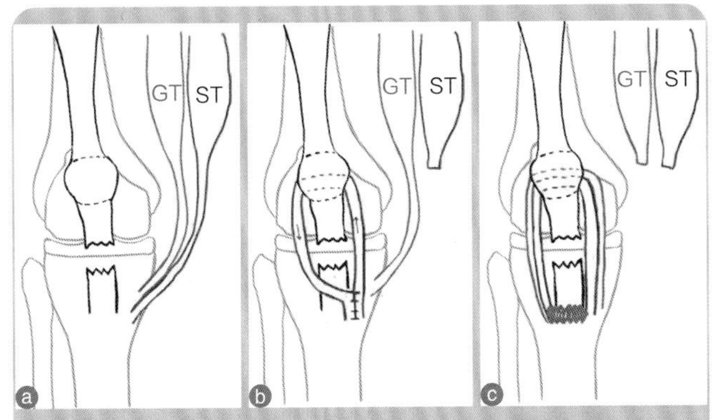

图 53.7　a.TKA 术后髌腱断裂的膝关节前方图示；b. 如 Cadambi 和 Engh（1992）所述，采用半腱肌肌腱（ST）以加强髌腱重建；c. 如 Jarvela 等（2005）所述，将取出的半腱肌肌腱（ST）和股薄肌肌腱（GT）通过胫骨通道行加压螺钉固定

53.5.3　腓肠肌内侧头旋转肌瓣

腓肠肌内侧头可为膝关节前内侧提供广泛的软组织覆盖，并加强修复受损的髌腱。Jaureguito 等（1997）首次描述了使用旋转腓肠肌内侧头技术重建伸膝装置。腓肠肌内侧头的远端在肌间隔与和跟腱腱腹连接处分离。腓肠动脉内侧支是腓肠肌内侧头肌瓣的主要血供，在手术解剖时应予以保留。肌瓣的筋膜横向旋转可覆盖胫骨前内侧。肌瓣的远端与筋膜和髌韧带的残余部分缝合，加强重建伸膝装置（图 53.8 a）。

> 该技术仅适用于仍有髌骨且剩余髌韧带长度足以与肌瓣缝合的患者。

当患者有较大的缺损，且髌腱长度或髌骨骨量不足以行伸膝装置重建时，外科医师可能会选择使用延长含有部分跟腱的腓肠肌内侧头肌瓣，该方法是沿着腓肠肌内侧头分离到跟腱的 1/3 ~ 1/2（Jaureguito et al.，1997；Chiou et al.，1997），并将其与腓肠肌内侧头肌瓣一起旋转以增加覆盖范围（图 53.8 b）。

膝关节在伸直位，当髌骨在股骨髁上膨大顶点处，并位于股骨滑车中心，决定肌瓣修复的张力。任何软组织缺损都可以用负压吸引敷料暂时修复，或用中厚皮片游离植皮修复创面。

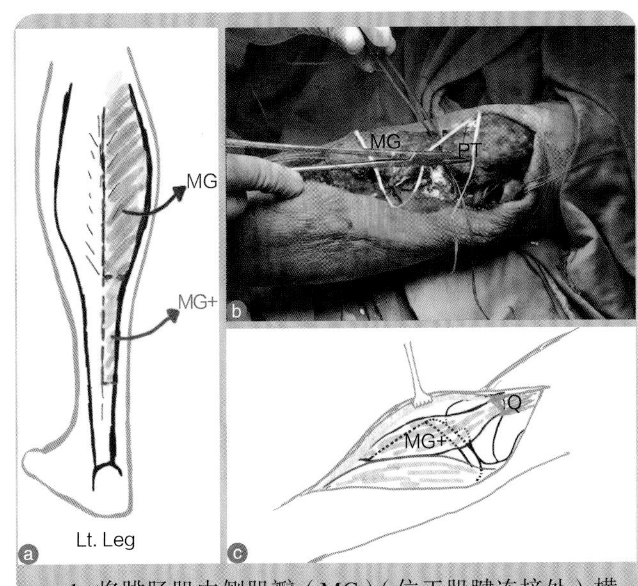

a、b. 将腓肠肌内侧肌瓣（MG）（位于肌腱连接处）横向旋转以覆盖胫骨前内侧，并将肌瓣的远端缝合至内侧筋膜和髌腱（PT）的残端；c. 横向旋转延伸的腓肠肌内侧肌瓣（MG+ =MG，带半跟腱）覆盖前内侧膝关节，肌瓣的远端缝合到股四头肌或肌腱（Q）的残端

图 53.8　左腿后部和左膝前外侧的示意

Jaureguito 等（1997）报告使用该技术后，残留伸膝迟滞平均为 24° ± 19°。然而，Busfeld 等（2004）报告了更令人鼓舞的结果，残留的伸膝迟滞仅为 11°。因此，这种技术通常用于多次翻修手术（Jaureguito et al.，1997；Busfeld et al.，2004）或移植重建失败后的补救措施（Burnett et al.，2006；Leopold et al.，1999）。

53.5.4　同种异体跟腱移植

同种异体跟腱移植重建伸膝装置最初由 Crossett 等（2002）提出。这种方法需要一个完整的髌骨或仅有轻微的损伤（Jaureguito et al.，1997；Busfeld et al.，2004）。

> 该技术既可适用于术中出现的髌韧带断裂，也可适用于术后出现的髌韧带断裂。

该作者（Jaureguito et al.，1997）指出，应首先行内侧髌旁入路，同时分离出内外侧全层皮瓣。根据判断，如有必要可对假体的位置和稳定性进行评估和翻修。随后，在胫骨结节稍远内侧的近端胫骨嵴上，用圆头磨钻或小摆锯制作矩形骨槽（长 2.5 cm，宽 1.5 cm，深 1 cm），然后准备新鲜冷冻的同种异体跟腱移植物。同种异体跟腱移植的跟骨骨块的形状与胫骨的矩形骨槽相匹配，再将跟骨骨块固定到胫骨槽，可选择以下多种技术中的一种来固定，包括 4.5 mm 的踝关节螺钉或 6.5 mm 的松质骨螺钉或 18 号钢丝（Pawar et al.，2009；Browne et al.，2011；Cadambi et al.，1992；Lim et al.，2017；Fukuta et al.，2003；Chiou et al.，1997）。最后吻合断端，使用传统或改良的 Krakow 技术，使用不可吸收的 5 号丝线将跟腱缝合至髌腱（图 53.9）。膝关节完全伸直时，将髌骨与股骨髁上膨大顶点处对齐，位于股骨滑车中心，再调整同种异体肌腱移植重建的张力。

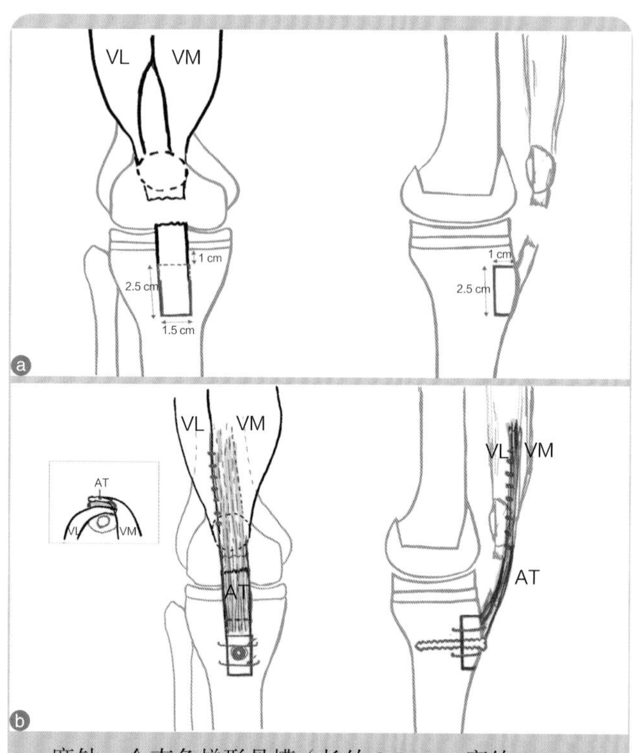

a. 磨钻一个直角梯形骨槽（长约 2.5 cm，宽约 1.5 cm，深约 1 cm），以容纳跟腱骨块，在骨槽上方保留胫骨近端骨量（约 1 cm）将有助于防止骨块向近端移动；b. 用双皮质拉力螺钉和（或）18 号钢丝将跟腱骨块固定在骨槽中，同种异体跟腱移植物（AT）的软组织部分用不可吸收的缝线缝在残余宿主髌腱、股四头肌肌腱和股外侧肌（VL）上，股内侧肌（VM）覆盖同种异体跟腱移植物（AT）上方，在同种异体跟腱周围形成一个软组织套管（pants-over-vest）

图 53.9　同种异体跟腱移植重建

Crossett 等（2002）报告，同种异体跟腱移植行髌韧带重建后，膝关节的平均 ROM 从 80° 增加到 107°。9 名患者中有 6 名能够完全伸直膝关节，残留的伸膝迟滞从 44° 降至 3°。

Ares 等（2014）报告了 5 名诊断为术后慢性髌韧带断裂的患者，使用一种改良的双束同种异体跟腱移植重建髌韧带的技术。同种异体跟腱被分成两束，并在股四头肌肌腱的髌骨止点处交叉。跟骨骨块从前到后倾斜 45°，以防止骨块向上移位。Ares 等（2014）报告称，所有患者均无须使用行走辅助装置。平均膝关节屈曲为 102°，1 年时残留的伸膝迟滞稍大于 1°。

Diaz Ledezma 等（2014）报道了一个样本量更大的研究，有 10 例患者采用同种异体跟腱移植重建术后慢性髌腱断裂，术后采用短期固定（缩短至 3 周）。成功率并不令人满意（只有 50%，其中 3 例再次断裂和 2 例感染）。

> 作者建议在同种异体骨与宿主骨融合前，完全伸直膝关节，并密切监测迟发性感染。

53.5.5　同种异体伸膝装置移植

同种异体全伸膝装置移植用于术后慢性髌韧带断裂，此类损伤常伴有髌骨严重损伤或大范围髌韧带软组织缺损，其中髌骨在关节线内的活动不超过 3 ~ 4 cm（Springer et al.，2008）。

作者准备胫骨骨块的外科手术技术（Lim et al.，2017）和术后康复方案与同种异体跟腱移植重建伸膝装置相似（53.5.4）。

> 推荐使用新鲜冷冻的同种异体伸膝装置移植，因为它具有较高的机械强度和较低的抗原性（Emerson et al.，1994）。要避免使用冻干的同种异体伸膝装置移植物。

对于伸膝装置近端软组织重建，建议采用不可吸收的 5 号丝线缝合，以 pants-over-vest 的方式将同种异体移植物缝合在宿主股四头肌下方（例如，通过缝合内外侧支持带来覆盖同种异体移植物）（Nazarian et al.，1999；Lim et al.，2017）。应避免在同种异体伸膝装置移植时进行髌骨表面置换（图 53.10）。

Emerson 等（1994）首次报道使用同种异体全伸膝装置移植技术治疗髌韧带断裂挛缩或不可固定的髌骨骨折，其最初建议在膝关节屈曲 60° 时设置移植物的张力。Nazarian 和 Booth（1999）建议在完全伸膝时设置移植物张力，并使用过踝的膝关节可调节支具或长腿管型石膏固定。在平均 4 年的随访中，同种异体伸膝装置移植髌韧带重建术后的平均膝关节屈曲度为 98°，36 名患者中有 21 名能够完全伸直膝关节，15 名不能完全伸直的患者平均残留伸膝迟滞为 13°。

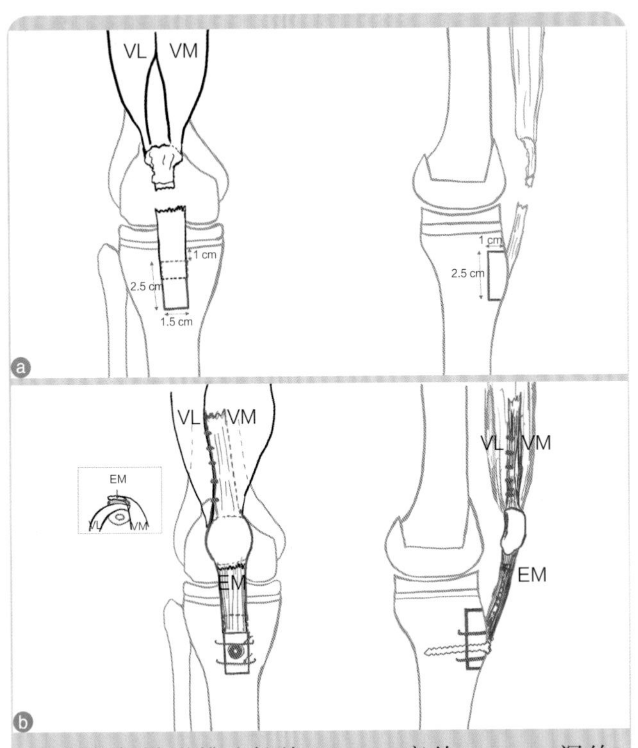

a. 在直角梯形槽（长约 2.5 cm，宽约 1.5 cm，深约 1 cm）上钻孔，以容纳跟腱骨块，在主骨上方保留胫骨近端骨量（约 1 cm）将有助于防止骨块向近端移动；b. 用双皮质拉力螺钉和（或）张紧 18 号钢丝将跟腱骨块固定在主骨中，同种异体伸膝装置（EM）的软组织部分用不可吸收的缝线缝在股四头肌肌腱和股外侧肌（VL）残端上，股内侧肌（VM）位于同种异体伸膝装置（EM）上方，在同种异体移植物周围形成一个软组织套管（pants-over-vest）

图 53.10　全伸膝装置重建

Brown 等（2015）报道了 50 名患者因慢性伸膝装置断裂而接受同种异体全伸膝装置移植重建的大宗病例。总失败率为 38%，其中 4 例为同种异体移植物失败（3 例为移植物牵拉后引起的反复不稳定，1 例为伸膝装置再断裂），5 例为深部感染，10 例为伸膝迟滞超过 30° 或 KSS 评分＜ 60。同种异体全伸膝装置移植 10 年的存活率为 56%。

53.5.6　人工合成补片

最近，人工合成补片已用于伸膝装置重建，该技术可以解决供体软组织不足、移植物吸收或感染性疾病传播等问题。Browne 和 Hanssen（2011）提出了使用单股聚丙烯重量编织补片（Marlex mesh™，C.R.Bard，Murray Hill，New Jersey，USA）重建伸膝装置的经典技术。该手术首先选择内侧髌旁入路，并游离内外侧全厚皮瓣。合成补片（宽 25 cm，长 35.5 cm）被卷成一个 8 ～ 10 层厚的管状物，大约 2 cm 宽。

> 要注意以不易拉伸的一侧作长轴，卷起人工合成补片形成管状物。

人工合成补片管状物再用 5 号丝线缝合在一起，然后，在胫骨结节下方，使用磨钻打磨一个深 2.5 cm、5 ～ 7 cm 的骨槽。合成补片的远端用未凝固的 PMMA 骨水泥涂抹加压。然后将 PMMA 骨水泥注入胫骨槽。将带骨水泥的合成补片插入骨槽中，等待水泥凝固。

在骨水泥凝固后，用 6.5 mm 的皮质螺钉穿过胫骨、骨水泥和合成补片进行固定，但要避免损伤到胫骨假体。将纤维软组织瓣或外侧支持带置于合成补片和胫骨假体之间，防止在一定 ROM 内合成补片与聚乙烯衬垫之间接触导致合成补片磨损破裂。这就需要在外侧支持带远端建一个通道，然后将合成补片的近端从深部到表面穿过该通道，然后以 pants-over-vest 的方式固定到宿主伸膝装置。通过从头端牵拉合成补片，同时向远端拉动残余的髌腱、髌骨和股四头肌再进行吻合，这样可以恢复髌骨高度。

膝关节伸直位下，以不可吸收的 5 号丝线将人工补片的近端与残余的股四头肌肌腱和股外侧筋膜间断缝合，缝合时需穿过合成补片和股外侧筋膜。将合成补片固定到股四头肌肌腱和股外侧肌上后，再用不可吸收的 5 号纤维丝线将股内侧肌与人工补片间断缝合，缝线需穿过补片和股内侧筋膜。因此，人工补片最后固定在股外侧肌和内侧肌之间（图 53.11）。

Browne 和 Hanssen（2011）报道了人工合成补片重建髌韧带断裂的结果，平均随访 4 年，平均膝 ROM 从 103° 增加到 107°，平均伸膝迟滞从 36° 减少到 10°。在 13 例患者中有 9 例获得成功，他们术后功能评分显著改善，在最终随访中没有发现伸膝迟滞进行性加重。最近，一项多中心队列研究报告了 TKA 术后 13 例患者使用人工合成补片重建髌腱断裂（Wood et al.，2019）。术后平均随访 3 年，伸膝迟滞平均从 45° 改善至 14°，术后膝关节平均活动度为 95°。没有重建失败的报道，62% 的患者在最后随访时能够在没有辅助装备的情况下行走。然而，在本研究中，合成补片重建后的感染率为 15%（13 例中发生 2 例），需要进行翻修手术。

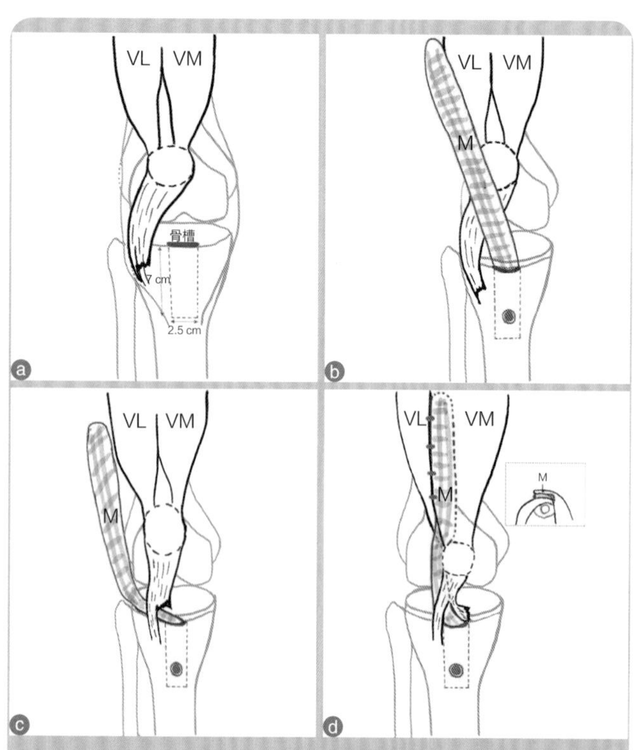

a. 在胫骨结节正上方的胫骨近端准备好骨槽（长约 2.5 cm，深约 7 cm）；b. 将合成补片黏入骨槽中待水泥硬化后，用螺丝钉固定；c. 合成补片的近端从深到浅穿过外侧支持带或髌腱下方的隧道并置于其表面，将软组织放置在合成补片与胫骨假体和聚乙烯衬垫之间，以避免运动时磨损补片；d. 合成补片近端的重建用不可吸收缝线缝合到髌腱、股四头肌肌腱和股外侧肌（VL）的残端，股内侧肌（VM）位于合成网的上方，在合成补片周围形成一个软组织袖套包裹（pants-over-vest）

图 53.11 合成补片重建

53.6 髌骨骨折

髌骨骨折发生于直接的意外创伤或膝关节过度屈曲时的股四头肌收缩（如 MVA）。如果在髌骨表面置换假体安装时单独使用螺钉和（或）钢丝直接修复髌骨骨折时，则无法提供足够的强度。单纯固定而不进一步加强治疗会导致伸膝迟滞和较高的骨不连发生率（Schoderbek et al.，2006；Rand et al.，1989；Browne et al.，2011）。有许多加强技术可进一步解决该问题，包括自体和同种异体肌腱移植以及人工合成补片。

> 髌骨骨折的治疗可分为保守治疗和手术治疗。

在选择治疗方案前，需要评估 3 个主要因素。

- 髌骨假体的稳定性。
- 伸膝装置的功能。
- 残余骨的质量。

Ortiguera 和 Berry（2002）提出了一个髌骨表面置换后的髌骨骨折分型指南。

- 1 型：假体稳定，伸膝装置完整。
- 2 型：假体稳定，伸膝装置断裂。
- 3A 型：假体松动，骨量良好。
- 3B 型：假体松动，骨量不足。

保守治疗仅限于 1 型髌骨骨折，治疗方法具体为膝关节伸直状态下使用过踝位的膝关节可调支具或长腿管型石膏固定，然后再逐步康复运动。对于能够进行直腿抬高的 1 型骨折患者，允许负重活动。Ortiguera 和 Berry 报告，保守治疗 1 型髌骨骨折的愈合率为 97%，临床疗效满意。

2 型髌骨骨折导致患者膝关节无法完全伸直，伸膝迟滞超过 20°。保守治疗一般会失败，建议对 2 型髌骨骨折进行手术治疗。因为残余的髌骨太薄且血运差，无法通过螺钉或钢丝进行切开复位和内固定。因此，单纯内固定是不可靠的。有一种选择是通过清除髌骨骨折碎片，并将股四头肌或髌韧带附着牵拉缝合固定到剩余的髌骨上。同时，应该测试缝合部位的强度，如果膝关节屈曲 < 75°，缝合部位仍不够坚强，应考虑使用自体或同种异体肌腱移植加强治疗（Engh et al.，1998）。2 型髌骨骨折切开复位固定术后并发症发生率为 50%，再手术率为 42%，其并发症包括骨不连、感染和同侧髌韧带断裂（Meding et al.，2008；Ortiguera et al.，2002；Parker et al.，2003），这表明宿主骨的残余骨质量和髌骨周围血供不足是高并发症的病因。因此，作者建议不要尝试单独固定 2 型髌骨骨折，而是使用同种异体移植物或合成补片进行伸肌机装置重建（见慢性髌韧带断裂中的重建技术，第 53.5）。

3 型髌骨骨折的治疗取决于髌骨的剩余骨量。如果骨量足够，厚度 > 10 mm，则可以对髌骨进行表面置换。然而，对于髌骨厚度 < 10 mm 的情况，有各种各样的髌骨表面置换可供选择，包括双凸轮髌骨组件、多孔钽垫块联合髌骨置换术、鸥翼髌骨置换术或

髌骨移植术。然而，由骨水泥引起的热量导致骨坏死或骨水泥渗入到骨折部位，髌骨假体表面再置换可能会增加骨不连的风险。在髌骨骨折骨块粉碎的情况下，首选髌骨部分或全部切除术，并用同种异体肌腱或人工合成补片缝合剩余的肌腱（Chang et al.，2005）。3 型髌骨骨折的并发症发生率为 45%，其中包括 20% 的再手术率（Ortiguera et al.，2002）。

53.7 股四头肌肌腱断裂

股四头肌肌腱断裂的发生率低于髌韧带断裂。据报道，既往股四头肌 V-Y 向下推移、股四头肌斜切和过度髌骨切除手术史是股四头肌肌腱断裂的特定风险因素（Lynch et al.，1987；Parker et al.，2003）。股四头肌肌腱断裂通常与创伤后损伤有关，因为在 X 线片中通常找不到低位髌骨的特征，因此诊断比较困难。在一些病例中，可以在髌骨切线位中发现髌骨倾斜，这可能意味着股四头肌肌腱部分断裂。

体格检查应关注是否存在不规则的软组织裂隙、异常的髌骨倾斜，以及患者在重力作用下主动伸膝时伸膝装置的强度。如果患者不能完全伸直膝关节，应行超声或 MRI 进一步检查股四头肌肌腱是否断裂。

> 股四头肌肌腱断裂的治疗可根据剩余肌腱的功能进行分类。

对于仍能在伸膝迟滞＜ 20° 的情况下，进行主动膝关节屈伸活动的患者（部分断裂），可以考虑采用非手术治疗，将膝关节完全伸直固定 6 ~ 8 周（Dobbs et al.，2005；Bonnin et al.，2016），然后逐步康复锻炼。对于伸膝迟滞＞ 20° 的患者（完全断裂），应考虑手术治疗（Rosenberg，2012），因为股四头肌无力会对膝伸膝装置的功能产生不利影响，并增加膝关节不稳，有可能导致跌倒。

Dobbs 等（2005）报告了术后股四头肌肌腱断裂患者的治疗结果。7 例部分断裂（伸膝迟滞＜ 20°）患者接受保守治疗，均获得成功。对于完全断裂（伸膝迟滞＞ 20°）并接受直接肌腱缝合修复手术治疗的患者，10 例中只有 4 例有满意的结果。由于单独的直接修复，结构不够坚固而再断率为 33% ~ 36%（Dobbs et al.，2005；Lynch et al.，1987）。因此，应考虑进一步使用加强技术修复。

然而，最近的一项研究（Chhapan et al.，2018）报告了 7 名初次 TKA 患者，在术后 90 天内出现的 10 例股四头肌肌腱断裂（7 例完全断裂，3 例部分断裂）。所有病例均进行早期一期修复。所有患者在股四头肌肌腱修复后 6 个月内均达到术前活动范围，无伸膝迟滞或活动受限。

股四头肌肌腱修复重建技术首先清理股四头肌断端受损组织，然后分离出股四头肌肌腱，将其拉下至解剖位置，并在伸膝状态用不可吸收缝线缝合至髌骨。可以再通过各种技术进一步加强，包括自体半腱肌肌腱和股薄肌移植（Pagnona，2003）、跟腱或整个同种异体伸膝装置移植（Nazarian et al.，1999；Diaz Ledezma et al.，2014）和人工合成补片（Abdel et al.，2018）（见髌腱断裂中的重建技术，第 53.5）。

53.8 伸膝装置重建后的康复方案

膝关节伸直位，使用过踝关节的长腿管型石膏固定（Nazarian et al.，1999）。患者至少 6 周不负重，但应进行股四头肌等长收缩锻炼。6 周后，可以移除管型石膏，患者可以在可调节支具保护下，从 0° ~ 30° 进行主动活动，但需继续避免负重 6 周以上。膝关节在可调支具内的活动范围可每 2 周增加 30°，直到超过 90°。一旦超过 90°，可不再使用可调支具，恢复负重活动和被动屈曲锻炼。

53.9 全膝关节置换术术后伸膝装置断裂的结局

> TKA 术后髌韧带断裂的治疗，由于并发症发生率高，应避免单独直接修复。

Courtney 等（2018）报道了一篇关节伸膝装置断裂修复的最大样本病例的比较研究，通过对直接修复（58 名患者）和同种异体移植重建（68 名患者）治疗伸膝装置断裂的系统比较，结果显示，髌韧带修复术与股四头肌肌腱修复和髌骨固定术相比，不良结果发生率最高（63% *vs*. 22% *vs*. 8%，*P*=0.002）。最新的系统回顾文献显示，髌韧带修复后的并发症发生率（63%）高于股四头肌肌腱修复后的并发症发生率（25%）（Vajapey et al.，2019）。自体移植、同种异体移植或合成补片重建后的髌骨和股四头肌肌腱撕裂的并发症发生率相似（分别为 18% *vs*. 19%）

（Courtney et al.，2018）。伸膝装置修复或重建后最常见的并发症是伸膝迟滞 30° 或更大程度（45%）（Courtney et al.，2018）。

> 对于 TKA 术后股四头肌肌腱断裂的治疗，部分撕裂或＜ 20° 的伸膝迟滞患者可以保守治疗，并获得满意的结果（Dobbs et al.，2005）。相反，在完全撕裂（伸展滞后＞ 20°）的情况下，直接修复的成功率仅为 33% ~ 36%（Dobbs et al.，2005；Lynch et al.，1987）。

建议采用各种技术重建股四头肌肌腱，以减少并发症，尤其是再断裂。然而，根据最近发表的一项研究结果显示，早期（90 天内）发现并诊断股四头肌肌腱断裂，同时进行直接修复，然后术后限制性康复训练，显示出良好的短期和中期结果，这可能是治疗股四头肌肌腱断裂的另一个令人满意的选择(Chhapan et al.，2018）。

53.10 作者的首选方法

作者认为，同种异体移植技术对于伸膝装置重建仍然是一种选择。而该技术对于哪种类型的伸膝装置重建能产生最好的效果，文献中并没有共识。同种异体跟腱移植重建已成为陈旧性髌韧带和股四头肌肌腱重建的“金标准”。过去的许多研究都显示了令人满意的结果（Vajapey et al.，2019）。Lim 等（2017）报告了 16 名患者在平均 3 年的随访中接受了同种异体肌腱 – 伸膝装置重建，12 名患者接受了同种异体跟腱移植，4 名患者接受了全伸膝装置重建。患者的 KSS 评分（疼痛和功能）在统计学上有显著改善，平均伸膝迟滞从术前的 35° 降至最终随访时的 14°。然而，5 例（31%）出现了＞ 30° 的复发性伸膝迟滞或进行了翻修手术。因此，对于毁损性损伤，同种异体移植物用于伸膝装置重建仍然是一个合理可行的选择，其效果尚可。自体移植技术常适用于宿主组织有提供能力的情况，尤其适用于年轻患者或感染后患者时。当缺损涉及髌骨或股四头肌肌腱时，同种异体全伸膝装置移植可能是可靠的解决方案（Lamberti et al.，2018）。

用于伸膝装置重建的人工合成补片也显示出了令人满意的结果，尤其是在一组 77 名患者使用人工合成补片重建的最大样本病例系列中，平均随访 4 年后，84% 用于重建的补片保持完整，功能恢复良好。平均伸膝迟滞从 35° 提高到 9°（Abdel et al.，2018）。

> 最近一项比较合成补片和同种异体伸膝装置重建结果的系统性评价显示，异体移植和合成补片两组的成功率相当，失败率约为 25%（Shau et al.，2018）。

感染是两组患者治疗失败的主要原因。然而，合成补片在成本 – 收益、疾病传播和移植物松弛等方面可能具有优势。

髌骨骨折的修复重建技术要求更高，这是由于存在髌骨骨量受损和假体松动的高风险，建议不要在 TKA 术后固定髌骨骨折，而是选择切除血运条件差的小碎片，再行伸膝装置重建。

保守治疗或术后康复应包括在膝关节伸直位使用过踝的长腿石膏固定至少 3 个月，然后在 6 周内缓慢增加膝关节屈曲，直至 90° 或以上。

53.11 预防

对于患有骨质疏松症、RA、糖尿病或低位髌骨的高危患者，术中显露膝关节时应避免过度屈膝牵拉伸膝装置。充分的手术显露对于避免伸膝装置过度紧张至关重要，外科医师应积极松解内侧和外侧间沟、髌上囊和后方关节囊。后内侧关节囊的剥离可增加术中视野的显露，降低术中髌韧带断裂的风险。应避免髌骨外翻，因为它会增加髌韧带的牵引力。应避免外侧支持带松解，因为这可能会进一步损害髌骨的剩余血供。需要时，股四头肌斜切对帮助暴露非常有用。对于残留髌骨厚度＜ 12 mm 的患者，应避免再次髌骨表面置换。

■ 结论

TKA 术后伸膝装置断裂是一种严重的并发症，术后伸膝装置破坏直接修复的效果一直不佳。因此，在这种情况下，使用软组织（例如同种异体肌腱移植、自体肌腱移植和腓肠肌内侧头旋转肌瓣）或人工合成补片重建应被视为“金标准”。在成功率、术后伸膝迟滞、膝 ROM、并发症发生率和功能评分方面，使用人工合成补片与同种异体移植重建具有可比性。PJI 仍然是两组失败的关键原因。然而，合成材料在成本较低、移植物延展松弛和减少疾病传播方面可能具有更好的效果。患者管理和手术因素对于防止伸膝装置断裂仍然至关重要。由于软组织和人工合成补片重建术都有较高的并发症发生率，因此应告知患者各种术式的选择、临床结果和失败率。在恢复行走活动功能时，又可避免伸膝装置再次断裂、感染和残余伸膝迟滞等并发症，这样的理想手术目标目前仍然难以实现。

要点

- TKA 术后伸膝装置断裂是一种严重的并发症。
- TKA 术后直接修复伸膝装置断裂可能会产生不良结果。
- 软组织（例如同种异体移植肌腱、自体移植肌腱）或人工合成补片重建是目前的治疗标准。
- 治疗包括股四头肌肌腱、髌韧带在内的伸膝装置断裂以及髌骨骨折有几种不同的技术。
- 尽管软组织和人工合成补片重建与直接修复相比，结果有所改善，但二者并发症发生率都很高。

参考文献

（遵从原版图书著录格式）

Abdel MP, Salib CG, Mara KC, Pagnano MW, Perry KI, Hanssen AD (2018) Extensor mechanism reconstruction with use of Marlex mesh: a series study of 77 total knee arthroplasties. J Bone Joint Surg Am 100(15):1309–1318

Aracil J, Salom M, Aroca JE, Torro V, Lopez-Quiles D (1999) Extensor apparatus reconstruction with Leeds-Keio ligament in total knee arthroplasty. J Arthroplast 14(2):204–208

Ares O, Lozano LM, Medrano-Najera C, Popescu D, Martinez-Pastor JC, Segur JM et al (2014) New modified Achilles tendon allograft for treatment of chronic patellar tendon ruptures following total knee arthroplasty. Arch Orthop Trauma Surg 134(5):713–717

Barrack RL (1999) Specialized surgical exposure for revision total knee: quadriceps snip and patellar turndown. Instr Course Lect 48:149–152

Barrack RL, Stanley T, Allen BR (2003) Treating extensor mechanism disruption after total knee arthroplasty. Clin Orthop Relat Res 416:98–104

Bates MD, Springer BD (2015) Extensor mechanism disruption after total knee arthroplasty. J Am Acad Orthop Surg 23(2):95–106

Berger RA, Crossett LS, Jacobs JJ, Rubash HE (1998) Malrotation causing patellofemoral complications after total knee arthroplasty. Clin Orthop Relat Res 356:144–153

Berry DJ (1999) Epidemiology: hip and knee. Orthop Clin North Am 30(2):183–190

Bonnin M, Lustig S, Huten D (2016) Extensor tendon ruptures after total knee arthroplasty. Orthop Traumatol Surg Res 102(1 Suppl):S21–S31

Brown NM, Murray T, Sporer SM, Wetters N, Berger RA, Della Valle CJ (2015) Extensor mechanism allograft reconstruction for extensor mechanism failure following total knee arthroplasty. J Bone Joint Surg Am 97(4):279–283

Browne JA, Hanssen AD (2011) Reconstruction of patellar tendon disruption after total knee arthroplasty: results of a new technique utilizing synthetic mesh. J Bone Joint Surg Am 93(12):1137–1143

Burnett RS, Butler RA, Barrack RL (2006) Extensor mechanism allograft reconstruction in TKA at a mean of 56 months. Clin Orthop Relat Res 452:159–165

Busfield BT, Huffman GR, Nahai F, Hoffman W, Ries MD (2004) Gastrocnemius flap for extensor mechanism deficiency with and without total knee arthroplasty. Clin Orthop Relat Res 428:190–197

Cadambi A, Engh GA (1992) Use of a semitendinosus tendon autogenous graft for rupture of the patellar ligament after total knee arthroplasty. A report of seven cases. J Bone Joint Surg Am 74(7):974–979

Chang MA, Rand JA, Trousdale RT (2005) Patellectomy after total knee arthroplasty. Clin Orthop Relat Res 440:175–177

Chhapan J, Sankineani SR, Chiranjeevi T, Reddy MV, Reddy D, Gurava Reddy AV (2018) Early quadriceps tendon rupture after primary total knee arthroplasty. Knee 25(1):192–194

Chiou H-M, Chang M-C, Lo W-H (1997) One-stage reconstruction of skin defect and patellar tendon rupture after total knee arthroplasty: a new technique. J Arthroplast 12(5):575–579

Courtney PM, Edmiston TA, Pflederer CT, Levine BR, Gerlinger TL (2018) Is there any role for direct repair of extensor mechanism disruption following total knee arthroplasty? J Arthroplast 33(7s):S244–S2s8

Crossett LS, Sinha RK, Sechriest VF, Rubash HE (2002) Reconstruction of a ruptured patellar tendon with achilles tendon allograft following total knee arthroplasty. J Bone Joint Surg Am 84(8):1354–1361

Dalury DF, Dennis DA (2003) Extensor mechanism problems following total knee replacement. J Knee Surg 16(2):118–122

Diaz-Ledezma C, Orozco FR, Delasotta LA, Lichstein PM, Post ZD, Ong AC (2014) Extensor mechanism reconstruction with achilles tendon allograft in TKA: results of an abbreviate rehabilitation protocol. J Arthroplast 29(6):1211–1215

Dobbs RE, Hanssen AD, Lewallen DG, Pagnano MW (2005) Quadriceps tendon rupture after total knee arthroplasty. Prevalence, complications, and outcomes. J Bone Joint Surg Am 87(1):37–45

Emerson RH Jr, Head WC, Malinin TI (1990) Reconstruction of patellar tendon rupture after total knee arthroplasty with an extensor mechanism allograft. Clin Orthop Relat Res 260:154–161

Emerson RH Jr, Head WC, Malinin TI (1994) Extensor mechanism reconstruction with an allograft after total knee arthroplasty. Clin Orthop Relat Res 303:79–85. https://pubmed.ncbi.nlm.nih.gov/8194257/

Engh GA, Ammeen DJ (1998) Periprosthetic fractures adjacent to total knee implants: treatment and clinical results. Instr Course Lect 47:437–448

Fernandez-Baillo N, Garay EG, Ordoñez JM (1993) Rupture of the quadriceps tendon after total knee arthroplasty: a case report. J Arthroplast 8(3):331–333

Figgie HE 3rd, Goldberg VM, Figgie MP, Inglis AE, Kelly M, Sobel M (1989) The effect of alignment of the implant on fractures of the patella after condylar total knee arthroplasty. J Bone Joint Surg Am 71(7):1031–1039

Fujikawa K, Ohtani T, Matsumoto H, Seedhom BB (1994) Reconstruction of the extensor apparatus of the knee with the Leeds-Keio ligament. J Bone Joint Surg Br 76(2):200–203

Fukuta S, Kuge A, Nakamura M (2003) Use of the Leeds-Keio prosthetic ligament for repair of patellar tendon rupture after total knee arthroplasty. Knee 10(2):127–130

Järvelä T, Halonen P, Järvelä K, Moilanen T (2005) Reconstruction of ruptured patellar tendon after total knee arthroplasty: a case report and a description of an alternative fixation method. Knee 12(2):139–143

Jarvela T, Halonen P, Jarvela K, Moilanen T (2005) Reconstruction of ruptured patellar tendon after total knee arthroplasty: a case report and a description of an alternative fixation method. Knee 12(2):139–143

Jaureguito JW, Dubois CM, Smith SR, Gottlieb LJ, Finn HA (1997) Medial gastrocnemius transposition flap for the treatment of disruption of the extensor mechanism after total knee arthroplasty. J Bone Joint Surg Ser A 79(6):866–873

Lamberti A, Balato G, Summa PP, Rajgopal A, Vasdev A, Baldini A (2018) Surgical options for chronic patellar tendon rupture in total knee arthroplasty. Knee Surg Sports Traumatol Arthrosc 26(5):1429–1435

Leopold SS, Greidanus N, Paprosky WG, Berger RA, Rosenberg AG (1999) High rate of failure of allograft reconstruction of the extensor mechanism after total knee arthroplasty. J Bone Joint Surg Am 81(11):1574–1579

Lie DT, Gloria N, Amis AA, Lee BP, Yeo SJ, Chou SM (2005) Patellar resection during total knee arthroplasty: effect on bone strain and fracture risk. Knee Surg Sports Traumatol Arthrosc 13(3):203–208

Lim CT, Amanatullah DF, Huddleston JI 3rd, Harris AHS, Hwang KL, Maloney WJ et al (2017) Reconstruction of disrupted extensor mechanism after total knee arthroplasty. J Arthroplast 32(10):3134–3140

Lynch AF, Rorabeck CH, Bourne RB (1987) Extensor mechanism complications following total knee arthroplasty. J Arthroplast 2(2):135–140

Meding JB, Fish MD, Berend ME, Ritter MA, Keating EM (2008) Predicting patellar failure after total knee arthroplasty. Clin Orthop Relat Res 466(11):2769–2774

Nam D, Abdel MP, Cross MB, LaMont LE, Reinhardt KR, McArthur BA et al (2014) The management of extensor mechanism complications in total knee arthroplasty: AAOS exhibit selection. J Bone Joint Surg Ser A 96(6):e47(1)

Nazarian DG, Booth RE Jr (1999) Extensor mechanism allografts in total knee arthroplasty. Clin Orthop Relat Res 367:123–129

Ortiguera CJ, Berry DJ (2002) Patellar fracture after total knee arthroplasty. J Bone Joint Surg Am 84(4):532–540

Pagnano MW (2003) Patellar tendon and quadriceps tendon tears after total knee arthroplasty. J Knee Surg 16(4):242–247

Papalia R, Vasta S, D'Adamio S, Albo E, Maffulli N, Denaro V (2015) Complications involving the extensor mechanism after total knee arthroplasty. Knee Surg Sports Traumatol Arthrosc 23(12):3501–3515

Parker DA, Dunbar MJ, Rorabeck CH (2003) Extensor mechanism failure associated with total knee arthroplasty: prevention and management. J Am Acad Orthop Surg 11(4):238–247

Pawar U, Rao KN, Sundaram PS, Thilak J, Varghese J (2009) Scintigraphic assessment of patellar viability in total knee arthroplasty after lateral release. J Arthroplast 24(4):636–640

Rand JA, Morrey BF, Bryan RS (1989) Patellar tendon rupture after total knee arthroplasty. Clin Orthop Relat Res 244:233–238

Rorabeck CH, Angliss RD, Lewis PL (1998) Fractures of the femur, tibia, and patella after total knee arthroplasty: decision making and principles of management. Instr Course Lect 47:449–458

Rosenberg AG (2012) Management of extensor mechanism rupture after TKA. J Bone Joint Surg Br 94(11 Suppl A):116–119

Schoderbek RJ Jr, Brown TE, Mulhall KJ, Mounasamy V, Iorio R, Krackow KA et al (2006) Extensor mechanism disruption after total knee arthroplasty. Clin Orthop Relat Res 446:176–185

Seo JG, Moon YW, Park SH, Lee JH, Kang HM, Kim SM (2012) A case-control study of spontaneous patellar fractures following primary total knee replacement. J Bone Joint Surg Br 94(7):908–913

Shau D, Patton R, Patel S, Ward L, Guild G 3rd. (2018) Synthetic mesh vs. allograft extensor mechanism reconstruction in total knee arthroplasty – a systematic review of the literature and meta-analysis. Knee 25(1):2–7

Sheth NP, Pedowitz DI, Lonner JH (2007) Periprosthetic patellar fractures. J Bone Joint Surg Am 89(10):2285–2296

Springer BD, Della Valle CJ (2008) Extensor mechanism allograft reconstruction after total knee arthroplasty. J Arthroplast 23(7 Suppl):35–38

Vajapey SP, Blackwell RE, Maki AJ, Miller TL (2019) Treatment of extensor tendon disruption after total knee arthroplasty: a systematic review. J Arthroplast 34(6):1279–1286

Wood TJ, Leighton J, Backstein DJ, Marsh JD, Howard JL, McCalden RW et al (2019) Synthetic graft compared with allograft reconstruction for extensor mechanism disruption in total knee arthroplasty: a multicenter cohort study. J Am Acad Orthop Surg 27(12):451–457

（梅玉峰　李　辉　许　鹏）

第 54 章

假体周围骨折

Daniel O. Johansen and Adam A. Sassoon

54.1 引言

随着每年 TKA 数量的增加（Inacio et al.，2017），类似下文介绍的病例正变得越来越常见。初次 TKA 假体周围骨折的发生率在 0.3% ~ 2.5%（Meek et al.，2011）。这类创伤变得越来越常见，骨科医师应该了解这些骨折带来的各种挑战，术前应充分理解风险因素、常见骨折类型、治疗选择和潜在并发症的知识。

54.2 典型病例

54.2.1 病史

患者女性，91 岁，患有多种基础疾病，在家中地面摔倒后，左膝疼痛且无法站立负重。股骨远端可见畸形，无开放伤口。经查，患肢末梢血运及感觉运动良好。患者有心房颤动病史，服用阿哌沙班，同时合并心肌梗死、充血性心力衰竭、骨质疏松症，以及数次摔倒史。多年前其在外院行双侧 THA 和双侧 TKA。在这次摔倒之前 1 年，对侧股骨假体周围骨折，对股骨远端假体进行翻修。这次摔伤后，急诊 X 线片显示左侧股骨假体周围骨折（图 54.1）。骨折移位，假体可疑松动（Lewis 和 Rorabeck Ⅲ型骨折），骨折线走行于股骨组件近端凸缘远端（Su 等Ⅲ型股骨骨折）。

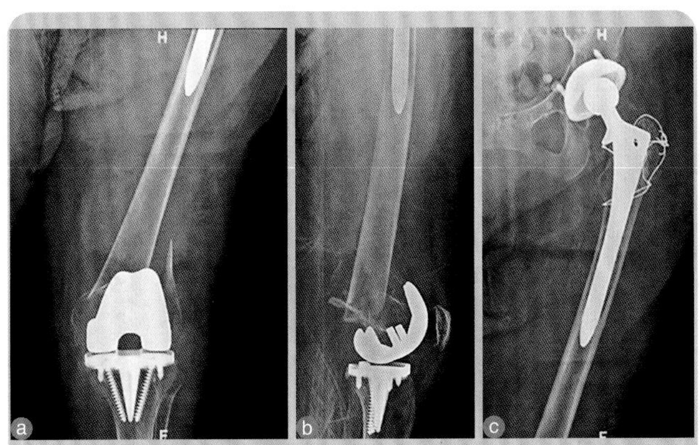

图 54.1　a、b. 患者女性，91 岁，在地面上摔倒后导致 Lewis 和 Rorabeck Ⅲ型股骨远端假体周围骨折的正位和侧位 X 线片；c. 患者同侧行 THA，在影像学上表现稳定

54.2.2 术前计划

在这种情况下，一名老年体弱且患有多种基础疾病的患者，进行骨科治疗前的第一步是评估她的整体身体状况。手术前的优化评估应包括由内科医师进行心肺功能检查。全身条件允许的情况下，应在术前 48 小时停用阿哌沙班（Sunkara et al.，2016）。同时，对患者术前功能状态的评估也很重要，因为这可能会影响手术方案选择。

根据骨折线所在假体的位置，考虑假体松动，需要行翻修手术治疗。考虑到患者高龄体弱及术前的功能状态、骨折类型和残余骨量，最终选择股骨远端置换术（distal femoral replacement，DFR）作为最佳选择。术前使用 DFR 系统制作模板。通过对髋关节股骨假体柄尖的测量，估算膝关节股骨假体翻修柄长度。在同侧髋、膝关节置换术中，髋关节柄尖和 DFR 柄尖之间的应力增加是两个假体之间骨折的原因。为了强化应力集中节段，计划术中使用同种异体骨板进一步治疗。

54.2.3 手术方案技巧和窍门

沿着原膝关节前正中切口向近端外侧弧形切开，至拟放置同种异体骨板水平高度（图 54.2）。内侧髌旁入路切开关节，股四头肌肌腱斜切增加显露。术中可见股骨远端骨质疏松、粉碎性骨折、股骨假体松动。清除血肿和游离骨片，测量既往股骨远端截骨高度后，设计股骨远端截骨。在骨折近端的骨干周围环扎钢丝，以防止截骨操作期间骨折线延伸（图 54.3）。环扎钢丝还可以用来辅助显露股骨近端。环扎股骨时需要在股骨后方放置一个弧形拉钩，以保护后方的血管避免造成进一步损伤（图 54.3）。然后翻修胫骨假体，替换为带延长杆的铰链式胫骨假体，以匹配 DFR 系统的铰链关节，同时安装试衬。该患者较特殊，既往 THA 的股骨柄阻碍了 DFR 柄的放置。这一潜在问题在术前就已经预测到了，术中使用金刚钻来精确切割股骨延长杆的尖端。在测试过程中需注意股骨假体的旋转，以防止髌骨脱位。标记股骨假体的外旋，最终骨水泥固定假体。软组织张力可通过聚乙烯衬垫的厚度进行微调。然后采用股外侧入路暴露髋膝假体区间股骨，并使用钢缆在两个假体之间固定同种异体骨板以提高二者之间的强度。将同种异体骨边缘修整平滑，以防止股外侧肌在其表面出现医源性激惹。同时使用股骨远端截骨剩余的自体骨填充在同种异体骨板周围。此外，宿主股骨的外侧皮质可用磨钻打磨，让其渗血，进一步促进自体骨植骨的成活。

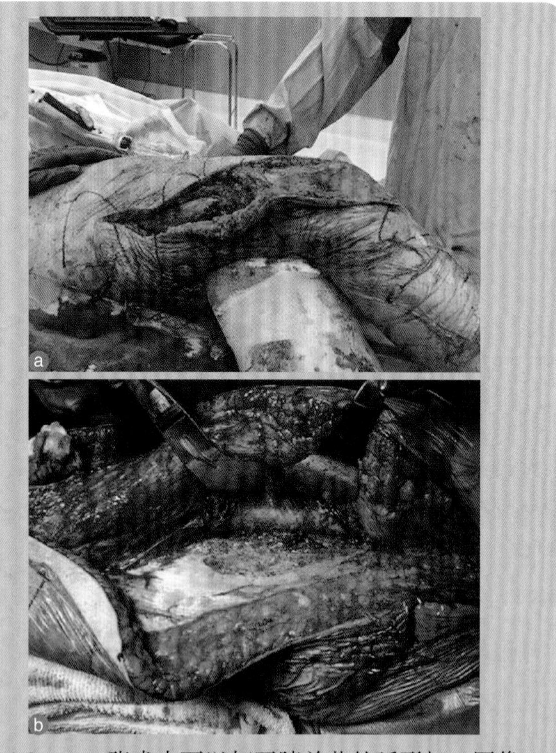
图 54.2 a. 一张术中可以打开膝关节的弧形切口图像；b. 股骨下入路显露股骨干

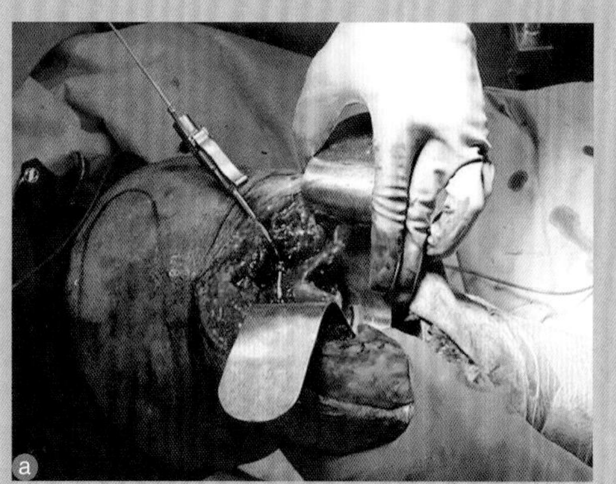
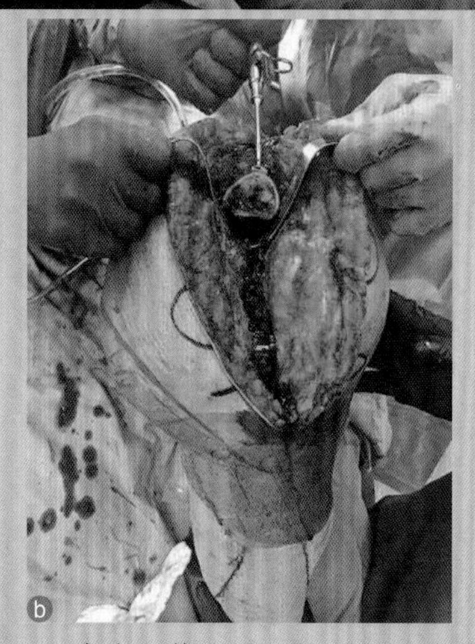
图 54.3 a、b. 术中图像显示，为了防止术中截骨导致骨折向近端延伸，可在骨折近端进行环扎，在手术的其他操作期间部分，环扎线缆还可以用作牵引装置，方便控制这段股骨，在截骨和必要的情况下，将一个宽拉钩放置在股骨的正下方，以保护后方神经血管

预防感染和伤口管理在这类关节翻修手术病例中至关重要。可在关节周围放置含有万古霉素和妥布霉素的 ALBC 链珠。仔细逐层缝合伤口尽可能优化伤口愈合，减少伤口渗出引发的并发症，术后伤口可使用负压伤口敷料。患者术后可负重活动。术后 X 线片显示 DFR 位置良好，桥接假体并增加假体间应力的同种异体骨板固定良好（图 54.4）。

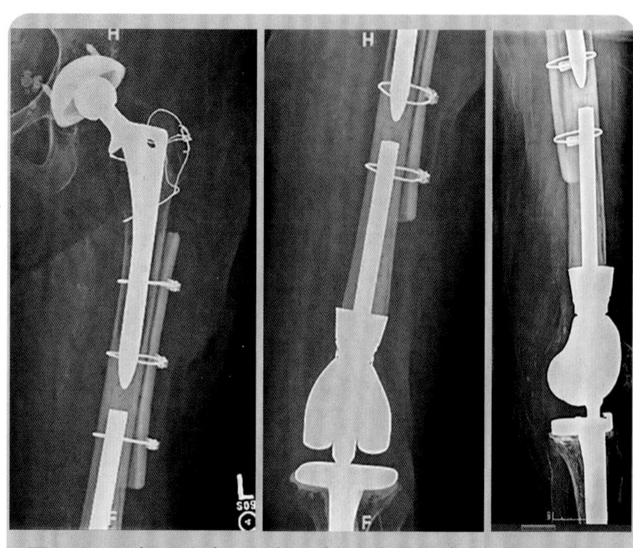
图 54.4 由于这名 91 岁患者活动量需求低，且骨折严重粉碎和残余可用骨量较少，决定对其膝关节翻修改为远端股骨置换术（DFR），由于同侧髋关节置换术柄阻碍 DFR 柄，术中使用金刚钻对 DFR 柄的最近端进行测量切割，两个假体之间是应力集中区域，则在假体间区域预防性放置同种异体移骨板并将其环扎固定

54.3 风险因素

膝关节假体周围骨折可能发生在术中或术后（Sunkara et al.，2016）。

在一项大型回顾性研究中，初次骨水泥型 TKA 术中骨折的发生率为 0.39%（Alden et al.，2010）。该研究发现，大多数骨折发生在骨显露或截骨期间（40%）和安装试模期间（33%），仅有 19% 的骨折发生在等待骨水泥凝固过程中。TKA 翻修术中骨折发生率比初次 TKA 增加约 6 倍（Sasson et al.，2014a，2014b）。在 TKA 无菌翻修中，骨折常发生于取出股骨假体时（Sasson et al.，2014a）。而在感染二期 TKA 翻修期间，骨折最常发生在股骨假体重新安装期间，而不是初次假体取出期间（Sasson et al.，2014b）。

术中骨折的风险因素包括以下几点。

- 女性。
- PS 股骨假体的使用。
- 长期使用类固醇激素。
- 高龄。
- RA。
- 神经系统疾病（Alden et al.，2010）。

术后骨折与术中骨折有许多相同的风险因素，而术中骨折通常与骨质较差这一特征有关。这些风险因素包括以下几点。

- 患者年龄＞70 岁。
- 女性。
- 长期使用类固醇激素。
- 不成熟的关节置换技术（Sunkara et al.，2016）。

其他因素在术后骨折风险较高（Sunkara et al.，2016；Lim et al.，2017；Born et al.，2018），例如。

- 股骨前皮质 Notch。
- 假体匹配不良。
- TKA 翻修。
- 术前患者评估的结果评分较低的患者。

54.4 假体周围骨折的分型

> TKA 假体周围骨折可能发生在股骨、胫骨或髌骨等部位，最常见的骨折位于股骨。

已经有几种分型系统来描述骨折位置、移位程度、假体固定和残余骨量。这些分类系统旨在提供一种量化指标，指导外科医师选择最合适的治疗方法。

54.4.1 股骨假体周围骨折分型

描述股骨假体周围骨折有好几种分型方法。据我们所知，最常见分型方法为 Lewis 和 Rorabeck（1997）及 Su 等（2004）制定并提出的用于描述股骨假体周围骨折的方法。

Lewis 和 Rorabeck 分类系统根据骨折移位和假体稳定性将股骨髁上骨折分为 3 种类型。

Lewis 和 Rorabeck 分型

- Ⅰ型：骨折无移位，股骨假体固定良好。
- Ⅱ型：骨折移位，股骨假体固定良好。
- Ⅲ型：骨折无移位或移位，股骨假体松动或失效。

Su 分型是根据股骨假体的位置描述骨折

- Ⅰ型：膝关节股骨假体近端骨折。
- Ⅱ型：起始于膝关节股骨假体近端并向近端延伸的骨折。
- Ⅲ型：骨折线累及膝关节股骨假体滑车的远侧。

本章作者首选的分型系统是 Lewis 和 Rorabeck 分型，因为它为外科医师提供股骨假体周围骨折手术治疗的简单分类。

> 该分型的关键在于了解骨折是否移位，更重要的是，它根据假体固定的稳定情况决定是否需要对假体进行翻修。

Ⅰ型和Ⅱ型骨折通常可以固定，因为假体固定良好，无须翻修。Ⅰ型和Ⅱ型骨折的手术固定通常方法包括髓内固定和（或）钢板固定。Ⅲ型骨折需要翻修，通常需要增加钢板固定。是否需要使用长柄假体翻修或股骨远端置换取决于可用的骨量和不同患者骨折的特征。

54.4.2 胫骨假体周围骨折分型

胫骨假体周围骨折的发生率低于股骨假体周围骨折。胫骨假体周围骨折的发生率在 0.4% ~ 1.7%（Morwood et al.，2019）。Felix 等（1997）首次提出了描述这些类型骨折最常用的分型。

Felix 分类系统

- Ⅰ型：骨折累及胫骨平台。
- Ⅱ型：胫骨假体干部周围的骨折。
- Ⅲ型：骨折位于胫骨假体远端。
- Ⅳ型：胫骨结节骨折。

每种类型也可以根据胫骨假体的稳定性进行分类：A 型骨折：假体固定良好；B 型骨折：伴有胫骨假体松动。Felix 等（1997）还描述了一种 C 亚型，即术中胫骨出现的任何骨折。

Felix 分类系统基于骨折位置和假体的稳定性，来指导胫骨假体周围骨折的治疗。

如果骨折无移位，且假体稳定固定良好，那么可以对Ⅰ型和Ⅱ型骨折进行保守治疗（Born et al.，2018）。而对于移位的ⅠA 型和ⅡA 型骨折，治疗通常需要钢板内固定（Morwood et al.，2019；Kim et al.，2017）。对于移位的ⅢA 型骨折，治疗可包括钢板和（或）髓内钉固定（Morwood et al.，2019；Haller et al.，2014）。ⅣA 型骨折可以用拉力螺钉或钢板固定治疗（Ruchholtz et al.，2013）。对于任何 Felix B 型骨折，都需要关节翻修术，并在某些情况下更换长柄胫骨假体或使用肿瘤膝假体（Born et al.，2018）。

54.5 外科技术

54.5.1 股骨假体周围骨折

54.5.1.1 髓内钉技术

对于 Lewis 和 Rorabeck Ⅰ型或Ⅱ型股骨假体周围的骨折，髓内钉治疗是一种有效的治疗方法。

对于一些粉碎严重难以复位固定的骨折，髓内钉固定有很多的优势。在治疗这种类型的股骨假体周围骨折时，髓内钉既可起到了分担股骨负荷的作用，又可通过扩髓刺激骨痂的形成，加速骨折愈合，并且，在近端和远端锁定钉的作用下，其同时具有轴向和旋转稳定性的优势。同时髓内钉与钢板内固定相比，髓内钉技术可使用原先 TKA 正中切口，又可避免钢板固定需要进行广泛软组织剥离损伤，因此其软组织并发症发生率较低。

良好的髓内钉固定需要有影像学检查和良好的术前计划，这对髓内钉技术成功与否至关重要。骨折需要离假体近端有足够的距离，这样才便于放置远端锁定螺钉，且股骨假体的设计需要允许逆行髓内钉的操作位置。外科医师查询初次手术记录，以确定髁间窝是否开放，并测量开口的大小，明确能否与所选逆行髓内钉相容（Ruchholtz et al.，2013；Thompson et al.，2014）。若是闭合髁间设计或有股骨延长杆将不能使用逆行髓内钉。如果无法查询初次手术记录，股骨假体规格参数未知，术中则可在切口前行髁间窝透视检查，以明确髁间窝是否能够通过逆行髓内钉（Ricci，2015）。

逆行髓内钉的一个潜在的问题是，某些股骨假体的设计使其开口进钉变得困难。某些 CR 假体滑车沟较深，进钉点将偏后至 Blumensaat 线，从而会导致股骨向后成角畸形（Service et al.，2015）。此外有一点需要明确的是，骨折线远端需要保留有 2 ~ 3 cm 的正常骨性结构，以便在股骨远端能够打入两枚交锁螺钉。理想情况下，应在骨折远端打入 3 ~ 4 枚交锁螺钉，以提高其结构刚度和抗疲劳强度（Pekmezci et al.，2014）。当然，术前患肢同侧若已行 THA，那术前计划则不考虑行逆行髓内钉固定。当然类似这种髓内固定伴有同侧髋关节置换术的挑战，也可以在带延长杆的膝关节翻修或股骨远端置换的病例中看到。为了降低在两个带柄假体之间产生应力集中的风险，可以在二者之间使用同种异体骨板桥接固定（图 54.4）。

若行逆行髓内固定时，作者首先是打开关节腔，直视下观察开口点和假体，以确保它们在扩髓的过程中不会受到损伤。为了预防扩髓损伤聚乙烯衬垫，建议在扩髓的过程中备用一个聚乙烯衬垫以便及时更换。

髓内钉固定术后何时负重活动，取决于骨折的原始类型。大多数股骨髁上假体周围骨折多为移位且伴有一定程度的粉碎骨折，在这种情况下，建议在术后早期 4 ~ 6 周内支具保护下负重活动（Ricci，2015）。在后期的随访中，只要有影像学骨愈合的表现，即可逐渐增加负重活动（Ricci，2015）。

54.5.1.2 钢板固定

纵观其治疗史，最初股骨假体周围骨折的钢板固定是用非锁定钢板、角钢板或动力髁螺钉来进行固定的。早期研究显示，使用这些钢板固定内翻塌陷、骨不连等并发症发生率更高，并且需要大范围的软组织剥离显露（Rorabeck et al.，1999；Bae et al.，2014）。随着关节周围锁定钢板的出现，这些并发症得到一定的降低，临床结果得到改善（Ricci et al.，2006）。

现代的锁定板固定不仅可承重，还可以通过非锁定和锁定孔技术，来实现骨折的一期愈合或二期愈合。

现代的锁定钢板远端有多个锁定孔，固定后骨折位置不会改变，大大降低了股骨内翻塌陷的概率（Ricci et al.，2006；Kim et al.，2015）。另外，围关节钢板能从肌肉间隙插入，减少肌肉的剥离损伤，然后利用经皮螺钉微创技术最终固定。若股骨远端骨量较少，可在股骨内侧放置第二块钢板以增强固定（Kim et al.，2015）。钢板固定适用于固定假体稳定的骨折（Lewis 和 Rorabeck Ⅰ型或Ⅱ型）和股骨假体顶端或近端的骨折（Su Ⅰ型或Ⅱ型）（图 54.5）。有报道称 Su Ⅲ型骨折也可通过钢板固定成功，但由于骨折远端可供螺钉固定的骨量有限，这些病例特别具有挑战性（Kim et al.，2015）。

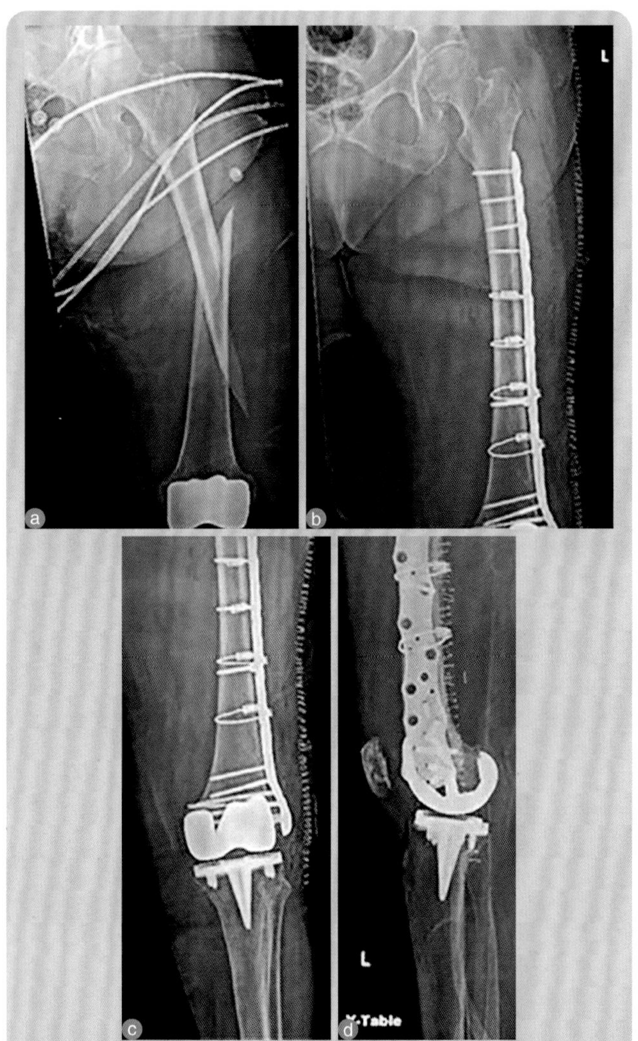

图 54.5　患者 92 岁，从地面摔倒后行正位 X 线片显示 Lewis 和 Rorabeck Ⅱ型，Su Ⅰ型假体周围骨折。a. 对股骨中段骨折切开复位内固定，骨折复位，用拉力螺钉和环扎线缆进行初始固定，然后放置一个长的股骨远端锁定钢板；b ~ d. 术后最终 X 线片

由于钢板固定后是承重结构，且术后钢板比髓内固定承受更大的压力，因此术后需要更多的保护性限制措施。根据钢板固定的强度和骨折粉碎的程度，建议术后对患肢行保护限制性措施 8 ~ 12 周（Ricci，2015；Wallace et al.，2017）。在后期的随访中，若有影像学证据表明骨折初步愈合，可逐步负重活动。而术后即刻康复主要集中于膝 ROM 的锻炼。

54.5.1.3　髓内钉与钢板固定临床结果的比较

在几项比较髓内钉固定和锁定钢板固定的早期研究中发现，钢板固定在以下几个结果指标上似乎更有优势，包括并发症、再次手术、畸形愈合和骨不连的发生率较低（Horneff et al.，2013；Large et al.，2008）。然而，在最近的荟萃分析中，发现这些结果没有显著差异（Shin et al.，2017；Matlovich et al.，2017）。此外，最近一项针对髓内钉固定和锁定钢板轴向负荷循环测试，研究结果表明锁定钢板或髓内钉结构生物力学无明显差异（Mäkinen et al.，2015）。

在最新发表的系统性综述中，包括 2008—2018 年发表的研究，发现两种固定方法在骨折愈合时间或愈合率方面没有显著差异（Shah et al.，2020）。然而，与髓内钉相比，其发现锁定钢板的总体并发症和再次手术率显著降低（Shah et al.，2020）。另一篇研究报告显示，锁定钢板最常见的并发症是内固定失效（5%）、畸形愈合（2.5%）和深部感染（2.2%）。相比之下，髓内钉最常见的并发症是畸形愈合（11.5%）、内固定失效（6.3%）和内固定相关疼痛（1.9%）（Shah et al.，2020）。

所有这些研究中出现的差异性，可能与Ⅲ级和Ⅳ级研究的异质性有关。遗憾的是，目前还没有一项Ⅰ级证据的随机研究来比较这两种治疗方法，以帮助阐明这些问题的答案。

> 然而，这两种固定方法都有一定的优点和缺点。外科医师的职责是根据患者特征、骨量、骨折位置和骨折类型选择最佳植入物。

54.5.2　胫骨假体周围骨折

54.5.2.1　钢板固定

> 对于不需要翻修的胫骨假体周围骨折（Felix A 型骨折），钢板内固定是最常见的治疗方法（Morwood et al.，2019；Felix et al.，1997）。

锁定钢板常用于骨质疏松的骨折患者，一般为老年患者群体。Felix 等（1997）在对胫骨假体周围骨折大样本研究中指出，外科手术治疗胫骨假体周围骨折时，对Ⅱ A 和Ⅲ A 型骨折，其常使用钢板和螺钉固定。Ⅰ A 型骨折在其研究样本中很罕见，因为Ⅰ型骨折大部分都伴有假体松动和失败，绝大多数Ⅰ型骨折最终归类为Ⅰ B 型骨折。

手术通常会采用外侧入路对Ⅰ A、Ⅱ A 或Ⅲ A

型骨折进行钢板固定（Kim et al.，2017；Schreiner et al.，2018）。如果可能，建议采用微创钢板接骨术（MIPO），以降低伤口并发症、感染和骨不连的发生率（Kim et al.，2017）。钢板固定的理想状态是在骨折的近远端保持同样的固定强度，但由于胫骨近端存在假体和残余骨量相对不足，要达到这一平衡的理想状态可能很难（Kim et al.，2017）（图 54.6）。

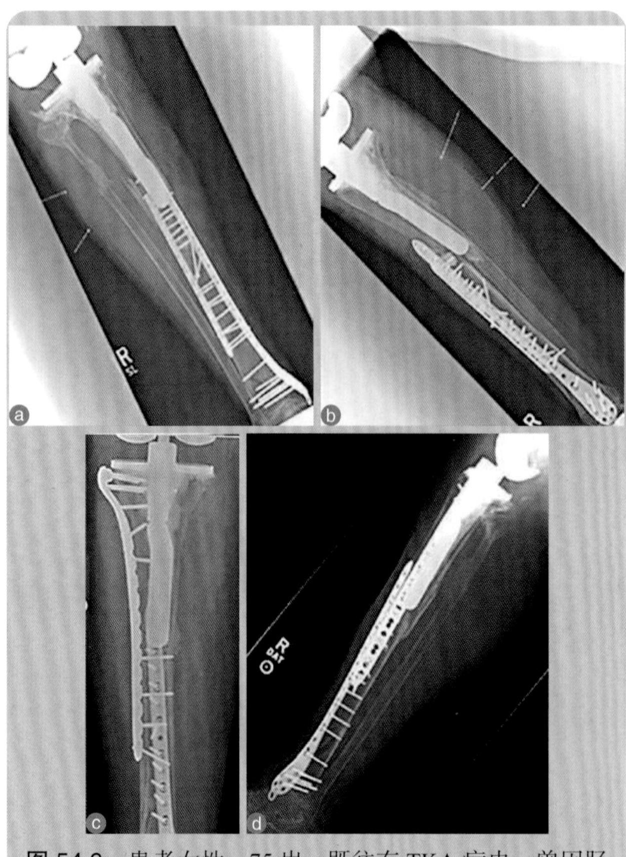

图 54.6 患者女性，75 岁，既往有 TKA 病史，曾因胫骨远端骨折在外院接受内固定治疗，现再次从地面摔倒后胫骨延长杆尖端与最近端钢板交界处出现新的骨折。a、b. 正位和侧位片显示 Felix Ⅱ A 型胫骨假体周围骨折；c、d. 术后 X 线片显示，先前放置的胫骨外侧钢板被取出，并更换为较长的胫骨近端锁定钢板，以跨越骨折线，并在胫骨假体周围提供足够强度的固定，在这个稳定的结构中关节置换的假体得以保留

通常，笔者更愿意在骨折远近端各 8 个皮质固定，而这可能会因假体的放置和残余骨量的质量不足而受到限制。因而在某些需要额外固定的情况下，也有学者使用双钢板治疗这类型骨折（Morwood et al.，2019）。当然，在一项小型研究中发现，对比使用双钢板和单钢板固定，其骨折愈合率没有显著差异（Morwood et al.，2019）。

54.5.2.2 髓内钉固定

胫骨假体周围干部骨折的治疗传统上往往采用非手术治疗或钢板固定（Morwood et al.，2019；Felix et al.，1997；Kim et al.，2017）。虽然 Haller 不是第一个对胫骨假体周围骨折行髓内钉固定的人，但他还是描述了Ⅲ A 型胫骨假体周围骨折髓内钉固定的技术（Haller et al.，2014；Tabutin et al.，2007），髓内钉固定的困难与胫骨假体的阻挡和胫骨近端残余骨量有限相关。在行髓内钉固定之前，外科医师必须意识找到正确的髓内钉进针点，同时在扩髓时，既要避免损伤到胫骨假体，又要避免皮质爆裂再次骨折。

> 髓内钉固定开口点偏前侧有可能导致胫骨结节骨折，并有可能导致伸膝装置断裂，这种情况是千万要避免发生的。

Haller 等（2014）在他们描述的髓内钉技术中提出了几个关键点。

- 经髌腱切口，离假体远一些开口，从而避免损伤骨水泥固定的胫骨假体。
- 胫骨近端手动扩髓，避免前方皮质爆裂骨折或 TKA 假体受损。
- 使用吸引器头辅助圆头导丝穿过后侧皮质。
- 使用 9 mm 或更小尺寸直径的髓内钉。
- 折弯髓内钉头，使其更容易通过胫骨近端（Haller et al.，2014）。

使用该技术进行髓内钉治疗的 4 名患者，骨折全部得到临床愈合和影像学愈合。

最近，有人描述了一种经髌骨入路髓内钉固定方法（Woyski et al.，2016）。这种方法的潜在好处是，手术期间不必折弯髓内钉。但理论上该技术可能会对保留的假体造成更大的损坏。

54.5.2.3 髓内钉技术与钢板固定

和股骨假体周围骨折相比，现有关于胫骨假体周围骨折的文献很少，这与 TKA 术后骨折很少发生在胫骨侧是一致的（Felix et al.，1997；Ebraheim et al.，2015）。总的来说，由于 TKA 假体的占位固定困难，胫骨周围软组织覆盖不足，以及这些骨折患者普遍存在骨质疏松，笔者发现无论是用钢板固定，还是用髓内钉固定治疗胫骨假体周围骨折都是一件很困难的事情。

在最近的文献中，钢板和螺钉固定胫骨假体周围骨折后的整体骨愈合率在 76.3% ~ 87.5%（Morwood et al.，2019；Kim et al.，2017；Triplet et al.，2020）。并发症发生率为 18.75% ~ 31.6%，再次手术率为 12.5% ~ 31.6%（Morwood et al.，2019；Kim et al.，2017；Triplet et al.，2020）。关于髓内钉治疗胫骨假体周围骨折的文献更少。在最大样本病例中仅含有 6 名患者，所有用髓内钉治疗的Ⅲ A 型骨折获得骨愈合（Tabutin et al.，2007）。在 Haller 等 2014 年的病例组中，全部 4 名使用髓内钉治疗的患者均在 6 个月内得到骨愈合，并且没有并发症报道。

由于关于胫骨假体周围骨折的文献不多，因此在直接比较髓内钉和钢板固定是困难的。

此外，这两种治疗方法的各种比较只能在Ⅲ型骨折之间进行，而在于 Felix 等（1997）报道中，Ⅲ型骨折病例数仅占 17%。这就需要对这些不常见的骨折进行更多的研究，并观察其疗效及临床治疗结果。

54.5.3　关节翻修

54.5.3.1　股骨假体周围骨折的关节翻修

不适合内固定治疗的股骨假体周围骨折及 Lewis 和 Rorabeck Ⅲ型股骨骨折，需要通过关节翻修术解决股骨假体松动或失效的问题。

评估这种类型骨折的治疗方法首先考虑其干骺端骨量（Kuzyk et al.，2017）。对于干骺端骨量良好的患者，根据其 MCL 和 LCL 的完整性与否，决定使用限制性或非限制性翻修假体。而对于残余骨量不足或缺损＞ 2 cm 的患者，处理可能更加困难。如果是包容性骨缺损，则使用金属垫块和（或）植骨与限制性翻修假体联合使用。当骨缺损范围大或为非包容性骨缺损，且患者较年轻且活动需求量较大时，则需行同种异体骨移植联合限制性翻修系统治疗。最后，若残余骨量不足，有较大的结构性缺损的情况下，且患者功能要求低或老年患者，可进行股骨远端置换。

与其他类型 TKA 翻修相似，骨水泥型假体的取出必须使用骨凿、水泥取出器、高速磨钻和其他去除装置，其目的是尽可能多的保留骨量。然后使用标准骨折复位技术进行下一步操作，必要时可额外增加辅助固定，从而减少取出假体造成的骨折。在扩髓和通道完成后，对各种类型股骨远端骨缺损考虑使用锥形金属垫块或植骨治疗（Fink et al.，2018），然后进行试模测试，最终植入假体。虽然对使用何种翻修假体没有达成共识，但几乎所有股骨假体都需要使用加长柄，并超过骨折远端和骨量不足的部位，整体距离应为股骨直径的两倍。所选择的胫骨翻修假体需要匹配不同限制性的股骨翻修假体。一旦确定了翻修假体，建议使用本书中介绍的现代骨水泥技术进行固定。虽然该治疗方法充满了许多挑战，但通过关节翻修治疗假体周围骨折的好处之一是使患者能更早的活动。除了一些额外的损伤或伸膝装置断裂外，大多数患者在术后将能够完全负重活动（Fink et al.，2018；Saidi et al.，2014）。

DFR 是治疗股骨假体周围骨折的另一种方法。

DFR 手术比较适合严重骨质疏松、大面积骨缺损和活动量需求低的患者，这些患者大多体弱多病。DFR 术后无须在支具保护下完全负重或部分负重活动，因此 DFR 对这些患者是一个很有吸引力的术式（Khan et al.，2019；Haidukewich，2019）。

■ 翻修和股骨远端置换的临床结果

关于使用标准翻修假体进行关节翻修的研究不多，大多数研究是小型回顾性病例。在一个早期回顾性研究中，所有 6 名患者骨折均获得愈合，但有 33% 的并发症发生率（1 例为浅表感染，1 例为急性膝关节脱位）（Srinivasan et al.，2005）。在最近的一个回顾性研究中，16 名患者使用标准翻修假体对 Su Ⅲ型骨折进行翻修，所有患者均获得骨愈合，仅报告了 2 例并发症（1 例畸形愈合，另 1 例膝关节不稳定需要再次翻修）（Fink et al.，2018）。

通过对 DFR 治疗股骨假体周围骨折的研究结果表明，DFR 在复杂股骨假体周围骨折的治疗上有一定的优势。一个对 11 名患者行 DFR 治疗的小型回顾性病例研究中发现，平均随访 33 个月时无患者需要翻修，随访期间仅有 1 名患者死亡（Jassim et al.，2014）。一些关于 DFR 治疗股骨假体周围骨折的最近研究结果发现，其术后翻修率在 10% ~ 14%，死亡率为在 5.8% ~ 38.8%（Mortazavi et al.，2010；Darrith et al.，2019；Rahman et al.，2016）。然而，在最近一次对内固定与 DFR 治疗股骨假体远端骨折的比较中发现，翻修率、2 年死亡率或 KSS 评分之间没有显著差异（Darrith et al.，2019）。同时在这项研究中还发现，DFR 组翻修的原因主要是髌骨轨迹不良，而内固定组的翻修的原因更多是由于感染（Darrith et al.，2019）。

54.5.3.2 胫骨假体周围骨折的关节翻修

虽然胫骨假体固定良好的假体周围骨折通常需要内固定治疗，但所有 Felix B 型骨折还是建议行关节翻修术。

正如 Felix 等在文献中所述，大多数Ⅰ型和Ⅱ型骨折为 B 型骨折，需要翻修手术（Felix et al.，1997）。鉴于骨折线往往在胫骨平台处波及骨－水泥界面，因此，在Ⅰ型骨折中出现假体松动并不奇怪。

在Ⅰ B 型骨折中，骨折通常累及内侧平台。胫骨假体周围的松动通常与胫骨内侧的包容性和节段性骨缺损有关（Hanssen et al.，2000）。Ⅱ B 型骨折往往发生在干骺端至胫骨干骨溶解伴严重节段性骨缺损的情况下（Hanssen et al.，2000）。Ⅰ B 型和Ⅱ B 型骨折特征的差异决定了翻修手术的不同。

Ⅰ B 型骨折通常可以通过加长延长杆固定胫骨假体，同时通过骨水泥填充物（图 54.7）、植骨、金属垫块或定制假体的组合来治疗骨缺损（Born et al.，2018；Kuzyk et al.，2017；Hanssen et al.，2000）。Ⅱ B 型骨折由于存在巨大的包容性或节段性骨缺损，其治疗可能会带来更大的挑战。除了使用加长柄胫骨假体跨过骨缺损外，可能还需要行结构性植骨（Kuzyk et al.，2017；Hanssen et al.，2000）。此外，还需要考虑使用更厚的聚乙烯衬垫来重建膝关节关节线（Kuzyk et al.，2017）。

Ⅲ B 型骨折很少发生（Felix et al.，1997），该类型骨折的治疗需要早期使用加长柄假体进行翻修，且加长柄的长度要超过骨折的位置。由于大多数翻修柄的长度不足以穿过这些胫骨骨干骨折，因此也建议在翻修的同时额外增加钢板固定。另一个可选择的手术方案是，先对骨折进行治疗，待骨折愈合后对胫骨假体进行翻修（Hanssen et al.，2000）。

如果 1 例胫骨近端假体周围骨折无法通过内固定或标准翻修假体来治疗，那么可以考虑使用肿瘤重建假体。在这种情况下，保留伸膝装置的完整性至关重要（Kuzyk et al.，2017；Windhager et al.，2016）。

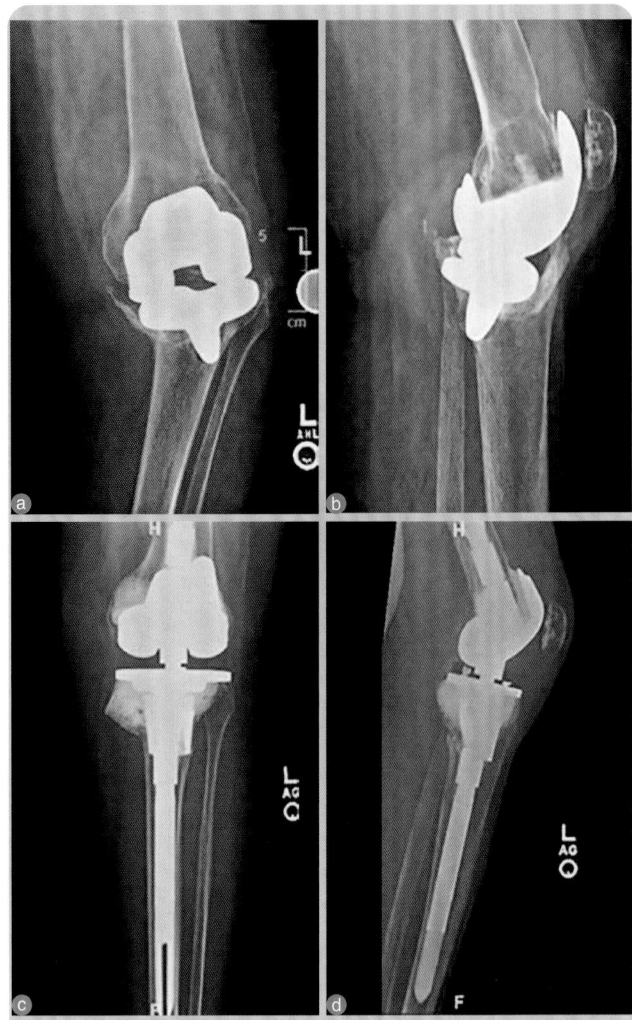

图 54.7 a、b. 一名 70 岁女性患者的正位和侧位 X 线片，该患者患有神经病理性关节病，影像学显示出现 TKA 的严重并发症Ⅰ B 型胫骨假体周围骨折，术中，发现胫骨有严重的骨缺损，需要使用干骺端椎形金属小梁垫块；c、d. 术后图像显示更换了带匹配胫骨的延长杆铰链式假体，干骺端骨缺损使用骨水泥填充

如果该类型骨折波及胫骨结节，那么需要将胫骨结节复位固定，可固定至胫骨或直接固定于假体进一步愈合。良好软组织覆盖是肿瘤重建假体成功的另一个重要因素。如果需要足够多的胫骨近端软组织，那么应该使用最小的创伤给予保留。必要时外科医师需要做好旋转皮瓣的准备（Kuzyk et al.，2017）。TKA 翻修中使用肿瘤重建假体的翻修率高达 55%（Windhager et al.，2016）。

要点

- 治疗的成功取决于对假体稳定性的准确评估。
- 在假体稳定的骨折中，固定方法取决于骨折位置。
- 在假体松动的骨折中，建议使用长柄、限制性假体或肿瘤重建假体进行翻修。

◆ 外科医师选择一种治疗策略时，应考虑到让患者尽早负重活动。

◆ 在 2 个假体间骨折的情况下，额外辅助同种异体骨板或钢板有利于保护假体间应力集中区域。

参考文献

（遵从原版图书著录格式）

Alden KJ et al (2010) Intraoperative fracture during primary total knee arthroplasty. Clin Orthop Relat Res 468(1):90–95

Bae DK, Song SJ, Yoon KH, Kim TY (2014) Periprosthetic supracondylar femoral fractures above total knee arthroplasty: comparison of the locking and non-locking plating methods. Knee Surg Sports Traumatol Arthrosc 22(11):2690–2697. https://doi.org/10.1007/s00167-013-2572-2. Epub 2013 Jun 22. PubMed PMID: 23794003

Born CT, Gil JA, Johnson JP (2018) Periprosthetic tibial fractures. J Am Acad Orthop Surg 26(8):e167–e172. https://doi.org/10.5435/JAAOS-D-16-00387. Review. PubMed PMID: 29528870

Darrith B, Bohl DD, Karadsheh MS, Sporer SM, Berger RA, Levine BR (2019) Periprosthetic fractures of the distal femur: is open reduction and internal fixation or distal femoral replacement superior? J Arthroplast. https://doi.org/10.1016/j.arth.2019.12.033. pii: S0883-5403(19)31182-9. [Epub ahead of print] PubMed PMID: 31924488

Ebraheim NA, Ray JR, Wandtke ME, Buchanan GS, Sanford CG, Liu J (2015) Systematic review of periprosthetic tibia fracture after total knee arthroplasties. World J Orthop 6(8):649–654. https://doi.org/10.5312/wjo.v6.i8.649. eCollection 2015 Sep 18. PubMed PMID: 26396942; PubMed Central PMCID: PMC4573510

Felix NA, Stuart MJ, Hanssen AD (1997) Periprosthetic fractures of the tibia associated with total knee arthroplasty. Clin Orthop Relat Res 345:113–124. PubMed PMID: 9418628

Fink B, Mittelstädt A (2018) Treatment of periprosthetic fractures of the knee using trabecular metal cones for stabilization. Arthroplast Today 5(2):159–163. https://doi.org/10.1016/j.artd.2018.10.007. eCollection 2019 Jun. PubMed PMID: 31286037; PubMed Central PMCID: PMC6588680

Haidukewych GJ (2019) Role of distal femoral replacement for periprosthetic fractures above a total knee arthroplasty: when and how? J Orthop Trauma 33(Suppl 6):S33–S35. https://doi.org/10.1097/BOT.0000000000001566. PubMed PMID: 31404044

Haller JM, Kubiak EN, Spiguel A, Gardner MJ, Horwitz DS (2014) Intramedullary nailing of tibial shaft fractures distal to total knee arthroplasty. J Orthop Trauma 28(12):e296–e300. https://doi.org/10.1097/BOT.0000000000000096. PubMed PMID:24675750

Hanssen AD, Stuart MJ (2000) Treatment of periprosthetic tibial fractures. Clin Orthop Relat Res 380:91–98. PubMed PMID: 11064978

Horneff JG et al (2013) Intramedullary nailing versus locked plate for treating supracondylar periprosthetic femur fractures. Orthopedics 36(5):e561–e566

Inacio MCS, Paxton EW, Graves SE, Namba RS, Nemes S (2017) Projected increase in total knee arthroplasty in the United States – an alternative projection model. Osteoarthr Cartil 25(11):1797–1803. https://doi.org/10.1016/j.joca.2017.07.022. Epub 2017 Aug 8. PubMed PMID: 28801208

Jassim SS, McNamara I, Hopgood P (2014) Distal femoral replacement in periprosthetic fracture around total knee arthroplasty. Injury 45(3):550–553. https://doi.org/10.1016/j.injury.2013.10.032. Epub 2013 Nov 1. PubMed PMID: 24268192

Khan S, Schmidt AH (2019) Distal femoral replacement for periprosthetic fractures around total knee arthroplasty: when and how? J Knee Surg 32(5):388–391. https://doi.org/10.1055/s--0039-1683978. Epub 2019 Apr 8. Review. PubMed PMID: 30959548

Kim W, Song JH, Kim JJ (2015) Periprosthetic fractures of the distal femur following total knee arthroplasty: even very distal fractures can be successfully treated using internal fixation. Int Orthop 39(10):1951–1957. https://doi.org/10.1007/s00264-015-2970-9. Epub 2015 Aug 25. PubMed PMID: 26300375

Kim HJ, Park KC, Kim JW, Oh CW, Kyung HS, Oh JK, Park KH, Yoon SD (2017) Successful outcome with minimally invasive plate osteosynthesis for periprosthetic tibial fracture after total knee arthroplasty. Orthop Traumatol Surg Res 103(2):263–268. https://doi.org/10.1016/j.otsr.2016.10.007. Epub 2016 Nov 25. PubMed PMID: 27890690

Kuzyk PRT, Watts E, Backstein D (2017) Revision total knee arthroplasty for the management of periprosthetic fractures. J Am Acad Orthop Surg 25(9):624–633. https://doi.org/10.5435/JAAOS-D-15-00680. Review. PubMed PMID: 28837455

Large TM et al (2008) Locked plating of supracondylar periprosthetic femur fractures. J Arthroplast 23(6 Suppl 1):115–120

Lewis PL, Rorabeck CH. Periprosthetic fractures. bz Engh GA, Rorabeck CH (eds): Revision total knee arthroplasty. Baltimore, Williams & Wilkins, 1997

Lim JBT, Bin Abd Razak HR, Zainul-Abidin S, Allen JC, JSB K, Howe TS (2017) What are the preoperative outcome measures that predispose to periprosthetic fractures after primary total knee arthroplasty? J Arthroplast 32(8):2531–2534. https://doi.org/10.1016/j.arth.2017.03.013. Epub 2017 Mar 16. PubMed PMID: 28390885

Mäkinen TJ, Dhotar HS, Fichman SG, Gunton MJ, Woodside M, Safir O, Backstein D, Willett TL, Kuzyk PR (2015) Periprosthetic supracondylar femoral fractures following knee arthroplasty: a biomechanical comparison of four methods of fixation. Int Orthop 39(9):1737–1742. https://doi.org/10.1007/s00264-015-2764-0. Epub 2015 Apr 16. PubMed PMID: 25877161

Matlovich NF, Lanting BA, Vasarhelyi EM, Naudie DD, McCalden RW, Howard JL (2017) Outcomes of surgical management of supracondylar periprosthetic femur fractures. J Arthroplast 32(1):189–192. https://doi.org/10.1016/j.arth.2016.06.056. Epub 2016 Aug 3. PubMed PMID: 27639307

Meek RM, Norwood T, Smith R, Brenkel IJ, Howie CR (2011) The risk of peri-prosthetic fracture after primary and revision total hip and knee replacement. J Bone Joint Surg Br 93(1):96–101. https://doi.org/10.1302/0301-620X.93B1.25087. PubMed PMID: 21196551

Mortazavi SM, Kurd MF, Bender B, Post Z, Parvizi J, Purtill JJ (2010) Distal femoral arthroplasty for the treatment of periprosthetic fractures after total knee arthroplasty. J Arthroplast 25(5):775–780. https://doi.org/10.1016/j.arth.2009.05.024. Epub 2010 Feb 19. PubMed PMID: 20171053

Morwood MP, Gebhart SS, Zamith N, Mir HR (2019) Outcomes of fixation for periprosthetic tibia fractures around and below total knee arthroplasty. Injury 50(4):978–982. https://doi.org/10.1016/j.injury.2019.03.014. Epub 2019 Mar 15. PubMed PMID: 30929804

Pekmezci M et al (2014) Retrograde intramedullary nails with distal screws locked to the nail have higher fatigue strength than locking plates in the treatment of supracondylar femoral fractures: a cadaver-based laboratory investigation. Bone Joint J 96-B(1):114–121

Rahman WA, Vial TA, Backstein DJ (2016) Distal femoral arthroplasty for management of periprosthetic supracondylar fractures of the femur. J Arthroplast 31(3):676–679. https://doi.org/10.1016/j.arth.2015.09.042. Epub 2015 Dec 3. PubMed PMID: 26657996

Ricci WM (2015) Periprosthetic femur fractures. J Orthop Trauma 29(3):130–137. https://doi.org/10.1097/BOT.0000000000000282. Review. PubMed PMID: 25699540

Ricci WM, Loftus T, Cox C, Borrelli J (2006) Locked plates combined with minimally invasive insertion technique for the treatment of periprosthetic supracondylar femur fractures above a total knee arthroplasty. J Orthop Trauma 20(3):190–196. PubMed PMID: 16648700

Rorabeck CH, Taylor JW (1999) Classification of periprosthetic fractures complicating total knee arthroplasty. Orthop Clin North Am 30(2):209–214. Review. PubMed PMID: 10196422

Ruchholtz S, Tomas J, Gebhard F, Larsen MS (2013) Periprosthetic fractures around the knee-the best way of treatment. Eur Orthop Traumatol 4:93–102. PubMed PMID: 24929282

Saidi K, Ben-Lulu O, Tsuji M, Safir O, Gross AE, Backstein D (2014) Supracondylar periprosthetic fractures of the knee in the elderly patients: a comparison of treatment using allograft-implant composites, standard revision components, distal femoral replacement prosthesis. J Arthroplast 29(1):110–114. https://doi.org/10.1016/j.arth.2013.04.012. Epub 2013 May 13. PubMed PMID: 23680503

Sassoon AA, Wyles CC, Norambuena Morales GA, Houdek MT, Trousdale RT (2014a) Intraoperative fracture during aseptic revision total knee arthroplasty. J Arthroplast 29(11):2187–2191. https://doi.org/10.1016/j.arth.2014.05.009. Epub 2014 May 22. PubMed PMID: 25189672

Sassoon AA, Nelms NJ, Trousdale RT (2014b) Intraoperative fracture during staged total knee reimplantation in the treatment of periprosthetic infection. J Arthroplast 29(7):1435–1438. https://doi.org/10.1016/j.arth.2014.01.021. Epub 2014 Jan 25. PubMed PMID: 24560463

Schreiner AJ, Schmidutz F, Ateschrang A, Ihle C, Stöckle U, Ochs BG, Gonser C (2018) Periprosthetic tibial fractures in total knee arthroplasty – an outcome analysis of a challenging and under-reported surgical issue. BMC Musculoskelet Disord 19(1):323. https://doi.org/10.1186/s12891-018-2250-0. PubMed PMID: 30200931; PubMed Central PMCID: PMC6131855

Service BC, Kang W, Turnbull N, Langford J, Haidukewych G, Koval KJ (2015) Influenceof femoral component design on retrograde femoral nail starting point. J Orthop Trauma 29(10):e380–e384. https://doi.org/10.1097/BOT.0000000000000350. PubMed PMID: 25932527

Shah JK, Szukics P, Gianakos AL, Liporace FA, Yoon RS (2020) Equivalent union rates between intramedullary nail and locked plate fixation for distal femur periprosthetic fractures – a systematic review. Injury. https://doi.org/10.1016/j.injury.2020.02.043. pii: S0020-1383(20)30118-2. [Epub ahead of print]. PubMed PMID: 32115204

Shin YS, Kim HJ, Lee DH (2017) Similar outcomes of locking compression plating and retrograde intramedullary nailing for periprosthetic supracondylar femoral fractures following total knee arthroplasty: a meta-analysis. Knee Surg Sports Traumatol Arthrosc 25(9):2921–2928. https://doi.org/10.1007/s00167-016-4050-0. Epub 2016 Feb 20. Review. PubMed PMID: 26897137

Srinivasan K, Macdonald DA, Tzioupis CC, Giannoudis PV (2005) Role of long stem revision knee prosthesis in periprosthetic and complex distal femoral fractures: a review of eight patients. Injury 36(9):1094–1102. PubMed PMID:16054147

Su ET, DeWal H, Di Cesare PE (2004) Periprosthetic femoral fractures above total knee replacements. J Am Acad Orthop Surg 12(1):12–20. Review. PubMed PMID: 14753793

Sunkara T, Ofori E, Zarubin V, Caughey ME, Gaduputi V, Reddy M (2016) Perioperative management of Direct Oral Anticoagulants (DOACs): a systemic review. Health Serv Insights 9(Suppl 1):25–36. https://doi.org/10.4137/HSI.S40701. eCollection 2016. Review. PubMed PMID: 28008269

Tabutin J, Cambas PM, Vogt F (2007) Tibial diaphysis fractures below a total knee prosthesis. Rev Chir Orthop Reparatrice Appar Mot 93(4):389–394. French. PubMed PMID: 17646822

Thompson SM, Lindisfarne EA, Bradley N, Solan M (2014) Periprosthetic supracondylar femoral fractures above a total knee replacement: compatibility guide for fixation with a retrograde intramedullary nail. J Arthroplast 29(8):1639–1641. https://doi.org/10.1016/j.arth.2013.07.027. Epub 2014 Jun 11. Review

Triplet JJ, Taylor BC, Brewster J (2020) Outcomes and review of periprosthetic tibial fractures. Orthopedics 20:1–5. https://doi.org/10.3928/01477447-20200213-02. [Epub ahead of print]. PubMed PMID: 32077969

Wallace SS, Bechtold D, Sassoon A (2017) Periprosthetic fractures of the distal femur after total knee arthroplasty: plate versus nail fixation. Orthop Traumatol Surg Res 103(2):257–262. https://doi.org/10.1016/j.otsr.2016.11.018. Epub 2017 Jan 13. Review. PubMed PMID: 28089667

Windhager R, Schreiner M, Staats K, Apprich S (2016) Megaprostheses in the treatment of periprosthetic fractures of the knee joint: indication, technique, results and review of literature. Int Orthop 40(5):935–943. https://doi.org/10.1007/s00264-015-2991-4. Epub 2015 Sep 25. Review. PubMed PMID: 26404093

Woyski D, Emerson J (2016) Suprapatellar nailing of tibial shaft fractures in total knee arthroplasty. J Orthop Trauma 30(12):e409–e413. PubMed PMID: 27437612

（梅玉峰　李　辉　许　鹏）

第 55 章

感　染

Kyle H. Cichos and Elie S. Ghanem

55.1 引言

PJI 是 TKA 术后严重且灾难性的并发症。

> 初次 TKA 术后 PJI 的风险为 1% ~ 2%。翻修术 PJI 风险高达 3% ~ 5%。在美国所有全膝关节翻修术中 PJI 占比 20% ~ 27%（Bozic et al.，2010；Delanois et al.，2017）。

术后一年内 PJI 发生的风险最高，但终生感染风险估计为 2%。与感染率增加有关的危险因素包括以下内容。

- RA。
- 外周血管疾病。
- 心力衰竭。
- 慢性阻塞性肺疾病。
- 贫血。
- 糖尿病。
- 抑郁症。
- 肾脏疾病。
- 肺循环障碍。
- 恶性肿瘤。
- 肥胖。
- 营养不良。
- 男性。
- 吸烟。
- 金黄色葡萄球菌定植。
- 先前其他关节感染（Bozic et al.，2012；Crowe et al.，2015）。

PJI 的致病细菌谱在不同的国家和医疗机构不大一样。虽然如此，在过去的 10 ~ 20 年里，有些趋势上已经很明显。

> 凝固酶阴性葡萄球菌曾被认为是最常见的病原菌，然而近年来，金黄色葡萄球菌和革兰阴性菌的感染率正在上升。
>
> 最近的趋势进一步表明，耐药细菌感染的比率不断上升，包括 MRSA（Bjerke-Kroll et al.，2014）。

基于几个大型队列研究的平均值，美国 PJI 致病微生物分布如图 55.1 所示（Bjerke Kroll et al.，2014；Kheir et al.，2018）。

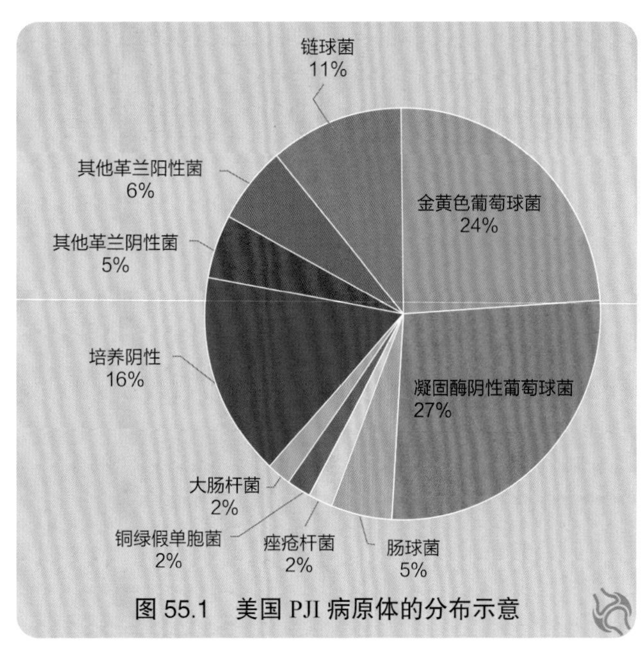

图 55.1　美国 PJI 病原体的分布示意

55.2 预防

> 预防 PJI 的首要步骤就是在术前处理好患者可控的危险因素。

在术前至少戒烟 4 周，可以降低吸烟患者感染的风险（Mills et al.，2011）。与患者的家庭医师合作，控制术前血糖，使糖化血红蛋白低于 8% 或血清葡萄糖水平低于 10 mmol/L，这可以降低糖尿病患者术后的感染风险（Iorio et al.，2017）。围手术期血糖控制、术后直接内科治疗是糖尿病患者预防感染的一个重要方法。同时建议所有肥胖患者减肥，控制目标为 BMI < 40 kg/m^2（Cizmic et al.，2019）。术前根据白蛋白和前白蛋白的水平筛选患者，对所有出现营养不良的患者进行营养纠正补充，关键点是使血清白蛋白水平 ≥ 3.5 g/dL，前白蛋白水平 ≥ 15 mg/dL（Gu et al.，2019；Roche et al.，2018）。一项研究发现，与控制患者 BMI 相比，改善患者的营养不良更值得我们的重视（Nelson et al.，2015）。术前对鼻腔定植的金黄色葡萄球菌去定植可以降低术后感染的风险（Stambough et al.，2017）。

围手术期减少感染风险的方案包括尽量减少进出手术室的人员流动，以及手术开始前 1 小时，及时给予静脉注射抗生素，这些都有助于降低 PJI 的发生率（Panahi et al.，2012）。

> 有研究发现，在预防术后感染中，术前单次静脉注射抗生素与术后多次注射抗生素同样有效（Ryan et al.，2019；Tan et al.，2019a）。

如果术后联合使用 2 种抗生素治疗，那么术中使用单剂万古霉素即可有效降低了术后感染的发生率，万古霉素的剂量可通过患者体重比换算（Kheir et al.，2017；Burger et al.，2018）。还有一些有争议证据支持使用层流手术室和“太空服”（Aalirezaie et al.，2019a）。术中预防策略包括在关闭伤口前使用一些抗菌剂作为冲洗成分。目前的证据表明，使用聚维酮碘冲洗可能有益，在用生理盐水冲洗之前，外科医师在伤口中用稀释的聚维酮碘溶液浸泡 3 分钟（Brown et al.，2012）。然而，目前还没有关于支持这一观点的高等级证据。还有一些低等级证据包括：氯己定葡萄糖酸钠冲洗、在缝合前将万古霉素粉末撒到手术切口中（Frisch et al.，2017；Fleischman et al.，2017）。手术结束后当天，使用紫外线灯对手术室进行消毒以减少细菌载荷可以减少细菌污染（Aalirezaie et al.，2019a）。术后伤口使用含银离子的敷料已被证明可以降低 PJI 的风险（Grosso et al.，2017）。

55.3 定义

多年来 PJI 的定义不断变迁，很多研究中使用了武断的定义，特别是在比较不同治疗方法的结果时。将时间窗引入 PJI 并将其分为急性 PJI 和慢性 PJI，出发点在于区别高和低治疗成功率的患者，尤其是清创、使用抗生素和假体保留时（Elkins et al.，2019）。

> 最近 ICM2 建议不用时间段来区分急性 PJI 和慢性 PJI。

这是因为感染的自然史，即感染从发病到慢性迁延是一个动态过程，与包括宿主免疫状态和细菌毒力的多种变量有关。

ICM2 会议上提出的定义很明确，包括了急性 PJI 和慢性 PJI。急性 PJI 的定义是指在先前无症状的假体关节突然出现严重的关节疼痛和（或）肿胀，而慢性 PJI 则定义为术后出现轻度或中度疼痛，但其确切开始时间难以确定（Elkins et al.，2019）。话虽如此，急性 PJI 也有早期和晚期的两种不同的发病形式。

> 晚期急性（血源性）PJI 定义为在先前无症状，但前次手术 3 个月后突然出现的急性感染症状。
>
> 早期急性 PJI 定义为关节置换术后出现感染症状不到 3 周，并且症状出现在手术后 3 个月内（WouthuyzenBakker et al.，2019；Wouthuyzen-Bakker et al.，2020）。

55.4 诊断

在诊断 PJI 之前，首先要做好详细的病史采集和仔细的体格检查。有化脓性关节炎病史增加 TKA 术后 PJI 的风险，发生率高达 15%（Aalirezaie et al.，2019b）。TKA 术后伤口有较多的渗出，时间超过 5 天是潜在 PJI 的高危信号，需要进一步排查（Jaberi et al.，2008）。

> 白细胞作为 PJI 的诊断标准尚未得到认同（Toossi et al.，2012）。血清学指标 CRP 和 ESR 可用于 PJI 筛查。

其他血清标志物如 IL-6，它虽与 PJI 相关，但在临床治疗中使用较少（Patel et al.，2016）。最近血清 D-二聚体作为诊断 PJI 的潜在标志物被临床使用，它可能取代包括 ESR 和 CRP 在内的传统检测方法（Shahi et al.，2017），但不久后发现 D- 二聚体在 PJI 筛查中的价值有限，而血浆纤维蛋白原（阈值 4.01 g/L）灵敏性更高，与经典血清学标志物具有相似的诊断准确性（Li et al.，2019；Wang et al.，2020）。最近有学者的研究发现，与传统标志物（ESR、CRP 和 IL-6）相比，血浆纤维蛋白原和 D- 二聚体的实用性和诊断准确性可能并不高（Xu et al.，2019）。

> 膝关节穿刺检查仍然是诊断 TKA 术后 PJI 的“金标准”。

膝关节穿刺液细胞计数提示：关节液中白细胞＞3000 个 /μL，中性粒细胞百分比＞ 80% 提示慢性感染，术后 6 周内关节液白细胞＞ 27 800 个 /μL，中性粒细胞百分比＞ 89% 提示急性 PJI（Parvizi et al.，2014）。

> α- 防御素在 PJI 的诊断中具有良好的应用前景，其灵敏性和特异度可达 90% ~ 98%（Bonanzinga et al.，2017；Deirmengian et al.，2015）。

α- 防御素最大的优势是其灵敏性不会受到之前使用抗生素的影响（Shahi et al.，2016）。白细胞酯酶试纸可用于滑液中细胞的检测，其结果对 PJI 诊断有很高的特异度（95% ~ 100%）。术中取可疑感染组织送冰冻切片检测（在≥ 5 个区域中，每高倍镜视野> 5 个多形核中性粒细胞有诊断价值），但该结果的准确性取决于检测分析的病理科医师（Spangehl et al.，1999；Lonner et al.，1996）。取出的假体可用超声波分解表层组织进行培养检测，也可以提高 PJI 诊断的准确性（Rothenberg et al.，2017）。

MSIS 关于 TKA 术后 PJI 诊断标准的指南如下。

MSIS PJI 诊断标准

- ◆ 主要标准（符合 1 条，可诊断 PJI）：
  - 与关节相通的窦道。
  - 假体周围组织 2 次相同的病原菌培养阳性结果。
- ◆ 次要标准（符合下面 5 条中任意 3 条及以上，可诊断 PJI）：
  - CRP 升高（急性：> 100 mg/L；慢性：> 10 mg/L）ESR（急性：NA；慢性：> 30 mm/h）。
  - 关节液白细胞计数升高（急性：> 10 000 个 /μL；慢性：> 3 000 个 /μL）或白细胞酯酶试纸上显示（++）。
  - 关节液多形核白细胞百分比升高（急性：> 90%；慢性：> 80%）。
  - 假体周围组织的组织学分析：在 400 倍放大率下，每个 HPF > 5 个中性粒细胞。
  - 一次细菌培养阳性。

改编自 2014 年 MSIS 标准（Parvizi et al.，2014）。

最近在 ICM2 上提出了一种最新的诊断方法，该方法根据诊断 PJI 的准确性对每项测试进行加权计算（Parvizi et al.，2018）。诊断 PJI 至少需要存在一个主要标准，或者在没有主要标准的情况下行次要标准评分相加，最终评分可以进行诊断：≥ 6 分为感染；2 ~ 5 分为不确定；0 ~ 1 分为未感染（表 55.1）。

表 55.1 基于权重的 PJI 诊断计算方法

主要标准	
与假体相通的窦道	
受累关节中两份独立的组织 / 关节液培养出相同的病原菌	
次要标准（术前）	**得分**
血液学检查	
CRP 升高（> 10 mg/L）或 D- 二聚体升高（> 860 ng/mL）	2
ESR 升高（> 30 mm/h）	1
关节液检查	
白细胞计数升高（> 3000/μL）或白细胞酯酶（++）	3
α- 防御素阳性	3
多形核白细胞升高（> 80%）	2
CRP 升高（> 6.9 mg/L）	1
可疑结果（术前评分或穿刺无关节液）	
组织学阳性（放大 400 倍时，每个高倍镜视野> 5 个多核中性粒细胞）	3
患侧关节脓液	3
术中送检培养单次阳性	2

改编自国际共识会议Ⅱ（ICM2），加权算法（Parvizi et al.，2018），CRP：C- 反应蛋白；ESR：红细胞沉降率；WBC：白细胞计数；PMN：多形核白细胞。

55.5 治疗

目前有多种治疗策略用于 PJI 的治疗。

> 长期抗生素抑制治疗 PJI 通常仅适用于有手术禁忌证的患者。仅通过抗生素保守治疗来达到根治 PJI 的成功率很低（25% ~ 67%）（Wouthuyzen-Bakker et al.，2017）。

手术方法包括以下几点。

- 联合抗生素假体保留清创术。
- 一期关节翻修。
- 二期关节翻修。
- 挽救措施：关节融合或截肢。

55.5.1 联合抗生素假体保留清创术

联合抗生素假体保留清创术（DAIR）仅适用于急性感染。该方法通过更换聚乙烯衬垫或其他可拆卸假体组件，从而可以保留固定假体部件。这种治疗的关键技术包括彻底清创和大量冲洗。冲洗液可以在生理盐水中添加抗菌剂或其他试剂如氯己定等，但添加抗菌剂这一方法并没有太多的数据支持其有效性。该技术具有较高的失败率，最高可达 15% ~ 40%（Urish et al.，2018；Koyonos et al.，2011；Barros et al.，2019）。

> 该方法对初次 TKA 2 周内急性感染的治疗效果明显好于超过术后 2 周感染的患者（Narayanan et al.，2018）。

最近的一项多中心国际研究利用机器学习随机森林算法确定了与手术失败相关的 10 个最重要变量。

- 血清 CRP 升高。
- 血培养阳性。
- 除 OA 以外的关节置换指征。
- 不更换假体。
- 免疫抑制药物的使用。
- 迟发的急性（血源性）感染。
- MRSA 感染。
- 皮肤感染。
- 多重细菌感染。
- 高龄（Shohat et al.，2020）。

如果拟使用 DAIR 技术对 PJI 治疗的时候，需要注意，晚期急性（血源性）PJI 患者相比早期急性 PJI 术后感染的复发率更高，尤其病原菌为葡萄球菌时更是如此（Wouthuyzen-Bakker et al.，2020）。

> 在晚期急性 PJI 患者中，尤其在高危患者和葡萄球菌感染的患者中，与一期或二期假体全置换患者相比，单纯 DAIR 的失败率和感染复发率显著增加（Wouthuyzen-Bakker et al.，2019）。

55.5.2 一期 TKA 翻修

一期 TKA 翻修这一过程包括通过移除所有人工假体组件，彻底冲洗、清除感染软组织和骨组织，然后用新的关节假体翻修。

> ICM 建议，一期 TKA 翻修的最佳适应证是术前培养出已知且有敏感抗生素的病原菌，局部有足够的软组织覆盖，没有窦道，并且自身无免疫功能缺陷的慢性 PJI（Lichstein et al.，2014）。

从微生物学的角度来看，对抗生素敏感的低毒性病原体感染患者，在接受一期膝关节翻修的效果更好。然而最近的一项研究得出结论，在接受 PJI 治疗的患者中，只有 19% 的患者符合 ICM 建议的标准。因此能够行一期关节翻修的患者有限（Dombrowski et al.，2020）。

一期翻修与二期翻修相比有很多优点，比如医疗成本低、手术次数少，ROM 大。但由于一期翻修手术有残留感染细菌组织的可能，其再感染的风险更高（Bialecki et al.，2019）。与二期翻修相比，一期翻修的失败率为 5% ~ 18%（Bialecki et al.，2019）。

> 对文献的系统回顾发现，一期和二期翻修治疗的 PJI 患者的预后没有差异。
>
> 可得出结论：如果没有禁忌证，一期翻修是一个可行的选择。因为一期翻修手术在感染控制和预后疗效类似于二期翻修，并且具有医疗成本低、手术次数少的优势（Pangaud et al.，2019；Nagra et al.，2016）。

55.5.3 二期 TKA 翻修

> 二期翻修被认为是治疗慢性 PJI 的“金标准”，这个过程分 2 个阶段，第一阶段包括通过彻底清创和大量冲洗，并移除所有假体组件，同时关节内放置含有并缓慢释放抗生素的间隔器。

患者植入间隔器后，需静脉注射抗生素 4 ~ 6 周，然后开始第二阶段手术治疗，取出含抗生素间隔器，同时使用新的假体来重建关节。间隔器的选择包括固定型和关节型间隔器。一项前瞻性的研究比较了间隔器的类型：铰链式间隔器比固定型间隔器在再植后有更大的活动范围和更高的膝关节评分，但这与移除感染内植物后住院时间长短有关（Nahhas et al.，2020）。二期翻修需要间隔器有足够的软组织覆盖和足够的骨量支撑，方可行下一步治疗。

对于更换间隔器，再行关节置换术的最佳时机如何确定，目前仍存在争议，但更多研究表明，二期翻修的时机与治疗失败之间没有明确的关联。

> 二期翻修的关键点是在二期假体植入之前感染是否治愈。

抗生素间隔器的使用，会造成术后经典的血清学检查（ESR 和 CRP）和膝关节积液分析的准确性降低，导致感染诊断方面的误判。这一点不如在初次 TKA 中行血清学检查和关节腔积液分析可靠。

采用二期 TKA 翻修治疗 2 年后的再感染率为 5% ~ 20%，15 年后为 17%（Petis et al.，2019），二期翻修的失败率会因失败率定义的不同而有很大的不同（Tan et al.，2018）。

> 据文献报道，在该文献中二期 TKA 翻修患者中，1 年的死亡率高达 11%，5 年的死亡率高达 25%（Lum et al.，2018）。由于这种原因，并非所有患者都接受再手术治疗，因此该手术的成功率和再感染率可能被高估了。

在对一项 504 例二期 TKA 翻修处于第一阶段的患者回顾性研究中发现，82.7% 的患者更换了新的膝关节假体，11.9% 的患者需要再次更换间隔器，其余的患者中一小部分接受了截肢和关节融合术，另一部分大多数患者保留了间隔器（Gomez et al.，2015）。由于 BMI 增加和 RA 发病率增加，部分患者进行间隔器更换后存活率降低，失败风险增加，并且更有可能出现耐药菌和多重菌引起的 PJI（Tan et al.，2019b）。这些高危患者的另一个选择是延长间隔器的保留时间。文献报道，最长间隔器使用时间可达 6 年，只有不到 20% 的患者因感染需要更换间隔器（Choi et al.，2014）。

提高二期 TKA 翻修后治疗成功率的一个可行的方法，就是在假体植入后延长患者口服抗生素的时间。

> 一项多中心随机试验显示，在随访不到一年的二期 TKA 翻修术后，口服抗生素再延长 3 个月可以将再感染的风险从 19% 降低到 5%。
>
> 笔者也提醒到，这需要进行长期随访，以明确延长抗生素使用的安全性和降低 PJI 复发的有效性（Frank et al.，2017）。
>
> 有学者对该研究人群进行了为期 2 年以上的长期随访，结果显示，在术后继续口服抗生素 3 个月的人群中，再感染率较低，持续观察结果与初步结论一致（Yang et al.，2020）。

考虑到二期 TKA 翻修后再感染率仍然较高，部分患者可能需要第二次，甚至第三次翻修。而且，根据 MSIS 标准，免疫缺陷或者严重免疫缺陷和肢体功能严重受限的患者感染治愈率低于普通患者。因此对于这类患者，应考虑其他挽救措施（Fehring et al.，2017）。

55.5.4 挽救措施：关节融合术和截肢术

当前面提到的治疗策略不能根除控制感染时，可考虑采用挽救性治疗措施包括关节融合术和截肢术。

关节融合术可以使患肢无痛但不能活动，而且可能会存在一些肢体长度的差异。融合方法包括外固定架、钢板和髓内钉，这些方法已经成功地用于关节融合术。文献报道通过关节融合术来治疗复发难控制的感染成功率从 71% ~ 95% 不等（Ghazavi et al.，2019）。

当所有的治疗方案都失败，患者仍然感染，并且出现严重的骨缺损，无法融合或重建，甚至患者出现危及生命的感染时，最后的治疗方案便是膝关节平面以上截肢术。

■ 结论

原发性 TKA 术后感染的风险在 1% ~ 2%，特别是在人口老龄化的情况下，PJI 占所有翻修 TKA 的 20% ~ 27%。术前调整和优化上述的危险因素是预防 PJI 的关键。掌握良好的无菌技术，围手术期合理使用抗生素也是预防 PJI 的关键。PJI 的诊断可根据上述 MSIS 和 ICM2 标准，通过一系列检查进行确认，术前膝关节穿刺抽液检查起着关键的诊断作用。PJI 治疗方案包括 DAIR、一期翻修、二期翻修、关节融合术与截肢术。对 PJI 最佳的治疗方案仍然是一个有争议的话题，可能应该对每种方案所对应的适应证和禁忌证行进一步的研究才能得出最佳的答案。

PJI 仍然是 TKA 术后灾难性的并发症，给患者和医疗系统都带来了巨大的负担，但也正是因为其治疗还有很多的不确定性，这也为未来提升 PJI 的预防、诊断和治疗提供了契机。

要点

- 所有翻修的 TKA 中，有 20% ~ 27% 是因 PJI 而进行的手术，在 PJI 中最常见的致病菌是葡萄球菌。
- 纠正术前患者自身的隐匿性危险因素，鼻腔金黄色葡萄球菌去定植，严格执行围手术期无菌操作，及时静脉注射抗生素是预防 PJI 的最佳方法。
- PJI 的诊断是需要一个系统的检查，包括全面的体格检查、详细病史询问、血清学检查和膝关节穿刺液分析，以及术中的进一步检查结果，这些结果可以从 MSIS 和 ICM2 评分系统中进一步对比分析。
- 治疗方式（不包括挽救性治疗）包括 DAIR、一期翻修和二期翻修。然而最佳治疗方案仍有争议，但 DAIR 在晚期急性 PJI 中失败率很高。而在没有一期翻修禁忌证的患者中，一期 TKA 翻修和二期 TKA 翻修的结果没有差异。
- 与 PJI 相关的所有领域包括预防、诊断和治疗在内，都有很大的研究空间。随着感染成为关节置换术研究的焦点，在未来 PJI 相关领域将会有重大的突破。

参考文献

（遵从原版图书著录格式）

Aali Rezaie A, Goswami K, Shohat N, Tokarski AT, White AE, Parvizi J (2018) Time to reimplantation: waiting longer confers no added benefit. J Arthroplast 33(6):1850–1854. Epub 2018/04/02. J Arthroplasty. eng

Aalirezaie A, Akkaya M, Barnes CL, Bengoa F, Bozkurt M, Cichos KH et al (2019a) General assembly, prevention, operating room environment: proceedings of international consensus on orthopedic infections. J Arthroplast 34(2s):S105–Ss15. Epub 2018/10/24. J Arthroplasty. eng

Aalirezaie A, Arumugam SS, Austin M, Bozinovski Z, Cichos KH, Fillingham Y et al (2019b) Hip and knee section, prevention, risk mitigation: proceedings of international consensus on orthopedic infections. J Arthroplast 34(2s):S271–S2s8. Epub 2018/10/24. J Arthroplasty. eng

Barros LH, Barbosa TA, Esteves J, Abreu M, Soares D, Sousa R (2019) Early debridement, antibiotics and implant retention (DAIR) in patients with suspected acute infection after hip or knee arthroplasty – safe, effective and without negative functional impact. J Bone Jt Infect 4(6):300–305. PMCID: PMC6960028. Epub 2020/01/23. J Bone Jt Infect. eng

Bialecki J, Bucsi L, Fernando N, Foguet P, Guo S, Haddad F et al (2019) Hip and knee section, treatment, one stage exchange: proceedings of international consensus on orthopedic infections. J Arthroplast 34(2s):S421–S4s6. Epub 2018/10/24. J Arthroplasty. eng

Bjerke-Kroll BT, Christ AB, McLawhorn AS, Sculco PK, Jules-Elysee KM, Sculco TP (2014) Periprosthetic joint infections treated with two-stage revision over 14 years: an evolving microbiology profile. J Arthroplast 29(5):877–882. Epub 2013/11/10. J Arthroplasty. eng

Bonanzinga T, Zahar A, Dutsch M, Lausmann C, Kendoff D, Gehrke T (2017) How reliable is the alpha-defensin immunoassay test for diagnosing periprosthetic joint infection? A prospective study. Clin Orthop Relat Res 475(2):408–415. PubMed PMID: 27343056. PMCID: PMC5213924. Epub 2016/06/28. eng

Bozic KJ, Kurtz SM, Lau E, Ong K, Chiu V, Vail TP et al (2010) The epidemiology of revision total knee arthroplasty in the United States. Clin Orthop Relat Res 468(1):45–51. PMCID: PMC2795838. Epub 2009/06/26. Clin Orthop Relat Res. eng

Bozic KJ, Lau E, Kurtz S, Ong K, Berry DJ (2012) Patient-related risk factors for postoperative mortality and periprosthetic joint infection in medicare patients undergoing TKA. Clin Orthop Relat Res 470(1):130–137. PMCID: PMC3237966. Epub 2011/08/30. Clin Orthop Relat Res. eng

Brown NM, Cipriano CA, Moric M, Sporer SM, Della Valle CJ (2012) Dilute betadine lavage before closure for the prevention of acute postoperative deep periprosthetic joint infection. J Arthroplast 27(1):27–30. Epub 2011/05/10. J Arthroplasty. eng

Burger JR, Hansen BJ, Leary EV, Aggarwal A, Keeney JA (2018) Dual-agent antibiotic prophylaxis using a single preoperative vancomycin dose effectively reduces prosthetic joint infection rates with minimal renal toxicity risk. J Arthroplast 33(7s):S213–S2s8. Epub 2018/04/17. J Arthroplasty. eng

Choi HR, Freiberg AA, Malchau H, Rubash HE, Kwon YM (2014) The fate of unplanned retention of prosthetic articulating spacers for infected total hip and total knee arthroplasty. J Arthroplast 29(4):690–693. Epub 2013/08/13. J Arthroplasty. eng

Cizmic Z, Feng JE, Huang R, Iorio R, Komnos G, Kunutsor SK et al (2019) Hip and knee section, prevention, host related: proceedings of international consensus on orthopedic infections. J Arthroplast 34(2s):S255–Ss70. Epub 2018/10/24. J Arthroplasty. eng

Crowe B, Payne A, Evangelista PJ, Stachel A, Phillips MS, Slover JD et al (2015) Risk factors for infection following total knee arthroplasty: a series of 3836 cases from one institution. J Arthroplast 30(12):2275–2278. Epub 2015/07/19. J Arthroplasty. eng

Deirmengian C, Kardos K, Kilmartin P, Cameron A, Schiller K, Booth RE Jr et al (2015) The alpha-defensin test for periprosthetic joint infection outperforms the leukocyte esterase test strip. Clin Orthop Relat Res 473(1):198–203. PMCID: PMC4390923. Epub 2014/06/20. Clin Orthop Relat Res. eng

Delanois RE, Mistry JB, Gwam CU, Mohamed NS, Choksi US, Mont MA (2017) Current epidemiology of revision total knee arthroplasty in the United States. J Arthroplast 32(9):2663–2668. Epub 2017/05/01. J Arthroplasty. eng

Della Valle C, Parvizi J, Bauer TW, DiCesare PE, Evans RP, Segreti J et al (2011) American Academy of Orthopaedic Surgeons clinical practice guideline on: the diagnosis of periprosthetic joint infections of the hip and knee. J Bone Joint Surg Am 93(14):1355–1357. Epub 2011/07/28. J Bone Joint Surg Am. eng

Dombrowski ME, Wilson AE, Wawrose RA, O'Malley MJ, Urish KL, Klatt BA (2020) A low percentage of patients satisfy typical indications for single-stage exchange arthroplasty for chronic periprosthetic joint infection. Clin Orthop Relat Res 478(8):1780–1786. Epub 2020/04/14. Clin Orthop Relat Res. eng

Elkins JM, Kates S, Lange J, Lichstein P, Otero J, Soriano A et al (2019) General assembly, diagnosis, definitions: proceedings of international consensus on orthopedic infections. J Arthroplast 34(2s):S181–S1s5. Epub 2018/10/24. J Arthroplasty. eng

Fehring KA, Abdel MP, Ollivier M, Mabry TM, Hanssen AD (2017) Repeat two-stage exchange arthroplasty for periprosthetic knee infection is dependent on host grade. J Bone Joint Surg Am 99(1):19–24. Epub 2017/01/07. J Bone Joint Surg Am. eng

Fleischman AN, Austin MS (2017) Local intra-wound administration of powdered antibiotics in orthopaedic surgery. J Bone Jt Infect 2(1):23–28. PMCID: PMC5423570. Epub 2017/05/23. J Bone Jt Infect. eng

Frank JM, Kayupov E, Moric M, Segreti J, Hansen E, Hartman C et al (2017) The Mark Coventry, MD, Award: oral antibiotics reduce reinfection after two-stage exchange: a multicenter, randomized controlled trial. Clin Orthop Relat Res 475(1):56–61. PMCID: PMC5174034. Epub 2016/07/09. Clin Orthop Relat Res. eng

Frisch NB, Kadri OM, Tenbrunsel T, Abdul-Hak A, Qatu M, Davis JJ (2017) Intraoperative chlorhexidine irrigation to prevent infection in total hip and knee arthroplasty. Arthroplast Today 3:294–297. Arthroplasty Today

Garvin KL, Miller RE, Gilbert TM, White AM, Lyden ER (2018) Late reinfection may recur more than 5 years after reimplantation of THA and TKA: analysis of pathogen factors. Clin Orthop Relat Res 476(2):345–352. Epub 2018/03/13. Clin Orthop Relat Res. eng

Ghazavi M, Mortazavi J, Patzakis M, Sheehan E, Tan TL, Yazdi H (2019) Hip and knee section, treatment, salvage: proceedings of international consensus on orthopedic infections. J Arthroplast 34(2s):S459–Ss62. Epub 2018/10/24. J Arthroplasty. eng

Gomez MM, Tan TL, Manrique J, Deirmengian GK, Parvizi J (2015) The fate of spacers in the treatment of periprosthetic joint infection. J Bone Joint Surg Am 97(18):1495–1502. Epub 2015/09/18. J Bone Joint Surg Am. eng

Grosso MJ, Berg A, LaRussa S, Murtaugh T, Trofa DP, Geller JA (2017) Silver-impregnated occlusive dressing reduces rates of acute periprosthetic joint infection after total joint arthroplasty. J Arthroplast 32(3):929–932. Epub 2016/10/26. J Arthroplasty. eng

Gu A, Malahias MA, Strigelli V, Nocon AA, Sculco TP, Sculco PK (2019) Preoperative malnutrition negatively correlates with postoperative wound complications and infection after total joint arthroplasty: a systematic review and meta-analysis. J Arthroplast 34(5):1013–1024. Epub 2019/02/13. J Arthroplasty. eng

Iorio R, Osmani FA (2017) Strategies to prevent periprosthetic joint infection after total knee arthroplasty and lessen the risk of readmission for the patient. J Am Acad Orthop Surg 25(Suppl 1):S13–Ss6. Epub 2016/12/17. J Am Acad Orthop Surg. eng

Jaberi FM, Parvizi J, Haytmanek CT, Joshi A, Purtill J (2008) Procrastination of wound drainage and malnutrition affect the outcome of joint arthroplasty. Clin Orthop Relat Res 466(6):1368–1371. PMCID: PMC2384013. Epub 2008/04/12. Clin Orthop Relat Res. eng

Kheir MM, Tan TL, Azboy I, Tan DD, Parvizi J (2017) Vancomycin prophylaxis for total joint arthroplasty: incorrectly dosed and has a higher rate of periprosthetic infection than cefazolin. Clin Orthop Relat Res 475(7):1767–1774. PMCID: PMC5449331. Epub 2017/04/13. Clin Orthop Relat Res. eng

Kheir MM, Tan TL, Ackerman CT, Modi R, Foltz C, Parvizi J (2018) Culturing periprosthetic joint infection: number of samples, growth duration, and organisms. J Arthroplast 33(11):3531–6.e1. Epub 2018/08/11. J Arthroplasty. eng

Koyonos L, Zmistowski B, Della Valle CJ, Parvizi J (2011) Infection control rate of irrigation and debridement for periprosthetic joint infection. Clin Orthop Relat Res 469(11):3043–3048. PMCID: PMC3183205. Epub 2011/05/10. Clin Orthop Relat Res. eng

Li R, Shao HY, Hao LB, Yu BZ, Qu PF, Zhou YX et al (2019) Plasma fibrinogen exhibits better performance than plasma D-dimer in the diagnosis of periprosthetic joint infection: a multicenter retrospective study. J Bone Joint Surg Am 101(7):613–619. Epub 2019/04/05. J Bone Joint Surg Am. eng

Lichstein P, Gehrke T, Lombardi A, Romano C, Stockley I, Babis G et al (2014) One-stage vs two-stage exchange. J Arthroplast 29(2 Suppl):108–111. Epub 2013/12/24. J Arthroplasty. eng

Lonner JH, Desai P, Dicesare PE, Steiner G, Zuckerman JD (1996) The reliability of analysis of intraoperative frozen sections for identifying active infection during revision hip or knee arthroplasty. J Bone Joint Surg Am 78(10):1553–1558. PubMed PMID: 8876584. Epub 1996/10/01. eng

Lum ZC, Natsuhara KM, Shelton TJ, Giordani M, Pereira GC, Meehan JP (2018) Mortality during total knee periprosthetic joint infection. J Arthroplast 33(12):3783–3788. Epub 2018/09/19. J Arthroplasty. eng

Mills E, Eyawo O, Lockhart I, Kelly S, Wu P, Ebbert JO (2011) Smoking cessation reduces postoperative complications: a systematic review and meta-analysis. Am J Med 124(2):144–54.e8. Epub 2011/02/08. Am J Med. eng

Nagra NS, Hamilton TW, Ganatra S, Murray DW, Pandit H (2016) One-stage versus two-stage exchange arthroplasty for infected total knee arthroplasty: a systematic review. Knee Surg Sports Traumatol Arthrosc 24(10):3106–3114. Epub 2015/09/24. Knee Surg Sports Traumatol Arthrosc. eng

Nahhas CR, Chalmers PN, Parvizi J, Sporer SM, Berend KR, Moric M et al (2020) A randomized trial of static and articulating spacers for the treatment of infection following total knee arthroplasty. J Bone Joint Surg Am 102(9):778–787. Epub 2020/05/08. J Bone Joint Surg Am. eng

Narayanan R, Anoushiravani AA, Elbuluk AM, Chen KK, Adler EM, Schwarzkopf R (2018) Irrigation and debridement for early periprosthetic knee infection: is it effective? J Arthroplast 33(6):1872–1878. Epub 2018/02/13. J Arthroplasty. eng

Nelson CL, Elkassabany NM, Kamath AF, Liu J (2015) Low albumin levels, more than morbid obesity, are associated with complications after TKA. Clin Orthop Relat Res 473(10):3163–3172. PMCID: PMC4562915. Epub 2015/05/23. Clin Orthop Relat Res. eng

Panahi P, Stroh M, Casper DS, Parvizi J, Austin MS (2012) Operating room traffic is a major concern during total joint arthroplasty. Clin Orthop Relat Res 470(10):2690–2694. PMCID: PMC3441983. Epub 2012/02/04. Clin Orthop Relat Res. eng

Pangaud C, Ollivier M, Argenson JN (2019) Outcome of single-stage versus two-stage exchange for revision knee arthroplasty for chronic periprosthetic infection. EFORT Open Rev 4(8):495–502. PMCID: PMC6719605. Epub 2019/09/21. EFORT Open Rev. eng

Parvizi J, Gehrke T (2014) Definition of periprosthetic joint infection. J Arthroplast 29(7):1331. Epub 2014/04/29. J Arthroplasty. eng

Parvizi J, Jacovides C, Antoci V, Ghanem E (2011) Diagnosis of periprosthetic joint infection: the utility of a simple yet unappreciated enzyme. J Bone Joint Surg Am 93(24):2242–2248. Epub 2012/01/20. J Bone Joint Surg Am. eng

Parvizi J, Tan TL, Goswami K, Higuera C, Della Valle C, Chen AF et al (2018) The 2018 definition of periprosthetic hip and knee infection: an evidence-based and validated criteria. J Arthroplast 33(5):1309–14.e2. The Journal of Arthroplasty

Patel R, Alijanipour P, Parvizi J (2016) Advancements in diagnosing periprosthetic joint infections after total hip and knee arthroplasty. Open Orthop J 10:654–661. PMCID: PMC5220175. Epub 2017/02/02. Open Orthop J. eng

Petis SM, Perry KI, Mabry TM, Hanssen AD, Berry DJ, Abdel MP (2019) Two-stage exchange protocol for periprosthetic joint infection following total knee arthroplasty in 245 knees without prior treatment for infection. J Bone Joint Surg Am 101(3):239–249. Epub 2019/02/08. J Bone Joint Surg Am. eng

Roche M, Law TY, Kurowicki J, Sodhi N, Rosas S, Elson L et al (2018) Albumin, prealbumin, and transferrin may be predictive of wound complications following total knee arthroplasty. J Knee Surg 31(10):946–951. Epub 2018/10/04. J Knee Surg. eng

Rothenberg AC, Wilson AE, Hayes JP, O'Malley MJ, Klatt BA (2017) Sonication of arthroplasty implants improves accuracy of periprosthetic joint infection cultures. Clin Orthop Relat Res 475(7):1827–1836. PMCID: PMC5449333. Epub 2017/03/16. Clin Orthop Relat Res. eng

Ryan SP, Kildow BJ, Tan TL, Parvizi J, Bolognesi MP, Seyler TM (2019) Is there a difference in infection risk between single and multiple doses of prophylactic antibiotics? A meta-analysis. Clin Orthop Relat Res 477(7):1577–1590. PMCID: PMC6999965 Related Research® editors and board members are on file with the publication and can be viewed on request. Epub 2019/02/28. Clin Orthop Relat Res. eng

Shahi A, Parvizi J, Kazarian GS, Higuera C, Frangiamore S, Bingham J et al (2016) The alpha-defensin test for periprosthetic joint infections is not affected by prior antibiotic administration. Clin Orthop Relat Res 474(7):1610–1615. PMCID: PMC4887359. Epub 2016/02/13. Clin Orthop Relat Res. eng

Shahi A, Kheir MM, Tarabichi M, Hosseinzadeh HRS, Tan TL, Parvizi J (2017) Serum D-dimer test is promising for the diagnosis of periprosthetic joint infection and timing of reimplantation. J Bone Joint Surg Am 99(17):1419–1427. Epub 2017/09/06. J Bone Joint Surg Am. eng

Shohat N, Goswami K, Tan TL, Yayac M, Soriano A, Sousa R et al (2020) Frank Stinchfield Award: identifying who will fail following irrigation and debridement for prosthetic joint infection. Bone Joint J 102-b(7_Supple_B):11–19. Epub 2020/07/01. Bone Joint J. eng

Spangehl MJ, Masri BA, O'Connell JX, Duncan CP (1999) Prospective analysis of preoperative and intraoperative investigations for the diagnosis of infection at the sites of two hundred and two revision total hip arthroplasties. J Bone Joint Surg Am 81(5):672–683. PubMed PMID: 10360695. Epub 1999/06/09. eng

Stambough JB, Nam D, Warren DK, Keeney JA, Clohisy JC, Barrack RL et al (2017) Decreased hospital costs and surgical site infection incidence with a universal decolonization protocol in primary total joint arthroplasty. J Arthroplast 32(3):728–34.e1. Epub 2016/11/09. J Arthroplasty. eng

Tan TL, Goswami K, Fillingham YA, Shohat N, Rondon AJ, Parvizi J (2018) Defining treatment success after 2-stage exchange arthroplasty for periprosthetic joint infection. J Arthroplast 33(11):3541–3546. Epub 2018/08/14. J Arthroplasty. eng

Tan TL, Shohat N, Rondon AJ, Foltz C, Goswami K, Ryan SP et al (2019a) Perioperative antibiotic prophylaxis in total joint arthroplasty: a single dose is as effective as multiple doses. J Bone Joint Surg Am 101(5):429–437. Epub 2019/03/08. J Bone Joint Surg Am. eng

Tan TL, Goswami K, Kheir MM, Xu C, Wang Q, Parvizi J (2019b) Surgical treatment of chronic periprosthetic joint infection: fate of spacer exchanges. J Arthroplast 34(9):2085-90.e1. Epub 2019/06/12. J Arthroplasty. eng

Toossi N, Adeli B, Rasouli MR, Huang R, Parvizi J (2012) Serum white blood cell count and differential do not have a role in the diagnosis of periprosthetic joint infection. J Arthroplast 27(8 Suppl):51–4.e1. Epub 2012/05/23. J Arthroplasty. eng

Urish KL, Bullock AG, Kreger AM, Shah NB, Jeong K, Rothenberger SD (2018) A multicenter study of irrigation and debridement in total knee arthroplasty periprosthetic joint infection: treatment failure is high. J Arthroplast 33(4):1154–1159. PMCID: PMC5858958. Epub 2017/12/10. J Arthroplasty. eng

Wang Y, Li Y, Qiao L, Sun S (2020) Comparison of a comprehensive set of fibrinolytic markers with C-reactive protein and erythrocyte sedimentation rate for the diagnosis of periprosthetic joint infection. J Arthroplast 35(9):2613–2618. Epub 2020/05/29. J Arthroplasty. eng

Winkler T, Stuhlert MGW, Lieb E, Muller M, von Roth P, Preininger B et al (2019) Outcome of short versus long interval in two-stage exchange for periprosthetic joint infection: a prospective cohort study. Arch Orthop Trauma Surg 139(3):295–303. Epub 2018/11/18. Arch Orthop Trauma Surg. eng

Wouthuyzen-Bakker M, Nijman JM, Kampinga GA, van Assen S, Jutte PC (2017) Efficacy of antibiotic suppressive therapy in patients with a prosthetic joint infection. J Bone Jt Infect 2(2):77–83. PMCID: PMC5423578. Epub 2017/05/23. J Bone Jt Infect. eng

Wouthuyzen-Bakker M, Sebillotte M, Lomas J, Kendrick B, Palomares EB, Murillo O et al (2019) Timing of implant-removal in late acute periprosthetic joint infection: a multicenter observational study. J Infect 79(3):199–205. Epub 2019/07/19. J Infect. eng

Wouthuyzen-Bakker M, Sebillotte M, Huotari K, Escudero Sánchez R, Benavent E, Parvizi J et al (2020) Lower success rate of débridement and implant retention in late acute versus early acute periprosthetic joint infection caused by Staphylococcus spp. results from a matched cohort study. Clin Orthop Relat Res 478(6):1348–1355. Epub 2020/02/28. Clin Orthop Relat Res. eng

Xu H, Xie J, Huang Q, Lei Y, Zhang S, Pei F (2019) Plasma fibrin degradation product and D-dimer are of limited value for diagnosing periprosthetic joint infection. J Arthroplast 34(10):2454–2460. Epub 2019/06/04. J Arthroplasty. eng

Yang J, Parvizi J, Hansen EN, Culvern CN, Segreti JC, Tan T et al (2020) 2020 Mark Coventry Award: microorganism-directed oral antibiotics reduce the rate of failure due to further infection after two-stage revision hip or knee arthroplasty for chronic infection: a multicentre randomized controlled trial at a minimum of two years. Bone Joint J 102-b(6_Supple_A):3–9. Epub 2020/06/02. Bone Joint J. eng

（梅玉峰　李　辉　许　鹏）

第十一部分
膝关节翻修术

第 56 章

全膝关节置换术后疼痛的系统评价

Gwo-Chin Lee

56.1 引言

TKA 能有效、可靠和持久地缓解终末期膝关节炎患者的疼痛，并可改善患者的关节功能（Hopley et al.，2014）。然而，随着 TKA 数量的增加，手术失败和翻修的数量也在增加（Bozic et al.，2010）。

TKA 手术失败的原因有很多，有时手术失败是多因素共同导致的（Sharkey et al.，2014）。TKA 手术失败后，患者的主诉几乎都是疼痛。因此，鉴别手术失败和疼痛的原因，对于成功进行翻修手术至关重要。

> Mont 等（1996）报告：在膝关节影像学资料正常的患者中，有 59% 的患者存在不明原因疼痛。

对于翻修手术，除非术前有明确且可纠正的原因，否则不应进行翻修手术。骨科医师需要一个系统的方法来评估 TKA 术后疼痛的原因。只有结合临床病史、体格检查、放射学和实验室检查，才能全面的分析。这对于确定 TKA 失败的原因至关重要。本章将讨论 TKA 术后疼痛诊断的相关检查。

56.2 临床病史

详细的临床病史是治疗 TKA 术后疼痛的出发点。患者初次关节置换术时的情况是非常有价值的信息，包括诊断，手术史，伤口愈合以及感染情况。此外，对初次 TKA 术前的 X 线片进行查阅可得到手术适应证的重要信息，这有助于骨科医师分析之前的 TKA 能否缓解患者膝关节疼痛。

Polkowski 等（2013）研究表明，早期关节炎患者行 TKA 与 TKA 术后的疼痛和不满意显著相关。

疼痛的类型、特点和持续时间也可以提示失败的机制。一般说来，活动时疼痛休息可缓解与机械性和无菌性病因有关。而休息时疼痛，尤其是夜间疼痛与感染有关。启动痛为休息后起步时疼痛加重（晨起或者坐起后的头几步开始加重），这可能是无菌性松动的征兆。此外，膝关节无力、跌倒和在崎岖地形上行走困难通常与膝关节不稳定有关。最后，下楼梯时反复的关节血肿或无菌性积液是关节屈曲不稳定的特征性表现（Stambough et al.，2019）。

56.3 体格检查

临床体格检查应从患者走进诊室的那一刻就开始。观察患者的步态可以提供有关功能障碍病因的重要信息。出现外展肌性蹒跚（Trendelenburg 步态）或共济失调表明髋关节病变或与神经病变共存。膝关节在步态周期中的运动状态可以证明存在固定的屈曲挛缩、膝关节反屈或韧带不稳定（内翻或外翻）。

然后，进行系统性体格检查评估患者膝关节软组织情况，包括患者切口周围的组织。患者是否存在关节积液或滑膜炎。患者感染时可见伤口渗出或无法愈合的窦道形成，而伸膝装置紊乱时可见软组织缺损并伴有肌肉功能障碍。记录膝关节的主动和被动活动范围，并注意是否存在任何屈曲挛缩或伸膝迟滞。膝关节力线需要在站立（负重）和仰卧（非负重）2 种姿势下评估。另外，关节外畸形的存在会显著影响整体下肢力线，如严重的扁平足畸形（Mding et al.，2005）。在整个膝关节运动弧线上评估髌骨轨迹是否良好，然后评估膝关节在完全伸展、屈膝 30°、60° 和 90° 时的稳定性。内外侧间隙差异过大表明内外侧间隙失衡，而膝关节在屈曲 90° 时出现过度的前后平移和上下运动表明膝关节屈曲不稳定（图 56.1）。

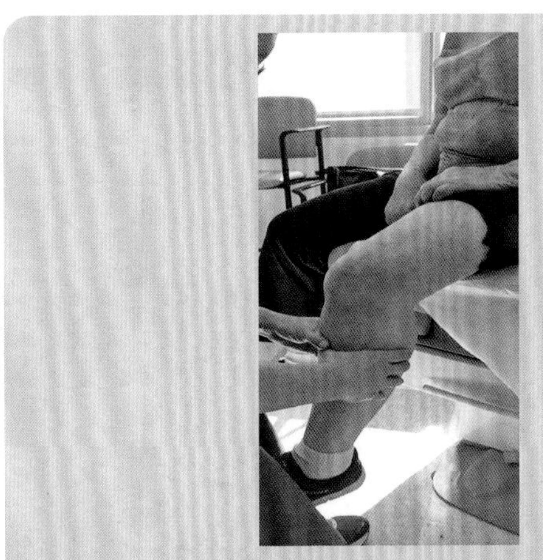

要求患者坐在检查台的边缘，检查者将脚固定住；让患者放松，检查者将膝关节前后移动或将膝关节上下抽拉

图 56.1　屈曲不稳的诊断

> 目前，膝关节不稳定的定义不甚明确。与对侧膝关节进行比较，并询问患者在这些动作中是否感到疼痛或不舒服，可以区分生理性松弛和病理性松弛。

最后，进行髋关节、脊柱和全面的神经血管检查，以避免忽视并存的病症和其他潜在的疼痛来源。

56.4 影像学评估

标准的膝关节影像学片包括正位片、侧位片以及髌骨的 Merchant 或 Sunrise 片。从髋关节到踝关节的站立位全长片有助于评估完整的下肢力线，特别是存在关节外畸形的情况。斜位 X 线片在评价溶骨性病变方面有更高的敏感度（Nadaud et al.，2004）。对假体固定情况和位置的评估包括冠状面和矢状面地对准、关节线的位置、后髁的偏移量、胫骨后倾角度和是否有透亮线出现。

一般来说，关节线位于股骨内侧髁下 25 ～ 30 mm 处，而后髁偏移量应该距离股骨后皮质 25 ～ 30 mm（Voleti et al.，2015）。未能恢复股骨后髁的偏移量可能会导致屈曲不稳和膝关节屈曲功能丧失。也可与对侧膝关节进行比较。胫骨后倾角应该为 0° ～ 5° 以内，根据所使用的假体类型（PS 和 CR）有微小差异：PS 膝关节假体为 0° ～ 3°，CR 假体为 3° ～ 5°。过大的后倾与屈曲不稳定有关，而前倾则与屈曲不良有关（Song et al.，2019）。

假体的固定情况取决于是否有松动迹象的出现，如果存在以下情况则可能是假体松动。

- 整个假体的周围存在＞ 2 mm 的透亮线。
- 在一系列的 X 线片上可见进展性的透亮线出现。
- 在系列的 X 线片上可见假体移位（图 56.2）。

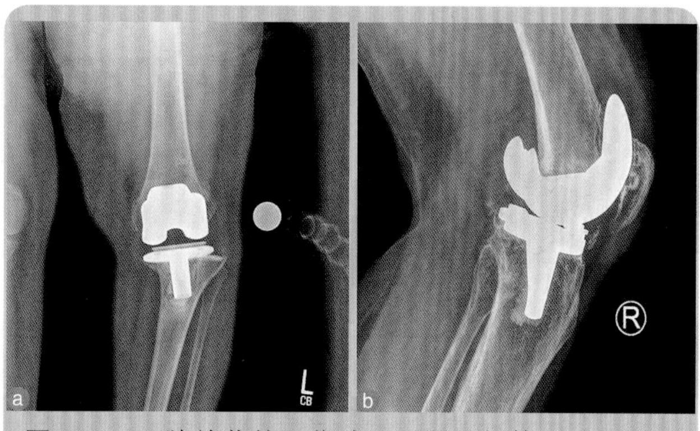

图 56.2 a. 膝关节的正位片显示胫骨假体松动，可见假体周围透亮线和平台塌陷及假体内翻；b. 侧位片显示股骨假体松动，整个假体周围有透亮线，假体向近端移位，并屈曲改变

在有延长杆的假体中，延长杆位置的偏移、下沉或者基底塌陷也是假体松动的迹象（图 56.3）。虽然骨扫描在假体松动中显示为代谢增强（核素浓聚），但在 TKA 术后疼痛的检查中应用逐渐减少。有一点需要注意，在术后 18 个月内的骨扫描阳性可能是正常的，并不代表假体松动（Niccoli et al.，2017）。

股骨和（或）胫骨假体旋转不良与 TKA 术后的伸膝装置问题和持续性疼痛有关（Panni et al.，2018）。虽然髌骨的 sunrise 或 Merchant 图可以粗略地评估股骨假体旋转，但骨科医师一般使用 CT 来评估旋转。在股骨一侧，股骨假体应该平行于股骨的通髁线，而在胫骨一侧，胫骨假体不应该内旋至胫骨结节的内侧缘（Lee et al.，2004）（图 56.4）。虽然这些旋转指标在过去 30 年中一直在使用，但最近在膝关节运动学对线方面的研究表明：与这些标志的微小偏差仍然可以获得良好的膝关节功能（Nedopil et al.，2016）。

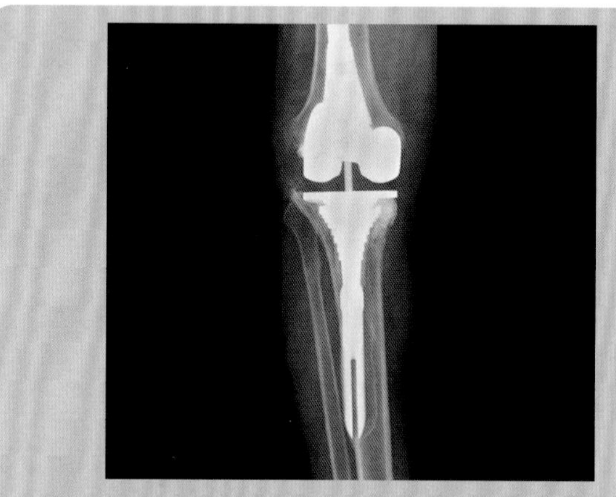

可见假体延长杆周围透亮线形成，延长杆内翻，此外，可见延长杆顶端的骨质基座塌陷

图 56.3 胫骨假体松动的正位片

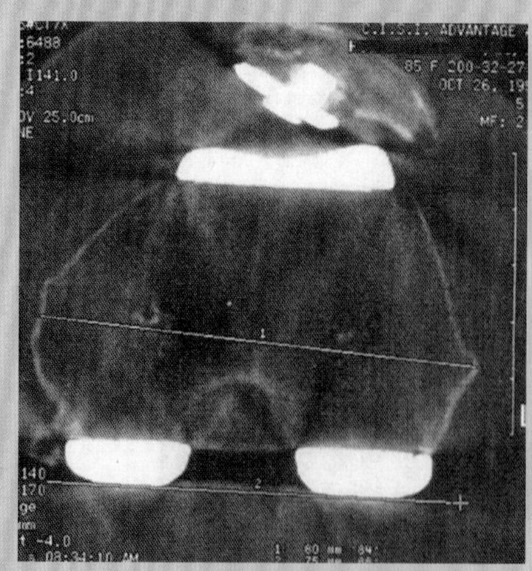

股骨假体相对于膝关节通髁线呈内旋状态

图 56.4 髌骨轨迹不良的膝关节 CT 片

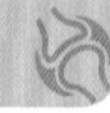

因此，只有当放射学异常与患者的临床症状一致时才建议翻修。

56.5 实验室检查

在 TKA 术后疼痛评估时需要回答以下 3 个问题：①是否存在骨破坏？②假体固定是否良好，是否有松动或不稳？③是否存在感染？

现今，感染是 TKA 术后早期翻修的主要原因。因此，TKA 术后疼痛的检查必须评估是否存在 PJI。

美国矫形外科医师学会发布了诊断 PJI 的临床实践指南（Parvizi et al.，2010）。第一步是获得疼痛患者的 ESR 和 CRP，这些标记物是非特异性炎症标记物，但当二者都升高时则与感染相关且被证实具有高度灵敏性（Bingham et al.，2019）。在极少数情况下，也有血清阴性（ESR 或 CRP 阴性）的 PJI（McArthur et al.，2015）。其他指标包括 D- 二聚体和白细胞介素 -6，但仍未确定（Lee et al.，2017）。

如果临床高度怀疑感染，关节液检查是诊断 PJI 最敏感和最特异的方法。学者们已经证明关节滑液白细胞（WBC）计数和中性粒细胞百分比与感染相关。PJI 诊断的阈值是可变的，但 MSIS 目前建议慢性感染的滑液白细胞计数阈值为 3000 个，中性粒细胞百分比为 65%。对于发生在前 6 周内的感染，滑液 WBC 阈值为 10 000 个细胞，PMN 百分比大于 90%（Aalirezaie et al.，2019）。白细胞酯酶和 α- 防御素在检测 PJI 诊断中也具有灵敏性和特异度（Lee et al.，2017）。

56.6 术前咨询

最后，对于面临再次手术的患者来说，手术失败可能是其失望和不满的根源。其会问为什么会发生这种情况，或者问在最初手术时所做的任何事情是否会导致目前的情况。这些问题可能会让人感到不舒服，但外科医师应该充分告知患者情况，包括手术过程、恢复过程和可能出现的结果（如运动状况、疼痛残余、僵硬和活动水平等），并让患者建立清晰和现实的期望值，以便帮助患者进行决策。

医师认为的翻修成功必须和患者认为的成功一致，以求最大程度减少患者的不满意。

总结

TKA 患者术后出现疼痛的原因有很多，准确的识别手术失败的原因是成功管理患者的关键。系统的方法包括详细的病史、体格检查、实验室检查和影像学检查，可最大限度地提高手术成功率，减少并发症的发生。

要点

- 要成功解决 TKA 术后疼痛，必须准确地识别 TKA 失败的原因。
- 系统的方法包括详细的病史、体格检查、实验室检查和影像学检查，可最大限度地提高成功率，减少并发症的发生。
- 必须完善 PJI 相关的所有检查，必须在翻修术前确定是否存在感染。
- 能引起疼痛的所有原因都要考虑，如髋关节、脊柱或神经性疼痛。
- 在翻修手术前，给患者设定现实的恢复状态和功能期望，有助于患者做出是否行翻修手术的决定。

参考文献

（遵从原版图书著录格式）

Aalirezaie A, Bauer TW, Fayaz H, Griffin W, Higuera CA, Krenn V, Krenn V, Molano M, Moojen DJ, Restrepo C, Shahi A, Shubnyakov I, Sporer S, Tanavalee A, Teloken M, Velázquez Moreno JD (2019) Hip and knee section, diagnosis, reimplantation: proceedings of international consensus on orthopedic infections. J Arthroplast 34(2S):S369–S379

Bingham JS, Hassebrock JD, Christensen AL, Beauchamp CP, Clarke HD, Spangehl MJ (2019) Screening for periprosthetic joint infections with ESR and CRP: the ideal cutoffs. J Arthroplast. https://doi.org/10.1016/j.arth.2019.11.040. pii:S0883-5403(19)31112-X. [Epub ahead of print]

Bozic KJ, Kurtz SM, Lau E, Ong K, Chiu V, Vail TP, Rubash HE, Berry DJ (2010) The epidemiology of revision total knee arthroplasty in the United States. Clin Orthop Relat Res 468(1):45–51

Hopley CD, Dalury DF (2014) A systematic review of clinical outcomes and survivorship after total knee arthroplasty with a contemporary modular knee system. J Arthroplast 29(7):1398–1411

Lee GC, Cushner FD, Scuderi GR, Insall JN (2004) Optimizing patellofemoral tracking during total knee arthroplasty. J Knee Surg 17(3):144–149; discussion 149–150

Lee YS, Koo KH, Kim HJ, Tian S, Kim TY, Maltenfort MG, Chen AF (2017) Synovial fluid biomarkers for the diagnosis of periprosthetic joint infection: a systematic review and meta-analysis. J Bone Joint Surg Am 99(24):2077–2084

McArthur BA, Abdel MP, Taunton MJ, Osmon DR, Hanssen AD (2015) Seronegative infections in hip and knee arthroplasty: periprosthetic infections with normal erythrocyte sedimentation rate and C-reactive protein level. Bone Joint J 97-B(7):939–944

Meding JB, Keating EM, Ritter MA, Faris PM, Berend ME, Malinzak RA (2005) The planovalgus foot: a harbinger of failure of posterior cruciate-retaining total knee replacement. J Bone Joint Surg Am 87(Suppl 2):59–62

Mont MA, Serna FK, Krackow KA, Hungerford DS (1996) Exploration of radiographically normal total knee replacements for unexplained pain. Clin Orthop Relat Res 331:216–220

Nadaud MC, Fehring TK, Fehring K (2004) Underestimation of osteolysis in posterior stabilized total knee arthroplasty. J Arthroplast 19(1):110–115

Nedopil AJ, Howell SM, Hull ML (2016) Does malrotation of the tibial and femoral components compromise function in kinematically aligned total knee arthroplasty? Orthop Clin North Am 47(1):41–50

Niccoli G, Mercurio D, Cortese F (2017) Bone scan in painful knee arthroplasty: obsolete or actual examination? Acta Biomed 88(2S):68–77

Panni AS, Ascione F, Rossini M, Braile A, Corona K, Vasso M, Hirschmann MT (2018) Tibial internal rotation negatively affects clinical outcomes in total knee arthroplasty: a systematic review. Knee Surg Sports Traumatol Arthrosc 26(6):1636–1644

Parvizi J, Della Valle CJ (2010) AAOS clinical practice guideline: diagnosis and treatment of periprosthetic joint infections of the hip and knee. J Am Acad Orthop Surg 18(12):771–772

Polkowski GG 2nd, Ruh EL, Barrack TN, Nunley RM, Barrack RL (2013) Is pain and dissatisfaction after TKA related to early-grade preoperative osteoarthritis? Clin Orthop Relat Res 471(1):162–168

Sharkey PF, Lichstein PM, Shen C, Tokarski AT, Parvizi J (2014) Why are total knee arthroplasties failing today--has anything changed after 10 years? J Arthroplast 29(9):1774–1778

Song SJ, Park CH, Bae DK (2019) What to know for selecting cruciate-retaining or posterior-stabilized total knee arthroplasty. Clin Orthop Surg 11(2):142–150

Stambough JB, Edwards PK, Mannen EM, Barnes CL, Mears SC (2019) Flexion instability after total knee arthroplasty. J Am Acad Orthop Surg 27(17):642–651

Voleti PB, Stephenson JW, Lotke PA, Lee GC (2015) No sex differences exist in posterior condylar offsets of the knee. Clin Orthop Relat Res 473(4):1425–1431

（文鹏飞　张斌飞　许　鹏）

第 57 章

假体周围关节感染：共识和指南

Timothy L. Tan and Javad Parvizi

57.1 引言

感染是 TKA 术后的主要并发症之一（Gomez et al.，2015；Zmistowski et al.，2013；Berend et al.，2013）。感染也是现代 TKA 术后进行翻修的最常见原因（MotiFiard et al.，2015；Bozic et al.，2010）。PJI 的发病率和死亡率较高，它的诊断和治疗是最具挑战性（Gomez et al.，2015；Zmistowski et al.，2013；Berend et al.，2013）。在过去的几年里，学者们为更好地理解和治疗 PJI 做出了很大的努力（图 57.1）。然而，可以指导外科医师对 PJI 进行正确预防、诊断和治疗的证据却很少。

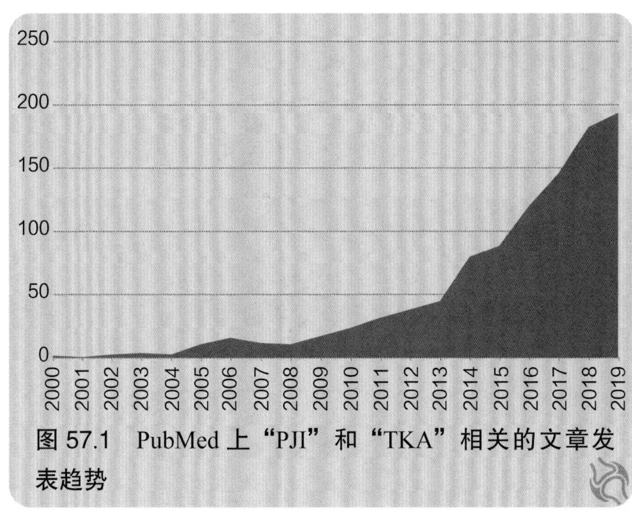

图 57.1　PubMed 上“PJI”和“TKA”相关的文章发表趋势

当解决临床重要问题的证据有限时，需要依靠会议进行协商，以提供指导方针和诊疗标准。鉴于感染相关研究的证据匮乏，2013 年举行了关于 PJI 的第一届 ICM。有来自 52 个国家的 300 多名专家参加此次会议（Parvizi et al.，2014）。本次会议除了提供一些关于 PJI 诊断、预防和治疗的指南外，还对 PJI 进行定义，该定义随后被疾病控制中心采纳并广泛使用（Parvizi et al.，2014）。由于第一届会议很成功，第二届 PJI ICM 于 2018 年举行，此次会议有来自 92 个国家的 869 名代表参加（Parvizi et al.，2019）。

PJI 共识的制定利用了德尔菲法，此方法是由 RAND 公司在 20 世纪 60 年代开发的（Dalkey et al.，1963）。在共识制定过程将问题分发给 2 ~ 3 名代表，由其提供专业知识并进行系统回顾，然后以受控的方式进行投票和反馈，整个过程分 13 个步骤进行，历时 2 年。共识中，每个问题都有证据水平（强证据、中等证据、低证据或无证据），以证明推荐力度。此外，还使用共识度以展示代表们针对某问题的意见一致程度。

ICM 提出了大量建议，本章将重点介绍有关骨水泥型 TKA 的临床相关主题。

57.2 诊断

在过去的 5 年中，出现了各种新的 PJI 诊断方法，例如 α- 防御素和二代测序（Shahi et al.，2017；Li et al.，2019；Tarabichi et al.，2018；Deirmengean et al.，2015）。骨科医师面临的挑战是如何将这些检测方法纳入临床实践中，因为这些测试方法在以前的指南中没有提及。因此，ICM 最重要的议题之一是介绍 PJI 诊断的定义和方法。

> MSIS 对 PJI 的定义使得 PJI 得以标准化，并极大地帮助骨科医师诊断 PJI（2011 年 MSIS 工作组）。

然而，MSIS 的 PJI 标准在很大程度上是基于专家的意见制定的，而不是基于证据或验证。原有定义的最大问题之一是培养阴性的 PJI 特别难诊断，因为这依赖于次要标准的阳性与排序。

> 因此，通过机器学习和循序渐进的方法为 PJI 开发了基于证据的新定义（Amanatullah et al.，2019；Parvizi et al.，2018）。

在这个新的定义中，次要标准被赋予了不同的权重，指出了各种检测的相对重要性，而不是统一认为所有次要标准都是平等的。此外，新定义的敏感性（97%）高于原有的 MSIS 定义（79.3%）和 ICM 定义（86.9%）。表 57.1 描述了 PJI 的新定义，共识度为 68%，证据水平为中度（Amanatullah et al.，2019）。

此外，还阐述了一种新的基于证据的诊断流程，以指导骨科医师如何利用新的检测方法（图 57.2）。

> 此流程类似于原有的指南（Della Valle et al.，2011），将 ESR、CRP 及 D- 二聚体逐步引入进去（Abdel Karim et al.，2019；Shohat et al.，2019）。
>
> 对于临床高度怀疑或化验值升高的患者，应抽取关节液并送去做白细胞计数、白细胞酯酶、中性粒细胞百分比和细菌培养检测。

表 57.1 PJI 的定义

主要标准（至少有以下 1 项）				判定
使用标准培养方法，两次培养阳性，微生物一致				感染
有证据表明与关节相通的窦道形成或假体外露				
次要标准	阈值 急性	 慢性	得分	判定
血清 CRP 升高（mg/L）或 D-dimer（μg/L）	100 不明	10 860	2	术前术后总分： ≥ 6 感染 3 ~ 5 不确定 ＜ 3 未感染
血清 ESR 升高（mm/h）	–	30	1	
关节滑液中 WBC 升高（cells/μL）或 白细胞酯酶或 α-防御素阳性	10 000 ++ 1.0	3000 ++ 1.0	3	
关节滑液中性粒细胞升高（%）	90	70	2	
单一标本培养阳性			2	
组织学阳性			3	
术中可见脓液			3	

CRP：C- 反应蛋白；ESR：红细胞沉降率；WBC：白细胞；PMN：中性粒细胞。

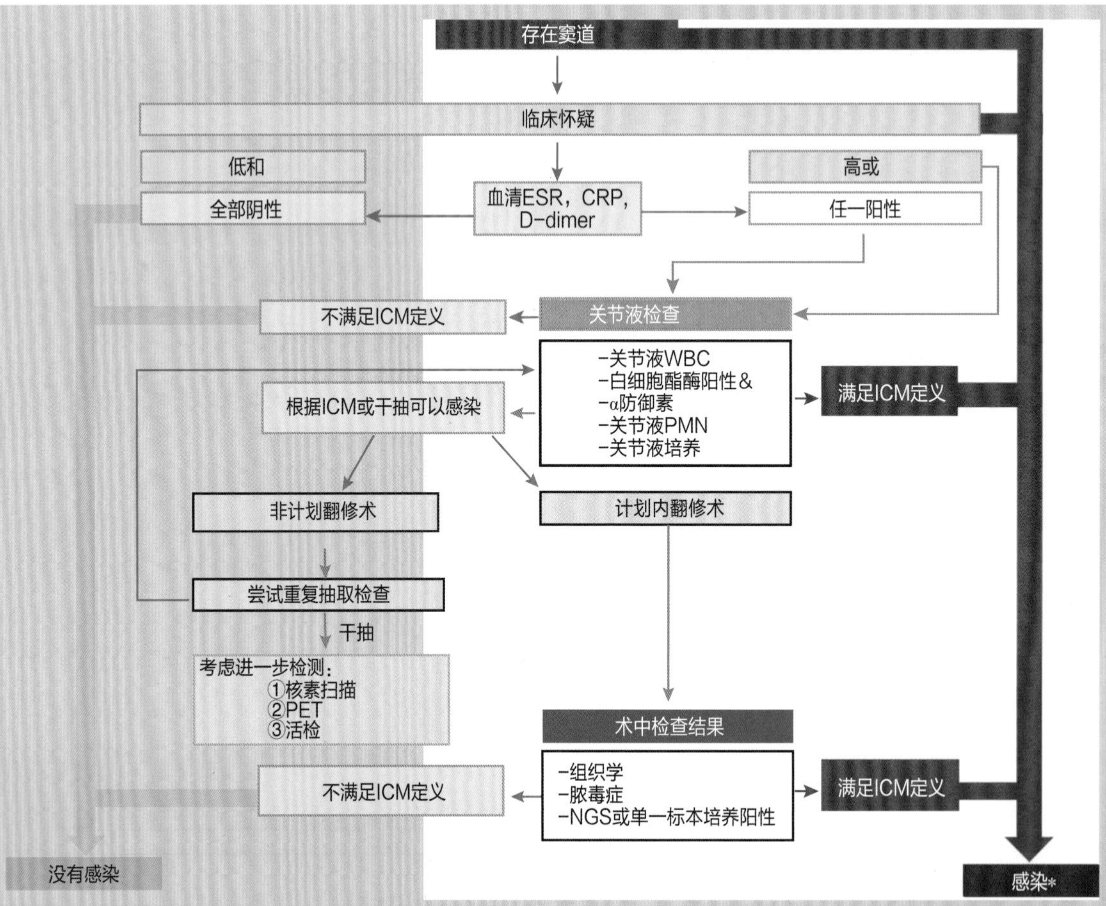

存在窦道
临床怀疑
低和
全部阴性
血清ESR，CRP，D-dimer
高或
任一阳性
不满足ICM定义
关节液检查
-关节液WBC
-白细胞酯酶阳性&
-α防御素
-关节液PMN
-关节液培养
满足ICM定义
根据ICM或干抽可以感染
非计划翻修术
计划内翻修术
尝试重复抽取检查
干抽
考虑进一步检测：
①核素扫描
②PET
③活检
术中检查结果
不满足ICM定义
-组织学
-脓毒症
-NGS或单一标本培养阳性
满足ICM定义
没有感染
感染*

* 不同时间两次培养结果相同或窦道形成是感染的主要标准。& 可选的检测；不需要常规进行。ICM：国际共识会议；ESR：红细胞沉降率；CRP：C- 反应蛋白；WBC：白细胞计数；PMN：中性粒细胞；NGS：二代测序

图 57.2 诊断 PJI 的循证流程示意

虽然 α- 防御素在第一届 ICM 会议中就被引入并获得了广泛的应用，但它并没有对 PJI 的诊断有任何改善价值。

通过 PJI 的新定义和诊断流程可看到，在某些情况下，原有的诊断是不确定的，因此应该考虑结合脓液、组织学、培养结果和二代测序进行诊断。

图 57.2 描述了这一诊断流程，此流程共识度为 73%，证据强。

57.3 预防

57.3.1　危险因素

了解 PJI 的危险因素对于评估手术风险和制定治疗策略至关重要。

共识确定了几个可改变的宿主相关因素，包括 BMI、吸烟、饮酒、糖尿病、营养不良和其他内科并发症。

不可改变的因素是年龄、男性和较低的社会经济地位（共识度 98%，证据水平强）（Cizmer et al.，2019）。

共识对于围手术期因素也进行了评估，包括抗凝药（共识度 80%，证据水平中等）、异体输血（共识度 94%，证据水平强）（Akonjom et al.，2019）和全身麻醉（共识度 76%，证据水平有限）（Abdelaziz et al.，2019）。近年的文献中报道使用层流手术室并没有降低 PJI 的发生率，因此层流手术室对于 TKA 不是必需的（共识度 76%，证据水平中等）（Aalirezaie et al.，2019）。

57.3.2　围手术期抗生素

围手术期预防应用抗生素是减少关节置换术后感染的一种成功策略，应用时间多为 24 小时（这是原先的指南允许的最长抗生素使用时间）。

然而，随着新指南的出台，包括CDC指南在内，不再建议术后继续使用抗生素。

这是一个极具争议性的话题，它促使 AAHKS 发布了一份关于 CDC 新指南的立场声明。

ICM 的建议是，目前提倡围手术期使用单剂量抗生素的指南主要基于骨科以外的文献，这些文献对于指导骨科手术往往显得力量不足，证据有限（Aboltins et al.，2019；Siddiqi et al.，2019；Ryan et al.，2019）。

然而，这些有限的证据指出手术前单次使用抗生素就足够了，不需要多次使用抗生素（Tan et al.，2019）。针对这个问题，以往的文献存在患者选择偏倚，在这些研究中与多次使用抗生素的患者相比，只接收单次抗生素的患者体质更佳，因此需要进行大规模的随机性前瞻研究进一步判断。

57.3.3　抗生素骨水泥

ICM 会议中针对 ALBC 的使用也是一个极具争议性的话题。关于 ALBC 的文献也是高度矛盾的。

虽然许多回顾性研究表明：ALBC 可降低 THA 和 TKA 术后伤口感染率和失败率，但仍有许多研究没有发现明显差异（Fillingham et al.，2019；Namba et al.，2013；Bini et al.，2016；Tayton et al.，2016；Sanz-Ruiz et al.，2017；Jameson et al.，2019）。

此外，这些研究多数都是来自注册数据库资料的研究，因此对于感染评估并不是很理想。在 ICM 会议进行广泛的讨论后，建议如下。

ALBC 可用于接受初次 TJA 且存在 PJI 高风险的患者，以降低感染发生的风险。

对于感染风险较高的患者，在比较收益与成本和其他潜在不良反应后（如引起耐药性细菌出现），使用抗生素是合理的（共识度 93%，证据水平有限）（Fillingham et al.，2019）。

57.3.4　术中冲洗液

虽然抗生素可以用于骨水泥中，但是如多黏菌素和杆菌肽等抗生素不应常规用于术中冲洗。

WHO 和国家卫生与保健研究所（National Institute for Health and Care Excellence，NICE）的指南都不建议局部使用抗生素，以避免产生抗生素耐药性，增加费用以及患者发生过敏的可能（共识度 92%，证据水平中等）（Blom et al.，2019）。

术中伤口冲洗的方案虽有多种，但最佳的方案尚不清楚。WHO 和 CDC 都支持使用稀释的必妥碘作为冲洗液（共识度 75%，证据水平强）（Blom et al.，2019）。

57.4 治疗

一旦诊断 PJI，就需要及时治疗，包括手术和内科治疗相结合。会议对不同手术治疗的适应证和禁忌证都进行了讨论。对于术后早期的 PJI 和急性血源性 PJI，在假体稳定的情况下建议行 DAIR。急性血源性 PJI 定义为症状持续时间少于 4 周（共识度 80%，证据水平中等）（Argenson et al.，2019）。在 DAIR 手术过程中，建议更换可拆除的模块化假体组件以降低感染率（共识度 94%，证据水平中等）（Argenson et al.，2019），术中使用 6 ~ 8 L 盐水或消毒液进行冲洗（共识度 90%）（Argenson et al.，2019）。

对于分期行关节翻修的患者，关节性间隔器可提供更好的运动和功能范围，而一体式的间隔器则适用于骨缺损、韧带或外展装置存在缺陷的患者（共识度 91%，证据水平强）（Abdel et al.，2019）。

此外，水泥型间隔器中的抗菌药需根据患者感染的病菌类型进行添加（共识度 94%，证据水平中等）（Abdel et al.，2019）。在制备 ALBC 时，抗生素用量不能超过水泥重量的 5%，以保证骨水泥的机械性能（Fillingham et al.，2019）。

一期翻修术对外科医师很有吸引力，因为它可降低再次手术率和死亡率，可更早地恢复患者功能，并降低医疗费用。ICM 认为在慢性 PJI 治疗中使用一期翻修也是可行的办法（Bialecki et al.，2019）。然而，对于全身脓毒症、并发症多、有耐药微生物、培养阴性和软组织覆盖率较差的患者，一期治疗不是理想的选择（共识度 93%，证据水平中等）（Bialecki et al.，2019）。

总结

尽管对 PJI 的研究很多，但如何诊断、预防和治疗这种可怕的并发症仍然存在很多疑问。关于 PJI，几乎没有指导外科医师的指南，高水平的研究也是有限的，这可能归因于 PJI 的相对罕见性。ICM 的两个最大成就包括：制定了基于证据的 PJI 新定义，研发了结合最新检测技术诊断 PJI 的新流程。目前有大量的检测方法可供选择，对于外科医师来说，如何将这些新的检测方法结合起来诊断 PJI 是一个挑战。预防 PJI 是减少患者负担的最有效方法，对患者进行风险分层，优化可控的危险因素是至关重要的。此外，所有治疗 PJI 的手术方式失败率都很高。因此，进一步阐明不同手术方案的适应证和禁忌证是至关重要的。

要点

- ICM 会议制定了 PJI 的新定义，提高了 PJI 诊断的灵敏性和特异度。
- α- 防御素结合其他检测方法不能提高诊断的准确性。
- 围手术期抗生素使用指南不再推荐术后使用抗生素，但此指南不适用于关节置换术，因为在关节置换中使用抗生素的研究证据很少。
- 关于 ALBC 的文献观点不一，应着重选择性用于 PJI 高风险患者。
- 术中冲洗时不应局部使用抗生素。

参考文献

（遵从原版图书著录格式）

Aalirezaie A, Akkaya M, Barnes CL et al (2019) General assembly, prevention, operating room environment: proceedings of international consensus on orthopedic infections. J Arthroplast 34(2S):S105–S115. https://doi.org/10.1016/j.arth.2018.09.060

Abdel Karim M, Andrawis J, Bengoa F et al (2019) Hip and knee section, diagnosis, algorithm: proceedings of international consensus on orthopedic infections. J Arthroplast 34(2S):S339–S350. https://doi.org/10.1016/j.arth.2018.09.018

Abdel MP, Barreira P, Battenberg A et al (2019) Hip and knee section, treatment, two-stage exchange spacer-related: proceedings of international consensus on orthopedic infections. J Arthroplast 34(2):S427–S438. https://doi.org/10.1016/j.arth.2018.09.027

Abdelaziz H, Citak M, Fleischman A et al (2019) General assembly, prevention, operating room – anesthesia matters: proceedings of international consensus on orthopedic infections. J Arthroplast 34(2S):S93–S95. https://doi.org/10.1016/j.arth.2018.09.058

Aboltins CA, Berdal JE, Casas F et al (2019) Hip and knee section, prevention, antimicrobials (systemic): proceedings of international consensus on orthopedic infections. J Arthroplast 34(2S):S279–S288. https://doi.org/10.1016/j.arth.2018.09.012

Akonjom M, Battenberg A, Beverland D et al (2019) General assembly, prevention, blood conservation: proceedings of international consensus on orthopedic infections. J Arthroplast 34(2S):S147–S155. https://doi.org/10.1016/j.arth.2018.09.065

Amanatullah D, Dennis D, Oltra EG et al (2019) Hip and knee section, diagnosis, definitions: proceedings of international consensus on orthopedic infections. J Arthroplast 34(2S):S329–S337. https://doi.org/10.1016/j.arth.2018.09.044

Argenson JN, Arndt M, Babis G et al (2019) Hip and knee section, treatment, debridement and retention of implant: proceedings of international consensus on orthopedic infections. J Arthroplast 34(2S):S399–S419. https://doi.org/10.1016/j.arth.2018.09.025

Berend KR, Lombardi AV, Morris MJ, Bergeson AG, Adams JB, Sneller MA (2013) Two-stage treatment of hip periprosthetic joint infection is associated with a high rate of infection control but high mortality. Clin Orthop 471(2):510–518. https://doi.org/10.1007/s11999-012-2595-x

Bialecki J, Bucsi L, Fernando N et al (2019) Hip and knee section, treatment, one stage exchange: proceedings of international consensus on orthopedic infections. J Arthroplast 34(2S):S421–S426. https://doi.org/10.1016/j.arth.2018.09.026

Bini SA, Chan PH, Inacio MCS, Paxton EW, Khatod M (2016) Antibiotic cement was associated with half the risk of re-revision in 1,154 aseptic revision total knee arthroplasties. Acta Orthop 87(1):55–59. https://doi.org/10.3109/17453674.2015.1103568

Blom A, Cho J, Fleischman A et al (2019) General assembly, prevention, antiseptic irrigation solution: proceedings of international consensus on orthopedic infections. J Arthroplast 34(2S):S131–S138. https://doi.org/10.1016/j.arth.2018.09.063

Bozic KJ, Kurtz SM, Lau E et al (2010) The epidemiology of revision total knee arthroplasty in the United States. Clin Orthop 468(1):45–51. https://doi.org/10.1007/s11999-009-0945-0

Cizmic Z, Feng JE, Huang R et al (2019) Hip and knee section, prevention, host related: proceedings of international consensus on orthopedic infections. J Arthroplast 34(2S):S255–S270. https://doi.org/10.1016/j.arth.2018.09.010

Dalkey N, Helmer O (1963) An experimental application of the DELPHI method to the use of experts. Manag Sci 9(3):458–467. https://doi.org/10.1287/mnsc.9.3.458

Deirmengian C, Kardos K, Kilmartin P, Gulati S, Citrano P, Booth RE (2015) The alpha-defensin test for periprosthetic joint infection responds to a wide spectrum of organisms. Clin Orthop 473(7):2229–2235. https://doi.org/10.1007/s11999-015-4152-x

Della Valle C, Parvizi J, Bauer TW et al (2011) American Academy of Orthopaedic Surgeons clinical practice guideline on: the diagnosis of periprosthetic joint infections of the hip and knee. J Bone Joint Surg Am 93(14):1355–1357. https://doi.org/10.2106/JBJS.9314ebo

Fillingham Y, Greenwald AS, Greiner J et al (2019) Hip and knee section, prevention, local antimicrobials: proceedings of international consensus on orthopedic infections. J Arthroplast 34(2S):S289–S292. https://doi.org/10.1016/j.arth.2018.09.013

Gomez MM, Tan TL, Manrique J, Deirmengian GK, Parvizi J (2015) The fate of spacers in the treatment of periprosthetic joint infection. J Bone Joint Surg Am 97(18):1495–1502. https://doi.org/10.2106/JBJS.N.00958

Jameson SS, Asaad A, Diament M et al (2019) Antibiotic-loaded bone cement is associated with a lower risk of revision following primary cemented total knee arthroplasty: an analysis of 731,214 cases using National Joint Registry data. Bone Joint J 101-B(11):1331–1347. https://doi.org/10.1302/0301-620X.101B11.BJJ-2019-0196.R1

Li R, Shao H-Y, Hao L-B et al (2019) Plasma fibrinogen exhibits better performance than plasma D-dimer in the diagnosis of periprosthetic joint infection: a multicenter retrospective study. J Bone Joint Surg Am 101(7):613–619. https://doi.org/10.2106/JBJS.18.00624

Motififard M, Pesteh M, Etemadifar MR, Shirazinejad S (2015) Causes and rates of revision total knee arthroplasty: local results from Isfahan, Iran. Adv Biomed Res 4. https://doi.org/10.4103/2277-9175.157829

Namba RS, Inacio MCS, Paxton EW (2013) Risk factors associated with deep surgical site infections after primary total knee arthroplasty: an analysis of 56,216 knees. J Bone Joint Surg Am 95(9):775–782. https://doi.org/10.2106/JBJS.L.00211

Parvizi J, Gehrke T (2014) Definition of periprosthetic joint infection. J Arthroplast 29(7):1331. https://doi.org/10.1016/j.arth.2014.03.009

Parvizi J, Tan TL, Goswami K et al (2018) The 2018 definition of periprosthetic hip and knee infection: an evidence-based and validated criteria. J Arthroplasty 33(5):1309–14.e2. https://doi.org/10.1016/j.arth.2018.02.078

Parvizi J, Gehrke T, Mont MA, Callaghan JJ (2019) Introduction: proceedings of international consensus on orthopedic infections. J Arthroplast 34(2):S1–S2. https://doi.org/10.1016/j.arth.2018.09.038

Ryan SP, Kildow BJ, Tan TL et al (2019) Is there a difference in infection risk between single and multiple doses of prophylactic antibiotics? A meta-analysis. Clin Orthop 477(7):1577–1590. https://doi.org/10.1097/CORR.0000000000000619

Sanz-Ruiz P, Matas-Diez JA, Sanchez-Somolinos M, Villanueva-Martinez M, Vaquero-Martín J (2017) Is the commercial antibiotic-loaded bone cement useful in prophylaxis and cost saving after knee and hip joint arthroplasty? The transatlantic paradox. J Arthroplasty 32(4):1095–1099. https://doi.org/10.1016/j.arth.2016.11.012

Shahi A, Kheir MM, Tarabichi M, Hosseinzadeh HRS, Tan TL, Parvizi J (2017) Serum D-dimer test is promising for the diagnosis of periprosthetic joint infection and timing of reimplantation. J Bone Joint Surg Am 99(17):1419–1427. https://doi.org/10.2106/JBJS.16.01395

Shohat N, Tan TL, Della Valle CJ et al (2019) Development and validation of an evidence-based algorithm for diagnosing periprosthetic joint infection. J Arthroplasty 34(11):2730–36.e1. https://doi.org/10.1016/j.arth.2019.06.016

Siddiqi A, Forte SA, Docter S, Bryant D, Sheth NP, Chen AF (2019) Perioperative antibiotic prophylaxis in total joint arthroplasty: a systematic review and meta-analysis. J Bone Joint Surg Am 101(9):828–842. https://doi.org/10.2106/JBJS.18.00990

Surgical Site Infection | Guidelines | Infection Control | CDC. https://www.cdc.gov/infectioncontrol/guidelines/ssi/index.html. Published March 25, 2019. Accessed 30 Jan 2020.

Tan TL, Shohat N, Rondon AJ et al (2019) Perioperative antibiotic prophylaxis in total joint arthroplasty: a single dose is as effective as multiple doses. J Bone Joint Surg Am 101(5):429–437. https://doi.org/10.2106/JBJS.18.00336

Tarabichi M, Shohat N, Goswami K et al (2018) Diagnosis of periprosthetic joint infection: the potential of next-generation sequencing. J Bone Joint Surg Am 100(2):147–154. https://doi.org/10.2106/JBJS.17.00434

Tayton ER, Frampton C, Hooper GJ, Young SW (2016) The impact of patient and surgical factors on the rate of infection after primary total knee arthroplasty: an analysis of 64,566 joints from the New Zealand Joint Registry. Bone Joint J 98-B(3):334–340. https://doi.org/10.1302/0301-620X.98B3.36775

Workgroup Convened by the Musculoskeletal Infection Society (2011) New definition for periprosthetic joint infection. J Arthroplast 26(8):1136–1138. https://doi.org/10.1016/j.arth.2011.09.026

Zmistowski B, Karam JA, Durinka JB, Casper DS, Parvizi J (2013) Periprosthetic joint infection increases the risk of one-year mortality. J Bone Joint Surg Am 95(24):2177–2184. https://doi.org/10.2106/JBJS.L.00789

（文鹏飞　张斌飞　许　鹏）

第 58 章

抗生素局部使用

Sherina Holland and Simon W. Young

58.1 引言

PJI 是 TKA 术后患者和外科医师最担心的并发症。膝关节置换术后深部感染的患者要平均多住院 21 天，多做 5 次手术，还需要接受长时间（＞6 周）的静脉抗生素治疗，最终可能需要取出假体才能根治感染（Kapadia et al.，2014；Sculco，1993）。尽管骨科医师做出了很多努力，但初次 TKA 术后的感染率仍为 0.86% ~ 2.5%（Bengtson et al.，1991；Blom et al.，2004；Nickinson et al.，2010；Phillips et al.，2006）。此外，近几十年来，THA 和 TKA 术后感染的发生率一直在增加（Dale et al.，2012；Kurtz et al.，2012）。

学者认为大部分 TKA 术后的早期感染是由手术时的细菌污染引起（Fletcher et al.，2007）。因此，为了降低感染风险，预防性使用抗生素很重要（Davis et al.，1999；Fletcher et al.，2007）。

> 预防性使用抗生素的目的不是对已经被污染的组织进行消毒，而是它可对宿主天然免疫防御系统进行补充，防止任何细菌污染导致显性感染（Prokuski，2008）。
>
> 组织中的抗生素浓度必须超过引起机体感染的 MIC 才有效果。

从切开到缝合，整个手术过程中药物组织浓度应保持不变（Burke，1961）。

58.2 预防性抗生素的局部给药

> 通常通过静脉途径系统地提供预防性抗生素；抗生素可通过体循环分布全身，包括手术部位周围的组织。

虽然全身性抗生素预防可以减少关节置换手术的感染（Espehaug et al.，1997），但通过这种途径可以达到的组织抗生素浓度会受到身体器官剂量依赖毒性的限制。此外，由于耐药性的增加，某些抗生素如头孢菌素可能预防效果不佳（Yamada et al.，2011）。这对预防药物的选择和临床结果都有指导意义，特别在因耐药微生物引起的 PJI 患者中，预防用药不当将导致更高的治疗失败率和再感染率（Parvizi et al.，2009；Salgado et al.，2007）。

58.2.1 静脉区域性给药

预防性抗生素可以局部或区域性使用。“区域性”静脉注射抗生素包括将抗生素注射到止血带以下的足部静脉。止血带会阻断肢体的循环，因此止血带以下注射的抗生素仅限于该肢体。在过去，一些作者在 TKA 手术中使用足部静脉进行预防性抗生素治疗。这种方法在手术部位可获得更高的组织药物浓度，而没有全身不良反应（de Lalla et al.，1993，2000；Hoddinott et al.，1990；Lazzarini et al.，2003）。然而，足部静脉置管困难、耗时，而且成功率低，特别是在肥胖患者中。众所周知，足部皮肤的细菌数量也高于身体其他部位（Belkin，1997），在进行 TKA 时，通常会覆盖无菌贴膜。因此，足部静脉置管可能会影响无菌性。这些问题限制了静脉注射抗生素在临床实践中的应用（Lazzarini et al.，2003）。

58.2.2 骨内区域性给药

另一种区域性给药方法是骨内置管。长骨干骺端含有静脉窦，形成蜂窝状结构，内含致密的血管网络。注射到这一区域的药物直接进入循环，就像注射到静脉中的药物一样。这种给药方法的药代动力学与外周或中心静脉给药相似（Tobias et al.，2010）。在儿科患者中，骨内注射药物是众所周知的，在成人中也同样有效。直到现在，在 TKA 中预防性使用抗生素的骨内区域性给药（intraosseous regional administration，IORA）尚未见报道；笔者所在小组在几个随机对照试验中描述了这种方法（表 58.1）（Chin et al.，2018；Young et al.，2013，2014，2018）。

> 在小组的第一项研究中（Young et al.，2013），证明 IORA 可以使头孢唑林的组织浓度达到全身给药的 10 ~ 15 倍。

接受初次 TKA 的患者（n=22）被随机分为两组，一组通过前臂静脉给予 1 g 头孢唑林治疗，另一组通过骨内置管接受 1 g 头孢唑林治疗。骨内用药组中，头孢唑林在皮下脂肪中的总平均浓度为 186 μg/g，在骨内药物浓度为 130 μg/g；而在静脉用药组，皮下脂肪中浓度为 10.6 μg/g，骨内为 11.4 μg/g（$P < 0.01$）。

表 58.1 笔者所在小组进行的随机对照试验，研究预防性抗生素 IORA 在 TKA 中的作用

文献	研究设计	结果
Young 等（2013）	22 名患者被随机分配，分别接受 1 g 头孢唑林的 IORA 治疗或 1 g 头孢唑林的全身给药	IORA 组皮下脂肪中头孢唑林的总体平均浓度为 186 μg/g，而全身组为 10.6 μg/g（$P < 0.01$） IORA 组骨中的总体平均浓度为 130 μg/g，而全身组为 11.4 μg/g（$P < 0.01$）
Young 等（2014）	30 名患者随机接受 250 mg 或 500 mg 万古霉素 IORA 治疗，或 1 g 万古霉素的全身治疗	万古霉素在皮下脂肪中的总平均浓度为：250 mg IORA 组 14 μg/g，500 mg IORA 组 44 μg/g，全身组 3.2 μg/g 在骨骼中的总平均浓度为：250 mg IORA 组为 16 μg/g，500 mg IORA 组为 38 μg/g，全身组为 4.0 μg/g
Young 等（2018）	20 名接受无菌翻修 TKA 的患者被随机安排接受 500 mg 万古霉素的 IORA 治疗或 1 g 万古霉素的全身治疗	IORA 组皮下脂肪中万古霉素的总体平均组织浓度为 49.3 μg/g，而全身组为 3.7 μg/g（$P < 0.001$） IORA 组在骨中的总体平均浓度为 77.1 μg/g，而系统组为 6.4 μg/g（$P < 0.001$）
Chin 等（2018）	22 名 BMI > 35 的患者被随机分配接受 500 mg 万古霉素的 IORA 治疗或 15 mg/kg（最多 2 g）万古霉素的全身给药。IORA 组的平均 BMI 为 41.1，静脉系统组为 40.1	IORA 组皮下脂肪中的总体平均浓度为 39.3 μg/g，全身组为 4.4 μg/g（$P < 0.01$） IORA 组在骨中的总平均浓度为 34.4 μg/g，全身组为 6.1 μg/g（$P < 0.01$）

为了使预防性抗生素有效地降低PJI的风险，它们的抗菌谱必须涵盖可能引起术中感染的所有微生物。

在新西兰奥克兰，导致早期 PJI 的大多数细菌对头孢唑林具有抗药性（Ravi et al.，2016）。万古霉素对头孢唑林耐药性细菌有效；然而，当静脉全身给药时，万古霉素需要较长的给药时间，有可能进一步引起抗生素耐药性，并可能导致全身毒性反应。

随后，在第二项研究中，评估了低剂量万古霉素 IORA 给药是否可以产生与全身给药相同或更高的组织药物浓度（Young et al.，2014）。30 例接受初次 TKA 的患者随机分为两组，分别接受 250 mg 和 500 mg 万古霉素的 IORA 用药或 1 g 万古霉素全身用药。皮下脂肪中万古霉素的总体平均组织浓度在 250 mg IORA 组为 14 μg/g，500 mg IORA 组为 44 μg/g，全身组为 3.2 μg/g；骨中的平均浓度为 16 μg/g，500 mg IORA 组为 38 μg/g，全身组为 4.0 μg/g。全身用药组有 1 例患者在输液过程中出现了"红人综合征"。

这表明 IORA 方法可能降低万古霉素的使用剂量（从而减少全身毒性），并避免了与术前输液时间延长相关的问题，同时可在 TKA 中提供同等或更佳的预防措施。

在另外 2 个临床试验中，分别证明了低剂量万古霉素 IORA 给药在高 BMI 患者及翻修手术患者中也可以产生与全身给药相同或更高的组织浓度（Chin et al.，2018；Young et al.，2018）。由于 IORA 未发现"红人综合征"病例，建议使用较高剂量（500 mg）万古霉素剂量。抗生素 IORA 给药的有效性也在 MRSA 感染的小鼠模型中得到证实（Young et al.，2015）；已证明头孢唑林和万古霉素通过 IORA 给药比全身给予相同剂量的抗生素在减少细菌载量方面更有效。尤其是万古霉素，即使在低剂量，IORA 给药方法也会增强其效果，这表明万古霉素 IORA 给药可达到较高的组织药物浓度并会更有效地对抗 MRSA。

IORA 的潜在缺点包括骨内针的费用较高和止血带时间的延长（插入骨内针和注射药物需要 3 ~ 5 分钟）。骨内给药的并发症是极其罕见的；然而，在急诊科使用骨内注射时，由于针头放置不当而导致的液体外渗和间隔室综合征已有报道（Tobias et al.，2010），并且在儿科患者中有骨内针放置后骨折的个案报告（Bowley et al.，2003；Tobias et al.，2010），造成骨折的原因可能与置针过程中用力过猛有关。骨内给药还有 FE 的风险。虽然 FE 是一种理论上的风险，在临床中还没有证明 IORA 会影响通气 – 灌注功能，但在动物模型中已经观察到了骨内输注后的亚临床肺部微栓形成（Orlowski et al.，1989）。

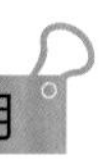

58.2.3 局部抗生素预防的其他给药方法

也有其他抗生素局部给药的方法。Whiteside 等（2016）分析了 2293 例关节置换术病例，其使用含有万古霉素 1000 mg/L 和多黏菌素 25 万 U/L 的生理盐水溶液，在整个手术中通过手动喷雾瓶定时给药。虽然这项研究中没有对照组，但在平均 73 个月的随访中没有感染发生。

在骨科手术中，伤口内局部应用万古霉素粉剂最早是脊椎外科医师应用的，此方法可以降低手术部位感染的风险（Chiang et al.，2014）。最近，在一项对初次和翻修关节置换术患者的荟萃分析（Heckmann et al.，2019）中，作者计算出了接受伤口内局部使用万古霉素治疗的患者 PJI 率下降了 0.25 倍（*OR* 0.25，$P < 0.0001$）。然而，此研究只有 6 个低质量的回顾性研究（n=3298）被纳入分析，其中 2 个研究在万古霉素粉剂的基础上使用了必妥碘灌洗方案，这可能影响了结果。同时，此作者最后告诫大家不要在 TKA 和 THA 期间伤口内局部使用万古霉素粉剂，因为缺乏关于万古霉素粉剂在这种情况下使用的安全性证据（Heckmann et al.，2019）。到目前为止，已报道的与伤口内局部使用万古霉素粉剂相关的不良事件包括急性肾损伤和伤口并发症（当万古霉素粉剂放置在关节囊外时）（Heckmann et al.，2019）。

> 由于预防的目标是从皮肤切开到闭合时达到足够的组织药物浓度水平，因此无论是术中冲洗还是在手术结束时添加万古霉素粉末都不能实现这一目标。
>
> 此外，用这些方法给药后药物在组织中分布的充分性是不确定的。

58.3 骨内区域给药的技术

58.3.1 适应证和禁忌证

初次和翻修 TKA 中使用止血带时，可采用 IORA。对于 PJI 高危患者，适应证包括肥胖（BMI > 40 kg/m^2）、糖尿病、既往有韧带手术或截骨术史、当前或近期吸烟者，或因任何原因免疫功能受损的患者。在需要万古霉素的情况中：例如 β-内酰胺类过敏，已知有 MRSA 定植，或来自 MRSA 高流行率医院的患者，IORA 方法可在最佳的时机给予万古霉素，并避免了静脉方法对输液时长的要求。尽管头孢唑林也可以骨内注射，但头孢唑林静脉注射相对容易，因此通常仅使用 IORA 法输注万古霉素。

> 为确保符合当地医院预防性抗生素的使用指南，可能还需要同时静脉注射头孢唑林；在这种情况下，万古霉素 IORA 给药可作为静脉头孢唑林预防用药的辅助药物。

禁忌证：存在骨皮质破损或胫骨近端大量骨溶解的患者。在胫骨假体延长杆较大或干骺端骨质丢失严重的 TKA 翻修术中，内踝或股骨远端可作为替代的骨内注射部位。

58.3.2 步骤

实施 IORA，需要骨穿针（intraosseous，IO）。笔者更喜欢使用手动针头（库克医疗公司，布卢明顿，美国印第安纳州）（图 58.1）。此外，还有电动的 IO 针可供选择（EZ-IO、泰利福公司、圣安东尼奥、美国德克萨斯州）；但电动针头更昂贵，并且需要对驱动器进行消毒。在肥胖症患者中需要使用更长的针头。

TKA 手术中，抗生素 IORA 给药位置在远离止血带的胫骨近端。患者仰卧位，按照常规无菌方式准备，抬高腿进行驱血（也可以使用驱血带），然后将止血带充气到 250 ~ 300 mmHg。在胫骨近端内侧贴膜处（如碘化切口膜）开一个小孔（图 58.2）。然后从胫骨近端内侧插入 IO 针，位置正好在胫骨结节的内侧或稍近端。笔者发现在胫骨近端（关节线下 2 ~ 3 cm）更容易用手动针穿透的位置（因为此处骨皮质较薄），并且注药速度更快（图 58.3）。在膝关节翻修术中，针头可能更远，以避开假体和骨水泥：只要针尖在松质骨中，药物就会注入。

IO 针应该垂直于胫骨前内侧皮质插入。插入 IO 针后，将装有所需抗生素的注射器连接到 IO 针上，并在 1 ~ 2 分钟内完成给药（图 58.4）。抗生素被注入后取出 IO 针，在注射部位贴上新的无菌胶带密封（图 58.5）。此后，根据外科医师的技术和喜好正常进行手术。

58.3.3 注射液

在笔者医院，使用 500 mg 万古霉素制作注射液。即使止血带因任何原因失效，小剂量万古霉素也能防

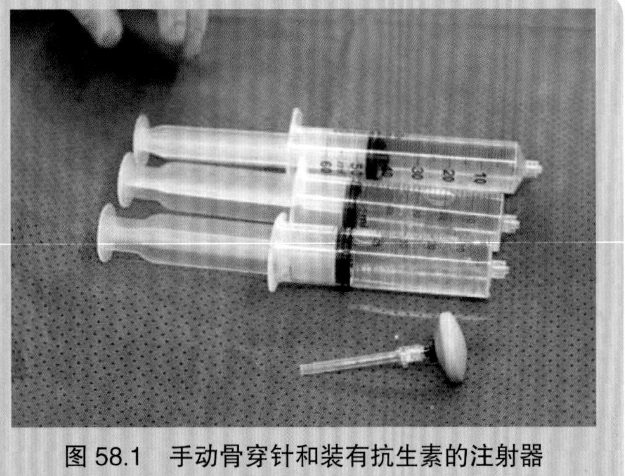
图 58.1　手动骨穿针和装有抗生素的注射器

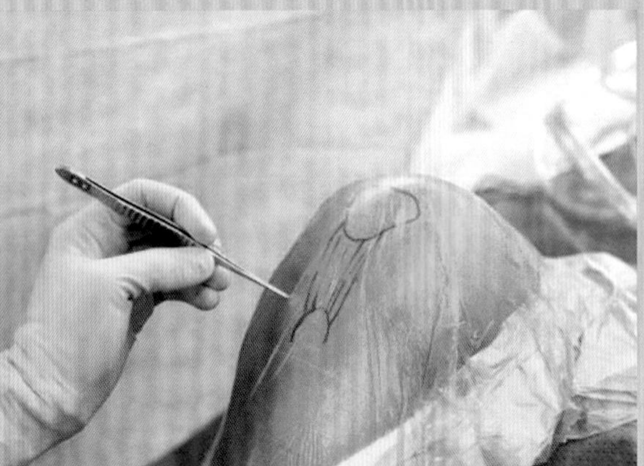
图 58.2　在贴膜上开个小孔

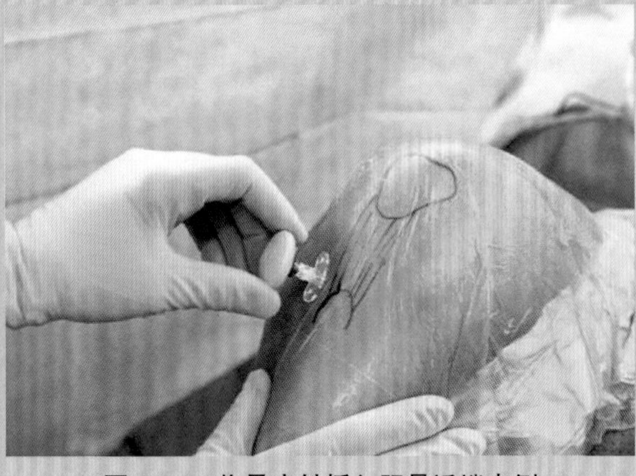
图 58.3　将骨穿针插入胫骨近端内侧

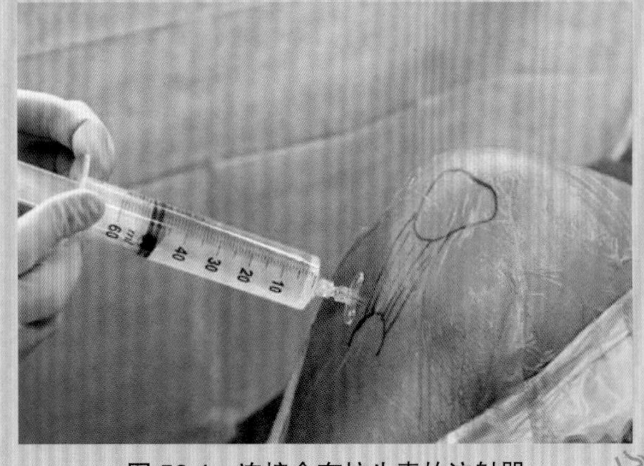
图 58.4　连接含有抗生素的注射器

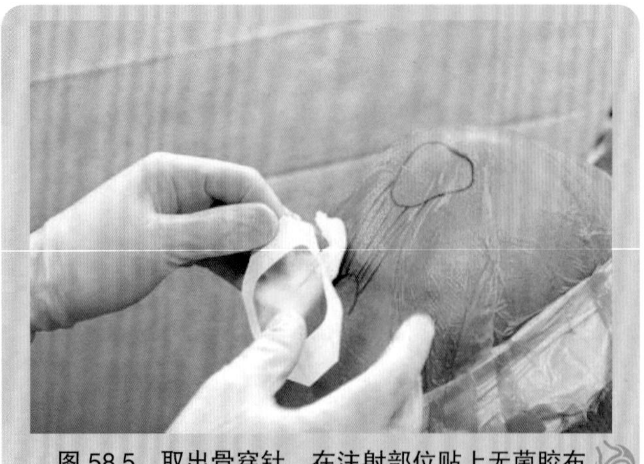
图 58.5　取出骨穿针，在注射部位贴上无菌胶布

止“红人综合征”的发生。如果首选头孢唑林，可以使用 1 g。在静脉预防用药的基础上，我们在切皮前骨内给予 500 mg 的万古霉素及适量的头孢唑林。在手术室里混合注射液，将 500 mg 的万古霉素与 10 mL 生理盐水使用注射器混合，然后放入无菌小碗中，随后加入生理盐水至 120 ~ 140 mL，该剂量可确保抗生素分布在整个下肢，然后吸入到 2 ~ 3 个 50 mL 的注射器中（图 58.1）。

58.3.4　关键技术

> 最佳注射部位是胫骨近端；这一区域的皮质较薄，便于插针。此外，在干骺端输液的流速会更快。

笔者发现，稍微近端进针会更容易，注入速度也更快。注入速度是可变的，通常控制在 1 ~ 2 分钟完成。如果流速较慢，稍微扭转和抽出针头（5 mm）可能会增加流速；较慢情况下可能需要 3 ~ 4 分钟。翻修病例通常需要动力针插入（由于假体远端皮质较厚）；在胫骨近端受损的复杂翻修病例中，内踝可以作为替代注射部位。

58.4　清创保留假体手术中局部抗生素应用

用于预防的局部抗生素应与治疗感染的抗生素区分开来。预防性抗生素辅助身体的天然（非特异性）免疫系统，以防止细菌定植，即在细菌黏附之前发挥作用。而一些毒力因素可以克服这些天然免疫防御并导致感染（Prokuski，2008）。

> 与预防性使用抗生素不同的是，治疗性抗生素对于确诊的感染会协助身体的适应性（抗原特异性）免疫反应来根治感染。
>
> 抗生素治疗的有效性取决于所用抗生素的浓度和保持该药物浓度的时间长短。

因此，IORA 在这种情况下的效用有限，因为此方法只能提供短时间的高药物浓度，而 PJI 的治疗通常需要数周的抗生素治疗。其他方法可能会延长局部高剂量抗生素的使用时间，例如以下几种。

- PMMA 在局部抗菌药物中的应用。
- 硫酸钙。
- 关节内注射或万古霉素粉剂。

然而，这些方法的安全性与根治感染的能力仍然存在争议。

58.4.1　载抗生素 PMMA 链珠

PMMA 骨水泥可作为抗生素的载体材料用于关节感染和慢性骨髓炎的治疗。制备时先将 PMMA 聚合物与抗生素粉末混合，然后倒入混合液搅拌。骨水泥在聚合反应放热后会产生一种固体材料，可以制成珠状、块状或间隔器。

> 然而，并不是所有的抗生素都可以在骨水泥中使用。

首先抗生素必须是热稳定性和水溶性的（van Vugt et al.，2019）。ALBC 通常在分期翻修手术过程中植入（以间隔器的形式）；然而，有几项研究描述了载抗生素 PMMA 链珠可用于在 DAIR 手术中，这种方法需要多次清创，通过反复干扰存在的生物膜来控制感染。

2010 年，Estes 回顾了采用分期 DAIR 手术治疗的 20 例急性 PJI 患者。患者第一次接受了清创，保留假体并放置载抗生素 PMMA 链珠（包括庆大霉素或妥布霉素、万古霉素和头孢唑林），在 7 天之内的第二次清创过程中取出链珠，并安装新的模块化假体部件；18 例（90%）患者在平均 3.5 年的随访中未发生再次感染。在一项后续研究中，为了确定这一分期手术在更大人群中的成功率（48 例初次 TKA/THA，35 例翻修 TKA/THA），Chung 等（2019）平均随访 3.5 年，发现虽有 55% 的患者仍在使用抑制性抗生素，但在初次关节手术中的感染控制率为 93.8%，翻修手术中的感染控制率达到 77.1%。同样，2009 年 Tintle 等在一个小病例系列（n=9）中报告，载抗生素 PMMA 链珠（包括万古霉素和妥布霉素）在分期 DIAR 治疗 PJI 患者时可达到 100% 感染控制率。然而，2013 年 Kuiper 等的研究不太乐观，在他对急性迟发性 PJI 患者回顾性研究中，对接受 DAIR 和庆大霉素 PMMA 链珠治疗的 12 例患者进行的亚组分析，治疗失败率高达 66.6%。

> 加载抗生素 PMMA 链珠的主要缺点是需要再次手术取出；与一期手术相比，这可能会显著增加成本、住院时间和潜在的围术期并发症（Chung et al.，2019；Estes et al.，2010）。

此外，有证据表明细菌可以在 PMMA 表面定居并形成生物膜（Anagnostako et al.，2008；Neut et al.，2001）。虽然在放置后高剂量的抗生素立即从骨水泥中释放出来，但随后的浓度会低得多，最终可能会降至 MIC 以下。

虽然与 ALBC 相关的全身性并发症较少；然而，有报道指出使用载抗生素水泥间隔器治疗 PJI 的患者可能出现过敏反应、急性肾衰竭、暂时性肝酶升高和暂时性骨髓抑制（Luu et al.，2013）。Luu 等对 10 项观察性研究（n=544）的荟萃分析指出，在髋关节和膝关节分期翻修手术中有 4.8% 的急性肾衰竭发生率，这可能与加载到水泥间隔器中的氨基糖苷类药物的肾毒性有关。

> 由于发表的研究数量很少，很难确定载抗生素 PMMA 链珠是否与这些并发症有关。

2019 年 Chung 等报告了 3 例（3.6%）采用分期 DAIR 手术的肾功能衰竭患者，这些病例都需要行临时透析治疗。

58.4.2　硫酸钙链珠

硫酸钙是一种无机的生物可吸收骨替代物。传统上用作空腔填充物，它也可以作为抗生素和其他物质的载体材料（Beuerlein et al.，2010）。

> 与 PMMA 链珠不同的是，抗生素浸渍的硫酸钙（antibiotic-impregnatedcalcium sulfate，AICS）链珠会逐渐被吸收，而不需要再次手术去除。

此外，与 PMMA 链珠相比，AICS 链珠可以容纳更广泛的抗生素，因为制备过程不会引起放热反应。然而，它不会释放出更高、更持久的抗生素浓度（McConouggh et al.，2015）。AICS 链珠可以减少生物膜的形成（Howlin et al.，2015）。到目前为止，已经有几项研究评估了 AICS 链珠在 DIAR 手术中的使用情况，并取得了不同程度的成功。

一项对 42 例髋关节或膝关节慢性复发性 PJI 患者（认为单纯 DAIR 不合适的组）的回顾性研究报告，在一期 DAIR 手术中使用 AICS 链珠治疗后，平均随访 23 个月，成功率为 73.8%（Gramlich et al.，2019）。在失败的患者中，有 5 例（11.9%）在接受第二次 DAIR 手术或长期抗生素治疗后取得成功（Gramlich et al.，2019）。然而，2017 年，在 Flierl 等的一篇综述中，32 名急性 PJI 患者接受了 DAIR 和 AICS 链珠治疗，平均 13 个月，失败率为 48%；在失败的 16 名患者中，7 名接受了分期翻修手术，9 名接受了长期抗生素治疗。与 AICS 链珠相关的并发症包括伤口渗液、异位骨化形成和高钙血症（Kallala et al.，2015；Kallala et al.，2018；Mcpherson et al.，2013）。

Kallala 等（2018）一项前瞻性研究指出，在使用 AICS 链珠治疗的 755 例翻修关节置换术中，有 32 例（4.2%）伤口渗出，13 例（1.7%）异位钙化，41 例（5.4%）一过性高钙血症；链珠体积（P=0.0014）和患者分级（P=0.0021）对并发症的出现有显著影响。作者建议，由于存在高钙血症的风险，接受 AICS 珠剂治疗的患者应该筛选禁忌证，并在手术前和手术后监测钙水平。此外，建议每次手术中硫酸钙的体积应限制在 40 cm^3 以内，如果将其放置在髓腔内，则可增加到 80 cm^3。

到目前为止，关于 AICS 链珠与肾毒性风险的数据有限。然而，Ma 等报告了一例急性肾小管坏死病例，他接受了万古霉素和妥布霉素 AICS 链珠治疗，推测可能是由妥布霉素急性中毒引起的。

58.4.3 关节内注射

关节内给药（intra articular，IA）方法是将抗生素注入关节腔内预留的希克曼导管（中心静脉导管）。这种给药技术是由 Whiteside 等（2011，2012，2016）倡导的，并要求在翻修手术期间植入两根希克曼导管，为抗生素注射提供外部入口。抗生素 IA 给药在手术后第二天开始，持续 6 周，之后在局部麻醉下拔除导管。Whiteside 等在两项临床研究中已经报告了使用 IA 给药可获得 95% 的感染控制率：第一项研究中（n=18）有 MRSA 患者（Whiteside et al.，2011），第二项研究（n=18）包含二次感染的 TKA 患者（Whiteside et al.，2012）。到目前为止，在 DAIR 手术后应用这项技术的研究只有一项（Fukagawa et al.，2010）。Fukagawa 等对 6 例初次 TKA 术后感染、1 例翻修 TKA 和 5 例巨型肿瘤假体患者使用抗生素 IA 给药治疗进行了回顾性研究，其中有 4 例患者治疗失败，失败的病例都在肿瘤假体组。

> IA 的主要缺点是需要术后管理导管和再次手术拔除；2012 年 Whiteside 等报道的并发症包括导管堵塞和渗漏。

58.4.4 局部使用万古霉素

如前所述，有证据表明在脊柱手术和关节置换手术期间局部使用万古霉素粉剂可以降低手术部位感染和发生 PJI 的风险（Chiang et al.，2014，Heckmann et al.，2019）。然而，在急性 PJI 的治疗过程中，其作为辅助治疗的有效性尚不清楚。一项（Riesgo et al.，2018）对 DAIR 手术中联合外用万古霉素与稀释聚维酮碘冲洗（VIP）（采用模块化假体组件和内衬更换）的回顾研究，此研究共有 36 名急性 TKA 或 THA 术后 PJI 患者接受 DAIR 和 VIP 治疗，与前 2 年内仅接受 DAIR 的急性 PJI 患者进行匹配对照队列研究。VIP 初次治疗失败作为主要结果（定义为因感染相关问题返回手术室），平均随访 27.1 个月，失败率为 16.7%（6/36），而对照组平均随访期为 42.5 个月，失败率为 37%（14/38）（$P < 0.05$）。VIP 组中有 3 名患者（8.3%）接受长期的抗生素治疗。

■ 结论

尽管骨科医师做出很多努力，但 TKA 术后 PJI 的发生率仍在上升。虽然预防性应用抗生素可以降低 TKA 术后感染的风险，但通过这种途径获得的抗生素组织浓度会受到剂量依赖性毒性的限制。另一种解决方案是在止血带下将抗生素直接注射到长骨干骺端（通过骨内针）。这项技术（IORA）与全身给药相比，可以实现更高的抗生素组织浓度，并可以使用较低的抗生素剂量，从而降低毒性风险。笔者发现这种方法在初发、复发和高 BMI 患者的患者中是安全有效的。

越来越多的人对 DAIR 手术中局部使用抗生素治

疗 PJI 感兴趣。在这篇综述中，笔者分析了载抗生素 PMMA 或 AICS 链珠、关节内注射用药和局部抗生素粉末的应用。使用抗生素 PMMA 链珠的分期 DAIR 手术似乎很有希望，但缺点是需要再次手术来去除。使用可溶性 AICS 链珠的一期 DAIR 手术的结果更加复杂，潜在并发症（如增加伤口引流）仍然是一个令人担忧的问题。由于目前发表的研究很少，尚没有足够的证据支持 DAIR 期间常规使用关节内注射用药或局部万古霉素粉剂。

要点

- 预防性抗生素使用可辅助身体的天然免疫系统，以防止细菌定植和感染。
- 为了有效地预防，从切皮到缝合切口，组织中必须有足够浓度的抗生素。
- 预防性抗生素的 IORA 与全身给药相比，可使组织中的抗生素浓度提高约 10 倍。
- 抗生素作为治疗感染的药物时，会辅助人体的特异性免疫反应，从而根治感染。
- 局部抗生素作为 PJI 的治疗方法，可能有助于延长组织中高剂量抗生素的维持时间。
- 作为 DIAR 的补充治疗药物，局部抗生素给药技术的安全性和有效性尚不清楚。

参考文献

（遵从原版图书著录格式）

Anagnostakos K, Hitzler P, Pape D, Kohn D, Kelm J (2008) Persistence of bacterial growth on antibiotic-loaded beads: is it actually a problem? Acta Orthop 79(2):302–307. https://doi.org/10.1080/17453670710015120

Belkin NL (1997) Use of scrubs and related apparel in health care facilities. Am J Infect Control 25(5):401–404. https://doi.org/10.1016/S01966553(97)90086-9

Bengtson S, Knutson K (1991) The infected knee arthroplasty. A 6-year followup of 357 cases. Acta Orthop Scand 62(4):301–311. https://doi.org/10.3109/17453679108994458

Beuerlein MJ, McKee MD (2010) Calcium sulfates: what is the evidence? J Orthop Trauma 24(Suppl 1):S46–S51. https://doi.org/10.1097/BOT.0b013e3181cec48e

Blom AW, Brown J, Taylor AH, Pattison G, Whitehouse S, Bannister GC (2004) Infection after total knee arthroplasty. J Bone Joint Surg Br 86(5):688–691. https://doi.org/10.1302/0301-620x.86b5.14887

Bowley DM, Loveland J, Pitcher GJ (2003) Tibial fracture as a complication of intraosseous infusion during pediatric resuscitation. J Trauma 55(4):786–787. https://doi.org/10.1097/01.TA.0000100170.61381.63

Burke JF (1961) The effective period of preventive antibiotic action in experimental incisions and dermal lesions. Surgery 50:161–168

Chiang HY, Herwaldt LA, Blevins AE, Cho E, Schweizer ML (2014) Effectiveness of local vancomycin powder to decrease surgical site infections: a meta-analysis. Spine J 14(3):397–407. https://doi.org/10.1016/j.spinee.2013.10.012

Chin SJ, Moore GA, Zhang M, Clarke HD, Spangehl MJ, Young SW (2018) The AAHKS clinical research award: intraosseous regional prophylaxis provides higher tissue concentrations in high BMI patients in total knee arthroplasty: a randomized trial. J Arthroplast 33(7):S13–S18. https://doi.org/10.1016/j.arth.2018.03.013

Chung AS, Niesen MC, Graber TJ, Schwartz AJ, Beauchamp CP, Clarke HD, Spangehl MJ (2019) Two-stage debridement with prosthesis retention for acute periprosthetic joint infections. J Arthroplast 34(6):1207–1213. https://doi.org/10.1016/j.arth.2019.02.013

Dale H, Fenstad AM, Hallan G, Havelin LI, Furnes O, Overgaard S, Pedersen AB, Kärrholm J, Garellick G, Pulkkinen P, Eskelinen A, Mäkelä K, Engesæter LB (2012) Increasing risk of prosthetic joint infection after total hip arthroplasty. Acta Orthop 83(5):449–458. https://doi.org/10.3109/17453674.2012.733918

Davis N, Curry A, Gambhir AK, Panigrahi H, Walker CR, Wilkins EG, Worsley MA, Kay PR (1999) Intraoperative bacterial contamination in operations for joint replacement. J Bone Joint Surg Br 81(5):886–889. https://doi.org/10.1302/0301-620x.81b5.9545

de Lalla F, Novelli A, Pellizzer G, Milocchi F, Viola R, Rigon A, Stecca C, Dal Pizzol V, Fallani S, Periti P (1993) Regional and systemic prophylaxis with teicoplanin in monolateral and bilateral total knee replacement procedures: study of pharmacokinetics and tissue penetration. Antimicrob Agents Chemother 37:2693–2698. https://doi.org/10.1128/AAC.37.12.2693

de Lalla F, Viola R, Pellizzer G, Lazzarini L, Tramarin A, Fabris P (2000) Regional prophylaxis with teicoplanin in monolateral or bilateral total knee replacement: an open study. Antimicrob Agents Chemother 44:316–319. https://doi.org/10.1128/AAC.44.2.316-319.2000

Espehaug B, Engesaeter LB, Vollset SE, Havelin LI, Langeland N (1997) Antibiotic prophylaxis in total hip arthroplasty. Review of 10,905 primary cemented total hip replacements reported to the Norwegian arthroplasty register, 1987 to 1995. J Bone Joint Surg Br 79:590–595. https://doi.org/10.1302/0301-620X.79B4.7420

Estes CS, Beauchamp CP, Clarke HD, Spangehl MJ (2010) A two-stage retention débridement protocol for acute periprosthetic joint infections. Clin Orthop Relat Res 468(8):2029–2038. https://doi.org/10.1007/s11999-010-1293-9

Fletcher N, Sofianos D, Berkes MB, Obremskey WT (2007) Prevention of perioperative infection. J Bone Joint Surg Am 89(7):1605–1618. https://doi.org/10.2106/JBJS.F.00901

Flierl MA, Culp BM, Okroj KT, Springer BD, Levine BR, Della Valle CJ (2017) Poor outcomes of irrigation and debridement in acute periprosthetic joint infection with antibiotic-impregnated calcium sulfate beads. J Arthroplast 32(8):2505–2507. https://doi.org/10.1016/j.arth.2017.03.051

Fukagawa S, Matsuda S, Miura H, Okazaki K, Tashiro Y, Iwamoto Y (2010) High-dose antibiotic infusion for infected knee prosthesis without implant removal. J Orthop Sci 15(4):470–476. https://doi.org/10.1007/s00776-010-1487-8

Gramlich Y, Walter G, Klug A, Harbering J, Kemmerer M, Hoffmann R (2019) Procedure for single-stage implant retention for chronic periprosthetic infection using topical degradable calcium-based antibiotics. Int Orthop 43(7):1559–1566. https://doi.org/10.1007/s00264-018-4066-9

Heckmann ND, Mayfield CK, Culvern CN, Oakes DA, Lieberman JR, Della Valle CJ (2019) Systematic review and meta-analysis of intrawound vancomycin in total hip and total knee arthroplasty: a call for a prospective randomized trial. J Arthroplast 34(8):1815–1822. https://doi.org/10.1016/j.arth.2019.03.071

Hoddinott C, Lovering AM, Fernando HC, Dixon JH, Reeves DS (1990) Determination of bone and fat concentrations following systemic cefamandole and regional cefuroxime administration in patients undergoing knee arthroplasty. J Antimicrob Chemother 26:823–829. https://doi.org/10.1093/jac/26.6.823

Howlin RP, Brayford MJ, Webb JS, Cooper JJ, Aiken SS, Stoodley P (2015) Antibiotic-loaded synthetic calcium sulfate beads for prevention of bacterial colonization and biofilm formation in periprosthetic infections. Antimicrob Agents Chemother 59(1):111–120. https://doi.org/10.1128/AAC.03676-14

Kallala R, Haddad FS (2015) Hypercalcaemia following the use of antibiotic-eluting absorbable calcium sulphate beads in revision arthroplasty for infection. Bone Joint J 97-B:1237–1241. https://doi.org/10.1302/0301-620X.97B9.34532

Kallala R, Harris WE, Ibrahim M, Dipane M, McPherson E (2018) Use of Stimulan absorbable calcium sulphate beads in revision lower limb arthroplasty: safety profile and complication rates. Bone Joint Res 7(10):570–579. https://doi.org/10.1302/2046-3758.710.BJR-2017-0319.R1

Kapadia BH, McElroy MJ, Issa K, Johnson AJ, Bozic KJ, Mont MA (2014) The economic impact of Periprosthetic infections following total knee arthroplasty at a specialized tertiary-care center. J Arthroplast 29(5):929–932. https://doi.org/10.1016/j.arth.2013.09.017

Kuiper JW, Vos SJ, Saouti R, Vergroesen DA, Graat HC, Debets-Ossenkopp YJ, Peters EJ, Nolte PA (2013) Prosthetic joint-associated infections treated with DAIR (debridement, antibiotics, irrigation, and retention): analysis of risk factors and local antibiotic carriers in 91 patients. Acta Orthop 84(4):380–386. https://doi.org/10.3109/17453674.2013.823589

Kurtz SM, Lau E, Watson H, Schmier JK, Parvizi J (2012) Economic burden of periprosthetic joint infection in the United States. J Arthroplasty 27(8 Suppl):61–65.e6. https://doi.org/10.1016/j.arth.2012.02.022

Lazzarini L, Novelli A, Marzano N, Timillero L, Fallani S, Viola R, de Lalla F (2003) Regional and systemic prophylaxis with teicoplanin in total knee arthroplasty: a tissue penetration study. J Arthroplast 18(3):342–346. https://doi.org/10.1054/arth.2003.50053

Luu A, Syed F, Raman G, Bhalla A, Muldoon E, Hadley S, Smith E, Rao M (2013) Two-stage arthroplasty for prosthetic joint infection: a systematic review of acute kidney injury, systemic toxicity and infection control. J Arthroplasty 28(9):1490–1498.e1. https://doi.org/10.1016/j.arth.2013.02.035

Ma AH, Hoffman C, McNeil JI (2019) Acute tubular necrosis associated with high serum vancomycin and tobramycin levels after revision of total knee arthroplasty with antibiotic-containing calcium sulphate beads. Open Forum Infect Dis 6(4):ofz141. https://doi.org/10.1093/ofid/ofz141

McConoughey SJ, Howlin RP, Wiseman J, Stoodley P, Calhoun JH (2015) Comparing PMMA and calcium sulfate as carriers for the local delivery of antibiotics to infected surgical sites. J Biomed Mater Res B Appl Biomater 103(4):870–877. https://doi.org/10.1002/jbm.b.33247

McPherson MD, Dipane BA, Sherif, MD (2013) Dissolvable antibiotic beads in treatment of periprosthetic joint infection and revision arthroplasty – the use of synthetic pure calcium sulfate (Stimulan®) impregnated with vancomycin & tobramycin. Reconstr Rev 3(1). https://doi.org/10.15438/rr.v3i1.27

Neut D, Van de Belt H, Stokroos I, Van Horn JR, Van der Mei HC, Busscher HJ (2001) Biomaterial-associated infection of getnamicin-loaded PMMA beads in orthopedic revision surgery. J Antimicrob Chemother 47(6):885–891. https://doi.org/10.1093/jac/47.6.885

Nickinson RSJ, Board TN, Gambhir AK, Porter ML, Kay PR (2010) The microbiology of the infected knee arthroplasty. Int Orthop 34(4):505–510

Orlowski JP, Julius CJ, Petras RE, Porembka DT, Gallagher JM (1989) The safety of intraosseous infusions: risks of fat and bone marrow emboli to the lungs. Ann Emerg Med 18(10):1062–1067. https://doi.org/10.1007/s00264-009-0797-y

Parvizi J, Azzam K, Ghanem E, Austin MS, Rothman RH (2009) Periprosthetic infection due to resistant staphylococci: serious problems on the horizon. Clin Orthop Relat Res 467(7):1732–1739. https://doi.org/10.1007/s11999-009-0857-z

Phillips JE, Crane TP, Noy M, Elliott TSJ, Grimer RJ (2006) The incidence of deep prosthetic infections in a specialist orthopaedic hospital: a 15-year prospective survey. J Bone Joint Surg Br 88-B(7):943–948. https://doi.org/10.1302/0301-620X.88B7.17150

Prokuski L (2008) Prophylactic antibiotics in orthopaedic surgery. J Am Acad Orthop Surg 16(5):283–293. https://doi.org/10.4103/0019-5413.159556

Ravi S, Zhu M, Luey C, Young SW (2016) Antibiotic resistance in early periprosthetic joint infection. ANZ J Surg 86(12):1014–1018. https://doi.org/10.1111/ans.13720

Riesgo AM, Park BK, Herrero CP, Yu S, Schwarzkopf R, Iorio R (2018) Vancomycin povidone-iodine protocol improves survivorship of periprosthetic joint infection treated with irrigation and debridement. J Arthroplast 33(3):847–850. https://doi.org/10.1016/j.arth.2017.10.044

Salgado CD, Dash S, Cantey JR, Marculescu CE (2007) Higher risk of failure of methicillin-resistant Staphylococcus aureus prosthetic joint infections. Clin Orthop Relat Res 461:48–53. https://doi.org/10.1097/BLO.0b013e3181123d4e

Sculco TP (1993) The economic impact of infected total joint arthroplasty. Instr Course Lect 42:349–351

Tintle SM, Forsberg JA, Potter BK, Islinger RB, Andersen RC (2009) Prosthesis retention, serial debridement, and antibiotic bead use for the treatment of infection following total joint arthroplasty. Orthopedics 32(2):87

Tobias JD, Ross AK (2010) Intraosseous infusions: a review for the anesthesiologist with a focus on pediatric use. Anesth Analg 110(2):391–401. https://doi.org/10.1213/ANE.0b013e3181c03c7f

van Vugt TAG, Arts JJ, Geurts JAP (2019) Antibiotic-loaded polymethylmethacrylate beads and spacers in treatment of orthopedic infections and the role of biofilm formation. Front Microbiol 10:1626. https://doi.org/10.3389/fmicb.2019.01626

Whiteside LA (2016) Prophylactic peri-operative local antibiotic irrigation. Bone Joint J 98-B(1 Suppl A):23–26. https://doi.org/10.1302/0301-620X.98B1.36357

Whiteside LA, Peppers M, Nayfeh TA, Roy ME (2011) Methicillin-resistant Staphylococcusaureus in TKA treated with revision and direct intra-articular antibiotic infusion. Clin Orthop Relat Res 469:26–33. https://doi.org/10.1007/s11999-010-1313-9

Whiteside LA, Nayfeh TA, LaZear R, Roy ME (2012) Reinfected revised TKA resolves with an aggressive protocol and antibiotic infusion. Clin Orthop Relat Res 470:236–243. https://doi.org/10.1007/s11999-011-2087-4

Whiteside LA, Roy ME, Nayfeh TA (2016) Intra-articular infusion: a direct approach to treatment of infected total knee arthroplasty. Bone Joint J 98-B(1 Suppl A):31–36. https://doi.org/10.1302/0301-620X.98B.36276

Yamada K, Matsumoto K, Tokimura F, Okazaki H, Tanaka S (2011) Are bone and serum cefazolin concentrations adequate for antimicrobial prophylaxis? Clin Orthop Relat Res 469(12):3486–3494. https://doi.org/10.1007/s11999-011-2111-8

Young SW, Zhang M, Freeman JT, Vince KG, Coleman B (2013) Higher cefazolin concentrations with intraosseous regional prophylaxis in TKA. Clin Orthop Relat Res 471(1):244–249. https://doi.org/10.1007/s11999-012-2469-2

Young SW, Zhang M, Freeman JT, Mutu-Grigg J, Pavlou P, Moore GA (2014) The Mark Coventry Award: higher tissue concentrations of vancomycin with low-dose intraosseous regional versus systemic prophylaxis in TKA: a randomized trial. Clin Orthop Relat Res 472(1):57–65. https://doi.org/10.1007/s11999-013-3038-z

Young SW, Roberts T, Johnson S, Dalton JP, Coleman B, Wiles S (2015) Regional intraosseous administration of prophylactic antibiotics is more effective than systemic administration in a mouse model of TKA. Clin Orthop Relat Res 473(11):3573–3584. https://doi.org/10.1007/s11999-015-4464-x

Young SW, Zhang M, Moore GA, Pitto RP, Clarke HD, Spangehl MJ (2018) The John N. Insall Award: higher tissue concentrations of vancomycin achieved with intraosseous regional prophylaxis in revision TKA: a randomized controlled trial. Clin Orthop Relat Res 476(1):9

（文鹏飞　张斌飞　许　鹏）

第 59 章

抗生素骨水泥在全膝关节置换术中的应用

Hernan A. Prieto and Emmanuel Gibon

59.1 引言

TKA 是最成功的外科手术之一。在没有按年龄分层的情况下，多篇文章一致指出 TKA 的 20 年假体存活率超过 95%（Scuderi et al.，1989；Ranawat et al.，1994；Font-Rodriguez et al.，1997；Milligan et al.，2019；Vessely et al.，2006）。自从 20 世纪 60 年代 John Charnley 爵士引入 PMMA 固定假体以来，这种方法就一直在使用。PMMA 在假体固定和应力分布方面的作用是无可辩驳的。在过去的 30 年里，在 PMMA 中添加抗生素是为了降低感染的可能性，也是 PJI 治疗的一部分。

> 为降低骨科手术后的感染率，Buchholz 和 Engelbrecht（1970）在 PMMA 骨水泥中加入抗生素，逐渐释放的抗生素将产生比全身用药更高的局部抗生素浓度。

使用骨水泥作为抗生素载体的方法很有吸引力，因为它可以将抗生素直接输送到潜在感染部位，特别是在高危患者或复杂的重建手术中作用很大（图 59.1）。

> 对 ALBC 的释药特性进行评价：万古霉素、妥布霉素、庆大霉素、莫西沙星和克林霉素的释药动力学优于头孢唑林、达托霉素、美罗培南、厄他培南、头孢噻肟、氨苄西林、阿莫西林－克拉维酸和头孢吡肟（Gálvez-López et al.，2014；Anagnostakos et al.，2009；Chang eat al.，2013）。

因此，与骨水泥混合的两种最常见的抗生素是万古霉素和氨基糖苷类药物，如妥布霉素和庆大霉素。最近，每年的关节置换术登记系统显示，96.3% 的骨水泥型 TKA 和 93.7% 的 THA 已使用 ALBC（澳大利亚国家关节置换术登记系统，2018）。在 TKA（澳大利亚国家关节置换术登记系统，2018）中使用普通水泥时，翻修率略高于使用 ALBC。然而，ALBC 在预防感染中的作用仍然是一个有争议的话题（Jiranek et al.，2006；Hendriks et al.，2004；Blomgren et al.，1981）。

59.2 证据

先前的研究证据表明，与普通水泥联合全身抗生素预防相比，ALBC 联合全身抗生素预防能有效降低

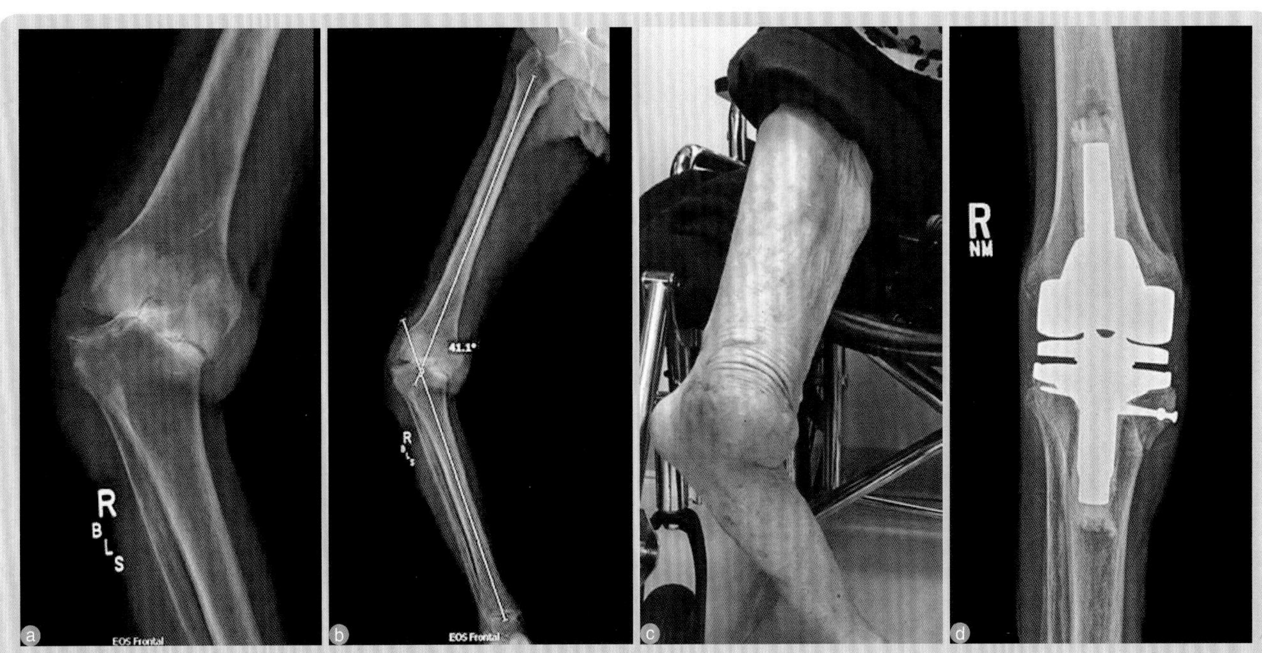

患者女性，67 岁，有严重的右膝 OA。a. 严重的内翻畸形；b. 韧带不稳定；c. 明显的骨质缺损，其有长期的 RA 病史，正在接受免疫抑制治疗（来氟米特和泼尼松），被认为是 PJI/SSI 的高危患者，其接受了复杂的初次限制性骨水泥型 TKA 手术，手术使用自体骨移植重建缺损，使用预防剂量的 ALBC（每包骨水泥中混合 1.2 g 妥布霉素和 1 g 万古霉素）固定假体；d. 在 3 年的随访中，该患者右膝关节功能良好，而且没有发生 PJI

图 59.1　一例 PJI 高危患者的复杂初次 TKA

TKA 术后 PJI 的发生率（Chiu et al.，2002；Eveillard et al.，2003；Randelli et al.，2010）。然而，最近的两项前瞻性研究表明，与普通水泥相比，ALBC 并不能降低初次 TKA 术后的深部感染发生率（Wilairatana et al.，2017；Wang et al.，2015）。有一项关于 ALBC 在 TJA 中应用的系统综述评价了 6 篇涉及 6318 例关节成形术的文章，在研究人群中，3217 人接受了 ALBC 关节置换术，3101 人接受了普通水泥关节置换术作为对照，6 项研究中有两项研究显示 ALBC 在预防初次 TKA 术后感染方面有显著效果。其余 4 项前瞻性随机对照临床试验研究得出了相互矛盾的结果，研究表明两组之间在深部或浅部感染的发生率方面没有统计学差异（Schiavone Panni et al.，2016）。在另一项荟萃分析中，Keppel 等（2017）报告了 4092 例 TKA 患者（3903 例初次 TKA 和 189 例翻修 TKA）。在初次 TKA 术后平均 47.2 个月的随访中，使用 ALBC 没有显著降低 PJI/SSI 的发生率；然而，在 ALBC 翻修 TKA 组的感染率得到显著降低。此外，最近对英格兰和威尔士国家联合登记系统（NJR）731 214 个关节的分析显示，在调整了其他变量后，在使用 ALBC 的情况下任何原因的翻修都显著降低（HR=0.85，95%CI 0.77 ~ 0.93；P < 0.001），感染引起的翻修也减少了（HR=0.84，95%CI 0.67 ~ 1.01；P=0.06）（Jameson et al.，2019）。

2018 年关于肌肉骨骼感染的第二届 ICM 以中等证据等级和强烈的共识度为基础，建议在初次 TJA 期间可以使用 ALBC，以降低手术部位感染或 PJI 的风险。笔者在权衡 ALBC 的益处与其成本和其他潜在的不良反应后，认为在感染风险较高的患者中使用 ALBC 是最合理的（Parvizi，2019）。

59.3 抗生素骨水泥的适应证

骨科医师必须清楚的区分初次 TKA 时预防性使用 ALBC（图 59.1）和分期翻修手术时使用 ALBC 的作用。

> ALBC 在初次 TKA 中的使用有相当大的争议；然而，鉴于现有的证据，笔者认为在高危患者中选择性使用是合理的。
>
> 相比之下，ALBC 在关节翻修术中的常规使用得到大家广泛的认可，在无菌性翻修和一期感染翻修手术中利用关节型（图 59.2）或固定型间隔器（图 59.3）都有很好的证据支持。

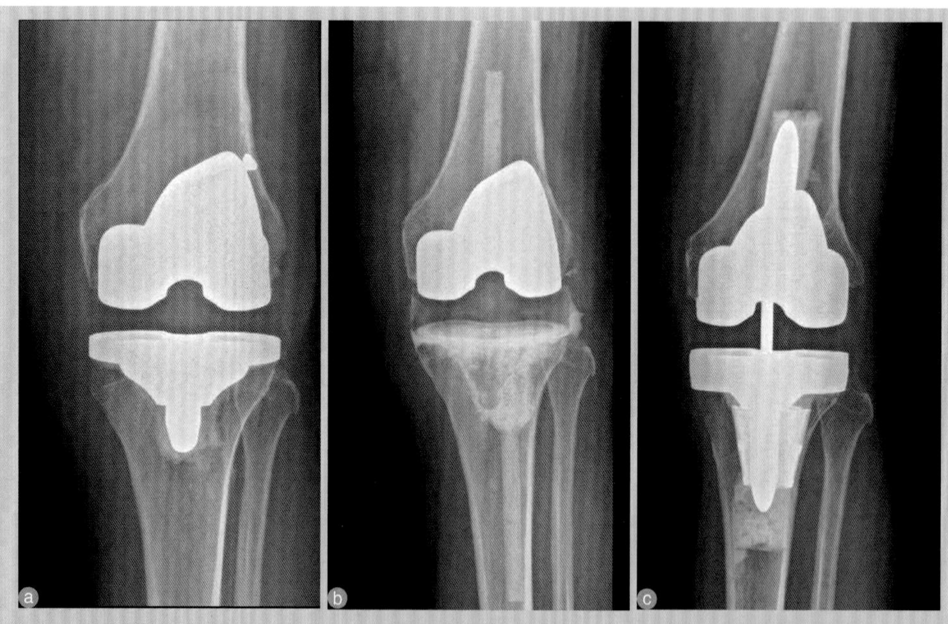

患者男性，60 岁，有创伤性左膝 OA 病史，在戒烟后接受了左膝 TKA。a. 患者术后病程很复杂，术后出现急性 PJI，患者行 DAIR 手术和 6 周的特异抗生素治疗失败，后来患者因感染复发住院，这次是白色念珠菌感染，患者接受了分期翻修手术；b. 关节型间隔器（大剂量抗生素：每包 40 g 水泥混合 3 g 万古霉素，3.6 g 妥布霉素，200 mg 两性霉素 B，共计 3 包），术后患者接受了 6 周的静脉注射万古霉素和厄他培南，以及口服氟康唑（12 周），随后，患者接受了 TKA 再植；c. 使用干骺端锥套，短的骨水泥型延长杆，并使用预防剂量的 ALBC 固定，术后接受了长达 6 个月的口服抗生素治疗（三甲氧苄啶 - 磺胺甲恶唑和氟康唑），在翻修后 1 年的随访中，感染没有复发

图 59.2 使用关节型间隔器治疗慢性 PJI 的分期翻修病例

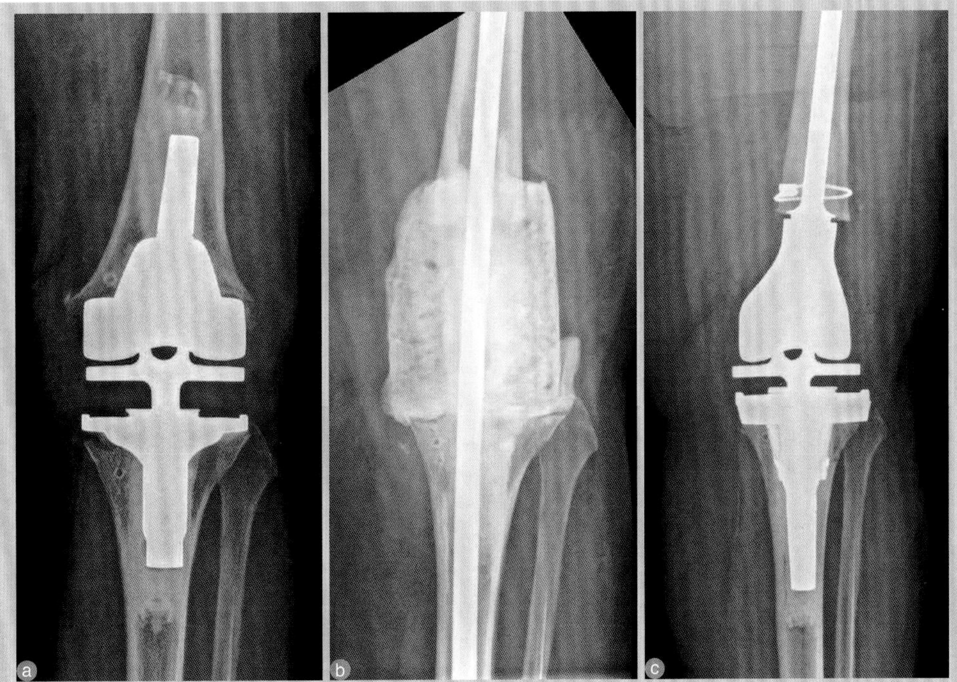

患者男性，73 岁，有左膝 TKA 病史，因无菌性松动进行过 2 次翻修，在最后 1 次翻修 1 年后，其被诊断为凝固酶阴性葡萄球菌慢性 PJI。a. 由于大量骨质流失和关节不稳定，患者接受了分期翻修手术，期间选用固定型 ALBC 间隔器；b. 大剂量抗生素：每包 40 g 水泥混合 3 g 万古霉素和 3.6 g 妥布霉素，共计 3 包。术后患者接受了 6 周的静脉注射万古霉素治疗，最后行左侧 TKA 再植；c. 使用了带股骨远端的假体，干骺端锥套，骨水泥型延长杆，并使用预防剂量的 ALBC 固定（每包水泥中混合 1.2 g 妥布霉素，1 g 万古霉素）。术后该患者接受了长达 6 个月的口服抗生素治疗（多西环素），在假体再植后 1.5 年的随访中，感染没有复发

图 59.3　使用固定型 ALBC 间隔器治疗慢性 PJI 的分期翻修病例

针对 TKA 术后感染的患者，虽然在翻修术中使用 ALBC 固定最终假体的临床证据有限，但使用 ALBC 的理由却是强有力的。

ALBC 的治疗性和预防性使用

- 预防——低剂量抗生素（每 40 g 水泥中＜1.2 g 抗生素）：
  - PJI 高危人群的初次 TKA*。
  - 翻修 TKA（无菌翻修和假体再植）。
- 治疗——高剂量抗生素（每 40 g 水泥包＞3 g 抗生素）：
  - 分期翻修手术中第一次手术时使用抗生素间隔器。
  - 每 40 g 水泥：3 g 万古霉素和 3.6 g 妥布霉素；如果存在或怀疑有真菌感染，则添加 150 ~ 200 mg 两性霉素 B。

*TJA 术后发生 SSI/PJI 的宿主风险因素：慢性肾脏疾病、糖尿病、营养不良、免疫抑制、RA、艾滋病毒 / 艾滋病、外周血管疾病、肥胖、吸烟、凝血障碍、慢性阻塞性肺疾病、未经治疗的丙型肝炎、MRSA 定植、长期抗凝、关节手术史、关节感染史、移植、骨坏死、创伤后 OA、减肥手术（Parvizi，2019）。

尽管学者们对于高剂量 ALBC 的定义没有达成共识，但人们普遍认为每 40 g 水泥中抗生素含量超过 2 g 代表高剂量 ALBC（Hanssen et al.，2004）。

59.4 工业化生产与自制的抗生素骨水泥

市面上出售的 ALBCs 为外科医师提供了不同黏度（LV、MV、HV）和不同抗生素的 ALBC 选择。最常见的品牌在表 59.1 进行展示。然而，学者们对于现成的 ALBCs 仍然存在一些担忧。通常，商用 ALBC 中含有氨基糖苷类药物，可预防革兰阴性菌，包括假单胞菌、变形杆菌、大肠杆菌、肺炎克雷伯菌、肠杆菌科和沙雷菌，且可预防革兰阳性葡萄球菌。而妥布霉素具有更好的抗假单胞菌活性。此外，万古霉素与庆大霉素相比，对 MRSA 有更高的抗菌活性，同时具备热稳定性和合格的释药性（Tunney et al.，1998；Kuechle et al.，1991；Adams et al.，1992）。

目前的研究对以下问题格外关注。

- 微生物耐药性的增加。
- 抗生素剂量不足。
- 额外不必要的成本。
- 商业制剂降低了骨水泥的机械性能（Frew，2017）。

必须考虑使用 ALBC 相关的成本。在美国，一包工业生产的 ALBC（40 g）的平均成本在 215 美元到 325 美元，相比之下，使用普通水泥自制 ALBC 的价格可能在 100 美元左右。最近，在关于 ALBC 成本的系统综述中，King 等（2018）研究得出的结论是：改用普通水泥自制 ALBC，医院每年 1000 台 TKA 可以节省 155 000 美元到 310 000 美元。考虑商业 ALBC 的易获取性和时间节省，工业制造的 ALBC 可能是首选的。然而，生物力学和释药测试已经证明，在自制的 ALBC 中加入 1 g 万古霉素可以降低成本，而不会影响水泥的机械强度和释药效果（Lee et al.，2016）。此外，最近一项使用高效液相色谱 – 质谱法比较市售 ALBC 和自制 ALBC 释药性能的研究发现，在手术室自制的万古霉素骨水泥峰值浓度最高。与商业混合水泥相比，自制混合物中抗生素的总释药量增加了 5 倍（万古霉素）和 2 倍（庆大霉素）（Frew et al.，2017）。

> 考虑到在手术室中手工制备 ALBC 具有优异的释药性能和较低的成本，使用昂贵的商用 ALBC 似乎没有明显的优势。

59.4.1 自制 ALBC 间隔器的相关要点或技巧：笔者的首选技术

所需材料或假体如下。

- CR 或 PS 股骨假体。
- 全聚乙烯 CR 或 PS 胫骨假体。
- 骨水泥 40 g/ 包（通常需要 3 ～ 4 包）：
  - 每包 3 g 万古霉素粉。
  - 每包 3.6 g 妥布霉素粉。
  - 每包 150 mg 两性霉素 B 粉（如果担心真菌感染）。
  - 每包 1 mL 亚甲蓝。
  - 矿物油。
  - 两支水泥枪制作髓内杆。

表 59.1 现有的人造 ALBC

品牌	制造商	黏度	抗生素剂量（每 40 g 骨水泥）	凝固时间
Cemex® Genta ISO	Tecres SpA	高	庆大霉素 1 g	常规
Cemex® Genta RX	Tecres SpA	中	庆大霉素 1 g	中
Cemex® Fast Genta	Tecres SpA	高	庆大霉素 1 g	快
CMW™ 1G	DePuy Synthes	高	庆大霉素 1 g	中
CMW™ 2G	DePuy Synthes	高	庆大霉素 1 g	快
Cobalt® G-HV	DJO Global	高	庆大霉素 1 g	中
Cobalt® G-MV	DJO Global	中	庆大霉素 1 g	快
Palacos® R+G	Heraeus Medical	高	庆大霉素 0.5 g	常规
Palacos® LV+G	Heraeus Medical	低	庆大霉素 1 g	常规
Palacos® MV+G	Heraeus Medical	中	庆大霉素 0.5 g	常规
Smartset™ GHV	DePuy Synthes	高	庆大霉素 1 g	常规
Smartset™ GMV	DePuy Synthes	中	庆大霉素 1 g	常规
Simplex™ HV Genta	Stryker	高	庆大霉素 0.5 g	常规
Simplex™ P	Stryker	中	妥布霉素 1 g	中
Simplex™ P Speedset	Stryker	中	妥布霉素 1 g	快
VersaBond® AB	Smith & Nephew	中	庆大霉素 1 g	常规

- 一次性水泥铲。
- 手工混合。

59.4.2　混合 ALBC 的技术要点

如果在液态 PMMA 单体加入之前，将抗生素粉末和水泥粉末混合在一起，大量的抗生素粉末会使混合变得困难（图 59.4）。

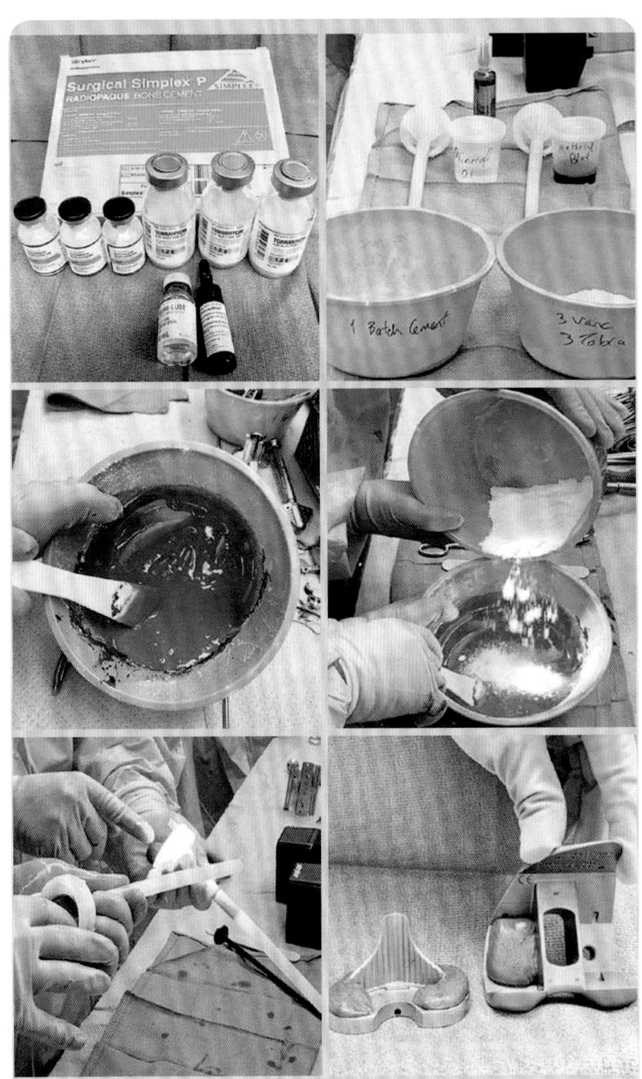

首先将水泥粉和液态 PMMA 单体混合在一起，待形成一种流动的、均匀的混合物时，加入 1 mL/ 包的亚甲蓝，最后加入抗生素（粉末），用水泥铲轻轻地混合，为了防止骨水泥的黏附，在水泥枪管内涂抹矿物油，也可以预先制作胫骨垫块，以方便在间隙不匹配的情况下使用

图 59.4　ALBC 制备工作

> 笔者建议先将 PMMA 单体与粉末混合成液体水泥，然后加入 1 mL 亚甲蓝即可得到均匀的蓝色液态水泥。随后，慢慢加入抗生素粉末。

万古霉素粉末和一些普通品牌的妥布霉素本质上是可以结晶的，这会使得混合变得困难。在制备链珠或 ALBC 间隔器时，最好让许多大的晶体保持完整，因为这会使混合物存在孔隙，从而有利于更多的抗生素释放。

> 相反，由于结晶会显著削弱水泥的强度，所以在用于假体固定的水泥中掺入抗生素时，要在加入液体水泥之前先用研钵和砧子粉碎结晶物。

■ 第一步：准备 ALBC 髓内杆

ALBC 髓内杆由明尼苏达州罗切斯特市梅奥诊所的 Arlen Hanssen 医师推广（Hanssen et al.，2004），其优点是在髓腔内提供一种局部抗生素给药系统，并且在二次重新手术时方便移除。为了优化时间利用，切皮前可以在后台工作区使用一包 40 g 的水泥制作高剂量 ALBC，通过水泥枪管制备了 2 根水泥髓内杆（10 ~ 15 cm 长），水泥枪管可提供极佳的尺寸和形状以便于插入髓腔（图 59.5）。水泥枪喷嘴需在内表面涂抹无菌矿物油，以便于取出水泥髓内杆。

> 在水泥髓内杆的末端制作一个尾帽，以防进入股骨或胫骨髓腔内。

在无水泥杆的膝关节 PJI 患者中，大约有 1/3 的感染延伸到股骨或胫骨髓腔（Hanssen et al.，2004）。同时，再次手术时髓腔中的抗生素链珠极难清除（Hanssen et al.，2004）。此外，胫骨和股骨（股骨远端和后髁）的 5 mm 加厚垫块可以使用试模完成，制备时在试模上涂上矿物油（图 59.4）。

■ 第二步：伤口清创，股骨和胫骨准备

移除感染的假体后，进行彻底的滑膜切除。垂直机械轴放置胫骨，髓腔管扩髓（通常最大可达 12 ~ 13 cm），并行最少量截骨清创。然后进行股骨准备。股骨假体的大小应与矢状面上剩余的股骨远端骨量相适应。放置髓内导向器。使用截骨器行股骨远端少量截骨。股骨的其余部位截骨通过徒手或使用 4 合 1 截骨块。这样也有助于清除残余的骨水泥。随后，在伸直和屈曲 2 种情况下都使用撑开器来评估伸直和屈曲间隙，用尺子测量相应的间隙（图 59.5b，图 59.5c）。如果间隙不匹配（通常会发生），可以根据先前的评估或在髓钉准备时利用剩余的 ALBC 制备一些 ALBC 股骨和（或）胫骨增厚垫块。然后进

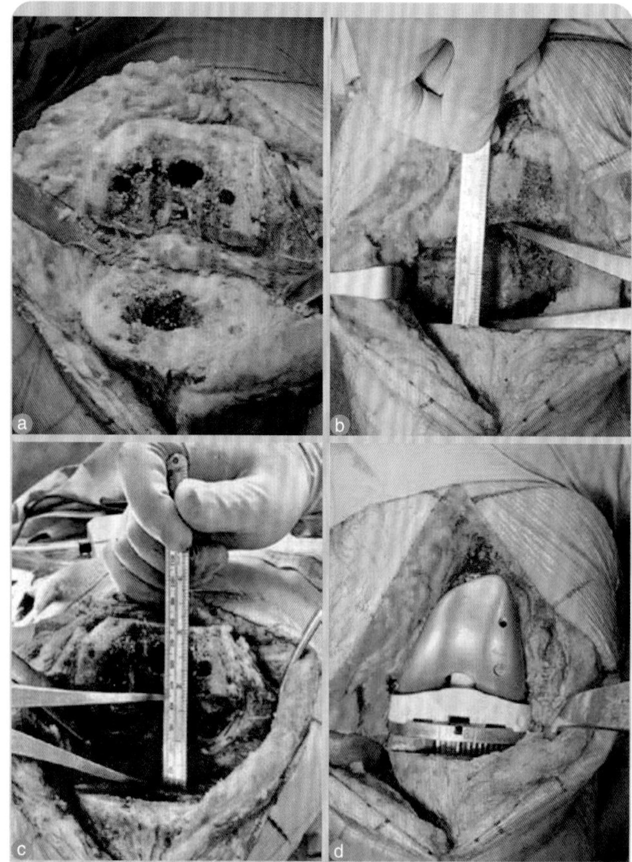

在滑膜彻底切除后，清理胫骨近端和股骨远端。评估屈曲（图 a）、伸展（图 b）及间隙（图 c），这有助于判断屈曲 / 伸展的不匹配，如果不匹配，则使用预先制作的 ALBC 垫块，然后选择合适的衬垫（图 d）置入，以获得一个平衡的膝关节

图 59.5　骨骼准备和试模

行试模，选择不同的衬垫，以实现适当的屈曲 / 伸直稳定性（图 59.5d）。

取下试模，并进行冲洗。先用 0.35% 聚维酮碘溶液冲洗 3 分钟，再用 1 L 0.05% 葡萄糖酸氯己定溶液（IrriSept）消毒 3 分钟，最后用 6 L 无菌生理盐水高压脉冲冲洗。换上新的治疗巾，松开止血带，充分止血。更换手套，然后安装假体。

■ **第三步：股骨和胫骨假体的准备和安装**

为了安装胫骨水泥髓内杆，用摆锯去除了 APT 下方的立柱。两个 ALBC 髓内杆都被放入各自的髓腔中，然后轻柔地安装股骨和胫骨假体。可在固化的水泥髓内杆和水泥垫块上打小孔以实现更佳的固定（可以用任何工具）。APT 假体和股骨假体用水泥预涂（如果使用 ALBC 假体，必须预涂水泥），轻轻敲击直到完全就位。先安装胫骨，然后在膝关节深屈位安装股骨假体。一旦股骨假体安装就位，伸直膝关节挤压，直到骨水泥变干。股骨假体和宿主骨之间的任何间隙都可以用水泥填充（图 59.6）。

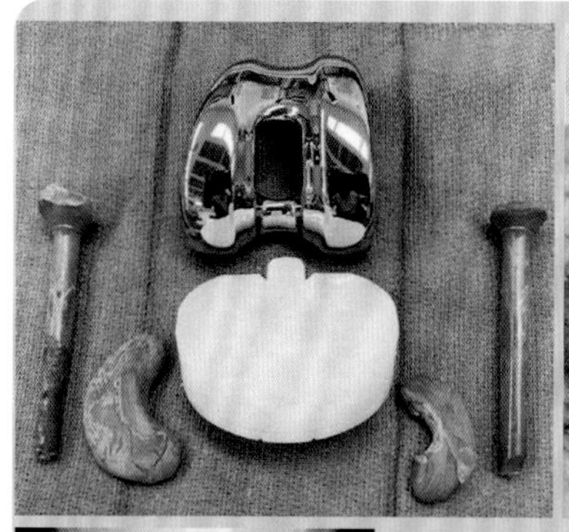

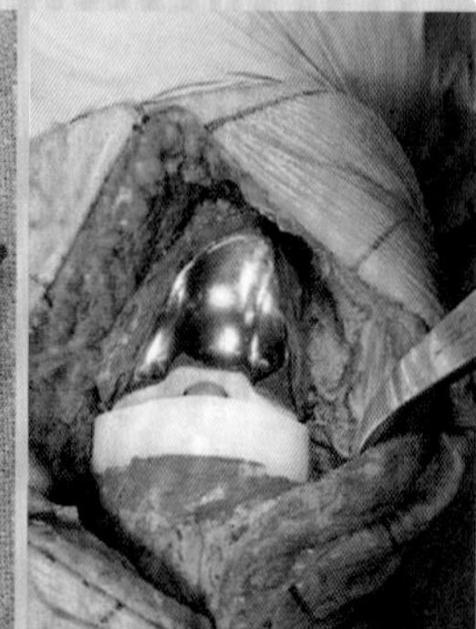

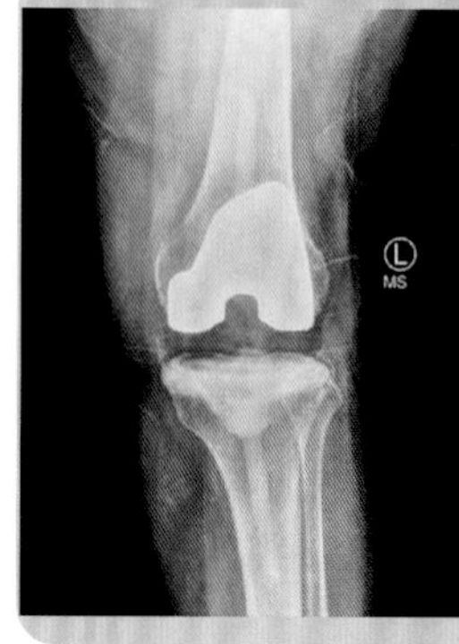

在假体周围可留有过量的水泥，以加强抗生素的局部给药，并防止软组织进一步粘连，有助于再次手术时取出

图 59.6　ALBC 关节型间隔器术中和 X 线片

59.4.3　自制高剂量 ALBC 间隔器的抗生素释放

在自制水泥间隔器中使用的抗生素必须是水溶性的、耐热性的，并且是粉末状的。因此，并不是所有的抗生素都可以混合到骨水泥中。

在聚合过程中，放热反应在体外可达到 70 ~ 120 °C（Monzón et al.，2019），这就需要使用耐热抗生素。

因此，最常用的抗生素是庆大霉素、妥布霉素、万古霉素和头孢唑林。抗生素从高剂量 ALBC 间隔器中的释放取决于所用抗生素的浓度、用于混合的水泥品牌、混合方法和孔隙率。

Lee 等（2016）在 4 种不同类型的骨水泥中添加了 4 g 万古霉素（来自 3 家不同的制造商）。释药试验显示，在第一个小时内有持续的暴发性释放，然后在 72 小时达到平台期。作者还表明，不考虑万古霉素制造商时，Palacos 水泥的累积释药率最高。

有文献证明两种抗生素混合可以增加释药能力。

Paz 等（2015）研究了在大剂量万古霉素 ALBC 中添加头孢唑林的效果。结果显示，加入头孢唑林后，释药率显著增加。此外，Hanssen 等（2004）表明，混合大剂量抗生素的骨水泥会产生相当多的孔隙率，至少在 4 周内增强释药行为。

有趣的是，Martinez-Moreno 等（2014）研究了 11 种不同抗生素在大剂量 ALBC 小球中 30 天的释药性能。在整个研究过程中，作者发现了一个三相释药模式，在最初的 24 小时内逐渐增加，然后迅速减少，最后一个阶段是低而稳定的下降。在被测试的抗生素中，有 3 种候选抗生素（氨苄西林、克拉维酸阿莫西林和头孢吡肟）在第 4 天就检测不到。

Miller 等（2012）比较了 3 种不同的混合方法。

- 用碗和铲子手工搅拌。
- 用机械搅拌混合。
- 在面团阶段混合万古霉素，此时万古霉素呈块状（1 ~ 5 mm）。

研究分析表明在面团阶段混合，药物会有更大的释放。有几项研究调查了较长时间点的抗生素水平。Hsieh 等（2006）将 4 g 万古霉素和 4 g 氨曲南与 40 g 水泥混合，结果显示，在手术后平均 107 天，关节液中的抗生素浓度远高于 MIC。Masri 等（1998）将大剂量妥布霉素（1.2 ~ 4.8 g）和万古霉素（1 ~ 2 g）混合到 40 g 骨水泥中，植入 15 例患者。平均 118 天后行再次手术。作者表明，要维持关节内 MIC 以上的浓度，每包水泥中至少使用 3.6 g 妥布霉素和 1 g 万古霉素。

59.4.4　高剂量 ALBC 间隔器的潜在并发症

考虑到 ALBC 的潜在不良反应，在分期翻修手术的第一次手术中，区分其预防性使用（低剂量）和高剂量治疗使用是很重要的。

> 对于低剂量 ALBC 的常规使用，Hansen 等（2014）研究指出 ALBC 没有导致细菌耐药性的显著增加或感染病原体的变化。另外，到目前为止，还没有发现使用低剂量 ALBC 的内科系统并发症（Gandhi et al.，2018）。

潜在的并发症可能与大剂量 ALBC 的使用有关。有几个与 ALBC 膝关节间隔器中添加氨基糖苷类或其他抗生素相关的肾毒性（急性肾损伤 / 衰竭）病例报告（Geller et al.，2017；Menge et al.，2012；Aeng et al.，2015；James et al.，2015；van Raaij et al.，2002；Curtis et al.，2005；Patrick et al.，2006；Roman et al.，2015；Salim et al.，2018；Song et al.，2010；Berliner et al.，2018）。

> 建议在肾功能不全患者中监测肾功能；同时应考虑尽早移除间隔器。

Song 等（2010）报道了一例 69 岁妇女，在放置含有大剂量哌拉西林 / 他唑巴坦的间隔器大约 2 周后出现疼痛、发烧、全身皮疹和实验室检查结果异常的现象。Aeng 等（2015）调查了一系列使用 ALBC 间隔器治疗的患者，其中包括高剂量妥布霉素（3.6 g）和中剂量万古霉素（1.5 g），结果显示急性肾损伤的发生率为 20%。

有趣的是，他们还发现了与急性肾衰竭相关的 2 个危险因素：术中输血和术后使用 NSAIDs 治疗。Williams 等（2014）描述了一例在接受含有 2 g 万古霉素 ALBC 固定 TKA 后一周内出现疼痛性水泡皮疹的病例。然而，此患者在 6 年前静脉注射万古霉素时有 Stevens-Johnson 综合征病史。这种危及生命的过敏反应史将是添加特定抗生素的唯一禁忌证。目前针对使用大剂量的 ALBC，还没有公开的禁忌证。

要点

- 与已明确的 PJI 治疗方法相比，TKA 中应用 ALBC 可作为一种预防方法。
- 预防性 ALBC（低剂量）：用于初次或翻修的高危患者；治疗性使用（大剂量）：以间隔器的方式用于第一次翻修 TKA（关节型或固定型）。
- 自制 ALBC 性价比高，释药性能好，机械性能好，成本低于商业 ALBC。
- 为了改善释药性能和机械性能，抗生素粉剂优于液体。
- 作者推荐如下混合顺序：
  - 将液态 PMMA 单体和粉末混合，制成液体水泥。
  - 每包骨水泥加入 1 mL 亚甲蓝，便于识别。
  - 加入抗生素粉末。

参考文献

（遵从原版图书著录格式）

Adams K, Couch L, Cierny G, Calhoun J, Mader JT (1992) In vitro and in vivo evaluation of antibiotic diffusion from antibiotic-impregnated polymethylmethacrylate beads. Clin Orthop Relat

Res 278:244–252

Aeng ESY, Shalansky KF, Lau TTY, Zalunardo N, Li G, Bowie WR, Duncan CP (2015) Acute kidney injury with tobramycin-impregnated bone cement spacers in prosthetic joint infections. Ann Pharmacother 49(11):1207–1213

Anagnostakos K, Wilmes P, Schmitt E, Kelm J (2009) Elution of gentamicin and vancomycin from polymethylmethacrylate beads and hip spacers in vivo. Acta Orthop 80(2):193–197

Australian National Joint Replacement Registry, Annual Report 2018. https://aoanjrr.sahmri.com/annual-reports-2018

Berliner ZP, Mo AZ, Porter DA, Grossman JM, Hepinstall MS, Cooper HJ, Scuderi GR (2018) In-hospital acute kidney injury after TKA revision with placement of an antibiotic cement spacer. J Arthroplast 33(7S):S209–S212

Blomgren G, Lindgren U (1981) Late hematogenous infection in total joint replacement: studies of gentamicin and bone cement in the rabbit. Clin Orthop Relat Res 155:244–248

Buchholz HW, Engelbrecht H. Uber die Depotwirkung einiger Antibiotica bei Vermischung mit dem Kunstharz Palacos [Depot effects of various antibiotics mixed with Palacos resins]. Chirurg. 1970 Nov;41(11):511–5. German. PMID: 5487941.

Chang Y, Tai CL, Hsieh PH, Ueng SWN (2013) Gentamicin in bone cement: a potentially more effective prophylactic measure of infection in joint arthroplasty. Bone Joint Res 2(10):220–226

Chiu F-Y, Chen C-M, Lin C-FJ, Lo W-H (2002) Cefuroxime-impregnated cement in primary total knee arthroplasty: a prospective, randomized study of three hundred and forty knees. J Bone Joint Surg Br Vol 84(5):759–762

Curtis JM, Sternhagen V, Batts D (2005) Acute renal failure after placement of tobramycin-impregnated bone cement in an infected total knee arthroplasty. Pharmacotherapy 25(6):876–880

Eveillard M, Mertl P, Tramier B, Eb F (2003) Effectiveness of gentamicin-impregnated cement in the prevention of deep wound infection after primary total knee arthroplasty. Infect Control Hosp Epidemiol 24(10):778–780

Font-Rodriguez DE, Scuderi GR, Insall JN (1997) Survivorship of cemented total knee arthroplasty. Clin Orthop Relat Res 345:79–86

Frew NM, Cannon T, Nichol T, Smith TJ, Stockley I (2017) Comparison of the elution properties of commercially available gentamicin and bone cement containing vancomycin with 'home-made' preparations. Bone Joint J 99(B-1):73–77

Gálvez-López R, Peña-Monje A, Antelo-Lorenzo R, Guardia-Olmedo J, Moliz J, Hernández-Quero J, Parra-Ruiz J (2014) Elution kinetics, antimicrobial activity, and mechanical properties of 11 different antibiotic loaded acrylic bone cement. Diagn Microbiol Infect Dis 78(1):70–74

Gandhi R, Backstein D, Zywiel MG (2018) Antibiotic-laden bone cement in primary and revision hip and knee arthroplasty. J Am Acad Orthop Surg 26(20):727–734

Geller JA, Cunn G, Herschmiller T, Murtaugh T, Chen A (2017) Acute kidney injury after first-stage joint revision for infection: risk factors and the impact of antibiotic dosing. J Arthroplast 32(10):3120–3125

Hansen EN, Adeli B, Kenyon R, Parvizi J (2014) Routine use of antibiotic laden bone cement for primary total knee arthroplasty: impact on infecting microbial patterns and resistance profiles. J Arthroplast 29(6):1123–1127

Hanssen AD, Spangehl MJ (2004) Practical applications of antibiotic-loaded bone cement for treatment of infected joint replacements. Clin Orthop Relat Res 427:79–85

Hendriks JGE, van Horn JR, van der Mei HC, Busscher HJ (2004) Backgrounds of antibiotic-loaded bone cement and prosthesis-related infection. Biomaterials 25(3):545–556

Hsieh P-H, Chang Y-H, Chen S-H, Ueng SWN, Shih C-H (2006) High concentration and bioactivity of vancomycin and aztreonam eluted from simplex cement spacers in two-stage revision of infected hip implants: a study of 46 patients at an average follow-up of 107 days. J Orthop Res 24(8):1615–1621

James A, Larson T (2015) Acute renal failure after high-dose antibiotic bone cement: case report and review of the literature. Ren Fail 37(6):1061–1066

Jameson SS, Asaad A, Diament M, Kasim A, Bigirumurame T, Baker P, Mason J, Partington P, Reed M (2019) Antibiotic-loaded bone cement is associated with a lower risk of revision following primary cemented total knee arthroplasty: an analysis of 731,214 cases using National Joint Registry data. Bone Joint J 101(B-11):1331–134

Jiranek WA, Hanssen AD, Greenwald AS (2006) Antibiotic-loaded bone cement for infection prophylaxis in total joint replacement. J Bone Joint Surg Br Vol 88(11):2487–2500

King JD, Hamilton DH, Jacobs CA, Duncan ST (2018) The hidden cost of commercial antibiotic-loaded bone cement: a systematic review of clinical results and cost implications following Total knee arthroplasty. J Arthroplast 33(12):3789–3792

Kleppel D, Stirton J, Liu J, Ebraheim NA (2017) Antibiotic bone cement's effect on infection rates in primary and revision total knee arthroplasties. World J Orthop 8(12):946–955

Kuechle DK, Landon GC, Musher DM, Noble PC (1991) Elution of vancomycin, daptomycin, and amikacin from acrylic bone cement. Clin Orthop Relat Res 264:302–308

Lee S-H, Tai C-L, Chen S-Y, Chang C-H, Chang Y-H, Hsieh P-H (2016) Elution and mechanical strength of vancomycin-loaded bone cement: in vitro study of the influence of brand combination. PLoS One 11(11):e0166545

Masri BA, Duncan CP, Beauchamp CP (1998) Long-term elution of antibiotics from bone-cement: an in vivo study using the prosthesis of antibiotic-loaded acrylic cement (PROSTALAC) system. J Arthroplast 13(3):331–338

Menge TJ, Koethe JR, Jenkins CA, Wright PW, Shinar AA, Miller GG, Holt GE (2012) Acute kidney injury after placement of an antibiotic-impregnated cement spacer during revision total knee arthroplasty. J Arthroplasty 27(6):1221–1227.e1221–1222

Miller R, McLaren A, Leon C, McLemore R (2012) Mixing method affects elution and strength of high-dose ALBC: a pilot study. Clin Orthop Relat Res 470(10):2677–2683

Milligan DJ, O'Brien S, Doran E, Gallagher NE, Beverland DE (2019) Twenty-year survivorship of a cemented mobile bearing total knee arthroplasty. Knee 26(4):933–940

Monzón RA, Coury JG, Disse GD, Lum ZC (2019) Bone cement in total hip and knee arthroplasty. JBJS Rev 7(12):e6

Parvizi J, Gehrke T. Part IX: biofilm. In: Parvizi J, Gehrke T, eds. Proceedings of the second international consensus meeting on musculoskeletal infection: data trace. 2019:959–982

Patrick BN, Rivey MP, Allington DR (2006) Acute renal failure associated with vancomycin- and tobramycin-laden cement in total hip arthroplasty. Ann Pharmacother 40(11):2037–2042

Paz E, Sanz-Ruiz P, Abenojar J, Vaquero-Martín J, Forriol F, Del Real JC (2015) Evaluation of elution and mechanical properties of high-dose antibiotic-loaded bone cement: comparative "in vitro" study of the influence of vancomycin and cefazolin. J Arthroplast 30(8):1423–1429

Ranawat CS, Flynn WF, Deshmukh RG (1994) Impact of modern technique on long-term results of total condylar knee arthroplasty. Clin Orthop Relat Res 309:131–135

Randelli P, Evola FR, Cabitza P, Polli L, Denti M, Vaienti L (2010) Prophylactic use of antibiotic-loaded bone cement in primary total knee replacement. Knee Surg Sports Traumatol Arthrosc 18(2):181–186

Roman C, Slama TG (2015) Acute renal failure related to implanted antibiotic-impregnated cement joint spacer. Infect Dis Clin Pract 23(3):e15–e16

Salim SA, Everitt J, Schwartz A, Agarwal M, Castenada J, Fülöp T, Juncos LA (2018) Aminoglycoside impregnated cement spacer precipitating acute kidney injury requiring hemodialysis. Semin Dial 31(1):88–93

Schiavone Panni A, Corona K, Giulianelli M, Mazzitelli G, Del Regno C, Vasso M (2016) Antibiotic-loaded bone cement reduces risk of infections in primary total knee arthroplasty? A systematic review. Knee Surg Sports Traumatol Arthrosc 24(10):3168–3174

Scuderi GR, Insall JN, Windsor RE, Moran MC (1989) Survivorship of cemented knee replacements. J Bone Joint Surg Br Vol 71(5):798–803

Song EK, Seon JK, Jeong MS (2010) Delayed-type hypersensitivity reaction to piperacillin/tazobactam in a patient with an infected total knee replacement. J Bone Joint Surg Br Vol 92(11):1596–1599

Tunney MM, Ramage G, Patrick S, Nixon JR, Murphy PG, Gorman SP (1998) Antimicrobial susceptibility of bacteria isolated from orthopedic implants following revision hip surgery. Antimicrob Agents Chemother 42(11):3002–3005

van Raaij TM, Visser LE, Vulto AG, Verhaar JAN (2002) Acute renal failure after local gentamicin treatment in an infected total knee arthroplasty. J Arthroplast 17(7):948–950

Vessely MB, Whaley AL, Harmsen WS, Schleck CD, Berry DJ (2006) The Chitranjan Ranawat Award: long-term survivorship and failure modes of 1000 cemented condylar total knee arthroplasties. Clin Orthop Relat Res 452:28–34

Wang H, Qiu G-X, Lin J, Jin J, Qian W-W, Weng X-S (2015) Antibiotic bone cement cannot reduce deep infection after primary total knee arthroplasty. Orthopedics 38(6):e462–e466

Wilairatana V, Sinlapavilawan P, Honsawek S, Limpaphayom N (2017) Alteration of inflammatory cytokine production in primary total knee arthroplasty using antibiotic-loaded bone cement. J Orthop Traumatol 18(1):51–57

Williams B, Hanson A, Sha B (2014) Diffuse desquamating rash following exposure to vancomycin-impregnated bone cement. Ann Pharmacother 48(8):1061–1065

（文鹏飞　张斌飞　许　鹏）

第 60 章

抗生素间隔器用于全膝关节置换术后假体周围关节感染

Samik Banerjee， Scot Brown， and P. Maxwell Courtney

60.1 引言

PJI 在初次和翻修 TKA 后仍然是一种罕见且具有灾难性的并发症。虽然在翻修 TKA 中 PJI 的发病率更高，可高达 22%，但总体患病率大致在 1% ~ 2%（Zhan et al.，2007）。大多数研究报告指出，与 THA 相比，TKA 术后的发病率略高一些。

由于各种原因的影响，慢性 PJI 的感染根治和随后的关节重建极有挑战性，这与宿主因素、微生物特征及局部软组织和骨破坏的程度都有关（图 60.1）。Bucholz 和 Engelbrecht 在 20 世纪 70 年代首次提出了通过加载抗生素的丙烯酸骨水泥实现局部抗生素给药来根治骨髓炎的概念。1976 年 Marks、1978 年 Shurman 先后进一步证明了 ALBC 在根治骨科感染中的作用（Marks et al.，1976；Schurman et al.，1978）。

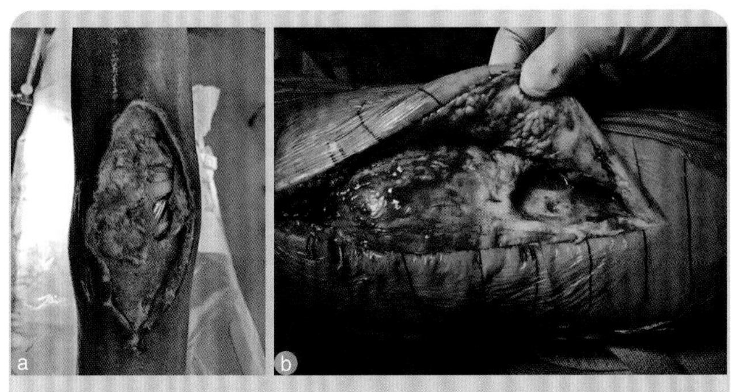

图 60.1　a. 慢性 PJI 并伴有软组织缺损；b. 膝关节感染的术中图像，胫骨近端内侧有软组织缺损

> 直到 1983 年，Insall 才描述了分期手术治疗 PJI，首先需要移除所有假体部件，并进行广泛的清创，然后进行全身系统的抗生素治疗，最后再重新植入假体。
>
> 随后，这种“分期翻修术”在美国成为治疗慢性 PJI 的“金标准”。

Garvin 和 Hanssen 在一项系统回顾中评估了 29 项研究发现，尽管在两种手术中都使用全身抗生素治疗，但使用 ALBC 间隔器的分期手术成功率要高于一期翻修手术（158 个 TJA 患者中 82% 的成功率 *vs*. 60 个 TJA 患者中 58% 的成功率）（Garvin et al.，1995）。

虽然不使用 ALBC 间隔器的分期手术可以完全取出所有异物，然后在根治感染后重新植入假体，但这种手术会导致关节不稳定、软组织挛缩、骨质破坏和严重的功能障碍。此外，从技术角度来看，由于关节纤维化和组织丢失，关节再植入是非常困难的。

> 鉴于此，使用 PMMA 间隔器可保持软组织柔韧性、长度和张力，同时也提供了局部释放高剂量抗生素的载体。

Garvin 和 Hansen（1995）发现，在一期和分期翻修术中加入含有抗生素的 PMMA 骨水泥后，二期和一期假体再植的 PJIs 根治率分别为 91%（423 个 TJA 患者中的 385 个患者被治愈）和 82%（1189 个 TJA 患者中的 976 个患者被治愈）。

本章将重点介绍 ALBC 间隔器在治疗 TKA 术后 PJI 中的应用。具体将讨论以下内容。

- 基于时间的 PJI 分类。
- 抗生素、释药特性和全身毒性。
- 间隔器的种类 – 关节型、非关节型和功能型间隔器，以及间隔器的使用时间。
- 间隔器植入后的命运和间隔器治疗失败感染复发后的选择。

60.2 基于时间的假体周围关节感染分类

这一部分已在本书第 55 章做了更详细的介绍。然而，如果不了解 PJI 的出现时间，关于抗生素间隔器的讨论是不完整的，下面将简要描述基于时间的 PJI 分类。通常，PJI 在任何全关节置换手术后的 4 个不同时间段出现，描述如下。

基于时间的 PJI 分类（Cui et al.，2007）

- 1 型：人工关节置换术后 3 ~ 4 周内的早期感染。
- 2 型：人工关节置换术后 3 ~ 4 周以后的任何时间出现的晚期慢性感染。
- 3 型：TJA 后关节功能看起来良好的急性血源性感染，感染源通常来自关节外。
- 4 型：在无菌性翻修术中或假体再植后，出现≥ 2 个术中标本培养阳性。

在大多数情况下，目前公认的治疗 1 型感染的方法包括冲洗、滑膜切除、骨和软组织清创，以及更换胫骨衬垫。对于早期感染的非骨水泥型假体，此时假体未与骨结合，一些研究者会考虑通过滑膜切除、骨和软组织清创，移除原有假体，行一期翻修术。

对于2型感染，在最佳治疗方法上仍存在争议，一些作者建议分期手术，先取出所有植入物，然后再植入，并延长抗生素疗程。而另一些作者则建议一期翻修，然后再进行长时间的抗生素治疗。还有一些人认为，高剂量的骨水泥“功能间隔器”可能是除了长期全身口服抗生素治疗之外的一种合理的选择。对于那些患有多发并发症的患者来说，骨水泥植入物可能是一种合理的选择。在宿主条件较差的特定情况下，可以考虑尝试清创，保留稳定部件并更换衬垫。

在3型感染中，除了术中发现假体松动，大多数作者认为冲洗、滑膜切除、骨和软组织清创及更换衬垫是首选的治疗方法。

大多数4型感染患者，需要在术后使用适当的全身和口服抗生素进行治疗。

60.3 抗生素、释药特性和全身毒性

各种耐热、水溶性的抗生素，包括糖肽、氨基糖苷类、两性霉素B和氟康唑等抗真菌药物，以及最新的碳青霉烯类和一些“热敏感”头孢菌素，通常可与ALBC间隔器结合使用（表60.1）（Carli et al.，2018）。

表60.1 常用于PMMA水泥间隔器的抗生素

抗生素	分类	适用性	抗菌谱	检测
庆大霉素	氨基糖苷类	热稳定；可用于预混合制剂中	革兰阴性需氧细菌：克雷伯菌、大肠杆菌、假单胞菌	检测术后血清浓度和BUN/Cr 保持术后血清浓度低于1.5 mg/L，以减少肾脏毒性
妥布霉素	氨基糖苷类	热稳定；可用于预混合制剂中	革兰阴性菌：克雷伯菌、大肠杆菌、假单胞菌	检测术后血清浓度和BUN/Cr 保持术后血清浓度低于1.5 mg/L，以减少肾脏毒性
万古霉素	糖肽类	热稳定；与氨基糖苷类药物合用可增强释药能力——“被动机会主义”，与氨基糖苷类药物有协同作用	革兰阳性菌：葡萄球菌、链球菌；MRSA和MRSE；肠球菌	检测术后血清浓度和BUN/Cr 保持术后血清浓度低于15 μg/L，以减少肾脏毒性
克林霉素	林可酰胺类	热稳定；与氨基糖苷类药物合用可增强释药能力	革兰阳性菌；MRSA；厌氧菌	通常情况下，无须检测
头孢噻肟或头孢呋辛	头孢菌素类	不具有热稳定性；因为可水解，作用时间短	第一代和第二代对革兰阳性细菌起作用；第三代和第四代对革兰阴性均起作用	通常情况下，无须检测
利福平	安沙霉素类	不具有热稳定性；对机械性能有不利影响；海藻酸盐微胶囊可保持压缩性能和固化时间	革兰阳性感染；葡萄球菌感染	通常情况下，无须检测
美罗培南	碳青霉烯类	热稳定	对多重耐药性革兰阴性菌有效；对肠杆菌有效	由于潜在的肾毒性，需要在术后测量血清浓度和BUN/Cr
黏菌素	多黏菌素E	热稳定，具有良好的洗脱特性；经常与红霉素联合使用，以获得理想的抗菌效果	对碳青霉烯类耐药或多重耐药菌有效	由于潜在的肾毒性，需要在术后测量血清浓度和BUN/Cr
红霉素	大环内酯类	热稳定，具有良好的洗脱特性	革兰阳性菌	通常情况下，无须检测
两性霉素B	大环内酯类的亚组	洗脱性不稳定的；添加多孔性物质可改善	通过与真菌膜上的麦角甾醇结合发挥抗真菌作用	由于潜在的肾毒性，需要在术后测量血清浓度和BUN/Cr

注：PMMA：聚甲基丙烯酸甲酯；BUN：血尿素氮；Cr：肌酐；MRSA：耐甲氧西林金黄色葡萄球菌；MRSE：耐甲氧西林的表皮葡萄球菌；ALBC：抗生素骨水泥。

联合使用抗生素除了提供协同效应和广谱覆盖外，对于治疗多重细菌感染是必不可少的。与单纯全身治疗相比，这些间隔器在关节和关节周围组织中释放的抗生素局部浓度较高。

大家认为高抗生素浓度是必要的，因为生物膜中细菌的最低杀菌浓度需要达到浮游细菌 MIC 的几倍（Nishimura et al.，2006）。

此外，较高的局部抗生素浓度可能会阻止耐药病原菌的发展，因为长期低于 MIC 的环境会促进细菌耐药性的发展。

抗生素从间隔器中的释放是两相的，在最初的 3 天内释放量最大，然后在接下来的 6 ~ 8 周内持续稳定地释放。

释药动力学取决于几个因素，包括抗生素的类型、剂量、配方及其孔隙率、PMMA 表面积和表面修饰（如压痕）。

使用的水泥类型也可影响抗生素的释放。

与同类产品相比，Palacos®（Heraeus 医疗公司，Yardley，美国宾夕法尼亚州）骨水泥是一种更有效的药物输送载体（Greene et al.，1998）。有研究证明 Palacos® 具有更好的释药特性，在生物体中万古霉素和妥布霉素的释药水平高于 MIC，并且比 Simplex®（Stryker 公司，Mahwah，美国新泽西州）PMMA 水泥保持时间更长。对于包括万古霉素、妥布霉素和达托霉素在内的最常用抗生素，Cobalt®HV 和 bone Cement®R（DJO Global Carlsad，美国加利福尼亚州）骨水泥的释药曲线介于 Simplex® 和 Palacos®LV 之间（Meeker，2019）。

万古霉素和妥布霉素粉末的组合，对微生物除了有协同作用外，还可以通过改善 PMMA 孔隙率来影响它们各自的释药特性，这种现象被定义为“被动机会主义”。一项关于抗生素长期释放的研究发现，当妥布霉素剂量从 2.4 g/40 g PMMA 水泥增加到 3.6 g/40 g PMMA 水泥，在 4 个月时，妥布霉素和万古霉素在关节液内的浓度显著增加（Masri et al.，1998）。但是，当万古霉素剂量从 1 g 增加到 1.5 ~ 2 g，在长期随访时，万古霉素或妥布霉素浓度没有显著变化。

目前的数据表明，在大约 3 个月的随访中，尽管随着时间的推移，抗生素水平有下降的趋势，但抗生素水平总体保持在 MIC 以上，这一浓度下降趋势可能与组织和关节液饱和度的扩散梯度下降有关（Klinder et al.，2019）。

然而，这种抗生素浓度水平是否高于有生物膜细菌的杀菌浓度，还仍是个未知数。同样，液体庆大霉素尽管对 PMMA 抗压机械性能降低了 50%，但可将万古霉素从 PMMA 水泥中的释放率在头 5 周内提高 1.5 倍（Hsieh et al.，2009）。每袋 40 g 水泥可以加入多达 6 g 抗生素（如 3 g 万古霉素和 3 g 氟氯西林），而不会将机械抗压强度降低到 70 MPa 以下，这一抗压强度指标是防止骨水泥过早断裂的行业标准（Brock et al.，2010）。

与室温相比，在 37 °C 下手工搅拌和固化水泥可以增加水泥孔隙率，从而增加药物的释放。一项研究显示在 37 °C 下手工搅拌，万古霉素和妥布霉素的释放浓度增加了 5 倍（Sundblad et al.，2018）。

此外，将添加抗生素的时间推迟到聚合反应 30 秒后，万古霉素的释放时间会增加到 6 周。额外使用 PMMA 单体会减少万古霉素从高剂量 ALBC 中的释放，并可能损害 PMMA 的机械性能（Masri et al.，1998；Amin et al.，2012）。同样值得注意的是，术后使用闭式引流管，在最初 5 天并不影响抗生素从 ALBC 间隔器释放的局部浓度（Xu et al.，2019）。

目前，在骨水泥间隔器中使用抗生素的最佳剂量没有达成一致意见，也没有公认的指南。如上所述，水泥间隔器中使用抗生素的释放特性可能存在很大的不一致。当然，它们的全身吸收情况和浓度也会有所不同。虽然由于抗生素间隔器减少了全身用药，且在间隔器中使用低剂量抗生素（40 g 骨水泥中＜ 2 g 抗生素）通常被认为是安全的，但作者对在间隔器中使用大剂量抗生素的全身安全性越来越担忧（Hanssen et al.，2004；van Raaij et al.，2002；Patel et al.，2018；Kalil et al.，2012；Aeng et al.，2015；Berliner et al.，2018）。通常，抗生素的最低浓度取决于其对肾脏的毒性作用，氨基糖苷类药物全身浓度超过 2 mg/L，万古霉素浓度超过 15 ~ 20 μ/L 时，患者的肾毒性风险会增加（Aeng et al.，2015；Soto-Hall et al.，1983）。一项研究表明，在间隔器中使用> 4.8 g 妥布霉素和> 4.0 g 万古霉素会增加肾毒性的风险，血清肌酐水平在间隔器植入后 30 天达到峰值，并持续升高至 3 个月（Menger et al.，2012）。

总之，抗生素 PMMA 间隔器的释药动力学可以通过以下因素得到改善。

改善抗生素 PMMA 间隔器释药动力学

- 大剂量的使用（如万古霉素 2 ~ 4 g 和妥布霉素 2.4 ~ 3.6 g/40 g 水泥），2 或 3 种广谱抗生素在 Palacos® 水泥联合使用。
- 在 37 ℃ 下手动搅拌。
- 将抗生素添加时间推迟到初始聚合时。
- 使用电动磨钻制造表面压痕。
- 避免添加额外的 PMMA 单体。

抗生素引起的全身毒性反应通常发生在手术后一周内，但在 ALBC 间隔器植入后可能会在几天到几周后才表现出来。需要术后对患者早期和长期随访，进行仔细和持续的监测。特别是对于那些同时服用肾毒性药物（如 NSAIDs）和容易发生这些药物不良反应的患者［如高龄、BMI 升高、糖尿病、术前贫血、术前尿素氮（BUN）和肌酐升高的患者］。

60.4 间隔器的类型

很多文献已经报道了使用各种类型的抗生素间隔器来根治感染的几个优点。它可以维持软组织稳定性，可在关节部位局部释放大剂量抗生素，与全身给药的抗生素协同作用可根治 PJI。大体上，有 2 种主要类型的膝关节间隔器。

- 固定型间隔器。
- 关节型间隔器。

关节型间隔器可以用模具制作，因此可以商业化购买，也可以是术中制作。另一种类型的关节型间隔器则是将原有的假体部件高压灭菌重新植入或是使用新的股骨假体和聚乙烯胫骨假体，随后利用 ALBC 安装固定。这些将在接下来的章节中进行详细的讨论。

60.4.1 固定型间隔器

固定型间隔器的设计可防止膝关节活动。固定后，膝关节保持伸直状态，直至二期假体再植。固定型间隔器设计是为了避免在移除 TKA 假体后所导致的一系列膝关节不稳定问题。目前已经报道了多种固定型间隔器，从无加强的“曲棍球”型间隔器，到髓内跨越技术的加强型间隔器（如髓内针、螺纹 Steinman 针）。固定型间隔器的目的是在 PJI 分期治疗的中间阶段保持软组织张力，安全地释放抗生素，避免关节不稳定，并最大限度地减少骨丢失。关节不稳定会阻碍 PJI 的根治，并且当存在大量骨缺损、软组织损伤、伸膝装置断裂和副韧带断裂情况下，只有使用固定型骨内增强型间隔器才可保持肢体的长度和膝关节稳定性（Nickinson et al.，2012）（图 60.2）。此外，保持膝关节稳定和伤口处于静止状态可以促进皮肤和软组织的愈合。“曲棍球”式间隔器存在一个显著的问题，一项研究报告中指出此种间隔器导致股骨和胫骨骨量丢失分别高达 6 mm 和 13 mm（Fehring et al.，2000）。

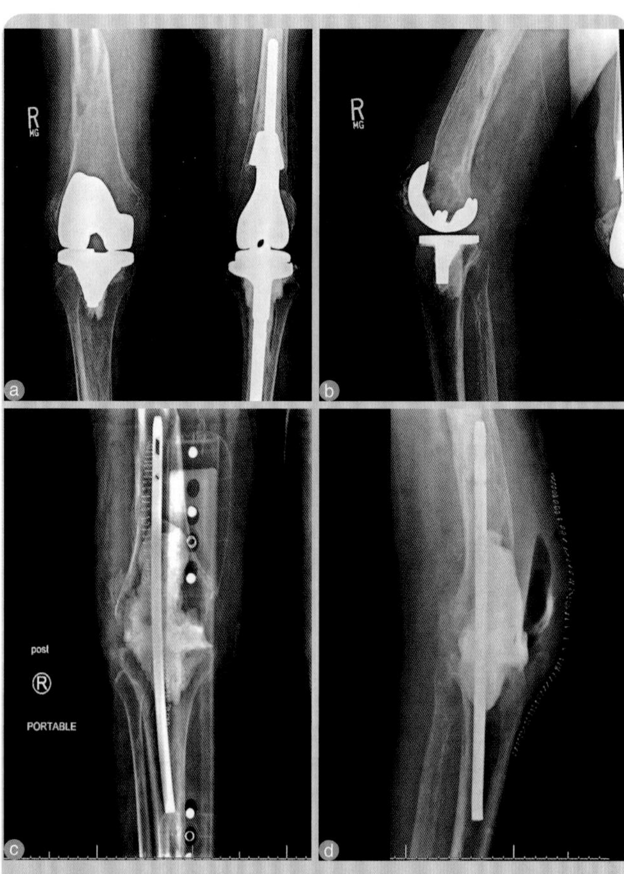

图 60.2 a. 患者男性，85 岁，慢性右膝关节感染的术前 X 线片；b. 术前股骨假体下方可见骨溶解；c、d. 由于术中发现大量骨质缺损，放置固定型间隔器的正位片和侧位片

许多技术可用来增强固定型抗生素间隔器，从而减少骨丢失并提供更好的稳定性。这些方法包括螺纹 Steinman 针和肱骨、胫骨或股骨髓内钉，其在固定型间隔器中起到了“内骨架”的作用（Nickinson et al.，2012）。通常情况下，这些髓内钉必须在手术台上用金属切割器进行加工，这样就可以使用直的一部分以便插入髓腔。还需在这些加强物上涂上高剂量的 ALBC 以提高髓腔内抗生素的局部浓度。

然而，固定型间隔器也有缺点。与功能型抗生素间隔器相比，固定型间隔器的承重需要限制。由于关节活动的限制和负重限制，此种方法会导致功能结果不良。由于股四头肌和韧带形成瘢痕并萎缩，也可能导致在再次手术期间关节显露及术后关节活动康复异常困难。

然而，目前的证据表明，固定型间隔器和关节型间隔器在再感染率方面没有差异。

有一项系统回顾，在 341 名患者中对固定型间隔器和关节型间隔器进行了比较。作者发现，除了关节型间隔器可使患者 ROM 平均改善 10° 外，两组在再感染率、功能结果评分及创伤和间隔器的相关并发症方面没有差异（Voleti et al.，2013）。

固定型间隔器的使用应基于多种因素，包括骨和软组织缺损程度的评估、伸膝装置的完整性、副韧带的稳定性及外科医师的熟练度。其他研究者也报告了两种间隔器在感染控制率、功能结果、并发症或再手术率方面没有差异，而关节型间隔器对 ROM 略有改善（平均 100° *vs.* 92°）（Pivec et al.，2014）。但是这些研究存在巨大的异质性、发表偏倚和治疗方案上的差异。在最近的一项包含 68 名患者的前瞻性随机试验中，比较了固定型和关节型间隔器，作者发现关节型间隔器相比固定型间隔器，住院时间更短（平均 5 天 *vs.* 6 天），活动度更佳（平均运动弧度 113° *vs.* 100°）和功能评分更好（平均膝关节协会评分 79 分 *vs.* 70 分），扩大显露率更少（4% *vs.* 17%）和再手术率更低（8% *vs.* 25%）（Nahhas et al.，2020）。

目前，早期有限的文献证据表明：在有足够骨量和软组织支持的情况下使用关节型间隔器可改善 ROM，在第二次手术中更容易暴露和重新安装假体，并有可能获得更好的功能结果。固定型间隔器可以用于伸膝装置缺陷、大量骨丢失，以及副韧带缺损而导致关节不稳定的患者（Guild et al.，2014）。

60.4.2　关节型间隔器

关于骨水泥关节型间隔器的报道有很多，它们在一定程度上有助于在 PJI 分期治疗的间歇阶段维护关节间隙、关节活动和保护性承重（表 60.2）。从理论上讲，这些关节型间隔器通过改善术后的活动度和功能，以防止股四头肌挛缩；它们可维持软组织包膜的韧性及保留关节间隙，以降低再次手术时的显露难度。许多研究者已经报道，在之前使用关节型间隔器的第二次假体再植时，扩大显露明显减少，如胫骨结节截骨术和 V-Y 股四头肌成形术（Nahhas et al.，2020；Hsu et al.，2007）。

表 60.2　关节型间隔器的结果

作者	年份	随访时间	例数	间隔器类型	结果
Vasso 等	2016	12 年 （6 ~ 16 年）	46	模具制作的水泥对水泥关节型间隔器	ROM 平均 115°（范围 100° ~ 128°） 感染复发率 8.7% IKS 膝关节和功能评分 76 分（范围 52 ~ 94） 和功能评分 70 分（范围 55 ~ 90）
Castelli 等	2014	7 年 （2 ~ 13 年）	50	预制的水泥对水泥关节型间隔器	感染复发率 8% ROM 平均 94°（0° ~ 120°） KSS 评分平均 75 分（临床）和 81 分（功能）
Van Thiel 等	2011	3 年 （2 ~ 4.6 年）	60	模具制作的水泥对水泥关节型间隔器	感染复发率 12% ROM 平均（103°） KSS 平均 79
Ocguder 等	2010	1.7 年（1.1 ~ 3.2 年）	17	预制的水泥对水泥关节型间隔器	感染复发率 12% ROM 平均 95°（10° ~ 120°）

续表

表 60.2 关节型间隔器的结果

作者	年份	随访时间	例数	间隔器类型	结果
Durbhakula 等	2004	2.8 年（2.3 ~ 4.2 年）	24	模具制作的水泥对水泥关节型间隔器	HSS 评分平均 82 分（63 ~ 96 分） 感染复发率 8% ROM 104°（范围 89° ~ 122°）

ROM：关节活动度。

关节型间隔器可在手术中通过将 ALBC 添加到市售的模具中制造，或者用现成的抗生素水泥间隔器，然后使用骨水泥技术将其稳定在宿主骨上。与术中模制的间隔器相比，预制的间隔器可能具有更好的机械强度，这与其更严格的制造管理流程有关，并且它可以在假体再植期间整体取出，而不会出现碎屑或骨折。此外，在一项对 58 名分期手术患者的研究中，平均随访时间为 3.5 年，作者指出预制型间隔器可提高患者的满意度和功能评分（Meek et al.，2003）。

然而，由于 FDA 的规定，预制型间隔器通常抗生素含量较低，而许多作者更喜欢在用于固定的水泥中添加更高剂量的抗生素或抗生素组合。此外，对于需要不同抗生素的患者，它不能针对感染的微生物进行定制。

出于这些原因，研究者们更喜欢用合适的大剂量抗生素水泥方案自己制造间隔器。无论哪种类型的关节型间隔器都可能需要在股骨远端和（或）后髁添加水泥增厚以改善屈曲和伸展的稳定性。此外，这两种类型的间隔器都可以用含抗生素 PMMA 涂层的螺纹 Steinman 针加强，以作为髓内杆在髓腔内释放抗生素。

据报道，关节型间隔器存在几个问题。通常，这些间隔器在关节活动过程中可能会产生齿轮效应或发出引起不适的吱吱声。由于这些水泥型假体的型号较少，可能会影响膝关节的软组织平衡和稳定性，因此大多数患者在间歇期需要使用某种形式的外固定装置增强稳定性。间隔器断裂、脱位和后方半脱位情况在大多数关节型间隔器的报道中并不少见，一项针对 154 名患者的研究指出与间隔器相关问题的发生率为 57%。这些作者指出，24% 的患者出现间隔器倾斜和 21% 的患者出现内侧平移，这两种现象是关节型间隔器最常见的并发症（Struelens et al.，2013）。间隔器矢状面半脱位会降低假体再植入后患者的早期和中期功能结果（Lanting et al.，2017）。

在一项针对预制型关节型间隔器的步态研究中，作者指出与对照组相比，患者平均步态速度降低了 70%，ROM 显著降低到 59%。然而，地面反作用力只是略微降低，正面和矢状面的力矩很小，从而表明即使在没有假体的情况下，此间隔器也可以进行姿势调整（Logoluso et al.，2012）。最后，水泥颗粒碎屑的形成仍然是水泥对水泥型关节的一个问题。

综上所述，尽管关节型间隔器可以改善生活质量和患者的自主性，临床上应根据个人情况决定使用何种间隔器。

建议骨科医师根据感染病原的类型、计划的间隔器植入时间、宿主类型、步行能力、宿主骨和软组织丢失的程度、侧副韧带的稳定性和伸膝装置的完整性来选择间隔器类型。

60.4.3 功能型假体间隔器

尽管关节型和非关节型骨水泥间隔器的使用改善了 PJI 的根治效果，但并发症包括间隔器移位引起的伤口问题、不稳定、肢体短缩、僵硬、疼痛、长期不负重造成的功能丧失、弃用性骨质疏松、患者不满意以及意外的骨丢失等并发症并不少见。此外，在翻修手术中，由于有大量的瘢痕组织，手术显露常常会很困难，需要扩大入路，如股四头肌剪断、胫骨结节截骨术或 V-Y 股四头肌成形术（Windsor et al.，1990；Booth Jr. et al.，1989；Rosenberg et al.，1988）。这使得 Hofmann 和其同事在 20 世纪 90 年代开始使用“功能型假体间隔器”，为患者提供了一个“功能型关节”，以改善过渡期间康复状态，维持伸肌装置的长度和功能，提供低摩擦界面，以及降低第二次假体再植入时的翻修难度（表 60.3）（Hofmann et al.，1995；Hofmann et al.，2005）。

在研究者的描述中，第一次手术彻底冲洗和清创之后，取下股骨假体，清洗，高压灭菌，并使用抗生素水泥重新植入。胫骨侧使用聚乙烯假体，有髌骨置换的患者则使用全聚乙烯髌骨假体，所有假体部件都是用抗生素水泥固定（图 60.3）。采用胫骨定位夹将胫骨假体垂直于胫骨机械轴，8° 后倾角安装。选择标准厚度的胫骨假体，而不是 APT 假体，这样就可以在假体与骨表面之间添加更多的 ALBC。假体安装过程中，只有在水泥固化成面团状时，才将其涂抹到假体上固定，以避免水泥和骨交联，这样在第二次手术时就容易取出假体。

表 60.3　功能型假体间隔器的结果

作者	年份	随访时间	病例数	间隔器类型	结果
Hofmann 等	1995	2.6 年（1 ~ 5.8 年）	26	高压灭菌股骨与聚乙烯胫骨假体	HSS 评分平均 88 分； ROM 5° ~ 106°
Emerson 等	2002	7.5 *vs.* 3.8 年	固定型（*n*=26）*vs.* 可活动功能型间隔器（*n*=22）	固定型（块状骨水泥间隔器）*vs.* 功能型（高压灭菌股骨与聚乙烯胫骨假体）	ROM（平均 108° *vs.* 94°；*P*=0.01） 块状间隔器脱位（*n*=1） 感染复发率（固定型 *vs.* 功能型；7.6% *vs.* 9%；*P* > 0.05） 固定型间隔器晚期感染 23%
Hofmann 等	2005	6 年（2 ~ 12.5 年）	50	高压灭菌股骨与聚乙烯胫骨假体	ROM（平均 100°） HSS 评分（64 ~ 89 分） 感染复发率 12%
Cuckler 等	2005	5.4 年（2 ~ 10 年）	44	高压灭菌股骨与聚乙烯胫骨假体	间隔期 ROM（平均 110°） 随访时 ROM（平均 112°） KSS 评分（平均 36 ~ 84 分） 感染复发率 2.2% 延迟再植 9%
Huang 等	2006	4.3 年（2 ~ 9 年）	21	高压灭菌股骨与聚乙烯胫骨假体	ROM 平均 98° KSS 平均 81 分 感染复发率 5%
Trezies 等	2006	6.7 年（0.1 ~ 12 年）	11	新的股骨假体，新的 APT 假体	感染复发率 9%
Jamsen 等	2006	2.1 年（0.2 ~ 5.7 年）	24	高压灭菌股骨假体，新的或已灭菌的 APT 假体	ROM 平均 104°（范围 80° ~ 120°） KSS 评分 82（范围 56 ~ 99 分）
Anderson 等	2009	4.5 年（2 ~ 9 年）	25	高压灭菌股骨假体，APT 假体	ROM（2° ~ 115°） HSS 评分（60 ~ 91 分） 感染复发率 4%
Pietsch 等	2009	4 年（2.6 ~ 5.6 年）	33	高压灭菌股骨与聚乙烯胫骨假体	ROM（0° ~ 100°） HSS 评分（平均 67 ~ 85 分） 感染复发率 9%
Choi 等	2012	4.8 年（1.2 ~ 9.8 年）	固定型（*n*=33）*vs.* 可活动功能型间隔器（*n*=14）	固定型（块状水泥间隔器）*vs.* 功能型［新的（*n*=6）或高压灭菌（*n*=8）股骨与新的（*n*=7）或高压灭菌胫骨（*n*=3）或块状水泥胫骨（*n*=4）］	ROM（固定型 *vs.* 功能型；97° *vs.* 100°） 二期扩大切口（固定型 *vs.* 功能型；29% *vs.* 76%） 感染复发率（固定型 *vs.* 功能型；67% *vs.* 1%；*P* > 0.05）29% 的功能型间隔器患者未行假体再植

续表

表 60.3 功能型假体间隔器的结果

作者	年份	随访时间	病例数	间隔器类型	结果
Kalore 等	2012	1 年（1 ~ 8.8 年）	53	功能型［高压灭菌（*n*=15）*vs*. 新的股骨（*n*=16）*vs*. 模具自制的间隔器（*n*=22）］	ROM（平均屈曲度；高压灭菌 *vs*. 新股骨 *vs*. 模具自制 96° *vs*. 98° *vs*. 93°） 感染复发率（高压灭菌 *vs*. 新股骨 *vs*. 模具自制；13% *vs*. 6% *vs*. 9%）使用高压灭菌的股骨头组件成本最低
Kim 等	2013	2 年	20	高压灭菌股骨假体，APT 假体	间隔期 ROM（平均 98°；范围 70° ~ 115°） 随访时 ROM（平均 103°；范围 80° ~ 130°） 感染复发率 10%
Classen 等	2014	4 年（1.6 ~ 8.6 年）	23	高压灭菌股骨假体，块状水泥胫骨	间隔期 ROM（平均 68° ± 28°） 随访时 ROM（平均 105° ± 11°） 感染复发率 13%
Juul 等	2016	3.1 年（2 ~ 4.4 年）	22	新的股骨假体，新的 APT 假体	1 例 AKA
Lyons 等	2019	1.8 年（0.2 ~ 8.4 年）	55	新的股骨假体，新的 APT 假体	KSS 平均 82 分（37 ~ 103 分） 感染复发率 9.1%

ROM：关节活动度，AKA：膝上截肢。

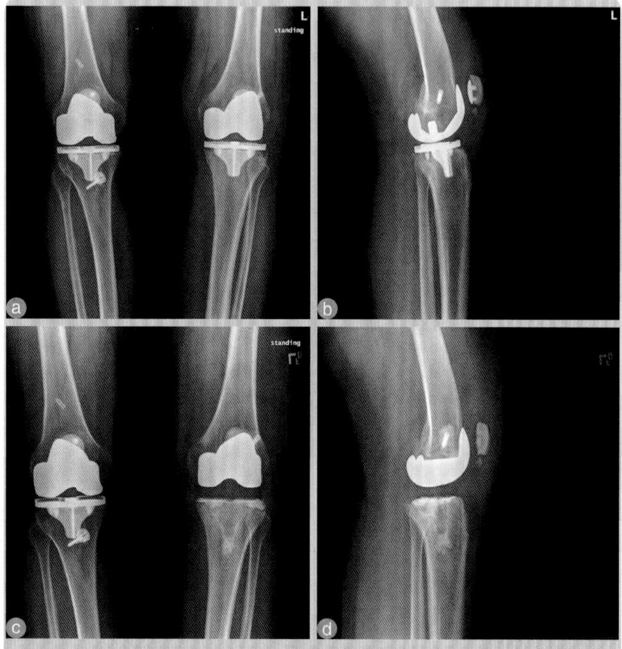

图 60.3 a. 术前正位片可见胫骨平台下骨溶解；b. 慢性感染致胫骨平台下骨溶解的侧位片；c. 安装功能型间隔器的术后片；d. 侧位片

除了功能上的优势外，功能型假体间隔器的患者可能不需要第二次假体再植。对这一点来说，关节型水泥型假体或固定型间隔器都是不行的。

由于担心将指定为一次性使用的假体重复使用，并将金属和聚乙烯假体放置在感染的环境中，同时担心外界设备上藏有细菌污染而阻碍感染的根治，这一项技术在开始受到了学者的质疑。最近的研究证据表明，使用标准重力置换循环系统高压灭菌的钴铬股骨假体可以显著减少生物膜载量，并且从常见的细菌种类来看可以被认为是无菌的（Lyons et al.，2016）。

此外，许多医院不允许对以前感染的假体进行高压灭菌。

因此，在 PJI 的分期治疗中，可使用新的股骨、聚乙烯胫骨和髌骨组件的假体间隔器代替，这一方法正变得越来越受欢迎。

多位研究者已经报道：虽然在过渡期内使用新的

假体有保留功能和改善患者舒适度的好处，但再感染率相似，且与使用高压灭菌假体相比成本更高（Kalore et al.，2012）。Cuckler 和其同事研究发现，由于使用功能型间隔器的舒适性，9%（44 例中的 4 例）的患者将第二次再植入手术推迟了 1 年以上（Cuckler，2005）。同样，Choi 等（2012）研究发现，在 14 名拥有功能型间隔器的患者中，有 4 名（28%）在平均 2 年的随访期内没有接受任何进一步的手术，因为这 4 名患者功能表现良好，感染没有复发。

在 Goltz 和其他学者最近的一项研究中，59 名患者接受了采用高压灭菌股骨假体和聚乙烯胫骨假体的分期 TKA 翻修，作者发现 15%（9 名患者）的患者出现相同微生物感染复发，而 22%（13 名患者）出现不同微生物的再次感染（Goltz et al.，2018）。再次感染的患者中糖尿病患者占比明显较高（55% *vs*. 19%；$P < 0.005$），这表明宿主因素在 PJI 中起着重要作用。Nozdo 和其同事对 140 名接受 PJI 分期翻修 TKA 的患者进行研究，比较使用预制型间隔器、间隔器模具和高压灭菌股骨假体的结果，虽然其发现 3 组感染率没有差异（预制组 89.7% *vs*. 模具组 95.3% *vs*. 高压灭菌组为 87.2%），但与高压灭菌组（平均 3764 美元）和预制间隔器组（平均 5439 美元）相比，应用模具自制的成本最低（平均 1341 美元）（Nodzo et al.，2017）。

最初，许多商业预制的关节“功能型”间隔器是为髋关节开发的，后来又发展到膝关节，这是为了简化手术室工作流程并避免对高压灭菌部件的需要而制造（Haddad et al.，2000）。这些间隔器主要由载抗生素的骨水泥制成。在股骨假体上有小面积的髁状金属壳，在胫骨 PMMA 假体上有相应面积的超高分子量聚乙烯，进而降低表面摩擦（表 60.4）。股骨双侧金属髁以杆连接形成凸轮，该凸轮与胫骨假体的脊匹配，就好似 TKA 假体的复制品。然而，这些预制的假体植入物价格昂贵，难以获得，且尺寸型号有限，因此不能普遍使用。

> 如上所述，无论是固定型还是关节型骨水泥间隔器，其优点都超过了与其使用相关的问题。

这些问题包括抗生素毒性、骨水泥断裂、脱位、感染时异物持续存在、股骨和胫骨骨折，以及再植时由于关节不稳定或间隔器取出造成的骨丢失。这些并发症许多都与年纪较轻和慢性感染有关（Yang et al.，2019）。无论如何，与那些没有并发症的患者相比，有这些间隔器并发症患者的功能评分都较低。

60.5 间隔器的命运和使用间隔器失败后的选择

由于 PJI 分期治疗中第一阶段的临床结果是不同的，加上其他原因的影响，相当一部分患者没有接受第二阶段的假体再植手术。

> 近 20% 的患者会再次感染相同的微生物或重新感染不同的微生物（Gomez et al.，2015）。

此外，许多患者由于伤口相关问题、间隔器更换和矫形手术而接受了多次清创手术。没有进行二期假体再植的患者，其最终接受关节融合术、关节切除成形术和截肢，或是带间隔器生活。在一项研究中指出，对于分期手术失败的患者行清创保留假体手术的失败率超过 50%，而进一步再次行分期翻修的成功率可达到 60%（Kheir et al.，2017）。这些患者中许多有多种并发症，其中一些患者因全身感染而再次住院。

表 60.4　预制的金属对聚乙烯间隔器

研究者	年份	随访时间	病例数	间隔器类型	结果
Haddad 等	2000	4 年（1.7 ~ 12.4 年）	45	PROSTALAC	感染复发率 9%
Gooding 等	2011	9 年（5 ~ 12 年）	115	PROSTALAC	ROM（术前 *vs*. 术后；平均 86° ~ 93°；P=0.11） 间隔器断裂 2.6% 脱位率 1.7% 感染复发率 12%

ROM：关节活动度。

> 不幸的是，有项研究指出在这些从未接受过假体再植的 PJI 患者，死亡患者占了相当大的比例，约有 7%（504 名患者中有 36 名）（Gomez et al.，2015）。
>
> 在一项对 504 例髋关节和膝关节 PJIs 的研究中，只有 82.7% 的患者（504 例中有 417 例）完成了假体再植术（Gomez et al.，2015）。

在没有接受第二阶段假体再植手术的患者中，共有 83% 的患者继续使用间隔器，有 7% 的患者需要截肢，5% 的患者在至少随访 1 年后进行了关节融合术（Gomez et al.，2015）。另一项大型医疗数据库的研究也报告了类似的结果，只有 62% 的患者接受了第二阶段的假体再植。作者研究指出，随着年龄的增长死亡的风险也会增加（*OR* > 3，年龄 > 85 岁），糖尿病、充血性心力衰竭、慢性肝病（*OR*=1.2）、慢性肺病（*OR*=1.2）、酗酒（*OR*=1.4）和血液透析（*OR*=3.4）都会增加死亡的风险（Cancienne et al.，2017）。

二期翻修失败后再感染治疗的选择包括重复进行两期翻修、截肢或关节融合术。膝关节一期或延迟二期融合术是治疗分期翻修术后感染复发的合理选择。通常，这些患者存在较大的骨缺损和不可重建的伸肌损伤。尽管许多研究者报道了间隔器治疗失败后行膝关节融合的成功愈合率在 75% ~ 100%，但由于重复清创、感染和坏死骨清除造成大多患者肢体长度差异，且需要骨性接触才能成功实现关节融合术（Makhdom et al.，2019）。在一项对 22 名患者因 TKA 术后持续感染而行膝关节融合术的研究中，87% 的患者获得了愈合并根治了感染，但本组患者的平均肢体长度差异为 4.9 cm（Robinson et al.，2018）。也有几位作者已经报道了类似的结果，使用髓内钉融合的愈合率比外固定效果要好。

过去的几年里，反复感染的患者在不依赖骨与骨融合的情况下，插入融合钉可以作为一种潜在可行的选择来保持肢体的长度。Sacrponi 等（2014）对 38 名患者进行了平均 5 年的随访，发现 89%（34 名患者）的患者感染没有复发，只有 53% 的患者有轻度至中度的残疾。

> 分期翻修手术失败后的治疗方案选择是极具挑战性的，因为膝关节融合术和膝上截肢的并发症发生率都高达 35%。

虽然有一项研究指出这两组患者的功能结果相似，但安装了现代微处理器控制型假肢的患者比膝关节融合术的患者有更好的功能结果评分（Hungerer et al.，2017）。

■ 结论

载有大剂量抗生素的间隔器仍是人工关节感染分期治疗中不可缺少的一部分。PMMA 具有机械特性和释药特性，是目前最常用的高剂量抗生素局部给药方法。尽管一些研究报告称，关节型间隔器在患者最终的活动度方面略有改善，而且会降低假体再植的难度，但是在伤口并发症、功能结果和再感染率方面，固定骨架型间隔器与关节型间隔器相比的优越性还没有达成共识。无论如何，PJI 需要根据各种宿主因素、微生物特征、活动能力和关节功能，以及外科医师的专业知识进行个体化治疗。使用假体部件作为功能型间隔器可提供低摩擦关节面，并且有一定的功能益处，学者们对此越来越感兴趣，尤其是患者可能无法进行第二阶段手术的情况。尽管医师尽了最大努力，但仍有一部分患者会因再次感染或其他组织出现感染而需要进一步的手术，包括关节切除术、关节融合术或截肢术。

要点

- 在骨水泥中联合使用万古霉素和妥布霉素可改善 PMMA 孔隙率，增加释药特性。这种现象被定义为“被动机会主义”。
- 与固定型间隔器相比，关节型间隔器可以提供更好的活动度，降低假体再植入难度，以及减少扩大显露的需求。
- 固定型间隔器通常用于软组织包膜不佳、骨质丢失、伸肌结构破坏、术中不稳定且侧副韧带缺乏的情况。
- 用抗生素 PMMA 水泥植入新的股骨假体和聚乙烯胫骨假体，可作为一种预制或定制骨水泥间隔器的替代方案，正变得越来越受欢迎。
- 密切监测患者，及早发现 ALBC 间隔器的机械并发症和全身并发症是随访的关键。

参考文献

（遵从原版图书著录格式）

Aeng ES, Shalansky KF, Lau TT et al (2015) Acute kidney injury with tobramycin-impregnated bone cement spacers in prosthetic joint infections. Ann Pharmacother 49(11):1207–1213

Amin TJ, Lamping JW, Hendricks KJ, McIff TE (2012) Increasing the elution of vancomycin from high-dose antibiotic-loaded bone cement: a novel preparation technique. J Bone Joint Surg Am 94(21):1946–1951

Berliner ZP, Mo AZ, Porter DA et al (2018) In-hospital acute kidney injury after TKA revision with placement of an antibiotic cement spacer. J Arthroplast 33(7S):S209–S212

Booth RE Jr, Lotke PA (1989) The results of spacer block technique in revision of infected total knee arthroplasty. Clin Orthop Relat Res 248:57–60

Brock HS, Moodie PG, Hendricks KJ, McIff TE (2010) Compression strength and porosity of single-antibiotic cement vacuum-mixed with vancomycin. J Arthroplast 25(6):990–997

Cancienne JM, Werner BC, Bolarinwa SA, Browne JA (2017) Removal of an infected total hip arthroplasty: risk factors for repeat debridement, long-term spacer retention, and mortality. J Arthroplast 32(8):2519–2522

Carli AV, Sethuraman AS, Bhimani SJ, Ross FP, Bostrom MPG (2018) Selected heat-sensitive antibiotics are not inactivated during polymethylmethacrylate curing and can be used in cement spacers for periprosthetic joint infection. J Arthroplast 33(6):1930–1935

Choi HR, Malchau H, Bedair H (2012) Are prosthetic spacers safe to use in 2-stage treatment for infected total knee arthroplasty? J Arthroplast 27(8):1474–1479 e1471

Cuckler JM (2005) The infected total knee: management options. J Arthroplast 20(4 Suppl 2):33–36

Cui Q, Mihalko WM, Shields JS, Ries M, Saleh KJ (2007) Antibiotic-impregnated cement spacers for the treatment of infection associated with total hip or knee arthroplasty. J Bone Joint Surg Am 89(4):871–882

Fehring TK, Odum S, Calton TF, Mason JB (2000) Articulating versus static spacers in revision total knee arthroplasty for sepsis. The Ranawat Award. Clin Orthop Relat Res 380:9–16

Garvin KL, Hanssen AD (1995) Infection after total hip arthroplasty. Past, present, and future. J Bone Joint Surg Am 77(10):1576–1588

Goltz DE, Sutter EG, Bolognesi MP, Wellman SS (2018) Outcomes of articulating spacers with autoclaved femoral components in total knee arthroplasty infection. J Arthroplast 33(8):2595–2604

Gomez MM, Tan TL, Manrique J, Deirmengian GK, Parvizi J (2015) The fate of spacers in the treatment of periprosthetic joint infection. J Bone Joint Surg Am 97(18):1495–1502

Greene N, Holtom PD, Warren CA et al (1998) In vitro elution of tobramycin and vancomycin polymethylmethacrylate beads and spacers from Simplex and Palacos. Am J Orthop (Belle Mead NJ) 27(3):201–205

Guild GN 3rd, Wu B, Scuderi GR (2014) Articulating vs. static antibiotic impregnated spacers in revision total knee arthroplasty for sepsis. A systematic review. J Arthroplast 29(3):558–563

Haddad FS, Masri BA, Campbell D, McGraw RW, Beauchamp CP, Duncan CP (2000) The PROSTALAC functional spacer in two-stage revision for infected knee replacements. Prosthesis of antibiotic-loaded acrylic cement. J Bone Joint Surg Br 82(6):807–812

Hanssen AD (2004) Prophylactic use of antibiotic bone cement: an emerging standard--in opposition. J Arthroplast 19(4 Suppl 1):73–77

Hofmann AA, Kane KR, Tkach TK, Plaster RL, Camargo MP (1995) Treatment of infected total knee arthroplasty using an articulating spacer. Clin Orthop Relat Res 321:45–54

Hofmann AA, Goldberg T, Tanner AM, Kurtin SM (2005) Treatment of infected total knee arthroplasty using an articulating spacer: 2- to 12-year experience. Clin Orthop Relat Res 430:125–131

Hsieh PH, Tai CL, Lee PC, Chang YH (2009) Liquid gentamicin and vancomycin in bone cement: a potentially more cost-effective regimen. J Arthroplast 24(1):125–130

Hsu YC, Cheng HC, Ng TP, Chiu KY (2007) Antibiotic-loaded cement articulating spacer for 2-stage reimplantation in infected total knee arthroplasty: a simple and economic method. J Arthroplast 22(7):1060–1066

Hungerer S, Kiechle M, von Ruden C, Militz M, Beitzel K, Morgenstern M (2017) Knee arthrodesis versus above-the-knee amputation after septic failure of revision total knee arthroplasty: comparison of functional outcome and complication rates. BMC Musculoskelet Disord 18(1):443

Kalil GZ, Ernst EJ, Johnson SJ et al (2012) Systemic exposure to aminoglycosides following knee and hip arthroplasty with aminoglycoside-loaded bone cement implants. Ann Pharmacother 46(7–8):929–934

Kalore NV, Maheshwari A, Sharma A, Cheng E, Gioe TJ (2012) Is there a preferred articulating spacer technique for infected knee arthroplasty? A preliminary study. Clin Orthop Relat Res 470(1):228–235

Kheir MM, Tan TL, Gomez MM, Chen AF, Parvizi J (2017) Patients with failed prior two-stage exchange have poor outcomes after further surgical intervention. J Arthroplast 32(4):1262–1265

Klinder A, Zaatreh S, Ellenrieder M et al (2019) Antibiotics release from cement spacers used for two-stage treatment of implant-associated infections after total joint arthroplasty. J Biomed Mater Res B Appl Biomater 107(5):1587–1597

Lanting BA, Lau A, Teeter MG, Howard JL (2017) Outcome following subluxation of mobile articulating spacers in two-stage revision total knee arthroplasty. Arch Orthop Trauma Surg 137(3):375–380

Logoluso N, Champlon C, Melegati G, Dell'Oro F, Romano CL (2012) Gait analysis in patients with a preformed articulated knee spacer. Knee 19(4):370–372

Lyons ST, Wright CA, Krute CN, Rivera FE, Carroll RK, Shaw LN (2016) Confirming sterility of an autoclaved infected femoral component for use in an articulated antibiotic knee spacer: a pilot study. J Arthroplast 31(1):245–249

Makhdom AM, Fragomen A, Rozbruch SR (2019) Knee arthrodesis after failed total knee arthroplasty. J Bone Joint Surg Am 101(7):650–660

Marks KE, Nelson CL, Lautenschlager EP (1976) Antibiotic-impregnated acrylic bone cement. J Bone Joint Surg Am 58(3):358–364

Masri BA, Duncan CP, Beauchamp CP (1998) Long-term elution of antibiotics from bone-cement: an in vivo study using the prosthesis of antibiotic-loaded acrylic cement (PROSTALAC) system. J Arthroplast 13(3):331–338

Meek RM, Masri BA, Dunlop D et al (2003) Patient satisfaction and functional status after treatment of infection at the site of a total knee arthroplasty with use of the PROSTALAC articulating spacer. J Bone Joint Surg Am 85(10):1888–1892

Meeker DG, Cooper KB, Renard RL, Mears SC, Smeltzer MS, Barnes CL (2019) Comparative study of antibiotic elution profiles from alternative formulations of polymethylmethacrylate bone cement. J Arthroplast 34(7):1458–1461

Menge TJ, Koethe JR, Jenkins CA et al (2012) Acute kidney injury after placement of an antibiotic-impregnated cement spacer during revision total knee arthroplasty. J Arthroplasty 27(6):1221–1227 e1221–1222

Nahhas CR, Chalmers PN, Parvizi J et al (2020) A randomized trial of static and articulating spacers for the treatment of infection following total knee arthroplasty. J Bone Joint Surg Am 102(9):778–787

Nickinson RS, Board TN, Gambhir AK, Porter ML, Kay PR (2012) Two stage revision knee arthroplasty for infection with massive bone loss. A technique to achieve spacer stability. Knee 19(1):24–27

Nishimura S, Tsurumoto T, Yonekura A, Adachi K, Shindo H (2006) Antimicrobial susceptibility of Staphylococcus aureus and Staphylococcus epidermidis biofilms isolated from infected total hip arthroplasty cases. J Orthop Sci 11(1):46–50

Nodzo SR, Boyle KK, Spiro S, Nocon AA, Miller AO, Westrich GH (2017) Success rates, characteristics, and costs of articulating antibiotic spacers for total knee periprosthetic joint infection. Knee 24(5):1175–1181

Patel RA, Baker HP, Smith SB (2018) Acute renal failure due to a tobramycin and vancomycin spacer in revision two-staged knee arthroplasty. Case Rep Nephrol 2018:6579894

Pivec R, Naziri Q, Issa K, Banerjee S, Mont MA (2014) Systematic review comparing static and articulating spacers used for revision of infected total knee arthroplasty. J Arthroplast 29(3):553–557 e551

Robinson M, Piponov HI, Ormseth A, Helder CW, Schwartz B, Gonzalez MH (2018) Knee arthrodesis outcomes after infected total knee arthroplasty and failure of two-stage revision with an antibiotic cement spacer. J Am Acad Orthop Surg Glob Res Rev 2(1):e077

Rosenberg AG, Haas B, Barden R, Marquez D, Landon GC, Galante JO (1988) Salvage of infected total knee arthroplasty. Clin Orthop Relat Res 226:29–33

Scarponi S, Drago L, Romano D et al (2014) Cementless modular intramedullary nail without bone-on-bone fusion as a salvage procedure in chronically infected total knee prosthesis: long-term results. Int Orthop 38(2):413–418

Schurman DJ, Trindade C, Hirshman HP, Moser K, Kajiyama G, Stevens P (1978) Antibiotic-acrylic bone cement composites. Studies of gentamicin and Palacos. J Bone Joint Surg Am 60(7):978–984

Soto-Hall R, Saenz L, Tavernetti R, Cabaud HE, Cochran TP (1983) Tobramycin in bone cement. An in-depth analysis of wound, serum, and urine concentrations in patients undergoing total hip revision arthroplasty. Clin Orthop Relat Res 175:60–64

Struelens B, Claes S, Bellemans J (2013) Spacer-related problems in two-stage revision knee arthroplasty. Acta Orthop Belg 79(4):422–426

Sundblad J, Nixon M, Jackson N, Vaidya R, Markel D (2018) Altering polymerization temperature of antibiotic-laden cement can increase porosity and subsequent antibiotic elution. Int Orthop 42(11):2627–2632

van Raaij TM, Visser LE, Vulto AG, Verhaar JA (2002) Acute renal failure after local gentamicin treatment in an infected total knee arthroplasty. J Arthroplast 17(7):948–950

Voleti PB, Baldwin KD, Lee GC (2013) Use of static or articulating spacers for infection following total knee arthroplasty: a systematic literature review. J Bone Joint Surg Am 95(17):1594–1599

Windsor RE, Insall JN, Urs WK, Miller DV, Brause BD (1990) Two-stage reimplantation for the salvage of total knee arthroplasty complicated by infection. Further follow-up and refinement of indications. J Bone Joint Surg Am 72(2):272–278

Xu C, Jia CQ, Kuo FC, Chai W, Zhang MH, Chen JY (2019) Does the use of a closed-suction drain reduce the effectiveness of an antibiotic-loaded spacer in two-stage exchange arthroplasty for periprosthetic hip infection? A prospective, randomized, controlled study. BMC Musculoskelet Disord 20(1):583

Yang FS, Lu YD, Wu CT, Blevins K, Lee MS, Kuo FC (2019) Mechanical failure of articulating polymethylmethacrylate (PMMA) spacers in two-stage revision hip arthroplasty: the risk factors and the impact on interim function. BMC Musculoskelet Disord 20(1):372

Zhan C, Kaczmarek R, Loyo-Berrios N, Sangl J, Bright RA (2007) Incidence and short-term outcomes of primary and revision hip replacement in the United States. J Bone Joint Surg Am 89(3):526–533

（文鹏飞　张斌飞　许　鹏）

第 61 章

载抗生素骨水泥是否会引发广泛耐药性而影响假体周围关节感染的治疗？

Christof Berberich

61.1 引言

自从 1970 年 Buchholz 和 Engelbrecht（1970）描述了局部抗生素与 Palacos 树脂混合后的持续释放效应以来，ALBC 就被广泛应用于骨科感染的预防和治疗。在 ALBC 商业化生产期间或在手术室人工混合过程中，应基于手术部位可能污染的细菌谱（在预防中经验性使用），脓毒症患者的脓液或组织活检培养后的病原体（有针对性地使用，例如在骨水泥间隔器中使用）针对性地给骨水泥粉末添加抗生素。这种在假体最容易感染部位直接局部给抗生素的优点是初始峰值浓度高，并随着时间的推移而逐渐释放抗生素。几项体外和体内研究已经证明，这种局部抗生素应用模式比全身应用抗生素的浓度高很多，而且不会引起明显的全身不良反应（Wahlig et al.，1978；Wahlig et al.，1984；Wahlig et al.，1980）。

庆大霉素具有广泛的抗菌谱和严格的浓度依赖性杀菌作用，是骨水泥中的首选抗菌药物。已经证明庆大霉素与其他抗生素配对使用时对细菌生物膜的形成有更强的抑制作用，例如与克林霉素、万古霉素或其他配合使用时会产生协同释放效应，同时可分别对细菌中不同靶点进行抑制继而发挥更广泛的抗菌功效（Kühn，2014；Della Valle et al.，2001；Ensing et al.，2009；Mohamed et al.，2020）。

一些基于注册数据或临床研究的文章已经报道了 ALBC 在骨水泥型初次或翻修关节置换术中对 PJIs 的预防作用（Engesaeter et al.，2003；JämSen et al.，2009；Parvizi et al.，2008；Jameson et al.，2019）。然而，随着对抗生素管理认知的不断提高，学者们越来越担心 ALBC 在关节置换中的广泛使用是否会引发抗生素耐药性，而抵消了其降低 PJI 风险的价值（图 61.1）。

61.2 全身或局部使用抗生素后“敏感”或“耐药”细菌的差异

> 临床上，学者们基于抗菌谱对抗生素治疗的成功或失败进行预测，该图谱可在体外确定细菌对不同浓度的抗生素是敏感还是耐药。

对于全身抗生素使用而言，通常利用标准抗生素剂量达到的组织浓度与病原体的 MIC 相结合来确定 MIC 折点（MIC breakpoint，MICBP）。这两个值决定了病原体对所选抗生素治疗是敏感、中度，还是耐药。以此还可以确定抗生素最小推荐剂量，进而防止使用的抗生素剂量低于治疗浓度。

虽然全身使用抗生素的药代动力学参数和治疗框架相对完善，但还没有针对手术伤口或用于骨水泥及假体的局部抗生素使用指南。通过局部给药获

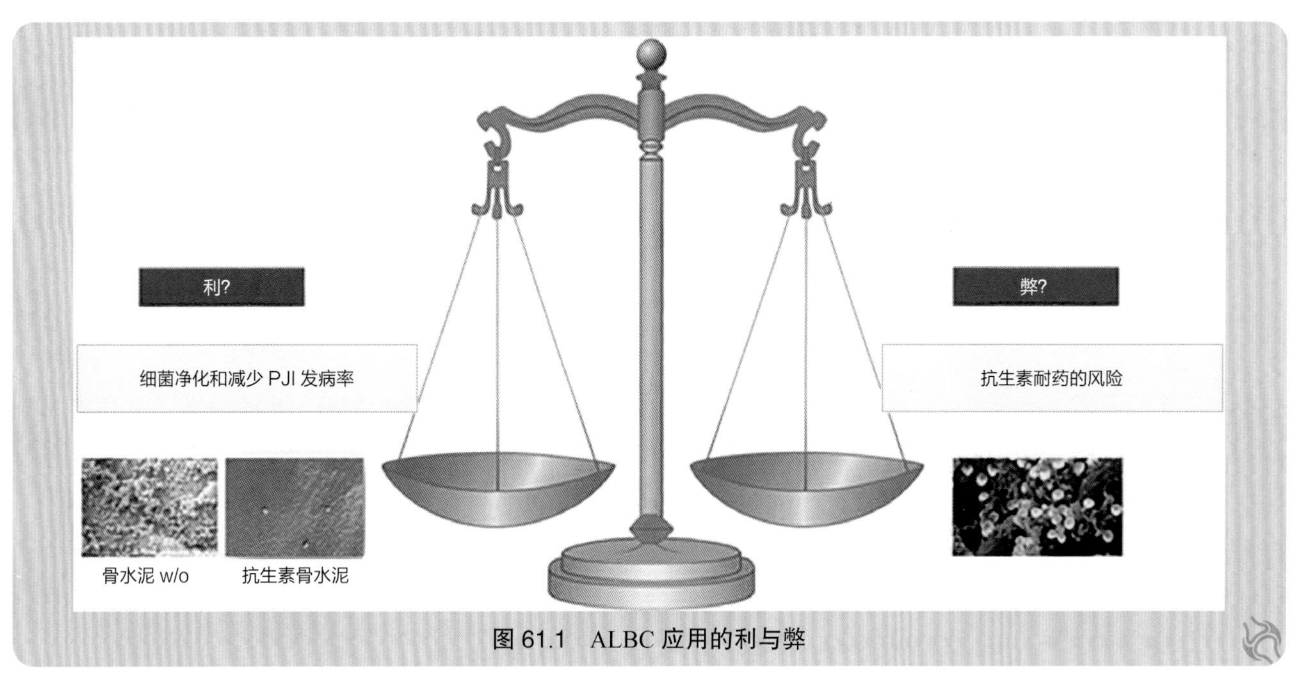

图 61.1　ALBC 应用的利与弊

得的抗生素浓度往往比全身给药产生的浓度高得多（图 61.2）。

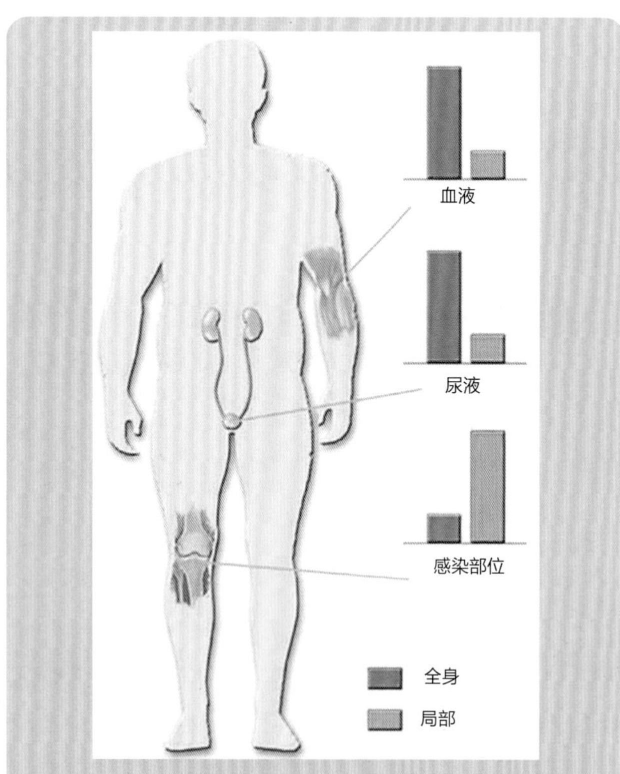

图 61.2 分别使用 1 × 80 g 庆大霉素进行全身治疗和使用 1.25% 庆大霉素混入 Palacos®R 骨水泥进行局部治疗后，比较患者的血清、尿液和感染部位的抗生素浓度

因此，标准的药敏报告和 MICBP 往往不适用于抗生素局部给药。其药代动力学（药物浓度随时间的变化）也与全身给药有很大不同，局部给药初始峰值浓度很高，可能比全身给药高出 100 倍或更多。随着时间的推移，骨水泥中的药物释放会逐渐降低（Hendriks et al.，2003；Neut et al.，2010）。

这意味着临床实践中，正常药敏图谱中被归类为中度或耐药的一些菌株，在 ALBC 洗脱高峰时的局部高剂量下仍可能敏感。

尤其是那些对高度浓度依赖杀菌的抗生素，如氨基糖苷类。

Hendriks 等（2005）通过模拟生理条件下骨水泥－假体界面的模型证明：骨水泥中有庆大霉素时，有以下情况发生。

- 凝固酶阳性和阴性的所有敏感葡萄球菌菌株（MIC=0.25 ～ 4 mg/L）均被杀灭。
- 中等耐药株假单胞菌（5148 株，MIC=2 mg/L）和表皮葡萄球菌（5234 株，MIC=24 mg/L）也未存活。
- 只有高剂量庆大霉素耐药的表皮葡萄球菌 5115 株（MIC 值为≥ 256 mg/L）才能存活（图 61.3）。

61.3 应用抗生素骨水泥时，仅先前获得高剂量抗生素耐药性的菌株可存活

上述观察性研究证实了 ALBC 在假体周围可形成抗菌屏障，以对抗所有敏感细菌和中度耐药细菌的入侵。然而，以前通过随机突变已经获得高剂量抗药性基因的细菌能够存活下来。最终，这样的突变体将取代以前的混合细菌群体，仅剩耐药性细菌占据主导地位。

在讨论抗生素耐药性产生的原因时，要重点区分耐药性的诱导和选择（Araos et al.，2015）。前者要求细菌中存在抗生素耐药的决定因子，其表达受抗生素药物存在与否的调节（例如，抗生素可调节金黄色葡萄球菌中 β - 内酰胺酶的表达）。后者则是在抗生素的选择压力下，预先存在抗生素耐药基因的细菌相对于其他竞争对手则更具生存优势。最终，所有幸存的细菌都将具有高剂量庆大霉素耐药性（图 61.3）。

从临床的角度来看，这种抗生素介导的耐药菌选择并不适用于所有抗生素，只是针对某一种特定类别的抗生素。

61.4 使用（单一或双重）抗生素骨水泥的临床意义

结合庆大霉素骨水泥的实验数据和临床观察，笔者提出了以下假设。

- 如果在术中或术后立即接种庆大霉素敏感细菌，预防性使用庆大霉素骨水泥则可以预防细菌感染。使用 ALBC 与普通水泥对比研究早期翻修率和 PJI 发生率的实验结果也支持这一点（Pellegrini et al.，2020），骨水泥中庆大霉素的释放量在最初几天越高，其保护效果就越好。需要注意的是，所有的 ALBC 释放抗生素的情况并不一致，这还取决于很多因素，如水泥聚合物的组成、水泥基质的微观和宏观孔隙率，以及混合抗生素的性质等（Kühn et

细菌菌株	MIC（mg/L）	Inoculum	CMW™1 ⊙	CMW™1 •	Palacos® ⊙	Palacos® •	Palamed® ⊙	Palamed® •
凝固酶阴性葡萄球菌 7334	0.25	4.8	•	6.7	-	5.3	-	6.3
金黄色葡萄球菌 7323	1.0	5.7	-	7.0	-	6.7	-	6.8
铜绿假单胞菌 5148	2.0	6.3	-	6.8	-	7.3	-	7.3
凝固酶阴性葡萄球菌 7353	3.0 to 4.0（32）†	5.7	-	5.2	-	6.3	-	5.5
凝固酶阴性葡萄球菌 5234	24.0	6.7	-	6.5	-	6.3	-	6.2

a

所有易感菌和中度抗性菌都被杀死

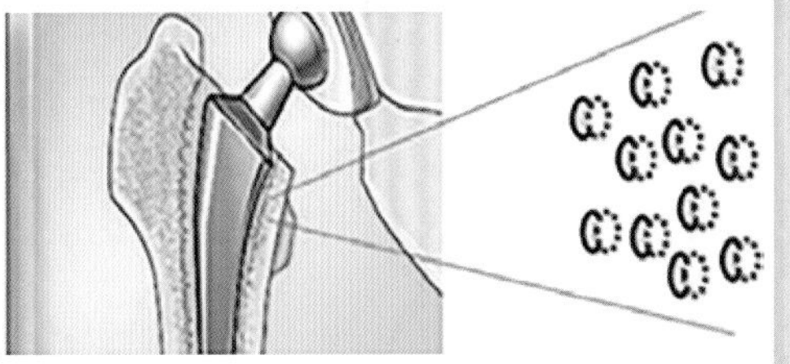

细菌菌株	MIC（mg/L）	Inoculum	CMW™1 ⊙	CMW™1 •	Palacos® ⊙	Palacos® •	Palamed® ⊙	Palamed® •
凝固酶阴性葡萄球菌 7334	0.25	4.8	•	6.7	-	5.3	-	6.3
金黄色葡萄球菌 7323	1.0	5.7	-	7.0	-	6.7	-	6.8
铜绿假单胞菌 5148	2.0	6.3	-	6.8	-	7.3	-	7.3
凝固酶阴性葡萄球菌 7353	3.0 to 4.0（32）†	5.7	-	5.2	-	6.3	-	5.5
凝固酶阴性葡萄球菌 5234	24.0	6.7	-	6.5	-	6.3	-	6.2
凝固酶阴性葡萄球菌 5115	>256.0	5.9	6.0‡	7.0‡	6.1‡	6.8‡	5.4	6.9

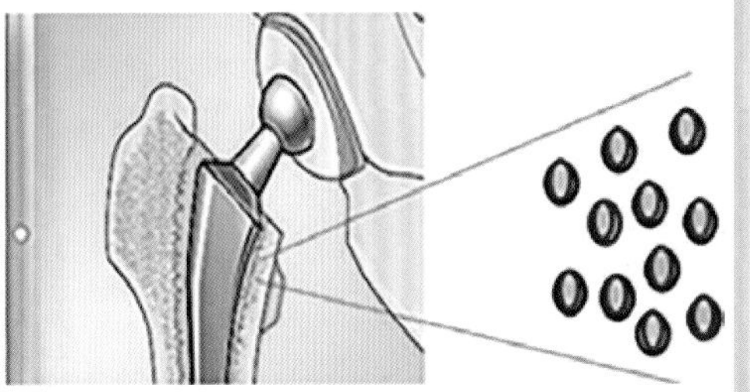

b

高度抗性菌株 CNS 5115 存活

图 61.3　a.5 种临床分离的细菌菌株：3 种庆大霉素敏感葡萄球菌（凝固酶阴性葡萄球菌 7334、金黄色葡萄球菌 7323 和凝固酶阴性葡萄球菌 7353）和 2 种庆大霉素中度耐药菌株（铜绿假单胞菌 5148 和凝固酶阴性葡萄球菌 5234），在含有庆大霉素的 3 种骨水泥（CMW™1、Palacos® 和 Palamed®）中，以上 5 种细菌都被杀死。而在没有庆大霉素的骨水泥中，5 种细菌都能生长（单位为 ^{10}log CFU/cm^2）；b. 在有庆大霉素的 3 种骨水泥（CMW™1、Palacos® 和 Palamed®）中，只有细菌凝固酶阴性葡萄球菌 5115 菌株存活，而在没有庆大霉素的骨水泥中，细菌载量更高（单位为 ^{10}log CFU/cm^2），MIC 为最小抑制浓度，CFU 为菌落形成单位

al.，2005，2014；Meyer et al.，2011；Meeker et al.，2019）。

- 虽然由于关节间隙中最初的药物浓度较高导致细菌难以存活，但是耐药性细菌可以通过选择存活下来，然后在 ALBC 上生长。研究显示凝固酶阴性耐药葡萄球菌在载有庆大霉素的 PMMA 上可持续存在（Arciola et al.，2002；Thornes et al.，2002，Anagnostakos et al.，2008）。同样，Stefánsdóttir 等（2013）和 Holley man 等（2019）在两项独立的基于注册数据的研究中也观察到，如果初次置换时使用 ALBC 水泥型假体而不是非骨水泥型假体，则在手术部位感染患者中，发生庆大霉素耐药的细菌比例更高。
- 即使在 ALBC 中发生了耐药细菌的选择，其耐药性也仅限于施加选择压力的抗生素。因此，在临床实践中，庆大霉素耐药性通常不会影响细菌对其他抗生素的敏感性。Tyas 等（2018）对 1941 名接受单一 ALBC（对照组）或双重 ALBC（干预组）治疗的股骨颈骨折患者进行研究，其比较了手术部分感染率和抗生素耐药性图谱，发现干预组的 PJI 率明显较低（1.2% *vs*. 3.4%）。在干预组较少的 PJI 病例中，虽然从逻辑上认为细菌对庆大霉素和克林霉素可能有较高的耐药率，但在该组中，对克林霉素、庆大霉素这两种抗生素耐药的感染比例较低。此研究对临床影响最大的发现是用于治疗 PJI 的抗生素的耐药性水平是基本保持不变的。因此，PJI 治疗中选择这些抗菌药物仍然有效的，并不会降低根治细菌的成功率。
- 在 PJI 患者的局部治疗中和治疗后使用双重 ALBC（如庆大霉素 + 克林霉素或庆大霉素 + 万古霉素）(可用于分期治疗方案的间隔器中，一期或二期治疗方案的固定水泥中，或用于水泥型翻修假体的水泥中）。由于这两种抗生素同时作用于不同的细菌靶点，细菌同时对两种抗生素产生平行耐药性的情况要罕见得多。因此，在初次人工关节置换术中即使因使用 ALBC 而产生庆大霉素耐药，另一种抗生素也可保持抗菌活性。

要点

- 由于 ALBC 对敏感甚至中度耐药的细菌有很强的原位抗菌作用，因此在关节置换中使用 ALBC 似乎是合理的，它既可用于预防，又可

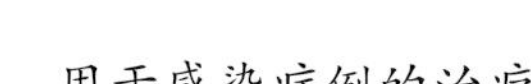

用于感染病例的治疗。

- 与任何其他抗生素一样，ALBC 也可能产生耐药性。这主要是通过对先前高剂量耐药突变体的选择实现的，并且耐药性仅限于施加选择压力的抗生素。
- 在骨水泥中联合使用抗生素可降低治疗失败率，且可降低耐药性发生的风险。
- 没有确凿的临床证据表明，常规使用含有抗生素的骨水泥会引起广泛的抗生素耐药性，以及会对 PJI 病例治疗时的抗生素选择产生负面影响。

参考文献

（遵从原版图书著录格式）

Anagnostakos K, Hitzler P, Pape D et al (2008) Persistence of bacterial growth on antibiotic-loaded beads: is it actually a problem? Acta Orthop 79:302–307

Araos R, Munita JM, Arias CA (2015) Antimicrobial resistance: selection vs. induction. In: LaPlante K et al (eds) Antimicrobial stewardship: principles and practice. CABI, Wallingford

Arciola CR, Campoccia D, Montanaro L (2002) Effects on antibiotic resistance of *Staphylococcus epidermidis* following adhesion to polymethylmethacrylate and to ailicone surfaces. Biomaterials 23(6):1495–1502. https://doi.org/10.1016/s0142-9612(01)00275-7

Buchholz HW, Engelbrecht H (1970) Depot effects of various antibiotics mixed with Palacos resins. Chirurg 41(11):51

Della Valle AG, Bostrom M, Brause B et al (2001) Effective bactericidal activity of tobramycin and vancomycin eluted from acrylic bone cement. Acta Orthop Scand 72(3):237–240. https://doi.org/10.1080/000164701528465477

Engesaeter LB, Lie SA, Espehaug B et al (2003) Antibiotic prophylaxis in total hip arthroplasty: effects of antibiotic prophylaxis systemically and in bone cement on the revision rate of 22,170 primary hip replacements followed 0–14 years in the Norwegian Arthroplasty Register. Acta Orthop Scand 74(6):644–651. https://doi.org/10.1080/00016470310018135

Ensing GT, van Horn JR, van der Mei HC et al (2009) Copal bone cement is more effective in preventing biofilm formation than Palacos R-G. Clin Orthop Relat Res 466(6):1492–1498. https://doi.org/10.1007/s11999-008-0203-x

Hendriks JG, Neut D, van Horn JR et al (2003) The release of gentamicin from acrylic bone cements in a simulated prosthesis-related interfacial gap. J Biomed Mater Res B Appl Biomater 64(1):1–5. https://doi.org/10.1002/jbm.b.10391

Hendriks JG, Neut D, van Horn JR et al (2005) Bacterial survival in the interfacial gap in gentamicin-loaded acrylic bone cements. J Bone Joint Surg Br 87(2):272–276. https://doi.org/10.1302/0301-620x.87b2

Holleyman RJ, Deehan DJ, Walker L et al (2019) Staphylococcal resistance profiles in deep infection following primary hip and knee arthroplasty: a study using the NJR dataset. Arch Orthop Trauma Surg 139(9):1209–1215. https://doi.org/10.1007/s00402-019-03155-1

Jämsen E, Huhtala H, Puolakka T, Moilanen T (2009) Risk factors for infection after knee arthroplasty. A register-based analysis of 43,149 cases. J Bone Joint Surg Am 91:38–47

Jameson SS, Asaad A, Diament M et al (2019) Antibiotic-loaded bone cement is associated with a lower risk of revision following primary cemented total knee arthroplasty: an analysis of 731,214 cases using National Joint Registry data. Bone Joint J 101-B(11):1331–1347

Kühn KD (2014) PMMA cements, 2013th edn. Springer, Berlin Heidelberg/New York

Kühn KD, Ege W, Gopp U (2005) Acrylic bone cements: composition and properties. Orthop Clin North Am 36(1):17–28, v. https://doi.org/10.1016/j.ocl.2004.06.010

Meyer J, Piller G, Spiegel CA et al (2011) Vacuum-mixing significantly changes antibiotic elution characteristics of ommercially available antibiotic-impregnated bone cements. J Bone Joint Surg Am 93(22):2049–2056

Meeker DG, Cooper KB, Renard RL et al (2019) Comparative study of antibiotic elution profiles from alternative formulations of polymethylmethacrylate bone cement. J Arthroplast 34(7):1458–1461. https://doi.org/10.1016/j.arth.2019.03.008

Mohamed NS, Wilkie WA, Remily EA et al (2020) Antibiotic choice: the synergistic effect of single vs dual antibiotics. J Arthroplast 35(3S):S19–S23. https://doi.org/10.1016/j.arth.2019.11.002

Neut D, Kluin OS, Thompson J et al (2010) Gentamicin release from commercially-available gentamicin-loaded PMMA bone cements in a prosthesis-related interfacial gap model and their antibacterial efficacy. BMC Musculoskelet Disord 11:258. https://doi.org/10.1186/1471-2474-11-258

Parvizi J, Saleh KJ, Ragland PS et al (2008) Efficacy of antibiotic-impregnated cement in total hip replacement. Acta Orthop 79:335

Pellegrini AV, Suardi V (2020) Antibiotics and cement: what I need to know? Hip Int 30(1_suppl):48–53. https://doi.org/10.1177/1120700020915463

Stefánsdóttir A, Johansson A, Lidgren L et al (2013) Bacterial colonization and resistance patterns in 133 patients undergoing a primary hip- or knee replacement in Southern Sweden. Acta Orthop 84(1):87–91. https://doi.org/10.3109/17453674.2013.773120

Thornes B, Murray P, Bouchier-Hayes D (2002) Development of resistant strains of *Staphylococcus epidermidis* on gentamicin-loaded bone cement in vivo. J Bone Joint Surg Br 84:758–760

Tyas B, Marsh M, Oswald T et al (2018) Antibiotic resistance profiles of deep surgical site infections in hip hemiarthroplasty. Comparing low dose single antibiotic versus high dose dual antibiotic impregnated cement. J Bone Joint Infect 3(3):123–129. https://doi.org/10.7150/jbji.22192. eCollection 2018

Wahlig H, Dingeldein E (1980) Antibiotics and bone cements. Experimental and clinical long-term observations. Acta Orthop Scand 51(1):49–56

Wahlig H, Dingeldein E, Bergmann R, Reuss K (1978) The release of gentamicin from polymethylmethacrylate beads. An experimental and pharmacokinetic study. J Bone Joint Surg Br 60-B(2):270–275

Wahlig H, Dingeldein E, Buchholz HW et al (1984) Pharmacokinetic study of gentamicin-loaded cement in total hip replacements. Comparative effects of varying dosage. J Bone Joint Surg Br 66(2):175–179

（文鹏飞　张斌飞　许　鹏）

第 62 章

根据风险调整的关节置换感染抗生素预防策略：低剂量单一抗生素 *vs.* 高剂量双重抗生素骨水泥

Pablo Sanz-Ruiz and Christof Berberich

62.1 引言

PJI 是关节置换术后罕见但危害极大的并发症。在初次关节置换术中，PJI 的发生率在 1% ~ 3%，但在一些高危情况下，如翻修手术，PJI 的发生率更高（Zimmerli et al.，2004；Ong et al.，2009；Kasch et al.，2017；Bosco et al.，2015）。PJI 治疗很复杂，通常需要多次手术，给患者带来了很大的负担，也增加了医疗保健系统的成本（Kasch et al.，2016）。由于世界范围内初次和翻修关节置换手术的数量不断增加，预计 PJI 病例的数量也将进一步增加。尽管人们对这种并发症有了更多的认识，但在过去的 20 年里，感染率并没有减少。这可能是因为伴有许多并发症的老年患者的手术逐渐增多，以及更多耐药病原体的传播（FernandezFairen et al.，2013）。

欧洲的许多外科医师在骨水泥型人工关节置换术中使用局部抗生素作为围术期抗生素预防的补充策略。此策略的基本原理是在关节腔内形成一个额外的抗菌"前线"（Kühn et al.，2014）。

> 此策略的主要优点之一是，它可以使抗生素浓度在可能发生污染的地方达到杀菌的高峰值浓度，而不会显著增加不良反应。

事实上，几项临床研究和关节置换注册数据已经证明当联合使用全身和局部抗生素预防时，翻修率会降低（Engesaeter et al.，2003；JämSen et al.，2009；Jiranek et al.，2006；Wu et al.，2016）。一个对现有临床数据的荟萃分析也证实了这一点，在初次关节置换术中，普遍使用 ALBC 可将 PJI 发生率降低 50%，在翻修手术中可降低高达 40%（Parvizi et al.，2008）。

笔者最近报告了笔者医院的经验，在所有骨水泥型初次髋关节和膝关节置换术中，常规使用 ALBC Palacos R+G 与使用非 ALBC 相比，PJI 病例减少了 60% ~ 70%（Sanz-Ruiz et al.，2017）。进一步分析发现，由于使用 ALBC 后 PJI 减少而使治疗费用大大降低，因此具有很高的成本效益比，在髋关节置换术中每个患者可节省 2672 欧元的成本（Sanz-Ruiz et al.，2017）。

62.2 感染的风险因素和根据风险调整的抗生素预防

目前学者广泛认为关节置换术患者可能有不同的 PJI 风险因素，这可以使用经过验证的风险计算系统来量化（Tan et al.，2018）。最近的一项观察性前瞻性队列研究分析了 2003—2013 年在英格兰和威尔士进行的 623 253 例初次髋关节置换手术，确定了每一个因素会在多大程度上导致更高的感染风险（Lenguerrand et al.，2018）。BMI ≥ 40 kg/m²、营养不良、伤口裂开、手术部位感染和既往手术等因素与 PJI 率远高于正常患者有关（PJI 发生率是正常的 3 ~ 9 倍）。然而，每个潜在风险因素的确切权重仍然是一个有争议的问题。

> 鉴于大多数人工关节置换术患者存在多种危险因素，因此尚不能从这些危险因素表中得出手术后可能感染的实际结论，有待进一步讨论。

然而，假如术前识别出 PJI 风险较高的个体（特别是几个危险因素都有的患者）可能有助于进一步优化手术期间的预防策略，那么这些努力是有价值的。到目前为止，实施风险调整的抗生素预防方案仍然只是一个想法，尚未得到临床验证。如果再进一步研究，可对标准方案进行两种可能的补充性修改。

- 通过延长术后抗生素持续时间（如超过 24 小时）（Inabathula et al.，2018）和（或）通过在标准方案中添加第二种抗生素（如头孢菌素中加入万古霉素或替考拉宁）（Tornero et al.，2015）来修改常规围手术期抗生素预防方案。
- 使用大剂量抗生素 ALBC 进行关节腔内假体的固定。

最近，英国 Norhumbria 医院在 848 名接受骨水泥型半关节置换术的股骨颈骨折患者中进行的准随机临床试验，证实了第二种策略可能降低手术部位和深部假体感染的发病率（Sprowson et al.，2016）。有项临床研究，在标准组中使用 LDSAC（Palacos® R+G；G= 庆大霉素），在干预组中使用高剂量双重抗生素骨水泥（Copal®G+C；庆大霉素 + 克林霉素）。结果发现，深部感染率由 Palacos® 组的 3.5% 降至 Copal® 组的 1.1%，差异有统计学意义（$P < 0.05$）。这两组的并发症发生率相似。

62.3 结果

62.3.1 马德里 Gregorio Maranon 大学医院的 PJI 风险分类

根据一家大型三级医院的经验，同时考虑一些文献支持的风险因素的实用性和临床相关性。2012 年，我院一些外科医师开发了自己的风险算法，并于临床中使用这一算法。它是基于一般健康特定因素和关节 / 创伤特定的风险因素进行计算的（表 62.1）。

行 TKA 的患者如果至少有两个或两个以上的这些并发症或危险因素，就被定义为 PJI 的高危患者，而行 THA 的患者则至少有 3 个或更多(图 62.1)。此外，我们还确定了一些单独的危险因素，如果存在这些因素则直接将其归类为高危患者。

高危因素

- 严重肾脏疾病或心脏病。
- 免疫缺陷。
- 既往感染或移植（髋关节）。
- 既往同一关节手术。
- 翻修手术。

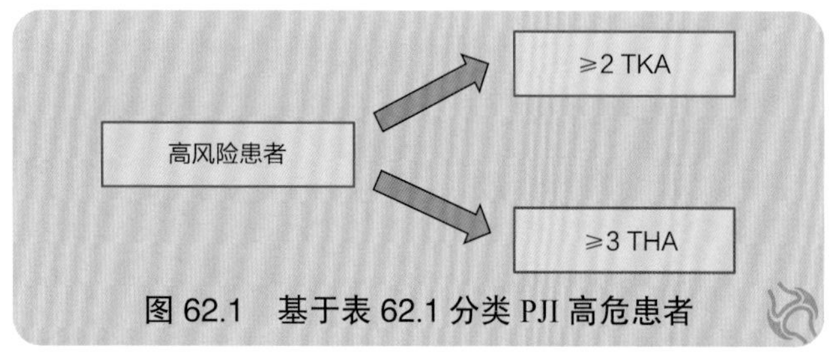

图 62.1　基于表 62.1 分类 PJI 高危患者

62.3.2 在高危患者中使用大剂量 ALBC 以减少 PJI 的分析

基于这一风险算法，笔者在 2015—2018 年间对总共 2551 名患者进行骨水泥型初次关节置换手术（初次关节置换术包括 TKA、THA 和半髋关节置换术），这些患者被分成两组：接受 LDSAC Palacos®R+G 组（2368 名低风险和高风险患者 =92.8%）与接受 HDDAC Copal®G+C 组（183 名高危患者 =7.2%）。分析显示所有患者的总 PJI 率为 3.7%，但在更同质的高危患者 Copal® 队列中 PJI 发生率只有 2.45%（P=0.65）（图 62.2）。虽然由于对照组中患者情况不同而两组在统计学上差异并不显著，但 Copal® 组中 PJI 发生率有减少的趋势，这一趋势与最初对这个高危人群的预期结果相矛盾（Sanz-Ruiz et al., 2020）。

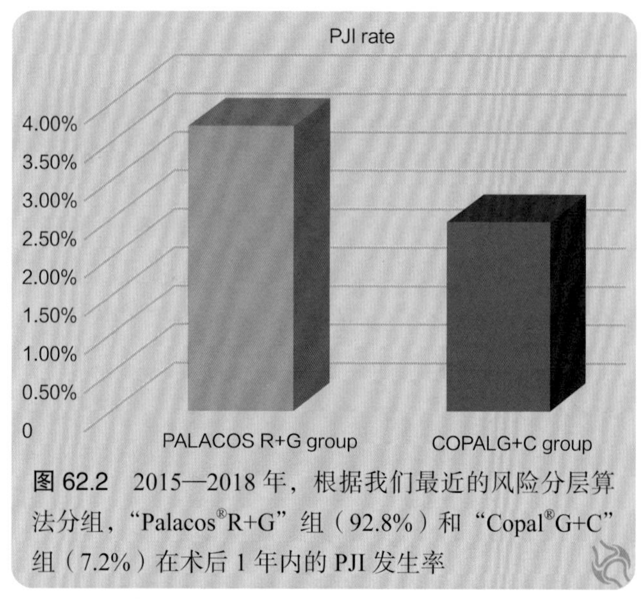

图 62.2　2015—2018 年，根据我们最近的风险分层算法分组，“Palacos®R+G”组（92.8%）和“Copal®G+C”组（7.2%）在术后 1 年内的 PJI 发生率

表 62.1　一般因素和特殊危险因素

一般危险因素	特殊危险因素
年龄＞80 岁	既往感染 / 激素使用＜6 个月
营养状况或体重（BMI＞30 kg/m² 或＜19 kg/m²）	恶行贫血
糖尿病	炎症性疾病
吸烟	心脏病、肾脏病
直肠或泌尿系细菌定植	翻修手术
免疫缺陷	髋部骨折手术
曾经住院或自理能力差的患者	既往关节 / 创伤手术史（有内植物存在）

为了确定骨水泥 Copal®G+C 在固定和预防感染方面的“真正效果”，有必要进一步在严格的同质组内进行比较。因此，笔者分析了在 2015—2018 年间进行骨水泥无菌性翻修膝关节置换术的病例。

在 246 个 TKA 翻修患者的回顾性分析中，143 个采用 Palacos®R+G，103 个采用 Copal®G+C，每组患者的具体风险情况具有可比性。在这段时间内，所有无菌翻修患者的总感染率为 2.44%。然而，当比较不同骨水泥组之间的感染率时，Copal®G+C 组（103 例患者中无感染病例 =0% 感染率）PJI 发生率显著低于 Palacos®R+G 组（143 例患者中 6 例感染病例 = 4.1% 感染率）（*P*=0.035）（表 62.2）（Sanz-Ruiz et al.，2020）。

表 62.2 2015—2018 年接受 PALACOS®R+G 与 COPAL®G+C[a] 进行无菌翻修的患者 PJI 率比较

病例	PALACOS® R+G	COPAL® G+C	总计
无菌翻修病例数	143	103	246
PJI 病例数	6	0	6
PJI（%）	4.1	0	2.44

[a] 排除了感染翻修、肿瘤病例或假体周围骨折；两组的患者情况相当。

需要说明的是，两组的手术操作和围手术期抗生素预防是没有差别的。

研究表明，根据风险调整在无菌翻修人工关节置换术中使用 Copal®G+C 具有很高的成本效益，每个使用 Copal®G+C 的患者可节省 1261 欧元的成本（Sanz-Ruiz et al.，2020）。

■ 结论

笔者的数据证实了这样的假设，即如果结合特定的风险调整预防措施，事先对关节置换患者进行 PJI 风险分层是有益的。首次表明，在初次关节置换术中，将 Palacos®R+G 作为低剂量 ALBC 用于相对健康的患者，或将 Copal®G+C 作为 HDDAC 用于有多种疾病的患者和翻修患者，这两种方法都能使骨科术后的 PJI 病例减少，并具有很高的成本效益。

这些数据扩展了英国对股骨颈骨折患者的一项随机临床试验的观察结果，即 Copal®G+C 确实可以大幅降低高感染风险患者的浅表和深层感染率。从更普遍的角度来看，这一方案具有更有效的原位保护作用，并值得进一步研究。

要点

- 具有多个并发症和关节翻修术的患者发生 PJI 的风险明显较高。
- PJI 的预防措施中，使用 ALBC 是一种重要的手段。它对感染风险较高患者的作用可能更强。
- 事先风险分类有助于确定是否应用感染风险调整的预防方案。
- 在关节置换手术中，有几个因素会增加患者的感染风险，但每个风险因素的确切权重仍有争议。笔者所在医院开发的一种简单的风险算法和评分系统可以克服这种复杂性。
- 我们已经证明分别基于 2 个或 3 个危险因素的风险评分模型是简单、实用和有效的，用此可以区分 PJI 低风险和高风险患者。在临床实践中，有一些单一的危险因素被加权至足以将患者归类为高危患者。
- 对接受 LDSAC Palacos®R+G 骨水泥或 HDDAC Copal®G+C 骨水泥治疗的患者进行回顾性分析表明，后者在降低高危患者（尤其是髋部骨折和无菌膝关节翻修手术）的 PJI 发生率方面更有效。
- 预防性使用 HDDAC Copal®C+G 进行无菌性翻修是有成本效益的。

参考文献

（遵从原版图书著录格式）

Bosco JA, Bookman J, Slover J et al (2015) Principles of antibiotic prophylaxis in total joint arthroplasty: current concepts. J Am Acad Orthop Surg 23(8):e27–e35. https://doi.org/10.5435/JAAOS-D-15-00017

Engesaeter LB, Lie SA, Espehaug B et al (2003) Antibiotic prophylaxis in total hip arthroplasty: effects of antibiotic prophylaxis systemically and in bone cement on the revision rate of 22,170 primary hip replacements followed 0–14 years in the Norwegian Arthroplasty Register. Acta Orthop Scand 74(6):644–651. https://doi.org/10.1080/00016470310018135

Fernandez-Fairen M, Torres A, Menzie A et al (2013) Economical analysis on prophylaxis, diagnosis, and treatment of periprosthetic infections. Open Orthop J 7:227–242. https://doi.org/10.2174/1874325001307010227

Inabathula A, Dilley JE, Ziemba-Davis M et al (2018) Extended oral antibiotic prophylaxis in high-risk patients substantially reduces primary total hip and knee arthroplasty 90-day infection rate. J Bone Joint Surg Am 100(24):2103–2109

Jämsen E, Huhtala H, Puolakka T, Moilanen T (2009) Risk factors for infection after knee arthroplasty. A register-based analysis of 43,149 cases. J Bone Joint Surg Am 91(1):38–47. https://doi.org/10.2106/JBJS.G.01686

Jiranek WA, Hanssen AD, Greenwald AS (2006) Antibiotic-loaded bone cement for infection prophylaxis in total joint replacement. J Bone Joint Surg Am 88:2487–2500

Kasch R, Assmann G, Merk S et al (2016) Economic analysis of two-stage septic revision after total hip arthroplasty: what are the relevant costs for the hospital's orthopedic department? BMC Musculoskelet Disord 17:112. https://doi.org/10.1186/s12891-016-0962-6

Kasch R, Merk S, Assmann G et al (2017) Comparative analysis of direct hospital care costs between aseptic and two-stage septic knee revision. PLoS One 12(1):e0169558. https://doi.org/10.1371/journal.pone.0169558

Kühn KD, Lieb E, Berberich C (2014) PMMA bone cements – what is the role of local antibiotics. Maitrise Orthop Proc N 243:1–15

Lenguerrand E, Whitehouse MR, Beswick AD et al (2018) Risk factors associated with revision for prosthetic joint infection after hip replacement: a prospective observational cohort study. Lancet Infect Dis 18(9):1004–1014

Ong KL, Kurtz SM, Lau E et al (2009) Prosthetic joint infection risk after total hip arthroplasty in the Medicare population. J Arthroplast 24:105–109

Parvizi J, Saleh KJ, Ragland PS et al (2008) Efficacy of antibiotic-impregnated cement in total hip replacement. Acta Orthop 79(3):335–341. https://doi.org/10.1080/17453670710015229

Sanz-Ruiz P, Berberich C (2020) Infection risk-adjusted antibiotic prophylaxis strategies in arthroplasty: ahort review of evidence and experiences of a tertiary center in Spain. Orthop Res Rev 12:89–96

Sanz-Ruiz P, Matas-Diez JA, Sanchez-Somolinos M et al (2017) Is the commercial antibiotic-loaded bone cement useful in prophylaxis and cost saving after knee and hip joint arthroplasty? The transatlantic paradox. J Arthroplast 32(4):1095–1099. https://doi.org/10.1016/j.arth.2016.11.012

Sanz-Ruiz P, Matas-Diez JA, Villanueva-Martínez M et al (2020) Is dual antibiotic-loaded bone cement more effective and cost-efficient than a single antibiotic-loaded bone cement to reduce the risk of prosthetic joint infection in aseptic revision knee arthroplasty? J Arthroplast 35(12):3724–3729. https://doi.org/10.1016/j.arth.2020.06.045

Sprowson AP, Jensen C, Chambers S et al (2016) The use of high-dose dual-impregnated antibiotic-laden cement with hemiarthroplasty for the treatment of a fracture of the hip: the fractured hip infection trial. Bone Joint J 98-B(11):1534–1541. https://doi.org/10.1302/0301-620X.98B11.34693

Tan TL, Maltenfort MG, Chen AF et al (2018) Development and evaluation of a preoperative risk calculator for periprosthetic joint infection following total joint arthroplasty. J Bone Joint Surg Am 100(9):777–785

Tornero E, García-Ramiro S, Martínez-Pastor JC et al (2015) Prophylaxis with teicoplanin and cefuroxime reduces the rate of prosthetic joint infection after primary arthroplasty. Antimicrob Agents Chemother 59(2):831–837

Wu CT, Chen IL, Wang JW et al (2016) Surgical site infection after total knee arthroplasty: risk factors in patients with timely administration of systemic prophylactic antibiotics. J Arthroplast 31(7):1568–1573. https://doi.org/10.1016/j.arth.2016.01.017

Zimmerli W, Trampuz A, Ochsner PE (2004) Prosthetic-joint infections. N Engl J Med 351:1645–1654

（文鹏飞 张斌飞 许 鹏）

第 63 章

全膝关节翻修术中延长杆的使用：骨水泥型 *vs.* 非骨水泥型

Daniel A. Oakes and Thomas M. Steck

63.1 引言

仅美国每年就实施约 60 万例，初次 TKA 可以说是最常见和最成功的外科手术之一（Kurtz et al.，2005）。随着 TKA 手术量日益增多以及患者人口结构的变化，如 TKA 患者的年轻化，翻修手术也将随之增加。

目前，美国每年 TKA 翻修术约 55 000 例（Bhandari et al.，2012）。根据最近的一项回顾性研究，TKA 翻修最常见的原因是机械性松动（39.9%）、感染（27.4%）、不稳定（7.5%）、假体周围骨折（4.7%）及关节纤维化（4.5%）（Sharkey et al.，2014）。

63.2 典型病例

患者男性，66 岁，因右膝 TKA 术后 PJI，约 1 年前于一家医疗机构取出假体并植入了 ALBC 间隔器（图 63.1）。

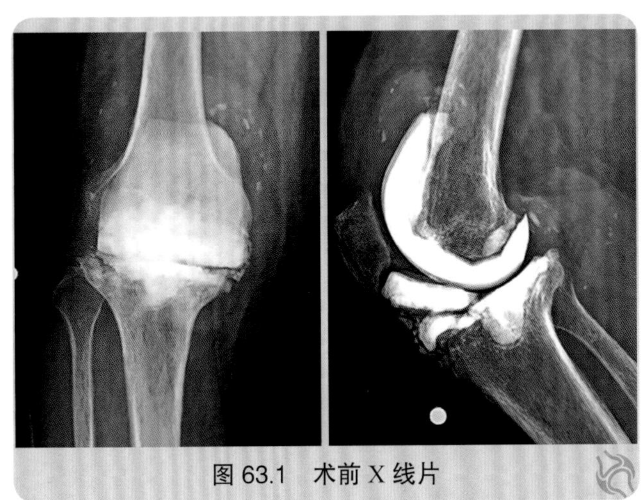

图 63.1　术前 X 线片

在确定感染治愈后为患者实施了右膝 TKA 翻修术。在股骨和胫骨内外侧均使用了骨小梁金属垫块以解决骨缺损问题，由于外侧韧带松弛使用了限制性衬垫，同时骨水泥型胫骨和股骨带延长杆假体使用 ALBC 固定（图 63.2）。患者术后康复顺利，最后一次随访时膝关节功能良好。

63.3 膝关节翻修的挑战

骨溶解导致干骺端骨质缺损，使 TKA 翻修时获得稳定固定变得更加困难。韧带也一样，手术时需要平衡已经受损的韧带或通过增加假体限制性代替韧带功能。假体固定稳定是翻修成功的前提。为了加强固定，模块化延长杆在 TKA 翻修中已被广泛使用。

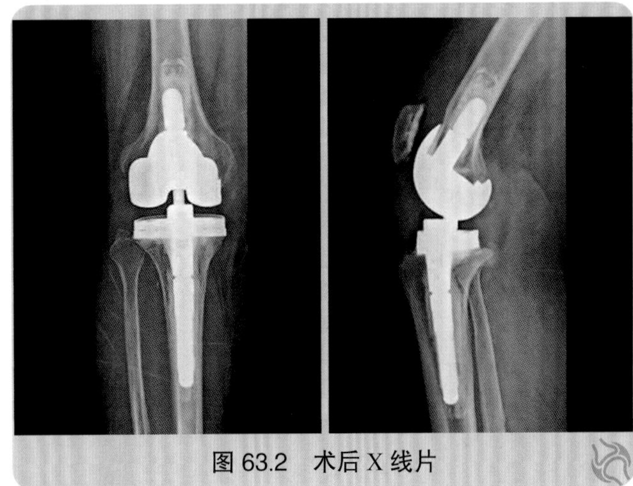

图 63.2　术后 X 线片

假体延长杆增加了股骨和胫骨组件的相对长度，并可将载荷传递从骨质受损的假体 – 骨界面处转移到未受损的干骺端和骨干内。

假体延长杆通过更均匀地分配载荷，可提供更稳定的机械重建，可以降低骨 – 假体界面的应力。带延长杆的假体松动的风险降低（Bugbee et al.，2001）。

63.4 延长杆最佳的固定方式

尽管在翻修 TKA 中对带延长杆假体的使用已达成了共识，但对于延长杆的最佳长度、直径和固定方法仍存在较大的争议。延长杆（短的或长的）可以使用或不使用水泥进行固定。较长的延长杆可以用“生物固定”技术，这种技术具体可描述为一种混合固定技术，在骨干中采用压配技术，在近端使用水泥固定。这项技术依赖于延长杆与骨干骨皮质的接触来实现假体对线和远端稳定，而靠近关节的稳定则是通过骨水泥固定干骺端骨质与关节假体。

应避免使用不与皮质接触的小直径生物延长杆或所谓的“悬空柄”，因为其固定稳定性差会增加松动率。

63.4.1 非骨水泥型延长杆

使用非骨水泥型延长杆需要使用模板进行术前

规划，以确保患者的解剖结构是否适合使用。站立位下肢全长片可发现过度的胫骨内 / 外翻，后者会增加远端压配固定和对线的难度。偏心式延长杆或偏心接头对解剖异常的患者会有一定帮助。非骨水泥型延长杆的设计是与骨干压配固定，而水泥型延长杆的设计目的是通过骨水泥与骨骺、干骺端或骨干固定。

大多数非骨水泥型延长杆在安装时，为了达到最佳的髓腔匹配性，需要将髓腔扩大至能感觉或听到卡顿声时的直径，以改善骨皮质与假体之间的接触。扩髓还可以清除可能存在的硬化性假皮质，以降低假皮质误导的可能性。扩髓深度通常要比延长杆的尖端深 1 cm，以降低尖端撞击的风险。

扩髓后，可使用试模确保延长杆可以完全就位，并确保避免因延长杆 – 骨干畸形不匹配而导致的假体不服帖。

如果假体与截骨面敷贴有困难或不匹配，可以使用偏心型延长杆或偏心接头来调整假体相对于骨干的位置。

虽然延长杆可提供假体与骨干的压配稳定性，但在胫骨或股骨干骺端延长杆通常需要骨水泥对稳定性进行增强。可以在假体 – 骨界面处用手将水泥压入干骺端松质骨中，以提高假体界面的稳定性。

非骨水泥型延长杆的支持者提出了几个相对于水泥型延长杆的优点，包括手术时间减少以及后期翻修时易于移除（表 63.1）。此外，在生物力学研究中，非骨水泥型延长杆可减少近端应力遮挡（Completo et al.，2008）。Haas 等（1995）对使用非骨水泥型延长杆假体的翻修 TKA 进行随访，术后 42 个月有 84% 的结果良好或极好，术后 8 年的假体存活率为 83%。Vince 和 Long（1995）随访了 44 名接受非骨水泥型延长杆的翻修 TKA 患者，在 2 ~ 6 年后发现 13 名改用髁限制性假体的患者中有 3 名出现了松动迹象，这 3 名松动的患者使用二期感染治疗方案后都重新安装了假体，而 31 名使用 PS 假体的患者中没有一例松动。在骨质较差的情况下，使用非骨水泥型延长杆可能无法提供足够稳定的固定。这项研究还强调，非骨水泥型延长杆可能有助于力线对准，但目前这些没有骨长入表面的延长杆实际上对假体的固定没有重大贡献。

表 63.1 骨水泥型延长杆与非骨水泥型延长杆的相对优势和劣势

优 / 缺点	骨水泥型延长杆	非骨水泥型延长杆
优点	即时稳定 解剖异常时有用 可载抗生素	应力遮挡小 安装时可参考力线 容易取出
缺点	难以取出 安装时无法参考力线	末端疼痛 解剖异常时力线可能发生改变 假体周围骨折的风险 扩髓或安装时骨折风险

非骨水泥型延长杆还有几个缺点（表 63.1）。使用非骨水泥型延长杆可能会导致股骨或胫骨假体移位，因此需要使用偏心延长杆。同样，在解剖异常的情况下，如股骨弓状畸形过大，延长杆就很难获得足够的压配。在插入假体前需要扩髓，因此在扩髓时或者在插入假体时会增加医源性骨折的风险。最后，从理论上讲，非骨水泥型延长杆末端痛也是一个缺点，而使用带音叉的延长杆可以减轻这一点（Barack et al.，2004）。

63.4.2 骨水泥型延长杆

骨水泥型延长杆可以沿着杆的长度均匀一致地固定，就像在 THA 中放置股骨柄一样。正确的骨水泥技术对于长期固定至关重要。置入水泥前，需要清除髓腔和骨表面上的纤维组织。在延长杆远端至少 1 cm 处放置水泥塞。髓腔需要冲洗并拭干。使用水泥枪放置骨水泥，以确保足够的水泥输送到髓腔中，并加压以加强水泥的交联。

水泥型延长杆插入时必须小心，因为假体对线是由外科医师徒手植入假体确定的，而不是骨干髓腔适配的结果。

骨水泥型延长杆更倾向于与干骺端连接的多孔金属锥套配对使用，这可以进一步加强假体干骺端的固定。

骨水泥型延长杆有几个优点（表 63.1）。它可以灵活地放置，适用于骨干过度弯曲或其他类型解剖变异的情况。因此，在使用水泥型延长杆时，很少需要偏心延长杆或转接头。

在对之前有 PJI 的患者进行假体再植时，使用骨水泥可以加载局部抗生素，因为抗生素可以从骨水泥中释放出来，达到预防感染的目的。

骨水泥型延长杆也有几个缺点（表 63.1）。首先，由于不能获得骨干方向的适配，参考解剖轴的能力降低，因此会给假体对线带来挑战。这只是一个理论上的缺点，因为外科医师总是可以参考骨干轴线来准备股骨远端和胫骨近端，然后选用较短的延长杆进行固定。骨水泥型延长杆的另一个明显缺点是，对于位置良好和固定牢固的延长杆来说，在未来翻修时很难去除。然而，外科医师理应在手术时为患者提供最稳定的假体固定。虽然对未来手术的考虑是一种谨慎的态度，但首先要为当前的手术提供最好的结果。

63.5 临床结果

Edwards 等（2014）比较了来自两个中心的两组感染患者，在第二阶段假体再植术中分别接受非骨水泥型延长杆和骨水泥型延长杆治疗。结果显示：两组的翻修率相似；骨水泥组与生物组相比，X 线表现为松动的更多。然而，松动也与骨骼质量差有关。虽然这项研究指出了两组之间的差异，但对这一回顾性数据仔细审查似乎并不支持这一说法。

比较这两种固定策略的高质量研究相对较少。最近的一项荟萃分析（Wang et al.，2016），比较两种固定方法的假体成活率，研究发现两种固定方法在任何原因的失败、再次手术、无菌翻修和感染方面都没有显著差异。

据作者所知，目前比较非骨水泥型延长杆和骨水泥型延长杆的随机对照试验只有两项。在 2016 年 Heesterbeek 等的一项研究中，32 例 AORI Ⅰ型或Ⅱ型骨缺损的患者接受人工全膝关节翻修术，这些患者被随机分为两组，分别采用骨水泥型延长杆或混合植入技术（股骨假体或胫骨平台使用水泥固定 + 延长杆使用压配固定）进行全膝关节翻修术。术后对患者进行了总计 2 年的随访，并对临床和影像学结果进行了评估。术后 2 年，两组临床结果评分或放射学微动率均无差异，32 例患者无一例出现松动或松动的 X 线迹象或临床体征。在 Kosse 等（2017）的另一项随机对照试验中，23 名接受全膝关节翻修术的患者被随机分为骨水泥组和生物组，在术后 6.5 年，两组在平均微动或临床结果方面没有差异。对这两项研究的短期随访进一步强调，两种方法的优越性还没有得到明确的答案。

有几项回顾性研究也对这两种固定技术进行了比较。Lachiewicz 和 O’Dell（2020）回顾性分析了接受 TKA 翻修术的患者，对骨水泥型（34 例）和非骨水泥型（50 例）的患者进行比较，尽管其估计此研究在评估两组间差异时的证据等级不足（系数为 4），但结果发现两组患者术后平均 6 年的临床或影像学结果没有差异。Gililland 等（2014）进行了一项多中心回顾性队列研究，比较了 82 名因无菌性松动而接受人工全膝关节翻修术的患者，平均随访 8 年，发现两组患者在 KSS 评分和放射学松动方面没有差异。

一些生物力学研究也比较了这两种固定方法之间的差异。在尸体标本研究中，Jazrawi 等（2001）比较了不同长度及直径的骨水泥型延长杆和非骨水泥型延长杆植入后胫骨托的微动和假体的应变。研究发现，较长和较大直径的延长杆与较短和较小直径的延长杆相比，胫骨托的微动较小；而较短（75 mm）的非骨水泥型延长杆与较短（75 mm）的骨水泥型延长杆相比，胫骨托的微动增加了 33% ~ 85%，在统计学上有显著性意义。

不与骨干接合的生物短杆假体更容易松动，这一概念已在临床研究中得到证实。Fehring 等（2003）对使用骨水泥或非骨水泥型延长杆假体实施全膝关节翻修术的患者进行回顾性的临床和放射学研究。在这个病例系列中，所有的非骨水泥型延长杆都仅与干骺端接合，而未进入骨干。在最后一次随访时，93% 的骨水泥延长杆是稳定的，只有 71% 的非骨水泥型延长杆是稳定的，两组间有统计学意义上的差异。

无论选择骨水泥型延长杆还是非骨水泥型延长杆的假体，术前计划时都必须考虑延长杆的长度和直径。虽然有一些数据来指导假体的选择，但目前的研究尚未能确定延长杆的理想长度或直径。

现已证明较高的髓腔充填率，即髓腔被延长杆占据的百分比，与假体存活率的提高有关。

Parsley 等（2003）回顾了利用不同长度和直径的胫骨水泥型延长杆和非骨水泥型延长杆的全膝关节翻修术患者。

研究者指出，与髓腔充填率＜85%相比，髓腔充填率＞85%的非骨水泥型延长杆假体可改善冠状面力线对齐，而骨水泥型延长杆假体则更容易发生胫骨内翻。

此外，Fleischman 等（2017）对 223 例翻修 TKA 患者进行回顾性研究，平均随访时间为 61.6 个月。结果表明，在干骺端骨与假体水泥固定，而延长杆与骨干压配固定的患者中，不管延长杆的长度和直径如何，髓腔充填率每增加 10%，失败的风险就降低 41.2%。

总而言之，在翻修 TKA 中，骨水泥型延长杆和非骨水泥型延长杆假体都有着良好的中期结果。然而，二者之间的争论仍然缺乏具有压倒性临床优势的证据。

63.6 笔者的首选技术

笔者经过对 16 年翻修经验的总结，从使用有或没有干骺端锥套加强的骨干内压配技术，到使用短到中长杆的完全水泥固定技术。长期的随访显示，在放射学上认为位置良好的压配式延长杆也会出现松动，因此，笔者后来选择骨水泥型延长杆。目前，笔者参考骨干髓腔方向来确定股骨远端和胫骨近端的力线对齐。与股骨相比，多孔金属锥套更常用于胫骨干骺端的加强。使用水泥塞以及完全水泥固定的中短杆，可以安全地使用所有限制级别的关节假体。

要点

- 在翻修 TKA 术中使用带延长杆假体可以降低松动的风险。
- 全水泥固定延长杆可立即提供稳定的固定，在干骺端解剖异常的情况下很有用；然而，如果将来需要翻修，手术难度会增加。
- 非骨水泥型延长杆优点是：更容易翻修，应力遮挡较少，手术时间较短，但它们可能会导致末端的疼痛、力线不良和假体周围骨折。
- 非骨水泥型延长杆应该有足够的长度和直径来填满骨干，并与骨干皮质接合。
- 在翻修 TKA 中，延长杆应该提供足够稳定的固定，以允许使用所有限制级别的关节假体。
- 到目前为止，没有确凿的证据表明在翻修 TKA 中使用骨水泥型或非骨水泥型延长杆假体时，临床或放射学结果会有所不同。

参考文献

（遵从原版图书著录格式）

Barrack RL, Stanley T, Burt M, Hopkins S (2004) The effect of stem design on end-of- stem pain in revision total knee arthroplasty. J Arthroplast 19(7 Suppl 2):119–124

Bhandari M, Smith J, Miller LE, Block JE (2012) Clinical and economic burden of revision knee arthroplasty. Clin Med Insights Arthritis Musculoskelet Disord 5:89–94

Bugbee WD, Ammeen DJ, Engh GA (2001) Does implant selection affect outcome of revision knee arthroplasty? J Arthroplast 16(5):581–585

Completo A, Fonseca F, Simões JA (2008) Strain shielding in proximal tibia of stemmed knee prosthesis: experimental study. J Biomech 41:560–566

Edwards PK, Fehring TK, Hamilton WG, Perricelli B, Beaver WB, Odum SM (2014) Are cementless stems more durable than cemented stems in two-stage revisions of infected total knee arthroplasties? Clin Orthop Relat Res 472:206–211

Fehring TK, Odum S, Olekson C, Griffin WL, Mason JB, McCoy TH (2003) Stem fixation in revision total knee arthroplasty: a comparative analysis. Clin Orthop Relat Res 416:217–224

Fleischman AN, Azboy I, Fuery M, Restrepo C, Shao H, Parvizi J (2017) Effect of stem size and fixation method on mechanical failure after revision total knee arthroplasty. J Arthroplast 32(9 Supp):S202–S208

Gililland JM, Gaffney CJ, Odum SM, Fehring TK, Peters CL, Beaver WB (2014) Clinical & radiographic outcomes of cemented vs. diaphyseal engaging cementless stems in aseptic revision TKA. J Arthroplast 29(Suppl 2):224–228

Haas SB, Insall JN, Montgomery W III, Windsor RE (1995) Revision total knee arthroplasty with use of modular components with stems inserted without cement. J Bone Joint Surg Am 77A:1700–1707

Heesterbeek PJC, Wymenga AB, van Hellemondt GG (2016) Difference in implant micromotion between hybrid fixation and fully cemented revision total knee arthroplasty. J Bone Joint Surg Am 98(16):1359–1369

Jazrawi LM, Bai B, Kummer FJ, Hiebert R, Stuchin SA (2001) The effect of stem modularity and mode of fixation on tibial component stability in revision total knee arthroplasty. J Arthroplast 16(6):759–767

Kosse NM, van Hellemondt GG, Wymenga AB, Heesterbeek PJC (2017) Comparable stability of cemented vs press-fit placed stems in revision total knee arthroplasty with mild to moderate bone loss: 6.5 year results from a randomized control trial with radiostereometric analysis. J Arthroplast 32(1):197–201

Kurtz S, Mowat F, Ong K, Chan N, Lau E, Halpern M (2005) Prevalence of primary and revision total hip and knee arthroplasty in the United States from 1990 through 2002. J Bone Joint Surg Am 87(7):1487–1497

Lachiewicz PF, O'Dell JA (2020) Is there a difference between cemented and uncemented femoral stem extensions in revision knee arthroplasty? J Knee Surg 33(1):84–88

Parsley BS, Sugano N, Bertolusso R, Conditt MA (2003) Mechanical alignment of tibial stems in revision total knee arthroplasty. J Arthroplast 18(7 Suppl 1):33–36

Sharkey PF, Lichstein PM, Shen C, Tokarski AT, Parvizi J (2014) Why are total knee arthroplasties failing today has anything changed after 10 years? J Arthroplast 29:1774e8

Vince KG, Long W (1995) Revision knee arthroplasty: the limits of press fit medullary fixation. Clin Orthop Relat Res 317:172–177

Wang C, Pfitzner T, von Roth P, Mayr HO, Sostheim M, Hube R (2016) Fixation of stem in revision of total knee arthroplasty: cemented versus cementless – a meta-analysis. Knee Surg Sports Traumatol Arthrosc 24:3200–3211

（文鹏飞　张斌飞　许　鹏）

第 64 章

干骺端固定：袖套 vs. 锥套

Robert Pivec and Matthew S. Austin

64.1 引言

TKA 几乎意味着不同程度的骨缺损，针对生物力学和生物学都不理想的骨床，探索稳定牢靠的固定方法是现代膝关节翻修系统的发展动力。从结构性异体植骨和延长杆干部固定到袖套和锥套干骺端固定的过渡，大大提高了 TKR 的长期假体生存率，也见证了 TKR 假体和技术的迭代和革新。

尽管超出了本章的讨论范畴，但使用同种大段异体骨移植有几个明显的缺点，包括供体不足、骨整合差、再血管化有限（导致机械性能降低）、术后的负重限制及疾病传播的风险（Dennis et al.，2005；Panegrossi et al.，2014）。同样，由于应力遮挡、弹性模量差异（导致末端疼痛和假体周围骨折）及后续假体移除的困难，不管是骨水泥型，还是压配型延长杆的使用均已不再受欢迎（Completo et al.，2008；Murray et al.，1994）。因为其在中期随访时，进展性透亮带和无菌性翻修率分别高达 35% 和 20%（Murray et al.，1994；Panegrossi et al.，2014）。

近年来，袖套和锥套越来越受欢迎，可用来解决 AORI（安德森骨科研究所）分类系统中的严重骨缺损。

安德森骨科研究所（AORI）骨缺损分类

- 1 型：股骨或胫骨轻度缺损，干骺端骨质完整，不影响翻修组件的稳定性。
- 2 型：
  - 2A 型：干骺端骨受损。干骺端骨缺损需要重建以提供翻修组件的稳定性。股骨髁或胫骨平台骨缺损仅累及单侧髁或平台。
  - 2B 型：干骺端骨受损。骨缺损需要重建以提供翻修部件的稳定性。胫骨平台或股骨髁骨缺损累及双侧髁或平台。
  - 3 型：干骺端缺损，股骨髁或胫骨平台的大部分受损。

> 从结构性异体骨移植（提供支撑）和延长杆（提供干部固定）过渡到袖套或锥套的，使外科医师在胫骨或者股骨侧能够获得稳定的干骺端固定。

最近的一项系统回顾比较了 476 例同种异体结构性骨移植和 223 例带锥套假体翻修的患者，结果显示，移植骨的失败率为 6.5%，带锥套假体的失败率为 0.9%（Beckmann et al.，2015）。而 Kim 等（2018）的另一项系统评价比较了锥套和袖套，结果显示 2 种固定策略之间没有差别，总体无菌性失败率低于 1%，这与之前报道的失败率是一致的。

■ 锥套

不同制造商的锥套类型略有差异，但原理都相同：即将胫骨托与胫骨延长杆使用水泥固定于锥套内径，锥套外周与骨床之间实现生物固定。锥套可以完全由多孔金属，如钽（Zimmer 骨小梁金属；Zimmer，Warsaw，IN）加工而成，也可以由刚度更大，仅表面为多孔涂层的钛加工而成，有对称设计的（如 Legion RK，Smith and Nephew，Nashville，TN），也有不对称的（Stryker TS；Stryker，Kalamazoo，MI）。

> 一般来说，选择锥套的根本原因主要是它能够通过其外周与骨的密切接触来填充缺损，也可通过内径容纳假体延长杆。

在特定情况下，锥套（或宿主骨）可能需要进一步塑形以达到精确的匹配。如果使用铰刀清理宿主骨，应注意避免过度的骨量丢失，特别是在选用不对称的锥套时。锥套应用的临床和影像学结果将在讨论中进一步详细说明。

■ 袖套

> 由于胫骨托和延长杆可通过锥度与袖套固定，干骺端袖套提供了一种纯生物固定潜在选项（DePuy MBT；DePuy Synthes，Warsaw，IN）。

袖套外周与骨接触，骨长入到高孔隙钛涂层中达到生物固定。也可以用混合固定，即胫骨托（但不是延长杆）的背面用骨水泥固定来进一步提高初始稳定性。与锥套类似，延长杆的远端也可使用水泥固定。然而，这将导致延长杆末端疼痛，以及增加未来可能的假体移除难度。锥套的临床和影像学结果将在讨论中进一步阐述。技术要点和手术技术概述将在相关章节中进一步讨论（第 64.3 部分）。

64.2 典型病例

患者男性，74 岁，患有慢性肾病病史，左膝疼痛数月，无摔伤史，活动时加剧（特别是从椅子上站起来和迈出第一步时）。大约 15 年前，其在一家医疗结构接受了双侧初次 TKA，使用的是骨水泥型后

CR 膝关节假体（图 64.1）。在此之前，患者右膝关节也出现了类似的疼痛，因无菌性松动需要全膝关节翻修术。

体格检查

- 身高：5 英尺 9 英寸（约 175 cm）；体重：240 磅；BMI：35 kg/m^2。
- 膝前正中切口愈合良好。
- 膝 ROM 0° ~ 110°。
- 膝关节内翻畸形。
- 下肢远端运动和感觉正常。
- 足背动脉可触及。

实验室检查

- 白细胞计数：9.5×10^9/L。
- ESR：6 mm/h。
- CRP：6 mg/L。
- 术前培养：阴性。
- 术中培养：阴性。

影像学

术前常规正位和侧位 X 线片（图 64.1a，图 64.1b）显示假体内翻，伴有胫骨平台松动和下沉以及可能的股骨假体松动。之前随访时的站立位下肢全长片显示机械轴向内侧偏离。

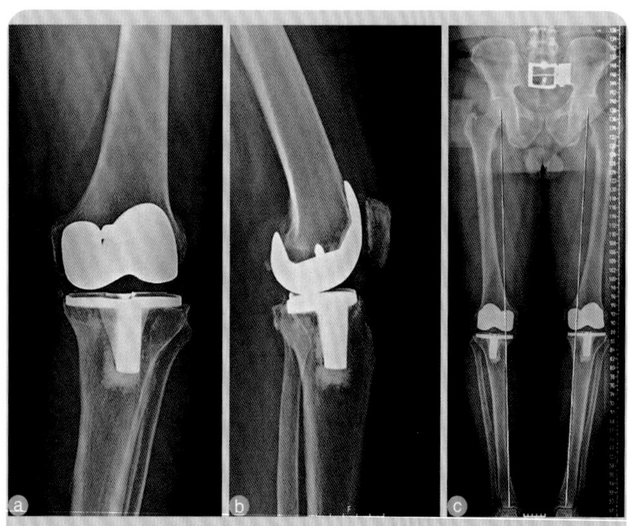

a、b. 术前正位片和侧位片，显示胫骨平台内翻，并伴有松动和下沉，回顾之前的站立位下肢全长片；c. 显示两个胫骨平台的初始位置为 6° ~ 8° 内翻，双侧机械轴向内侧偏移

图 64.1 术前常规正位和侧位 X 线片

诊断

胫骨和股骨假体无菌性松动。

治疗

计划行全膝关节翻修术，去除假体，干骺端使用袖套重建骨缺损。手术的目标是在恢复原有关节线的同时实现假体的稳定性（图 64.2）。术中可见胫骨假体严重松动，极容易取出；股骨假体也松动，取出也很容易，医源性骨丢失很少。术后，患者可以完全负重，在早期随访时，膝关节稳定，无疼痛，没有透亮线。

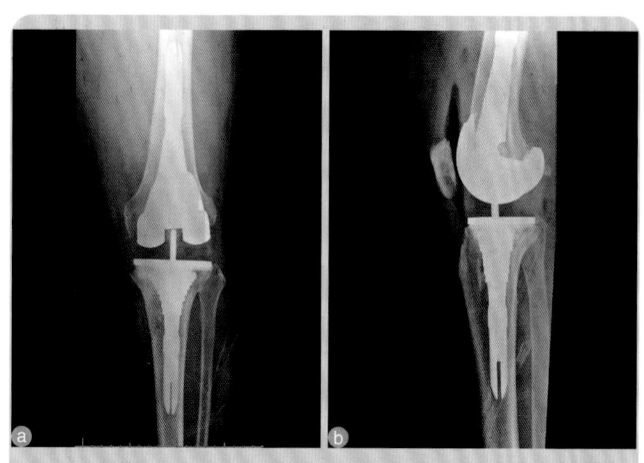

a、b. 翻修 TKA 术后正位片和侧位片，手术使用压配袖套和带音叉延长杆假体（Depuy Sigma and Depuy MBT，Warsaw，IN），在胫骨托下使用骨水泥固定，远端不使用骨水泥

图 64.2 翻修 TKA 术后正位片和侧位片

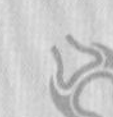

64.3 手术技术

患者常规仰卧位，采用止血带，并根据需要利用和延长先前的皮肤切口。手术过程（图 64.3）按计划逐步进行，首先移除假体、彻底清创和冲洗，然后扩髓确定延长杆的直径（图 64.4）。扩髓后，先后进行股骨和胫骨的准备。

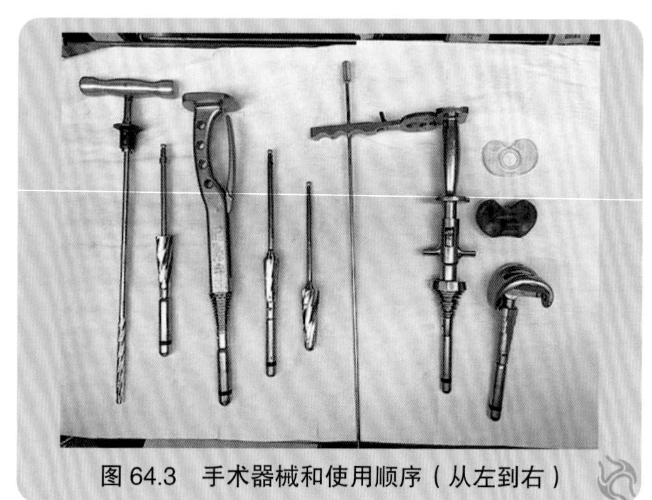

图 64.3 手术器械和使用顺序（从左到右）

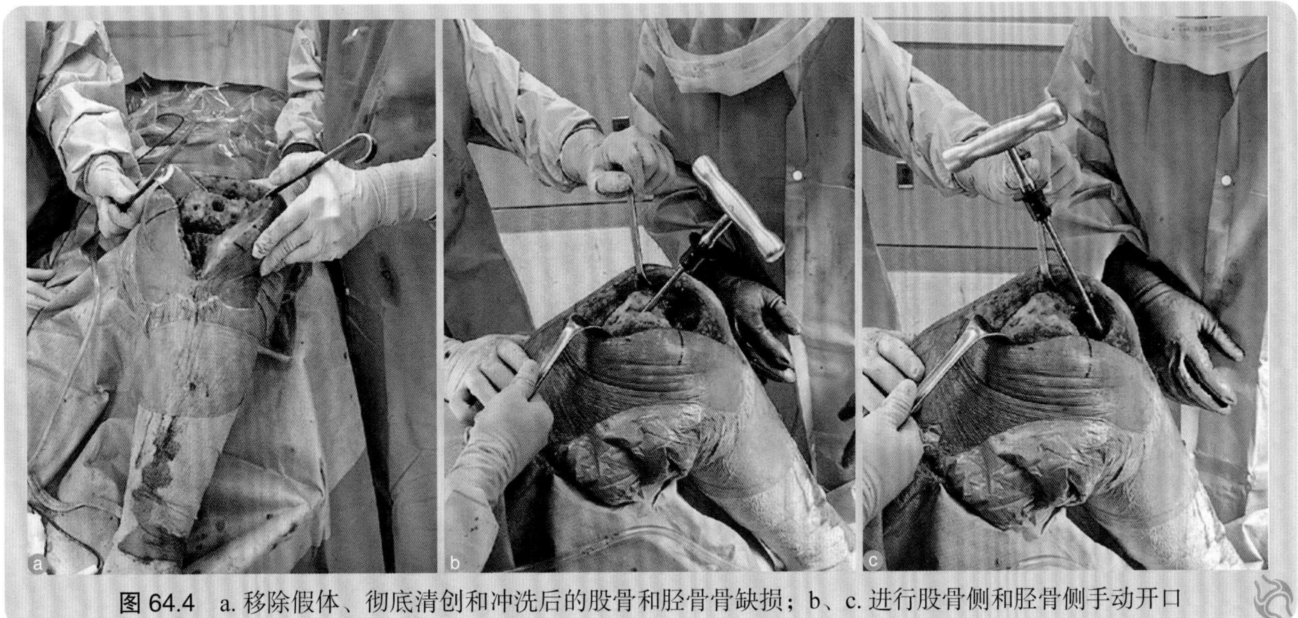

图 64.4　a. 移除假体、彻底清创和冲洗后的股骨和胫骨骨缺损；b、c. 进行股骨侧和胫骨侧手动开口

股骨准备时，首先要评估是否有骨缺损，并确定解剖标志，建立正常的关节线。先进行股骨远端扩髓然后再进行袖套锉磨，（图 64.5a）以避免用锉时造成医源性骨折（图 64.5b）。锉完后，放置股骨试模，确认力线和关节线位置（图 64.5c，图 64.5d）。

股骨准备完成后，再行胫骨准备（图 64.6）。同样，在使用锉前，需胫骨近端扩髓，以避免医源性骨折。在髓腔锉匹配后，将锉放在髓腔，以锉的上平面为参考（图 64.6c），对胫骨近端进行截骨，从而使接触面积最大化（图 64.6d，图 64.6e）。然后试模（图 64.6f），最后对关节线位置、活动范围、稳定性和髌骨轨迹进行评估。

试模满意后，进行假体组装。手术团队更换手套，在手术台上完成假体组装（图 64.7a）。首先植入股骨，然后植入胫骨。

为了最大限度地提高假体初始稳定性，也便于在再次翻修时取出假体，只在胫骨托背面涂上骨水泥（图 64.7b，图 64.7c）。

在前内侧骨缺损处可完全用水泥填充（图 64.2a）。

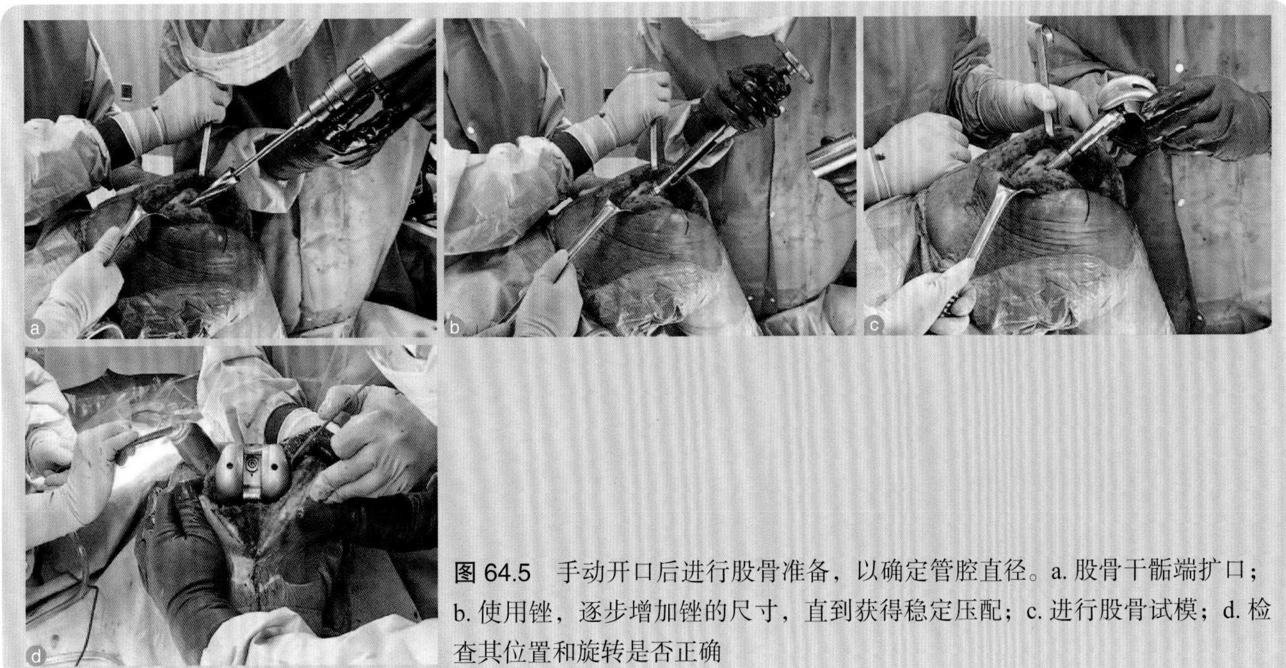

图 64.5　手动开口后进行股骨准备，以确定管腔直径。a. 股骨干骺端扩口；b. 使用锉，逐步增加锉的尺寸，直到获得稳定压配；c. 进行股骨试模；d. 检查其位置和旋转是否正确

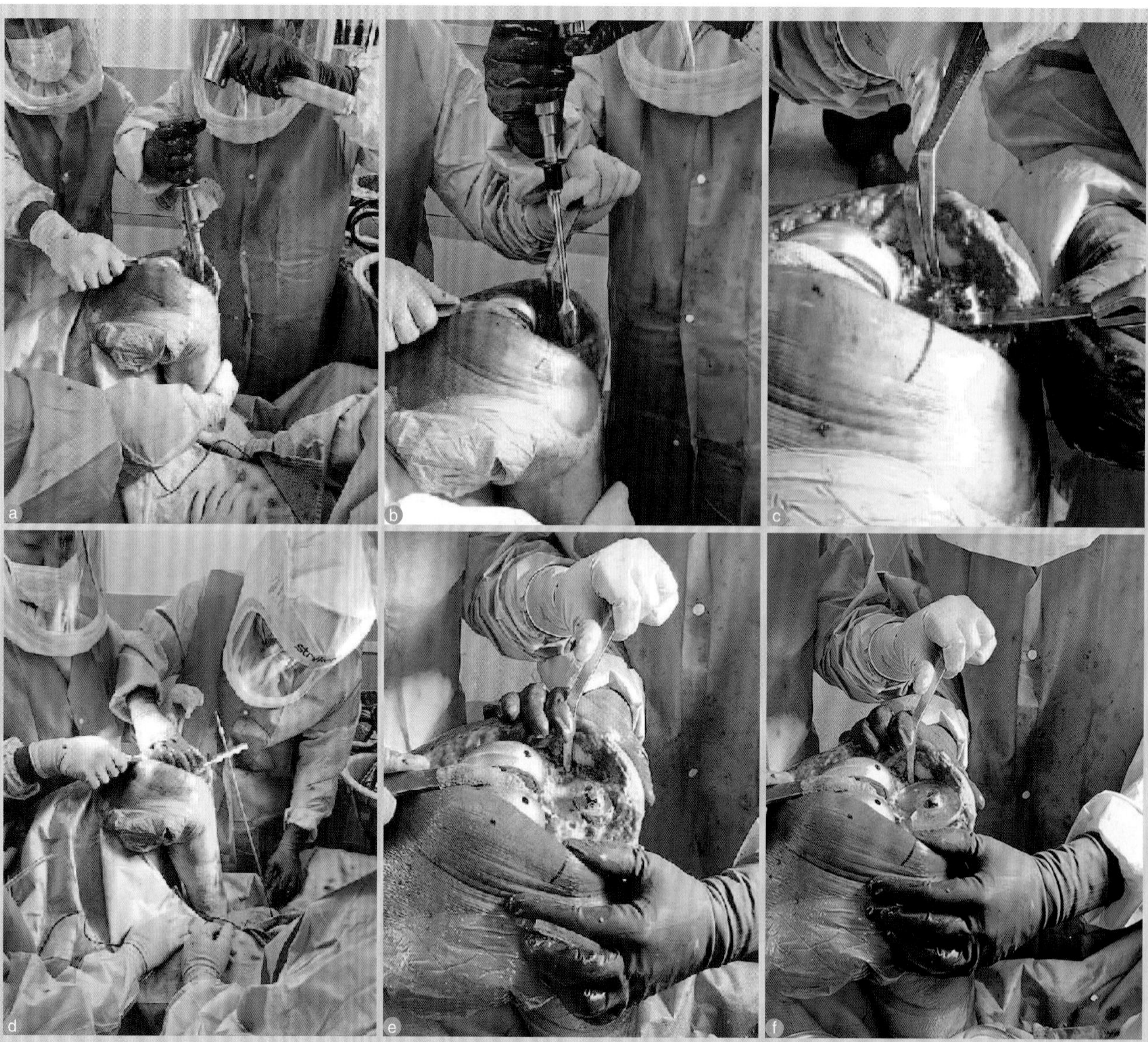

a. 胫骨近端扩孔；b. 使用锉；c. 以最后一把锉为参考进行胫骨截骨；d. 实现胫骨平台与机械轴垂直；e. 截骨可以最大限度地增加接触面积，以保证假体的稳定性（注意胫骨前内侧的骨缺损）；f. 进行试模

图 64.6 胫骨准备

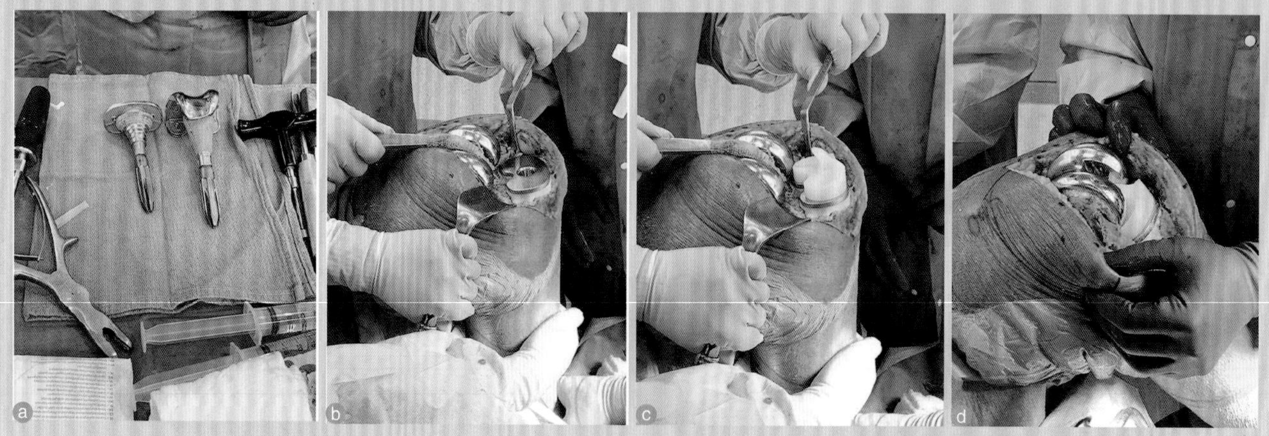

图 64.7 a. 股骨和胫骨假体的组装；b、c. 采用混合固定方法，只在胫骨托下涂上骨水泥；d. 最终复位

最后进行复位，关节囊和皮肤切口按常规方式闭合。

64.4 讨论和文献回顾

最近，关于在翻修中使用锥套（表 64.1）和袖套（表 64.2）的文献都是积极的，研究结果显示：在早期到中期随访时，其具有良好的骨整合且无菌性松动率较低。虽然与同种异体骨移植或骨水泥型带延长杆假体相比有更好的结果（在相似时间点观察到松动率为 6.5%），但仍有必要进行进一步的长期监测。

表 64.1　TKA 翻修时使用袖套的结果

研究	患者（n）	随访时间（年）	骨长入	无菌性翻修
Alexander 等（2013）	30	2	100%	0
Agarwal 等（2013）	103	3.5	98%	2%
Huang 等（2014）	83	2	97%	2.7%
Barnett 等（2014）	36	3	96%	0
Bugler 等（2015）	34	2	100%	0
Dalury and Barrett（2016）	45	4	99%	1%
Martin-Hernandez 等（2017）	134	6	99%	0
Zanirato 等（2018）	46	2	91%	0
Watters 等（2017）	104	5	99%	0
Fedorka 等（2018）	50	5	93%	2.7%

表 64.2　TKA 翻修时使用锥套的结果

研究	患者（n）	随访时间（年）	骨长入	无菌性翻修
Rao 等（2013）	72	3	100%	0
Jensen 等（2012）	36	3.5	97.3%	2.7%
De Martino 等（2015）	73	7	100%	0
Brown 等（2015）	83	4	99%	1.2%
Kamath 等（2015）	63	6	96.8%	1.5%
You 等（2019）	15	2	100%	0

Martin-Hernandez 和其同事最近在一项对 134 名使用袖套的患者进行回顾性研究，平均随访 6 年（范围为 3 ~ 9 年）没有观察到无菌性松动且在＞ 99% 的延长杆中发现有骨长入（Martin-Hernandez et al., 2017）。除外脓毒症引起的手术失败后，100% 的病例可见骨整合。没有发现进行性透亮线或假体移位；然而，作者却发现 3 例患者有柄端痛。

Kamath 等（2015）报道了具有相似随访时间的结果。其对 66 个多孔钽金属锥套进行了平均 6 年的随访（范围为 5 ~ 9 年）。66 个锥套中有 65 个可见骨长入，其中 2 个患者可见进展性透亮线出现；然而，只有一个患者需要翻修。

锥套和袖套的选择主要取决于外科医师的偏好，因为到目前为止，二者结果都很成功。虽然锥套需要在锥套与假体界面间使用骨水泥，但使用袖套时让医师可选择的固定方式更多，即混合固定技术和完全生物固定。

因为锥套与假体界面之间承受了更大的剪切应力，所以笔者对其骨水泥固定的长期结果有一些担忧，但在文献中并没有发现无菌性松动率的增加。

同样，选择袖套时，则在使用锉时要仔细操作，以避免医源性骨折的发生。

外科医师应选择其最熟悉的方法，以最大程度优化患者的结果（Kim et al., 2018）。

要点

- 术前确定有明显骨缺损的患者，以配备适当的假体和器械重建缺损。
- 利用解剖标志（股骨髁，距髌下极的距离、残留的内侧半月板）确定正常关节线。
- 使用锉时要小心，特别是有硬化骨时，以降低医源性骨折的风险。
- 将骨水泥涂在胫骨托背面的混合固定技术可增强假体的初始稳定性。
- 如果延长杆过大或过长，可能会引起末端疼痛。使用开槽或“衣夹”设计的延长杆有助于防止这种情况的发生。
- 术后即刻允许完全负重。

参考文献

（遵从原版图书著录格式）

Agarwal S, Azam A, Morgan-Jones R (2013) Metal metaphyseal sleeves in revision total knee replacement. Bone Joint J 95-B(12):1640–1644. https://doi.org/10.1302/0301--620X.95B12.31190

Alexander GE, Bernasek TL, Crank RL, Haidukewych GJ (2013) Cementless metaphyseal sleeves used for large tibial defects in revision total knee arthroplasty. J Arthroplast 28(4):604–607.

https://doi.org/10.1016/j.arth.2012.08.006
Barnett SL, Mayer RR, Gondusky JS, Choi L, Patel JJ, Gorab RS (2014) Use of stepped porous titanium metaphyseal sleeves for tibial defects in revision total knee arthroplasty: short term results. J Arthroplast 29(6):1219–1224. https://doi.org/10.1016/j.arth.2013.12.026
Beckmann NA, Mueller S, Gondan M, Jaeger S, Reiner T, Bitsch RG (2015) Treatment of severe bone defects during revision total knee arthroplasty with structural allografts and porous metal cones-a systematic review. J Arthroplast 30(2):249–253. https://doi.org/10.1016/j.arth.2014.09.016
Brown NM, Bell JA, Jung EK, Sporer SM, Paprosky WG, Levine BR (2015) The use of trabecular metal cones in complex primary and revision total knee arthroplasty. J Arthroplast 30(9 Suppl):90–93. https://doi.org/10.1016/j.arth.2015.02.048
Bugler KE, Maheshwari R, Ahmed I, Brenkel IJ, Walmsley PJ (2015) Metaphyseal sleeves for revision total knee arthroplasty: good short-term outcomes. J Arthroplast 30(11):1990–1994. https://doi.org/10.1016/j.arth.2015.05.015
Completo A, Fonseca F, Simões JA (2008) Strain shielding in proximal tibia of stemmed knee prosthesis: experimental study. J Biomech 41(3):560–566. https://doi.org/10.1016/j.jbiomech.2007.10.006
Dalury DF, Barrett WP (2016) The use of metaphyseal sleeves in revision total knee arthroplasty. Knee 23(3):545–548. https://doi.org/10.1016/j.knee.2016.02.005
De Martino I, De Santis V, Sculco PK, D'Apolito R, Assini JB, Gasparini G (2015) Tantalum cones provide durable mid-term fixation in revision TKA. Clin Orthop Relat Res 473(10):3176–3182. https://doi.org/10.1007/s11999-015-4338-2
Dennis DA, Little LR (2005) The structural allograft composite in revision total knee arthroplasty. Orthopedics 28(9):1005–1007. http://www.ncbi.nlm.nih.gov/pubmed/16190088
Fedorka CJ, Chen AF, Pagnotto MR, Crossett LS, Klatt BA (2018) Revision total knee arthroplasty with porous-coated metaphyseal sleeves provides radiographic ingrowth and stable fixation. Knee Surg Sports Traumatol Arthrosc 26(5):1500–1505. https://doi.org/10.1007/s00167-017-4493-y
Huang R, Barrazueta G, Ong A et al (2014) Revision total knee arthroplasty using metaphyseal sleeves at short-term follow-up. Orthopedics 37(9):e804–e809. https://doi.org/10.3928/01477447--20140825-57
Jensen CL, Petersen MM, Schrøder HM, Flivik G, Lund B (2012) Revision total knee arthroplasty with the use of trabecular metal cones: a randomized radiostereometric analysis with 2 years of follow-up. J Arthroplast 27(10):1820–1826, e2. https://doi.org/10.1016/j.arth.2012.04.036
Kamath AF, Lewallen DG, Hanssen AD (2015) Porous tantalum metaphyseal cones for severe tibial bone loss in revision knee arthroplasty: a five to nine-year follow-up. J Bone Joint Surg Am 97(3):216–223. https://doi.org/10.2106/JBJS.N.00540
Kim HJ, Lee O-S, Lee SH, Lee YS (2018) Comparative analysis between cone and sleeve in managing severe bone defect during revision total knee arthroplasty: a systematic review and meta-analysis. J Knee Surg 31(7):677–685. https://doi.org/10.1055/s--0037-1606564
Martin-Hernandez C, Floria-Arnal LJ, Muniesa-Herrero MP et al (2017) Mid-term results for metaphyseal sleeves in revision knee surgery. Knee Surg Sports Traumatol Arthrosc 25(12):3779–3785. https://doi.org/10.1007/s00167-016-4298-4
Murray PB, Rand JA, Hanssen AD (1994) Cemented long-stem revision total knee arthroplasty. Clin Orthop Relat Res 309:116–123. http://www.ncbi.nlm.nih.gov/pubmed/7994949
Panegrossi G, Ceretti M, Papalia M, Casella F, Favetti F, Falez F (2014) Bone loss management in total knee revision surgery. Int Orthop 38(2):419–427. https://doi.org/10.1007/s00264-013-2262-1
Rao BM, Kamal TT, Vafaye J, Moss M (2013) Tantalum cones for major osteolysis in revision knee replacement. Bone Joint J 95-B(8):1069–1074. https://doi.org/10.1302/0301-620X.95B8.29194
Watters TS, Martin JR, Levy DL, Yang CC, Kim RH, Dennis DA (2017) Porous-coated metaphyseal sleeves for severe femoral and tibial bone loss in revision TKA. J Arthroplast 32(11):3468–3473. https://doi.org/10.1016/j.arth.2017.06.025
You JS, Wright AR, Hasegawa I et al (2019) Addressing large tibial osseous defects in primary total knee arthroplasty using porous tantalum cones. Knee 26(1):228–239. https://doi.org/10.1016/j.knee.2018.11.001
Zanirato A, Cavagnaro L, Basso M, Divano S, Felli L, Formica M (2018) Metaphyseal sleeves in total knee arthroplasty revision: complications, clinical and radiological results. A systematic review of the literature. Arch Orthop Trauma Surg 138(7):993–1001. https://doi.org/10.1007/s00402-018-2967-0

（文鹏飞　张斌飞　许　鹏）

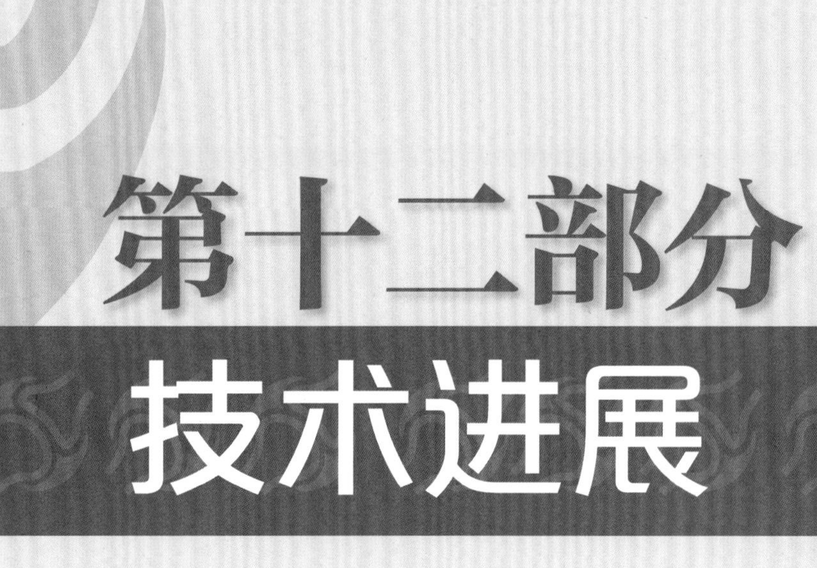

第十二部分

技术进展

第 65 章

个性化截骨导板

Ankit Bansal，David Craig Loucks，Robert Greenhow，and Russell Presley Swann

65.1 引言

患者个性化器械（patient-specifc instrumentation，PSI）或个性化截骨导板是 TKA 的有效工具。PSI 的应用可以精确重建力线，是一种在 TKA 中可重复实现靶向截骨的经济有效的方法。与传统的 MA 相比，本章的作者更喜欢运动学平衡。本章概述了 PSI 的历史、设计原理、作者的偏好技术，以及 PSI 的效果。

65.2 个性化截骨导板的历史

PSI 已经有 20 年的历史，关于其辅助 TKA 的临床结果也是好坏参半（Kosse et al.，2018；Laende et al.，2019；Li et al.，2019；Nunley et al.，2012；Zhu et al.，2017）。早期，这项技术依赖于股骨远端和胫骨近端的影像学资料。

PSI 使用何种影像学资料仍存在争议（An et al.，2017；Li et al.，2019；Wu ct al.，2017），早期失败的原因可能与使用 MRI 资料有关，导致软骨下骨和软骨之间的界限不准确。

较差的软骨分辨可重复性会潜在地影响外科医师的判断，并限制了观察者内和观察者间的可靠性（Cucchi et al.，2018；Yamamura et al.，2019）。有些制造商已经使用站立位下肢全长 X 线片来正确对准髋 – 膝 – 踝轴线（HKA）。严重的屈曲畸形或拍片时肢体位置的改变都会影响拍片结果，也影响了假体安装的精确度。

目前，较新的导板设计使用三维 CT 技术，可以制造股骨远端和胫骨近端的三维打印模型，并以蚀刻的方式在模型上标记截骨平面（Qiu et al.，2017）。术者在术中也可利用髓外定位器以验证预定截骨位置的准确性。

总之，在 TKA 中使用 PSI 的最终目标是一致的：协助制定术前计划，优化手术流程，实现可重复的假体植入位置。

65.3 现代个性化截骨导板设计原理

任何 PSI 系统的质量都取决于其可重现结果的能力（Huijbregts et al.，2016）。PSI 之前的许多失败病例在很大程度上都与 PSI 本身的不精准有关（Sassoon et al.，2015；Zhang et al.，2015）。事实上，有几位研究者已经不推荐在 TKA 中常规使用 PSI（Kosse et al.，2018；Teeter et al.，2019）。因为，所有的 PSI 并不是都有相似的结果，每个导板都有自己的不足（Cucchi et al.，2018；Randelli et al.，2019）。根据经验，确定了理想 PSI 系统应该具备的几个特点。

首先，如前所述，基于 CT 数据的截骨导板往往比基于 MRI 数据的导板更精确（Li et al.，2019）。MRI 扫描有时很难区分软骨下骨、软骨或周围的韧带结构。MRI 也更昂贵，需要更长的扫描时间，更容易受到伪影的影响。膝关节周围的金属植入物可能会产生明显的成像散射，影响其制作截骨导板的准确性。取而代之的是，基于 CT 技术的截骨导板为外科医师提供了更好的触觉感受，因为手术中在去除软骨后可将导板放置在骨骼上。巨大的骨赘和突出的骨性标志也可以作为接触点，进而降低手术的不确定性。

其次，首选的 PSI 系统提供了 3D 打印的骨骼模型。在术中可提供无菌的股骨远端和胫骨近端模型（图 65.1）。预定的切除厚度和角度可以通过与模型的直接比较来确认，模型上有导板接触点的蚀刻和预定的截骨位置（图 65.2）。

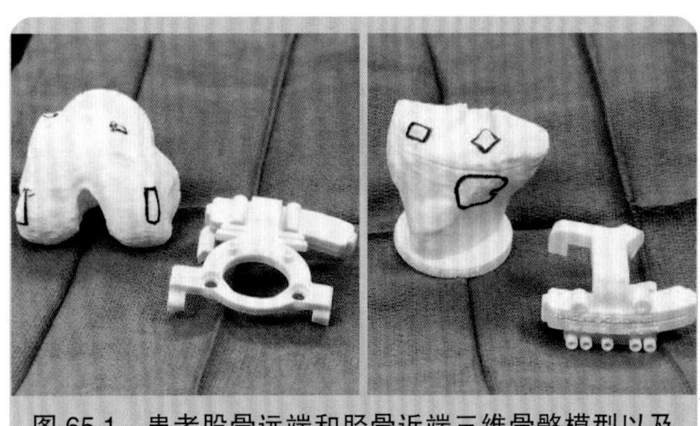

图 65.1　患者股骨远端和胫骨近端三维骨骼模型以及 PSI 截骨导板

此外，一个理想的工具系统应该能够让外科医师在精确截骨之前就能确定好对线。

胫骨的髓外定位器也可与截骨导板比较，以再次确认截骨位置和平面（图 65.3）。同时，PSI 导板与患者的解剖结构之间应该是匹配的。

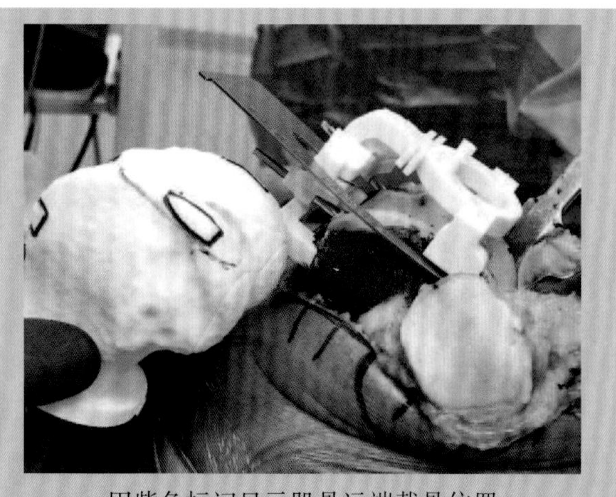

用紫色标记显示股骨远端截骨位置

图 65.2　股骨模型放置在股骨旁边比较

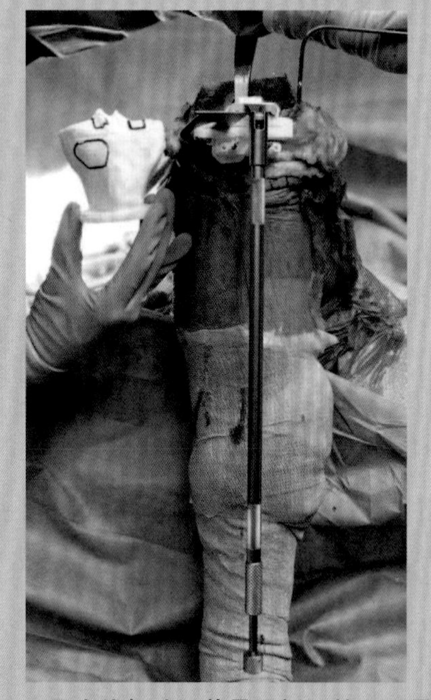

图 65.3　用力线杆验证截骨导板，并和胫骨模型对比

65.4 笔者首选的手术技术

笔者首选采用运动学平衡原理的 TKA 技术。运动学平衡的主要目标是从内外翻角和后倾角方面恢复患者关节炎前股骨和胫骨的自然关节面（Howell et al.，2013a；Howell et al.，2013b）（图 65.4）。这基于股骨远端和后髁的“解剖复位”，从而恢复膝关节的屈伸轴和髌骨轨迹（Eckhoff et al.，2005；Lee et al.，2017）。PSI 一般需要将 7 mm 股骨远端和 6 mm 股骨后髁骨切除。如果假设整个软骨厚度为 2 mm，则分别相当于截骨 9 mm 和 8 mm，这也和股骨假体的尺寸一致。术中截骨块的卡尺测量结果应立即反馈给外科医师。外科医师利用 PSI 不仅可以完成术前计划，而且术中还可以通过这些刻度进行切割，进而帮助整个手术的顺利进展。术中也可以进行小幅调整，以确保力线的准确和最终的平衡。

正如以前许多学者提到的，股骨远端假体的位置对膝关节的整体屈伸平衡至关重要。它决定了膝关节自然弯曲和伸直的轨迹（Howell et al.，2013a；Roth et al.，2015）。在传统的 TKA 器械中，通过髓内导向器确定矢状面力线，股骨远端开口位置的变化会对其产生影响。而 PSI 工具在这个运动平面上的误差极小，并且在恢复正常的矢状面力线方面具有可重复性（Li et al.，2019；Yamamura et al.，2019）。

一旦完成股骨远端截骨，就可以使用计划的定位孔安置 4 合 1 截骨板，检查前皮质切迹。首先处理股骨后髁，再行股骨远端截骨，截骨量即为需要重建的骨量。还应考虑软骨是否丢失，计划的截骨量通常是每侧 6 mm 的骨质。在有磨损的情况下需进行校准，截骨量应为 5 mm，在未磨损情况下应等于 7 mm。最后完成剩余的斜面截骨。

胫骨近端截骨采用类似的原则。如果没有发现骨质磨损，则在胫骨上进行均匀的表面截骨。运动学平衡通常考虑实现固有的内翻或外翻。将胫骨近端的截骨量设定在 6 ~ 8 mm。保留胫骨自然后倾 5°。在使用 CR、PS、高形合度（UC）或 UC- 内侧球窝关节面设计的假体时，术前计划中应特别考虑矢状面力线。在作者推荐的假体中，非对称的胫骨假体可降低旋转不良的风险，也可获得更好的平台皮质骨覆盖率。总体而言，PSI 导板可在术中与三维模型比对二次验证预先设计的截骨量。卡尺测量也用于确认截骨厚度，可作为第三次验证（图 65.5）。

可以利用间隙垫块和试模对整体稳定性和运动轨迹进行评估。术中要实现 TKA 的微调有多种方法，通常使用 2° 内翻或外翻的胫骨截骨导板进行微调（图 65.6）。

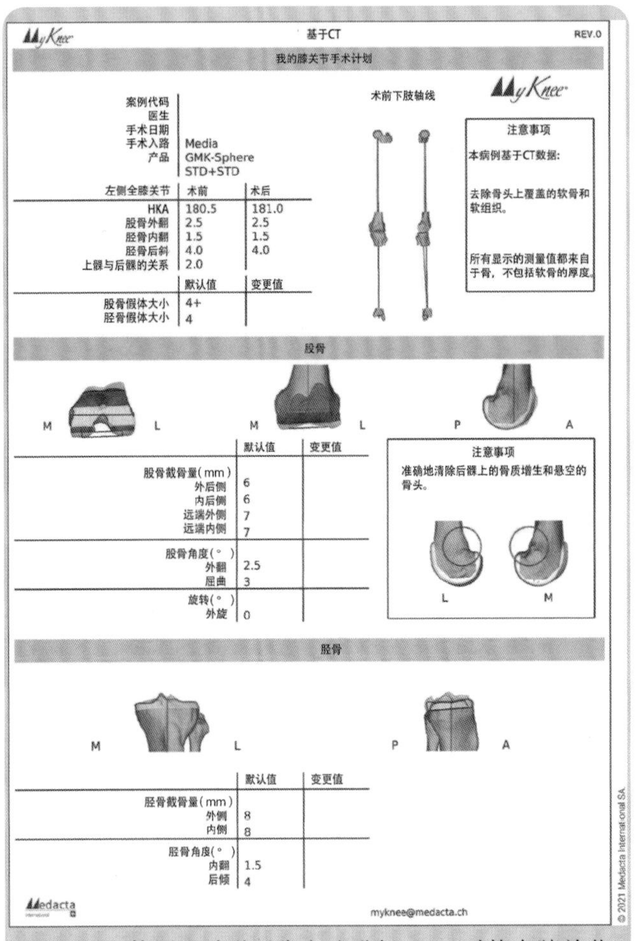

MyKnee　基于CT　REV.0

我的膝关节手术计划

案例代码
医生
手术日期
手术入路 Media
产品 GMK-Sphere STD+STD

左侧全膝关节	术前	术后
HKA	180.5	181.0
股骨外翻	2.5	2.5
股骨内翻	1.5	1.5
胫骨后斜	4.0	4.0
上髁与后髁的关系	2.0	

	默认值	变更值
股骨假体大小	4+	
胫骨假体大小	4	

术前下肢轴线

注意事项
本病例基于CT数据：
去除骨头上覆盖的软骨和软组织。
所有显示的测量值都来自于骨，不包括软骨的厚度。

股骨

M　L　M　L　P　A

	默认值	变更值
股骨截骨量（mm）		
外后侧	6	
内后侧	6	
远端外侧	7	
远端内侧	7	
股骨角度（°）		
外翻	2.5	
屈曲	3	
旋转（°）		
外旋	0	

注意事项
准确地清除后髁上的骨质增生和悬空的骨头。
L　M

胫骨

M　L　P　A

	默认值	变更值
胫骨截骨量（mm）		
外侧	8	
内侧	8	
胫骨角度（°）		
内翻	1.5	
后倾	4	

Medacta International　myknee@medacta.ch　© 2021 Medacta International SA

图 65.4　使用运动学平衡方法进行 TKA 时静态膝关节力线和截骨计划

（以上为 Medacta International MySolutions 单位提供的 MyKnee 术前计划）

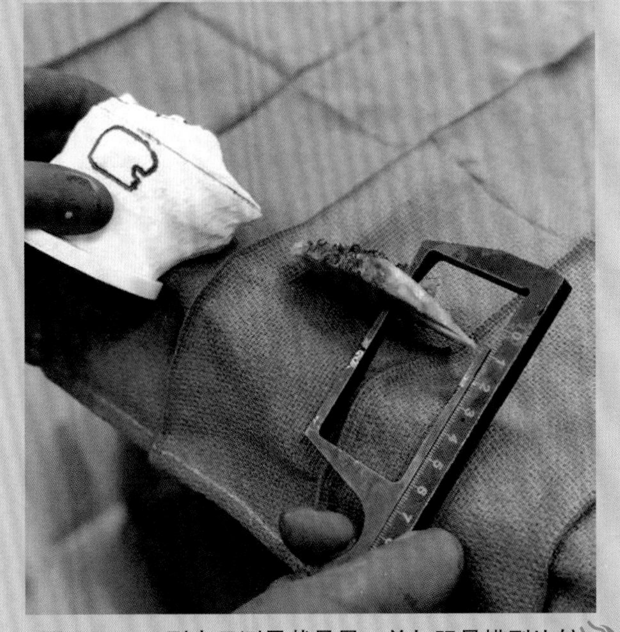

图 65.5　C 型卡尺测量截骨量，并与胫骨模型比较

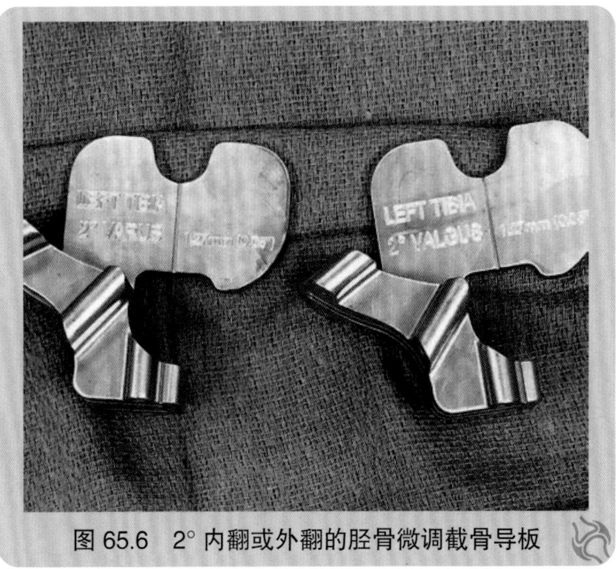

图 65.6　2° 内翻或外翻的胫骨微调截骨导板

> 手术中，应在多个步骤中检查股骨和胫骨假体定位的准确性（Roth et al.，2015）。

65.5　个性化截骨导板的临床效果

任何 PSI 系统的质量都与其实现预期目标的可重复性直接相关。笔者发表的回顾性研究显示，132 例患者术后的髋 – 膝 – 踝角（HKA）与预期力线误差在 1° 以内。在一项对 1257 名患者的影像学分析中，PSI 相比传统器械能更好地防止严重的力线不良并可降低假体位置的离群值（Pauzenberger et al.，2019），且与预期的力线相比平均偏差也要小得多。Gong 等（2019）对 23 个随机试验进行荟萃分析，指出 PSI 相对标准器械，可将股骨假体旋转对齐平均改善 0.4°，手术时间缩短 7 分钟，围手术期失血量减少 90 mL。而在其余假体部件的对位或离群值数量方面，两种技术间没有发现差异。随着三维 CT 技术的进步，假体位置可更接近于其预定目标（Nabavi et al.，2017；Vide et al.，2017；Yamamura et al.，2019）。

> 从历史角度看，PSI 的手术精度到临床效果的转化往往是滞后的。

有一项随机试验评估了某一特定制造商的 PSI 导板，研究指出使用 PSI 后不仅假体位置没有改善，而且在失血量或手术时间方面也没有发现显著减少

（Randelli et al.，2019）。而与传统器械相比，PSI需要更多次的胫骨截骨。Kizaki 等（2019）发表了一项对 38 项研究的荟萃分析，其中 24 项是随机试验，总计 3487 名患者。研究得出，PSI 与传统技术相比，不会提高患者的功能评分。PSI 虽然在失血量方面稍有改善，但在输血率、手术时间和并发症发生率方面没有发现差异。

要理解这种临床效果不佳的原因，就必须考虑精确性与准确性的概念。尽管大多数现代 PSI 设计增加了特定位置截骨或对线的精确度，但外科医师有可能在截骨时准确性不佳。对于运动学平衡而言，试图在所有患者中都达到中立位力线是错误的。因此，考虑患者的个体差异和发病前的状态，KA 会有更多可重复性的效果。鉴于这一点，加上 PSI 精确度的提高，未来可能会改善膝关节置换的总体效果。

有几项研究支持这一理论。Calliess 等（2017）在一项对 200 名患者进行的前瞻性随机对照研究中，比较了 PSI KA 的膝关节和非 PSI MA 的膝关节。PSI-KA 膝关节比 MA 的平均 KSS 评分和 WOMAC 评分更高。然而，作者发现 KA 组中有一些预后较差的离群值，这可能与 PSI 计划的偏差有关。Laende 等（2019）评估了 KA-PSI 膝关节与计算机辅助的 MA 膝关节的 47 名患者，在 2 年的随访中，两组在胫骨假体纵向移位方面没有差异。两组的平均迁移率都低于可接受的阈值。此外，相对于放置在胫骨轴线上的中立位胫骨假体而言，移位程度与胫骨假体的内翻或外翻“位置不良”无关，这表明两组胫骨假体的固定都是稳定的。

使用 PSI 导板除了增加手术精度外，还有一些固有的优势。PSI 可以协助完成术前计划，甚至适用于存在关节外畸形的患者。

> 其避免了术中去除关节周围其他植入物的需要，除非这些植入物直接与假体发生碰撞影响安装。

其可以预测截骨或假体安装是否会受到股骨髓内钉或螺钉的直接干扰。

> PSI 不需要进入股骨髓腔内，可能会降低 FES 的风险和减少总失血量（Cucchi et al.，2019；Leon et al.，2017）。

PSI 还可以协助 UKA 向 TKA 的转换。PSI 的 CT 数据可以显示 UKA 假体的情况，进而实现运动学或 MA。此外，PSI 工作流程效率高，可以转化为一次性使用的系统（Attard et al.，2019）。

> 由于术前已经规划了假体尺寸，大多数病例可以优化试模的次数和数量，特别是在那些独立门诊手术中心及消毒能力有限的中心。

计算机导航和机器人手术在 TKA 中变得越来越受欢迎。然而，相对于手术精度的提高，外科医师和卫生系统必须考虑与此相关的额外成本。许多患者需要与 PSI 相似的术前 CT 扫描，同时术中登记时需要在股骨干和胫骨干上增加定位孔，这本身就可能导致并发症的发生（Blue et al.，2018；Wysocki et al.，2008）。此外，购买这些机器人的资金成本巨大。当比较 PSI 导板和机器人辅助手术时，PSI 在成本和术中效率方面具有明显的优势（Attard et al.，2019；DeHaan et al.，2014）。然而，有学者仍然反对在某些医疗环境中常规使用任何增强技术。加拿大医疗保健系统最近发表的一项研究发现，这些针对患者的器械对整个围手术期的效率贡献很小，这一结果证明每个病例的额外成本并非都合理（Teeter et al.，2019）。

> 常规使用 PSI 也有局限性。首先，需要 CT 扫描，这意味着增加了辐射和患者的费用。其次，存在 3 周的计划期，在此期间设计并制造导板和三维骨骼模型，其有效期为 6 个月。

上述的时间规定是为了保证导板的解剖精确性，因为随着时间的推移，患者关节炎可能会发生进展或骨骼形态发生变化。

■ 结论

在 TKA 中，使用 PSI 是一项日益成熟的技术。它具有手术效率高、手术精度高、术前计划周密等优点。虽然相对于手术器械而言，临床结果的改善有一定的滞后性，但运动学平衡原理是一个充满希望的未来。在未来几年内，将 PSI 与运动学对线 TKA 相结合是一种可行的选择。

要点

- ◆ 在 TKA 中使用 PSI 的成功取决于成像技术、模具的准确度，以及对线方式的选择。
- ◆ 术中应在截骨前后均进行二次检查，以确认预期的截骨量和力线。进而方便对每一步进行修正。
- ◆ 在人工 TKA 中，针对患者器械的改进尚未转化为临床结果的改善。将 PSI 与 KA 相结合可能会产生更好的临床结果。

- PSI 可辅助完成术前计划，适用于关节外畸形，还可增加手术效率。
- 与导航或机器人辅助的 TKA 相比，PSI 成本－效益比更高。

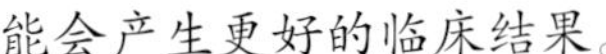

参考文献

（遵从原版图书著录格式）

An VV, Sivakumar BS, Phan K, Levy YD, Bruce WJ (2017) Accuracy of MRI-based vs. CT-based patient-specific instrumentation in total knee arthroplasty: a meta-analysis. J Orthop Sci 22(1): 116–120

Attard A, Tawy GF, Simons M, Riches P, Rowe P, Biant LC (2019) Health costs and efficiencies of patient-specific and single-use instrumentation in total knee arthroplasty: a randomised controlled trial. BMJ Open Qual 8(2):e000493

Blue M, Douthit C, Dennison J, Caroom C, Jenkins M (2018) Periprosthetic fracture through a unicortical tracking pin site after computer navigated total knee replacement. Case Rep Orthop 2018:2381406

Calliess T, Bauer K, Stukenborg-Colsman C, Windhagen H, Budde S, Ettinger M (2017) PSI kinematic versus non-PSI mechanical alignment in total knee arthroplasty: a prospective, randomized study. Knee Surg Sports Traumatol Arthrosc 25(6):1743–1748

Cucchi D, Menon A, Compagnoni R, Ferrua P, Fossati C, Randelli P (2018) Significant differences between manufacturer and surgeon in the accuracy of final component size prediction with CT-based patient-specific instrumentation for total knee arthroplasty. Knee Surg Sports Traumatol Arthrosc 26(11):3317–3324

Cucchi D, Menon A, Zanini B, Compagnoni R, Ferrua P, Randelli P (2019) Patient-specific instrumentation affects perioperative blood loss in total knee arthroplasty. J Knee Surg 32(6):483–489

DeHaan AM, Adams JR, DeHart ML, Huff TW (2014) Patient-specific versus conventional instrumentation for total knee arthroplasty: peri-operative and cost differences. J Arthroplast 29(11):2065–2069

Eckhoff DG, Bach JM, Spitzer VM et al (2005) Three-dimensional mechanics, kinematics, and morphology of the knee viewed in virtual reality. J Bone Joint Surg Am 87(Suppl 2):71–80

Gong S, Xu W, Wang R et al (2019) Patient-specific instrumentation improved axial alignment of the femoral component, operative time and perioperative blood loss after total knee arthroplasty. Knee Surg Sports Traumatol Arthrosc 27(4):1083–1095

Howell SM, Papadopoulos S, Kuznik KT, Hull ML (2013a) Accurate alignment and high function after kinematically aligned TKA performed with generic instruments. Knee Surg Sports Traumatol Arthrosc 21(10):2271–2280

Howell SM, Howell SJ, Kuznik KT, Cohen J, Hull ML (2013b) Does a kinematically aligned total knee arthroplasty restore function without failure regardless of alignment category? Clin Orthop Relat Res 471(3):1000–1007

Huijbregts HJ, Khan RJ, Fick DP et al (2016) Component alignment and clinical outcome following total knee arthroplasty: a randomised controlled trial comparing an intramedullary alignment system with patient-specific instrumentation. Bone Joint J 98-B(8):1043–1049

Kizaki K, Shanmugaraj A, Yamashita F et al (2019) Total knee arthroplasty using patient-specific instrumentation for osteoarthritis of the knee: a meta-analysis. BMC Musculoskelet Disord 20(1):561

Kosse NM, Heesterbeek PJC, Schimmel JJP, van Hellemondt GG, Wymenga AB, Defoort KC (2018) Stability and alignment do not improve by using patient-specific instrumentation in total knee arthroplasty: a randomized controlled trial. Knee Surg Sports Traumatol Arthrosc 26(6):1792–1799

Laende EK, Richardson CG, Dunbar MJ (2019) A randomized controlled trial of tibial component migration with kinematic alignment using patient-specific instrumentation versus mechanical alignment using computer-assisted surgery in total knee arthroplasty. Bone Joint J 101-B(8):929–940

Lee YS, Howell SM, Won YY et al (2017) Kinematic alignment is a possible alternative to mechanical alignment in total knee arthroplasty. Knee Surg Sports Traumatol Arthrosc 25(11): 3467–3479

Leon VJ, Lengua MA, Calvo V, Lison AJ (2017) Use of patient-specific cutting blocks reduces blood loss after total knee arthroplasty. Eur J Orthop Surg Traumatol 27(2):273–277

Li Z, Yang Z, Liao W et al (2019) Fewer femoral rotational outliers produced with CT- than with MRI-based patient-specific instrumentation in total knee arthroplasty. Knee Surg Sports Traumatol Arthrosc 28(9):2930–2941

Nabavi A, Olwill CM, Do M, Wanasawage T, Harris IA (2017) Patient-specific instrumentation for total knee arthroplasty. J Orthop Surg (Hong Kong) 25(1):2309499016684754

Nunley RM, Ellison BS, Zhu J, Ruh EL, Howell SM, Barrack RL (2012) Do patient-specific guides improve coronal alignment in total knee arthroplasty? Clin Orthop Relat Res 470(3):895–902

Pauzenberger L, Munz M, Brandl G et al (2019) Patient-specific instrumentation improved three-dimensional accuracy in total knee arthroplasty: a comparative radiographic analysis of 1257 total knee arthroplasties. J Orthop Surg Res 14(1):437

Qiu B, Liu F, Tang B et al (2017) Clinical study of 3D imaging and 3D printing technique for patient-specific instrumentation in total knee arthroplasty. J Knee Surg 30(8):822–828

Randelli PS, Menon A, Pasqualotto S, Zanini B, Compagnoni R, Cucchi D (2019) Patient-specific instrumentation does not affect rotational alignment of the femoral component and perioperative blood loss in total knee arthroplasty: a prospective, randomized, controlled trial. J Arthroplasty 34(7):1374–1381. e1371

Roth JD, Howell SM, Hull ML (2015) Native knee laxities at 0 degrees, 45 degrees, and 90 degrees of flexion and their relationship to the goal of the gap-balancing alignment method of total knee arthroplasty. J Bone Joint Surg Am 97(20):1678–1684

Sassoon A, Nam D, Nunley R, Barrack R (2015) Systematic review of patient-specific instrumentation in total knee arthroplasty: new but not improved. Clin Orthop Relat Res 473(1):151–158

Teeter MG, Marsh JD, Howard JL et al (2019) A randomized controlled trial investigating the value of patient-specific instrumentation for total knee arthroplasty in the Canadian healthcare system. Bone Joint J 101-B(5):565–572

Vide J, Freitas TP, Ramos A, Cruz H, Sousa JP (2017) Patient-specific instrumentation in total knee arthroplasty: simpler, faster and more accurate than standard instrumentation-a randomized controlled trial. Knee Surg Sports Traumatol Arthrosc 25(8):2616–2621

Wu XD, Xiang BY, Schotanus MGM, Liu ZH, Chen Y, Huang W (2017) CT- versus MRI-based patient-specific instrumentation for total knee arthroplasty: a systematic review and meta-analysis. Surgeon 15(6):336–348

Wysocki RW, Sheinkop MB, Virkus WW, Della Valle CJ (2008) Femoral fracture through a previous pin site after computer-assisted total knee arthroplasty. J Arthroplast 23(3):462–465

Yamamura K, Minoda Y, Sugama R et al (2019) Design improvement in patient-specific instrumentation for total knee arthroplasty improved the accuracy of the tibial prosthetic alignment in the coronal and axial planes. Knee Surg Sports Traumatol Arthrosc 28(5):1560–1567

Zhang QM, Chen JY, Li H et al (2015) No evidence of superiority in reducing outliers of component alignment for patient-specific instrumentation for total knee arthroplasty: a systematic review. Orthop Surg 7(1):19–25

Zhu M, Chen JY, Chong HC et al (2017) Outcomes following total knee arthroplasty with CT-based patient-specific instrumentation. Knee Surg Sports Traumatol Arthrosc 25(8):2567–2572

（文鹏飞　李　辉）

第 66 章

导航技术在全膝关节置换术中的应用

Robert P. Runner，Travis Scudday，and Nader A. Nassif

66.1 引言

TKA 的成功受许多因素影响。

- 患者选择。
- 假体设计。
- 软组织平衡。
- 下肢整体力线。

> 假体部件正确的平移和旋转是手术成功的关键因素，因为不正确的安装可能会加速磨损、引起假体松动或功能不良（Delp et al.，1998）。

很多研究以中立位机械轴为目标，试图确定正常关节运动过程中的平均解剖角度，以帮助外科医师确定合适的膝关节假体安装位置。Hsu 等（1990）发现在大多数患者中，单腿站立时 75% 的膝关节负荷通过胫骨内侧平台，且自然的胫骨位于轻微内翻位，股骨远端位于外翻位。起初，在膝关节置换的长期随访中，冠状面力线是假体长期生存的关键。1983 年发表的一项回顾研究，针对 1971—1975 年的单侧 TKA 患者进行分析，在下肢冠状面力线大于 6° 内翻的 TKA 患者中，手术失败率高达 88%（8/9 个膝）（Bargren et al.，1983）。随后，髓内和髓外不同定位技术的开发，使得胫骨截骨可重复性和准确性提高（Evans et al.，1995）。然而，在早期的人工关节置换术中，26% 的患者未能达到令人满意的 4° ~ 10° 解剖轴外翻（Petersen et al.，1988）。在另一项研究中指出，当使用常规技术时，多达 1/4 的胫骨近端截骨存在异常（Cates et al.，1993）。

准确的假体放置对于膝关节置换的长期成功至关重要（Lotke et al.，1977）。许多早期对膝关节设计的研究发现术后下肢力线对临床结果有影响（Hvid et al.，1984）。在一项研究中，当股骨头中心到距骨中心的下肢机械轴（Maquet' s 线）穿过假体的中 1/3 时，松动（3%）明显少于该线通过假体内外 1/3 的情况（24% 的松动）（Jeffery et al.，1991）。另一项对 TKA 患者的长期随访显示，内翻会导致较高的失败率，因此其建议中立位到轻微的外翻安装，以获得最佳的长期生存率（Ritter et al.，1994）。

> 鉴于股骨和胫骨假体的位置不良可能导致手术早期失败，因此，学者们开发了导航系统来辅助假体安装，假体安装位置越准确假体存活率可能越高，临床结果越佳。

第一批计算机辅助膝关节置换手术是在 20 多年前完成的，也就是 1997 年（Delp et al.，1998）。最初，学者们重点关注机械轴的冠状面对齐。基于非图像（Krackow et al.，1999）和图像的计算机辅助系统已经存在了几十年，最早可以追溯到 20 世纪 80 年代。机器人设备也是在这一时期开发出来的，来自世界各地的许多公司都在这项新技术上进行创新。目前，也有更新的技术，如传感器，可在膝关节整个运动过程中对假体的旋转和压力进行测量，这是另一章（第 68 章）的重点。

在骨科，新开发的设备或技术在理论上都有益处，但并不能保证患者可获得更好的临床效果，新技术在市场上推广也需要时间（Bhattacharyya et al.，2006）。虽然导航新技术越来越流行，但在大多数 TKA 中仍未使用（Antonios et al.，2019；Delp et al.，1998）。

在讨论导航系统时，需要了解几个定义。

关于导航系统相关定义

- 校准：在手术工具上执行的过程，以便在三维解剖模型中以极高的精度识别它们。
- 注册：使用跟踪仪器收集空间解剖标志相关位置数据的过程，以便计算机建立下肢 / 膝关节的参照系。
- 参照系：在数字空间中创建的膝关节三维解剖模型。在使用术前影像（通常是 CT 扫描）的导航系统中，匹配是为了将参照系覆盖到患者的解剖结构上。
- 工作体积：即三维空间中的体积，在该体积中，跟踪系统可以用跟踪器准确地、重复地跟踪校准对象（Picard et al.，2016）。

在骨科，存在 3 种类型的计算机辅助系统。

- 主动式导航系统：机器人工具在没有外科医师干预的情况下执行截骨或钻孔等任务。
- 半主动式导航系统：机器人工具仅允许外科医师在特定的参照系内执行任务。

◆ 被动式导航系统：计算机引导标准模板 / 截骨导板的位置，外科医师使用传统的器械（即摆锯）自己执行任务。

膝关节导航系统就是一种被动式导航系统，因为外科医师使用这项技术来辅助定位，但却需要术者自己进行截骨（Picard et al.，2016）。

随着时间的推移，计算机导航在全世界范围内的应用不断增加（Gholson et al.，2017）。美国的记录系统显示，在 2014 年，计算机导航或机器人辅助 TKA 的比例高达 7%（Antonios et al.，2019）。而在澳大利亚注册系统，则从 2012 年的 22.8%（de Steiger et al.，2015）稳步增长至 2018 年的 33.2%（AOANJRR，2019）。

这项技术的应用存在明显的地区差异，而且它们与医院费用的增加有关（Antonios et al.，2019）。

本章探讨了该技术的适应证和禁忌证、设备类型、注册技术、并发症、目前导航临床效果以及当前实践中的经验和陷阱。

66.2 用途 / 适应证

有些外科医师在所有情况下都常规使用导航系统，希望减少假体位置不良的发生率，特别是在胫骨侧可避免超出 90° ± 3° 的可接受范围（Berend et al.，2004；D’Lima et al.，2001；Ritter et al.，2011；Werner et al.，2005）。

即使在股骨无解剖畸形的情况下，当使用传统的股骨髓内定位器时，股骨远端的开口位置也会极大地影响截骨面相对于股骨干的内翻 / 外翻和屈曲 / 伸直。入口点的前移导致过伸；后移则导致屈曲（Gangadharan et al.，2010；Mihalko et al.，2005）。

导航有助于在使用标准器械行 TKA 有困难的情况下进行 TKA，这是其优势。比如，关节外畸形（尤其是股骨侧）的患者就可以从导航中受益（Fehring et al.，2006；Hazratwala et al.，2016；Lee et al.，2014；Matassi et al.，2019；Shah et al.，2013；Takasaki et al.，2010）。

外科医师使用导航建立下肢机械轴线时无须考虑畸形，便可得到恰当的假体定位以恢复中立位机械轴线（图 66.1）。

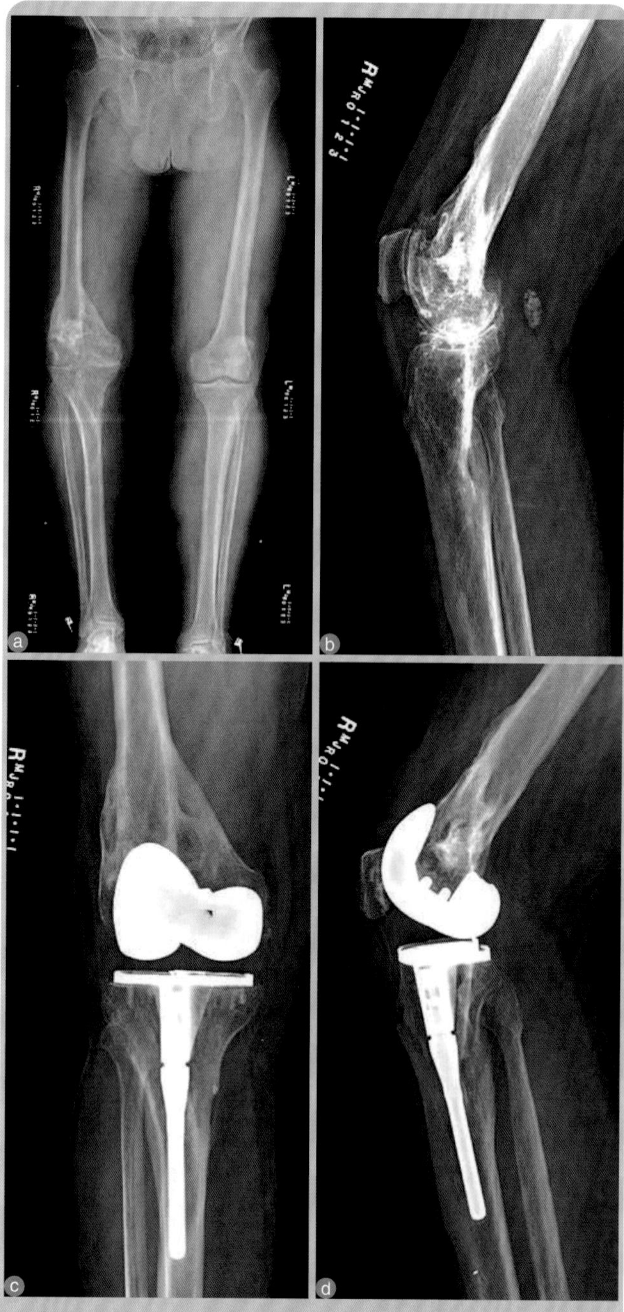

图 66.1 a、b. 双侧下肢全长片和右膝侧位片，患者股骨远端骨折后畸形愈合，无法使用标准髓内器械，因此，股骨侧使用导航进行 TKA；c、d. 术后正位片和侧位片，胫骨侧使用髓内定位，以绕过胫骨侧的畸形

此外，在大体标本和术中测量中，学者们已经验证了使用导航系统截骨的准确性。因此，使用导航系统时，如果注册准确，没有定位针的移动，以及有良好的手术技术时，导航系统是有帮助的（Biant et al.，2008）。

有骨折病史和其他植入物的患者也可从导航中受益（Fehring et al.，2006；Lin et al.，2014）。在胫骨侧，胫骨近端截骨通常可以用标准的髓外定位器械进行；而在股骨侧髓内定位可能会受到股骨侧以前植入物的影响。在这种情况下，导航系统就有明显优势（图 66.2）。

导航传统上被用来获取中立位机械轴线，目前一些导航系统提供了可以帮助放置股骨假体和确定股骨旋转的功能，还可帮助评估膝关节屈曲和伸直位的张力，进而获得更平衡的膝关节（Siston et al.，2005；Stiehl et al.，2015；Stockl et al.，2004）（图 66.3）。然而，这些功能的准确性较低，可能会导致更多的变化。

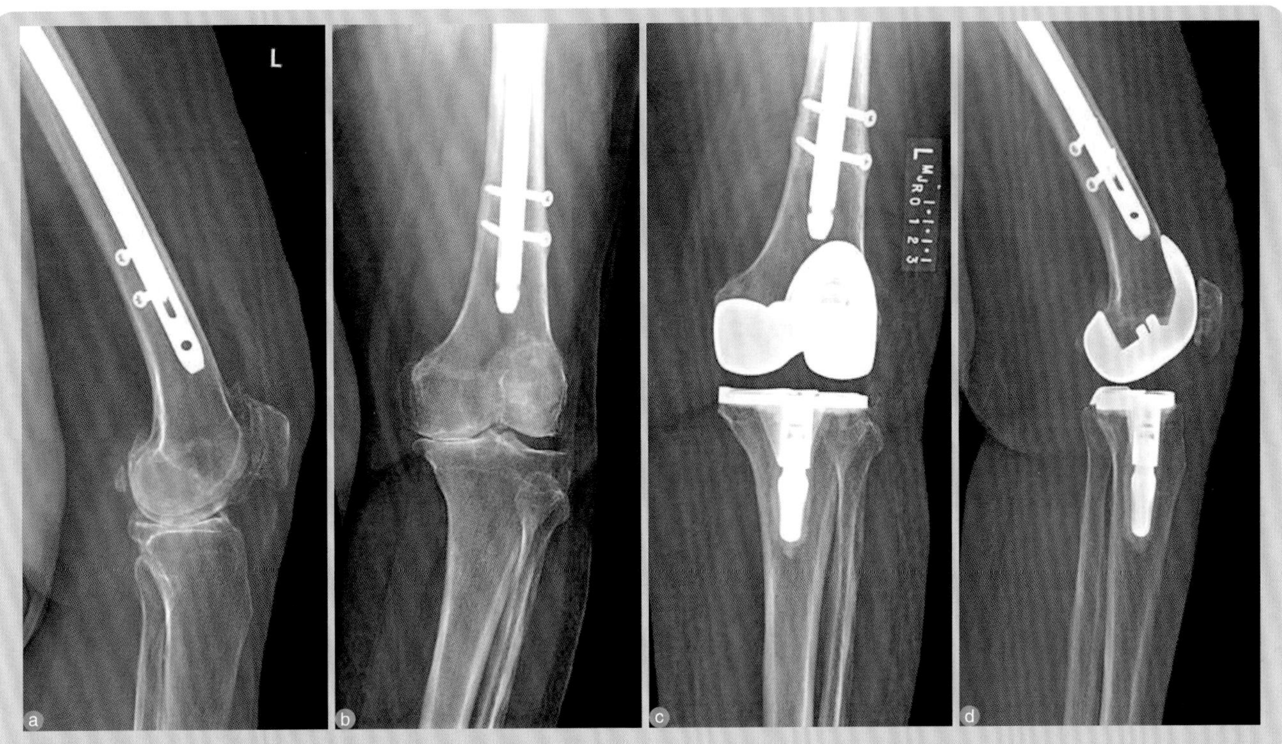

图 66.2　a、b. 侧位片和正位片，显示膝关节炎且股骨远端有髓内钉；c、d. 使用导航进行了 TKA 手术，由于有股骨植入物的存在，所以不能使用股骨髓内器械

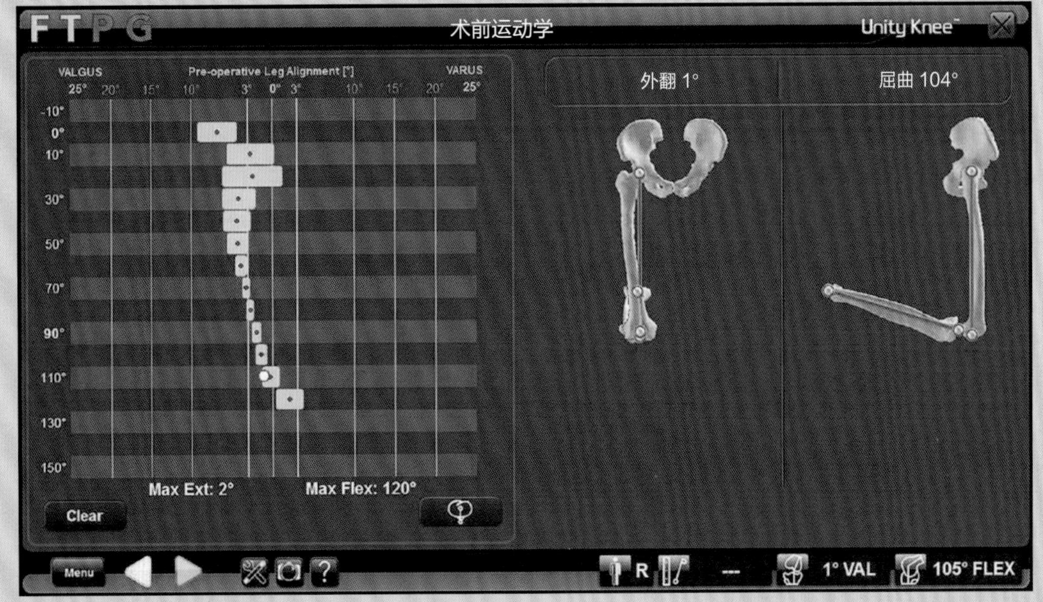

图 66.3　导航系统显示在截骨前整个运动过程中的力线对准 / 韧带张力，TKA 手术完成后，外科医师也可以进行同样的测量来评估膝关节运动学

> 了解外科医师使用的导航系统有助于了解其局限性。

导航系统不太常见的适应证包括有骨髓炎病史的患者，以及有髓腔内生软骨瘤的患者。在这两种情况下，外科医师都应避免使用髓内定位器，以避免可能的后遗症。肺部状况不佳的患者也可能从导航中获得一些好处，因为使用导航系统时不用侵入髓腔，从而降低了 FE 的风险，然而到目前为止这一点还没有在文献中得到证实（Kim et al.，2008）。

66.3 禁忌证

外科医师还必须意识到导航可能会将其引向错误的道路。无法使用导航系统的最常见原因是不能正确地注册解剖结构。无论是使用基于加速度计的系统还是基于成像的系统，在手术时都会存在解剖配准不准确的可能性。注册完成后，外科医师应确认其准确性，然后再进行下一步操作。外科医师还需多次评估导航系统推荐的截骨厚度和角度，以避免发生不良后果（Hasegawa et al.，2013；Laskin et al.，2003；Plaskos et al.，2002；Robinson et al.，2006）。

> 可能导致注册不准的因素包括肥胖（Fehring et al.，2006）和追踪器放置不当。

用于固定光学跟踪器的针头会导致骨内应力上升。沿定位针孔部位的假体周围骨折是一种罕见但存在的并发症，这在 66.6 部分中会有论述（Hernandez-Vaquero and Suarez-Vazquez 2007；Hoke et al.，2011；Kim et al.，2010；Wysocki et al.，2008）。骨质疏松症患者应避免使用导航，因为定位针会增加骨折的风险，或者定位针会发生移位，导致截骨不准确。

> 导航引起的成本增加虽然不是临床禁忌证，但在决定是否使用导航时，也应该考虑（包括技术本身的成本和手术室的额外时间成本）（Antonios et al.，2019）。

对卫生保健系统产生的额外费用应该由使用导航的优势来逐一证明。

66.4 导航装置的类型 / 术前计划

目前，膝关节置换的导航系统仍继续增多。尽管目前有很多种选择，但它们可以分为 3 类。

膝关节置换术导航系统分类

- 术前三维图像导航系统。
- 无图像的导航系统。
- 基于加速度计的导航系统。

三维图像导航和无图像的导航系统都是以早期的大型控制台导航系统为基础。因此，这两种技术都依赖于红外线追踪器，手术时追踪器被固定在胫骨和股骨上（图 66.4）。追踪器固定牢固后，显露膝关节，并用红外线触针在每个系统特定的解剖点上进行映射。接着确定髋部的旋转中心以及股骨的机械轴。随后确定胫骨的解剖轴或机械轴。两种系统所创建的计算机模型允许准确且可重复性地引导截骨（Perlick et al.，2004）。

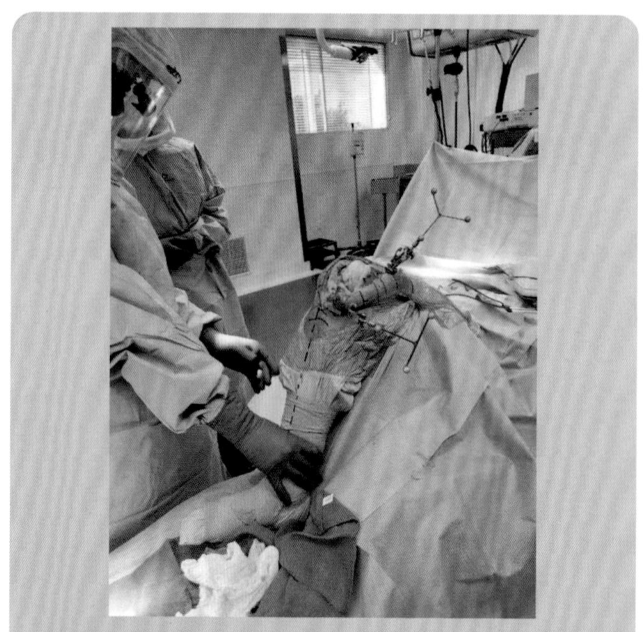

图 66.4　在股骨远端和胫骨近端固定光学视线阵列，以实现准确的注册

两种方法最大的区别在于术前检查。

- 基于图像的导航依赖于术前膝关节的 CT 或 MRI 资料。利用三维影像资料创建术前模型。术前模型与术中膝关节同步以完成映射。

◆ 无图像导航系统不需要术前三维成像，仅依靠术中配准，无交叉对照。

一旦完成映射，无图像系统和有图像系统的工作原理是相似的。在整个手术过程中导航系统都需要视线，任何视线阵列丢失都会导致工作流程的延误。手术中经常使用大型传感器来保证系统追踪。

基于图像的系统会增加成本，因为需要术前成像和管理负担；然而，使用图像可在术前参考患者自身的解剖以降低错误注册的风险（Nam et al.，2013；Tabatabaee et al.，2018）。

为了减少对笨重视线阵列的依赖，并降低一些大型控制台单元的初始成本，研究者开发了手持式加速度计系统（图 66.5）（Fujimoto et al.，2017）。这些系统非常适用于传统的力线对准工作。胫骨机械轴的映射方式与大型控制台系统类似，不同之处在于连接在截骨工具上的加速度计消除了对视线阵列的需求。胫骨注册完成后，用短弧线运动识别髋关节中心，然后股骨远端就可以使用导航。

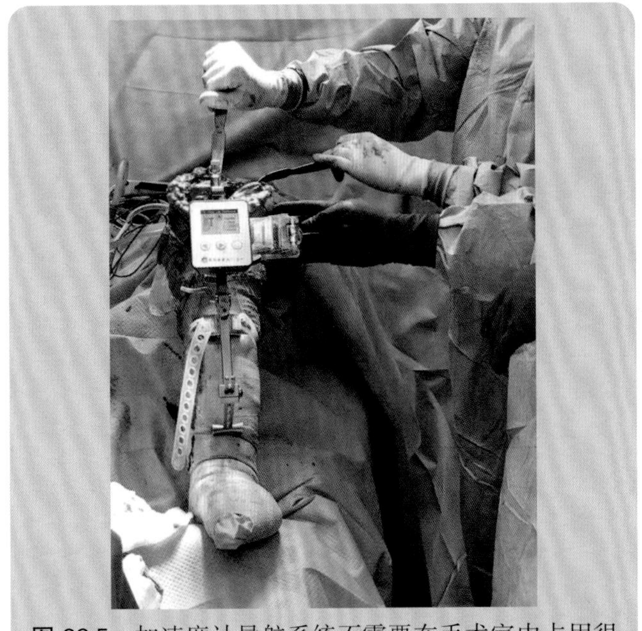

图 66.5　加速度计导航系统不需要在手术室中占用很大的空间，而是安装在截骨工具上进行登记和校准

目前，这些系统还不能帮助完成股骨或胫骨旋转对位。

对于无影像导航系统和基于加速度计的导航系统来说，术前检查是最少的。

66.5 手术技术和术中校准

任何导航系统都需要对手术视野充分显露。一旦膝关节显露完毕，就可以开始设置导航。图像导航系统在术前计划时通常依赖于骨赘，因此，在开始导航之前不要移除这些骨赘。而大多数无图像系统建议在导航前去除骨赘。红外阵列的稳定固定是这两种系统的基础，它可以固定在切口内或切口外，具体取决于所使用的特定系统。

一旦红外阵列连接到股骨、胫骨和特定位置，就可以开始术中登记。解剖学配准的顺序在每个系统之间可能略有不同。通常，胫骨表面的映射位置包括 ACL 附着点的中心，胫骨棘，以及胫骨内侧和外侧平台。然后结合踝关节中心确定胫骨的机械轴（图 66.6）。胫骨完成后，在保持阵列可见的同时，使用髋部的运动弧线识别髋部的旋转中心。然后使用红外线探针对股骨表面进行映射。股骨注册时通常需要注册股骨髁的内外侧髁、前皮质和 Whiteside’s 线，以评估股骨假体的旋转（图 66.7）。

建立计算机模型后，就可以按照外科医师希望的顺序完成截骨。股骨和胫骨的旋转都可以用这些详细的规划图来检查（图 66.8）。在制定手术计划的同时，较新的系统也允许施加软组织张力。目前，大多数系统都可测量截骨量，在外科医师截骨前后以 mm 级别的变化给予反馈。在进行任何截骨之前，外科医师可以对手术进行虚拟规划。一旦计划确定，就可以使用截骨导板。这些导板与传统的导板相同，但需要使用阵列进行放置和固定，以验证手术计划是否可以执行。

基于加速度计的导航系统可以很好地应用到传统截骨工具中。通常，这些系统不受假体限制；手术过程与传统手术完全相同。显露完成后，胫骨使用髓外截骨定位器。确定胫骨端 ACL 附着点中心，然后结合踝关节中心进行注册。有了这些，就可以设定胫骨截骨的冠状面和矢状面截骨面。截骨的厚度仍可使用卡尺测量（外部 2 mm/10 mm），或通过导航上的高度来设置。

然后，注册股骨。在股骨远端的中心固定一个追踪器。髋关节的旋转中心与髋部的短弧形运动相一致。然后完成股骨远端截骨，使其达到外科医师设定的冠

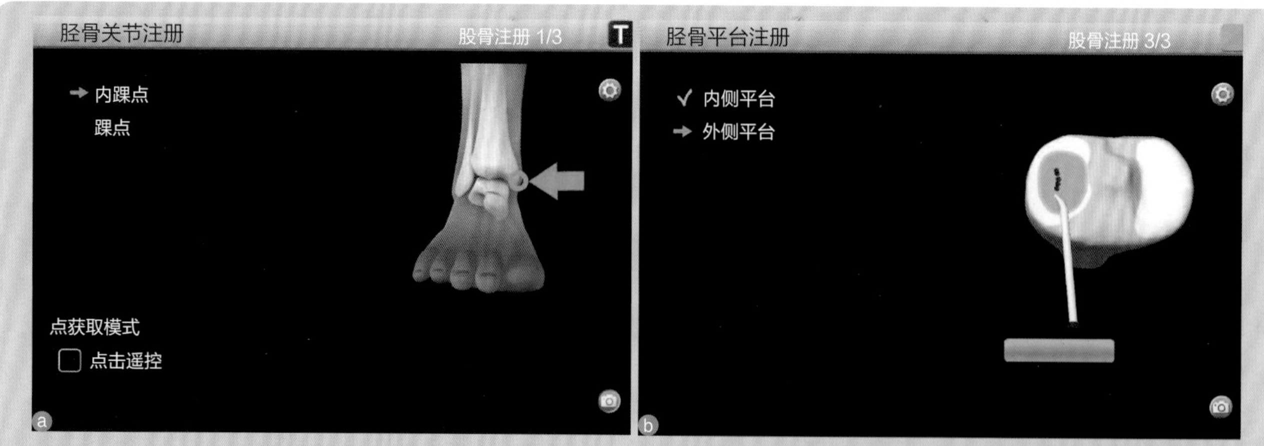

图 66.6　a. 利用 ACL 附着点中心和踝关节中心建立胫骨机械轴；b. 识别胫骨平台内外侧边界有助于确定假体尺寸

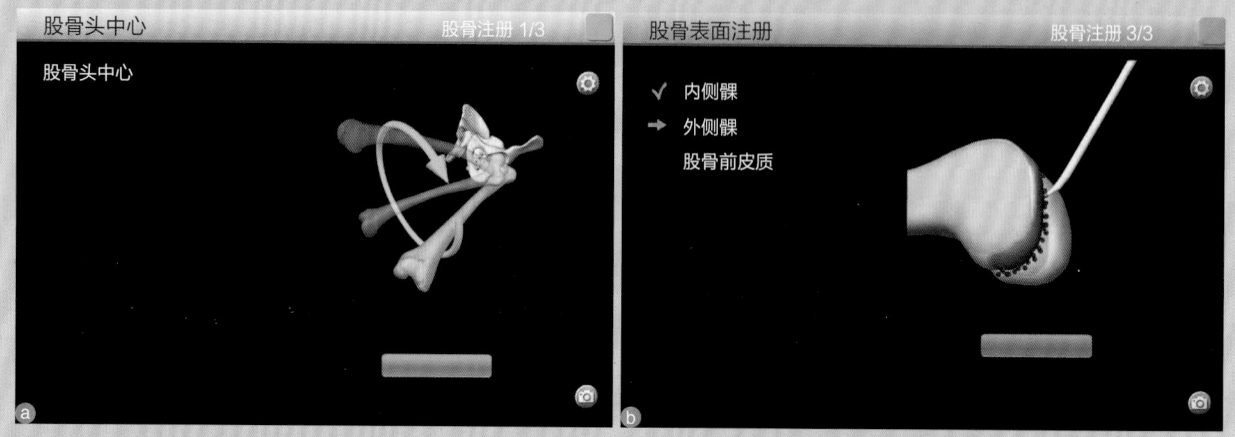

图 66.7　a. 利用股骨小弧度运动确定髋关节的旋转中心；b. 登记股骨髁的骨性解剖结构，以便评估截骨量和假体尺寸

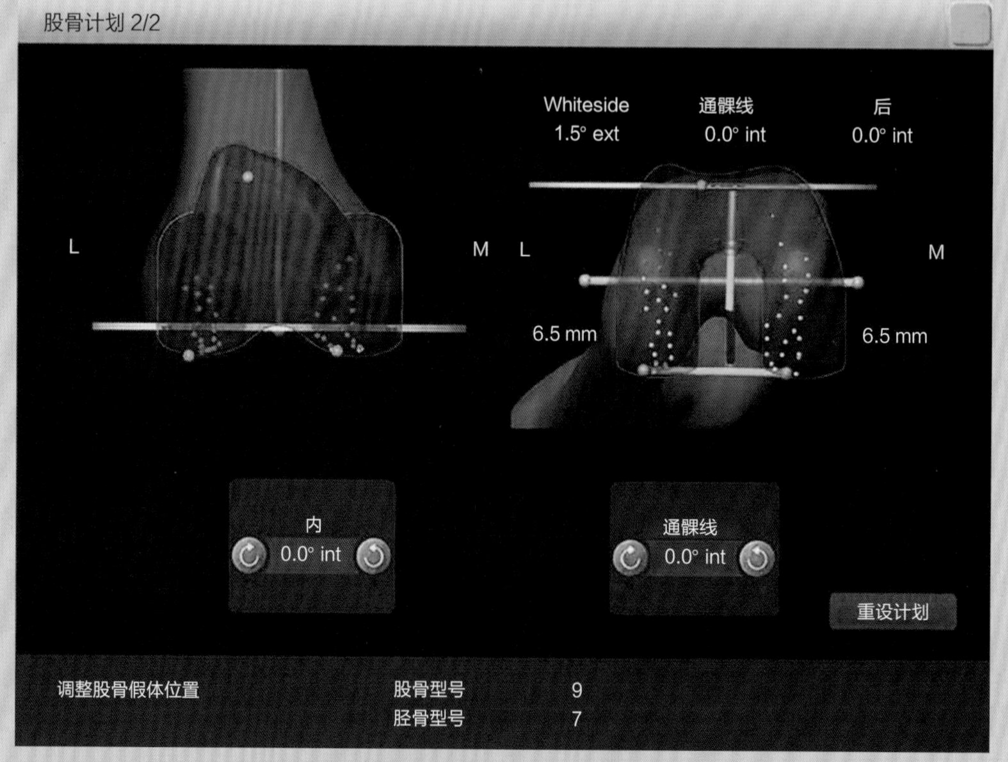

图 66.8　通过注册建立的计算机模型可以确定股骨和胫骨组件的尺寸，假体的旋转和位置

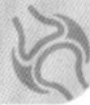

状面和矢状面对齐。胫骨近端和股骨远端截骨均完成后，剩余步骤用传统工具进行。目前，基于加速度计的导航系统不能设置股骨旋转。

66.6 并发症

导航系统辅助 TKA 所特有的几种并发症包括：固定针部位感染（0.47%）（Brown et al., 2017），因置针造成的神经或血管损伤，沿针孔部位的骨折（Kamara et al., 2017），以及注册不准确。

外科医师基于导航系统实现精确的截骨也是确保假体安装与计划匹配的关键。对于许多导航设备，需要在股骨和（或）胫骨侧放置参考针，以便在操作过程中准确记录它们在空间中的位置。这些参考针可以放置在手术切口内的骨骼处，也可以在远离手术切口的地方做一个单独的小切口。参考针可以单皮质、经皮质或双皮质固定。一项回顾性队列研究显示，在 839 例患者中参考针相关的并发症较低，其中 3 例感染，1 例神经损伤，1 例切口脓肿，均不需手术治疗（Kamara et al., 2017）。

术后，这些针孔可能会成为应力集中的位置，目前报道的针孔部位骨折发生率低至 0.065% ~ 0.16%（Brown et al., 2017），高达 1.38%（Blue et al., 2018）。有几个关于针孔部位骨折的病例报告。2008 年，美国首次报道了两例股骨针孔部位骨折（Wysocki et al., 2008）。这些骨折最常发生在手术后的前 3 个月，如果假体稳定，股骨髁上骨折或骨干骨折可能需要髓内钉固定（Blue et al., 2018；Li et al., 2008）。

外科医师必须注意术后患者不同程度的大腿疼痛，这可能是应力性骨折或即将发生骨折的征兆（Jung et al., 2011）。

也有可能出现延迟骨折：有一例术后 12 个月的骨折报告，认为此骨折与术中经皮质固定参考针有关（Jung et al., 2011）。即使在单皮质固定参考针的情况下，也有股骨骨折的报道（Blue et al., 2018）。

通过针孔的骨折也可以发生在胫骨，甚至在术中就会发生（Manzotti et al., 2008）。一个回顾性队列研究发现 220 例中有 3 例胫骨干应力性骨折，作者建议在干骺端使用较小直径的自钻钉或自攻钉来减少这种并发症（Hoke et al., 2011）。有限元分析显示，针孔直径的增加和骨质疏松症导致的骨强度降低都会加剧针孔周围的应力，特别是使用经皮质针固定时应力更大（Kim et al., 2010）。

血管损伤很少见，但也可能发生。报道的一例血管损伤患者与两个 3.0 mm 双皮质股骨螺钉在膝关节屈曲时从前方插入有关。术后 6 天发现股四头肌处大血肿，在针孔处可见股浅动脉的一个分支有活动性出血（Gulhane et al., 2013）。

此外，术中解剖标志识别困难会影响注册和参考系的建立。这种误差可能导致截骨导板和假体位置的不准确（Robinson et al., 2006）。在大体标本研究中，使用导航时机械轴线的误差范围为外翻 5.2° 到内翻 2.9°，通髁线误差范围在外旋 11.1° 到内旋 6.3°（Davis et al., 2014）。注册错误会极大地影响最终地对准，而使外科医师误认为其正在进行正确的手术步骤，最终导致假体安装出错（Davis et al., 2014）。

即使通过导航有了更好的定位，在 TKA 中仍然会发生截骨误差（Laskin, 2003）。在一项大体标本研究中，截骨工具在内翻 - 外翻平面上误差 0.4° ~ 0.8°，在矢状面上误差 1.3°（Plakos et al., 2002）。开槽式截骨导板确实降低了截骨时的误差，然而导板移动导致的截骨误差占 10% ~ 40%（Plakos et al., 2002）。

在有导航的情况下，也需要优秀的手术技术，以避免发生这些错误。

66.7 结果

从理论上讲，导航系统辅助 TKA 提高了截骨、假体植入和术后下肢力线的准确性。很多研究也证实了这一观点，导航系统可改善冠状面和矢状面的力线及股骨的旋转（Ballas et al., 2013；Bathis et al., 2004a；Bolognesi et al., 2005；Brin et al., 2011；Burnett et al., 2013；Carter et al., 2008；Chauhan et al., 2004；Chen et al., 2014；Chin et al., 2005；Clayton et al., 2014；Decking et al., 2005；Fehring et al., 2006；Hankemeier et al., 2005；Huang et al., 2011；Johnson et al., 2013；Jones et al., 1989；Kim et al., 2005；Lee et al., 2014；Matziolis et al., 2007；Moskal et al., 2014；Nam et al., 2014；Novak et al., 2007；Perlick et al., 2004；Picard et al.，2007；Rebal et al.，2014；Rhee et al.，2019；Selvanayagam et al.，2019；Sparmann et al.，2003；Spencer et al.，2007；Stockl et al.，2004；Stulberg et al.，2003；Venkatesan et al.，2013；Victor et al.，2004）。2019 年，有篇对 9 个随机对照试验的荟萃分析发现，虽然两种技术在机械轴线、股骨的冠状面力线和胫骨假体的矢状面力线方面没有显著差异，但与传统技术相比，导航技术改善了股骨假体的矢状面力线和胫骨假体的冠状面力线（Rhee et al.，2019）。2014 年对包含 22 项随机试验的 47 项研究进行类似的荟萃分析发现，导航系统在改善假体力线方面也有类似的结果（Moskal et al.，2014）。一项比较无图像导航系统和传统方法的荟萃分析发现，导航技术在 3° 以内理想机械轴线的频率明显高于传统技术（87.1% *vs.* 73.7%，$P < 0.01$）（Rebal et al.，2014）。2011 年，一项贝叶斯荟萃分析发现，导航使机械轴线的离群值减少了 80%（Brin et al.，2011）。

然而，还有其他研究将导航工具与传统工具进行比较发现，两种技术在对线方面没有差别（Bauwens et al.，2007；Cip et al.，2018；Jawhar et al.，2013；Kuzyk et al.，2012；Mihalko et al.，2005；Shin et al.，2016；Siston et al.，2005；Yau et al.，2008）。2007 年，对含 11 个随机试验的 33 项研究进行荟萃分析发现，虽然传统方法和导航方法在机械轴线对准方面没有明显区别，加权平均差异为 0.2°，但导航系统出现离群值（＞ 3° 和＞ 2°）的风险较低（Bauwens et al.，2007）。然而，2012 年一项对 10 项研究的荟萃分析发现，与传统方法相比，使用导航系统时胫骨组件的矢状面力线异常值并未减少（Kuzyk et al.，2012）。

总体而言，大量证据指出使用计算机导航可提高精确度和准确度，这是导航公认的优势之一。

通过使用导航系统可实现更好的力线对准并可减少术后力线的异常值，从理论上讲，使用导航后患者的临床效果应该更好。然而，许多短期、中期和长期随访研究的结果并不一致。有几项研究显示两组患者的临床结果没有差异（Burnett et al.，2013；Chin et al.，2019；Czurda et al.，2010；Johnson et al.，2013；Kim et al.，2018；Rhee et al.，2019；Roberts et al.，2015；Selvanayagam et al.，2019；Spencer et al.，2007；Victor et al.，2004）。2017 年，一项来自 CORR 获 Chitranjan S.Ranawat 奖的随机研究发现，在最短 14 年的随访中，对于年轻患者（48 ~ 64 岁）两种技术在疼痛功能或假体生存率方面没有差异，考虑到导航的风险和成本，不建议广泛使用导航（Kim et al.，2018）。有些研究者指出使用传统工具得到的临床结果更佳（Chin et al.，2019）。仅有少数研究指出使用导航可改善临床结果（Chin et al.，2019；Moskal et al.，2014；Petursson et al.，2018；Rebal et al.，2014）。

2018 年的一项多中心随机对照试验发现，计算机导航改善了患者 KOOS 中症状和运动 / 娱乐活动评分和 WOMAC 僵硬评分，而在术后 2 年患者功能有改善（Petursson et al.，2018）。力线改善的主要好处之一是减少了患者的翻修率；然而，在几项研究中，却没有发现翻修率的显著差异（Cip et al.，2018；Kim et al.，2018；Rhee et al.，2019；Roberts et al.，2015）。2018 年，奥地利对 100 名常规 TKA 和 100 名导航 TKA 进行前瞻性随机试验发现，两组在术后 12 年长期假体存活率、结果评分或临床检查方面没有差异（Cip et al.，2018）。

2015 年，澳大利亚国家关节置换术登记系统的一项评估发现，导航系统改善了 65 岁以下患者的翻修率（术后 9 年翻修率为 6.3% *vs.* 7.8%），其中假体松动导致的翻修率显著降低（HR=1.38，P=0.001）。

因此，在翻修风险方面，年轻患者可能会受益，这一结果还需要进一步研究（de Steiger et al.，2015）。

2019 年，有学者进一步研究发现，65 岁以下的患者使用导航时，在所有时间点的翻修率都较低（AOANJRR，2019）。在 65 岁以上的患者中，使用导航与前 6 个月的翻修率较高有关，但之后所有时间点的翻修率都较低（AOANJRR，2019）。

从理论上讲，导航的另一个好处：可避免股骨和（或）胫骨髓内定位器的使用。这可能会减少失血量，降低输血率。几项研究发现导航可减少患者的失血量（Chauhan et al.，2004；Licini et al.，2015；Millar et al.，2011；Moskal et al.，2014；Venkatesan et al.，2013），有项研究发现输血率也会降低（Liodakis et al.，2016）。然而，另一些研究表明：虽然导航患者的失血量可能会减少，但输血率不会改变（Gholson et al.，2017；Millar et al.，2011）。鉴于目前 TXA 的使用和围手术期血压的控制，近年来输血率已显著降低；因此，导航系统的这一理论优势在今天的实践中可能不再具有临床意义。

髓内定位器械可能引起 FE 和肺部并发症，导航在理论上可以减少或避免这种风险。一项临床研究指出使用导航时 FE 的发生率较低（Venkatesan et al.，2013）；然而，其他几项通过简易精神状态检查表评估的研究（Haytmanek et al.，2010），显示栓塞风险在两组之间没有差别（Kim et al.，2008；O' Connor et al.，2010）。也有多项研究表明导航技术和传统技术在呼吸并发症方面没有差别（Browne et al.，2010；Liodakis et al.，2016）。

在几项研究中，导航设置过程和实施该技术所需的额外步骤确实延长了手术时间特别是正在学习该技术的术者（Bauwens et al.，2007；Bolognesi et al.，2005；Burnett et al.，2013；Carter et al.，2008；Chauhan et al.，2004；Moskal et al.，2014；Watters et al.，2011）。

研究发现，使用导航每台手术增加的时间在 11 ~ 39 分钟，高出传统技术的 23%，当每天进行多个 TKA 时，加起来时间可能会更长（Bauwens et al.，2007；Bolognesi et al.，2005；Watters et al.，2011）。然而，其他研究表明这两种技术在手术时间上没有差别（Chen et al.，2014；Gholson et al.，2017；Shin et al.，2016）。因此，针对这一点尚存在争议。就导航 TKA 的准确性而言，研究表明，7 名新的受训人员，例如没有导航经验的住院医师或提供者，使用导航时在对线方面都很准确（Ballas et al.，2013；SchNurr et al.，2011）。对于任何新技术，术者使用得越多，他们对步骤就越熟练，手术越快，越有效率。

当比较基于图像的导航和基于无图像的导航时，在术后力线方面二者间似乎没有差别（Bathis et al.，2004b）；因此，这两种技术都可以用于导航。对于传统技术而言，在股骨力线方面，股骨髓内定位器比髓外定位器似乎更有优势（Cates et al.，1993），但对于胫骨力线，两种方式的差别很小（Dennis et al.，1993；Ishii et al.，1995）。

66.8 经济价值

在当前以质量 / 成本为基础的价值型医疗保健时代，在广泛实施计算机导航等新技术之前，必须考虑其成本。

一个决策分析模型发现，计算机辅助手术相比传统手术的成本更高，但比传统手术的力线校准更有效。根据他们的假设，如果每个病例额外增加 1500 美元的成本，冠状面力线在中立位机械轴 3° 以内的患者增加 14%，15 年后翻修率降低 11 倍（4.7% *vs.* 54%），在使用计算机导航的情况下，每质量调整寿命年将会增加 45 554 美元。只有当增加的成本为 629 美元或更少时，才可节省成本（Novak et al.，2007）。

有趣的是，一项基于不同 TKA 手术量中心的数据，评估计算机辅助手术成本效益的 Markov 决策模型发现，如果每年只进行 25 次导航 TKA 的中心想要获益，则需要每年的翻修率降低 13%，而 250 个 TKA 的中心只需要每年减少 2% 的翻修率就可获益（Slover et al.，2008）。购买高成本的计算机导航，手术量少的外科医师或中心想要获益，则需要显著降低 20 年的翻修率（Clayton et al.，2014；Gothesen et al.，2013；Slover et al.，2008；Venkatesan et al.，2013）。

从 2013 年开始的一项系统回顾发现：一些短期和中期的研究（没有长期研究）表明导航 TKA 可改善临床结果，建议进一步长期随访，以证明其改善功能，减少长期翻修率的能力（Burnett et al.，2013）。研究数据表明，导航在减少异常值和提高机械对齐精度方面具有成本效益，但在确定真正的成本效益之前，还需要进一步研究其对患者满意度或功能结果的影响（Beal et al.，2016；Jones et al.，1989）。

■ 结论

骨外科的许多领域都在使用计算机和导航（Karkenny et al.，2019）。导航在 TKA 中的使用在整个美国都在增加，目前市场上有很多导航设备（Antonios et al.，2019；Boylan et al.，2018）。2014 年，全国住院患者数据显示导航利用率为 6.3%（Antonios et al.，2019），而 NSQIP 的数据发现导航利用率为

3.06%（Gholson et al.，2017），且这些比例近年来正在迅速上升。许多研究表明，导航可提高对线的准确性，但尚不确定能否改善患者的临床结果或减少翻修率（Carter et al.，2008；Jones et al.，1989）。计算机辅助导航在 TKA 中的成本效益尚未确定，这将取决于设备的直接成本，以及准确性提高对降低翻修率和延长假体寿命的效果（Novak et al.，2007）。

■ 对笔者而言

目前仅在严重畸形或以前有其他植入物的情况下使用导航。

要点

- 导航对临床效果没有显示出实质性的改善，但确实能改善力线。
- 目前很多医师只是选择性地使用这项技术。
- 针孔位置可能会导致应力上升，增加假体周围骨折的风险。
- 注册的验证对于导航 TKA 的成功至关重要。
- 在广泛使用导航之前，可能增加的手术时间与成本是首要考虑的问题。

参考文献

（遵从原版图书著录格式）

Antonios JK, Korber S, Sivasundaram L, Mayfield C, Kang HP, Oakes DA, Heckmann ND (2019) Trends in computer navigation and robotic assistance for total knee arthroplasty in the United States: an analysis of patient and hospital factors. Arthroplast Today 5(1):88

Australian Orthopaedic Association National Joint Replacement Registry (AOANJRR) (2019) Hip, knee & shoulder arthroplasty: 2019 annual report. AOA, Adelaide

Ballas R, Philippot R, Cartier JL, Boyer B, Farizon F (2013) Computer-assisted total knee arthroplasty: impact of the surgeon's experience on the component placement. Arch Orthop Trauma Surg 133(3):397

Bargren JH, Blaha JD, Freeman MA (1983) Alignment in total knee arthroplasty. Correlated biomechanical and clinical observations. Clin Orthop Relat Res 173:178

Bathis H, Perlick L, Tingart M, Luring C, Zurakowski D, Grifka J (2004a) Alignment in total knee arthroplasty. A comparison of computer-assisted surgery with the conventional technique. J Bone Joint Surg Br 86(5):682

Bathis H, Perlick L, Tingart M, Luring C, Perlick C, Grifka J (2004b) Radiological results of image-based and non-image-based computer-assisted total knee arthroplasty. Int Orthop 28(2):87

Bauwens K, Matthes G, Wich M, Gebhard F, Hanson B, Ekkernkamp A, Stengel D (2007) Navigated total knee replacement. A meta-analysis. J Bone Joint Surg Am 89(2):261

Beal MD, Delagramaticas D, Fitz D (2016) Improving outcomes in total knee arthroplasty-do navigation or customized implants have a role? J Orthop Surg Res 11(1):60

Berend ME, Ritter MA, Meding JB, Faris PM, Keating EM, Redelman R, Faris GW, Davis KE (2004) Tibial component failure mechanisms in total knee arthroplasty. Clin Orthop Relat Res 428:26

Bhattacharyya T, Blyler C, Shenaq D (2006) The natural history of new orthopaedic devices. Clin Orthop Relat Res 451:263

Biant LC, Yeoh K, Walker PM, Bruce WJ, Walsh WR (2008) The accuracy of bone resections made during computer navigated total knee replacement. Do we resect what the computer plans we resect? Knee 15(3):238

Blue M, Douthit C, Dennison J, Caroom C, Jenkins M (2018) Periprosthetic fracture through a unicortical tracking pin site after computer navigated total knee replacement. Case Rep Orthop 2018:2381406

Bolognesi M, Hofmann A (2005) Computer navigation versus standard instrumentation for TKA: a single-surgeon experience. Clin Orthop Relat Res 440:162

Boylan M, Suchman K, Vigdorchik J, Slover J, Bosco J (2018) Technology-assisted hip and knee arthroplasties: an analysis of utilization trends. J Arthroplast 33(4):1019

Brin YS, Nikolaou VS, Joseph L, Zukor DJ, Antoniou J (2011) Imageless computer assisted versus conventional total knee replacement. A Bayesian meta-analysis of 23 comparative studies. Int Orthop 35(3):331

Brown MJ, Matthews JR, Bayers-Thering MT, Phillips MJ, Krackow KA (2017) Low incidence of postoperative complications with navigated total knee arthroplasty. J Arthroplast 32(7):2120

Browne JA, Cook C, Hofmann AA, Bolognesi MP (2010) Postoperative morbidity and mortality following total knee arthroplasty with computer navigation. Knee 17(2):152

Burnett RS, Barrack RL (2013) Computer-assisted total knee arthroplasty is currently of no proven clinical benefit: a systematic review. Clin Orthop Relat Res 471(1):264

Carter RE, Rush PF, Smid JA, Smith WL (2008) Experience with computer-assisted navigation for total knee arthroplasty in a community setting. J Arthroplast 23(5):707

Cates HE, Ritter MA, Keating EM, Faris PM (1993) Intramedullary versus extramedullary femoral alignment systems in total knee replacement. Clin Orthop Relat Res 286:32

Chauhan SK, Scott RG, Breidahl W, Beaver RJ (2004) Computer-assisted knee arthroplasty versus a conventional jig-based technique. A randomised, prospective trial. J Bone Joint Surg Br 86(3):372

Chen JY, Chin PL, Tay DK, Chia SL, Lo NN, Yeo SJ (2014) Less outliers in pinless navigation compared with conventional surgery in total knee arthroplasty. Knee Surg Sports Traumatol Arthrosc 22(8):1827

Chin PL, Yang KY, Yeo SJ, Lo NN (2005) Randomized control trial comparing radiographic total knee arthroplasty implant placement using computer navigation versus conventional technique. J Arthroplast 20(5):618

Chin BZ, Seck VMH, Syn NL, Wee IJY, Tan SSH, O'Neill GK (2019) Computer-navigated versus conventional total knee arthroplasty: a meta-analysis of functional outcomes from level I and II randomized controlled trials. J Knee Surg 34(6):648–658

Cip J, Obwegeser F, Benesch T, Bach C, Ruckenstuhl P, Martin A (2018) Twelve-year follow-up of navigated computer-assisted versus conventional total knee arthroplasty: a prospective randomized comparative trial. J Arthroplast 33(5):1404

Clayton AW, Cherian JJ, Banerjee S, Kapadia BH, Jauregui JJ, Harwin SF, Mont MA (2014) Does the use of navigation in total knee arthroplasty affect outcomes? J Knee Surg 27(3):171

Czurda T, Fennema P, Baumgartner M, Ritschl P (2010) The association between component malalignment and post-operative pain following navigation-assisted total knee arthroplasty: results of a cohort/nested case-control study. Knee Surg Sports Traumatol Arthrosc 18(7):863

D'Lima DD, Hermida JC, Chen PC, Colwell CW (2001) Polyethylene wear and variations in knee kinematics. Clin Orthop Relat Res 392:124

Davis ET, Pagkalos J, Gallie PA, Macgroarty K, Waddell JP, Schemitsch EH (2014) Defining the errors in the registration process during imageless computer navigation in total knee arthroplasty: a cadaveric study. J Arthroplast 29(4):698

de Steiger RN, Liu YL, Graves SE (2015) Computer navigation for total knee arthroplasty reduces revision rate for patients less than sixty-five years of age. J Bone Joint Surg Am 97(8):635

Decking R, Markmann Y, Fuchs J, Puhl W, Scharf HP (2005) Leg axis after computer-navigated total knee arthroplasty: a prospective randomized trial comparing computer-navigated and manual implantation. J Arthroplast 20(3):282

Delp SL, Stulberg SD, Davies B, Picard F, Leitner F (1998) Computer assisted knee replacement. Clin Orthop Relat Res 354:49

Dennis DA, Channer M, Susman MH, Stringer EA (1993) Intramedullary versus extramedullary tibial alignment systems in total knee arthroplasty. J Arthroplast 8(1):43

Evans PD, Marshall PD, McDonnell B, Richards J, Evans EJ (1995) Radiologic study of the accuracy of a tibial intramedullary cutting guide for knee arthroplasty. J Arthroplast 10(1):43

Fehring TK, Mason JB, Moskal J, Pollock DC, Mann J, Williams VJ (2006) When computer-assisted knee replacement is the best alternative. Clin Orthop Relat Res 452:132

Fujimoto E, Sasashige Y, Nakata K, Yokota G, Omoto T, Ochi M (2017) Technical considerations and accuracy improvement of accelerometer-based portable computer navigation for performing distal femoral resection in total knee arthroplasty. J Arthroplast 32(1):53

Gangadharan R, Deehan DJ, McCaskie AW (2010) Distal femoral resection at knee replacement - the effect of varying entry point and rotation on prosthesis position. Knee 17(5):345

Gholson JJ, Duchman KR, Otero JE, Pugely AJ, Gao Y, Callaghan JJ (2017) Computer navigated total knee arthroplasty: rates of adoption and early complications. J Arthroplast 32(7):2113

Gothesen O, Slover J, Havelin L, Askildsen JE, Malchau H, Furnes O (2013) An economic model to evaluate cost-effectiveness of computer assisted knee replacement surgery in Norway. BMC Musculoskelet Disord 14:202

Gulhane S, Holloway I, Bartlett M (2013) A vascular complication in computer navigated total knee arthroplasty. Indian J Orthop 47(1):98

Hankemeier S, Hufner T, Wang G, Kendoff D, Zheng G, Richter M, Gosling T, Nolte L, Krettek C (2005) Navigated intraoperative analysis of lower limb alignment. Arch Orthop Trauma Surg 125(8):531

Hasegawa M, Yoshida K, Wakabayashi H, Sudo A (2013) Cutting and implanting errors in minimally invasive total knee arthroplasty using a navigation system. Int Orthop 37(1):27

Haytmanek CT, Pour AE, Restrepo C, Nikhil J, Parvizi J, Hozack WJ (2010) Cognition following computer-assisted total knee arthroplasty: a prospective cohort study. J Bone Joint Surg Am 92(1):92

Hazratwala K, Matthews B, Wilkinson M, Barroso-Rosa S (2016) Total knee arthroplasty in patients with extra-articular deformity. Arthroplast Today 2(1):26

Hernandez-Vaquero D, Suarez-Vazquez A (2007) Complications of fixed infrared emitters in computer-assisted total knee arthroplasties. BMC Musculoskelet Disord 8:71

Hoke D, Jafari SM, Orozco F, Ong A (2011) Tibial shaft stress fractures resulting from placement of navigation tracker pins. J Arthroplast 26(3):504. e5

Hsu RW, Himeno S, Coventry MB, Chao EY (1990) Normal axial alignment of the lower extremity and load-bearing distribution at the knee. Clin Orthop Relat Res 255:215

Huang TW, Hsu WH, Peng KT, Hsu RW, Weng YJ, Shen WJ (2011) Total knee arthroplasty with use of computer-assisted navigation compared with conventional guiding systems in the same patient: radiographic results in Asian patients. J Bone Joint Surg Am 93(13):1197

Hvid I, Nielsen S (1984) Total condylar knee arthroplasty. Prosthetic component positioning and radiolucent lines. Acta Orthop Scand 55(2):160

Ishii Y, Ohmori G, Bechtold JE, Gustilo RB (1995) Extramedullary versus intramedullary alignment guides in total knee arthroplasty. Clin Orthop Relat Res 318:167

Jawhar A, Shah V, Sohoni S, Scharf HP (2013) Joint line changes after primary total knee arthroplasty: navigated versus non-navigated. Knee Surg Sports Traumatol Arthrosc 21(10):2355

Jeffery RS, Morris RW, Denham RA (1991) Coronal alignment after total knee replacement. J Bone Joint Surg Br 73(5):709

Johnson DR, Dennis DA, Kindsfater KA, Kim RH (2013) Evaluation of total knee arthroplasty performed with and without computer navigation: a bilateral total knee arthroplasty study. J Arthroplast 28(3):455

Jones CW, Jerabek SA (1989) Current role of computer navigation in total knee arthroplasty. J Arthroplast 33(7):2018

Jung KA, Lee SC, Ahn NK, Song MB, Nam CH, Shon OJ (2011) Delayed femoral fracture through a tracker pin site after navigated total knee arthroplasty. J Arthroplast 26(3):505. e9

Kamara E, Berliner ZP, Hepinstall MS, Cooper HJ (2017) Pin site complications associated with computer-assisted navigation in hip and knee arthroplasty. J Arthroplast 32(9):2842

Karkenny AJ, Mendelis JR, Geller DS, Gomez JA (2019) The role of intraoperative navigation in orthopaedic surgery. J Am Acad Orthop Surg 27(19):e849

Kim SJ, MacDonald M, Hernandez J, Wixson RL (2005) Computer assisted navigation in total knee arthroplasty: improved coronal alignment. J Arthroplast 20(7 Suppl 3):123

Kim YH, Kim JS, Hong KS, Kim YJ, Kim JH (2008) Prevalence of fat embolism after total knee arthroplasty performed with or without computer navigation. J Bone Joint Surg Am 90(1):123

Kim K, Kim YH, Park WM, Rhyu KH (2010) Stress concentration near pin holes associated with fracture risk after computer navigated total knee arthroplasty. Comput Aided Surg 15(4–6):98

Kim YH, Park JW, Kim JS (2018) 2017 Chitranjan S. Ranawat award: does computer navigation in knee arthroplasty improve functional outcomes in young patients? A randomized study. Clin Orthop Relat Res 476(1):6

Krackow KA, Bayers Thering M, Phillips MJ, Bayers-Thering M, Mihalko WM (1999) A new technique for determining proper mechanical axis alignment during total knee arthroplasty: progress toward computer-assisted TKA. Orthopedics 22(7):698

Kuzyk PR, Higgins GA, Tunggal JA, Sellan ME, Waddell JP, Schemitsch EH (2012) Computer navigation vs extramedullary guide for sagittal alignment of tibial components: radiographic study and meta-analysis. J Arthroplast 27(4):630

Laskin RS (2003) Instrumentation pitfalls: you just can't go on autopilot! J Arthroplast 18(3 Suppl 1):18

Lee CY, Lin SJ, Kuo LT, Peng KT, Huang KC, Huang TW, Lee MS, Hsu RW, Shen WJ (2014) The benefits of computer-assisted total knee arthroplasty on coronal alignment with marked femoral bowing in Asian patients. J Orthop Surg Res 9:122

Li CH, Chen TH, Su YP, Shao PC, Lee KS, Chen WM (2008) Periprosthetic femoral supracondylar fracture after total knee arthroplasty with navigation system. J Arthroplast 23(2):304

Licini DJ, Meneghini RM (2015) Modern abbreviated computer navigation of the femur reduces blood loss in total knee arthroplasty. J Arthroplast 30(10):1729

Lin SY, Chen CH, Huang PJ, Fu YC, Huang HT (2014) Computer-navigated minimally invasive total knee arthroplasty for patients with retained implants in the femur. Kaohsiung J Med Sci 30(8):415

Liodakis E, Antoniou J, Zukor DJ, Huk OL, Epure LM, Bergeron SG (2016) Navigated vs conventional total knee arthroplasty: is there a difference in the rate of respiratory complications and transfusions? J Arthroplast 31(10):2273

Lotke PA, Ecker ML (1977) Influence of positioning of prosthesis in total knee replacement. J Bone Joint Surg Am 59(1):77

Manzotti A, Confalonieri N, Pullen C (2008) Intra-operative tibial fracture during computer assisted total knee replacement: a case report. Knee Surg Sports Traumatol Arthrosc 16(5):493

Matassi F, Cozzi Lepri A, Innocenti M, Zanna L, Civinini R, Innocenti M (2019) Total knee arthroplasty in patients with extra-articular deformity: restoration of mechanical alignment using accelerometer-based navigation system. J Arthroplast 34(4):676

Matziolis G, Krocker D, Weiss U, Tohtz S, Perka C (2007) A prospective, randomized study of computer-assisted and conventional total knee arthroplasty. Three-dimensional evaluation of

implant alignment and rotation. J Bone Joint Surg Am 89(2):236
Mihalko WM, Boyle J, Clark LD, Krackow KA (2005) The variability of intramedullary alignment of the femoral component during total knee arthroplasty. J Arthroplast 20(1):25
Millar NL, Deakin AH, Millar LL, Kinnimonth AW, Picard F (2011) Blood loss following total knee replacement in the morbidly obese: effects of computer navigation. Knee 18(2):108
Moskal JT, Capps SG, Mann JW, Scanelli JA (2014) Navigated versus conventional total knee arthroplasty. J Knee Surg 27(3):235
Nam D, Weeks KD, Reinhardt KR, Nawabi DH, Cross MB, Mayman DJ (2013) Accelerometer-based, portable navigation vs imageless, large-console computer-assisted navigation in total knee arthroplasty: a comparison of radiographic results. J Arthroplast 28(2):255
Nam D, Cody EA, Nguyen JT, Figgie MP, Mayman DJ (2014) Extramedullary guides versus portable, accelerometer-based navigation for tibial alignment in total knee arthroplasty: a randomized, controlled trial: winner of the 2013 HAP PAUL award. J Arthroplast 29(2):288
Novak EJ, Silverstein MD, Bozic KJ (2007) The cost-effectiveness of computer-assisted navigation in total knee arthroplasty. J Bone Joint Surg Am 89(11):2389
O'Connor MI, Brodersen MP, Feinglass NG, Leone BJ, Crook JE, Switzer BE (2010) Fat emboli in total knee arthroplasty: a prospective randomized study of computer-assisted navigation vs standard surgical technique. J Arthroplast 25(7):1034
Perlick L, Bathis H, Tingart M, Perlick C, Grifka J (2004) Navigation in total-knee arthroplasty: CT-based implantation compared with the conventional technique. Acta Orthop Scand 75(4):464
Petersen TL, Engh GA (1988) Radiographic assessment of knee alignment after total knee arthroplasty. J Arthroplast 3(1):67
Petursson G, Fenstad AM, Gothesen O, Dyrhovden GS, Hallan G, Rohrl SM, Aamodt A, Furnes O (2018) Computer-assisted compared with conventional total knee replacement: a multicenter parallel-group randomized controlled trial. J Bone Joint Surg Am 100(15):1265
Picard F, Deakin AH, Clarke JV, Dillon JM, Gregori A (2007) Using navigation intraoperative measurements narrows range of outcomes in TKA. Clin Orthop Relat Res 463:50
Picard F, Deep K, Jenny JY (2016) Current state of the art in total knee arthroplasty computer navigation. Knee Surg Sports Traumatol Arthrosc 24(11):3565
Plaskos C, Hodgson AJ, Inkpen K, McGraw RW (2002) Bone cutting errors in total knee arthroplasty. J Arthroplast 17(6):698
Rebal BA, Babatunde OM, Lee JH, Geller JA, Patrick DA, Macaulay W (2014) Imageless computer navigation in total knee arthroplasty provides superior short term functional outcomes: a meta-analysis. J Arthroplast 29(5):938
Rhee SJ, Kim HJ, Lee CR, Kim CW, Gwak HC, Kim JH (2019) A comparison of long-term outcomes of computer-navigated and conventional total knee arthroplasty: a meta-analysis of randomized controlled trials. J Bone Joint Surg Am 101(20):1875
Ritter MA, Faris PM, Keating EM, Meding JB (1994) Postoperative alignment of total knee replacement. Its effect on survival. Clin Orthop Relat Res 299:153
Ritter MA, Davis KE, Meding JB, Pierson JL, Berend ME, Malinzak RA (2011) The effect of alignment and BMI on failure of total knee replacement. J Bone Joint Surg Am 93(17):1588
Roberts TD, Clatworthy MG, Frampton CM, Young SW (2015) Does computer assisted navigation improve functional outcomes and implant survivability after total knee arthroplasty? J Arthroplast 30(9 Suppl):59
Robinson M, Eckhoff DG, Reinig KD, Bagur MM, Bach JM (2006) Variability of landmark identification in total knee arthroplasty. Clin Orthop Relat Res 442:57
Schnurr C, Eysel P, Konig DP (2011) Do residents perform TKAs using computer navigation as accurately as consultants? Orthopedics 34(3):174
Selvanayagam R, Kumar V, Malhotra R, Srivastava DN, Digge VK (2019) A prospective randomized study comparing navigation versus conventional total knee arthroplasty. J Orthop Surg (Hong Kong) 27(2):2309499019848079
Shah RR, Patel RM, Puri L (2013) Computer-assisted total knee arthroplasty for significant tibial deformities. J Arthroplast 28(1):28
Shin YS, Kim HJ, Ko YR, Yoon JR (2016) Minimally invasive navigation-assisted versus conventional total knee arthroplasty: a meta-analysis. Knee Surg Sports Traumatol Arthrosc 24(11):3425
Siston RA, Patel JJ, Goodman SB, Delp SL, Giori NJ (2005) The variability of femoral rotational alignment in total knee arthroplasty. J Bone Joint Surg Am 87(10):2276
Slover JD, Tosteson AN, Bozic KJ, Rubash HE, Malchau H (2008) Impact of hospital volume on the economic value of computer navigation for total knee replacement. J Bone Joint Surg Am 90(7):1492
Sparmann M, Wolke B, Czupalla H, Banzer D, Zink A (2003) Positioning of total knee arthroplasty with and without navigation support. A prospective, randomised study. J Bone Joint Surg Br 85(6):830
Spencer JM, Chauhan SK, Sloan K, Taylor A, Beaver RJ (2007) Computer navigation versus conventional total knee replacement: no difference in functional results at two years. J Bone Joint Surg Br 89(4):477
Stiehl JB, Heck DA (2015) How precise is computer-navigated gap assessment in TKA? Clin Orthop Relat Res 473(1):115
Stockl B, Nogler M, Rosiek R, Fischer M, Krismer M, Kessler O (2004) Navigation improves accuracy of rotational alignment in total knee arthroplasty. Clin Orthop Relat Res 426:180
Stulberg SD (2003) How accurate is current TKR instrumentation? Clin Orthop Relat Res 416:177
Tabatabaee RM, Rasouli MR, Maltenfort MG, Fuino R, Restrepo C, Oliashirazi A (2018) Computer-assisted total knee arthroplasty: is there a difference between image-based and imageless techniques? J Arthroplast 33(4):1076
Takasaki M, Matsuda S, Fukagawa S, Mitsuyasu H, Miura H, Iwamoto Y (2010) Accuracy of image-free navigation for severely deformed knees. Knee Surg Sports Traumatol Arthrosc 18(6):763
Venkatesan M, Mahadevan D, Ashford RU (2013) Computer-assisted navigation in knee arthroplasty: a critical appraisal. J Knee Surg 26(5):357
Victor J, Hoste D (2004) Image-based computer-assisted total knee arthroplasty leads to lower variability in coronal alignment. Clin Orthop Relat Res 428:131
Watters TS, Mather RC 3rd, Browne JA, Berend KR, Lombardi AV, Bolognesi MP (2011) Analysis of procedure-related costs and proposed benefits of using patient-specific approach in total knee arthroplasty. J Surg Orthop Adv 20(2):112
Werner FW, Ayers DC, Maletsky LP, Rullkoetter PJ (2005) The effect of valgus/varus malalignment on load distribution in total knee replacements. J Biomech 38(2):349
Wysocki RW, Sheinkop MB, Virkus WW, Della Valle CJ (2008) Femoral fracture through a previous pin site after computer-assisted total knee arthroplasty. J Arthroplast 23(3):462
Yau WP, Chiu KY, Zuo JL, Tang WM, Ng TP (2008) Computer navigation did not improve alignment in a lower-volume total knee practice. Clin Orthop Relat Res 466(4):935

（文鹏飞　李　辉）

第 67 章

机器人辅助全膝关节置换术

Chad A. Krueger and Jess H. Lonner

67.1 引言

医学上，很少有像 TKA 对患者功能和疼痛有如此明显改善的手术。尽管如此，假体位置不佳、力线不良和软组织不平衡都会影响 TKA 手术效果，并可能导致患者不满、功能欠佳和早期失败（Antonios et al.，2020；Kazarian et al.，2019；Sharkey et al.，2014）。虽然学者们尝试使用各种方法以得到"理想的"TKA，但假体位置不良和软组织不平衡的病例却很多（Abdel et al.，2018；Kazarian et al.，2019）。机器人技术被用来改善 TKA 的假体安放位置和软组织平衡，其最终目标是提高功能结果和假体的生存率（Boylan et al.，2018；de Steiger et al.，2015；Koenig et al.，2012；Liow et al.，2014；Lonner et al.，2019）。虽然自 2007 年以来，机器人技术在 UKA 中应用广泛，但最近它才在美国 TKA 中得以应用。

在英国，许多研究已经证明机器人技术可改善力线、提高手术安全性、减少截骨量、提高假体生存率和早期功能（Btenberg et al.，2019；Dunbar et al.，2012；Gilmour et al.，2018；Lonner et al.，2019；Lonner et al.，2019；Sherman et al.，2020；Ponzio et al.，2016），这些优势一直是机器人 TKA 日益增长的助推剂。

除了临床结果和手术效率外，经济压力和地区竞争也可能影响机器人技术在 TKA 中的应用（Barbash et al.，2014；Lonner et al.，2019）。尽管有机器人协助的"承诺"，但仍会有一些学者不接受使用机器人（BenMessaoud et al.，2011；Yarbrough et al.，2007）。外科医师对这项技术的适用性和易用性的看法，以及诸如地区竞争、患者需求、技术成本和学习曲线等外部因素，都可能会成为使用机器人的动机或阻碍因素（Barbash et al.，2014；Barbash Gly et al.，2010；BenMessaoud et al.，2011；Blute et al.，2014；Sherman et al.，2020；Lonner et al.，2019）。

事实上，在医疗保健领域，是否获取和实施一项新技术在很大程度上是基于该技术的"价值"，而这种"价值"传统上是通过成本和收益来确定的（Barbash et al.，2014）。一些外科医师仍然担心机器人 TKA 会增加成本，延长手术时间，或者需要额外的术前影像（Lonner et al.，2018）。此外，许多人对是否采用机器人 TKA 犹豫不决，除非研究表明与传统 TKA 相比，机器人辅助 TKA 的功能结果或与患者相关结果有所改善。虽然目前现有机器人手术系统的附加成本很高，但随着制造商竞争的日益激烈和可选技术的推广，将来机器人辅助 TKA 成本应该会降低（Buckingham et al.，1995；Lonner et al.，2019；Lonner et al.，2016）。

对于机器人手术量，目前在一些地区，大约 12% 的 TKA 是在机器人辅助下进行的（Boylan et al.，2018），但在该国的其他一些地区，自 2008 年以来，机器人 TKA 的比率几乎翻了一番（Lonner et al.，2018）。

最近一项对未来 10 年潜在市场渗透率的分析预测，未来 5 年内近 23% 的 TKA 将使用机器人进行（MDDI，2015）。

分析人员认为，一旦机器人在关节置换市场的使用率达到 35% 的水平，矫形外科医师和医院将会常规使用机器人技术（Newswire，2016）。这一目标很快可能就会实现。在本章中，将回顾目前美国食品和药物管理局（US FDA）批准用于 TKA 的机器人系统，并重点介绍机器人 TKA 技术的一些潜在好处、缺点和其他需要考虑的因素。

67.2 机器人全膝关节置换系统

机器人系统一般有 3 类。

TKA 的机器人系统类型（Jacofsky et al.，2016）

- 主动系统。
- 半主动系统。
- 被动系统。

主动系统：在外科医师输入术前和术中参数后，无须外科医师的指导自主进行截骨，例如截骨厚度、方向和假体大小。

被动系统：在手术过程中给外科医师提供指导，但需要外科医师自己放置截骨导板并截骨。

半主动系统：外科医师在实际手术过程中，可从机器人系统获得实时反馈，并与机器人系统联合手术。手术前和（或）术中计划由外科医师确定和参考，并可在手术过程中改变。半主动系统提供保护机制以防止意外的截骨：包括通过触觉约束锯片或钻头，调节电钻的速度或方向，或通过机器人限定截骨量等（Jacofsky et al.，2016；Lang et al.，2011）。

某些机器人系统需要使用先进的成像方法，以便为外科手术提供术前计划。这些图像通常是通过 CT 获得，但偶尔也会从校准的普通射线图像中获得，随后利用计算机创建患者下肢的三维模型，以便术前施行手术计划。外科医师可以在术前或术中临时确定假体的大小和位置，以及确定这些因素的变化如何影响 TKA 的活动范围和软组织平衡。而“无图像”机器人系统仅可提供术中参考（Jinnah et al.，2019）。虽然这样的系统无法进行术前模拟，但无须患者进行 CT 扫描，减少了辐射、费用和不便（Ponzio et al.，2015），并且仍可帮助外科医师在术中了解假体大小、对线和位置如何通过关节活动影响软组织张力，且不会影响影像学或临床结果（Lonner et al.，2019；Lonner et al.，2016）。

到目前为止，还没有数据表明，使用某种特定类型的机器人辅助可以明显改善患者的结果、假体位置或软组织平衡。因此对于外科医师来说，明确自己在手术实践中更喜欢哪种系统是很重要的。

表 67.1 展示了下述机器人系统及其功能。所有机器人均经美国 FDA 批准用于 TKA。

67.2.1 TSolution-One®（ROBODOC）机器人（Think Surgical Inc.，Fremont，CA）

最古老的机器人 TKA 系统是 ROBODOC（现在叫 TSolution One®）（图 67.1）。

这是一个“开放的”主动系统，于 1992 年首次用于 THA 中的股骨侧髓腔准备，随后有几项研究证明此机器人可以改善 THA 和 TKA 的力线（Bargar，2007）。

该系统根据术前 CT 成像和建模制定手术计划，在外科医师输入术中截骨参数后，除了控制系统开关外，无须其他参与即可主动截骨。但该系统不能区分骨骼或其他组织，因此术中需避免对周围软组织的意外损伤（Chun et al.，2011；Park et al.，2007；Schulz et al.，2007）。虽然最近 FDA 才批准这个机器在美国用于 TKA，但在其他国家已经使用十多年了（Song et al.，2011）。与其他机器人系统不同的是它没有软组织平衡算法。

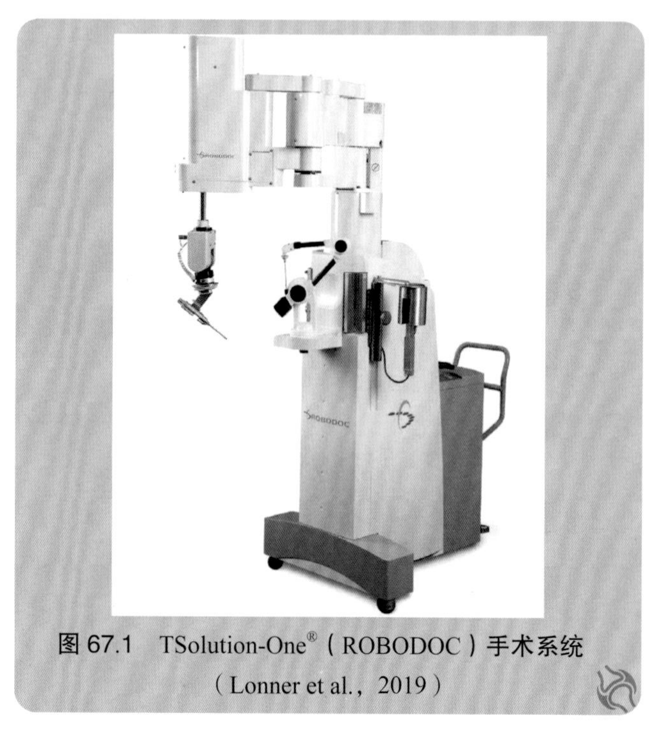

图 67.1 TSolution-One®（ROBODOC）手术系统（Lonner et al.，2019）

表 67.1 用于 TKA 的常见机器人系统及其特殊功能概述

特征	TSOlution-One®（ROBODOC）	MAKO	NAVIO/CORI	ROSA Knee®	Omnibot
术前 CT 资料	需要	需要	不需要	不需要	不需要
控制类型	主动	半主动	半主动	半主动	主动
截骨工具	导航磨铣	导航磨钻 导航摆锯	导航磨钻 确定截骨板的螺钉手动摆锯	导航导板手动摆锯	导航导板 手动摆锯
软组织平衡算法	无	有	有	有	有
FDA 批准	同意	同意	同意	同意	同意

67.2.2　MAKO 机器人（Stryker，Fort Lauderdale，FL）

MAKO 机器人系统（图 67.2）是一个半主动系统，它可提供触觉反馈，并允许外科医师在手术前和手术中调整手术计划。手术计划建立在术前 CT 扫描的基础上，然后通过术中放置的立体定位参考针实施。

> 该系统在手术执行过程中可向外科医师提供实时触觉反馈，防止外科医师偏离计划。该系统还有基于计算机或徒手测试的软组织平衡算法。

然而，此机器人需要术前 CT 扫描，增加了患者的辐射、不便和费用（Liow et al.，2014）。

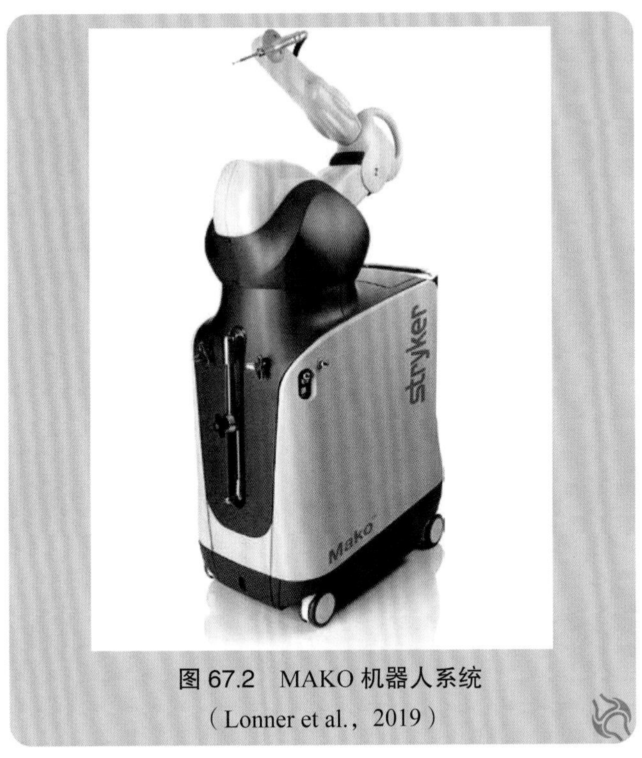

图 67.2　MAKO 机器人系统
（Lonner et al.，2019）

67.2.3　NAVIO/CORI 机器人（Smith and Nephew，Memphis，TN）

NAVIO/CORI 机器人系统（图 67.3）是一个手持半主动平台。此系统无须图像，不需要额外的术前成像来规划或绘制解剖图像。它使用术中参考点来创建患者膝关节解剖和下肢力线的虚拟模型，再加上软组织平衡算法来确定手术计划并指导手术。

> Navio 不依赖触觉反馈。它是通过调节电动钻头的方向和速度以提供术中保护，防止意外截骨。

钻头回撤的安全性虽然受限于其灵敏性和回撤速度，但它已被证明是有效的。

67.2.4　ROSA® 膝关节机器人（Zimmer Biomet，Warsaw，IN）

ROSA® 膝关节机器人（图 67.4）是一个机器人辅助的半主动手术系统。其独特之处在于它有两个规划选项。

> 一种选择是：将从术前校准的 X 线片中获得的信息与术中解剖识别的标志相结合。
>
> 另一种独家的选择是：术中使用髁状突表面和肢体标志物配准，以用于三维虚拟膝关节建模、确定假体大小和位置，以及软组织平衡。

这两种选择都同样有效和准确，并且不需要术前 CT 资料。机器人终端执行器根据虚拟规划算法进行定位并限制截骨量，然后外科医师使用传统的锯片进行截骨。锯片既不受触觉也不受其他限制，这使得外科医师能够在截骨过程中得到舒适的、符合人体工程学的、高效的触觉感受。该系统还对软组织平衡算法

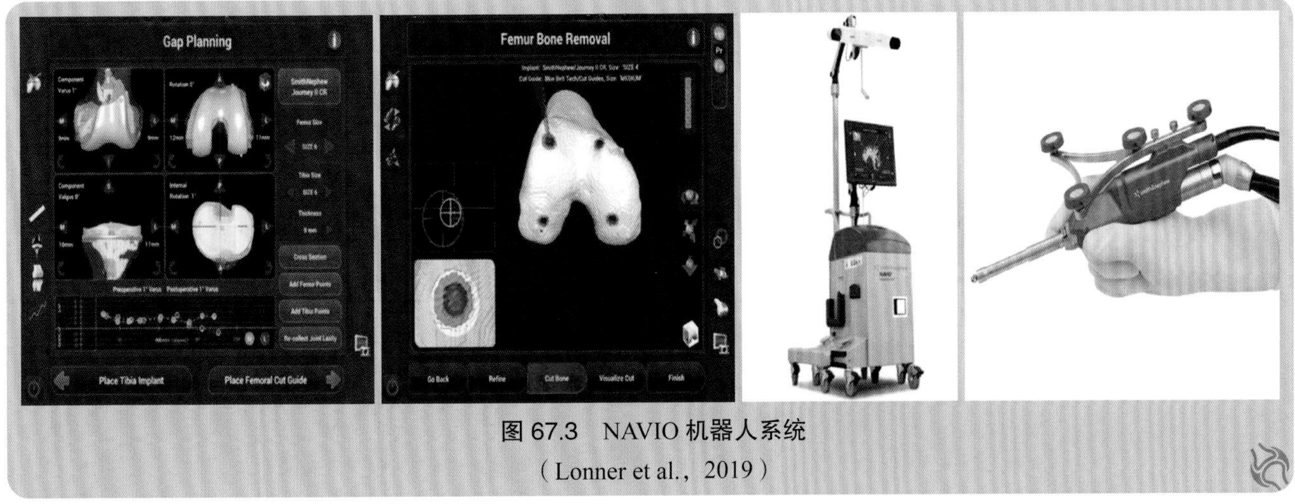

图 67.3　NAVIO 机器人系统
（Lonner et al.，2019）

进行了优先排序。

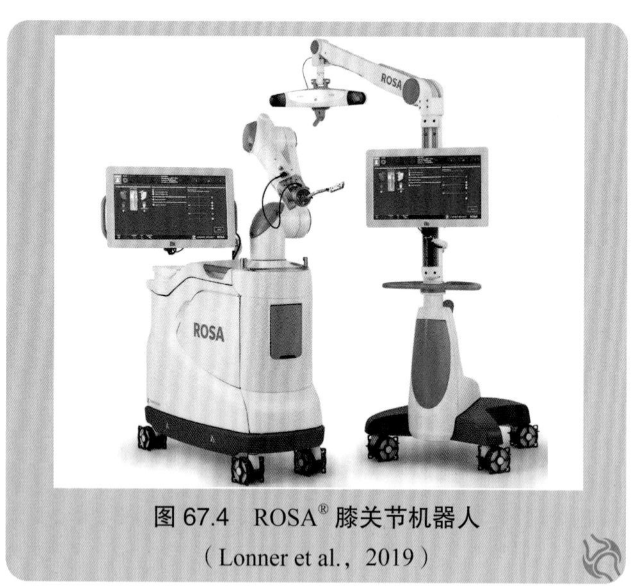

图 67.4　ROSA® 膝关节机器人
（Lonner et al.，2019）

67.2.5　Omnibot 机器人（Corin，Tampa，FL）

OMNIBbotics®（图 67.5）是另一种无图像系统，它完全根据术中手术规划主动定位股骨（IBlock）和胫骨（Nanoblock）截骨导板，同样包括骨骼表面映射、解剖标志配准和软组织平衡算法。

然后，外科医师使用标准摆锯手动截骨，该系统为精确有效的表面截骨提供了工具，并且提供了运动平衡（Koenig et al.，2019）。

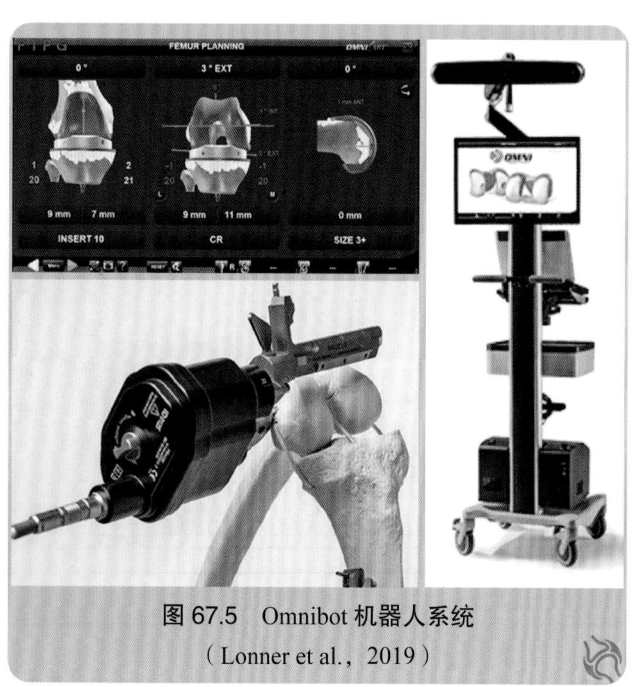

图 67.5　Omnibot 机器人系统
（Lonner et al.，2019）

67.3　机器人辅助全膝关节置换术的结果

67.3.1　放射学结果

几项机器人 TKA 与传统 TKA 的对比研究表明，即使在学习曲线的早期，机器人也可协助术者提高假体位置和力线的准确性，并可减少影像学评价的离群值（表 67.2）（Hampp et al.，2019a；Ren et al.，2019；Yang et al.，2017）。

表 67.2　机器人 TKA 和传统 TKA 的机械力线对比研究

研究	机器人 TKA		传统 TKA	
	平均偏差（°）	标准差	平均偏差（°）	标准差
Siebert 等（2002）	0.8	1	2.6	2.2
Song 等（2011）	0.2	1.6	1.2	2.1
Song 等（2013）	0.5	1.4	1.2	2.9
Kim 等（2019）	2	2	3	3
Liow 等（2014）	1.3	0.9	1.8	1.2

平均偏差：术后机械轴线与术前计划轴线或中立位机械轴线之差的平均度数。

此外，与术前计划相比，一些较新的机器人辅助 TKA 在力线方面的误差也很小，精确度高（表 67.3）。

表 67.3　最终力线与机器人计划力线的相对误差（°）

研究	机器人类型	与计划力线的误差			
		股骨侧		胫骨侧	
		冠状面	矢状位	冠状面	矢状位
Parratte 等（2019）	ROSA®	0.03（0.51）	−0.95（0.88）	−0.06（0.69）	0.2（0.84）
Casper 等（2018）	NAVIO	−0.1（0.9）	−2（2.2）	−0.2（0.9）	−0.2（1.3）

括号内为标准差。

虽然这些研究结果支持术者通过机器人辅助以获得更高的假体定位精度，但其能否对患者的功能结果和假体长期生存有可衡量的影响仍然是需要解决的问题。

67.3.2　临床结果

尽管使用机器人辅助 TKA 时假体定位的准确性有所提高，但大多数研究没有发现主动机器人 TKA 与传统 TKA 之间的实质性临床差异（Kim et al.，2019；Song et al.，2013；Yim et al.，2013）。

在最大规模使用 RoboDoc 机器人 TKA 与传统 TKA 进行比较的长期研究中，在平均 13 年的随访中，两组患者在 KSS 评分、活动度或 UCLA 活动评分方面没有显著差异，在平均 15 年的随访中，两组之间的假体生存率也没有差异（Kim et al.，2019）。另有一项前瞻性随机对照试验和一项大型回顾性研究，在 4 年和 10 年的随访中显示出两种技术有相似的临床结果（Park et al.，2007；Yang et al.，2017）。

另一方面，使用量化截骨和软组织平衡算法的半主动机器人系统的研究数据显示，此机器人系统对于临床结果有可衡量的改善。Kayani 等（2018a）指出，与传统的 TKA 相比，虽然不同组间的围术期方案是否不同尚不清楚，但机器人 TKA 可提高患者膝关节功能，缩短住院时间。在另一项比较机器人 TKA 与手动 TKA 的短期（3 个月）效果研究中，Khlopas 等（2020）研究发现，与手动 TKA 患者相比，有 9/10 的机器人 TKA 患者在 KSS 评分方面有相似或更佳的结果。在 Malkani 等（2019）的一项长期研究中，对患者进行术后至少 2 年的随访，发现所有接受机器人 TKA 的患者在 SF-12 量表评分、关节遗忘评分和 KSS 评分方面都有很好的结果。此外，研究者发现只有 3.7% 的患者术后出现并发症。对于机器人 TKA 半主动系统，研究结果似乎优于主动系统的结果，因为关于后者的研究发现与手动 TKA 相比，二者结果相似而无明显改善（Karunaratne et al.，2019）。

最后，在考虑机器人技术时，必须遵从 Isaac Asimov（1950）的建议，其为机器人技术的早期拥护者之一，他的“机器人第一定律”告诫人们：“机器人不能伤害人，也不能因为不作为而让人受到伤害”。鉴于这一点，要考虑各种机器人技术的安全性，以确保避免医源性损伤的发生。

在两项关于主动机器人 TKA 的早期研究中，髌腱意外损伤的发生率分别为 3% 和 8%（Chun et al.，2011；Park et al.，2007）。这比传统方法 TKA 术后髌腱断裂的发生率高得多，传统手术的发生率只有 0.17% 到 1.4%（Lynch et al.，1987；Rand et al.，1989）。Park 等（2007）在最初的机器人 TKA 队列研究中出现了股骨髁上骨折和髌骨骨折的情况。然而，作者指出，随着手术显露和软组织保护的改善，上述并发症也减少了。最近使用该系统的经验表明，适当的切口延长和软组织保护可显著减少其导致的软组织并发症（Naziri et al.，2019）。此外，由于控制性锯片或电动钻头的使用，迄今为止，半主动系统很少出现医源性软组织损伤（Hampp et al.，2019b；Lonner et al.，2019）。

67.4　机器人辅助全膝关节置换术的劣势

使用机器人技术辅助 TKA 最明显的缺点是额外的成本增加和手术时间的延长（Lonner et al.，2018；Song et al.，2011；Song et al.，2013）。

购买某些机器人系统所需的初始资本约为 100 万美元，每个患者的实施成本、一次性设备和服务协议会增加多达 1000 美元（Davey，2011；Liow et al.，2014；Lonner et al.，2019），以及某些系统可能需要术前 CT 资料。研究者要继续努力，希望可以通过减少不必要的器械，减少手术时间，提高手术效率，避免昂贵的术前 CT 检查，以及在机器人辅助下减少翻修手术的数量，来抵消这些增加的费用。虽然有一些数据表明，机器人 TKA 可能会使一些患者 90 天内的护理费用减少 2000 美元以上（Cool et al.，2019），但是必须清楚地认识到，这种机器人节省的成本实际上是减少了术后康复、家庭健康服务和住院时间，这更多地与康复流程的修改有关，而不是机器人本身成本的降低。为了更好地定义机器人技术的价值，有必要进行进一步的成本效益分析，将机器人方法、传统方法与标准化的围术期方案进行比较。

使用机器人 TKA 也有一个可预测的学习曲线（Kayani et al.，2018a；Liow et al.，2014）。虽然机器人手术的精确度会立刻提高，但学习曲线主要发生在患者解剖数据注册和学习机器人系统本身的过程中（Chun et al.，2011）。机器人 TKA 学习曲线也与手术时间的增加有关。

广泛报道，实施机器人 TKA，每个病例会增加 15 ~ 25 分钟的手术时间，这本身就是一种成本增加，并且增加了手术感染的风险。

这些时间数据是基于较旧的机器人系统得出的，学者发现使用较新的机器人系统，一旦外科医师完成学习曲线，就不会显著增加手术时间（Kayani et al., 2018b）。在考虑使用机器人系统时，还需要考虑手术规划、模型调整和使用一次性器械增加的时间。

67.5 展望

笔者期望，随着对这些强大工具的进一步学习使用，机器人在 TKA 中的应用将会更加广泛。随着时间的推移，机器人系统应该能够跟踪规划参数和软组织平衡，并将这些信息与临床结果对接，以确定最佳假体位置、大小和运动学，从而优化未来患者的临床结果。随着机器人系统成本的不断降低和手术效率的提高，机器人手术可能会变得更加规范。到目前为止，机器人 TKA 似乎是一个有价值的工具，可以提高假体定位的准确性，特别是对于手术量少的外科医师。具有软组织平衡算法的现代机器人系统能否会加速康复，减轻术后疼痛，改善功能结果和假体的长期生存还有待观察。尽管如此，考虑到当代 TKA 的成功，当我们开发下一代人工关节置换术时，如果我们能利用机器人技术来减少库存，简化工作流程，并提高手术效率，那么即使与传统技术是等价的，也将是一个合理的目标。

要点

- 机器人辅助 TKA 是传统 TKA 的一种安全的替代方法，可以更精确地放置胫骨和股骨假体。
- 有限的数据显示，与传统的 TKA 相比，机器人辅助 TKA 有更好的临床结果，而不会使患者的情况变得更糟。
- 有几种不同的机器人辅助 TKA 系统可供选择。每种都有其独特的优点和缺点。熟悉并熟练使用你选择的机器人设备将有助于缩短学习曲线。
- 机器人辅助 TKA 启动成本较高。努力提高手术室效率，缩小仪器体积，以及其他类似的改变可以帮助抵消其中的一些成本。
- 有许多公司在机器人辅助 TKA 上投入了大量资金。这一领域很可能会继续扩大，从而降低成本并改善用户的使用体验。

参考文献

（遵从原版图书著录格式）

Abdel MP, Ollivier M, Parratte S, Trousdale RT, Berry DJ, Pagnano MW (2018) Effect of postoperative mechanical axis alignment on survival and functional outcomes of modern total knee arthroplasties with cement: a concise follow-up at 20 years. J Bone Joint Surg Am 100(6):472–478

Antonios JK, Kang HP, Robertson D, Oakes DA, Lieberman JR, Heckmann ND (2020) Population-based survivorship of computer-navigated versus conventional total knee arthroplasty. J Am Acad Orthop Surg 28(20):857–864

Asimov I (1950) In: Robot I (ed) The Isaac Asimov collection. Doubleday, New York, p 40

Barbash Glied SA (2010) New technology and health care costs – the case of robotic-assisted surgery. N Engl J Med 363:701–704

Barbash GI, Friedman B, Glied SA, Steiner CA (2014) Factors associated with adoption of robotic surgical technology in US hospitals and relationship to radical prostatectomy procedure. Ann Surg 259:1–6

Bargar WL (2007) Robots in orthopaedic surgery. Clin Orthop Relat Res 463:31–36

Battenberg AK, Netravali NA, Lonner JH (2019) A novel handheld robotic-assisted system for unicompartmental knee arthroplasty: surgical technique and early survivorship. J Robot Surg 14(1):55–60

BenMessaoud C, Kharrazi H, MacDorman KF (2011) Facilitators and barriers to adopting robotic-assisted surgery: contextualizing the unified theory of acceptance and use of technology. PLoS One 6:e16395

Blute ML, Prestipino AL (2014) Factors associated with adoption of robotic surgical technology in US hospitals and relationship to radical prostatectomy procedure volume. Ann Surg 259:7–9

Sherman WF, Wu VJ. Robotic Surgery in Total Joint Arthroplasty: A Survey of the AAHKS Membership to Understand the Utilization, Motivations, and Perceptions of Total Joint Surgeons. J Arthroplasty 2020:S0883540320307373. https://doi.org/10.1016/j.arth.2020.06.072

Boylan M, Suchman K, Vigdorchik J, Slover J, Bosco J (2018) Technology-assisted hip and knee arthroplasties: an analysis of utilization trends. J Arthroplast 33(4):1019–1023

Buckingham RA, Buckingham RO (1995) Robots in operating theatres. BMJ 311(7018):1479–1482

Casper M, Mitra R, Khare R, Jaramaz B, Hamlin B, McGinley B, Mayman D, Headrick J, Urish K, Gittins M, Incavo S, Neginhal V (2018) Accuracy assessment of a novel image-free handheld robot for total knee arthroplasty in a cadaveric study. Comput Assist Surg (Abingdon) 23(1):14–20

Chun YS, Kim KL, Cho YJ, Kim YH, Yoo MC, Rhyu KH (2011) Causes and patterns of aborting a robot-assisted arthroplasty. J Arthroplast 26(4):621–625

Cool CL, Jacofsky DJ, Seeger KA, Sodhi N, Mont MA (2019) A 90-day episode-of-care cost analysis of robotic-arm assisted total knee arthroplasty. J Comp Eff Res 8(5):327–336

Davey SM (2011) Surgeon opinion on new technologies in orthopaedic surgery. J Med Eng Technol 35:139–148

de Steiger RN, Liu Y, Graves SE (2015) Computer navigation for total knee arthroplasty reduces revision rate for patients less than sixty-five years of age. J Bone Joint Surg Am 97(8):635–642

Dunbar NJ, Roche MW, Park BH, Branch SH, Conditt MA, Banks SA (2012) Accuracy of dynamic tactile-guided unicompartmental knee arthroplasty. J Arthroplast 27:803–808

Gilmour A, MacLean AD, Rowe PJ, Banger MS, Donnelly I, Jones BG, Blyth MJG (2018) Robotic-arm-assisted vs conventional unicompartmental knee arthroplasty. The 2-year clinical outcomes of a randomized controlled trial. J Arthroplast 33:S109–S115

Hampp EL, Chughtai M, Scholl LY, Sodhi N, Bhowmik-Stoker M,

Jacofsky DJ, Mont MA (2019a) Robotic-arm assisted total knee arthroplasty demonstrated greater accuracy and precision to plan compared with manual techniques. J Knee Surg 32(3):239–250

Hampp EL, Sodhl N, Scholl L et al (2019b) Less iatrogenic soft-tissue damage utilizing robotic-assisted total knee arthroplasty when compared with a manual approach. Bone Joint Res 8:495–501

Jacofsky DJ, Allen M (2016) Robotics in arthroplasty: a comprehensive review. J Arthroplast 31(10):2353–2363

Jinnah AH, Luo TD, Plate JF, Jinnah RH (2019) General concepts in robotics in orthopedics. In: Lonner JH (ed) Robotics in knee and hip arthroplasty. Springer Nature, Cham

Karunaratne S, Duan M, Pappas E, Fritsch B, Boyle R, Gupta S, Stalley P, Horsley M, Steffens D (2019) The effectiveness of robotic hip and knee arthroplasty on patient-reported outcomes: a systematic review and meta-analysis. Int Orthop 43(6):1283–1295

Kayani B, Konan S, Tahmassebi J, Pietrzak JRT, Haddad FS (2018a) Robotic-arm assisted total knee arthroplasty is associated with improved early functional recovery and reduced time to hospital discharge compared with conventional jig-based total knee arthroplasty: a prospective cohort study. Bone Joint J 100-B(7):930–937

Kayani B, Konan S, Pietrzak JRT, Huq SS, Tahmassebi J, Haddad FS (2018b) The learning curve associated with robotic-arm assisted unicompartmental knee arthroplasty: a prospective cohort study. Bone Joint J 100-B(8):1033–1042

Kazarian GS, Lawrie CM, Barrack TN, Donaldson MJ, Miller GM, Haddad FS, Barrack RL (2019) The impact of surgeon volume and training status on implant alignment in total knee arthroplasty. J Bone Joint Surg Am 101(19):1713–1723

Khlopas A, Sodhi N, Hozack WJ, Chen AF, Mahoney OM, Kinsey T, Orozco F, Mont MA (2020) Patient-reported functional and satisfaction outcomes after robotic-arm-assisted total knee arthroplasty: early results of a prospective multicenter investigation. J Knee Surg 33(07):685–690

Kim YH, Yoon SH, Park JW (2019) Does robotic-assisted TKA result in better outcome scores or long-term survivorship than conventional TKA? A randomized, controlled trial. Clin Orthop Relat Res 478(2):266

Koenig JA, Plaskos C (2019) Total knee arthroplasty technique: OMNIbotics. In: Lonner JH (ed) Robotics in knee and hip arthroplasty. Springer Nature, Cham

Koenig JA, Suero EM, Plaskos C (2012) Surgical accuracy and efficiency of computer-navigated TKA with a robotic cutting guide–report on the first 100 cases. Orthopaedic Proc 94-B:103

Lang JE, Mannava S, Floyd AJ et al (2011) Robotic systems in orthopaedic surgery. J Bone Joint Surg Br 93(10):1296–1299

Liow MH, Xia Z, Wong MK, Tay KJ, Yeo SJ, Chin PL (2014) Robot-assisted total knee arthroplasty accurately restores the joint line and mechanical axis. A prospective randomised study. J Arthroplast 29(12):2373–2377

Lonner JH, Fillingham YA (2018) Pros and cons: a balanced view of robotics in knee arthroplasty. J Arthroplast 33(7):2007–2013

Lonner JH, Fillingham Y (2019) A brief history of robotics in surgery. In: Lonner JH (ed) Robotics in knee and hip arthroplasty. Springer Nature, Cham, pp 3–10

Lonner JH, Kerr G (2019) Low rate of iatrogenic complications during unicompartmental knee arthroplasty with two semiautonomous robotic systems. Knee 26(3):745–749

Lonner JH, Klement MR (2019) Robotic-assisted medial unicompartmental knee arthroplasty: options and outcomes. J Am Acad Orthop Surg 27(5):e207–e214

Lonner JH, Moretti VM (2016) The evolution of image-free robotic assistance in unicompartmental knee arthroplasty. Am J Orthop (Belle Mead NJ) 45:249–254

Lynch AF, Rorabeck CH, Bourne RB (1987) Extensor mechanism complications following total knee arthroplasty. J Arthroplast 9:135–140

Malkani AL, Roche MW, Kolisek FR, Gustke KA, Hozack WJ, Sodhi N, Acuña A, Vakharia R, Salem HS, Jaggard C, Smith L, Mont MA (2019) New technology for total knee arthroplasty provides excellent patient-reported outcomes: a minimum two-year analysis. Surg Technol Int 36:276–280

MDDI (2015) [cited 2015 March 5]. Available from: http://www.mddionline.com

Naziri Q, Cusson BC, Chaudhri M, Shah NV, Sastry A (2019) Making the transition from tradition to robotic-arm assited TKA: what to expect? A single-surgeon comparative-analysis of the first-40 consecutive cases. J Orthop 16(4):364–368

Newswire G (2016) Orthopedic surgical and surgical assist robots market – hip and knee orthopedic surgical robot device markets will reach $5 billion by 2022: ResearchMoz. [cited 2020 March 2]. Available from: https://www.globenewswire.com/newsrelease/2016/05/23/842396/0/en/Orthopedic-Surgical-and-Surgical-Assist-Robots-Market-Hip-and-Knee-Orthopedic-Surgical-Robot-Device-Markets-will-reach-5-billion-by-2022-ResearchMoz.html

Park SE, Lee CT (2007) Comparison of robotic-assisted and conventional manual implantation of a primary total knee arthroplasty. J Arthroplast 22(7):1054–1059

Parratte S, Price AJ, Jeys LM, Jackson WF, Clarke HD (2019) Accuracy of a new robotically assisted technique for total knee arthroplasty: a cadaveric study. J Arthroplast 34(11):2799–2803

Ponzio DY, Lonner JH (2015) Preoperative mapping in unicompartmental knee arthroplasty using computed tomography scans is associated with radiation exposure and carries high cost. J Arthroplast 30:964–967

Ponzio DY, Lonner J (2016) Robotic technology produces more conservative tibial resection than conventional techniques in UKA. Am J Orthop (Belle Mead NJ) 45:e465–e468

Rand JA, Morrey BF, Bryan RS (1989) Patellar tendon rupture after total knee arthroplasty. Clin Orthop Relat Res 244:233–238

Ren Y, Cao S, Wu J, Weng X, Feng B (2019) Efficacy and reliability of active robotic-assisted total knee arthroplasty compared with conventional total knee arthroplasty: a systematic review and meta-analysis. Postgrad Med J 95(1121):125–133

Schulz AP, Seide K, Queitsch C, von Haugwitz A, Meiners J, Kienast B, Tarabolsi M, Kammal M, Jürgens C (2007) Results of total hip replacement using the Robodoc surgical assistant system: clinical outcome and evaluation of complications for 97 procedures. Int J Med Robot 3:301–306

Sharkey PF, Lo P, Shen C, Tokarski AT, Parvizi J (2014) Why are total knee arthroplasties failing today-has anything changed after 10 years? J Arthroplast 29:1774–1778

Siebert W, Mai S, Kober R, Heeckt PF (2002) Technique and first clinical results of robot-assisted total knee replacement. Knee 9(3):173–180

Song EK, Seon JK, Park SJ, Jung WB, Park HW, Lee GW (2011) Simultaneous bilateral total knee arthroplasty with robotic and conventional techniques: a prospective, randomized study. Knee Surg Sports Traumatol Arthrosc 19(7):1069–1076

Song EK, Seon JK, Yim JH, Netravali NA, Bargar WL (2013) Robotic-assisted TKA reduces postoperative alignment outliers and improves gap balance compared to conventional TKA. Clin Orthop Relat Res 471(1):118–126

Yang HY, Seon YJ, Shim YJ, Lim HA, Song EK (2017) Robotic total knee arthroplasty with a cruciate-retaining implant: a 10-year follow-up study. Clin Orthop Surg 9(2):169–176

Yarbrough AK, Smith TB (2007) Technology acceptance among physicians: a new take on TAM. Med Care Res Rev 64:650–672

Yim JH, Song EK, Khan MS, Sun ZH, Seon JK (2013) A comparison of classical and anatomical total knee alignment methods in robotic total knee arthroplasty: classical and anatomical knee alignment methods in TKA. J Arthroplast 28(6):932–937

（文鹏飞 李 辉）

第 68 章

胫骨压力传感器在全膝关节手术中的作用

Jimmy Chow， Martin Roche， Jessica Lee， and Tsun-Yee Law

68.1 引言

尽管 TKA 总体上取得了成功，但在术后 10 年因各种原因需要翻修的患者接近 5%，不满意率占比 15% ~ 30%（MulHall et al.，2006；Sharkey et al.，2014）。感染、不稳定和僵硬是翻修和不满意的主要原因（Khan et al.，2016；Le et al.，2014；Lombardi et al.，2011；MulHall et al.，2006）。随着现代假体设计的发展和聚乙烯加工技术的改进，磨损、不稳定和僵硬对无菌性松动的影响有所减少，假体和聚乙烯设计分别与 26% 和 18% 的早期失败以及 18% 和 14% 的晚期失败有关（Le et al.，2014）。

这些并发症的预防和改善结果的手术策略，包括良好的软组织平衡和力线对位，均以实现成功的 TKA 为目标（Garvin et al.，2017；Kappl et al.，2019；Lombardi et al.，2011）。然而，直到最近学者才对软组织平衡的各种参数及其与临床结果的相关性（解剖学、运动学）进行了研究（Kappl et al.，2019；Peters et al.，2013）。

从历史角度看，实现良好的软组织平衡在很大程度上依赖于外科医师对韧带张力的主观感受。术者可在术中使用牵引器，如撑开器或间隙垫块，结合个人主观经验对软组织张力进行判断（Kappl et al.，2019；Roth et al.，2017）。

新研发的压力传感器为外科医师提供了一种精确测量假体植入前后膝关节软组织平衡的手段，通过全方位的运动，客观地实现膝关节三维（冠状面、矢状面和旋转位）平衡。

目前，在 TKA 手术中，有两种一次性测量载荷数据的操作设备已经上市。

68.2 Verasense™

Verasense™（Verasense™ 膝关节系统，Orthosensor Inc，Dania Beach，FL）是一种无线、感应、多假体兼容的设备，目前可与 Stryker、Zimmer-Biomet 和 Smith-Nephew 假体兼容。该系统由一个一次性压力传感平台组成，此平台术中可嵌入具有厚度可调的聚乙烯衬垫试模中。外科医师术中插入 Verasense™ 试模，并通过膝关节运动捕获任意点的数据（Schnaser et al.，2015）（图 68.1）。

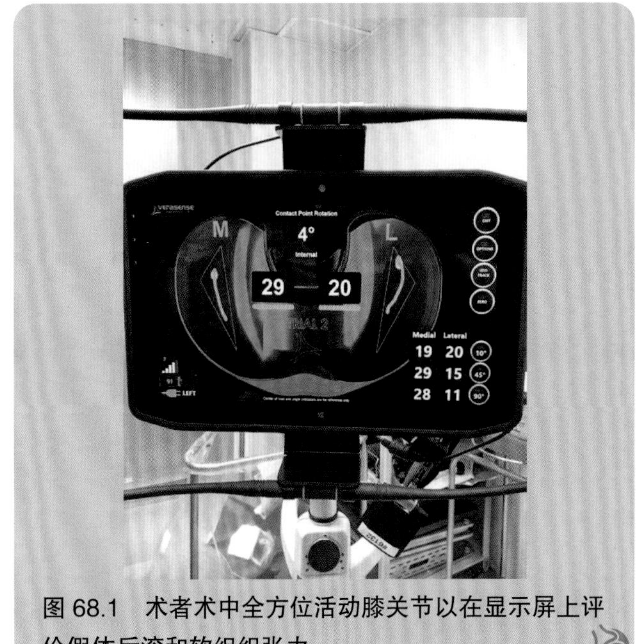

图 68.1 术者术中全方位活动膝关节以在显示屏上评价假体后滚和软组织张力

此设备可显示数字化的压差和股骨接触点，结合膝关节位置，可为外科医师提供有关内外侧压力对称性、假体是否匹配股骨后滚和屈曲稳定性的客观信息。

这些信息可指导术者进行与假体旋转、对线齐和选择性软组织松解相关的具体调整。

Verasense™ 系统要求完成所有截骨后才能进行试验；因此，它不能预防后续的再次截骨调整。

值得注意的是，在水泥固化过程中参考载荷压力也是很重要的，因为在最初的水泥固化技术中，有 44% 的患者出现不平衡（Chow et al.，2017）。这些术中检测的数据可以保存下来，以在患者后续诊疗中参考。

就有意义的数据而言，软组织张力的最佳测定是在屈曲 10°、45° 和 90°，且在关节活动过程中髋部和腿部应处于中立位置（Elmallah et al.，2016；Nodzo et al.，2017；Woon et al.，2019）。当内外侧负荷差值≤ 15 磅，绝对负荷压力下降在 10 ~ 40 磅，以及后抽屉试验稳定（最小平移＜ 2 mm）时，可确定膝关节是平衡的（Gustke et al.，2014a，2014b，2014c，2017；Jarvelin et al.，2012；Su et al.，2010）。

68.3 eLIBRA®

另一种商用设备是 eLIBRA® 动态膝关节平衡系统

（DKBS）（Synvasive Technology，Zimmer®Warsaw，IN）（图 68.2）。

> 这是一个旨在协助外科医师评估屈曲间隙的测力系统，通过调整股骨假体相对于现有软组织的旋转，尽量减少屈曲不稳定（Camarata，2014）。

该膝关节系统可以利用电子测力装置和可调节的股骨假体装置进行可测量的平衡截骨，以实现对称的屈曲间隙。该系统的设计是为了解决解剖学变异导致的股骨假体旋转定位困难问题（Olcott et al.，2000）。该设备不测量股骨假体的接触压力，仅可与 Zimmer Persona 和 Vanguard 膝关节系统和器械兼容。

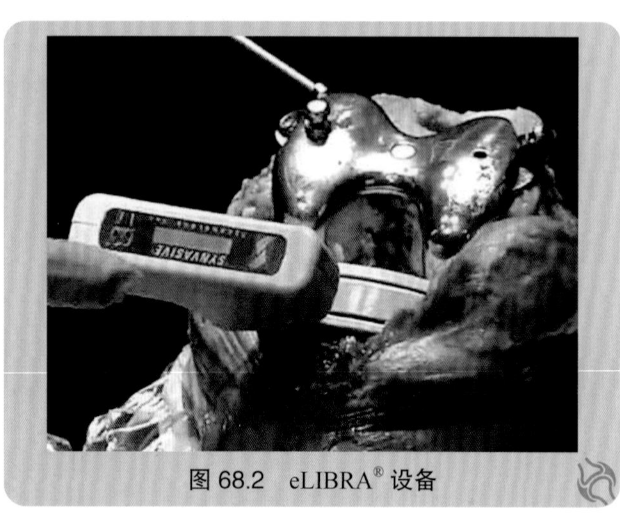

图 68.2 eLIBRA® 设备

在股骨远端和胫骨近端截骨后，膝关节屈曲，将 eLIBRA® 放置在胫骨平台上。然后调整股骨后外侧假体，以获得载荷压力。该压力值由置入的压力板接收，并在用户界面上显示。测量值的范围从 1 ~ 20，每个单位代表大约 15 牛顿（3.4 磅的力）。根据压力对称性要求，在内外侧压力平衡之后，通过股骨截骨导板标记股骨旋转，并固定。一旦确定股骨的屈曲间隙和旋转，TKA 就会依照此完成。然后，在完成截骨后，可将压力板插在平台下方或者试衬下方进行测试，以便对软组织和胫骨旋转进行调整。

68.4 传感器在全膝关节置换术中的优势

68.4.1 改善疗效

多项研究质疑外科医师是否有能力在所有 TKA 中实现一致的软组织平衡（D' Lima et al.，2007；Elmallah et al.，2016；Golladay et al.，2019）。此外，依据传感器采集的数据实现的“平衡”是否与良好的临床结果相关?（Chow et al.，2017；Golladay et al.，2019）。

> 至少有 3 项独立研究表明，当不依赖传感器测量数据时，经验丰富的外科医师只能实现 50% 的平衡（根据传感器测量数据判断）（D' Lima et al.，2007；Golladay et al.，2019）。

此外，2000 年 Griffin 等发现通过人工实现的软组织平衡，只有 47% ~ 57% 的患者达到了屈曲和伸直间隙平衡。

最近的一项多中心研究比较了术者手动和传感器指导的关节置换术，观察到传感器组可显著改善软组织平衡（84% *vs.* 50%），并可获得更好的临床结果（Golladay et al.，2019）。一项对 114 名患者（57 名手动平衡患者，57 名传感器辅助患者）的队列研究发现，在 6 个月时传感器组可获得较高的 KSS 和 Oxford 膝关节评分（Elmallah et al.，2016）。此外，研究表明，在使用传感器辅助 TKA 时，术后关节纤维化 / 僵硬和随后进行 MVA 的比率显著降低（Chow et al.，2017；Geller et al.，2017）。

68.4.2 原位调整

> 基于传感器技术收集的数据可用于解决胫股旋转不协调、内外侧间隙不平衡、矢状面不平衡和假体位置不良（Roche et al.，2014）。

一项单中心研究发现，每台手术平均需要 2 ~ 3 次使用传感器矫正才能达到韧带平衡（Gustke et al.，2017）。MacDessi 等在他们的队列研究中发现，传感器相比手动评估增加了 46.5% 的手术调整。而 Roche 等（2014）则发现内外侧载荷差异过大的情况高达 92.6%，需要软组织松解进行平衡。通过传感器即刻有意义的反馈，外科医师进行小的软组织调整，可以降低初次 TKA 时对限制假体的需求。Amundsen 等（2017）利用传感器指导开发了松解 MCL 的网眼松解技术算法，并指出传感器可减少需要使用限制性衬垫弥补内翻畸形病例的数量。

对下肢力线安全区（冠状面 ±3° 内）的进一步研究发现，通过 1° ~ 2° 的截骨调整所获得软组织平衡，可能会降低因过度软组织松解而导致的不稳定风险（Allen et al.，2016；Verstraete et al.，2017）。

> 除了协助软组织松解，基于传感器的技术还可以用于解决胫股关节旋转不协调的问题，并优化髌骨轨迹。

在一项对 75 名接受 eLIBRA® 辅助 TKA 患者的研究中，术后锥体束 CT（CBCT）发现股骨假体旋转良好，平均外旋 2.18°，KSS 临床和功能评分也均有改善（术前平均 48.35 和 47.53；术后平均 88.03 和 91.2，$P < 0.001$）（D'Angelo et al.，2015）。相反，Roche 等（2015）指出在未使用传感器辅助之前，参考胫骨结节进行胫骨平台旋转定位，过度外旋者有 68%，其余 32% 则为过度内旋，此外，53% 的膝关节在活动时表现出胫股旋转不协调，所有的膝关节随后都在传感器的辅助下进行矫正，在假体植入后胫股轨迹得到改善。

68.4.3　平衡翻修病例

在翻修手术中，当影像资料、关节液检查和实验室检查均为阴性时，可利用传感器确定膝关节疼痛的病因。使用传感器诊断病因后可能改变原计划的翻修方案，从而降低整体翻修率和经济支出。具体地说，由于传感器提供的信息和随后的组织调整，原计划的双组件或单组件翻修可能会改成为单组件和单独的聚乙烯更换。

68.4.4　手术培训

> 基于传感器的 TKA 技术在外科手术培训中也会有一定好处，它可协助术者获得平衡膝关节的“感觉”，但之后仍需要不断强化。

一项单中心研究表明，对传感器协助的 TKA 术精通后，外科医师可以在不使用传感器的情况下达到可靠的平衡。然而，当过一段时间后就会有“技能损耗”，表现为在 45°、90°、直到 10° 屈曲时会出现载荷平衡差异（Woon et al.，2019）。此外，一项单中心研究指出从传感器使用新手到熟练掌握之间的学习曲线，仅需要完成 41 例手术（Lakra et al.，2019），而 2018 年 Gharaibeh 等确定，在完成 30 例 TKA 后，外科医师实现膝关节平衡的能力会显著提高。

传感器除了帮助医师获得膝关节平衡的“感觉”外，还可以作为一种控制平衡的手段。因为其可对平衡进行量化，所以可对关节置换中的其他技术进行评估。Nodzo 等（2017）利用传感器将股骨假体旋转设置为应平行于通髁线（TEA），在其队列研究中有 84% 的患者通过 TEA 实现了充分的平衡（定义为内外侧间隙压力差小于 15 磅），并认为参考 TEA 比参考后髁线更有意义。

68.5　机器人和传感器辅助手术的协同作用

未来集成的传感器可以通过全方位运动和机器人微调来量化患者的软组织张力和膝关节稳定性，使外科医师能够增量截骨，从而真正个性化患者的膝关节软组织平衡和力线。虽然没有文献能够评估由机器人（无论是什么品牌）捕获的患者术前及截骨前韧带数据与截骨后置入试模时传感器测量的张力之间的关系，但是，所有机器人和传感器的数据都可以收集起来以备将来使用。结合患者报告的结局（PROs），这些数据对开发手术算法以指导术者对特定畸形患者进行最佳软组织平衡。

■ **结论**

术中压力传感器可通过全方位的运动向外科医师提供实时、动态和客观的数据。这有助于外科医师在 TKA 中准确地平衡膝关节。此外，传感器技术可以与多个假体系统同时使用，并与机器人和导航手术之间有协同效应。假体设计的改变以及在传感器协助下获得的良好胫股轨迹使外科医师能够最大限度地减少假体旋转不良这一潜在的翻修原因。此外，连续的软组织松解，如网眼状松解或细针多刺技术，可以通过传感器测试张力进行定量评估，以减轻载荷分布不均和随后的不对称性磨损而导致的手术失败（Amundsen et al.，2017；Clarke et al.，2005；Verdonk et al.，2009）。随着机器学习的进步，通过建立传感器度量的临床相关参数，使用数据驱动的技术来改善结果，将为外科医师提供更好的手术指导。软组织平衡是否在中长期 PROs 中得到证实需要进一步研究（MacDessi et al.，2019）。

要点

- 压力传感器提供的术中数据，使外科医师能够在 TKA 中评估和调整软组织张力。

- 测量的压力数据比外科医师“感觉”的平衡更客观、更可靠。
- 与手动器械相比，使用基于传感器的器械，患者报告的结局显著改善。
- 传感器可兼容多种假体设计。
- 在疼痛原因不明的患者中，使用传感器可对翻修手术降级，进而节省费用。
- 在手术中经常使用传感器可使术者更容易调整膝关节平衡和胫骨旋转；然而，停用一段时间后会有“技能损耗”。

参考文献

（遵从原版图书著录格式）

Allen M, Pagnano MW (2016) Neutral mechanical alignment: is it necessary? Bone Joint J 98-b(1 Suppl A):81

Amundsen S, Lee Y, González Della Valle A (2017) Algorithmic pie-crusting of the medial collateral ligament guided by sensing technology affects the use of constrained inserts during total knee arthroplasty. Int Orthop (SICOT) 41:1139–1145. https://doi.org/10.1007/s00264-017-3413-6

Camarata DA (2014) Soft tissue balance in total knee arthroplasty with a force sensor. Orthop Clin North Am 45(2):175

Chow JC, Breslauer L (2017) The use of intraoperative sensors significantly increases the patient-reported rate of improvement in primary total knee arthroplasty. Orthopedics 40(4):e648

Chow J, Wang K, Elson L et al (2017) Effects of cementing on ligament balance during total knee arthroplasty. Orthopedics 40(3):e455

Clarke HD, Fuchs R, Scuderi GR et al (2005) Clinical results in valgus total knee arthroplasty with the “pie crust” technique of lateral soft tissue releases. J Arthroplast 20(8):1010

D’Angelo F, Puricelli M, Binda T et al (2015) The use of an electronic system for soft tissue balancing in primary total knee arthroplasties: clinical and radiological evaluation. Surg Technol Int 26:261

D’Lima DD, Patil S, Steklov N et al (2007) An ABJS best paper: dynamic intraoperative ligament balancing for total knee arthroplasty. Clin Orthop Rel Res 463:208

Elmallah RK, Mistry JB, Cherian JJ et al (2016) Can we really “feel” a balanced total knee arthroplasty? J Arthroplast 31(9 Suppl):102

Garvin KL, Wright TM (2017) Strategies to improve total knee arthroplasty: a multidisciplinary research conference. J Am Acad Orthop Surg 25(Suppl 1):S1–S3. https://doi.org/10.5435/JAAOS-D-16-00633

Geller JA, Lakra A, Murtaugh T (2017) The use of electronic sensor device to augment ligament balancing leads to a lower rate of arthrofibrosis after total knee arthroplasty. J Arthroplast 32(5):1502

Gharaibeh MA, Chen DB, MacDessi SJ (2018) Soft tissue balancing in total knee arthroplasty using sensor-guided assessment: is there a learning curve? ANZ J Surg 88(5):497–501. https://doi.org/10.1111/ans.14437

Golladay GJ, Bradbury TL, Gordon AC et al (2019) Are patients more satisfied with a balanced total knee arthroplasty? J Arthroplast 34(7S):S195–S200

Griffin FM, Insall JN, Scuderi GR (2000) Accuracy of soft tissue balancing in total knee arthroplasty. J Arthroplast 15:970–973

Gustke KA, Golladay GJ, Roche MW et al (2014a) A new method for defining balance: promising short-term clinical outcomes of sensor-guided TKA. J Arthroplast 29(5):955

Gustke KA, Golladay GJ, Roche MW et al (2014b) Primary TKA patients with quantifiably balanced soft-tissue achieve significant clinical gains sooner than unbalanced patients. Adv Orthop 2014:628695. https://doi.org/10.1155/2014/628695

Gustke KA, Golladay GJ, Roche MW et al (2014c) Increased satisfaction after total knee replacement using sensor-guided technology. Bone Joint J 96-b(10):1333

Gustke KA, Golladay GJ, Roche MW et al (2017) A targeted approach to ligament balancing using kinetic sensors. J Arthroplast 32(7):2127

Jarvelin J, Hakkinen U, Rosenqvist G, Remes V (2012) Factors predisposing to claims and compensations for patient injuries following total hip and knee arthroplasty. Acta Orthop 83(2):190

Kappel A, Laursen M, Nielsen PT, Odgaard A (2019) Relationship between outcome scores and knee laxity following total knee arthroplasty: a systematic review. Acta Orthop 90(1):46–52. https://doi.org/10.1080/17453674.2018.1554400

Khan M, Osman K, Green G, Haddad FS (2016) The epidemiology of failure in total knee arthroplasty: avoiding your next revision. Bone Joint J 98-b(1 Suppl A):105

Lakra A, Sarpong NO, Jennings EL et al (2019) The learning curve by operative time for soft tissue balancing in total knee arthroplasty using electronic sensor technology. J Arthroplast 34(3):483–487

Le DH, Goodman SB, Maloney WJ, Huddleston JI (2014) Current modes of failure in TKA: infection, instability, and stiffness predominate. Clin Orthop Rel Res 472(7):2197

Lombardi AV, Berend KR, Ng VY (2011) Neutral mechanical alignment: a requirement for successful TKA: affirms. Orthopedics 34(9):e504

MacDessi SJ, Bhimani A, Burns AWR et al (2019) Does soft tissue balancing using intraoperative pressure sensors improve clinical outcomes in total knee arthroplasty? A protocol of a multicentre randomised controlled trial. BMJ Open 9:e027812. https://doi.org/10.1136/bmjopen-2018-027812

Mulhall KJ, Ghomrawi HM, Scully S et al (2006) Current etiologies and modes of failure in total knee arthroplasty revision. Clin Orthop Rel Res 446:45

Nodzo S, Franceschini V, Della Valle AG (2017) Intraoperative load sensing variability during cemented, posterior stabilized total knee arthroplasty. J Arthroplast 32(1):66–70

Olcott CW, Scott RD (2000) A comparison of 4 intraoperative methods to determine femoral component rotation during total knee arthroplasty. J Arthroplast 15(1):22

Peters CL, Jimenez C, Erickson J et al (2013) Lessons learned from selective soft-tissue release for gap balancing in primary total knee arthroplasty: an analysis of 1216 consecutive total knee arthroplasties: AAOS exhibit selection. J Bone Joint Surg Am 95(20):e152

Roche M, Elson L, Anderson C (2014) Dynamic soft tissue balancing in total knee arthroplasty. Orthop Clin North Am 45(2):157

Roche M, Elson L, Anderson C (2015) A novel technique using sensor-based technology to evaluate tibial tray rotation. Orthopedics 38:e217–e222. https://doi.org/10.3928/01477447-20150305-60

Roth JD, Howell SM, Hull ML (2017) An improved tibial force sensor to compute contact forces and contact locations in vitro after total knee arthroplasty. J Biomech Eng 139(4). https://doi.org/10.1115/1.4035471

Schnaser E, Lee L, Della Valle AG (2015) Position affects intraoperative compartmental loads during TKA: a pilot study using a novel radiofrequency knee soft-tissue aalancer. J Arthroplast 30:1348–1353, e3

Sharkey PF, Lichstein PM, Shen C et al (2014) Why are total knee arthroplasties failing today – has anything changed after 10 years? J Arthroplast 29:1774–1778

Su EP, Su SL, Della Valle AG (2010) Stiffness after TKR: how to avoid repeat surgery. Orthopedics 33(9):658

Verdonk PC, Pernin J, Pinaroli A et al (2009) Soft tissue balancing in varus total knee arthroplasty: an algorithmic approach. Knee Surg Sports Traumatol Arthrosc 17(6):660–666. https://doi.org/10.1007/s00167-009-0755-7

Verstraete MA, Meere PA, Salvadore G et al (2017) Contact forces in the tibiofemoral joint from soft tissue tensions: implications to soft tissue balancing in total knee arthroplasty. J Biomech 58:195

Woon CY, Carroll KM, Lyman S, Mayman DJ (2019) Dynamic sensor-balanced knee arthroplasty: can the sensor "train" the surgeon? Arthroplast Today 5(2):202–210. https://doi.org/10.1016/j.artd.2019.03.001

（文鹏飞　李　辉）

第 69 章

加速度计

Cynthia A. Kahlenberg and Michael P. Ast

69.1 引言

TKA 术后，假体力线对存活率、功能结果和患者满意度都有影响（Ritter et al.，1994；Ritter et al.，2011；Matsuda et al.，2013）。多项研究已经证明，使用传统仪器实现最佳假体安放的比例不到 80%（Mizu-uchi et al.，2008；Mason et al.，2007）。大型控制台机器人系统可协助规划截骨平面。然而，这些系统有几个缺点，包括超过 100 万美元的初始成本（Jacofsky et al.，2016）。在 TKA 中引入手持加速度计进行导航可作为另一种选择。

69.2 典型病例

■ 病例 1

以下病例演示了基于加速度计导航系统在复杂初次 TKA 中的使用。患者女性，80 岁，有股骨髁上螺旋状骨折病史，1 年前出现右膝疼痛（图 69.1），疼痛逐渐加重，并伴有畸形和行走困难。患者手术切口愈合良好，没有感染的迹象或症状。具有 TKA 手术指征。

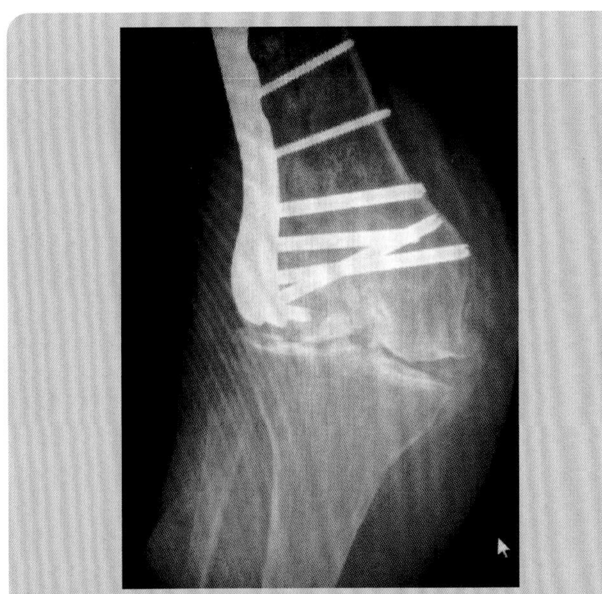

患者女性，80 岁，曾行股骨远端切开复位内固定术，现植入物存留。具备 TKA 手术指征

图 69.1　术前 X 线片

在股骨内存在螺钉时，无法放置髓内定位器。KneAlign® 导航无须髓内定位，可用于精确恢复机械轴线。在此病例中，术者只去除了最远端的螺钉，以便股骨假体安装。由于外翻畸形造成 MCL 被拉伸，所以使用了限制性衬垫。通过使用手持式加速度计导航系统，术中能够避免钢板取出的相关并发症（图 69.2）。

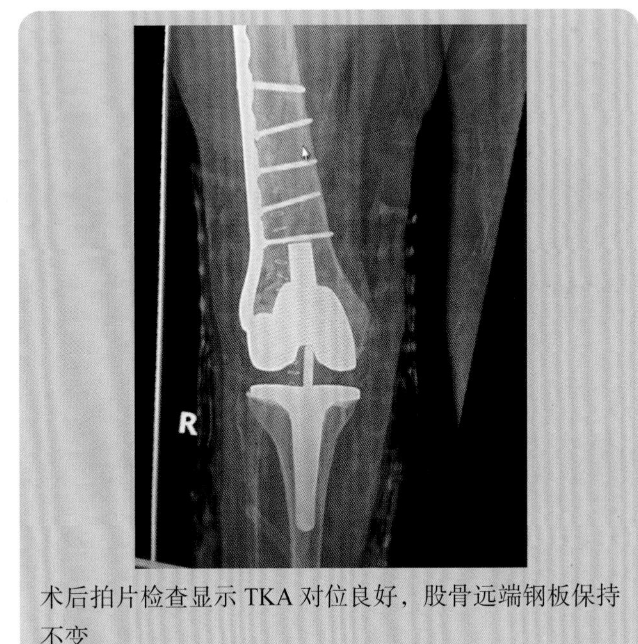

术后拍片检查显示 TKA 对位良好，股骨远端钢板保持不变

图 69.2　术后 X 线片

■ 病例 2

基于加速度计的导航也可用于关节外畸形的情况。患者男性，62 岁，30 年前有股骨中段骨折病史，接受了牵引治疗。患者在骨折部位有残留的外翻和反弓畸形，最终导致外侧间室的终末期 OA（图 69.3）。患者主诉膝关节疼痛，还带着助行器走路。他在行走时膝关节会外翻，活动范围从 10° 的过伸到 80° 的屈曲。

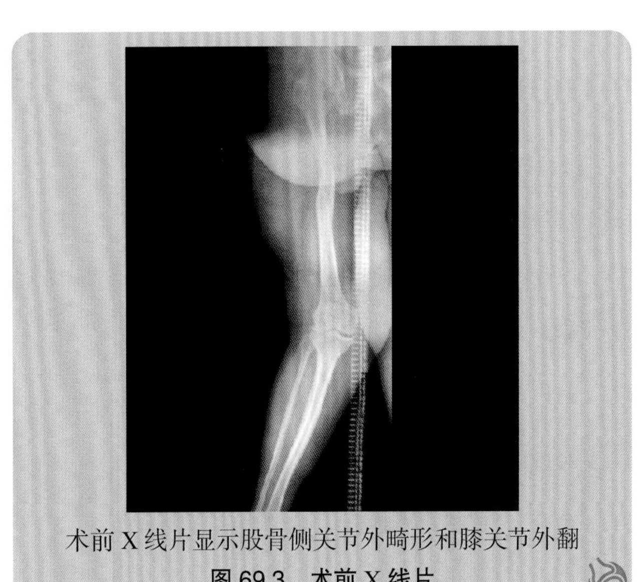

术前 X 线片显示股骨侧关节外畸形和膝关节外翻

图 69.3　术前 X 线片

股骨干畸形使标准的股骨髓内器械无法使用，类似于前一病例。利用基于手持加速度计的导航进行股骨远端截骨，可在冠状面和矢状面上都垂直于机械轴。由于外翻畸形导致韧带松弛，因此使用了限制性衬垫。术后 X 线片显示冠状面和矢状面的机械力线都得到了准确的矫正（图 69.4）。

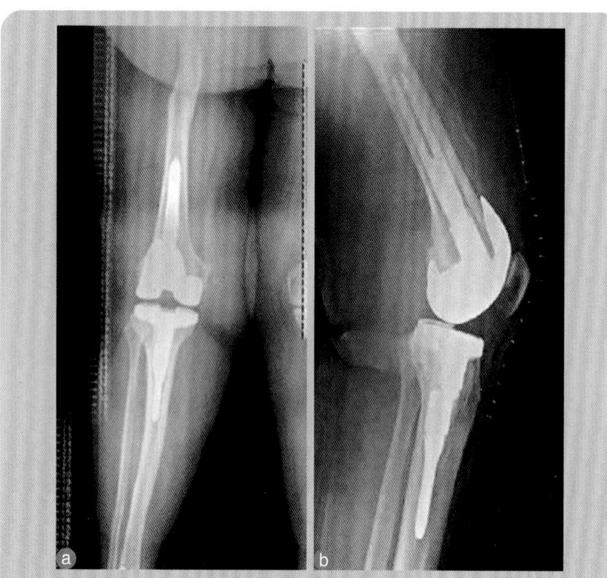

术后 X 线片显示在冠状面（图 a）和矢状面（图 b）的机械力线良好

图 69.4　术后 X 线片

69.3 什么是手持式加速度计?

手持式加速度计是在 TKA 中使用的无菌手持设备，用于更准确地确定股骨远端和胫骨近端的截骨角度。

其由一个手持计算机设备和金属夹具组成，以指导膝关节术中的截骨。目前商业上可用的加速度计系统是一次性使用的，没有图像；它们不需要术前影像资料、不需要与大型控制台或与笔记本电脑连接。

一些导航设备可能需要使用特定的假体（如 iASSIST®，Zimmer，Inc.，Warsaw，IN），另一些不需要（如 KneAlign®，Orthalign Inc.，Aliso Viejo，CA）。

一般而言，手持加速度计导航系统可获得胫骨和股骨的机械轴，并根据该机械轴实时反馈矢状面和冠状面的截骨（Lackey et al.，2012）。

加速度计技术获得对准后，固定截骨导板，并进行截骨。

69.4 如何使用手持式加速度计系统

对于 KneAlign® 系统，胫骨截骨采用髓外定位工具。与该工具相连的是一个内置传感器的三轴加速度计和一个显示控制台，显示台中有另一个三轴加速度计，且与髓外定位工具的可移动部分相连（Nam et al.，2012a）。这两个加速度计可进行无线通信，使用移动部分进行配准（图 69.5）。机械轴的近端由 ACL 附着点确定，远端使用内踝和外踝最突出点来计算胫骨穹隆中点的位置。在完成配准并确定胫骨的机械轴之后，使用夹具的可移动部分来设置所需的冠状面截骨角度和后倾角。这些数字可显示在控制台上。

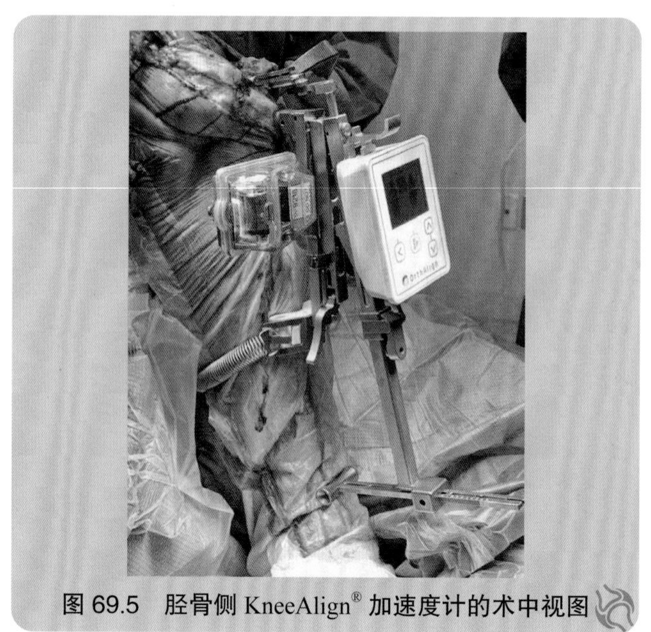

图 69.5　胫骨侧 KneeAlign® 加速度计的术中视图

在股骨一侧，将截骨工具固定在股骨远端（图 69.6）。固定工具上装有一个基准传感器，该基准传感器包括一个三轴加速度计和一个三轴角速度传感器。此外，包含另一个三轴加速度计的显示台连接到工具的可移动部分。然后髋关节屈曲或旋转，以使加速度计和角速度传感器获取数据进行数学算法，来计算股骨头中心的位置和机械轴。

然后，在股骨夹具的活动部分上调整屈曲 / 伸展和内翻 / 外翻角度，并使用这些参数将股骨远端截骨导板固定到位（Nam et al.，2012b）。

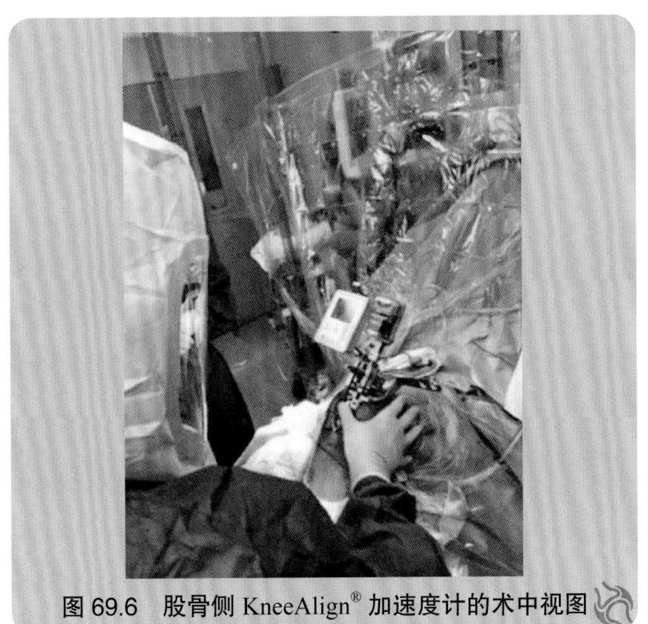

图 69.6 股骨侧 KneeAlign® 加速度计的术中视图

基于手持式 iASSIST® 加速度计的导航系统的工作原理与此类似（Scuderi et al.，2014）。在胫骨侧，一个包含陀螺仪的电子数字化套件与胫骨髓外定位器一起固定在胫骨上。近端固定于胫骨棘间，远端用夹具夹于踝部，使夹具位于脚踝中部。通过记录胫骨外展、内收和中立姿势，创建一个坐标系来定义胫骨的机械轴，然后可以使用电子套件调整冠状面和矢状面的截骨平面。

类似于 KneAlign®，iASSIST® 系统在股骨侧也使用髋关节中心和股骨远端中点记录股骨的机械轴。髋关节的中心是通过髋关节多个动作来确定的。力线信息可在电子套件上显示，术者可以此调整冠状面和矢状面截骨（Scuderi et al.，2014）。

> 值得注意的是，这两个系统都需手动操作来调整胫骨和股骨侧的截骨厚度。

69.5 加速度计在全膝关节置换术中的优势

作为一种应用于骨科领域的手持导航设备，加速度计系统具有独特的优势。

> 首先，与大多数大型控制台机器人计算机导航系统不同，基于加速度计的导航不需要胫骨或股骨针固定传感器或标记进行注册（Ikawa et al.，2017）。

在需要股骨针的大型控制台导航中，据报道假体周围骨折的发生率超过 1%（Beldame et al.，2010；Blue et al.，2018；Jung et al.，2011；Thomas et al.，2015）。基于加速度计的导航可能会带来计算机辅助手术的一些好处，而不会有针孔部位骨折或相关并发症的风险。

> 基于加速度计的导航 TKA 与传统 TKA 相比的另一个潜在优势是，不需要开通髓腔，这可能会降低 FE 的发生率和失血量。

Ikawa 等（2017）的研究结果显示，与传统技术相比，使用加速度计导航的 TKA，术后失血量（相差近 300 mL）有显著降低。此外，在复杂的股骨关节外畸形病例中，无法使用髓内定位，此时加速度计导航则很有优势（Sculco et al.，2019）。

> 最后，手持式加速度计导航可缩短学习曲线（Kamenaga et al.，2019），与大型控制台计算机导航相比，增加的操作时间较少。

Ikawa 等（2017）与常规计算机辅助 TKA 增加的 20 分钟时间相比，使用基于加速度计导航的操作时间增加了不到 3 分钟。类似地，Nam 等（2013）对手持加速度计导航与无图像的大型控制台计算机导航系统进行比较发现，这两种方法可得到类似的精度，但使用加速度计导航的操作时间大大缩短。

69.6 使用加速度计技术行全膝关节置换术的临床和影像学结果

自从加速度计导航被广泛使用以来，已经有研究评估了加速度计技术在TKA中的临床和影像学结果。

> 有研究者对 11 项研究进行系统综述，作者指出相比于传统技术，基于加速度计的 TKA 在力线方面有一定益处，但在功能结果、并发症或翻修方面没有差别（Budhiparama et al.，2019）。

Goh 等（2018）在初次 TKA 中比较了使用加速度计导航技术，传统技术以及大型控制台计算机辅助技术。结果发现，与传统的 TKA 相比，导航组中的放射学离群值更少。与大型控制台相比，加速度计和传统组的手术时间更短。然而术后 2 年，在功能结果、生活质量或患者满意度方面，3 组之间都没有差异。

Nam 等（2013）在使用 KneeAlign® 的一项影像学研究中，纳入 80 例接受 TKA 的患者，结果发现 96.2% 的患者胫骨截骨面在垂直于机械轴 2° 以内。同样，Desseaux 等（2016）在使用 iASSIST® 的病例中发现，95% 的病例获得了中立位机械轴和最佳冠状面力线。然而，在一项前瞻性随机对照试验中，Gharaibeh 等（2016）发现，与传统技术相比，使用 KneAlign® 在实现术后中立位（3° 范围内的冠状面力线）方面没有统计学意义上的改善。

Shigemura 等（2019）对 10 项研究进行了荟萃分析，将手持加速度计的导航与传统的 TKA 技术进行了比较发现，当使用导航时，整体机械轴线和股骨假体冠状面力线中的离群值明显较少。然而，两组胫骨假体的冠状面力线没有差别。这一发现意义重大，因为以前的研究将力线不良作为早期 TKA 失败的原因之一，而胫骨假体力线不良是 TKA 失败的关键原因（Ritter et al.，2011；Berend et al.，2004）。Shoji 等（2018）最近的一项使用 KneAlign®2 的 40 例患者研究显示，无一例胫骨冠状面角度为异常值（> 3°）。然而，股骨矢状面角度的离群值达到 19%，胫骨矢状角的离群值达到 9%。因此，这些结果表明，使用加速度计导航在冠状面比矢状面的精度更高。

在使用加速度计导航的许多研究中，一直证明胫骨对线比股骨对线略微精确（Nam et al.，2013；Huang et al.，2015）。Fujimoto 等（2016）研究表明，在定位髋关节中心时，特别是在内收动作较大的情况下可能会发生错误，因此建议外科医师在定位髋关节中心时要做较小的移动，减少定位不准的发生风险。

在 Kawaguchi 等（2017）的一项回顾性研究中，将加速度计导航与 PSI 进行了比较。作者发现，与 PSI 相比，加速度计导航在冠状面和矢状面上实现最佳对齐的能力更佳。

69.7 加速度计在全膝关节置换术中使用的未来方向

目前还没有长期随访结果可以证明在 TKA 中使用加速度计的临床效果。

> 未来的研究需要确定加速度计导航是否能够帮助降低 TKA 术后并发症和翻修率。

考虑到使用这项技术能提高力线对准的精确度，因此，在大规模人群的长期随访研究中可能会显示出优越性。这些潜在的好处需要在未来的研究中确定。

在复杂的初次和翻修手术中，加速度计导航的有益之处也需要进一步的研究来确定。随着未来翻修 TKA 的增加，加速度计可能会改善翻修手术的结果。现有文献已经证明，加速度计导航增加的手术时间最少，这可能是其成为 TKA 翻修中的力线校准工具的原因。

> 使用加速度计导航 TKA 的长期随访数据也有助于确定该技术的成本效益。

早期的研究表明，计算机辅助 TKA 具有潜在的成本效益（Novak et al.，2007），但还需要进一步的研究才能说明这一点。未来必须严格评估一次性使用手持加速度计导航与大型控制台机器人导航相比的经济性，因为后者需要更高的前期成本。

最后，目前尚不清楚力线在多大程度上会影响非骨水泥型 TKA 的临床结果。加速度计导航对非骨水泥型 TKA 的价值也需要进一步研究。

要点

- 与传统技术相比，手持式加速度计导航有助于实现更精确的截骨和对线。
- 与大型控制台导航系统相比，加速度计延长的操作时间更少。
- 没有证据表明手持式加速度计导航和传统技术在临床结果上有差异。
- 加速度计导航在有内植物保留或关节外畸形的情况下特别有用。
- 未来的研究应该评估这种技术在复杂的初次、非骨水泥型假体初次和翻修环境中的应用，以及它的成本效益。

参考文献

（遵从原版图书著录格式）

Beldame J, Boisrenoult P, Beaufils P (2010) Pin track induced fractures around computer-assisted TKA. Orthop Traumatol Surg Res 96(3):249–255. https://doi.org/10.1016/j.otsr.2009.12.005

Berend ME, Ritter MA, Meding JB et al (2004) Tibial component failure mechanisms in total knee arthroplasty. Clin Orthop Relat Res 428:26–34. https://doi.org/10.1097/01.blo.0000148578.22729.0e

Blue M, Douthit C, Dennison J, Caroom C, Jenkins M (2018) Periprosthetic fracture through a Unicortical tracking pin site after computer navigated total knee replacement. Case Rep Orthop 2018:2381406. https://doi.org/10.1155/2018/2381406

Budhiparama NC, Lumban-Gaol I, Ifran NN, Parratte S, Nelissen R (2019) Does accelerometer-based navigation have any clinical benefit compared with conventional TKA? A systematic review.

Clin Orthop Relat Res 477(9):2017–2029. https://doi.org/10.1097/CORR.0000000000000660
Desseaux A, Graf P, Dubrana F, Marino R, Clavé A (2016) Radiographic outcomes in the coronal plane with iASSIST™ versus optical navigation for total knee arthroplasty: a preliminary case-control study. Orthop Traumatol Surg Res 102(3):363–368. https://doi.org/10.1016/j.otsr.2016.01.018
Fujimoto E, Sasashige Y, Nakata K, Yokota G, Omoto T, Ochi M (2016) Primary arthroplasty technical considerations and accuracy improvement of accelerometer-based portable computer navigation for performing distal femoral resection in total knee arthroplasty. J Arthroplast 32(1):53–60. https://doi.org/10.1016/j.arth.2016.05.067
Gharaibeh MA, Solayar GN, Harris IA, Chen DB, MacDessi SJ (2016) Primary arthroplasty accelerometer-based, portable navigation (KneeAlign) vs conventional instrumentation for total knee arthroplasty: a prospective randomized comparative trial. J Arthroplast. https://doi.org/10.1016/j.arth.2016.08.025
Goh GS-H, Liow MHL, Tay DK-J, Lo N-N, Yeo S-J, Tan M-H (2018) Accelerometer-based and computer-assisted navigation in total knee arthroplasty: a reduction in mechanical Axis outliers does not lead to improvement in functional outcomes or quality of life when compared to conventional total knee arthroplasty. J Arthroplast 33(2):379–385. https://doi.org/10.1016/j.arth.2017.09.005
Huang EH, Copp SN, Bugbee WD (2015) Accuracy of a handheld accelerometer-based navigation system for femoral and Tibial resection in total knee arthroplasty. J Arthroplast 30:1906–1910. https://doi.org/10.1016/j.arth.2015.05.055
Ikawa T, Takemura S, Kim M, Takaoka K, Minoda Y, Kadoya Y (2017) Usefulness of an accelerometer-based portable navigation system in total knee arthroplasty. Bone Joint J 99-B(8):1047–1052. https://doi.org/10.1302/0301-620X.99B8.BJJ-2016-0596.R3
Jacofsky DJ, Allen M (2016) Robotics in arthroplasty: a comprehensive review. J Arthroplast. https://doi.org/10.1016/j.arth.2016.05.026
Jung KA, Lee SC, Ahn NK, Song MB, Nam CH, Shon OJ (2011) Delayed femoral fracture through a tracker pin site after navigated total knee arthroplasty. J Arthroplast 26(3):505.e9–505.e11. https://doi.org/10.1016/j.arth.2010.01.006
Kamenaga T, Hayashi S, Hashimoto S et al (2019) Accuracy of cup orientation and learning curve of the accelerometer-based portable navigation system for total hip arthroplasty in the supine position. J Orthop Surg 27(2):230949901984887. https://doi.org/10.1177/2309499019848871
Kawaguchi K, Michishita K, Manabe T, Akasaka Y, Higuchi J (2017) Comparison of an accelerometer-based portable navigation system, patient-specific instrumentation, and conventional instrumentation for femoral alignment in total knee arthroplasty. Knee Surg Relat Res 29(4):269–275. https://doi.org/10.5792/ksrr.17.032
Lackey WG, Berend ME (2012) Hand-held navigation in total knee arthroplasty. J Bone Joint Surg Br 94(11 Suppl A):151–152. https://doi.org/10.1302/0301-620X.94B11.30831
Mason JB, Fehring TK, Estok R, Banel D, Fahrbach K (2007) Meta-analysis of alignment outcomes in computer-assisted total knee arthroplasty surgery. J Arthroplast 22(8):1097–1106. https://doi.org/10.1016/j.arth.2007.08.001
Matsuda S, Kawahara S, Okazaki K, Tashiro Y, Iwamoto Y (2013) Postoperative alignment and ROM affect patient satisfaction after TKA. Clin Orthop Relat Res 471(1):127–133. https://doi.org/10.1007/s11999-012-2533-y
Mizu-uchi H, Matsuda S, Miura H, Okazaki K, Akasaki Y, Iwamoto Y (2008) The evaluation of post-operative alignment in total knee replacement using a CT-based navigation system. J Bone Joint Surg Br 90-B(8):1025–1031. https://doi.org/10.1302/0301-620X.90B8.20265
Nam D, Dy CJ, Cross MB, Kang MN, Mayman DJ (2012a) Cadaveric results of an accelerometer based, extramedullary navigation system for the tibial resection in total knee arthroplasty. Knee 19(5):617–621. https://doi.org/10.1016/j.knee.2011.09.008
Nam D, Jerabek SA, Cross MB, Mayman DJ (2012b) Cadaveric analysis of an accelerometer-based portable navigation device for distal femoral cutting block alignment in total knee arthroplasty. Comput Aided Surg 17(4):205–210. https://doi.org/10.3109/10929088.2012.689335
Nam D, Weeks KD, Reinhardt KR, Nawabi DH, Cross MB, Mayman DJ (2013) Accelerometer-based, portable navigation vs imageless, large-console computer-assisted navigation in total knee arthroplasty. A comparison of radiographic results. J Arthroplast 28(2):255–261. https://doi.org/10.1016/j.arth.2012.04.023
Novak EJ, Silverstein MD, Bozic KJ (2007) The cost-effectiveness of computer-assisted navigation in total knee arthroplasty. J Bone Joint Surg Am 89(11):2389–2397. https://doi.org/10.2106/JBJS.F.01109
Ritter MA, Faris PM, Keating EM, Meding JB (1994) Postoperative alignment of total knee replacement. Its effect on survival. Clin Orthop Relat Res 299:153–156. http://www.ncbi.nlm.nih.gov/pubmed/8119010. Accessed September 9, 2019
Ritter MA, Davis KE, Meding JB, Pierson JL, Berend ME, Malinzak RA (2011) The effect of alignment and BMI on failure of total knee replacement. J Bone Joint Surg Am 93(17):1588–1596. https://doi.org/10.2106/JBJS.J.00772
Scuderi GR, Fallaha M, Masse V, Lavigne P, Amiot L-P, Berthiaume M-J (2014) Total knee arthroplasty with a novel navigation system within the surgical field. Orthop Clin North Am 45(2):167–173. https://doi.org/10.1016/j.ocl.2013.11.002
Sculco PK, Kahlenberg CA, Fragomen AT, Rozbruch SR (2019) Management of extra-articular deformity in the setting of total knee arthroplasty. J Am Acad Orthop Surg 27(18):1. https://doi.org/10.5435/JAAOS-D-18-00361
Shigemura T, Murata Y, Yamamoto Y, Mizuki N, Toki Y, Wada Y (2019) No definite advantage of a portable accelerometer-based navigation system over conventional technique in total knee arthroplasty: a systematic review and meta-analysis. Orthop Traumatol Surg Res 105:619–626. https://doi.org/10.1016/j.otsr.2019.03.006
Shoji H, Teramoto A, Suzuki T, Okada Y, Watanabe K, Yamashita T (2018) Radiographic assessment and clinical outcomes after total knee arthroplasty using an accelerometer-based portable navigation device. Arthroplast Today 4:319–322. https://doi.org/10.1016/j.artd.2017.11.012
Thomas A, Pemmaraju G, Nagra G, Bassett J, Deshpande S (2015) Complications resulting from tracker pin-sites in computer navigated knee replacement surgery. Acta Orthop Belg 81(4):708–712. http://www.ncbi.nlm.nih.gov/pubmed/26790794. Accessed September 12, 2019

（文鹏飞　李　辉）